Malteser

...weil Nähe zählt.

PATIENTEN LEXIKON

London, New York, München,
Melbourne, Delhi

Fachliche Redaktion für die British Medical Association Dr. Michael Peters
Fachliche Beratung Dr. Dina Kaufman, Ann Peters

Programmleitung Jonathan Metcalf
Programmmanager Liz Wheeler
Redaktionsleitung Sarah Larter
Cheflektorat Angeles Gavira
Lektorat Janet Mohun, Martyn Page
Redaktionsassistenz Lili Bryant
Bildredaktion Michelle Baxter, Spencer Holbrook
Herstellung Nikoleta Parasaki, Linda Dare
Art Director Philip Ormerod
Redaktion Martyn Page

Für die deutsche Ausgabe:
Programmleitung Monika Schlitzer
Projektbetreuung Regina Franke, Manuela Stern
Herstellungsleitung Dorothee Whittaker
Covergestaltung Inga Reinke
Herstellung Gerd Wiechcinski, Inga Reinke
Herstellungskoordination Claudia Rode

Bibliografische Information Der Deutschen Bibliothek
Die Deutsche Bibliothek verzeichnet diese Publikation in der Deutschen Nationalbibliografie; detaillierte bibliografische Daten sind im Internet über http://dnb.ddb.de abrufbar.

Titel der englischen Originalausgabe:
BMA Illustrated Medical Dictionary

Übersetzung Claudia Ade Team:
Dr. Ulrike Falkenstein-Recht, Erdmute Nawroth, Margret Ulrich, Mark Ulrich
Redaktion A. Bruschke-Reimer, Dr. S. Meinrenken, Dr. T. Rose, B. Ubbenhorst
Fachliche Beratung Dr. Michael Schaal, für den Malteser Hilfsdienst
Koordination Verlagsbüro Kopal, Leinfelden-Echterdingen

Redaktion der Neuausgabe:
Dr. med. Eva Löb, Fachärztin für Allgemeinmedizin/Naturheilverfahren
Dr. med. Rainer Löb, M.A., Facharzt für Anästhesiologie/Intensivmedizin, Labormedizin fachgebunden, Notfallmedizin

ISBN 978-3-8310-2466-7
Printed and bound in China

Besuchen Sie uns im Internet
www.dorlingkindersley.de

Hinweis:
Die Informationen und Ratschläge in diesem Buch sind von den Autoren und vom Verlag sorgfältig erwogen und geprüft, dennoch kann eine Garantie nicht übernommen werden. Eine Haftung der Autoren bzw. des Verlags und seiner Beauftragten für Personen-, Sach- und Vermögensschäden ist ausgeschlossen.

Wichtige Hinweise zur Benutzung des Buches finden Sie auf Seite 608.

Malteser
...weil Nähe zählt.

PATIENTEN LEXIKON

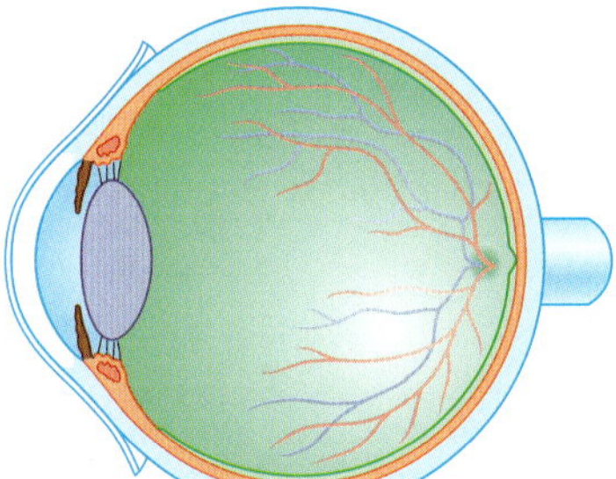

Medizin leicht verständlich

DK

A

AB0-System → *Blutgruppen*

Abbaustoffwechsel Chemischer Vorgang, bei dem im Körper gespeicherte Nährstoffe, z.B. Fette, aufgespalten werden u. so Energie für Körperzellen freisetzen (→ *Biochemie; Stoffwechsel*).

Abbruchblutung Vaginale Blutung bei plötzlichem Abfall der natürlichen *Östrogen*- oder *Progesteron*spiegel bzw. von *Gestagen*präparaten im Blut. Die A. am Ende der Einnahme einer Monatspackung kombinierter oraler *Kontrazeptiva* (Pille) ähnelt der Menstruation, ist aber i.d.R. kürzer und geringer. Auch die Einnahmepause bei einem alleinigen Östrogen- bzw. Gestagenpräparat führt zur Blutung, die sich von der normalen Menstruation in Menge und Dauer unterscheidet.

Abdomen, akutes → *Akuter Bauch*

Abduktor Muskel, der die Wegführung (Abduktion) einer Gliedmaße von der Längsachse des Körpers bzw. eines Fingers oder einer Zehe von der Achse der Gliedmaße bewirkt (→ *Adduktor*).

Abführmittel Laxanzien sind eine Gruppe von Wirkstoffen, die zur Behandlung der *Verstopfung* eingesetzt werden. Es gibt eine Reihe von Formen: So steigern Füll- und Quellstoffe das Stuhlvolumen und machen den Stuhl weich, damit er leichter ausgeschieden werden kann. Stimulierende A. fördern die Kontraktion der Darmwand, um die Stuhlpassage zu beschleunigen. Gleitmittel sorgen für eine leichte, glatte Stuhlpassage, während osmotisch wirkende A. den Wassergehalt und das Volumen des Stuhls steigern.

Werden A. im Übermaß genommen, können sie zu *Durchfall*, Bauchkrämpfen und *Blähungen* führen und die normale Dickdarmfunktion beeinträchtigen.

Abhängigkeit oder Sucht; psychisches oder körperliches Abhängigsein von Personen oder Substanzen. Ein Säugling hängt von den Eltern ab; während er heranwächst, verschwindet die A. wieder. Alkohol und Drogen können einen Zustand körperlicher oder emotionaler A. bewirken. Ein Abhängiger entwickelt körperliche Symptome oder emotionalen Stress, wenn er die Droge nicht bekommt (→ *Alkoholabhängigkeit, Drogenabhängigkeit*).

Ablatio → *Abtragung, operative*

Abnehmen → *Gewichtsreduktion*

Abnormität Körperliche Deformierung od. Fehlbildung, eine Störung der Psyche oder Verhaltensstörung od. eine Abweichung vom Gesunden in Bau oder Funktion von Zelle, Gewebe od. Organ im Körper.

Abort, spontaner → *Fehlgeburt*

Abschürfung *Wunde* der Hautfläche, die durch Abschaben od. Reiben entstanden ist.

Absence Vorübergehende geistige Abwesenheit od. Beeinträchtigung des Bewusstseins, die bei einigen Formen von *Epilepsie* auftritt.

Abstillen Das allmähliche Ersetzen von Muttermilch in der Ernährung des Kleinkindes durch andere Nahrung (→ *Säuglingsernährung*).

Abstoßungsreaktion *Immunreaktion* mit dem Ziel, Substanzen od. Gewebe, die vom *Immunsystem* als körperfremd erkannt werden, zu zerstören. Eine A. tritt oft nach einer Gewebs- od. Organtransplantation auf. Zur Vorbeugung muss das Gewebe des Spenders dem des Empfängers sehr ähnlich sein (→ *Gewebetypisierung*). *Immunsuppressiva, Kortikosteroide* u. *Ciclosporin* können beim Empfänger des Transplantats eine A. verhindern (→ *Transplantation*).

Abstrich Entnahme von Material für die mikroskopische Untersuchung; das Material wird als dünner Zellfilm auf den Objektträger gestrichen.

Abszess → *Eitergeschwür*

Abszess, subphrenischer *Eitergeschwür,* das sich unter dem *Zwerchfell* gebildet hat (Diaphragma).

Abtragung, operative Operative Ablösung, Entfernung oder Zerstörung von erkranktem Gewebe durch *Exzision, Kältechirurgie, Strahlentherapie, Hochfrequenztherapie* od. *Laserbehandlung*.

Abtreibung → *Schwangerschaftsabbruch*

Abtreibungsmittel Wirkstoffe, die eine Fehlgeburt herbeiführen. In der Praxis verwendet der Arzt *Prostaglandine*, oft in Form von Scheidenzäpfchen.

ACE-Hemmer Hemmer des *Angiotensin-converting Enzyms*: eine Gruppe von *Vasodilatatoren* gegen *Herzinsuffizienz*, *Bluthochdruck* u. diabetische Nierenschädigung. A.-H. werden oft zusammen mit anderen Wirkstoffen wie *Diuretika* od. *Betablockern* verschrieben. Nebenwirkungen sind u.U. Übelkeit, Verlust des Geschmackssinns, Kopfschmerzen, Schwindel u. trockener Husten.

Acebutolol *Betablocker* gegen *Bluthochdruck*, *Angina pectoris* und bestimmte Formen von *Herzrhythmusstörungen*, bei denen das Herz zu schnell schlägt.

Acetaminophen *Schmerzmittel*, bekannter unter dem Namen *Paracetamol*.

Acetazolamid Wirkstoff zur Behandlung von *grünem Star* u. gelegentlich zur Vorbeugung od. Behandlung von Symptomen der *Höhenkrankheit*. Nebenwirkungen sind evtl. Teilnahmslosigkeit, *Übelkeit*, *Durchfall* u. *Impotenz*.

Acetylcholin Ein *Überträgerstoff* zwischen Nervenzellen od. zwischen Nerven- u. Muskelzellen. A. wird in allen Nerv-Muskel-Verbindungen u. an vielen anderen Orten im Nervensystem gefunden. Seine Wirkung wird cholinerg genannt, u. diese kann durch *Anticholinergika* blockiert werden.

Acetylcholinesterase-Hemmer Wirkstoffgruppe zur Behandlung leichter bis mittelgradiger *Demenz* bei der *Alzheimer-Krankheit*, bei der ein Mangel des Überträgerstoffs *Acetylcholin* im Gehirn vorliegt. Wirkstoffe wie Donepezil und Rivastigmin hemmen die Acetylcholinesterase, das Enzym, das im Gehirn für den Abbau von Acetylcholin sorgt. Damit steigt der Acetylcholinspiegel, u. bei der Hälfte aller Betroffenen verlangsamt sich das Fortschreiten der Demenz. Bei Demenz, die auf anderen Ursachen wie *Schlaganfall* od. *Schädelhirntrauma* beruht, helfen A.-H. jedoch nicht. Häufige Nebenwirkungen sind Übelkeit, Schwindel u. Kopfschmerzen, seltener Schwierigkeiten beim Wasserlassen.

Acetylcystein Gegengift bei *Paracetamol*-Überdosis u. ein *Mukolytikum*. Bei Einnahme großer Dosen können Erbrechen od. Hautausschlag als seltene Nebenwirkungen auftreten.

Acetylsalicylsäure Nicht opioides *Schmerzmittel* gegen Kopf-, Menstruationsschmerzen u. Muskelbeschwerden. A. (ASS) hat eine entzündungshemmende Wirkung (→ *Antirheumatika*) u. hilft besonders gegen Schmerzen bei *Arthritis*. Es wirkt fiebersenkend und ist Bestandteil einiger *Erkältungsmittel*. In geringen Dosen verringert es das Verklumpen der Blutplättchen. Das hat es zu einem Mittel zur *Thrombose*-Vorbeugung gemacht, wenn ein *Schlaganfall*- od. *Herzinfarkt*-Risiko besteht, u. es wird zur Frühbehandlung von Schmerzen im Brustkorb eingesetzt, die von einem Herzinfarkt herrühren. A. soll auch das *Dickdarmkrebs*-Risiko verringern u. das Fortschreiten einer *Demenz* verlangsamen.

Kindern wird A. normalerweise nicht gegeben, da eine geringe Gefahr für das *Reye-Syndrom* besteht. A. kann die Magenschleimhaut reizen, was zu Magenverstimmung und Übelkeit führt. Zu lange Einnahme kann *Magenschleimhauterosion* oder ein *peptisches Ulkus* verursachen.

Achalasie Seltene Erkr. meist unbekannter Ursache, bei der die Muskeln am unteren Ende der *Speiseröhre* u. der Schließmuskel zwischen Speiseröhre u. Magen nicht erschlaffen, um Nahrung in den Magen zu lassen. Dadurch verengt sich der untere Teil der Speiseröhre u. wird durch Nahrung blockiert, während sich der obere Teil gegen den Widerstand weitet. Symptome sind u.a. Beschwerden u. Schmerzen im unteren Brustkorb u. Oberbauch beim Schlucken.

Die Diagnose wird durch *Barium-Röntgenuntersuchung* u. *Magenspiegelung* gesichert. Eine Speiseröhrenweitung wirkt für längere Zeit. Behandlungsmöglichkeiten sind z. B. Operation, Medikamente oder die Injektion von *Botulinumtoxin*.

Achillessehne Sehne, die dem Heben der Ferse dient. Sie wird von den Endsehnen der Wadenmuskeln Gastrocnemius, Soleus u. Plantaris gebildet und ist am *Fersenbein* befestigt. Geringfügige Verletzungen der A. sind sehr häufig und können zur *Sehnen-*

ACHILLESSEHNE

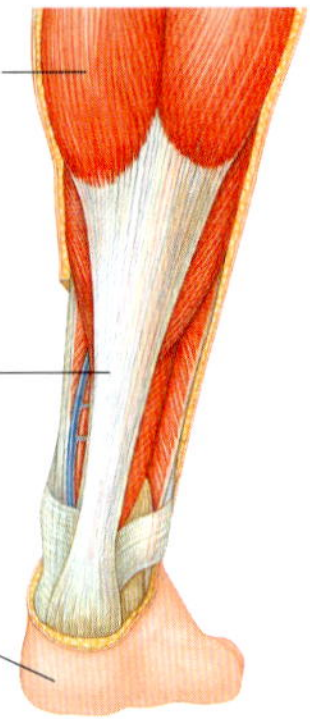

entzündung führen. Heftiges Strecken der Sehne kann zum Riss führen, der u.U. operativ repariert werden muss.

Aciclovir *Virostatikum*, das *oral*, lokal und *intravenös* gegen schwere Virusinfektionen wie *Herpes-simplex*-Infektionen u. *Gürtelrose* verabreicht werden kann. Nebenwirkungen kommen häufig nach örtlicher Anwendung vor, seltener können *Übelkeit* und *Erbrechen* auftreten.

Acitretin Ein Retinoid-Arzneimittel, (→ *Vitamin A*), das zur Behandlung von schwerer *Psoriasis* und seltener Hauterkrankungen wie *Ichthyose* eingesetzt wird. Mögliche Nebenwirkungen sind u.a. *Kopfschmerzen*, Blasenbildung in der Haut, *Dermatitis* und Nierenschäden. Acitretin darf in der *Schwangerschaft* wegen möglicher Schädigung des Fötus nicht eingesetzt werden. Frauen sollten mindestens einen Monat vor Behandlungsbeginn, während der Behandlung und für mindestens 2 Jahre nach Absetzen von Acitretin nicht schwanger werden.

ACTH Abk. für das adrenokortikotrope Hormon, auch Kortikotropin genannt. Es wird vom Hirnanhangsdrüsenvorderlappen gebildet u. regt die Rinde der *Nebennieren* zur Ausschüttung von *Kortikosteroiden* an, vor allem von *Hydrokortison*, doch auch von *Aldosteron* u. männlichen Sexualhormonen (→ *Geschlechtshormone, männliche*).

Die A.-Bildung wird durch einen Rückmeldemechanismus gesteuert, bei dem der *Hypothalamus* u. der *Hydrokortison*-Spiegel im Blut eine Rolle spielen. Der A.-Spiegel steigt als Reaktion auf Stress, Gemütsbewegung, Verletzung, Verbrennung, Operation u. niedrigen Blutdruck.

Ein *Hypophysentumor* kann Ursache für eine übermäßige A.-Produktion sein, die zur Überproduktion von Hydrokortison durch die Nebennierenrinde führt u. schließlich zum *Cushing-Syndrom*. Zu wenig A. führt zur Senkung der Hydrokortisonbildung u. dies zu niedrigem Blutdruck.

AD(H)S Aufmerksamkeits-Defizit-(Hyperaktivitäts)-Syndrom → *Aufmerksamkeitsdefizit-Hyperaktivitätsstörung*

Adams-Stokes-Syndrom Wiederkehrende Schübe vorübergehender Bewusstlosigkeit infolge ungenügenden Blutflusses vom Herzen zum Gehirn; Ursache ist ein unregelmäßiger Herzschlag (→ *Herzrhythmusstörung*) od. kompletter *Herzblock*.

Adamsapfel Vorspringender Bereich unter der Haut des vorderen Halses, der von einem vorspringenden Teil des Schilddrüsenknorpels gebildet wird, der seinerseits zum *Kehlkopf* gehört und sich bei Männern in der Pubertät entwickelt.

Addison-Krankheit auch als „Bronzekrankheit" bekannte seltene chronische Erkr. der *Nebennieren* mit Mangel der *Kortikosteroide Hydrokortison* und *Aldosteron*, die normalerweise dort gebildet werden. Reaktiv wird von den Nebennieren zu viel *ACTH* ausgeschüttet, um die Abgabe von Kortikosteroiden zu erhöhen. Auch Ausschüttung und Arbeit des *melanozyten*stimulierenden Hormons (MSH) sind erhöht.

Die A.-K. kann durch jede Erkrankung verursacht werden, die die Nebennierenrinden zerstört. Häufigste Ursache ist eine *Autoimmunkrankheit*.

Die Symptome entwickeln sich i.Allg. allmählich über Monate oder Jahre und bestehen in Müdigkeit, Schwäche, Bauchschmerzen und Gewichtsverlust. Zu viel MSH kann dunkle Haut in den Handflächenlinien, Druckstellen des Körpers und am Mund bewirken. Ferner können akute Phasen, sogenannte A.-Krisen, eintreten; sie werden durch Infektionen, Verletzungen oder andere Stresssituationen hervorgerufen und können sich in extremer Muskelschwäche, *Austrocknung*, *niedrigem Blutdruck*, *Verwirrtheit*, *Koma* und *Unterzuckerung* äußern.

Die Behandlung mit Kortikosteroiden ist lebenslang notwendig. Bei A.-Krisen erfolgen unverzüglich Salz-Glukose-Infusionen sowie zusätzliche *Kortikosteroid*-Dosen.

Adduktor Muskel, der die Heranführung (Adduktion) einer Gliedmaße hin zur Längsachse des Körpers od. von Finger bzw. Zehe zur Achse der Gliedmaße bewirkt (→ *Abduktor*).

Adenokarzinom Med. für den Krebs einer Drüse od. eines Drüsengewebes od. für einen Krebs, bei dem die Zellen drüsenartige Strukturen bilden. Es entsteht im *Epithel* von Organen. Dickdarm-, Brust-, Bauchspeicheldrüsen- u. Nierenkrebs sind gewöhnliche A., ferner einige Krebsformen von Gebärmutterhals, Speiseröhre, Speicheldrüsen u. anderer Organe (→ *Darmerkrankungen; Nierenkarzinom; Bauchspeicheldrüsenkrebs*).

Adenom → *Drüsentumor, gutartiger* → *Drüsengewebe, gutartiges Wachstum*

Adenomatosis coli auch Polyposis coli; seltene erbliche Erkr., bei der zahlreiche *Polypen* im gesamten Darm vorhanden sind. Unbehandelt entsteht mit ziemlicher Sicherheit Dickdarmkrebs. Die A. c. entwickelt sich ab dem 10. Lebensjahr und kann Blutungen und *Durchfall* verursachen, ist aber auch häufig bis zur Krebsentstehung symptomlos. Die A. c. wird durch *Dickdarmspiegelung* entdeckt.

Da es eine 50%ige Chance gibt, dass Kinder einer betroffenen Person die A. c. ebenfalls bekommen, ist um das 12. Lebensjahr eine ärztliche Überwachung notwendig. Einzelpolypen werden kauterisiert (→ *Kauterisation*). Das hohe Risiko der Krebsentwicklung bedeutet oft eine *Kolektomie* oder die Anlage einer *Ileostomie*.

Aderlass Vorgang zur Blutentnahme aus einer Vene aus therapeutischen Gründen. Heute nur noch selten durchgeführt, findet er bei Erkr. wie *Polyzythämie* oder *Eisenspeicherkrankheit* Anwendung.

ADH Antidiuretisches Hormon, auch Vasopressin genannt. Es wird von den Hinterlappen der *Hirnanhangsdrüse* ausgeschüttet u. wirkt auf die Nieren. A. verringert die von den Nieren in den Harn abgegebene Wassermenge u. trägt zur Regulierung des Wasserhaushalts im Körper bei. Die A.-Produktion wird durch den *Hypothalamus* gesteuert u. kann durch einige Faktoren, u.a. *Alkohol, Diabetes insipidus* od. eine schwere Operation, beeinträchtigt werden.

Adhäsion Strang- oder flächenhafte Verwachsungen normalerweise unverbundener Körperteile durch faseriges Gewebe. Manchmal sind A. von Geburt an vorhanden, doch meistens entwickeln sie sich infolge von Vernarbung nach einer Entzündung, meist im Bauch nach einer *Bauchfellentzündung* od. einer Operation. Zuweilen sind Darmschlingen durch A. miteinander verbunden, was einen *Darmverschluss* verursacht. I.d.R. müssen die *Bänder* dann operativ durchtrennt werden.

Adipositas → *Fettsucht*

Adjuvans Substanz, die die Wirkung einer anderen Substanz im Körper fördert. Gewöhnlich bezieht sich A. auf einen Zusatz zu einem *Impfstoff* zur Steigerung der Antikörperbildung durch das *Immunsystem* und damit zu einer Erhöhung der Impfstoffwirkung. Die *Chemotherapie* besteht in der Verwendung von *Antineoplastika* zusätzlich zu Krebsoperationen.

Adnexitis Infektion der inneren weiblichen Geschlechtsorgane. Die A. hat oft keine eindeutige Ursache, doch wird sie durch Sexualkontakt übertragen, z.B. bei *Tripper*, oder tritt nach einer *Fehlgeburt*, Abtreibung oder einer normalen Entbindung auf. Die A. kann Unfruchtbarkeit und ein erhöhtes Risiko einer *Extrauterinschwangerschaft* mit sich bringen.

Allgemeinsymptome sind Unterleibsschmerz und Druckempfindlichkeit, Fieber und unregelmäßige Blutungen. Beschwerden können sich durch Geschlechtsverkehr verschlimmern. Krankheitsgefühl, Erbrechen oder Rückenschmerzen kommen hinzu. Die Diagnose wird i.d.R. durch gynäkologische Untersuchung, Abstrichuntersuchung (auf Infektionserreger) und eine Bauchspiegelung gestellt. Es werden Antibiotika und gelegentlich Schmerzmittel verordnet. Ein vorhandenes *IUP* muss entfernt werden.

ADP Abk. für Adenosindiphosphat: die chemische Substanz, die die bei biochemischen Reaktionen freigesetzte Energie aufnimmt u. daraus *ATP* bildet, den wichtigsten Energieüberträger im Körper (→ *Stoffwechsel*).

Adrenalin auch Epinephrin; Hormon, das von den Nebennieren als Reaktion auf Signale des *Sympathikus* freigesetzt wird. Diese Signale werden durch Stress, Sport od. Gefühle wie Angst ausgelöst.

A. steigert Geschwindigkeit u. Kraft des Herzschlags. Es weitet die Atemwege zur Verbesserung der Atmung u. verengt die Blutgefäße in Haut u. Darm, sodass mehr Blut die Muskulatur erreicht.

Manchmal wird synthetisches A. als Notfallbehandlung bei *Herzstillstand* od. *anaphylaktischem Schock* injiziert. Zur Behandlung von *grünem Star* können A.-Augentropfen verwendet werden, doch regelmäßiger Gebrauch führt u.U. zu Augenbrennen.

Adrenogenitales Syndrom → *Nebennierenrindengewebe, Vermehrung*

Adrenokortikotropes Hormon → *ACTH*

Adstringens Substanz, die die Austrocknung und Schrumpfung der Haut bewirkt, indem sie ihre Fähigkeit zur Wasseraufnahme verringert. Adstringenzien werden häufig in *Antihidrotika* und zur Heilung aufgesprungener oder entzündeter Haut verwendet, ferner in einigen Augen- und Ohrenmitteln. A. können beim Auftragen ein Brennen oder Stechen hervorrufen.

Äquivalentdosis Überholte Strahlungsmessgröße (→ *Energiedosis*); ersetzt durch *Sievert* (Sv).

aerob Sauerstoff zum Leben, Arbeiten und Wachsen brauchend; das Gegenteil von → *anaerob*.

Äther → *Ether*

Ätiologie Ursache einer Erkrankung od. Studium der unterschiedlichen Faktoren, die bei der Entstehung einer Erkrankung beteiligt sind.

Affekt → *Gemütsbewegung*

Aflatoxin Gift des Schimmelpilzes *ASPERGILLUS FLAVUS*, der gelagerte Nahrungsmittel, besonders Getreide und Erdnüsse befällt.

After Med. Anus; Ende des Verdauungstrakts, durch den Stuhl ausgeschieden wird. Die Mündung am Ende des Afterkanals ist nur bei Stuhlgang geöffnet, sonst durch die Afterschließmuskeln verschlossen (→ *Verdauungssystem; Analdehnung*).

Agammaglobulinämie Form einer *Immunmangelkrankheit,* bei der B-Zellen *(Lymphozyten)* u. *Immunglobuline* fast völlig im Blut fehlen.

Agar-Agar Extrakt bestimmter Algen mit gelatineähnlichen Eigenschaften. A.-A. kann gegen Verstopfung eingenommen werden, um den Stuhl weich zu machen u. mit Ballaststoffen anzureichern, sowie gegen Verdauungsstörungen u. Sodbrennen.

Agenesie Völliges Fehlen eines Organs od. Körperteils bei der Geburt infolge der ausbleibenden Entwicklung beim Embryo.

Aggression Grundbegriff für eine Vielzahl feindseliger Verhaltensweisen. Man geht von der Beteiligung mehrerer Faktoren an der A. aus, darunter Überlebensstrategien aus der menschlichen Evolution. Männliche Sexualhormone (→ *Androgene*) scheinen A. zu fördern, wogegen *Östrogene* sie unterdrücken. Auch das Lebensalter spielt eine Rolle; bei Jugendlichen und jungen Erwachsenen kommt A. häufiger vor. Zuweilen führen *Hirntumor* oder *Schädelhirntrauma* zu aggressivem Verhalten.

Psychiatrische Störungen mit Aggressivitätsausbrüchen sind *Schizophrenie*, antisoziale Persönlichkeitsstörungen, *Manie* und *Amphetamin*- oder *Alkohol*-Missbrauch. *Schläfenlappenepilepsie*, *Unterzuckerung* und *Verwirrtheit* aufgrund körperlicher Erkrankungen sind weitere, weniger häufige Ursachen für Aggression.

Agnosie Unfähigkeit, Gegenstände zu erkennen, obwohl die Sinneswahrnehmungen über Augen, Ohren und Tasten das Gehirn ungestört erreichen. Ursache kann ein Schaden in Gehirnbereichen sein, die beim Deuten u. Erinnern beteiligt sind. Der Schaden beruht meist auf *Schlaganfall* od. *Schädelhirntrauma*.

A. bezieht sich i.d.R. nur auf einen der Sinne Hören, Sehen, Tasten und wird dementsprechend auditive, visuelle oder taktile A. genannt. Zuweilen können Menschen nach einem Schlaganfall in der rechten Gehirnhälfte die Behinderung ihrer betroffenen linken Körperseite nicht wahrnehmen (Anosognosie oder sensorische Nichtwahrnehmung). Bei A. gibt es keine spezifische Behandlung, das Deutungsvermögen kann sich jedoch z.T. wiederherstellen.

Agonist Aktivierende Wirkung besitzend. Eine als A. wirkende Substanz (Aktivator) bindet sich an eine Sinnesnervenzelle (*Rezeptor*) u. löst dort eine bestimmte Aktivität aus od. steigert sie (→ *Antagonist*).

Agoraphobie → *Platzangst*

Agraphie Verlust od. Störung der Schreibfähigkeit trotz normaler Funktion der Hand- u. Armmuskulatur. Ursache: Schädigung eines von mehreren Teilen des *Großhirns*, die mit dem Schreiben zu tun haben; A. kann daher unterschiedliche Formen u. Schweregrade zeigen. Die Schäden beruhen meist auf *Schädelhirntrauma*, *Schlaganfall* od. *Hirntumor*. A. ist oft von *Leseunfähigkeit* begleitet od. kann im Rahmen einer *Sprachstörung* auftreten. Es gibt keine spezifische Behandlung, doch die Schreibfähigkeit kann sich z.T. allmählich wiederherstellen.

Aids („acquired immune deficiency syndrome"). Erworbene Immunschwächekrankheit: eine Schwäche des Immunsystems aufgrund Virusinfektion mit *HIV*. In vielen Ländern sind Krankheit u. Tod durch A. ein wachsendes Gesundheitsproblem. Noch gibt es weder Heilung noch Impfstoff.

Eine HIV-Infektion führt nicht zwangsläufig zum Ausbruch von Aids. Der Zeitraum zwischen Ansteckung und Ausbruch der A.-Erkrankung variiert beträchtlich. Ohne Behandlung entwickelt die Hälfte aller Infizierten in 8 bis 9 Jahren A.

Das HIV wird durch Körperflüssigkeiten übertragen, u.a. durch Samenflüssigkeit, Blut, Scheidenflüssigkeit u. Muttermilch. Die Übertragung erfolgt hauptsächlich durch Sex (vaginal, anal od. oral), von Blut zu Blut (durch Blutübertragung od. gemeinsames Benutzen einer Drogenspritze) u. von Mutter auf Fötus. HIV ist auch schon durch Blutprodukte zur Behandlung der *Bluterkrankheit* übertragen worden, bei künstlicher Befruchtung durch Spendersamen u. durch Nierentransplantationen, doch bessere Kontrollen haben diese Risiken weitgehend verringert. HIV wird nicht bei alltäglichen Kontakten wie einer Umarmung od. gemeinsamer Geschirrbenutzung übertragen.

Der Virus dringt in die Blutbahn ein u. infiziert Zellen, die einen *CD4*-Rezeptor besitzen. Zu ihnen gehört eine Form der weißen Blutkörperchen (CD4-Lymphozyten), die für die Bekämpfung von Infektionen u. Zellen in anderen Geweben zuständig sind, z. B. im Gehirn. Der Virus vermehrt sich in den infizierten Zellen, die dann sterben, sodass mehr Viruspartikel ins Blut gelangen. Ohne Behandlung fällt die Zahl der CD4-Lymphozyten, was zu einer größeren Anfälligkeit gegen bestimmte Infektionen u. einige Krebsformen führt.

Nach der Infektion mit HIV zeigt sich bei manchen Menschen eine dem *Pfeifferschen Drüsenfieber* ähnliche Erkrankung. Viele Infizierte haben keine augenfälligen Symptome, andere nur unspezifische Beschwerden, *Aids-related complex* genannt, z. B. Gewichtsverlust, Fieber, Schweißausbrüche od. unerklärlichen Durchfall.

Weniger schwerwiegende Merkmale der HIV-Infektion sind u.a. Hauterkrankungen wie seborrhoische Dermatitis (→ *Hautentzündung*). Ernstere Kennzeichen sind u.a. anhaltende *Herpes-simplex*-Infektionen, *Mundsoor*, *Gürtelrose* und *Tuberkulose*. Das HIV kann auch das Gehirn befallen u. neurologische Erkrankungen, z. B. *Demenz* hervorrufen.

Bestimmte, als A. definierend klassifizierte Erkrankungen sind für das Vollbild von A. kennzeichnend, u.a. bestimmte Krebsformen (*Kaposi-Sarkom* und Hirn-*Lymphom*) u. einige Infektionen (*Pneumocystis-carinii-Pneumonie*, *Zytomegalie-Virus*-Infektion, *Toxoplasmose*, Durchfall durch *CRYPTOSPORIDIUM* od. *ISOSPORA*, *Mundsoor*, disseminierte *Strongyloidiasis* u. *Kryptokokkose*), von denen viele *opportunistische Infektionen* genannt werden.

Zur Feststellung einer HIV-Infektion wird die Blutprobe auf Antikörper gegen HIV untersucht. Die Diagnose des Vollbilds von A. beruht auf einem positiven HIV-Test zusammen mit einer A. definierenden Erkrankung.

Safer Sex kann die HIV-Infektionsgefahr verringern. Drogenabhängige sollten sich nicht die Nadel teilen. Für Personal im Gesundheitswesen besteht beim Umgang mit infizierten Blutprodukten od. Nadeln ein geringes Risiko, das durch Schutzmaßnahmen minimiert werden kann.

Die lebenslang notwendige Behandlung der HIV-Infektion mit kombinierten *Virostatika* kann den Krankheitsfortschritt verzögern u. evtl. dem Vollbild von A. vorbeugen. Die 2 Hauptwirkstoffe sind *Proteasehemmer* wie Indinavir u. Reverse-Transkriptaseinhibitoren wie *Zidovudin*. Auch die A. definierenden Erkrankungen lassen sich behandeln.

Aids-related complex Abk. ARC; Kombination von Gewichtsverlust, Fieber u. vergrößerten *Lymphknoten* bei einem Menschen, der mit *HIV* infiziert ist, doch *Aids* selbst noch nicht hat. Viele vom A.-r. c. Betroffene entwickeln später Aids-Merkmale.

Akanthosis nigricans Seltene Erkr., bei der sich verdickte, dunkle Flecken auf der Haut von Lenden, Achselhöhlen, Hals u. anderen Falten zeigen. Bei Jugendlichen genetisch bedingte Erkrankung od. infolge einer endokrinen (→ *Endokrine Drüse*) Störung wie dem *Cushing-Syndrom*. Ferner kommt sie bei Krebsformen der Lunge u. anderer Organe vor.

Akarbose Wirkstoff gegen Typ-II-*Diabetes mellitus*. Wirkt auf Enzyme im Darm, verhindert damit die Verdauung von Stärke u. verlangsamt so den Anstieg der *Blutzucker*-Werte nach einer kohlehydrathaltigen Mahlzeit.

Akathisie Unfähigkeit stillzusitzen, zuweilen eine Nebenwirkung von *Neuroleptika* od., weniger häufig, ein Symptom des *Parkinson-Syndroms*.

Akinesie → *Bewegungsstarre*

Akkomodation Anpassung, speziell die Einstellung des Auges auf nahe Objekte. Bei Ruhe stellt sich das Auge auf Sehen in der Ferne ein; dann ist die Linse dünn und flach. Zur Einstellung auf Nahobjekte zieht sich der Ziliarmuskel (*Strahlenkörper*) des Auges zusammen; dies verringert den Zug am Außenrand der Linse, u. sie wird dicker und runder.

Mit dem Alter verliert die Linse ihre Elastizität. Das erschwert die A. u. führt zu einer Form von Weitsichtigkeit, der *Alterssichtigkeit*.

Akne Chronische Hauterkrankung, verursacht durch Entzündung der Haarbälge und Talgdrüsen der Haut. Häufigste Form: Acne vulgaris, die fast immer in der Pubertät auftritt.

A.-Pickel entstehen durch Verstopfung der Haarbälge mit Talg, den die Talgdrüsen absondern. In den Haarbälgen vermehren sich Bakterien, die eine Entzündung hervorrufen. Die Änderung der Talgproduktion in der Pubertät hängt wahrscheinlich mit einem erhöhten Niveau der männlichen Sexualhormone (→ *Androgene*) zusammen.

Wirkstoffe wie *Kortikosteroide* und synthetische Androgene können A. hervorrufen od. verschlimmern. Kontakt mit bestimmten Chemikalien u. Fetten am Arbeitsplatz ist u.U. eine Ursache für A., auch Vererbung ist denkbar.

A. entwickelt sich in talgdrüsenreichen Hautbezirken (Gesicht, Brustmitte, oberer Rücken, Schultern, Nacken). Hier zeigt sich A. in *Hautgrieß*, *Mitessern*,

AKNE

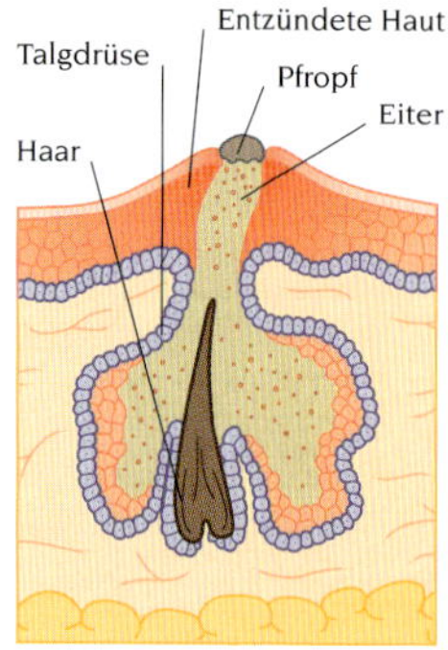

AKNEPICKEL

AKKOMODATION

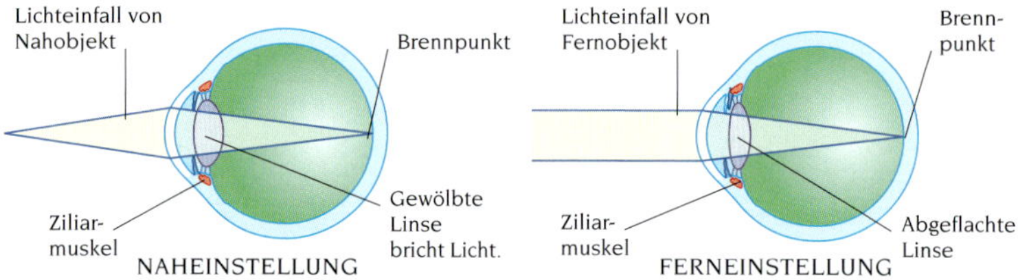

NAHEINSTELLUNG FERNEINSTELLUNG

Knötchen u. *Zysten*. Manche, besonders Zysten, hinterlassen Narben.

Bei A. gibt es keine Sofortheilung, doch Waschen der betroffenen Stellen mindestens zweimal täglich hilft sie einzudämmen. Lokal angewandte Wirkstoffe wie Benzoylperoxid u. Retinsäure beheben die Porenverstopfung u. fördern die Heilung. Auch *Ultraviolettlicht* kann helfen. Scheitert die örtliche Behandlung, können orale Wirkstoffe wie *Antibiotika*, Hormone od. *Isotretinoin* verschrieben werden. A. bessert sich mit der Zeit u. verschwindet oft mit dem Pubertätsende.

Akrochordon → *Stielwarze*

Akrodermatitis enteropathica Seltene erbliche Erkrankung, bei der die Hautflächen (gewöhnlich an Fingern, Zehen, Kopfhaut, After und Mund) gerötet, eitrig und mit *Pusteln* bedeckt sind. Ursache ist die Unfähigkeit, ausreichend Zink aus der Nahrung aufzunehmen. Zinkersatz hilft gewöhnlich.

Akromegalie Seltene, durch ungewöhnliche Vergrößerung von Schädel, Kiefer, Händen, Füßen und inneren Organen gekennzeichnete Erkrankung. Wird durch übermäßige Ausschüttung des *Wachstumshormons* aus dem Hirnanhangsdrüsenvorderlappen an der Hirnbasis hervorgerufen und ist die Folge eines *Hypophysentumors*. Ein sich vor der Pubertät entwickelnder Tumor führt zu *Riesenwuchs*.

A. wird festgestellt durch Messung des Wachstumshormonspiegels im Blut, gefolgt von *Computer-* oder *Kernspintomographie*.

Akroparästhesie Kribbeln in Fingern und Zehen (→ *Kribbeln*).

Akrozyanose Blaufärbung der Hand- und Fußspitzen infolge allg. Sauerstoffmangels oder infolge gefäßmotorischer Störungen mit Kälte u. übermäßigem Schwitzen der Hände und Füße. Die Ursache sind Verkrampfungen der kleinen Blutgefäße, die sich bei Kälte oft noch verschlimmern. A. tritt beim *Raynaud-Syndrom* auf.

Aktin Bei *Muskel*-Kontraktionen beteiligtes Protein; dabei verschränken sich winzig kleine A.-Filamente u. ein anderes Protein, das Myosin, miteinander.

Aktinomykose → *Strahlenpilzkrankheit*

Akupressur Abwandlung der *Akupunktur* mit Druck statt Nadeln.

Akupunktur Eine Behandlungsform der *chinesischen Medizin*, bei der als Therapie für Erkrankungen od. zwecks Betäubung Nadeln in die Haut eingestochen werden.

Gemäß der chinesischen Medizin fließt das Chi (die Lebensenergie) im Körper durch Kanäle, Meridiane genannt. Blockierungen dieser Meridiane beeinträchtigen die Gesundheit. Durch das Einstechen von Nadeln an charakteristischen Punkten entlang der betroffenen Meridiane soll die Störung wieder behoben werden. Die Nadeln werden durch Drehung oder Strom aktiviert. Als *Schmerzmittel* bei Operationen, zur Schmerzlinderung nach Operationen u. bei chronischen Erkrankungen ist A. erfolgreich.

Akustikusneurinom Seltener, gutartiger Tumor der Stützzellen des VIII. *Hirnnervs*, gewöhnlich im Meatus acusticus internus, dem Gang im Gehirn, durch den der Nerv vom Innenohr zum Gehirn gelangt. Die Ursache des A. ist i.d.R. nicht bekannt. Jedoch können Tumoren, die die Nerven an beiden Seiten des Kopfs gleichzeitig betreffen, im Rahmen der *Recklinghausen-Krankheit* auftreten. A. kann zu *Taubheit, Tinnitus*, Gleichgewichtsstörungen u. Schmerzen in Gesicht u. betroffenem Ohr führen.

Diagnose durch *Hörprüfung*, anschließend durch *Röntgenstrahlen*, *Computer-* od. *Kernspintomographie*. Evtl. ist eine Operation nötig. Zur Tumorverkleinerung ist auch eine Strahlentherapie wirksam.

akut Begriff zur Beschreibung von Erkr. oder Symptomen, die plötzlich auftreten. Ein akuter Zustand kann, muss aber nicht bedrohlich sein; i.d.R. hält er nicht lange an (→ *chronisch*).

Akuter Bauch Plötzlich einsetzende, anhaltende, heftige Bauchschmerzen, i.d.R. begleitet von Krämpfen der Bauchmuskulatur, Erbrechen u. Fieber.

Häufigste Ursache ist eine *Bauchfellentzündung*. Andere Gründe können *Appendizitis*, Bauchverletzungen oder Perforation eines Bauchorgans aufgrund eines *peptischen Ulkus* oder *Divertikulose* sein. Oft beginnen sie als diffuser Schmerz in der Bauchmitte, der sich später lokalisieren lässt. A. B. erfordert sofortige ärztliche Untersuchung, z. B. durch *Bauchspiegelung* oder *Laparotomie*.

Alarmreaktion oder allgemeines Anpassungssyndrom; Erregung des sympathischen Anteils des *vegetativen Nervensystems* bei *Angst*, aber auch bei *Angststörungen*. *Adrenalin*, *Noradrenalin* und andere Hormone werden von den Nebennieren und dem Nervensystem freigesetzt; dies führt zu Beschleunigung des Herzschlags, Weitstellung der Pupillen und verstärkter Durchblutung der Muskulatur.

Albinismus Seltene *genetisch bedingte Erkrankung*, bei der das Pigment *Melanin* fehlt, das Haut, Haar u. Augen färbt. Der okulär-kutane A., die häufigste Form, betrifft Haut, Haar u. Augen gleichermaßen. Seltener sind nur die Augen betroffen. Bei beiden Formen kann sich die Haut nicht bräunen u. altert vorzeitig. In Bereichen, die der Sonne ausgesetzt sind, kann *Hautkrebs* auftreten.

Zu den Sehstörungen bei A. gehören *Lichtscheu*, *Nystagmus*, *Schielen* u. *Kurzsichtigkeit*. Schon früh ist eine Brille notwendig.

Albumin Im *Blut*-Plasma am reichsten vertretenes Protein. A. wird in der Leber aus Aminosäuren gebildet. Es trägt dazu bei, Substanzen (z. B. Kalzium, einige Hormone und bestimmte Wirkstoffe) im Blut zurückzuhalten, indem es sich an sie bindet, damit sie nicht von den Nieren herausgefiltert und ausgeschieden werden. Durch *Osmose* reguliert A. auch den Strom von Wasser zwischen Geweben und Blutbahn (→ *Albuminurie*).

Albuminurie Vorhandensein des Proteins *Albumin* im Harn, eine Form der *Proteinurie*. Normalerweise lassen die Glomeruli (Filtereinheiten der Nieren) Albumin nicht in den Harn. Daher weist A. gewöhnlich auf eine Störung des Filtersystems der Nieren hin. Ursache kann eine Nierenerkrankung wie die *Nierenkörperchenentzündung*, das *nephrotische Syndrom* od. die Beeinträchtigung der Nieren durch *Bluthochdruck* sein. A. lässt sich mit einer einfachen Urinprobe feststellen.

Aldosteron Von der Rinde der *Nebennieren* hergestelltes Hormon. A. bringt die Nieren dazu, die Natrium- u. Kaliumkonzentration in Blut u. Gewebe zu regulieren u. den Blutdruck zu kontrollieren. Die A.-Bildung wird hauptsächlich durch *Angiotensin* 2 angeregt, ein durch eine Reihe von Reaktionen unter Beteiligung des Enzyms *Renin* u. des *Angiotensin-converting Enzyms* gebildetes Hormon. Die A.-Bildung wird ferner durch das von der Hirnanhangsdrüse gebildete *ACTH* stimuliert.

Aldosteronismus Erkrankung, der eine Überproduktion von *Aldosteron* durch die Rinde einer od. beider *Nebennieren* zugrunde liegt. Ein durch einen *Nebennierentumor* hervorgerufener A. wird *Conn-Syndrom* genannt. Ferner kann A. durch *Herzinsuffizienz* od. Leberschäden verursacht werden, die die Durchblutung der Nieren einschränken. Letzteres führt zur Überproduktion von *Renin*, *Angiotensin* u. Aldosteron.

Die Symptome hängen direkt mit der Wirkweise von Aldosteron zusammen. Zu viel Natrium wird im Körper zurückgehalten, was den Blutdruck erhöht, u. zu viel Kalium wird im Harn ausgeschieden. Kaliummangel verursacht Müdigkeit u. Muskelschwäche u. beeinträchtigt die Nierenfunktion; dies führt zu Durst u. übermäßiger Harnbildung.

Die Behandlung erfolgt durch Einschränkung von Speisesalz u. das Diuretikum *Spironolacton*. Ein A. verursachender Nebennierentumor wird u.U. operativ entfernt.

Alendronsäure *Bisphosphonat* gegen *Osteoporose* u. *Paget-Krankheit*. Häufigste Nebenwirkung: Speiseröhrenentzündung mit Sodbrennen od. Schluckbeschwerden, auch Kopf- u. Bauchschmerzen.

Alexie → *Leseunfähigkeit*

Alimemazin auch Trimeprazin. *Antihistaminikum* zur Behandlung des Juckreizes bei Allergien wie *Nesselsucht* und *Neurodermitis* und zur *Prämedikation* bei Kindern. Alimemazin verursacht oft Benommenheit.

Alkali Stark basische Verbindung, eine chemische Substanz, die Hydroxyl-Ionen abgibt. *Antazida* wie Natriumhydrogencarbonat sind A. Einige A. wie

Natriumhydroxid sind ätzend (→ *Säure-Basen-Haushalt; Säure*).

Alkaloide Gruppe stickstoffhaltiger, aus Pflanzen gewonnener basischer Substanzen, beispielsweise *Morphin, Kodein, Nikotin* u. *Strychnin*.

Alkalose Störung des *Säure-Basen-Haushalts*, bei der zu viele Basen od. zu wenig Säure vorhanden sind. Man unterscheidet metabolische u. respiratorische A. Metabolische A.: Ursache für vermehrte Alkalien u.U. in der übermäßigen Einnahme eines *Antazids* od. in schwerem Erbrechen, bei dem viel Magensäure verloren geht. Respiratorische A.: Erniedrigter Kohlensäurespiegel im Blut als Folge von *Hyperventilation* aufgrund Panikattacke od. von Sauerstoffmangel in großen Höhen (→ *Azidose*).

Alkohol Farblose, mittels Gärung von Kohlehydraten durch Hefe hergestellte Flüssigkeit, auch Ethanol genannt. In der Medizin wird A. als Lösungs- und *Desinfektionsmittel* verwendet. Methanol ist ebenfalls ein A., jedoch eine hochtoxische Substanz.

A. gilt als Droge u. löst eine breite Palette an geistigen und körperlichen Reaktionen aus.

Auf das *Zentralnervensystem* wirkt er kurzzeitig dämpfend u. vermindert so *Angst*, Anspannung u. Hemmungen. Bei mäßigen Mengen stellen sich mit A. Entspannung, Steigerung des Selbstvertrauens u. Geselligkeit ein. A. verlangsamt jedoch die Reaktionen, u. je mehr man trinkt, desto mehr nehmen Konzentrations- u. Urteilsvermögen ab. Dieser Effekt kann für Stunden nach dem Trinken anhalten. Exzessiver A.-Konsum führt zu Vergiftungserscheinungen od. akuter *Alkoholvergiftung*, deren Wirkungen von Euphorie bis Bewusstlosigkeit reichen.

Kurzfristige körperliche Auswirkungen von A. bestehen in peripherer *Vasodilatation*, mit Rötung des Gesichts u. gesteigerter Magensaftbildung, was den Appetit anregt. A. steigert das Selbstbewusstsein beim Sex, kann in großen Mengen jedoch zu *Impotenz* führen. Er wirkt entwässernd u. steigert die Harnausscheidung.

Langfristig kann regelmäßiger übermäßiger A.-Konsum *Magenschleimhautentzündung* u. *alkoholbedingte Erkrankungen* verursachen. Exzessives Trinken über längere Zeit kann zu *A.-Abhängigkeit* führen. Frauen sollten nicht mehr als 1 Standardglas (kleines Glas Bier oder Wein, 1 Gläschen Schnaps), Männer nicht mehr als 2 pro Tag trinken. Schwangere sollten auf Alkohol verzichten.

Alkoholabhängigkeit Erkrankung, die von gewohnheitsmäßigem, zwanghaftem, dauerndem, starkem Alkoholkonsum u. bei plötzlichem Absetzen von Entzugssymptomen gekennzeichnet ist.

Drei kausale Faktoren kommen bei der Krankheitsentwicklung zusammen: Persönlichkeit, Umfeld u. die suchterzeugende Eigenschaft des Alkohols. Eine unausgewogene, unsichere u. unreife Persönlichkeit ist eher gefährdet. Leichte Erreichbarkeit, günstiger Preis u. soziale Akzeptanz von Alkohol sind wichtige Umfeldfaktoren. Genetische Faktoren spielen u.U. eine Rolle, doch glaubt man heute, dass jeder unabhängig von Persönlichkeit, Umfeld od. Vererbung zum Alkoholiker werden kann. Stress ist oft ein wesentlicher Faktor, der exzessives Trinken herbeiführen kann.

A. entwickelt sich i.d.R. über Jahre in 4 Schritten. 1. Phase: Entstehen einer Alkoholtoleranz. 2. Phase: Erinnerungslücken in Bezug auf Ereignisse beim Trinken. 3. Phase: Kontrollverlust über den Alkoholkonsum. 4. Phase: ausgedehnte Zechgelage mit Vergiftung u. psychischen od. physischen Problemen.

Typische Verhaltensauffälligkeiten: Heimlichtuerei, Aggressivität od. Großspurigkeit, Persönlichkeitsveränderungen wie Reizbarkeit, Eifersucht od. unbeherrschter Ärger, Vernachlässigung der Ernährung u. der äußeren Erscheinung sowie längere Vergiftungszeiten.

Körperliche Symptome: morgendliche Übelkeit, Erbrechen od. Zittern, Bauchschmerzen, Krämpfe, Taubheit, Kribbeln od. Schwäche in Armen u. Beinen, unregelmäßiger Puls, vergrößerte Blutgefäße im Gesicht, Unsicherheit, Verwirrung, Erinnerungslücken u. Harninkontinenz. Nach unvermitteltem Entzug kann es zu *Delirium tremens* kommen.

Alkoholabhängige sind mehr als andere für eine Reihe physischer u. psychischer Erkrankungen anfällig (→ *alkoholbedingte Erkrankungen*).

Viele Alkoholiker benötigen eine Entgiftung, danach eine Langzeitbehandlung. Dabei können Behandlungsmethoden kombiniert werden. Zu den psychologischen Behandlungen gehört eine *Psychotherapie*, gewöhnlich als Gruppentherapie. Soziale Maßnahmen umfassen praktische Hilfe u. beziehen i.d.R. die Familienangehörigen ein. Zur physischen Behandlung kann Disulfiram verwendet werden, ein gegen Alkohol sensibilisierender Wirkstoff, bei dem Alkoholkonsum unangenehme Wirkungen zeigt. Die *Anonymen Alkoholiker* u. andere Selbsthilfegruppen geben Unterstützung u. Rat.

Alkoholbedingte Erkrankungen Zahlreiche physische u. psychische Störungen bei lang andauerndem exzessiven Alkoholkonsum.

Starker Alkoholkonsum erhöht das Krebsrisiko an Mund, Zunge, Rachen, Kehlkopf u. Speiseröhre, besonders in Kombination mit Rauchen.

Leberkrebs, alkoholbedingte *Hepatitis* u. *Leberzirrhose* treten bei Alkoholikern häufiger auf. Ferner steigt das Risiko für *Kardiomyopathie*, *Bluthochdruck* u. *Schlaganfall*. Alkohol reizt den Verdauungstrakt u. kann Magenschleimhautentzündung hervorrufen. Starkes Trinken in der Schwangerschaft erhöht das Risiko von Spontan*abort* u. *Alkoholembryopathie*. Alkoholiker leiden eher unter *Angst* u. *Depression* u. entwickeln eher *Demenz*.

Infolge Mangelernährung sind viele Alkoholiker für Mangelerkrankungen anfällig, besonders aufgrund von Thiaminmangel (→ *Vitamin-B-Komplex*). Schwere *Vitamin-B1-Mangelkrankheit*, Beriberi genannt, verursacht Nervenfunktionsstörungen mit Krämpfen, Taubheit u. Schwäche der Gliedmaßen. Es kommt zu Verwirrtheit, Sprech- u. Gehstörungen, schließlich Koma (→ *Wernicke-Enzephalopathie*). Wirkung auf das Herz: *Herzinsuffizienz*.

Lang andauernder hoher Alkoholgehalt in Blut u. Gewebe kann die Körperchemie stören u. *Unterzuckerung* u. *Hyperlipidämie* verursachen mit Schädigung von Herz, Leber, Blutgefäßen u. Gehirn; nicht rückgängig zu machende Schäden können zu frühem Tod führen.

Alkoholembryopathie Seltenes Krankheitsbild, bestehend aus mehreren *angeborenen* Missbildungen, die das Ergebnis eines fortgesetzten *Alkohol*-Konsums durch die Mutter während der *Schwangerschaft* sind. Die betroffenen Kinder sind kleinwüchsig, geistig zurückgeblieben; Kopf, Gehirn und Augen sind klein. *Neuralrohrdefekte*, kleiner Kiefer sowie Fehlbildungen an Herz und Gelenken können vorhanden sein. Im Neugeborenenalter trinken und schlafen sie schlecht und sind aufgrund des Alkoholentzugs reizbar. Fast ein Fünftel der betroffenen Kinder stirbt in den ersten Lebenswochen; viele Überlebende sind mehr oder weniger geistig und körperlich behindert.

Alkoholismus → *Alkoholabhängigkeit*

Alkohollebersyndrom Leberschädigung aufgrund exzessiven Alkoholkonsums; je länger der Konsum, umso schwerer die Schädigung. Der erste Effekt ist die Bildung von Fettkügelchen zwischen den Leberzellen, die Fettleber. Dann folgt die alkoholbedingte *Hepatitis*, schließlich schreitet die Erkr. zur *Leberzirrhose* fort. Das A. steigert das Risiko eines *Leberkrebses*. *Leberfunktionstests* zeigen ein charakteristisches Bild und die *Leberbiopsie* dient der Einschätzung des Schweregrads. Es gibt keine spezielle Therapie, Alkoholabstinenz beugt Schlimmerem vor. Notwendig ist die Behandlung der *Alkoholabhängigkeit*.

Alkoholvergiftung Erkr., die aus übermäßigem *Alkohol*-Konsum folgt. Ausschlaggebend ist der Alkoholgehalt im Blut. Ab einer bestimmten Menge verursacht Alkohol eine akute Vergiftung. Er dämpft die Arbeit des *Zentralnervensystems* u. führt geistig und körperlich zu Kontrollverlust, äußerstenfalls zu Bewusstlosigkeit u. sogar Tod.

Meist erholt man sich mit dem Alkoholabbau in der Leber auf natürliche Weise von einer A. Hat A. jedoch zum Koma geführt, ist ärztliche Versorgung notwendig. Chronische psychische, physische u. soziale Auswirkungen langen exzessiven Trinkens: → *Alkoholabhängigkeit* u. *alkoholbedingte Erkrankungen*.

Allel Eine von zwei od. mehr unterschiedlichen Formen eines Gens, das eine bestimmte Position auf einem *Chromosom* einnimmt (→ *Gen; Vererbung*).

Allergen Normalerweise unschädliche Substanz, die eine allergische Reaktion (→ *Allergie*) bei Menschen auslöst, die ihr gegenüber sensibilisiert worden sind. Nahrungsmittel (z. B. Nüsse, Eier u. Schalentiere), eingeatmete Substanzen wie Pollen, Hausstaub u. Tierhaare, sowie einige Wirkstoffe können A. sein.

Allergie Unterschiedliche Leiden, verursacht durch eine unangemessene od. übermäßige Reaktion des *Immunsystems* auf eine Vielzahl von Substanzen, *Überempfindlichkeit* genannt. Viele Erkrankungen wie *Asthma* u. *Heuschnupfen* werden durch allergische Reaktionen auf Substanzen ausgelöst, die bei den meisten Menschen keine Symptome hervorrufen.

Allergische Reaktionen erfolgen nur beim 2. od. späteren Kontakt mit dem Allergen, während der 1. Kontakt den Körper sensibilisiert hat.

Aufgabe des Immunsystems ist es, *Antigene* auf der Oberfläche von Mikroorganismen zu erkennen u. *Antikörper,* auch Immunglobuline genannt, u. sensibilisierte *Lymphozyten* zu bilden. Trifft das Immunsystem das nächste Mal auf die gleichen Antigene, interagieren die Antikörper u. sensibilisierten Lymphozyten mit ihnen, was zur Zerstörung der Mikroorganismen führt.

Eine ähnliche Immunantwort ereignet sich bei Allergien; jedoch bildet das Immunsystem Antikörper od. sensibilisierte Lymphozyten gegen unschädliche Stoffe, da diese *Allergene* fälschlich als möglicherweise schädliche Antigene identifiziert werden.

Die Überempfindlichkeitsreaktionen können nach einem in Typ I bis IV eingeteilten Muster ablaufen: Typ I, auch anaphylaktischer od. Soforttyp genannt: Allergene verursachen sofort Symptome, indem sie das Immunsystem zur Bildung bestimmter Antikörper anregen, die zum Typ Immunglobulin E (IgE) gehören, die auf den sogenannten Mastozyten (→ *Mastzellen*) oder *basophilen Leukozyten* sitzen.

Wird das Allergen ein zweites Mal angetroffen, bindet es sich an die IgE-Antikörper u. veranlasst die Freisetzung einiger für die Symptome der A. verantwortlicher Substanzen aus den Granula der Mastozyten.

Zu den freigesetzten Substanzen zählt Histamin; es bewirkt Blutgefäßerweiterung, Eindringen von Flüssigkeiten ins Gewebe u. Muskelspasmen. Symptome sind u.a. Jucken, Schwellen, Niesen und pfeifende Atemgeräusche. Zu den mit Typ I verbundenen Erkrankungen, häufig z. B. bei Nahrungsmittelallergien, gehören *Asthma, Heuschnupfen, Nesselsucht, Angioödem, anaphylaktischer Schock*, evtl. *Neurodermitis*.

Typ II bis IV werden seltener mit A. in Verbindung gebracht. Doch liegt Typ IV dem *Kontaktekzem* zugrunde, bei der die Haut auf Stoffe wie Nickel reagiert.

Weshalb bestimmte Menschen A. bekommen u. andere nicht, ist nicht bekannt, doch 1 von 8 Menschen scheint eine geerbte Anfälligkeit für A. zu besitzen (→ *Atopie*).

Falls möglich besteht die wirksamste Behandlung aller A.-Formen in der Vermeidung des betreffenden Allergens.

Wirkstoffe gegen A. sind u.a. *Antihistaminika*, die die Symptome mildern. Einige wirken beruhigend, was bei nächtlicher Juckreizbehandlung hilft. Viele Antihistaminika verursachen keine Benommenheit u. eignen sich deshalb für den Gebrauch bei Tage.

Andere Wirkstoffe, z. B. *Kortikosteroide*, können vorbeugend regelmäßig eingenommen werden, um das Auftreten von Symptomen zu verhindern.

Für eine Minderheit, die unter A. auf bestimmte Allergene wie Bienenstiche

ALLERGIE

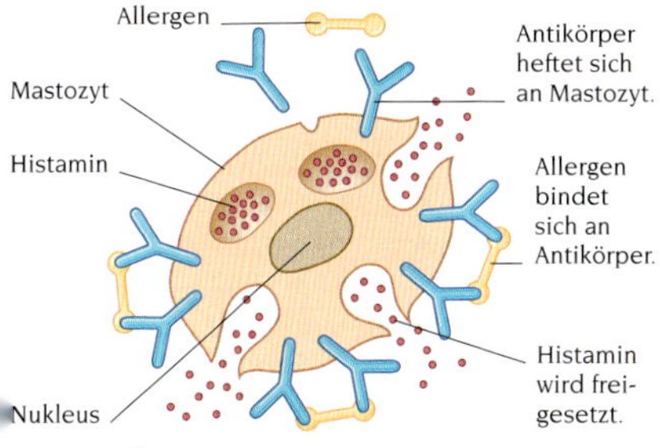

ÜBEREMPFINDLICHKEIT TYP I

leiden, kann eine *Hyposensibilisierung* von Nutzen sein.

Allopurinol Wirkstoff gegen *Gicht*. Lange eingenommen senkt A. die Anfallhäufigkeit durch Herabsetzung der Bildung von *Harnsäure*. Mögliche Nebenwirkungen sind Juckreiz, Ausschlag u. *Übelkeit*.

Alopezie → *Haarausfall*

Alpha-1-Antitrypsinmangel Seltene *genetisch bedingte Erkr.* mit Fehlen des Enzyms Alpha-1-Antitrypsin, das den Körper vor Schäden durch andere Enzyme schützt. A.-1-A. betrifft hauptsächlich Lungengewebe mit der Folge eines *Emphysems* u. die Leber mit der Folge der *Leberzirrhose*. A.-1-A. zeigt sich gewöhnlich erst ab dem 30. Lebensjahr. Es gibt keine Therapie gegen A.-1-A., aber Medikamente zur Linderung der Symptome. In schweren Fällen kann eine *Lebertransplantation* durchgeführt werden.

Alphablocker Gruppe von Wirkstoffen gegen *Bluthochdruck*, Harnentleerungsprobleme u. Harnverhalt aufgrund *Prostatavergrößerung*. Nebenwirkungen: evtl. Schwindel, Müdigkeit, *Übelkeit*, trockener Mund u. Benommenheit.

Alphafetoprotein auch AFP: Protein, das in Leber u. Verdauungstrakt des Fötus u. bei Erwachsenen in erkranktem Gewebe gebildet wird.

A. kann im mütterlichen Blut ab dem späten 1. Drittel der Schwangerschaft gemessen werden. Seine Konzentration steigt zwischen der 15. u. 20. Woche. Erhöhte Werte werden bei *Neuralrohrdefekten* des Fötus wie *Spina bifida* u. *Anenzephalie* u. bestimmten Störungen der Nierenentwicklung gefunden. Hohe A.-Werte sind auch bei Mehrlingsschwangerschaft u. drohender od. aktueller *Fehlgeburt* möglich. Der A.-Spiegel kann bei Vorliegen des *Down-Syndroms* beim Fötus ungewöhnlich niedrig sein. Die A.-Messung gehört zu den Bluttests, die bei Schwangeren mit erhöhtem Down-Syndrom-Risiko durchgeführt werden.

Bei Erwachsenen ist A. i.d.R. bei einem primären Lebertumor (→ *Leberkrebs*), bösartigem *Teratom* der Hoden od. Eierstöcke od. bei Bauchspeicheldrüsen-, Magen- od. Lungenkrebs erhöht. Daher wird er als Tumormarker bezeichnet. Am A.-Spiegel lässt sich das Behandlungsergebnis bestimmter Krebsformen überwachen; ein erhöhter Spiegel nach Operation od. *Chemotherapie* kann das Wiederauftreten des Tumors anzeigen. Jedoch ist der A.-Spiegel auch bei einigen nicht krebsartigen Erkrankungen wie viren- u. alkoholbedingter *Hepatits* u. *Leberzirrhose* erhöht.

Alprazolam Wirkstoff der Gruppe der *Benzodiazepine* gegen *Angst*, *Panikattacken* u. *Phobien*.

Alprostadil Wirkstoff aus der Gruppe der *Prostaglandine*. Wird bei angeborenen Herzfehlern bei Neugeborenen angewandt, um vor einer Operation die Auswirkungen zu minimieren. A. dient auch zur Behandlung von *Erektionsstörungen* bei impotenten Patienten, die A. selbst in den Penis injizieren od. als Gel in die *Harnröhre* einbringen können.

Altenpflege Angemessene Pflege, um den körperlichen und geistigen Verfall alter Menschen möglichst gering zu halten. Nachlassendes Sehen und Hören im Alter z. B. gilt oft als unvermeidlich, wobei aber eine *Staroperation* oder ein *Hörgerät* die Lebensqualität oft verbessern können. Isolation oder Untätigkeit führen bei einigen älteren Menschen zu *Depressionen*. Besuche in einem Tageszentrum können soziale Kontakte und neue Interessen fördern.

Viele ältere Menschen werden von Familienmitgliedern versorgt. Oft vermitteln freiwillige Organisationen Hilfe im Haushalt und mindern die Belastung der pflegenden Angehörigen. Betreutes Wohnen gibt Unabhängigkeit und gleichzeitig Hilfe bei Bedarf. An *Demenz* oder körperlichen Behinderungen leidende ältere Menschen brauchen meist Aufsicht in einem Alten- oder Pflegeheim oder Krankenhaus (→ *Geriatrie*).

Altern Zeitbedingte körperliche u. geistige Veränderungen. A. ist mit degenerativen Vorgängen in einer Reihe von Organen u. Geweben verbunden, z. B. mit Elastizitätsverlust der Haut u. fortschreitender Verschlechterung von Organfunktionen. Der mechanische Verschleiß addiert sich in den Gelenken auf, u. die Muskeln verlieren Umfang u.

Kraft. Auch Wundheilung u. Widerstandsfähigkeit gegen Infektionen lassen nach. Der allmähliche Verlust von Nervenzellen kann zu verminderter Sinneswahrnehmung u. Problemen mit Lernen u. Erinnern führen. *Demenz* tritt bei ca. 30%-40% der über 90-Jährigen auf.

Vererbte Anlagen spielen zwar eine wesentliche Rolle bei der Lebenserwartung, doch die körperliche Degeneration kann durch Faktoren wie Rauchen, übermäßigen Alkoholkonsum, schlechte Ernährung u. zu wenig Sport beschleunigt werden.

Alternative Medizin Medizinisches System, das sich auf eine Krankheitstheorie od. Behandlungsmethode stützt, die sich von der herkömmlichen westlichen Medizin unterscheidet (→ *Komplementärmedizin*).

Altersflecken Veränderungen, die auf der Haut mit zunehmendem Alter auftreten. Die häufigsten sind *Keratosen* aufgrund gesteigerter Talgproduktion: braune od. gelbe, leicht erhabene Flecken. Weit verbreitet bei älteren Menschen sind *Sommersprossen* u. *Altershämangiome*. A. benötigen i.d.R. keine Behandlung mit Ausnahme der aktinischen *Keratose* durch zu viel Sonneneinwirkung, die sich zu *Hautkrebs* entwickeln kann.

Altershämangiome Harmlose rote oder blaurote erhabene Hautstellen, die sich aus winzigen Blutgefäßen zusammensetzen. Etwa 2 mm im Durchmesser entwickeln sich die Flecken i.d.R. im mittleren und höheren Alter. Mit zunehmendem Alter werden die A. mehr, aber nicht größer. Sie können bei Verletzung bluten. Eine Therapie ist nicht notwendig.

Altersschwerhörigkeit Presbyakusis; mit dem Alter fortschreitender Verlust der Hörfähigkeit. A. ist eine Form der Schallempfindungsschwerhörigkeit, bei der der Klang weniger klar und Töne weniger hörbar sind. Betroffene haben oft Probleme, Sprache zu verstehen und können bei Hintergrundgeräuschen schlecht hören. A. kann durch hohe Lärmpegel, verminderten Blutfluss zum Innenohr aufgrund einer *Arteriosklerose* und Schädigung des Innenohrs durch Medikamente verstärkt werden. Hörhilfen sind sinnvoll.

Alterssichtigkeit Presbyopie; fortschreitender Verlust der Anpassungsfähigkeit der Augen (→ *Akkomodation*) zum Nahsehen. Die Fokussierungskraft der Augen wird mit dem Alter schwächer. A. findet man i.d.R. um das 45. Lebensjahr herum, wenn sich die Augen bei normaler Distanz nicht mehr auf kleine Schrift einstellen können. Lesebrillen mit konvexen Linsen werden zur Korrektur benutzt.

Aluminium Element u. Leichtmetall, das in Bauxit u. anderen Mineralen vorkommt. A.-Verbindungen sind Bestandteile von *Antazida* u. *Antihidrotika*. Eingenommenes A. wird größtenteils ausgeschieden. Übergroße Mengen sind giftig u. werden in Lungen, Gehirn, Leber u. Schilddrüse gespeichert, wo sie das Organ schädigen können.

Bei bestimmten Industrieverfahren freigesetzte A.-haltige Rauchgase können Lungen-*Fibrose* verursachen. A. enthaltende Medikamente können die *Resorption* anderer Wirkstoffe stören, sollten also nicht gleichzeitig eingenommen werden.

Alveolektomie → *Alveoloplastik*

Alveolen → *Lungenbläschen*

Alveolitis → *Lungenbläschenentzündung*

Alveoloplastik Operativer Eingriff zur Glättung unebener Flächen des *Zahnfachs* im Kiefer vor Einpassung eines Zahnersatzes.

Alzheimer-Krankheit Fortschreitende Erkrankung, bei der Nervenzellen im Gehirn degenerieren u. das Gehirn schrumpft. A.-K. ist die häufigste Ursache für *Demenz*. Sie beginnt selten vor dem 60. Lebensjahr.

Setzen die A.-K.-Symptome vor dem 60. Lebensjahr ein, ist sie als *dominante* Erkrankung erblich. Später Beginn der A.-K. wird mit einigen Genen in Zusammenhang gebracht, darunter 3, die für die Bildung des Blutproteins *Apolipoprotein* E zuständig sind. Diese bewirken auch die Ablagerung des Proteins Beta-Amyloid im Gehirn. Auch kann ein Mangel des *Überträgerstoffs Acetylcholin* vorliegen. Die Merkmale der A.-K. variieren, es werden jedoch grob 3 Stadien unterschieden. 1. Phase: zunehmende Vergesslichkeit, evtl. mit *Angst* u. *Depression*. 2. Phase: Verlust des Gedächtnisses, besonders für kurz zurückliegende Ereignisse u. Desorientierung in Raum u. Zeit. Abnahme von Konzentration u. rechnerischen Fähigkeiten u. *Sprachstörungen*. Zunehmende Angst u. unberechenbare Stimmungsänderungen, evtl. Persönlichkeitsveränderung. In der 3. Phase wird die Verwirrtheit tiefgreifend. Evtl. Symptome einer *Psychose* treten auf, z. B. *Wahn*vorstellungen. Allmähliche Anzeichen einer Erkrankung des Nervensystems wie anormale *Reflexe* u. Stuhlinkontinenz (→ *Inkontinenz, Stuhl*) od. Blasenschwäche (→ *Inkontinenz, Harn*).

A.-K. wird i.d.R. anhand der Symptome festgestellt, doch können z. B. Bluttests u. *Computertomographie* od. *Kernspintomographie* des Gehirns nötig sein, um behandlungsfähige Ursachen der Demenz auszuschließen.

Der wichtigste Aspekt der Behandlung der A.-K. liegt in geeigneter Pflege u. sozialer Unterstützung für die Betroffenen u. ihre Angehörigen. Bei schwierigem Verhalten u. Schlafstörungen können oft *Tranquilizer* helfen. Wirkstoffe wie Donepezil u. Rivastigmin können das Fortschreiten der Krankheit zeitweilig bremsen, doch sind Nebenwirkungen wie Übelkeit u. Schwindel möglich.

Amalgam Legierung aus Quecksilber u. anderen Metallen zur *Zahnfüllung*.

Amantadin *Virostatikum* zur Vorbeugung u. Behandlung von Typ-A-*Grippe* u. zur Milderung der Symptome des *Parkinson-Syndroms*.

Amaurosis fugax Flüchtige Erblindung für einige Sekunden od. Minuten, die i.d.R. nur ein Auge betrifft. Verursacht durch vorübergehende Verstopfung eines kleines Blutgefäßes im Auge durch eine *Embolie*. Die Emboliepartikel werden vom Blut aus erkrankten Halsarterien od. manchmal direkt aus dem Herzen geschwemmt. Die Anfälle können selten od. mehrmals täglich auftreten. Sie sind Anzeichen eines erhöhten *Schlaganfall*-Risikos u. bedürfen der medizinischen Abklärung.

Amblyopie → *Schwachsichtigkeit*

Amboss Einer der 3 winzigen, verbundenen Gehörknöchelchen im Mittelohr. Der A. wird wegen seiner Form so bezeichnet.

Ambulante Behandlung Kurzzeitige Behandlung in einer Arztpraxis oder einem Krankenhaus (ohne Übernachtung).

Ambulante Chirurgie Operative *Therapie* ohne Übernachtung (Krankenhaus oder Praxis). Der Anteil der A. C. ist stark gestiegen. Moderne *Anästhesie*-Techniken u. operative Methoden erlauben eine deutlich schnellere Erholung, die Pat. können in der Regel nach wenigen Stunden unter Betreuung nach Hause gehen, sind aber 24 Stunden nicht geschäftsfähig u. dürfen z. B. nicht aktiv am Straßenverkehr teilnehmen.

Amenorrhoe → *Menstruation, ausbleibende*

Amilorid Kaliumsparendes *Diuretikum*. Kombiniert mit Schleifen- od. Thiazid-Diuretika wird A. gegen *Bluthochdruck* und Flüssigkeitsstau aufgrund von *Herzinsuffizienz* od. *Leberzirrhose* verwendet.

Aminoglutethimid *Antineoplastikum*, bei bestimmten Formen von Brust- u. *Prostatakarzinom* u. einigen endokrinen Drüsentumoren eingesetzt.

Aminoglykoside *Antibiotika*-Art. A. werden injiziert u. sind i.d.R. der Behandlung schwerer Infektionen vorbehalten, wegen der möglichen Schädigung von Innenohr od. Nieren. Wichtige A. sind *Gentamycin* u. *Streptomycin*, die auch örtlich gegen Augen- u. Ohreninfektionen verwendet werden.

Aminophyllin *Bronchospasmolytikum* gegen chronische *Bronchitis*, *Asthma* u. zuweilen *Herzinsuffizienz*. Mögliche Nebenwirkungen: Übelkeit, Erbrechen, Kopfschmerzen, Schwindel u. Herzklopfen.

Aminosäuren Gruppe chemischer Verbindungen, die die grundlegenden Struktureinheiten aller *Proteine* bilden.

Jedes Aminosäure-Molekül besteht aus Amino- und Carboxyl-Atomgruppen, die an eine variable Kette oder einen variablen Ring von Kohlenstoffatomen gebunden sind.

Einzelne A.-Moleküle sind miteinander durch *Peptid*-Verbindungen verkettet und bilden daher kurze Molekülketten, *Polypeptide* genannt. Hunderte von Polypeptiden, ihrerseits durch Peptidverbindungen zusammengesetzt, bilden ein Proteinmolekül. Was ein Protein vom anderen unterscheidet, ist die Sequenz der A.

Es gibt 20 unterschiedliche A., die alle Proteine im Körper darstellen. 12 können vom Körper gebildet werden; sie werden nichtessenzielle A. genannt, da man sie nicht mit der Nahrung aufnehmen muss. Die anderen 8, die essenziellen A., können nicht vom Körper gebildet werden, müssen also durch die Nahrung zugeführt werden.

Amiodaron *Antiarrhythmikum* zur Behandlung einiger Arten von *Herzrhythmusstörung*. Langzeitgebrauch von A. kann zu Leberentzündung, Schilddrüsenstörungen, Augen- u. Lungenschäden führen.

Amitriptylin Trizyklisches *Antidepressivum* mit beruhigender Wirkung. A. wird gegen *Depression* verwendet, die mit *Angst* od. *Schlafstörungen* verbunden ist. Mögliche Nebenwirkungen: unscharfes Sehen, Schwindel u. Benommenheit.

Amlodipin *Kalzium-Kanal-Blocker* zur *Angina-pectoris*-Vorbeugung u. Behandlung von *Bluthochdruck*. Nebenwirkungen: evtl. Kopfschmerzen u. Schwindel.

Ammoniak Farbloses, stechend riechendes Gas, löst sich in Wasser zu Ammoniumhydroxid, einer alkalischen Lösung (→ *Alkali*). A. wird im Körper gebildet u. unterstützt die Aufrechterhaltung des *Säure-Basen-Haushalts*. Bei schweren Leberschäden ist die Fähigkeit der Leber eingeschränkt, A. in *Harnstoff* umzuwandeln. Folge: erhöhter A.-Spiegel im Blut, der vermutlich Ursache der Bewusstseinsstörung bei *Leberversagen* ist.

Amnesie → *Gedächtnisstörung*

Amnion Innerste der Eihäute. Umgibt den *Fötus* in der *Gebärmutter*. Nach außen ist sie von einer weiteren Haut umgeben, der *Zottenhaut* (Chorion).

Amniozentese → *Fruchtwasseruntersuchung*

Amöbe *Protozoen*art: ein mikroskopisch kleiner, einzelliger Organismus mit unregelmäßiger, wechselnder Gestalt. Amöben leben in feuchter Umgebung wie Frischwasser und Erde. Einige den Menschen befallende parasitäre A. sind Ursachen für Erkrankungen, z. B. *Amöbenruhr*.

Amöbenruhr Infektion durch die *Amöbenart* *ENTAMOEBA HISTOLYTICA*, einem winzigen, einzelligen *Parasiten*, der im Dickdarm des Menschen lebt. Verbreitung durch Trinkwasser od. Nahrungsmittel, die verseucht sind mit menschlichem Kot, der Amöbenzysten enthält.

Menschliche Träger von Amöben können Zysten ausscheiden, ohne Symptome aufzuweisen. Manche Amöbenarten dringen in die Darmwand ein u. lassen sie eitern. Folge: Durchfall u. Bauchschmerzen, die sich zur Ruhr entwickeln können. Amöben können sich über das Blut in die Leber od. selten in Gehirn od. Lungen ausbreiten, wo sie Eitergeschwüre verursachen. Symptome bei einem Amöbengeschwür der Leber: Schüttelfrost, Fieber, Gewichtsverlust u. schmerzhafte Lebervergrößerung.

Behandlung aller A.-Formen mit Wirkstoffen wie *Metronidazol*, die den Parasiten binnen weniger Wochen abtöten u. zur völligen Genesung führen.

Amoxicillin *Penizillin*, das häufig bei Infektionen wie z. B. *Bronchitis*, *Harnblasenentzündung* und Ohr- und Hautinfektionen eingesetzt wird. Allergien gegen A. verursachen einen fleckigen Ausschlag und in seltenen Fällen Fieber, Schwellung von Mund und Zunge, Juckreiz und Atembeschwerden.

Amphetamine Gruppe von *Stimulanzien* hauptsächlich gegen *Narkolepsie*.

In hohen Dosen können A. Zittern, Schweißausbrüche, Angst u. Schlafstörungen hervorrufen. Auch Wahn, Wahnvorstellungen, Bluthochdruck u. Krampfanfälle können auftreten. Bei längerer Einnahme kann es zu *Toleranz* u. *Drogenabhängigkeit* kommen.

A. werden oft wegen ihrer anregenden Wirkung missbraucht.

Amphotericin B Wirkstoff gegen Pilzinfektionen. Gegen *Mundsoor* werden Pastillen genommen, lebensbedrohliche Infektionen wie *Kryptokokkose* u. *Histoplasma-Mykose* mit Injektionen behandelt. Bei Spritzen können Nebenwirkungen auftreten, u.a. Erbrechen, Fieber, Kopfschmerzen u. selten Krampfanfälle.

Ampicillin *Penizillin*, häufig eingesetzt gegen *Harnblasenentzündung*, *Bronchitis* u. Ohreninfektionen. Nebenwirkung: Durchfall, manchmal allergische Beschwerden wie Ausschlag, Fieber, Schwellung von Mund u. Zunge, Juckreiz u. Atembeschwerden.

Ampulla Bauchige Erweiterung am Ende eines Gangs od. Kanals. Im Körper gibt es davon mehrere, so am Ende des Eileiters, an der Mündung des Gallengangs in den Darm u. an jedem Canalis semicircularis des Innenohrs u. als größte A. des Körpers im Mastdarm, in der der Kot vor der Ausscheidung gesammelt wird.

AMPULLA

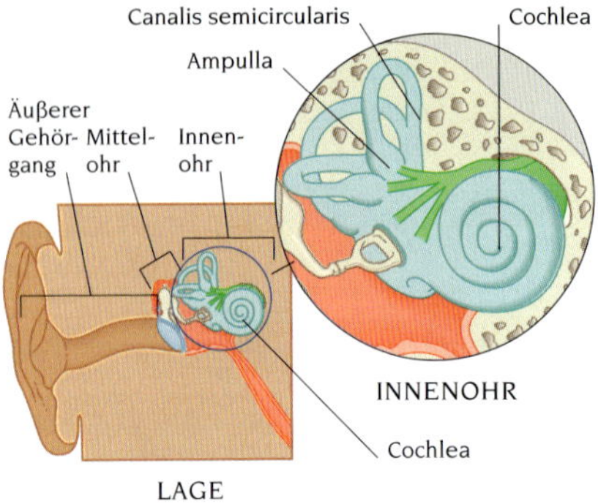

Amputation Meist operative Entfernung von Gliedmaßen oder -teilen. Wird zur Verhinderung von *Gangrän* nötig, wenn die Blutversorgung einer Gliedmaße infolge von peripherer arterieller *Verschlusskrankheit,* eine Erscheinungsform der *Arteriosklerose* od. *Diabetes mellitus* nur noch unzureichend ist u. die Versorgung nicht wieder hergestellt werden kann. A. ist evtl. auch notwendig, wenn eine Gliedmaße bei einem Unfall irreparable Schäden erlitten hat.

Nach einer A. kann für einige Zeit die Empfindung bestehen, dass die amputierte Gliedmaße (*Phantomglied*) noch vorhanden ist. Wenn der Stumpf geheilt ist, wird gewöhnlich eine *Prothese* angepasst.

Amputation, angeborene Trennung eines Körperteils (gewöhnlich von Gliedmaße, Finger oder Zehe) vom übrigen Körper aufgrund der Abschnürung der Blutzufuhr durch einen Strang des *Amnions* in der Gebärmutter. Der betroffene Teil kann völlig abgetrennt werden oder nach der Geburt Spuren des Amnionstrangs tragen (→ *Dysmelien*).

Amputation, traumatische Verlust von Finger, Zehe od. Gliedmaße durch Verletzung (→ *Mikrochirurgie*).

Amylase In *Speichel* u. Sekreten der *Bauchspeicheldrüse* vorhandenes *Enzym*. A. hilft bei der Verdauung von Speisestärke, die sie in kleinere Bausteine wie die Zucker *Glukose* u. Maltose spaltet.

Amylnitrit Früher verschriebenes *Nitrat* zur Linderung von *Angina pectoris*. Wegen der häufig vorkommenden Nebenwirkungen wurde es durch andere Wirkstoffe ersetzt. A. wird zuweilen wegen seiner luststeigernden Wirkung beim Orgasmus missbraucht.

Amyloidose Seltene Erkr., bei der sich das aus fasrigem Protein bestehende Amyloid in Geweben od. Organen, so in Leber, Nieren, Zunge, Milz u. Herz, anhäuft. Primäre A.: Ursache nicht bekannt. Sekundäre A.: tritt häufiger auf als Komplikation bei anderen Erkrankungen, z. B. bei multiplem Myelom (→ *Plasmozytom*), rheumatoider Gelenkentzündung (→ *Rheumatoide Arthritis*), *Tuberkulose* u. chronischer *Knochen-* u. *Knochenmarkentzündung*.

Symptome u. Dauer der A. variieren je nach betroffenem Organ. Amyloidablagerung verursacht u.U. *Niereninsuffizienz*, die tödlich enden kann.

Eine Therapie gibt es nicht, doch kann die sekundäre A. durch Behandlung der zugrunde liegenden Erkrankung gestoppt werden.

Amyotrophe Lateralsklerose → *Charcot-Krankheit*

Anabolika Ähnlich dem *Testosteron* anabol (Protein aufbauend) wirkende Medikamente. A. bauen Gewebe auf, beschleunigen die Heilung der Muskeln nach Verletzung und kräftigen die Knochen. Sie werden bei der Behandlung einiger Formen der *Anämie* eingesetzt. Sportler betreiben oft A.-Missbrauch.

Nebenwirkungen von A. sind Akne, *Flüssigkeitsstau*, Leber- und Nierenschäden, Unfruchtbarkeit, bei Männern *Impotenz* und bei Frauen Vermännlichung (*Virilisierung*).

Anämie Zustand, bei dem der Gehalt des sauerstofftragenden Blutfarbstoffs *Hämoglobin* unter normal liegt. Hämoglobinmoleküle sind in den roten *Blutkörperchen* enthalten u. transportieren

Sauerstoff von den Lungen in die Gewebe. Normalerweise wird eine stabile Hämoglobinkonzentration durch ein Gleichgewicht zwischen der Bildung roter Blutkörperchen im Knochenmark u. dem Abbau roter Blutkörperchen in der Milz aufrechterhalten. A. kann dann auftreten, wenn dieses Gleichgewicht gestört ist.

A. ist keine Erkrankung, sondern ein Merkmal vieler unterschiedlicher Erkrankungen. Es gibt einige Formen von A., die nach der verminderten od. gestörten Bildung roter Blutkörperchen durch das Knochenmark (→ *A., aplastische*; *A., megaloblastäre*; *A., Eisenmangel-*) u. der verminderten Überlebensrate roter Blutkörperchen im Blut (→ *A., hämolytische*) eingeteilt werden.

Die Schwere der Symptome hängt davon ab, wie niedrig die Hämoglobinkonzentration geworden ist. Leicht verringerte Werte können Kopfschmerzen, Müdigkeit u. Teilnahmslosigkeit, stark verringerte Werte Atembeschwerden beim Sport, Schwindel, *Angina pectoris* u. Herzklopfen hervorrufen. Allgemeine Anzeichen sind u.a. Blässe, besonders der Hautfalten, der Mundschleimhaut u. der Lidinnenseiten.

Die Diagnose erfolgt anhand der Symptome u. durch Blutuntersuchungen (→ *Blutbildbestimmung*; *Blutausstrich*). Eine *Knochenmarkentnahme* kann notwendig sein, wenn das Problem bei der Blutkörperchenbildung liegt.

Anämie, aplastische Seltene, jedoch schwere Form von *Anämie*, bei der die Zahl roter u. weißer Blutkörperchen u. der Blutplättchen im Blut verringert ist. Entsteht, wenn die Fähigkeit des *Knochenmarks* zur Bildung von Stammzellen, der Ausgangsform aller Blutkörperchen, gestört ist.

Strahlentherapie gegen Krebs od. *Zytostatika* können die Zellbildungsfähigkeit des Knochenmarks vorübergehend stören, ebenso bestimmte Virusinfektionen u. Medikamente. Einer lang anhaltenden Exposition von Insektiziden od. Benzindämpfen sowie mäßiger bis hoher radioaktiver Belastung kann eine hartnäckige a. A. folgen. Etwa der Hälfte aller Fälle liegt eine *Autoimmunkrankheit* zugrunde.

Niedrige Werte bei roten Blutkörperchen können Symptome hervorrufen, die allen Formen von Anämie gemeinsam sind, wie Müdigkeit u. Kurzatmigkeit. Ein Mangel an weißen Blutkörperchen erhöht die Anfälligkeit für Infektionen; Plättchenmangel bewirkt u.U. eine größere Neigung zu Blutergüssen, Zahnfleisch- u. Nasenbluten.

Verdacht auf a. A. wird i.d.R. durch Blutuntersuchungen (insbesondere *Blutbildbestimmung*) geweckt u. durch eine *Knochenmarkentnahme* erhoben. Blut- u. Plättchenübertragungen können die Symptome unter Kontrolle halten. Bei einer Autoimmunkrankheit werden *Immunsuppressiva* verabreicht. Schwere, hartnäckige a. A. kann ohne *Knochenmarktransplantation* zum Tode führen.

Anämie, Eisenmangel- Häufigste Form der *Anämie-*, verursacht durch Mangel an Eisen, einem wesentlichen Bestandteil von *Hämoglobin*. Eisenverlust kann durch starke oder anhaltende Blutungen bewirkt werden, bei Frauen im gebärfähigen Alter am häufigsten durch die Regelblutung. Weitere Ursachen sind: Erkrankungen des Verdauungstrakts wie *Magenschleimhautentzündung* mit Gewebsdefeken in der Magenwand, *peptisches Ulkus*, *Magenkarzinom*, Darmentzündung (→ *Darmerkrankung*), *Hämorrhoiden* und *Dickdarmkrebs* und dabei auftretende Blutungen; in einigen Ländern *Hakenwurmkrankheit*.

Eine Langzeiteinnahme von *Acetylsalicylsäure* und anderen *nichtsteroidalen Antirheumatika* kann Magen-Darm-Blutungen hervorrufen. Selten kommt es zur Blutung aufgrund von Harnwegserkrankungen wie *Nierentumoren* oder *Harnblasentumoren*.

E. A. kann auch durch Fehlen von Eisen in der Nahrung od. mangelhafte Eisenabsorption im Körper verursacht oder verschlimmert werden.

Symptome: Je nach zugrunde liegender Erkrankung Wundheit von Mund od. Zunge, Müdigkeit u. Kurzatmigkeit. Die Diagnose erfolgt anhand von Bluttests u. anderen Tests, die der Feststellung der zugrunde liegenden Erkrankung dienen. Deren Therapie wird von der Gabe von Eisenpräparaten od. sehr selten von Injektionen begleitet.

Anämie, hämolytische *Anämie*-Form, bei der die roten Blutkörperchen im Blut vorzeitig abgebaut werden (→ *Hämolyse*). H. A. kann danach eingeteilt werden, ob die Hämolyse-Ursache innner- od. außerhalb der roten Blutkörperchen liegt.

Bei Störung in den roten Blutkörperchen liegt die Ursache in der abnormen Starre der Zellwand. Dadurch werden die Zellen in ihrer frühen Entwicklungsphase in den feinen Blutgefäßen der Milz festgehalten, wo sie von *Makrophagen* verdaut werden. Die abnorme Starre der Zellwand kann aus einem erblichen Defekt der Zellwand (→ *Kugelzellenanämie, erbl.*), einem Defekt des *Hämoglobins* in der Zelle (→ *Sichelzellenanämie*) od. dem Defekt eines der Zell-Enzyme herrühren. Ein erblicher Glukose-6-Phosphat-Dehydrogenasemangel kann zu periodischer h. A. führen, da die roten Blutkörperchen leicht durch Infektionen, bestimmte Wirkstoffe od. Nahrungsmittel geschädigt werden.

Bei einer Störung außerhalb der roten Blutkörperchen sind 3 Ursachen möglich: 1. Erkrankungen, bei denen rote Blutkörperchen an Hindernissen (unnatürlichen Oberflächen wie bei künstlichen Herzklappen, abnormen Gefäßinnenwänden od. einem Blutpfropf in einem Gefäß) zerreißen. 2. Die roten Blutkörperchen werden vom *Immunsystem* zerstört. Immunhämolytische A. kann auftreten, wenn fremde Blutzellen ins Blut dringen, z. B. bei einer unverträglichen Blutübertragung, od. bei einer *Autoimmunkrankheit*. Beim *Morbus haemolyticus neonatorum* werden die roten Blutkörperchen des Kindes durch die Antikörper der Mutter zerstört, die den Mutterkuchen durchdringen. 3. Zerstörung der roten Blutkörperchen durch Mikroorganismen; die häufigste Ursache ist *Malaria*.

Die Symptome können die gleichen wie bei allen Anämieformen sein, d. h. Müdigkeit und Kurzatmigkeit, od. hämolysespezifisch, d. h. *Gelbsucht*.

Die Diagnose erfolgt über *Blutausstrich*. Bei einigen erblichen Anämieformen kann erst eine *Milzentfernung* helfen. Anderen Formen wie dem Glukose-6-Phosphat-Dehydrogenasemangel kann durch Vermeidung von Wirkstoffen od. Nahrungsmitteln vorgebeugt werden, die die Hämolyse beschleunigen. Anämien aufgrund von Autoimmunreaktionen lassen sich oft durch *Immunsuppressiva* unter Kontrolle bringen. Zuweilen sind Übertragungen von roten Blutkörperchen als Notbehandlung einer lebensbedrohlichen Anämie notwendig.

Anämie, megaloblastäre Bedeutende *Anämie*-Form, verursacht durch Mangel an Vitamin B_{12} oder *Folsäure*, was die Bildung roter Blutkörperchen im Knochenmark erheblich beeinträchtigt. Bilden sich im Mark zu viele Megaloblasten genannte Zellen, dann entstehen vergrößerte und deformierte rote Blutkörperchen, sogenannte Makrozyten.

Vitamin B_{12} findet sich nur in Nahrung tierischen Ursprungs wie in Fleisch und Milchprodukten. Es wird vom Dünndarm aufgenommen, nachdem es sich an den Intrinsic-Faktor gebunden hat, eine chemische Substanz, die von der Magenschleimhaut gebildet wird. Vitamin-B_{12}-Mangel wird sehr häufig durch die Unfähigkeit der Magenschleimhaut zur Bildung des Intrinsic-Faktors bewirkt. Die Unfähigkeit beruht i.d.R. auf einer *Autoimmunkrankheit*; diese Erkrankung wird *perniziöse Anämie* genannt. Eine totale *Magenentfernung* verhindert die Bildung des Intrinsic-Faktors, und eine Teilentfernung des Dünndarms verhindert die Absorption von B_{12} wie bei *Crohn-Krankheit*. Bei einer Minderheit wird der Vitamin-B_{12}-Mangel durch streng vegetarische Ernährung hervorgerufen.

Folsäure findet sich hauptsächlich in grünem Gemüse und Leber. Mangelernährung ist die häufigste Ursache für Folsäuremangel, ferner Störungen der Absorption im Dünndarm, z. B. *Crohn-Krankheit* oder *Zöliakie*. In der Schwangerschaft ist der Folsäurebedarf erhöht.

Bei leichter m. A. treten oft keine Symptome auf. Sonst sind Müdigkeit, Kopfschmerzen, Wundheit von Mund und Zunge und leichte *Gelbsucht* zu beobachten. Bei einem lang dauerndem Vitamin-B_{12}-Mangel kann es aufgrund von Nervenschädigungen außerdem zu *Taubheit* und *Kribbeln* in den Füßen kommen.

M. A. wird durch *Bluttests* u. *Knochenmarkentnahme* festgestellt. Bei Mangelernährung kann eine kurze Kur mit Vitamin-B_{12}-Spritzen od. Folsäuretabletten zusammen mit normaler Ernährung helfen. Liegt eine nicht behandlungsfähige Absorptionsstörung zugrunde, sind diese Gaben lebenslang notwendig.

Anämie, perniziöse Vitamin-B_{12}-Mangelanämie, auch Biermer-Anämie; Form der *Anämie*, die durch eine Funktionsstörung bei der Aufnahme des Vitamin B_{12} in den Körper verursacht wird. Der Mangel führt zur Bildung von krankhaft vergrößerten *Blutzellen* (→ *Anämie, megaloblastäre*).

anaerob Ohne Sauerstoff leben, arbeiten u. wachsen könnend; z. B. viele Bakterien. Einige Zellen beim Menschen sind zu einer beschränkten anaeroben Arbeit in der Lage. Wenn Muskelarbeit wie beim Sprinten so anstrengend ist, dass Sauerstoff schneller verbraucht wird als vom Blut herbeitransportiert werden kann, arbeiten die Muskelzellen zeitweilig anaerob. Dann entsteht als Abbauprodukt Milchsäure (statt Kohlendioxid aus *aerober* Arbeit), was zu einer Muskelerschöpfung und zu Muskelkater führen kann.

Anästhesie Empfindungslosigkeit. Meistens bezieht man sich hierbei auf die Betäubung, die aus medizinischen Gründen künstlich herbeigeführt wird. Zwei Formen von A., die örtliche (→ *Lokalanästhesie*) u. die allgemeine (→ *Anästhesie, Allgemein-*) werden angewendet.

Schäden an Nervengeweben durch Verletzung od. Erkrankung können zur A. in einem örtlich begrenzten Bereich führen.

Anästhesie, Allgemein- Vollnarkose; Empfindungs- u. Bewusstlosigkeit, die zur Ausschaltung der Schmerzwahrnehmung am ganzen Körper während einer Operation herbeigeführt wird. A.-A. wird i.d.R. durch intravenöse Injektion eines Induktionsanästhetikums (Einschlafmittels) bewirkt u. durch starke Schmerzmittel, muskelentspannende Medikamente sowie die Einatmung von Narkosegasen aufrechterhalten, die in die Lungen durch einen *Beatmungstubus* eingeblasen werden. Während der A.-A. werden Puls, Blutdruck u. andere Lebenszeichen ständig überwacht.

A.-A. ist viel sicherer geworden, ernste Komplikationen sind selten. Allerdings erhöhen bereits bestehende Erkrankungen, z. B. von Lungen od. Herz, die Risiken. Geringfügige Nachwirkungen wie

ALLGEMEIN-ANÄSTHESIE

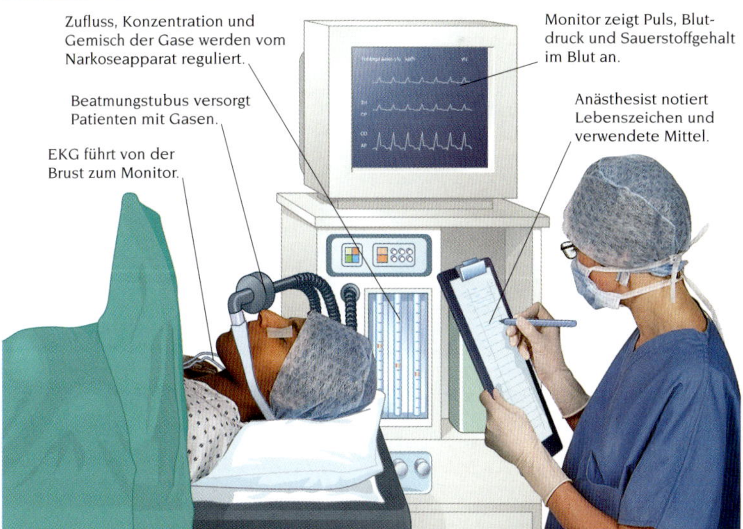

Übelkeit u. Erbrechen werden i.d.R. erfolgreich mit *Antiemetika* behandelt.

Anästhesie, Lokal- → *Lokalanästhesie*

Anästhesie, Zahn- Empfindungslosigkeit, die zur Schmerzverhinderung bei einer Zahnbehandlung herbeigeführt wird.

Bei kleineren Eingriffen wird für einen umschriebenen Bereich ein Betäubungsmittel (→ *Lokalanästhesie*) entweder in das Zahnfleisch an der zu behandelnden Stelle od. etwas entfernt in den Nerv (periphere *Nervenblockade*) injiziert. Zusätzlich werden oft Oberflächenanästhetika meist direkt auf das Zahnfleisch aufgesprüht. Bei komplizierteren Eingriffen wie Paradontosechirurgie u. mehreren Zahnextraktionen gleichzeitig wird eine allgemeine Betäubung (→ *Anästhesie, Allgemein-*) durchgeführt.

Anästhetika Sammelbegriff für eine Reihe von Betäubungsmitteln, die eine ärztlich herbeigeführte Schmerzunempfindlichkeit bewirken (→ *Anästhesie*).

Analabsonderungen Abgang von Schleim, Eiter od. Blut aus dem After. Er kann durch *Hämorrhoiden*, Afterfissuren u. *Mastdarmentzündung* verursacht werden.

Analatresie Seltene, angeborene Fehlbildung, bei der die Afteröffnung fehlt od. verdeckt ist. Die Schwere des Leidens reicht vom völligen Fehlen des Afterkanals bis zur einfacheren Form, bei der die Afteröffnung lediglich durch Haut verschlossen ist.

Zur Behandlung gehört eine Operation. Evtl. ist zunächst eine *Kolostomie* erforderlich, bevor die Afteröffnung endgültig operativ angelegt werden kann.

Analdehnung Verfahren zur Aftererweiterung bei Afterverengung, z. B. bei *Analstenose* u. *Analfissur*, ferner bei *Hämorrhoiden*. Sie erfolgt i.d.R. unter Allgemeinanästhesie. Reflex-A., bei der sich der After als Reaktion auf örtlichen Kontakt erweitert, kann bei bestimmten Aftererkrankungen od. nach wiederholtem Eindringen von Fremdkörpern (z. B. analer Geschlechtsverkehr) in den After auftreten.

Analeptika Gruppe von Wirkstoffen zur Atemanregung. Sie sind inzwischen durch die *künstliche Beatmung* ersetzt worden u. werden heute nur noch selten verwendet.

Analfissur Häufige Aftererkrankung bei einem länglichen Geschwür od. Einriss, der sich vom Schließmuskel aufwärts in den Afterkanal erstreckt. Ursache für den Einriss ist i.d.R. harter, trockener Stuhl; gewöhnlich Schmerzen beim Stuhlgang u. evtl. Muskelspasmen im After. Etwas helles Blut kann sich auf Stuhl oder Toilettenpapier zeigen.

Oft heilt die A. von selbst in wenigen Tagen. Wiederholt auftretende od. hartnäckige A. werden durch *Analdehnung* u. ballastreiche Ernährung behandelt, die den Stuhl weich macht. Lokale Therapie, z. B. mit Salben, kann Linderung bringen. Gelegentlich ist ein Eingriff zur Entfernung der A. notwendig.

Analfistel Abnorme röhrenförmige Verbindung zwischen Darmschleimhaut und der Haut um den After herum.

A. kann ein Hinweis auf *Crohn-Krankheit*, *Dickdarmentzündung*, *Dickdarmkrebs* od. *Mastdarmkrebs* sein. Meist rührt eine A. von einem *Eitergeschwür* her, das sich in der Afterwand entwickelt hat. Das Geschwür sondert Eiter in den After u. auf die umgebende Haut ab.

A. wird durch operative Öffnung der abnormen Verbindungsröhre u. Entfernung der Schleimhaut behandelt. Die Wunde heilt dann von selbst.

Analgesie Aufhebung oder Minderung der Schmerzempfindung. A. unterscheidet sich von *Anästhesie* durch die Erhaltung des Tastsinns (→ *Schmerzmittel*).

Analgetika → *Schmerzmittel*

Analkarzinom Seltener Hautkrebs am After. Mögliche Frühanzeichen sind eine Schwellung oder ein Eitergeschwür am After, begleitet von Blutung und Beschwerden. Die Behandlungsmethoden sind die operative Entfernung und/ oder *Strahlentherapie*.

Analstenose Afterverengung, auch Analstriktur genannt. A. verhindert normalen Stuhldurchlass, was zu Verstopfung und Schmerzen beim Stuhlgang führt. Die Erkrankung kann angeboren sein oder von einer Reihe von Leiden herrühren, bei denen es zur Vernarbung gekommen ist wie bei *Analfissur*, *Dickdarmentzündung* oder *Analkarzinom*.

A. tritt zuweilen nach einer Afteroperation auf und wird durch *Analdehnung* behandelt.

Analstielwarze *Stielwarze* am After.

Analstriktur → *Analstenose*

Analyse, chemische Bestimmung einer Substanz od. einzelner chemischer Bestandteile eines Gemisches. Sie kann qualitativ sein, z. B. zur Feststellung, ob eine bestimmte Substanz vorhanden ist, od. quantitativ, d. h. zur Messung der Menge od. Konzentration eines oder mehrerer Bestandteile (→ *Nachweisverfahren*).

Anamnese Krankenvorgeschichte.

Anastomose Natürliche oder künstliche Verbindung zweier Blutgefäße od. röhrenförmiger Hohlräume, die von Natur aus verbunden od. unverbunden sein können. Eine natürliche A. besteht, wenn kleine *Arterien* unter Umgehung der Haargefäße direkt mit *Venen* verbunden sind. Dies kommt in der Haut vor u. dient der Regulation des Wärmehaushalts. Eine künstliche A. wird bei einem Bypass operativ angelegt, um eine Blockade in Arterie od. Darm zu umgehen. Sie kann auch erfolgen, um die Schnittenden von Darm od. Blutgefäßen wieder miteinander zu verbinden (→ *Bypass-Operation*).

Anatomie Körperbau eines Lebewesens u. sein wissenschaftliches Studium. Die menschliche A. u. die *Physiologie* bilden die Grundlage der medizinischen Wissenschaft. Die A. umfasst viele Zweige, z. B. vergleichende A. (Studium der Unterschiede zwischen Mensch- u. Tierkörpern), chirurgische A. (die von Chirurgen verlangten praktischen Kenntnisse), *Embryologie*, systematische A. (Studium des Aufbaus einzelner Körpersysteme) sowie *Zytologie* u. Gewebelehre.

Androblastom Seltener Eierstocktumor bei jungen Frauen. Er ist meist gutartig, schüttet jedoch männliche Sexualhormone (→ *Androgene*) aus, die *Virilisierung* bewirken. Die Therapie besteht in der operativen Entfernung des Tumors.

Androgene Hormongruppe, die die Entwicklung der männlichen Geschlechtsmerkmale anregt.

A. werden in spezialisierten Zellen gebildet: beim Mann in den Hoden u. bei beiden Geschlechtern in den Nebennieren. Die Eierstöcke produzieren bis zu den Wechseljahren sehr geringe Mengen A. Das aktivste A. ist das in den Hoden gebildete *Testosteron*. Bestimmte Hormone der Hirnanhangsdrüse, sogenannte *Gonadotropine*, steuern die Bildung von A. in den Hoden. Die Nebennierenhormone werden von *ACTH* gesteuert, einem weiteren Hormon der Hirnanhangsdrüse.

A. regen in der *Pubertät* beim Mann die Entwicklung der sekundären Geschlechtsmerkmale an, wie Wachstum der Gesichtsbehaarung und Stimmbruch. Sie fördern den Aufbaustoffwechsel (Beschleunigung des Proteinaufbaus, Verlangsamung des Proteinabbaus). Dies vergrößert den Muskelumfang u. beschleunigt das Wachstum. Zum Ende der Pubertät wird das Wachstum der langen Knochen durch A. beendet. Sie stimulieren die Talgbildung, was bei Übermaß *Akne* hervorrufen kann. Bei jungen Erwachsenen fördern A. die Glatzenbildung.

A.-Mangel kann bei Erkrankung der Hoden auftreten od. wenn die Hirnanhangsdrüse keine Gonadotropine ausschüttet. Typische Auswirkungen sind verringerte Körper- u. Gesichtsbehaarung, hohe Stimme, Unterentwicklung der Geschlechtsorgane u. geringe Muskelentwicklung.

Ursachen für A.-Überproduktion: Nebennierenerkrankung (→ *Nebennierentumoren; Nebennierenrindengewebe, Vermehrung*), *Hodenkarzinom* od. selten *Eierstockkrebs*. Bei Männern verstärken erhöhte Hormonwerte die Geschlechtsmerkmale; bei Jungen bewirken sie vorzeitige Geschlechtsentwicklung. Bei Frauen verursachen zu viel A. eine *Virilisierung*, d. h. die Entwicklung männlicher Merkmale wie vermehrte Körperbehaarung, tiefer werdende Stimme, Vergrößerung des *Kitzlers* u. Regelblutungsstörung (→ *Menstruation, ausbleibende*).

Anenzephalie Angeborenes Fehlen von Gehirn u. Schädeldach. Meist werden Kinder mit A. tot geboren od. leben nur wenige Stunden. Durch Messung des mütterlichen *Alphafetoproteins* sowie *Ultraschalluntersuchung*, *Fruchtwasseruntersuchung* od. *Fetoskopie* lässt sich A.

schon in der frühen Schwangerschaft feststellen; dann kann ein Schwangerschaftsabbruch erwogen werden. Ursache der A. ist eine Fehlentwicklung des Neuralrohrs, d. h. des Nervengewebes beim Embryo, aus dem sich Rückenmark u. Gehirn entwickeln (→ *Neuralrohrdefekt*).

Aneurysma Abnorme Ausbuchtung einer geschwächten Arterienwand, die dem Druck des durch sie fließenden Bluts allmählich oder ganz plötzlich nachgibt. A. betreffen meist die *Aorta* u. das Gehirn versorgende Arterien.

Häufigste A.-Ursache: *Arteriosklerose*, bei der Fettablagerungen die Arterienwand schwächen. Gewöhnlich ist ein Arteriosklerose-A. in der Aorta.

Weniger häufige Ursache: angeborene Schwäche der Arterienwände. Die meisten *Hirnarterien-A.* sind angeboren. Das *Marfan-Syndrom*, eine erbliche Störung der Aortenmuskulatur, wird oft von A. knapp über dem Herzen begleitet. Auch Entzündungen können die Gefäßwand schwächen, z. B. bei der *Panarteriitis nodosa*.

ANEURYSMA

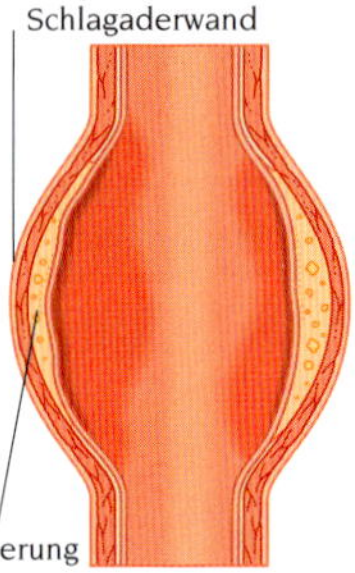

Die meisten A. verursachen keine Beschwerden und bleiben unentdeckt, außer sie weiten sich sehr schnell u. schmerzen dabei, oder sie sind sehr groß und üben einen schmerzhaften Druck auf die Nachbargebiete aus.

A. können schließlich reißen, tödlichen Blutverlust od. bei einem Hirn-A. Bewusstlosigkeit verursachen (→ *Subarachnoidalblutung*).

Zuweilen reißt nur die Innenschicht der Arterienwand, das Blut wühlt sich entlang der Gefäßwände immer weiter u. blockiert den Abgang eines Arterienasts. Dabei treten gewöhnlich starke Schmerzen auf, die Gefahr des völligen Reißens ist groß.

Manchmal kommt es in der Herzwand zu einem A., wenn der Herzmuskel durch einen *Herzinfarkt* an dieser Stelle geschwächt ist. Dieses A. reißt selten, beeinträchtigt jedoch die Pumpleistung des Herzens.

Ein Aorten-A. lässt sich mit *Ultraschalluntersuchung*, ein Hirnarterien-A. mit *Computertomographie* od. *Kernspintomographie* feststellen. Eine *Angiographie* liefert Informationen über alle A.-Formen. Gerissene od. vergrößerte A. erfordern sofortige Operation (→ *Gefäßchirurgie*).

Anfall → *Krampfanfall*

Anfall, fokal-motorischer Auch Todd-Lähmung; Schwäche in einigen Körperteilen nach Epilepsieanfällen (→ *Epilepsie*). Kann Minuten, Stunden oder Tage dauern, aber ohne bleibende Effekte. Als Ursache wird eine vorübergehende Schädigung der motorischen Hirnrinde (Bewegungen steuernde Hirnregion) vermutet.

angeboren Bei Geburt vorhanden. A. Anomalien, auch kongenitale Fehlbildungen genannt (→ *Geburt, angeborene Fehlbildungen*), sind entweder vererbt od. durch Schädigung bzw. Infektion in der *Gebärmutter* od. unter der Geburt erworben.

Angina → *Halsentzündung*. Wird auch benutzt als Bedeutung für beklemmenden od. einschnürenden Schmerz. A. wird heute oft gleichbedeutend mit der Herzerkrankung *Angina pectoris* gebraucht. Weitere Formen von A. sind Bauch-A. (Bauchschmerzen nach dem Essen aufgrund von geringer Blutzufuhr zum Darm) u. *Plaut-Vincent-A.*

Angina pectoris Schmerz im Brustkorb aufgrund ungenügender Sauerstoffversorgung des Herzmuskels.

Einer unzulänglichen Blutversorgung des Herzens liegt i.d.R. eine Herzkranzgefäßerkrankung zugrunde (→ *KHK*). Weitere Ursachen sind u.U. eine Verkrampfung der Herzkranzgefäße, bei der sich die Blutgefäße plötzlich verengen, eine *Aortenklappenverengung* u. *Herzrhythmusstörungen*. Hält der A.-p.-Schmerz an, handelt es sich evtl. um einen *Herzinfarkt*. Seltene Ursachen sind schwere *Anämie* u. *Polyzythämie*, bei der sich das Blut verdickt u. zu langsam durch das Herz fließt.

Der Schmerz setzt gewöhnlich in Brustmitte ein u. kann sich bis Hals, Oberkiefer, Rücken u. Arme (i.d.R. der linke) od. zwischen den Schulterblättern ausbreiten. Er entsteht meist, wenn das Herz schwerer arbeitet u. mehr Sauerstoff braucht, z. B. beim Sport. Eine im Schlaf od. ohne Anlass entstehende A. p. wird instabile A. p. genannt. Weitere Symptome: Übelkeit, Schweißausbrüche, Schwindel u. Atemnot.

Zur Diagnose werden i.d.R. ein *EKG*, das zwischen den Anfällen normal anzeigen kann, u. ein *Belastungs-EKG* angefertigt, ebenso Blutuntersuchungen u. eine *Angiographie* der Herzkranzgefäße.

Zur Eindämmung der Symptome ist es nötig, das Rauchen aufzugeben u. ggf. abzunehmen. Anfälle von A. p. können mit *Nitraten* verhütet u. behandelt werden. Wirken sie jedoch nicht od. haben Nebenwirkungen, können *Betablocker* od. *Kalzium-Kanal-Blocker* verwendet werden.

Eine medikamentöse Behandlung kann die Symptome über lange Jahre hinweg eindämmen. Werden die Anfälle trotzdem schwerer oder häufiger, ist ggf. eine *Bypass-Operation* od. Angioplastie (→ *Angioplastie, Ballon-*) notwendig.

Angiogenese Wachstum neuer Blutgefäße. Aufgrund dieses Prozesses können Tumoren wachsen. Krebszellen bilden chemische Substanzen, *Wachstumsfaktoren* genannt, die die Bildung neuer Blutgefäße neben dem Tumor anregen u. ihn mit Nährstoffen versorgen.

Angiographie *Bildgebendes Verfahren*, mit dem sich Blutgefäße nach Injektion eines *Kontrastmittels* beim Röntgen darstellen lassen. Dabei kann man Änderungen von Blutgefäßen, z. B. ein *Aneurysma*, eine Verengung oder Blockierung durch *Arteriosklerose* od. durch ein Gerinnsel od. einen *Embolus* feststellen. Auch werden dabei Änderungen im Verlauf und Erscheinungsform der Blutgefäße entdeckt, die verletzte od. von einem Tumor befallene Organe versorgen.

Bei der *Karotis*-A. können *transitorisch-ischämische Attacken* untersucht werden. Die Gehirn-A. lässt Aneurysmen od. die Lage eines Hirntumors deutlich werden. Verengung od. Verschluss der Herzkranzgefäße (→ *KHK*) können durch eine A. erkannt werden, oft mittels einer *Herzkatheterisierung*. Die digitale Subtraktions-A. verwendet Computertechniken zur Verarbeitung von Aufnahmen u. Entfernung unerwünschter Hintergrundinformationen.

A.-Techniken sind so angepasst worden, dass bestimmte Behandlungsmethoden in einigen Fällen ohne Operation auskommen (→ *Angioplastie, Ballon-; Embolisation; Aortographie*).

Angiolupoid *Sarkoidose* der Haut, bei der blaurote, halbkugelige Knoten an Nase, Wangen oder Ohren erscheinen.

Angiom Gutartiger, aus Blutgefäßen (→ *Blutschwamm*) od. Lymphgefäßen (→ *Lymphangiom*) bestehender Tumor.

Angioödem Durch eine *Allergie* verursachte Reaktion. Typisch ist die oft plötzlich einsetzende, starke, lokal begrenzte Hautschwellung ohne Juckreiz unter Schleimhautbeteiligung.

Häufigste Ursache: allergische Reaktion auf Nahrungsmittel; seltener auf Medikamente wie *Penizillin*, Insektenstich od. Infektion, emotionalen Stress od. Kontakt mit Tieren, Schimmelpilzen, Blütenstaub, Kälte. Es gibt auch eine erbliche A.-Form.

Ein A. kann plötzliche Atem-, Schluck- u. Sprechbeschwerden zusammen mit Schwellung von Lippen, Gesicht u. Rachen abhängig von der reagierenden Körperregion verursachen. A. in Rachen u. Kehlkopf sind potenziell lebensbedrohlich, da durch das Zuschwellen der Atemwege *Erstickung* droht.

Schwere Fälle erfordern deshalb ggf. *Intubation* od. *Tracheostomie* u. werden mit Adrenalin behandelt. Auch *Kortikosteroide* können verabreicht werden, in leichteren Fällen *Antihistaminika*.

Angioplastie, Ballon- Behandlungstechnik für einen verengten od. blockierten Blutgefäßabschnitt. Dabei wird ein Ballonkatheter in den betroffenen Bereich eingeführt, zur Weitung der Verengung aufgeblasen, dann wieder entleert u. entfernt. B.-A. wird zur Wiederherstellung der Durchblutung bei *peripherer arterieller Verschlusskrankheit* und koronarer Herzkrankheit (→ *KHK*) eingesetzt. Meist wird dabei heute ein *Stent* in das verengte Blutgefäß eingebracht.

Zwar ist die B.-A. gewöhnlich erfolgreich, doch die Verengung kann im betroffenen Gefäß wieder auftreten u. eine Behandlungswiederholung erfor-

ANGIOPLASTIE, BALLON-

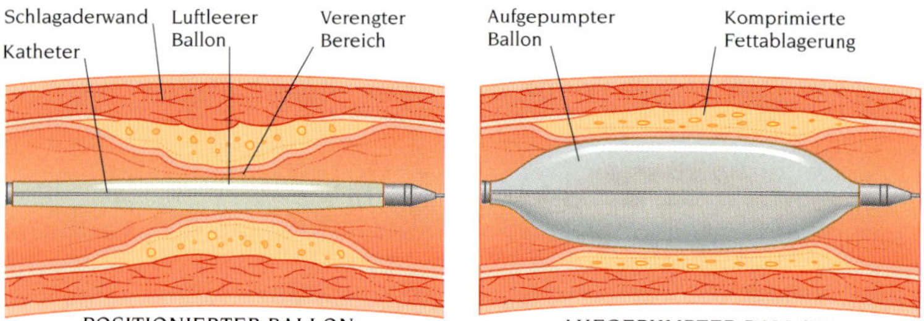

POSITIONIERTER BALLON

AUFGEPUMPTER BALLON

derlich machen. Am erfolgreichsten ist die B.-A. bei der Behandlung von Oberschenkel- u. Hüftarterien.

Angiotensin Name für 2 miteinander verwandte Proteine, die bei der Blutdruckregulierung beteiligt sind. Das erste, A. 1, ist inaktiv u. wird gebildet, wenn das von den Nieren produzierte Renin auf die Substanz Angiotensinogen wirkt. A. 1 wird dann durch das *A.-converting Enzym* in die zweite, aktive Form A. 2 umgewandelt. A. 2 sorgt für die Verengung der kleinen Gefäße im Gewebe u. damit für Blutdruckerhöhung. Ferner regt es die Ausschüttung des ebenfalls blutdrucksteigernden *Aldosterons* an.

Bei bestimmten Nierenerkrankungen kann sich die Bildung von A. 2 steigern u. *Bluthochdruck* verursachen. Der kann jedoch unabhängig von seiner Entstehungsursache mit sogenannten *ACE-Hemmern* behandelt werden, die die A.-2-Bildung vermindern.

Angiotensin-converting Enzym Substanz, die *Angiotensin* 1 in seine aktive Form Angiotensin 2 umwandelt. Wirkstoffe, die die Wirkung dieses Enzyms herabsetzen, werden *ACE-Hemmer* genannt u. zur Behandlung von Bluthochdruck u. *Herzinsuffizienz* eingesetzt.

Angiotensin-2-Blocker Gruppe von Wirkstoffen zur Behandlung von *Bluthochdruck*, z. B. Losartan u. Valsartan. Sie wirken ähnlich wie *ACE-Hemmer*, verursachen jedoch keinen trockenen Husten.

Angst Unangenehmer Gefühlszustand, reicht von leichter Unruhe bis zu intensiver Furcht. Mit A. sind körperliche Symptome verbunden. Die häufigsten sind Herzklopfen, Schmerzen im Brustkorb, Brustenge und *Hyperventilation*. Muskelverspannungen führen zu Kopf- und Rückenschmerzen. Magen-Darm-Symptome sind u.a. trockener Mund, Völlegefühl, Durchfall, Übelkeit und Schluckbeschwerden. Weitere Symptome: Schweißausbrüche, Erröten, Blässe, Benommenheit und häufiger Harn- oder Stuhldrang. A. ist eine natürliche Reaktion auf Stresssituationen, um Körper und Sinne auf ein angemessenes Verhalten vorzubereiten. Grundlose A. kann jedoch ein Symptom für eine *Angststörung* oder eine andere psychische Störung wie *Depression* sein.

Hilfe leisten *Beratungsstellen* od. *Psychotherapie*. Bei einer Störung wie Depression können *Anxiolytika* von Nutzen sein. Sie werden zur kurzzeitigen Symptomeindämmung verwendet.

Angststörungen Gruppe psychischer Störungen einschließlich einiger spezifischer Syndrome, bei denen *Angst*-Symptome das Hauptmerkmal sind. A. sind häufig u. kommen vorwiegend bei jungen Erwachsenen vor.

Bei der generalisierten A. besteht andauernde Anspannung u. Besorgnis, ohne bestimmten Anlass, zusammen mit physischen od. psychischen Symptomen, die die Alltagsaktivitäten stören. Für *Panikerkrankung* sind Attacken von extremer, unbegründeter Angst typisch. Eine *Phobie* ist eine irrationale Furcht, z. B. vor offenen Plätzen oder Spinnen, die zur Vermeidung bestimmter Situationen od. Dinge führt.

Beratungsstellen, Psychotherapie sowie Gruppentherapie od. kognitive Verhaltenstherapie als Einzeltherapie können bei A.

helfen. *Anxiolytika*, besonders *Benzodiazepine*, können kurzzeitig genommen werden, sind jedoch suchterzeugend.

Anisometropie Ungleiche optische Brechkraft beider Augen, gewöhnlich aufgrund von Größen- und/oder Formunterschieden der Augen. Führt zu Sehstörungen, so kann z. B. ein Auge gesund sein, während das andere Auge von *Kurzsichtigkeit, Weitsichtigkeit* oder *Stabsichtigkeit* betroffen ist. Eine Brille oder Kontaktlinsen beheben meistens das Problem.

Ankyloglossie → *Zungenbändchen, verkürztes*

Ankylose Eine vollständige Gelenksteife aufgrund des Zusammenwachsens der Knochenflächen. A. kann auf Untergang infolge von Entzündung, Infektion oder Verletzung zurückzuführen sein oder mit Absicht operativ zur Verbindung eines erkrankten Knochens herbeigeführt werden, um eine Fehlbildung zu korrigieren oder um ständige Schmerzen zu beheben (→ *Gelenkversteifung, operative*).

Ankylostomiasis → *Hakenwurmkrankheit*

Anogenitale Warzen Condylomata; → *Warzen, anogenitale*

Anomalie Körperliche Deformität od. Fehlbildung, auch angeboren; eine Störung der Psyche oder Verhaltensstörung oder eine Abweichung vom Gesunden in Bau oder Funktion von Zelle, Gewebe oder Organ im Körper.

Auch Abweichung von dem, was allgemein als normal akzeptiert wird.

Anonyme Alkoholiker Weltweite, unabhängige Selbsthilfeorganisation, die örtlich von freiwilligen Mitarbeitern zur Bewältigung der *Alkoholabhängigkeit* betrieben wird.

Anorexia nervosa → *Magersucht*

Anorexie → *Appetitlosigkeit*

anorganisch Begriff für die große Gruppe der Substanzen, die keinen Kohlenstoff und keine Kohlenstoffverbindungen (wie Kohlendioxid, Kohlenmonoxid) enthalten.

Beispiele für anorganische Substanzen sind Speisesalz (Natriumchlorid) und Natron (Natriumbikarbonat).

Anorgasmie Unvermögen, zum Orgasmus zu kommen (→ *Orgasmus, ausbleibender*).

Anosmie Verlust des *Geruchssinns*.

Anoxie Völliges Fehlen von Sauerstoff im Gewebe. A. führt, wenn nicht in wenigen Minuten behoben, zur Unterbrechung des *Stoffwechsels* der Zellen u. zum Zelltod. Sie tritt bei Herz-Kreislauf-Stillstand od. drohendem Ersticken auf u. verursacht bleibende Organschäden, wenn sie nicht behandelt wird (→ *Hypoxie*).

ansteckend Begriff zur Bezeichnung einer Erkrankung, die durch normale soziale Kontakte von Mensch zu Mensch übertragen werden kann. Alle durch Kontakt übertragbaren Krankheiten wie Erkältungen oder *Windpocken* sind ansteckend. Der Begriff gilt nicht für die vielen *Infektionskrankheiten* wie *Syphilis* oder *Aids*, die anders verbreitet werden.

Antagonist Entgegengesetzte Wirkung ausübend (Gegenspieler). A. blockieren z. B. die Wirkungen natürlich vorkommender chemischer Substanzen im Körper (→ *Agonist*).

Antazida Magensäure bindende Wirkstoffe zur Linderung der Symptome von *Verdauungsstörung, Sodbrennen, Speiseröhrenentzündung, gastroösophagealem Reflux* u. *peptischem Ulkus*. Sie enthalten i.d.R. Verbindungen mit *Magnesium* od. *Aluminium*, die die Magensäure neutralisieren, evtl. auch Alginate zum Schutz der Magenschleimhaut vor Magensäure od. Dimeticon, einen Wirkstoff gegen Blähungen.

Aluminium kann Verstopfung, Magnesium Durchfall bewirken, doch diese Nebenwirkungen heben sich auf, wenn das Präparat beides enthält. A. hemmen die Absorption vieler Wirkstoffe. Sie sollten daher nicht zusammen mit anderen Medikamenten genommen werden.

anterior Auf die Vorderseite des Körpers bezogen. In der menschlichen *Anatomie* wird der Begriff gleichbedeutend mit *ventral* gebraucht.

Anthelmintika → *Wurmmittel*

Anthrax → *Milzbrand*

Anti-D-Immunglobulin *Antiserum*, das Antikörper gegen Faktor D des Rhesus-Systems (eine Substanz auf den roten Blutkörperchen von Menschen mit Rhesus-positivem Blut) enthält. A.-D-I. kann in Abständen bei vermuteter oder gesicherter *Rhesusunverträglichkeit* während einer normalen Schwangerschaft und bei der Entbindung verabreicht werden. Nach Fruchtblasenuntersuchung, Spontanabort od. einem Ereignis, bei dem das Blut des Kindes in den mütterlichen Blutkreislauf gelangen kann, wird eine Extradosis gegeben. Die injizierten Antikörper verhindern, dass eine Frau eigene Antikörper gegen Rh-positives Blut bildet, wodurch die Schwangerschaft gefährdet würde (→ *Morbus haemolyticus neonatorum; Rhesusunverträglichkeit*).

Antiallergika Wirkstoffe zur Behandlung od. Vorbeugung von allergischen Reaktionen (→ *Allergie*). Dazu gehören u.a.: *Kortikosteroide, Antihistaminika, Leukotrienrezeptor-Antagonisten* sowie Cromoglycinsäure.

Antiarrhythmika Gruppe von Wirkstoffen zur Vorbeugung od. Behandlung von *Herzrhythmusstörungen*. Dazu gehören die im Krankenhaus intravenös verabreichten A. gegen Herzrhythmusstörungen mit Kurzatmigkeit od. Brustschmerzen. Adenosin z. B. wird nur im Krankenhaus eingesetzt. Einige A. verwendet man zur Vorbeugung periodisch auftretender Anfälle od. zur Senkung der Herzfrequenz bei anhaltenden Arrhythmien (→ *Herzrhythmusstörung*). Dazu gehören *Amiodaron, Betablocker, Kalziumantagonisten,* Herzglykoside, *Disopyramid, Flecainid, Lidocain, Mexiletin* u. *Procainamid*. Nebenwirkungen sind häufig, z. B. Übelkeit u. Ausschlag. Einige A. verursachen Müdigkeit od. Kurzatmigkeit, da sie die Pumpleistung des Herzens herabsetzen.

Antibiotika Gruppe von Wirkstoffen zur Behandlung von Infektionen durch *Bakterien* u. zur Vorbeugung bakterieller Infektionen bei Störung des *Immunsystems*.

Die meisten der gewöhnlich verwendeten Wirkstoffe gehören zu den folgenden Klassen: *Penizilline, Chinolone, Aminoglykoside, Cephalosporine, Makrolide* u. *Tetracycline*. Einige A. wirken nur gegen bestimme Bakterienarten, andere besitzen eine Wirkung von großer Bandbreite, sogenannte Breitband-A.

Manche Bakterien entwickeln insbesondere bei Langzeitbehandlung eine Resistenz gegen vorher wirksame A. Einige alternative A. stehen gegen resistente Bakterien zur Verfügung.

Die meisten A. können Übelkeit, Durchfall od. Ausschlag verursachen. Sie können das gesunde Gleichgewicht zwischen bestimmten Bakterien u. Pilzen im Körper stören, wodurch es zur Pilzvermehrung kommen u. *Mundsoor* auftreten kann. Manchmal kommt es zu heftigen allergischen Reaktionen auf A., die sich in Gesichtsschwellung, Juckreiz od. Atembeschwerden äußern.

Anticholinergika Gruppe von Wirkstoffen, die die Wirkungen von *Acetylcholin* blockieren. Acetylcholin ist eine chemische Substanz, die an den Nervenendigungen im *vegetativen Nervensystem* des *Parasympathikus* freigesetzt wird. Sie regt Muskelkontraktionen an, steigert den Speichelfluss u. die Bildung von Lungensekret u. verlangsamt den Herzschlag.

A. werden zur Behandlung von *Reizdarm,* Blasenschwäche, *Parkinson-Syndrom, Asthma* u. *Bradykardie* verwendet. Vor Augenuntersuchungen od. -operationen werden sie auch zur Pupillenerweiterung eingesetzt. In der Allgemeinanästhesie (→ *Anästhesie, Allgemein-*) finden sie Anwendung bei der *Prämedikation* u. dienen der Behandlung von *Reisekrankheit*. Nebenwirkungen können trockener Mund, unscharfes Sehen, Harnverhalt u. Verwirrtheit sein.

Antidepressiva Gruppe von Wirkstoffen gegen *Depression*. Die meisten der gewöhnlich verwendeten Wirkstoffe gehören zu einer der folgenden Gruppen: trizyklische A., *selektive Serotoninaufnahme-Hemmstoffe* u. *Monoaminoxidase-Hemmer* (MAO). Sie sind i.d.R. zur Milderung der Depressionssymptome erfolgreich, doch braucht es oft 2 bis 3 Wochen, bis sie spürbar wirken. Gewöhnlich dauert die Behandlung mindestens ein halbes Jahr, u. die Dosierung muss bis zum völligen Behandlungsende langsam herabgesetzt werden.

Trizyklische A. können Benommenheit, trockenen Mund, Verstopfung, unscharfes Sehen, Schwierigkeiten beim Wasserlassen u. unregelmäßigen Puls bewirken. Serotoninaufnahme-Hemmstoffe verursachen u.U. Übelkeit, Verdauungsstörungen und Appetitlosigkeit od. allergische Reaktionen, sind jedoch bei Überdosierung weniger gefährlich als andere A. MAO können mit Tyramin in Nahrungsmitteln, z. B. Käse, u. anderen Wirkstoffen eine gefährliche Blutdrucksteigerung hervorrufen; allerdings sind bei dem MAO *Moclobemid* Nebenwirkungen eher unwahrscheinlich. A. sind nicht suchterzeugend, doch kann ein plötzliches Absetzen einiger Gruppen zu körperlichen Symptomen führen u. sollte daher vermieden werden.

Antidepressiva, trizyklische *Antidepressiva*, die die Wiederaufnahme von *Neurotransmittern* im Gehirn verhindern und damit deren Konzentration erhöhen. Beispiele sind *Amitriptylin*, *Clomipramin* und *Imipramin*.

Antidiabetika Gruppe von Wirkstoffen gegen *Diabetes mellitus*, bei dem der Mangel an *Insulin* od. Resistenz gegen dessen Wirkung zu erhöhten *Blutzucker*-Werten führt. Um den Blutzuckerspiegel so weit wie möglich auf normal zu halten und so die Gefahr von Komplikationen wie Gefäßerkrankungen zu verringern, steht eine große Zahl A. zur Verfügung.

Zu den A. zählen Insulin, das injiziert werden muss, u. orale *Antidiabetika* wie Glibenclamid u. *Metformin*. *Akarbose* u. Guarmehl verringern od. verlangsamen die Absorption von Kohlehydraten im Darm nach den Mahlzeiten. *Repaglinid* regt die Insulinausschüttung durch die Bauchspeicheldrüse kurzfristig an u. kann direkt vor den Mahlzeiten eingenommen werden. *Rosiglitazon* verringert die Insulinresistenz im Gewebe u. kann zusammen mit anderen Blutzucker senkenden Medikamenten verwendet werden.

Antidiarrhoika Gruppe von Wirkstoffen zur Therapie von Durchfall u. zur Stuhlgangregulierung nach *Kolostomie* od. *Ileostomie*. Bei den meisten akuten Fällen von Durchfall besteht die einzige empfehlenswerte Behandlung in *Flüssigkeitsersatztherapie*. Zu den A. gehören adsorbierende Substanzen, die Flüssigkeit binden, ballastbildende Wirkstoffe wie Kaolin und die Darmbeweglichkeit hemmende Mittel wie *Loperamid* einschließlich der Opioide *Morphin* u. *Kodein*. Keiner dieser Wirkstoffe eignet sich für Kinder.

antidiuretisches Hormon → *ADH*

Antidot Med. Begriff für *Gegengift*.

Antiemetika Gruppe von Wirkstoffen gegen *Übelkeit* u. *Erbrechen*. *Antihistaminika* u. *Anticholinergika* vermindern Erbrechen bei *Reisekrankheit*, *Vertigo* u. *Menière-Krankheit*. Die stärksten A. werden zur Dämpfung von Übelkeit u. Erbrechen im Zusammenhang mit *Strahlentherapie* u. *Zytostatika* verwendet. Diese enthalten *Serotoninantagonisten* wie Ondansetron. Bei Nahrungsmittelvergiftungen werden A. i.d.R. nicht eingesetzt, da der Körper die schädlichen Substanzen loswerden muss. Nur bestimmte A. lassen sich gegen Erbrechen zu Schwangerschaftsbeginn verwenden, sonst kann das Ungeborene geschädigt werden. Viele A. verursachen Benommenheit.

Antigen Stoff, der eine *Immunreaktion* auslösen kann, sodass ein *Antikörper* gegen Infektionen u. Erkrankungen gebildet wird, als Bestandteil der körpereigenen Abwehr. Viele A. sind körperfremde Proteine wie Teile von Mikroorganismen u. *Toxine*, die in den Organismus eingedrungen sind oder auch Zell- bzw. Gewebsstrukturen von anderen Menschen, die zur Organtransplantation verwendet wurden. Zuweilen werden unschädliche Substanzen wie Pollen vom Immunsystem fälschlicherweise als potenziell schädlich identifiziert, worauf eine allergische Reaktion folgt (→ *Allergie*).

Antihidrotika In Form von Lotion, Creme od. Spray auf die Haut aufgetragener Wirkstoff zur Schweißhemmung. Hohe Konzentrationen werden zuweilen bei *Hyperhidrose* verwendet. A. können Hautreizungen verursachen, besonders wenn sie auf aufgesprungene Haut angewendet werden.

Antihistaminika Gruppe von Wirkstoffen zur Blockierung der Wirkung von *Histamin*, das bei einer allergischen Reaktion ausgeschüttet wird (→ *Allergie*). Verwendung: Behandlung von Ausschlägen wie *Nesselsucht* u. Hilfe bei starken Niesattacken u. laufender Nase durch *Heuschnupfen*. Manchmal sind sie Bestandteil von *Hustenmitteln* u. *Erkältungsmitteln* u. werden als *Antiemetika* gebraucht. Gewöhnlich werden A. eingenommen, doch bei *anaphylaktischem*

Schock können sie injiziert werden. Viele A. verursachen Benommenheit, doch neuere Wirkstoffe haben nur noch geringe beruhigende und müdemachende Wirkung. Andere mögliche Nebenwirkungen sind Appetitlosigkeit, Übelkeit, trockener Mund, unscharfes Sehen u. Schwierigkeiten beim Wasserlassen.

Antihypertensiva Gruppe von Wirkstoffen, die bei der Behandlung von *Bluthochdruck* (Hypertonie) zur Vorbeugung von Komplikationen wie *Schlaganfall, Herzinfarkt,* Herzmuskelschwäche u. Nierenschäden eingesetzt werden. Es gibt mehrere Gruppen: *Angiotensin-2-Blocker, Betablocker, ACE-Hemmer, Kalzium-Kanal-Blocker, Alphablocker, Vasodilatatoren* u. *Diuretika*. Die Nebenwirkungen hängen von der Art des A. ab, doch alle können Schwindel verursachen, wenn der Blutdruck extrem fällt.

Antikoagulanzien → *Blutgerinnungshemmstoffe*

Antikörper *Protein*, das von bestimmten *Lymphozyten* hergestellt wird, um ein *Antigen* im Körper zu neutralisieren. Bakterien, Viren u. andere Mikroorganismen enthalten viele Antigene. A., die gegen diese Antigene gebildet werden, helfen dem Körper, den eindringenden Mikroorganismus zu neutralisieren od. zu zerstören u. machen so immun. A. werden auch *Immunglobuline* genannt.

Eine unangemessene od. übermäßige A.-Bildung kann wie bei *Allergie* zur Erkrankung führen. Bei einigen Erkrankungen werden A. gegen das körpereigene Gewebe gebildet, was als *Autoimmunkrankheit* bezeichnet wird.

Antikörper, monoklonale Künstlich hergestellte A., die jeweils nur ein bestimmtes *Antigen* neutralisieren.

M.-A. werden in Laboren durch Anregung des Wachstums vieler Antikörper bildender Zellen produziert, die genetisch identisch sind. So werden maßgeschneiderte, antigenspezifisch reagierende A. hergestellt.

M.-A. werden zur Erforschung menschlicher Zellen, Hormone, Mikroorganismen u. zur Entwicklung von Impfstoffen gebraucht. Ferner werden sie bei der Diagnose u. Behandlung bestimmter Krebsformen verwendet.

Antikonvulsiva Gruppe von Wirkstoffen zur Behandlung od. Vorbeugung von Krampfanfällen. Sie werden hauptsächlich bei *Epilepsie* verwendet, doch auch zur Vorbeugung von Krampfanfällen nach schweren *Schädelhirntraumen* od. einigen Formen von Gehirnoperationen. Sie können bei Kindern zur Milderung von *Fieberkrämpfen* nötig werden.

Nebenwirkungen: eventuell Gedächtnisstörung, Konzentrationsschwäche, schlechtes Koordinationsvermögen u. Müdigkeit. Schwere Nebenwirkungen können oft durch die Anwendung anderer A. minimiert werden.

Antimykotika Gruppe von Wirkstoffen gegen *Pilz*infektionen. A. werden häufig zur Behandlung unterschiedlicher Pilzinfektionen verwendet, wie *Fußpilz*, Kopfhautflechte und *Mundsoor* und seltenen Infektionen wie *Kryptokokkose*, die innere Organe befallen.

A.-Präparate sind als Tabletten, Injektionen, Cremes und Scheidenzäpfchen erhältlich. Bei schweren Pilzinfektionen kann eine Behandlung über längere Zeit zu Nebenwirkungen wie Leber- oder Nierenschäden führen.

Antineoplastika Gruppe von Wirkstoffen zur Behandlung vieler Krebsformen. Sie sind gegen *Lymphome, Leukämie, Brustkrebs, Hodenkarzinom* u. *Prostatakrebs* besonders wirksam u. werden oft zusammen mit Operationen od. *Strahlentherapie* eingesetzt.

Die meisten A. sind *Zytostatika*, d. h. sie töten oder zerstören Zellen während der Zellteilung, doch einige drosseln die Verlangsamung des Wachstums von hormonsensitiven *Tumoren*. Zur Maximierung ihrer Wirkung werden sie oft als Kombinationspräparate verschrieben.

Eine Behandlung mit Zytostatika erfolgt durch Spritzen in kurzen, in Abständen wiederholten Zyklen. Einige von ihnen verursachen Übelkeit u. Erbrechen, evtl. Haarausfall u. erhöhte Infektionsanfälligkeit. Andere wie das bei Brustkrebs verwendete Tamoxifen werden ununterbrochen monate- od. jahrelang oral verabreicht u. haben geringe Nebenwirkungen.

Antioxidans Chemische Substanz, die potenziell schädliche oxidierende Moleküle, *freie Radikale* genannt, neutralisiert. Einige Antioxidanzien kommen im Körper vor; andere (z. B. Vitamin C, Vitamin E u. Beta-Karotin) werden mit der Nahrung od. mit Nahrungsergänzungsmitteln aufgenommen.

Antiphlogistika Gruppe von Wirkstoffen gegen *Entzündung*. Die Hauptgruppen sind *nichtsteroidale Antirheumatika* u. *Kortikosteroide* (→ *Schmerzmittel*).

Antiprotozoika Gruppe von Wirkstoffen, die u.a. gegen Amöbeninfektion (→ *Amöbenruhr*) wirksam sind, z. B. Diloxanid od. *Metronidazol*.

Antipruriginosa Gruppe von Wirkstoffen, die zur Linderung hartnäckigen Juckreizes dienen. A. können als Creme u. Emulsion aufgetragen werden u. *Kortikosteroide, Antihistaminika* od. *Lokalanästhetika* enthalten. Auch orale Antihistaminika können zur Juckreizlinderung benutzt werden.

Antipsychotika → *Neuroleptika*

Antipyretika Fiebersenkende Wirkstoffe, z. B. *Paracetamol, Acetylsalicylsäure* u. andere *nichtsteroidale Antirheumatika*.

Antiretrovirale Wirkstoffe Gruppe von Wirkstoffen, die die Ausbreitung von Viren bei *HIV*-Infizierten und *Aids*-Kranken verlangsamen oder stoppen. Es werden 3 Hauptgruppen unterschieden: *Reverse-Transkriptase-Inhibitoren, Proteaseinhibitoren* und nichtnukleoside Reverse-Transkriptase-Inhibitoren. Wirkstoffe unterschiedlicher Gruppen werden oft kombiniert verwendet.

A. W. können eine große Bandbreite an Nebenwirkungen besitzen. Dazu zählen Übelkeit, Erbrechen, Durchfall, Müdigkeit und Wirkungen auf die Blutchemie, speziell die Fettchemie.

Antirheumatika Gruppe von Wirkstoffen gegen *rheumatoide Arthritis* u. Formen von *Arthritis*, die von anderen *Autoimmunkrankheiten* wie dem systemischen *Lupus erythematodes* hervorgerufen werden. A. beeinflussen den Krankheitsverlauf u. können Gelenkschäden begrenzen, wogegen *nichtsteroidale Antirheumatika* nur Schmerzen und Steifheit lindern. Die wichtigsten A. sind *Kortikosteroide, Immunsuppressiva, Chloroquin, Gold, Penicillamin* u. *Sulfasalazin*. Viele dieser Wirkstoffe können schwere Nebenwirkungen besitzen, u. die Behandlung muss unter fachärztlicher Aufsicht erfolgen.

Antiseptika Chemische Substanzen, die auf die Haut zur Zerstörung von Bakterien u. anderen Mikroorganismen aufgetragen werden und damit einer Infektion vorbeugen. Übliche A. sind: *Chlorhexidin* u. Kombinationsmittel mit *Jod* (→ *Desinfektionsmittel; Asepsis*).

Antiserum Präparat, das *Antikörper* enthält, auch *Immunglobuline* genannt, die sich mit spezifischen *Antigenen*, gewöhnlich Bestandteilen von Mikroorganismen, verbinden, sodass diese Mikroorganismen deaktiviert od. zerstört werden. A. werden zusammen mit *Impfungen* im Rahmen einer Notbehandlung gegeben, wenn eine Person gefährlichen Infektionskrankheiten wie z. B. *Tollwut* ausgesetzt war und dafür noch kein ausreichender Impfschutz erworben wurde.

Antitoxin Gewerblich hergestellte Substanz mit *Antikörpern*, die sich an ein bestimmtes *Toxin* bindet, das von *Bakterien* ins Blut gelangt ist, u. seine Wirkung neutralisieren. A. werden i.d.R. in einen Muskel injiziert u. können manchmal eine allergische Reaktion hervorrufen (→ *Allergie*).

Antitussiva Gruppe von Wirkstoffen, die *Husten* unterdrücken od. lindern (→ *Hustenmittel*).

Anurie → *Harnabsonderung, ausbleibende*

Anus → *After*

Anuserkrankungen Die meisten A. kommen bei Erwachsenen vor. Sie sind nicht schwer, können jedoch Beschwerden bereiten.

In seltenen Fällen hat sich der After nicht normal entwickelt, und ein Eingriff ist erforderlich (→ *Analatresie*). Bei *Analstenose* ist der After zu eng, um Stuhl durchzulassen. *Analfissuren* rühren von Rissen in der Afterschleimhaut her, i.d.R. infolge des Pressens beim Stuhlgang. Hautkrebs am After ist selten (→ *Analkarzinom*). *Hämorrhoiden* sind erweiterte Blutgefäße unter der Afterschleimhaut. Eine *Analfistel* ist ein krankhafter Verbindungsgang zwischen dem Afterkanal und der Haut um den After. Juckreiz am After ist häufig und kann auf Hämorrhoiden oder andere Erkrankungen wie *Enterobiasis* beruhen.

Anxiolytika Gruppe von Wirkstoffen zur Linderung von *Angst*-Symptomen. Die beiden Hauptarten sind *Benzodiazepine* u. *Betablocker*, doch auch *Antidepressiva* können eingesetzt werden. Benzodiazepine fördern die psychische u. physische Entspannung; sie können auch bei Schlafstörungen verwendet werden, doch wird ihr Gebrauch zu diesem Zweck i.d.R. vermieden, da sie Sucht erzeugen können. Betablocker verringern nur die körperlichen Angstsymptome wie Zittern und Herzklopfen, machen aber nicht süchtig.

Anzeichen oder Befund. Hinweis auf eine Erkr. oder Veränderung (z. B. Gelbsucht), der vom Arzt beobachtet oder entdeckt wird, im Gegensatz zum *Symptom* (z. B. Schmerz), das vom Patienten empfunden wird.

Aorta Hauptschlagader des Körpers, die allen Körperbereichen sauerstoffreiches Blut liefert. Sie entspringt der linken Herzkammer, der Hauptpumpkammer des Herzens, macht einen Bogen über dem Herzen u. steigt dann hinter ihm durch die Brusthöhle ab. Im Bauch endet sie an ihrer Verzweigung in die 2 Hüftarterien.

Die A. hat dicke Wände u. einen großen Durchmesser u. kann so den hohen Druck und das große Volumen des durch sie fließenden Blutstroms gut bewältigen (→ *Arterie; Herz-Kreislauf-System*).

AORTA

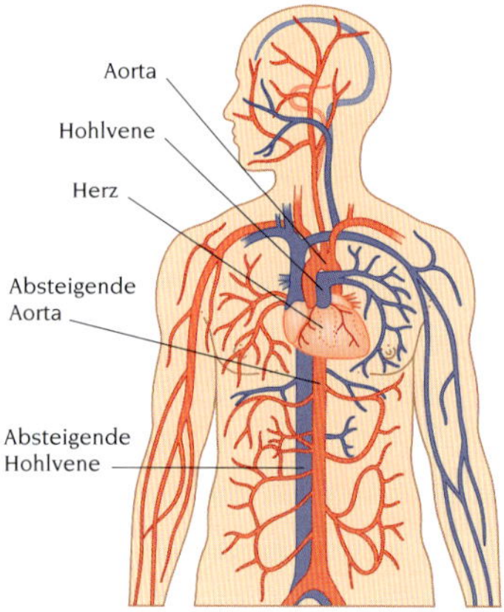

Aortenklappeninsuffizienz Verschlussunfähigkeit der Aortenklappe (eine der Herzklappen) u. damit ein Rückstrom von Blut aus der Aorta in die linke Herzkammer (Hauptpumpkammer des Herzens).

Die Verschlussunfähigkeit der Aortenklappe kann angeboren sein, dann hat die Aortenklappe nur 2 statt 3 Taschenklappen. Durch die infektiöse *Endokarditis* können die Taschenklappen zerstört werden. A. tritt bei *Bechterew-Strümpell-Marie-Krankheit* u. *Marfan-Syndrom* auf. *Arteriosklerose* kann die Klappe schädigen, indem sie eine Kombination von *Aortenklappenverengung* u. -insuffizienz hervorruft. A. wird auch bei unbehandelter *Syphilis* gefunden, die heute selten ist.

Symptome sind nicht zwangsläufig; manchmal wird A. erst bei einer Routineuntersuchung festgestellt. Das Herz gleicht den Blutrückstrom durch verstärkte Anstrengung aus; dies kann schließlich zu *Herzinsuffizienz* führen, wobei Atembeschwerden und Gewebswasser entstehen.

Diagnose: Brustkorbröntgen (→ *Brustkorb, Röntgenaufnahme*), *EKG* u. *Echokardiographie*. Mit einem Herzkatheter lässt sich der Insuffizienzgrad feststellen. Herzinsuffizienz aufgrund von A. kann mit *Diuretika* behandelt werden. Eine *Herzklappenoperation* kann schließlich zum Ersatz der geschädigten Klappe notwendig werden.

Aortenklappenverengung Die Aortenklappe ist eine der Herzklappen. Durch ihre Verengung wird der Blutstrom ins Kreislaufsystem behindert. Das Herz arbeitet angestrengter, wodurch sich der Muskel in der linken Herzkammer, der Hauptpumpkammer, verdickt und vergrößert. Auch die Herzkranzgefäße werden ungenügend mit Blut versorgt.

Häufigste Ursache einer A. ist eine Kalkablagerung an der Aortenklappe, i.d.R. mit *Arteriosklerose* verbunden. A. kann auch von einer angeborenen Fehlbildung herrühren.

Symptome sind nicht zwangsläufig. Wenn sie auftreten, bestehen sie u.a. in Ohnmachtsanfällen, Energielosigkeit,

AORTENKLAPPENVERENGUNG

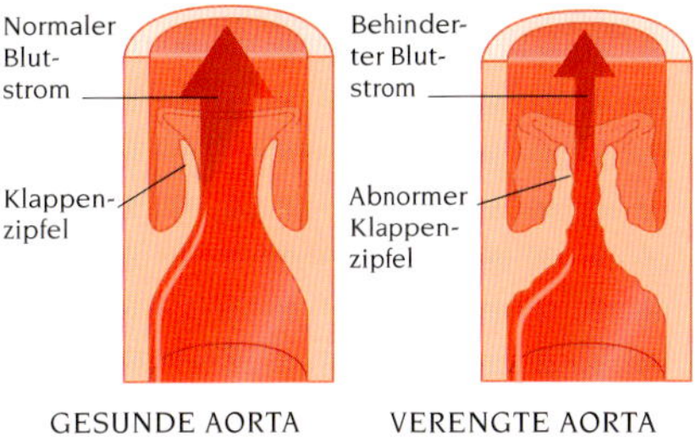

Schmerzen im Brustkorb bei körperlicher Anstrengung aufgrund von *Angina pectoris* u. Atembeschwerden.

Diagnose: Brustkorbröntgen (→ *Brustkorb, Röntgenaufnahme*), *EKG* u. *Echokardiographie*. Zur Feststellung des Verengungsgrads kann ein Herzkatheter eingeführt werden. Eine *Herzklappenoperation* kann zur Weitung od. zum Ersatz notwendig werden.

Aortitis Entzündung der Aorta. Sie ist selten u. tritt bei *Arterienentzündung* od. unbehandelter *Syphilis* und gelegentlich bei *Bechterew-Strümpell-Marie-Krankheit* auf.

A. kann dazu führen, dass die Aortenwände sich stellenweise weiten u. dünner werden. Dies kann sich zu einem *Aneurysma* entwickeln. A. kann den Ring um die Aortenklappe im Herzen schädigen u. *Aortenklappeninsuffizienz* bewirken.

Aortographie Röntgenverfahren zur Darstellung der *Aorta* und ihrer Äste nach Injektion eines *Kontrastmittels*. A. wird angewandt, wenn die Operation eines *Aneurysmas* erforderlich ist.

Apallisches Syndrom → *Wachkoma*

Apex Spitze eines Organs, z.B. der Lungen od. des Herzens.

APGAR-System System zur Beurteilung des Zustands eines Neugeborenen. Fünf Merkmale (**A**tmung, **P**uls, **G**rundtonus der Muskeln, **A**ussehen der Haut u. **R**eflexe) werden 1 Minute nach der Geburt u. dann wieder nach 5 Minuten bewertet.

Aphasie Teilweises oder völliges Fehlen der zuvor vorhandenen Sprachfähigkeiten, verursacht durch eine Hirnerkr., die die zuvor erworbene Sprach- und Schreibfähigkeit u./od. die Verständnis- und Lesefähigkeit beeinträchtigt. Damit zusammenhängende mögliche Sprachstörungen sind *Leseunfähigkeit* und *Agraphie*.

Das Sprachzentrum des Gehirns befindet sich in der dominanten Gehirnhälfte (→ *Großhirn*). Zwei besondere Regionen dort, das *Broca-* und das *Wernicke-Zentrum*, und die sie verbindenden Bahnen sind für die Sprachfähigkeiten wichtig. Schäden dort, meist durch *Schlaganfall* od. Kopfverletzung, können zu A. führen.

Nach Schlaganfall od. Kopfverletzung erfolgt i.d.R. eine gewisse Erholung von A. Je schwerer die A. ist, desto geringer sind jedoch die Heilungschancen. Die Hauptbehandlungsmethode ist *Logopädie* (→ *Sprachstörungen; Sprechen*).

Apherese Verfahren, bei dem einer Person Blut entnommen u. wieder übertragen wird, nachdem bestimmte ausgesuchte Bestandteile isoliert u. entfernt worden sind. Bei der *Plasmapherese* werden krankheitserzeugende *Antikörper*, bei der Leukopherese weiße Blutkörperchen entzogen.

Aphonie Stimmverlust, der von einer *Kehlkopf*-Operation herrühren od. plötzlich aufgrund von emotionalem Stress eintreten kann (→ *Dysphonie*).

Aphrodisiakum Substanz, die angeblich das erotische Verlangen anregt u. die sexuelle Leistung steigert.

APGAR-SYSTEM

ZEICHEN	0 PUNKTE	1 PUNKT	2 PUNKTE
Herzschlag	fehlt	unter 100 Schlägen/Min.	über 100 Schläge/Min.
Atmung	keine	schwaches Schreien; unregelmäßige Atmung	starkes Schreien; regelmäßige Atmung
Muskeltonus	schlaff	geringer Muskeltonus	aktive Bewegung
Reaktion auf Stimulation	keine	Grimasse oder Wimmern	Schreien, Niesen oder Husten
Hautfarbe	blass, blau	blaue Gliedmaßen	rosa

Aphthe Kleines, schmerzhaftes Geschwür, das einzeln oder gruppiert an der Innenseite der Wange oder Lippe oder unter der Zunge erscheint; A. betreffen meist die Altersgruppe zwischen 10 und 40 J. und mehr Frauen als Männer. In den schlimmsten Fällen sind ständig wiederkehrende A. vorhanden; andere Pat. haben nur 1 bis 2 A. pro Jahr.

Die A. ist i.d.R. klein, oval, mit einem grauen Zentrum und einem harten, entzündeten Hof. Das ca. 1 bis 2 Wochen dauernde Geschwür ist u.U. eine Überempfindlichkeitsreaktion auf Streptokokken. Andere i.d.R. mit den A. verbundene Faktoren sind kleinere Wunden (durch Injektion oder Zahnbürste), akuter Stress oder *Allergien* (z.B. Heuschnupfen). Bei Frauen treten A. meist vor der Menstruation auf (→ *prämenstruelles Syndrom*). Sie kommen mit größerer Wahrscheinlichkeit vor, wenn auch andere Familienmitglieder unter wiederkehrenden A. leiden.

Schmerzlindernde Mundgels oder Mundspülungen lindern den Schmerz der A. Einige Salben bilden eine wasserabweisende Schicht und decken so das Geschwür während der Heilung ab. A. heilen von selbst, Kortikoid-Salbe oder antibiotisch wirksame Mundspülung können aber die Heilung beschleunigen.

Aplasie Ausbleiben od. starke Verringerung von Wachstum u. Entwicklung eines Organs oder Gewebes. Bei der Knochenmarks-A. ist z.B. die Geschwindigkeit der Zellteilung im Knochenmark herabgesetzt, was zu unzureichender Bildung von Blutkörperchen führt (→ *Anämie, aplastische*). Einige angeborene Geburtsdefekte wie verkümmerte Gliedmaßen (→ *Phokomelie*) rühren von einer unvollständigen Gewebebildung während der vorgeburtlichen Entwicklung her.

Apnoe Kurzzeitiger od. längerer Atemstillstand.

Beim Atmen handelt es sich um einen automatischen, vom Atemzentrum im Hirnstamm gesteuerten Prozess. Zentrale A.: Unvermögen des Atemzentrums, die normale Atmung aufrechtzuerhalten. Sie kann bei Säuglingen, vor allem bei Frühgeborenen, vorkommen u. durch einen A.-Monitor festgestellt werden. Die zentrale A. kann auch aus einem Hirnstammschaden herrühren, z.B. nach *Schlaganfall* od. Kopfverletzung.

Obstruktive A.: Blockade der Atemwege verhindert die Atmung. Die häufigste A.-Form ist das *Schlafapnoesyndrom*; hier findet im Schlaf, meist durch Zurückfallen der Zunge, wiederholt eine Blockierung der oberen Atemwege statt.

Eine absichtliche kurzzeitige A. liegt bei der *apnoischen Pause* vor. Eine andere Form findet sich bei der *Cheyne-Stokes-Atmung*, bei der auf Episoden mit tiefen, schnellen Atemzügen Episoden mit Atemstillstand folgen.

Die Behandlung je nach Ursache. Bei Neugeborenen verschwindet A. mit zunehmender Reife. Bei Schlaganfall od. Kopfverletzung kann *künstliche Beatmung* erforderlich sein, bis eine Besserung eintritt.

Apnoische Pause Zeitweiliges Anhalten des Atems bei einem Kleinkind, meist als Ausdruck von Schmerz, Frust od. Zorn. Nach einigen Sekunden läuft das Gesicht rot od. sogar blau an u. es kann zur Ohnmacht kommen. Die Atmung setzt als natürlicher Reflex schnell wieder ein und beendet den Anfall. Diese Anfälle verursachen keine Schädigung, und i.d.R. entwächst das Kind ihnen.

Apokrine Drüse Drüse, die außer ihrer Flüssigkeit auch Zellmaterial absondert. Der Begriff wird i.d.R. auf die Schweißdrüsen angewandt, die sich nach der Pubertät in den behaarten Körperteilen entwickeln (→ *Ekkrine Drüse*).

Apolipoprotein Gruppe von Proteinen, die Komponenten der *Lipoproteine* sind, der Träger von Fetten im Blut. A. sind auch an Wachstum u. Reparatur von Nervengewebe beteiligt.

Apophyse Knochenauswuchs am Ort der Befestigung einer Sehne an einem Knochen. Sie kann sich entzünden, z.B. bei der *Schlatter-Osgood-Krankheit*.

Apoplektischer Insult Plötzliches Zerreißen od. plötzlicher Verschluss eines Blutgefäßes im Gehirn mit der Folge einer gefährlichen Blutung u./od. örtlichen Unterbrechung der Durchblutung mit der Folge eines *Schlaganfalls*. Der Verschluss kann auf *Thrombose* od. *Embolie* beruhen. Der Gefäßriss kann zu einer Blutung ins Gehirn (→ *Hämorrhagie, zerebrale*) od. einer *Subarachnoidalblutung* führen.

Apoplex → *Schlaganfall*

Apoptose → *Zelltod, programmierter*

Appendektomie Operative Entfernung des Wurmfortsatzes (*Appendix*) (sog. Blinddarm) zur Behandlung einer akuten *Appendizitis*.

Appendix Wurmförmige Ausstülpung („Wurmfortsatz") am Ende des *Blinddarms* (1. Dickdarmabschnitt) im rechten Unterbauch. Sie kann hinter od. unter dem Blinddarm liegen od. vor od. hinter dem *Ileum*. Die Funktion der A. ist nicht bekannt, jedoch enthält sie eine große Menge Lymphgewebe, das eine Abwehr gegen örtliche Infektionen darstellt. Je nach A.-Lage zeigen sich verschiedene Symptome bei akuter *Appendizitis*.

Appendizitis Akute Entzündung der *Appendix*. Die Ursache ist gewöhnlich nicht bekannt, doch zuweilen liegt sie in einem Stuhlrest, der die Appendix verschließt. Erstes Symptom ist gewöhnlich ein unspezifisches Missempfinden in der Nabelregion. Innerhalb weniger Stunden kann sich dies zu einem sehr starken Schmerz steigern, der dann leichter zu lokalisieren und meist im rechten Unterbauch am intensivsten ist. Die Symptome können andere sein, wenn die Appendix nicht die übliche Lage einnimmt. Stößt sie z. B. an den Harnleiter, kann der Harn Blut enthalten.

Übliche Behandlung: *Appendektomie*, oft mittels Endoskop (→ *Minimalinvasive Chirurgie*). Wenn die Behandlung hinausgezögert wird, kann die entzündete Appendix reißen und ihren Inhalt in die Bauchhöhle ergießen. Dies führt zu *Bauchfellentzündung* oder, seltener, zu einem *Eitergeschwür*.

APPENDIX

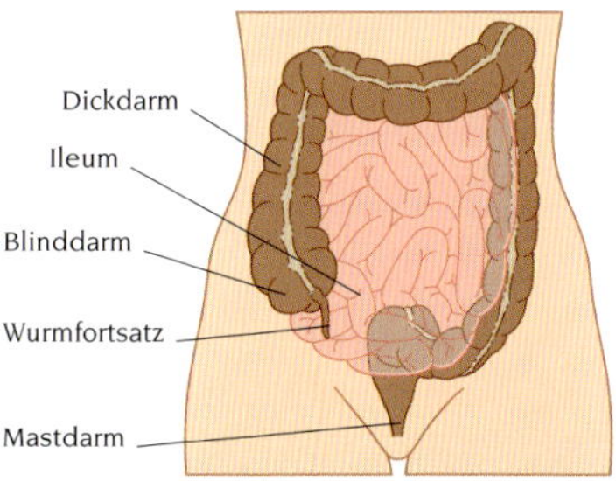

Appetit Verlangen nach Nahrung, Vorfreude aufs Essen. Der A., der von 2 Gehirnteilen gesteuert wird, dem *Hypothalamus* u. dem *Kortex*, wird mit dem Genuss einer Reihe von Nahrungsmitteln erworben, die gut riechen, schmecken u. aussehen. Er verbindet sich mit *Hunger*, um sicherzustellen, dass man die richtige Menge und Auswahl einer großen Bandbreite von Nahrungsmitteln zur Gesunderhaltung isst (→ *Appetitlosigkeit*).

Appetitanreger Unterschiedliche *Tonika* u. Mittel, meist Magenbitter, die traditionell zur Appetitanregung verschrieben werden und die Magensaftproduktion anregen sollen. Bei keinem ist die Wirksamkeit nachgewiesen. Manche Wirkstoffe wie *Kortikosteroide*, die zur Behandlung anderer Erkrankungen eingesetzt werden, regen als Nebenwirkung u.U. auch den Appetit an.

Appetitlosigkeit A. ist gewöhnlich kurzzeitig u. beruht auf Gefühlsaufruhr od. leichterer Erkrankung. Anhaltender A. kann eine schwerwiegendere Ursache zugrunde liegen, z. B. eine chronische Infektion od. Krebs (→ *Magersucht*).

Appetitzügler Gruppe von Wirkstoffen, die das Verlangen nach Essen verringern. A. können bei starker *Fettsucht* zusammen mit Diät u. Sport verwendet werden. Ihr Gebrauch ist wegen der schwerwiegenden Auswirkungen auf die Blutversorgung der Lungen u. auf die Herzklappen auf höchstens 12 Wochen beschränkt.

Apraxie Unfähigkeit, zweckgerichtete Bewegungen trotz erhaltener Muskelkraft u. Wahrnehmungsfähigkeit auszuführen. A. wird durch eine Schädigung der Nervenbahnen im *Großhirn* verursacht, die die theoretische Vorstellung von einer Bewegung in die tatsächliche Bewegung umsetzen. Der Hirnschaden kann durch *Schädelhirntrauma*, Infektion, *Schlaganfall* od. *Hirntumor* entstanden sein.

Es gibt verschiedene A.-Formen, je nach betroffener Hirnregion. Bei der ideomotorischen A. kann eine bestimmte Bewegung nicht auf Befehl ausgeführt werden, wohl aber unbewusst. Bei der ideatorischen A. kann von einem Gegenstand kein Gebrauch gemacht werden, da der Zweck des Gegenstands nicht erkannt wird.

APUD-Zelltumor auch Apudom; Geschwulst, die von Zellen gebildet wird, die unterschiedliche Hormone ausschütten. Diese Zellen kommen an unterschiedlichen Orten im Körper vor. Einige Tumoren der Schilddrüse, Bauchspeicheldrüse und Lungen zählen zu den A.-Z. sowie ein Karzinoid (→ *Karzinoidsyndrom*) u. *Phäochromozytom*.

Arachidonsäure Eine der essenziellen Fettsäuren des Körpers, die für das Wachstum des Körpers wichtig sind.

Arachnoiditis Seltene Erkr., die von chronischer Entzündung u. Verdickung der *Spinnwebenhaut* (Arachnoidea mater), der mittleren der drei Hirnhäute, gekennzeichnet ist.

Arbeitsmedizin Zweig der Medizin, der sich mit den Auswirkungen verschiedener Beschäftigungen auf die Gesundheit und mit der Fähigkeit einer Person zur Ausübung eines bestimmten Berufs befasst. Dies schließt auch die Vorbeugung von *Berufskrankheiten* und die Gesundheitsförderung der arbeitenden Bevölkerung ein. *Epidemiologie* dient der Analyse der Krankheitszeiten, Verletzungen, Krankheiten und Todesfälle. Klinische Techniken werden angewandt, um die Gesundheit einer speziellen Belegschaft zu überwachen. Die Berücksichtigung von Veranlagung zu psychischem Stress und die Untersuchung von Gefahren neuer Arbeitstechniken sind Teil der Tätigkeit.

Arbeitsmedizinische Risiken werden reduziert durch Staubkontrolle, geeignete Abfallbeseitigung, Einrichtung sicherer Arbeitsplätze und Schulung, Begrenzung der Schadstoffeinflüsse und Reihenuntersuchung zum frühen Nachweis von Berufskrankheiten.

Arbovirus Von Gliederfüßlern, einschließlich der Insekten, übertragbare Viren (→ *Insekten, übertragbare Krankheiten; Milben, Erkrankungen; Zecken*).

Arcus senilis Grauweißer Ring im Auge, am äußeren Rand der Hornhaut, wo sie die *Regenbogenhaut* überlappt. A. entsteht durch Einlagerung von Fettabbauprodukten in der *Hornhaut* u. entwickelt sich allmählich im Erwachsenenalter. Der Ring beeinträchtigt die Sehkraft nicht. Bei einem Auftreten vor dem 50. Lebensjahr sollte eine evtl. Anomalie der Blutfette abgeklärt werden (→ *Hyperlipidämie*).

Areola → *Hof*

Armneuralgie Schmerzen od. Steifheit im Arm, oft von Kribbeln u./od. Taubheit der Hände od. Finger u. Greifschwäche begleitet. A. kann Symptom einer zugrunde liegenden Erkr. wie schmerzhafter Schultersteife (→ *Schultersteife, schmerzhafte*) od. Nervenkompression infolge von *Zervikalosteoarthritis* sein.

Armplexus Von den Nervenwurzeln der unteren Halswirbelsäule u. der oberen Brustwirbelsäule gebildetes Geflecht großer Nervenäste. Diese teilen sich in Nervus musculocutaneus, axillaris, medianus, ulnaris u. radialis, die die Muskulatur von Arm u. Hand steuern u. von dort Sinneswahrnehmungen empfangen. Verletzungen des A. können zu Verlust von Beweglichkeit u. Sensibilität des Arms führen.

Schwere Verletzungen, bei denen die oberen u. unteren Nervenwurzeln des A. betroffen sind, können die völlige Armlähmung zur Folge haben. Wenn die Nerven nur gezerrt, doch nicht gerissen sind, kann die Lähmung vorübergehend sein. Zerrissene Nervenwurzeln können durch Nerventransplantation, einem Verfahren der *Mikrochirurgie*, wiederhergestellt werden. Bei Abtrennung einer Nervenwurzel vom Rückenmark wird eine Operation keinen Erfolg haben. Außer durch Verletzungen kann der A. durch den Druck einer *Halsrippe* geschädigt werden.

Armplexuslähmung, untere auch Klumpke-Lähmung; Lähmung des Unterarms mit Schwund der kleinen Handmuskeln und Taubheit der Finger (nicht des Daumens) und der Innenseite des Unterarms. Die A. wird durch Verletzung des 1. Thorakalnerven (einer der Spinalnerven) im *Armplexus* verursacht, die gewöhnlich Folge einer *Schulterluxation* ist.

Aromatherapie Richtung der *Komplementärmedizin*, bei der aromatische, pflanzliche Öle verwendet werden. Das

Öl wird in kleinen Mengen einmassiert, eingeatmet, zu Cremes oder Lotionen verarbeitet od. sehr selten eingenommen. Einen schlüssigen wissenschaftlichen Beweis der Wirksamkeit gibt es nicht.

Arrhythmie → *Herzrhythmusstörung*

Arsen Giftiges Metall und Element, das in der Natur in seiner reinen Form als auch in Verbindungen vorkommt. Die heute seltene A.-Vergiftung war Folge ständigen Kontakts mit industriell hergestellten Pestiziden.

Artefaktkrankheit, kutane Selbstausgelöste Hauterkr. Die A. reicht von leichtem Kratzen bis ausgedehnten Verstümmelungen.

Arterie Blutgefäß, durch das Blut vom Herzen weg fließt. Die systemischen A. führen Blut, das aus der linken Herzkammer pro Herzschlag („Schlagader") in den ganzen Körper mit Ausnahme der Lungen gepumpt wird. Die größte systemische A. ist die *Aorta*, die von der linken Herzkammer ausgeht; andere große systemische A. zweigen von der Aorta ab. Die Lungenarterien führen Blut aus der rechten Herzkammer den Lungen zu.

Arterien sind röhrenförmig und besitzen dicke, elastische, muskulöse Wände, um dem Blutdruck standzuhalten. Der A.-Aufbau hilft, den vom Herzschlag verursachten hohen oder niedrigen Blutdruck auszugleichen, sodass der Blutdruck relativ konstant gehalten wird. (→ *Arteriopathien)*

Arterienentzündung Betrifft die Arterienwände u. verursacht Verengung od. völlige Blockierung der erkrankten Arterie, damit Minderdurchblutung u. zuweilen *Thrombose* u. Gewebeschäden. Zu ihren Formen zählt die Thrombangiitis obliterans, die die Beine betrifft u. Schmerzen, Taubheit u. in schweren Fällen *Gangrän* verursacht. Die *Panarteriitis nodosa*, eine ernste *Autoimmunkrankheit*, kann in jeder Arterie, besonders in denen des Herzens und der Nieren, auftreten. Bei der *Arteriitis temporalis* sind die Kopfhaut u. manchmal die Augen betroffen. Eine seltene Form ist die Takayasu-Krankheit, die vermutlich eine Autoimmunkrankheit ist. Sie kommt bei jüngeren Frauen vor u. betrifft die von der *Aorta* in Hals und Arme abzweigenden Arterien.

ARTERIE

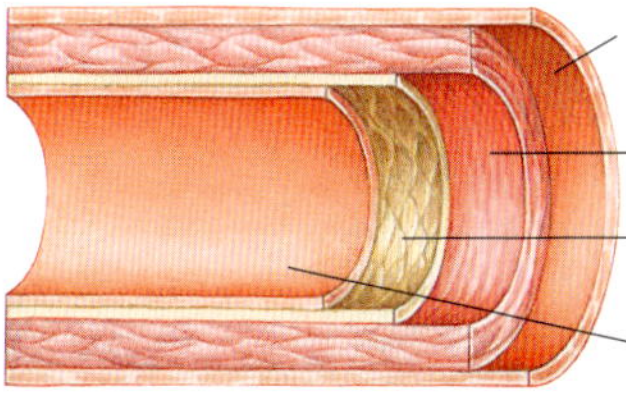

Arterienverkalkung Umgangssprachlich für *Arteriosklerose*.

Arteriitis temporalis Seltene Erkr. älterer Menschen mit Entzündung der Arterienwände in der Kopfhaut oberhalb der Schläfen. Auch andere Arterien können betroffen sein. Die Ursache ist unbekannt, die Erkr. geht aber oft mit der *Polymyalgia rheumatica* einher. Symptome sind ein- oder beidseitige starke Kopfschmerzen, schmerzende Kopfhaut, leichtes Fieber und Appetitlosigkeit. In etwa 50% der Fälle sind die Augenarterien betroffen, was bei ausbleibender Therapie zur Erblindung führen kann.

Die Diagnose erfolgt durch *Bluttests* sowie *Biopsie* der Schläfenarterie. Therapie: *Kortikosteroide*. Bei Erfolglosigkeit *Immunsuppressiva*. A. t. heilt i.d.R. innerhalb von 2 Jahren.

Arteriographie Anderer Name für *Angiographie*, ein Röntgenverfahren zur Arteriendarstellung.

Arteriole Blutgefäß, das von einer *Arterie* abzweigt. A. verzweigen in *Kapillaren*. Diese kleinsten Arterien haben Muskelwände, u. ihre Versorgung durch einen Nerv ermöglicht ihnen Verengung od. Erweiterung je nach dem Blutversorgungsbedarf der sie umgebenden Gewebe.

Arteriopathien Arterienerkrankungen, die bestehen können in: abnormer Verengung, die die Durchblutung behindert u. Gewebeschäden bewirken kann; komplettem Verschluss, der Gewebetod verursachen kann; abnormer Dehnung der Arterienwände, sodass die Wände dünn werden und reißen können.

Atherosklerose, bei der sich Fettablagerungen an den Arterienwänden bil-

ARTERIOSKLEROSE

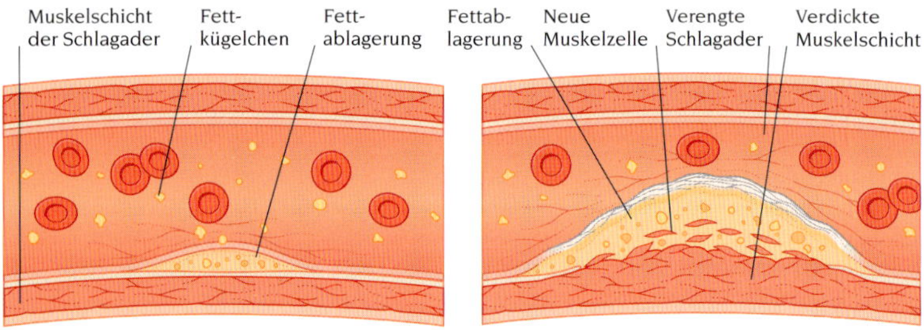

BEGINNENDE ARTERIOSKLEROSE FORTGESCHRITTENE ARTERIOSKLEROSE

den, ist die häufigste A. Alle Arterien können von ihr betroffen werden einschließlich der im Gehirn (→ *zerebrovaskuläre Verschlusskrankheit*), Herzen (→ *KHK*) u. in den Beinen (→ *Verschlusskrankheit, periphere arterielle*). Atherosklerose ist die Hauptform der *Arteriosklerose*, einer Gruppe von Erkrankungen, die Verdickung u. Elastizitätsverlust der Arterienwände verursachen. Die *Arterienentzündung* betrifft die Arterienwände, verengt die Arterien u. blockiert sie manchmal. Ein *Aneurysma* ist eine ballonartige Arterienerweiterung, verursacht durch den Druck des Bluts auf die geschwächte Arterienwand. Eine *Thrombose* liegt vor, wenn sich ein Blutpfropf in einem Blutgefäß gebildet hat u. den Blutstrom verlegt. Der Verschluss einer Arterie durch ein Blutpfropfteilchen od. anderes Material, das vom Blutstrom verschleppt worden ist, wird *Embolie* genannt. Beim *Raynaud-Syndrom* treten zeitweilig Spasmen der kleinen Hand- u. Fußarterien auf, gewöhnlich bei Kälte.

Arteriosklerose Ansammlung von *Cholesterin* u. anderen Fetten u. fettähnlichen Substanzen (Lipiden) an den Arterienwänden mit der Folge der Arterienverengung. A. kann in jeder Arterie auftreten u. ist eine Hauptursache bei *Schlaganfall*, *Herzinfarkt* u. Minderdurchblutung der Beine. Die gelblichen Ablagerungen der vom Blut mitgeführten Fette an den Arterieninnenschichten (→ *Atherom*) behindern die Durchblutung der Arterien. Auch verdickt sich die Muskelschicht in der Arterienwand, was die Arterie noch mehr verengt. Blutplättchen können sich in Klümpchen an der Oberfläche der Ablagerungen ansammeln u. die Bildung von Blutpfropfen in Gang bringen. Ein großer Blutpfropf kann die Arterie komplett verstopfen und das von der Arterie zu versorgende Organ von der Sauerstoffzufuhr abschneiden.

Erst im späteren A.-Stadium treten Symptome auf, die ihre Ursache in der verminderten od. völlig blockierten Blutzufuhr zu dem betroffenen Organ haben. Wenn die Herzkranzgefäße, die den Herzmuskel versorgen, teilweise blockiert sind, kann es zu *Angina-pectoris*-Brustkorbschmerzen kommen. Bei einer völligen Verstopfung einer Herzkranzarterie kann ein plötzlicher, oft tödlicher Herzinfarkt eintreten. Viele Schlaganfälle sind Folge von A. in den Arterien, die das Gehirn versorgen. Betrifft die A. die Beinarterien, besteht das erste Symptom wegen der verminderten Blutzufuhr zu den Beinmuskeln in krampfartigen Schmerzen beim Gehen. Wenn zugleich eine erbliche Lipidstörung vorliegt (→ *Hyperlipidämie*), können sich die Fettablagerungen in sichtbaren, kugeligen Gebilden an den Sehnen u. unter der Haut entwickeln.

Das A.-Risiko hängt vom Cholesterinspiegel im Blut ab, u. dieser von der Ernährung u. genetischen Faktoren. A. kommt in der westlichen Welt äußerst häufig vor, wo eine fettreiche Ernährung üblich ist. Einige Erkrankungen wie *Diabetes mellitus* können jedoch unabhängig von der Ernährungsweise mit einem hohen Cholesterinspiegel verbunden sein.

Die Durchblutung kann mit *Angiographie* oder einer Doppler-*Ultraschalluntersuchung* geprüft werden.

Die beste Behandlung der A. besteht in der Verhütung ihres Fortschreitens durch eine gesunde Lebensführung. Dazu zählen fettarme Ernährung, Nikotinverzicht, regelmäßiger Sport u. die Einhaltung des anhand der Körpergröße empfohlenen Gewichts. Diese Maßnahmen führen zu einem unterdurchschnittlichen Risiko, eine A. von Bedeutung zu bekommen. Menschen mit hohem Cholesterinspiegel, aber sonst guter Gesundheit wird geraten, auf fettarme Ernährung umzusteigen. Evtl. werden ihnen auch cholesterinsenkende Mittel verschrieben (→ *Lipidsenker*). Laut Forschung ist bei Menschen nach Herzinfarkt die Senkung des Cholesterinspiegels auch dann hilfreich, wenn der Spiegel bei den Durchschnittswerten für Gesunde liegt.

Menschen, die A. und deren Symptome haben, kann ein Wirkstoff wie *Acetylsalicylsäure* verschrieben werden, um das Blutgerinnungsrisiko an der geschädigten Arterieninnenschicht zu verringern.

Eine operative Behandlung wie die Angioplastie der Herzkranzgefäße (→ *Angioplastie, Ballon-*) empfiehlt sich für Betroffene mit einem hohen Risiko für schwere Komplikationen, v.a. Herzinfarkt. Ist die Blutversorgung des Herzens stark beeinträchtigt, kann zur Wiederherstellung ein Bypass angelegt werden (→ *Bypass, koronarer*).

Arteriosklerose-Plaque Gebiet einer *Arteriosklerose* in den Arterien. Die P. sind symptomlos, bis sie groß genug sind, um den Blutstrom zu stören oder bis die Oberfläche der Plaques aufgeraut ist und so Thromben entstehen. P. in *Koronararterien* verursachen die *KHK* (koronare Herzkrankheit).

Arthritis Entzündung von einem od. mehreren Gelenken mit Schmerzen, Schwellung u. Steifheit.

Von den unterschiedlichen Entzündungsformen hat jede ihre typischen Merkmale. Häufigste Form: degenerative Gelenkerkrankung (→ *Verschleißerkrankung*), bei der meist die Knie, Hüften u. Hände betroffen sind u. die gewöhnlich erst ab der zweiten Lebenshälfte auftritt. *Zervikalosteoarthritis* ist eine Form der degenerativen Gelenkerkrankung, die die Wirbelkörper der Halswirbelsäule befällt. Die rheumatoide A. (→ *Rheumatoide Arthritis*) ist eine zerstörende Erkrankung mit Entzündung der Gelenke u. anderer Gewebe wie dem Herzbeutel, der Lungen u. Augen. Auf Kinder hat sie andere Auswirkungen (→ *Arthritis, juvenile chronische*). Die *Bechterew-Strümpell-Marie-Krankheit* ist eine weitere hartnäckige A.-Form; sie befällt zunächst die Wirbelsäule u. die Gelenke zwischen der Wirbelsäule u. den *Iliosakralgelenken* des Beckens. Auch andere Gewebe wie die Augen können betroffen sein. Schließlich können die Wirbel miteinander verwachsen. Reaktive A. (→ *Arthritis, reaktive*) entwickelt sich gewöhnlich bei anfälligen Menschen nach einer Infektion, i.d.R. des Genitaltrakts od. des Darms. *Gicht* u. *Pseudogicht* sind A.-Formen, bei denen sich Kristalle in den Gelenken ablagern u. Schwellung u. Schmerzen verursachen. Die infektiöse A. ist relativ selten u. kann sich entwickeln, wenn eine Infektion über eine Wunde od. übers Blut in ein Gelenk eindringt.

Diagnose: *Bluttests*, in manchen Fällen mikroskopische Untersuchung einer Gelenkflüssigkeitsprobe. Mit Röntgen (→ *Röntgenstrahlen*) oder *Kernspintomographie* lassen sich die Krankheitsform u. das Ausmaß der Gelenkschädigung erkennen.

Eindämmung der Auswirkungen von A. durch *Physiotherapie* u. Gymnastik. Für einige Formen gibt es spezifische Behandlungen, z.B. *Antibiotika* für die infektiöse Arthritis. In schweren Fällen können *Gelenkersatz* od. operative Gelenkversteifung (→ *Gelenkversteifung, operative*) nötig sein.

Arthritis, juvenile chronische Seltene, Kinder und Jugendliche betreffende, häufiger bei Mädchen vorkommende Erkr.; Beginn 2. und 4. Lebensjahr oder um die Pubertät. Es gibt 3 Hauptformen: Das Still-Syndrom (polyartikulär-systemische A.), das mit Fieber, Ausschlag, vergrößerten *Lymphknoten*, Bauchschmerz und Gewichtsverlust einsetzt. Die Symptome dauern mehrere Wochen an. Gelenkschmerz, -schwellung und -steifigkeit treten nach mehreren Monaten auf. Die polyartikuläre A. erzeugt Schmerz, Schwellung und Steifigkeit in vielen Gelenken. Die oligoartikuläre A. befällt höchstens 4 Gelenke.

Komplikationen sind u.a. Minderwuchs, *Anämie*, *Brustfellentzündung*, *Herzbeutelentzündung* und Vergrößerung von *Leber* und *Milz*, Gelenkdeformitäten. Eine *Uveitis* kann sich entwickeln, die unbehandelt zur Sehschwäche führt. Selten sind eine *Amyloidose* oder *Niereninsuffzienz*.

Die Diagnose erfolgt anhand der Symptome, Bildgebung und *Bluttests*, wird aber nur gestellt, wenn die Erkr. länger als 3 Monate dauert.

Die Therapie umfasst *nichtsteroidale Antirheumatika*, *Kortikosteroide* oder *Acetylsalicylsäure*. Schienen werden angelegt zur Ruhigstellung entzündlicher Gelenke und zur Vermeidung evtl. Deformitäten. *Physio-* und *Hydrotherapie* vermindern die Gefahr von Muskelschwund und der -verformung.

Die j. chr. A. verschwindet i.d.R. nach einigen Jahren, aber manche Kinder nehmen die aktive Erkrankung mit ins Erwachsenenalter.

Arthritis, reaktive Gelenkentzündung durch gesteigerte Reaktion des *Immunsystems* auf eine Infektion der Genitalorgane, wie *Chlamydien-Infektion*, od. des Magen-Darm-Trakts, wie *Magen-Darm-Infekt*. Bei Vorliegen einer weiteren Infektion, wie z. B. der Augen, handelt es sich um die *Reiter-Krankheit*.

Arthritis, rheumatoide → *Rheumatoide Arthritis*

Arthrodese → *Gelenkversteifung, operative*

Arthrographie Röntgenkontrastdarstellung (→ *Röntgenstrahlen*) vom Inneren eines geschädigten Gelenks zur Diagnosestellung. Zu diesem Zweck wird eine strahlenundurchlässige Lösung ins Gelenk eingespritzt. Immer häufiger durch *Kernspintomographie*, *Ultraschalluntersuchung* und *Gelenkspiegelung* ersetzt.

Arthropathia neuropathica Gelenk, das von *Entzündungen* u. einer Reihe von Verletzungen geschädigt wurde, die durch verloren gegangene Empfindsamkeit aufgrund einer *Nervenerkrankung* unbemerkt geblieben sind. A. n. tritt bei zahlreichen Leiden auf, wie *Diabetes mellitus* u. unbehandelter *Syphilis*.

Ist die Schmerzempfindung verloren gegangen, löst eine starke Belastung des Gelenks nicht die schützenden krampfartigen Reflexe in den umgebenden Muskeln aus, sodass das Gelenk von übermäßigen Bewegungen geschädigt werden kann. Degenerative Gelenkerkr., Schwellungen u. Formänderung sind Merkmale der A. n.

Eine orthopädische Stütze od. Schiene verhindert anomale Gelenkbewegungen. Auch eine operative Gelenkversteifung (→ *Gelenkversteifung, operative*) kann durchgeführt werden. Der Nervenschaden ist nicht rückgängig zu machen.

Arthrose Häufige Erkr. der *Gelenke*, die durch Degeneration des Gelenkknorpels oder durch Bildung von *Osteophyten* charakterisiert ist. A. führt zu Schmerz, Steifigkeit und gelegentlich Funktionsverlust der Gelenke. Die A. entsteht durch Gelenkverschleiß, wobei Gewicht tragende Gelenke am meisten betroffen sind. Schwäche und Schrumpfung der umgebenden Muskeln treten auf, wenn der Schmerz eine regelmäßige Bewegung der Gelenke verhindert. Die Gelenke werden dicker und verformen sich durch Osteophyten. Unter der A. leiden fast alle Menschen über 60 J., wenn auch nicht alle Beschwerden haben. Faktoren, die zu einer frühen Entstehung führen, sind: übermäßiger Gelenkverschleiß oder -verletzung, angeborene Deformierung oder Ausrichtungsfehler von Knochen in einem Gelenk, *Fettsucht* oder Entzündung durch Erkr. wie *Gicht*. Unter schwerer A. leiden 3-mal so viel Frauen wie Männer. A. ist unheilbar. Die Symptome lassen sich durch *nichtsteroidale Antirheumatika*, *Schmerzmittel*, Injektionen mit *Kortikosteroiden* in die betroffenen Gelenke und *Physiotheraphie* lindern. Gewichtsnormalisierung und Training können hilfreich sein. Operative Eingriffe bei schwerer A. sind Arthroplastik und *Gelenkversteifung*.

Arthroskopie → *Gelenkspiegelung*

Arzneimittel, rezeptpflichtige Arzneimittel und andere Präparate, die nicht frei verkäuflich und nur auf Rezept abgegeben werden. Rezeptpflichtige Arzneimittel sind solche, deren unbedenklicher Gebrauch schwer ohne ärztliche Überwachung gewährleistet werden kann (→ *Wirksubstanz*).

Arzneimittelüberdosis Einnahme einer zu hohen Dosis eines Arzneimittels, die toxische Wirkungen haben kann (→ *Medikamentenvergiftung*).

Arzneimittelwechselwirkung Wirkung eines Arzneimittels, wenn es in Kombination mit anderen oder z. B. mit Alkohol genommen wird.

Asbestbedingte Erkrankungen Gruppe von Erkrankungen, verursacht durch das Einatmen von Asbestfasern. Asbest ist ein Fasermineral, das früher als hitze- und feuerbeständiges Isoliermaterial verwendet wurde. Es gibt 3 Arten Asbestfasern: weiße, die viel verwendet wurden, blaue und braune, die gefährlichsten. Die Verwendung aller Arten ist inzwischen verboten.

Bei der Asbestose entsteht eine ausgedehnte Vernarbung der Lungen. Die Folgen sind Atemnot und trockener Reizhusten, die zu schwerer Behinderung und Tod führen können. Sie betrifft meist Fabrikarbeiter, die Asbest stark ausgesetzt waren. Die Diagnose erfolgt durch Röntgen (→ *Brustkorb, Röntgenaufnahme*). Asbestose erhöht das Lungenkrebsrisiko.

Das *Mesotheliom* ist ein Krebs der *Pleura* oder des *Bauchfells*, der bei Kontakt mit blauem oder braunem Asbest vorkommt. Er verursacht bei der Pleura Schmerzen sowie Atemnot und beim Bauchfell Bauchschwellung sowie Darmverschluss. Das Leiden lässt sich nicht behandeln und führt gewöhnlich binnen 1 bis 2 Jahren zum Tod. Der durchschnittliche Zeitraum zwischen Erstaussetzung gegenüber Asbest und Tod beträgt 20 bis 30 Jahre.

Bei diffusen Pleuraverdickungen betrifft es die äußeren und inneren Pleuraschichten, wobei sich in dem Hohlraum zwischen ihnen dann zu viel Flüssigkeit ansammeln kann. Dies schränkt die Lungendehnbarkeit ein und führt zur Kurzatmigkeit. Diese Erkrankung kann auch nach nur kurzzeitigem Asbestkontakt entstehen. Die Asbestose zählt zu den entschädigungspflichtigen *Berufskrankheiten*.

Asbestose → *asbestbedingte Erkr.*

Ascorbinsäure → *Vitamin C*

Asepsis Schaffung einer keimfreien Umgebung zum Schutz Erkrankter gegen Infektion. A. wird während Operationen u. bei der Pflege Kranker angewandt, deren *Immunsystem* etwa durch eine Erkr. unterdrückt wird, z. B. bei *Leukämie*. Alle Kontaktpersonen müssen sich die Hände gründlich reinigen, vorsterilisierte Kleidung sowie Wegwerfhandschuhe u. -masken tragen. Chirurgische Instrumente werden in einem *Hochdrucksterilisator* keimfrei gemacht. Die Haut der Kranken wird mit *Antiseptika* wie jodhaltigen Lösungen gesäubert. Im Operationsraum wird die Luft über ein spezielles Ventilationssystem gereinigt (→ *Isolierung*).

Aspartam In manchen Nahrungsmitteln u. Medikamenten verwendeter künstlicher *Süßstoff*.

Asperger-Syndrom Eine Entwicklungsstörung, die gewöhnlich wegen Kontaktschwierigkeiten, gestelzter Sprache u. sehr spezialisierter Interessen schon in der Kindheit erkannt wird. Die Intelligenz ist normal od. hoch. Das A.-S. wird dem *Autismus* zugeordnet u. auch pervasive Entwicklungsstörung genannt. Heilpädagogische Förderung ist evtl. erforderlich, oft innerhalb des allgemeinen Schulsystems. Die Erkrankung ist bleibend.

Aspergillose Durch Einatmung der Sporen des Schimmelpilzes *ASPERGILLUS* hervorgerufene Infektion; er gedeiht in verrottenden Pflanzen. Für Gesunde unschädlich, kann er sich in den Lungen von *Tuberkulose*-Kranken ausbreiten, *Asthma*-Symptome verschlimmern u. bei Menschen mit verminderter Immunität, die z. B. *Immunsuppressiva* einnehmen, zu schweren, sogar tödlich verlaufenden Infektionen führen.

Asphyxie → *Ersticken, drohendes*

Aspiration Absaugen von Flüssigkeit oder Zellen aus dem Körper. Der Begriff bezeichnet auch das versehentliche Einatmen eines Fremdkörpers, gewöhnlich beim Essen oder Trinken. Wenn das Bewusstsein gestört ist, z. B. durch Kopfverletzung oder Alkoholrausch,

ASPIRATION

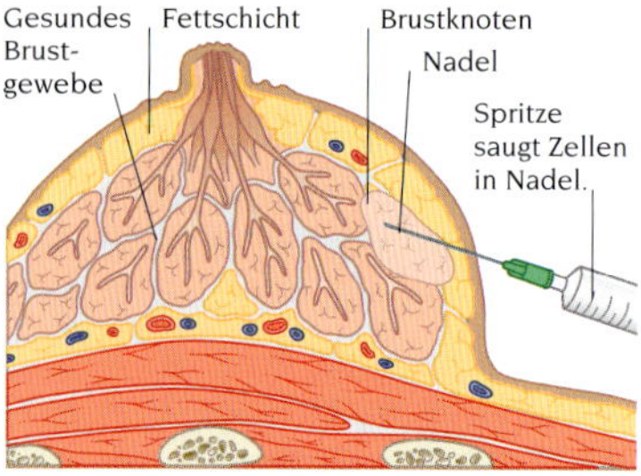

BRUSTKNOTENASPIRATION

kommt es häufig zur Aspiration des Mageninhalts.

Bei der A.-*Biopsie* werden Zellen od. Flüssigkeit mit Nadel u. Spritze zur Untersuchung entnommen. Dieses Verfahren wird häufig verwendet, um Zellen aus einem flüssigkeitsgefüllten Hohlraum zu ziehen, z. B. aus einem Brustknoten (→ *Brust, Knoten*) od. einer *Brustzyste*. Zellen lassen sich auch dem Knochenmark (→ *Knochenmarkentnahme*) od. einem Bauchorgan entnehmen, wenn eine dünne Nadel unter Sichtführung mittels einer *Computertomographie* oder Ultraschall (→ *Ultraschalluntersuchung*) zum Ort der Entnahme geführt wird.

ASTHMA

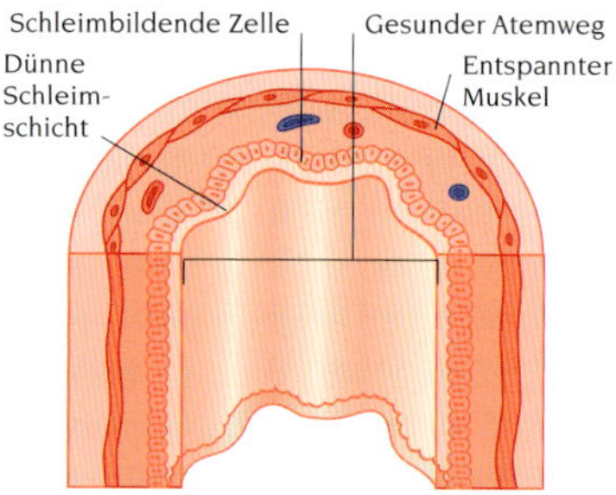

GESUNDER ATEMWEG

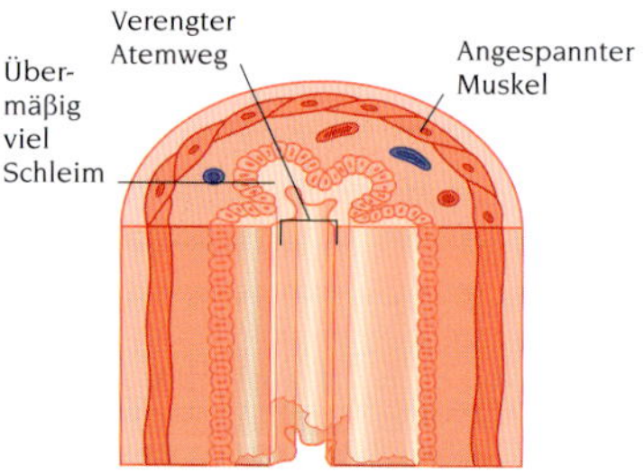

ATEMWEG BEI ASTHMAANFALL

Assay → *Nachweisverfahren*

Assoziationsfeld Mehrere Felder im *Kortex* des *Gehirns*, die bei höheren geistigen Aktivitäten beteiligt sind. A. deuten die von den Sinneswahrnehmungsfeldern erhaltenen Informationen u. lösen angemessene Reaktionen aus, z. B. willentliche Bewegungen.

Asthenie Veraltet für Erschöpfung.

Asthma Asthma bronchiale; Lungenerkrankung, bei der sich die *Bronchien* zeitweise verengen, was zu Kurzatmigkeit, Keuchen u. Husten führt. A. beginnt oft in der Kindheit, kann jedoch in jedem Lebensalter auftreten. Ca. 6-11 % der Kinder in Deutschland haben Asthma. Die Zahl der A.-Kranken hat in den letzten Jahren dramatisch zugenommen. In etwa der Hälfte der Fälle hört A. mit dem Ende der Kindheit auf.

Bei einem A.-Anfall ziehen sich die Muskeln in den Atemwegswänden zusammen und verengen sie. Die Schleimhäute schwellen, entzünden sich u. sondern übermäßig viel zähen Schleim ab, der die feineren Atemwege verstopfen kann.

Bei einigen Kranken löst eine allergische Reaktion die Atemwegsveränderungen aus. Diese allergische A.-Form betrifft eher Kinder und kann zusammen mit einem *Ekzem* od. anderen allergischen Erkrankungen wie *Heuschnupfen* auftreten. Die Anfälligkeit für diese Erkrankungen kommt familiär gehäuft vor u. kann vererbt sein.

Einige als *Allergene* bezeichnete Substanzen sind als Auslöser für allergisches A. anerkannt. Dazu gehören Blütenstaub, Hausstaubmilben, Schimmelpilze, *Tierschuppen* und Speichel von Felltieren wie Ratten u. Hunden. Selten rufen bestimmte Nahrungsmittel wie Milch, Eier, Nüsse u. Weizen eine allergische Reaktion hervor. Manche A.-Kranke sind allergisch gegen *Acetylsalicylsäure*.

Bei A.-Ausbruch im Erwachsenenalter liegen gewöhnlich keine erkennbaren Allergieauslöser vor. Der erste Anfall erfolgt manchmal aufgrund einer Atemwegsinfektion.

Zu den auslösenden Faktoren für einen Anfall gehören kalte Luft, Sport, Rauch u. gelegentlich emotionale Faktoren wie Stress und Angst. Zwar wird A. normalerweise nicht durch Industrie- und Auspuffgase verursacht, doch offenbar verschlimmert. Bei A.-Anfälligen kann die Luftverschmutzung Asthma auslösen.

Zuweilen kann ein Stoff, der von einem bis dahin Gesunden regelmäßig am Arbeitsplatz eingeatmet wird, zu A. führen. Diese Berufs-A. genannte Form gehört zu den berufsbedingten Lungenerkrankungen, die immer noch zunehmen.

Gegenwärtig werden an Arbeitsplätzen ungefähr 200 Substanzen verwendet, die als Auslöser von A.-Symptomen anerkannt sind, u.a. Kleber, Harze, Latex u. einige Chemikalien, besonders bei Spritzlackierung verwendete Isocyanat-Chemikalien. Berufs-A. lässt sich jedoch nur schwer feststellen, da jemand einem bestimmten Auslöser über Wochen, Monate od. Jahre ausgesetzt sein kann, ehe die A.-Symptome auftauchen.

A.-Anfälle können in ihrem Schweregrad von leichter Kurzatmigkeit zu Lungeninsuffizienz (→ *Insuffizienz, respiratorische*) reichen. Die Hauptsymptome sind Keuchen, Atemnot, trockener Husten und Engegefühl in der Brust. Bei einem schweren Anfall wird das Atmen immer schwieriger, sodass der Sauerstoffgehalt des Bluts sinkt. Dies führt zu *Blausucht* des Gesichts, besonders der Lippen. Ohne Behandlung können diese Anfälle tödlich enden.

Für A. gibt es keine Heilung, jedoch kann den Anfällen weitgehend vorgebeugt werden, wenn ein bestimmtes Allergen festgestellt worden ist.

Die Behandlung erfolgt mittels Inhalation von *Bronchospasmolytika* zur Linderung der Symptome. Bei häufig auftretenden oder schweren Symptomen werden auch zu inhalierende *Kortikosteroide* zur Dauermedikation verschrieben, um die Entzündung in den Atemwegen einzudämmen.

Die medikamentöse Behandlung kann außerdem mit Cromoglycinsäure und Nedrocromil erfolgen, die der Vorbeugung von A. dienen, das durch körperliche Anstrengung hervorgerufen wurde. Mit einer neuen Wirkstoffgruppe, den *Leukotrienrezeptor-Antagonisten*, lässt sich die zur Beherrschung der Erkrankung notwendige Kortikosteroid-Dosis herabsetzen. *Theophyllin* od. das zu inhalierende *Anticholinergikum Ipratropiumbromid* können verwendet werden, um die Bronchien zu erweitern. Ein A.-Anfall, der nicht auf eine Behandlung mit einem Bronchodilatator angesprochen hat, muss sofort im Krankenhaus abgeklärt u. behandelt werden.

Astigmatismus → *Stabsichtigkeit*

Astrozytom Form eines bösartigen *Hirntumors*. A. ist die häufigste Form eines Glioms, eines Tumors der Glia-(Stütz-)zellen des Nervensystems. Es tritt meistens im *Großhirn* auf. A. werden nach ihrer Wachstumsgeschwindigkeit u. Bösartigkeit in Grad I bis IV eingeteilt. Der schwerste Grad liegt bei *Glioblastoma multiforme* vor. Die Symptome ähneln denen der anderen Hirntumorformen. Die Diagnose erfolgt mittels *Computer-* oder *Kernspintomographie*, die Behandlung durch Operation, *Strahlen-* und/oder *Chemotherapie*.

asymptomatisch Ohne *Symptome*.

Asystolie → *Herzstillstand*

Aszites → *Bauchwassersucht*

Ataxie → *Bewegungskoordination, mangelnde*

Ataxie, zerebellare Ruckhafter, taumelnder Gang u. andere unkoordinierte Bewegungen infolge Schädigung od. Erkr. des *Kleinhirns*. Weitere Merkmale sind *Dysarthrie*, Zittern der Hände u. *Nystagmus*. Mögliche Ursachen: *Schlaganfall, multiple Sklerose, Hirntumor*, Schädigung aufgrund von *Alkoholabhängigkeit* u. Zerstörung des Kleinhirns infolge einer erblichen Erkr.

Atelektase Kollaps eines *Lungen*anteils durch Verlegung eines od. mehrerer Atemwege in der Lunge. Die Verlegung kann durch Schleimansammlung, einen versehentlich eingeatmeten Fremdkörper, Lungentumor oder vergrößerte Lymphknoten verursacht sein, die auf den Atemweg drücken.

Das Hauptsymptom ist Kurzatmigkeit, u.U. auch Husten und Schmerzen im

Brustkorb. Die Diagnose kann durch Röntgen (→ *Brustkorb, Röntgenaufnahme*) erfolgen. Die Behandlung zielt auf die Beseitigung der Blockierung u. kann mittels *Physiotherapie* od. Bronchoskopie durchgeführt werden. Wenn sich die Verlegung beseitigen lässt, dürfte sich die Lunge normalerweise wieder entfalten.

Atembeschwerden Mühsames od. gequältes Atmen mit einer Änderung von Frequenz u. Tiefe der Atmung od. einem Gefühl der Kurzatmigkeit. Nach sportlicher Aktivität ist dies normal, besonders, wenn man nicht in Form od. übergewichtig ist. Atemlosigkeit in Ruhe ist stets abnormal u. meist durch Erkr. bedingt, die die Atemwege betreffen (→ *Asthma*), die Lungen (→ *chronisch-obstruktive Lungenerkr.,*) od. das Herz-Kreislauf-System (→ *Herzversagen*). Große *Angst* kann zu Atemlosigkeit führen, selbst wenn die Lungen gesund sind (→ *Hyperventilation*). Schäden am Atemzentrum im Hirnstamm infolge *Schlaganfalls* od. *Schädelhirntrauma* können die Atmung beeinträchtigen, ebenso die Nebenwirkungen bestimmter Wirkstoffe. Evtl. ist Atemhilfe mit einem *Beatmungsgerät* notwendig.

In großen Höhen müssen sich die Lungen mehr anstrengen, den Körper mit genügend Sauerstoff zu versorgen (→ *Höhenkrankheit*). Kurzatmigkeit kann bei schwerer Anämie auftreten, da sich die Lungen wegen abnormaler od. niedriger Mengen des sauerstofftransportierenden Farbstoffs *Hämoglobin* mehr anstrengen müssen, den Körper mit Sauerstoff zu versorgen. A., die sich bei körperlicher Anstrengung verstärken, können durch verminderte Durchblutung der Lungen hervorgerufen sein. Diese kann auf *Herzinsuffizienz, Lungenembolie* od. *Pulmonalhypertonie* beruhen. Eine Verlegung der Atemwege bei chronischer *Bronchitis*, Asthma, allergischer Reaktion od. *Lungenkrebs* kann ebenfalls zu A. führen. Auch kann eine leistungsschwache Passage von Sauerstoff aus den Lungen in die Blutgefäße die Ursache sein. Eine vorübergehende Schädigung des Lungengewebes kann bei *Lungenentzündung, Pneumothorax, Lungenödem* od. *Pleuraerguss* vorkommen. Bleibende Schäden können auf einem *Emphysem* beruhen.

Schmerzen im Brustraum, z. B. infolge einer gebrochenen Rippe, die durch Brustkorb- od. Lungenbewegungen verstärkt werden, können die normale Atmung erschweren u. schmerzhaft machen, desgleichen eine *Brustfellentzündung*, die von Schmerzen im unteren Brustraum u. oft in der Schulter der betroffenen Seite begleitet wird.

Anomalien des Brustkorbskeletts wie bei schwerer *Skoliose* od. Buckel können durch Beeinträchtigung der normalen Brustkorbbeweglichkeit zu A. führen.

Atemfunktionstests → *Lungenfunktionstests*

Atemlosigkeit → *Kurzatmigkeit*. Gefühl von mühsamem Atmen, eine normale Reaktion auf Sport od. körperliche Anstrengung, doch u.U. auch durch eine zugrunde liegende Erkr. verursacht (→ *Atembeschwerden*).

Atemnotsyndrom Akute Lungenerkr., die das Atmen erschwert u. zu einem lebensbedrohlichen Mangel an *Sauerstoff* im Blut führt. Es gibt 2 Arten von A. Bei Frühgeborenen ist die Lunge noch fest u. entfaltet sich nur schwer durch den Mangel an *Surfactant*. Bei Erwachsenen entwickelt sich ein A. durch schwere Verletzung od. Infektion. Die Behandlung gilt der eigentlichen Ursache, es erfolgt *künstliche Beatmung* u. Sauerstoffgabe; den Frühgeborenen wird eine *Surfactant-Inhalation* gegeben.

Atemstillstand Plötzliches Anhalten der *Atmung* aufgrund eines Vorgangs, der die Funktion des Atemzentrums im *Gehirn* stark beeinträchtigt. Mögliche Gründe sind ein längerer *Krampfanfall*, eine Überdosis *Opioide, Herzstillstand, Stromverletzungen, Schädelhirntrauma, Schlaganfall* od. akute respiratorische Insuffizienz (→ *Insuffizienz, respiratorische*). A. führt zu *Anoxie* u. unbehandelt zu Herzstillstand, Gehirnschaden, *Koma* und Tod.

Atemstörung Med. respiratorische Insuffizienz; lebensbedrohlicher Zustand, bei dem durch Unterbrechung des normalen Gasaustauschs zwischen Atemluft und Blut der Kohlendioxidspiegel im Blut steigt und der Sauerstoffspiegel sinkt. Eine A. tritt u.U. nach Hirnschaden oder Unterdrücken der Funktion des Atmungszentrums durch eine Überdosis von Morphin auf. Die Behandlung umfasst *künstliche Beatmung* oder in einigen Fällen die Anwendung von die Atmung anregenden Mitteln (→ *Insuffizienz, respiratorische*).

Atemübungen Zu erlernende Techniken zur Steuerung von Atemfrequenz u. Atemtiefe. Dazu soll durch die Nase eingeatmet, dabei der Brustkorb geweitet, dann durch den Mund mit gespitzten Lippen („Lippenbremse") vollständig ausgeatmet u. dabei die Bauchmuskulatur zusammengezogen werden. A. werden nach Brustkorboperationen u. bei chronisch-obstruktiver Lungenerkr. (→ *chronisch-obstruktive Lungenerkr.,*) angewandt. Auch bei *Angststörungen* u. zur Milderung von *Asthma*-Symptomen helfen sie.

Bei *Yoga* wird tief u. rhythmisch geatmet, um einen Entspannungszustand zu erreichen. Mithilfe von A. während der *Geburt* entspannt die Mutter, unterstützt die Wehen u. verringert die Schmerzen (→ *Physiotherapie*).

Atemwege Sammelbegriff für die Gänge, durch die Luft in die Lungen und aus den Lungen strömt (→ *Atmungssystem*).

Atemwege, Spiegelung Med. Bronchoskopie; Untersuchung der *Bronchien* mittels eines *Endoskops*, hier in der Form des Bronchoskops. Es gibt starre u. biegsame Bronchoskope. Ein starres Bronchoskop ist ein Betrachtungshohlrohr, das unter Anästhesie über den Mund in die Bronchien eingeführt wird. Das flexible Fiberendoskop, ein Rohr von kleinerem Durchmesser mit Glasfaseroptik, kann durch Mund od. Nase eingeführt werden. Es reicht tiefer in die Lungen u. erfordert nur ein leichtes Beruhigungsmittel u./od. *Lokalanästhesie*.

Die Spiegelung wird zur Inspektion der Bronchien auf Auffälligkeiten wie z.B. bei *Lungenkrebs* und *Tuberkulose*, zur Entnahme von Proben von Schleim, Zellen und Gewebe (→ *Biopsie*) angewandt, ferner zur Entfernung eingeatmeter Fremdkörper, Zerstörung von *Tumoren* und zum Verschluss von geschädigten Blutgefäßen. Die beiden Letzteren erfolgen mittels *Laserbehandlung, Hochfrequenztherapie* oder *Kältechirurgie* und mit im Bronchoskop befindlichen Vorrichtungen.

Atemwegobstruktion Verengung od. Blockierung der Atemwege, z.B. durch einen Fremdkörper, der in den oberen Atemwegen festsitzt u. zum Ersticken führen kann. Bei bestimmten Erkrankungen wie *Diphtherie* od. *Lungenkrebs* können die Atemwege verlegt werden (→ *Atemwegverlegung*). Auch Spasmen der Atemwegsmuskulatur, z.B. beim

ATEMWEGE, SPIEGELUNG

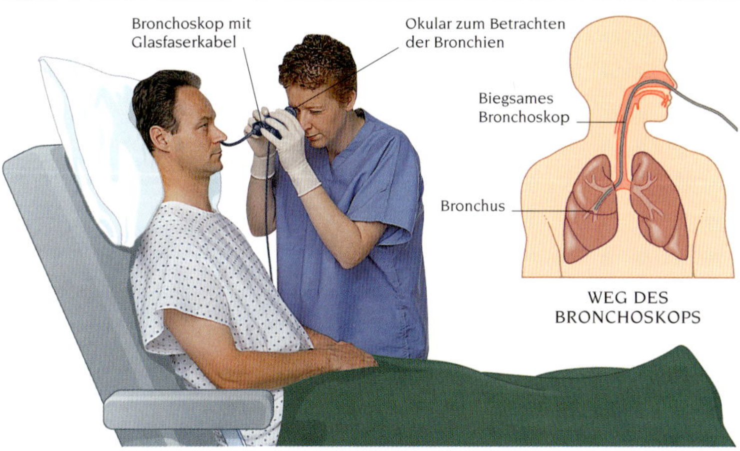

Bronchospasmus, einem Merkmal von *Asthma*, bewirken *Atembeschwerden*.

Atemwegsinfekt Infektion der Atemwege zwischen Nase u. Lungenbläschen. Man unterscheidet Infekte der oberen u. unteren Atemwege. Infekte der oberen Atemwege betreffen *Nase, Rachen, Sinus* u. *Kehlkopf* u. sind *Erkältungen, Pharyngitis, Mandelentzündung, Sinusitis, Kehlkopfentzündung* u. Pseudo*krupp*. Infekte der unteren Atemwege, die sich auf *Luftröhre*, Bronchien u. *Lunge* auswirken, sind akute Bronchitis (→ *Bronchitis, akute*), akute *Bronchiolitis* u. *Lungenentzündung*.

Atemwegverlegung Komplette od. inkomplette Unfähigkeit zu atmen aufgrund einer Verlegung der *Atemwege*. A. ist oft Folge des Eindringens von Speisen od. Getränken in *Luftröhre* od. *Bronchien* anstatt entlang des *Kehlkopfs* in die *Speiseröhre*. Normalerweise reicht das Aushusten, um die Fremdkörper wieder zu entfernen. Ernsterer Natur ist ein Hindernis, das die Atemwege teilweise blockiert u. nicht durch Husten ausgestoßen werden kann. Sind die Atemwege komplett verlegt u. können nicht freigelegt werden, folgt völliger Atemstillstand. Wenn das Hindernis nicht mit Erste-Hilfe-Maßnahmen wie dem *Heimlich-Handgriff* od. manuell entfernt werden kann, muss eine Not-*Tracheostomie* erfolgen, um die Luftzufuhr wiederherzustellen, bis das Hindernis instrumentell entfernt wird.

Atenolol *Betablocker*, der gewöhnlich zur Behandlung von *Bluthochdruck, Angina pectoris* und auch bestimmten Formen von *Herzrhythmusstörungen* eingesetzt wird.

Atherom 1. „Grützbeutel", eine verstopfte Talgdrüse, die zystische Ausmaße annehmen kann, meist nicht schmerzt, jedoch sich entzünden kann u. aus optischen oder entzündungsbedingten Erwägungen manchmal operativ entfernt wird. 2. Fettablagerungen auf der Innenschicht einer Arterie, die bei *Arteriosklerose* auftreten u. die Durchblutung behindern (auch als atherosklerotische Plaques bezeichnet).

Atherosklerose Häufigste Form der *Arteriosklerose*.

Athetose Nervensystemerkrankung, für die langsame, geschraubt-wurmförmige, unwillkürliche Bewegungen meist von Gesicht, Kopf, Hals u. Gliedmaßen kennzeichnend sind. Gewöhnlich kommt es auch zum Schneiden von Grimassen mit Verzerrung des Munds sowie Problemen bei Gleichgewicht u. Gang. A. ist oft mit *Veitstanz* verbunden.

Beide Erkrankungen beruhen auf einer Schädigung der die Bewegungen steuernden *Basalganglien*. Diese Schädigung kann vor od. bei der Geburt (→ *Zerebralparese, infantile*), infolge *Gehirnentzündung*, degenerativer Erkrankungen wie *Huntington-Chorea* od. durch Nebenwirkungen von *Phenothiazinen* od. *Levodopa* eintreten.

Atmung Vorgang, bei dem Luft in die und aus den Lungen strömt und damit die Aufnahme von Sauerstoff ins Blut und die Abgabe von Kohlendioxid aus

ATMUNG

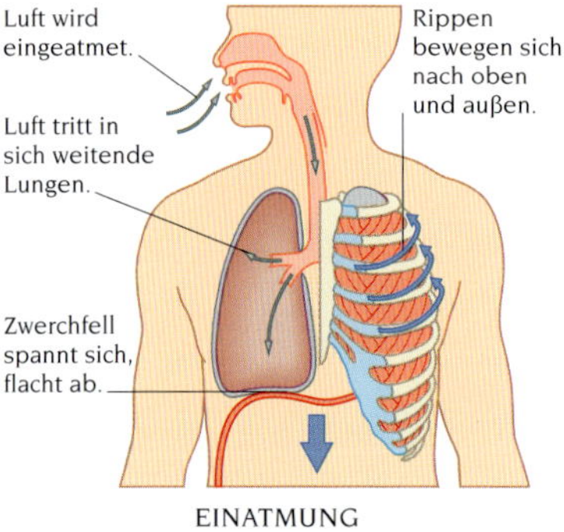

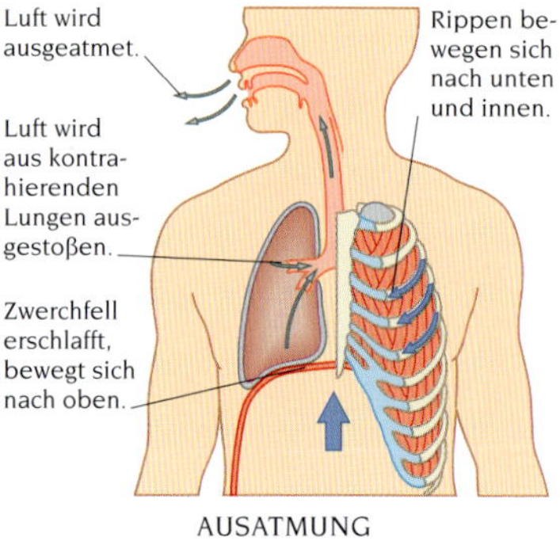

dem Blut ermöglicht. Gesteuert wird die Atmung durch das Atemzentrum im *Hirnstamm*. Bei Einatmung zieht sich das Zwerchfell zusammen und flacht ab. Die Muskeln in den Zwischenrippenräumen ziehen sich zusammen und ziehen den Brustkorb nach oben und außen. Der daraus folgende Zuwachs an Brustraum bewirkt die Ausdehnung der Lungen, und die Druckverringerung bewirkt den Einstrom von Luft in die Lungen. Bei Ausatmung erschlaffen Brustkorbmuskeln und Zwerchfell, sodass der Brustkorb absinkt und die Lungen sich zusammenziehen, wodurch die Luft ausgepresst wird.

Bei normaler, ruhiger Atmung verlassen nur etwa 10% der Luft die Lungen, um von der gleichen Menge Frischluft ersetzt zu werden (Atemvolumen). Diese Frischluft mischt sich mit der alten Luft (Residualvolumen), die noch in den Lungen steht. Beim Erwachsenen liegt die normale Atemfrequenz in Ruhe bei 13 bis 17 Atemzügen pro Minute (→ *Zellatmung*).

Atmungssystem Organe, die für den Transport des *Sauerstoffs* aus der Luft ins Blut und das Abatmen von *Kohlendioxid* verantwortlich sind.

Der obere Teil des A. besteht aus Nasenflügeln, Rachen, Kehlkopf (der die Stimmbänder enthält) und Luftröhre. Der untere Teil des A. besteht aus den Lungenflügeln, die von einer zweischichtigen Membran, der sogenannten *Pleura*, umschlossen sind, und den unteren Luftwegen, Bronchien und *Bronchiolen*. Diese Strukturen sind vom Brustkorb umgeben und dort geschützt. Das A. endet in Millionen kleiner Säckchen, den *Lungenbläschen* (Alveolen), wo der Gasaustausch mit den winzigen Blutgefäßen stattfindet, die die Bläschen umgeben. Diese kleinen Gefäße entleeren sich in größere Lungengefäße, die den Bluttransport zum Herzen hin beziehungsweise von diesem weg übernehmen.

Die Luft wird ein- und ausgeatmet (→ *Atmung*) durch die Aktion des kuppelförmigen *Zwerchfells* und der Muskeln von Bauch und Brust einschließlich der *Interkostal*-Muskeln.

Atopie Bereitschaft für Überempfindlichkeitsreaktionen (→ *Allergie*). Bei A. können eine od. mehrere allergische Erkrankungen auftreten, z.B. *Asthma, Ekzem, Nesselsucht* u. *Heuschnupfen*. Unklar ist, welcher Mechanismus zugrunde liegt, jedoch scheint A. familiär gehäuft vorzukommen.

atopisches Ekzem → *Neurodermitis*

ATP Abkürzung für die chemische Verbindung Adenosintriphosphat, dem Hauptenergieträger im Körper (→ *ADP; Stoffwechsel*).

Atresie Verschluss od. starke Verengung einer Körperöffnung od. eines Hohlorgans als angeborene Fehlentwicklung. Beispiele: Gallengang-A., bei der der Gallengang zwischen Leber u. Zwölffingerdarm fehlt; *Ösophagusatresie*, bei

ATMUNGSSYSTEM

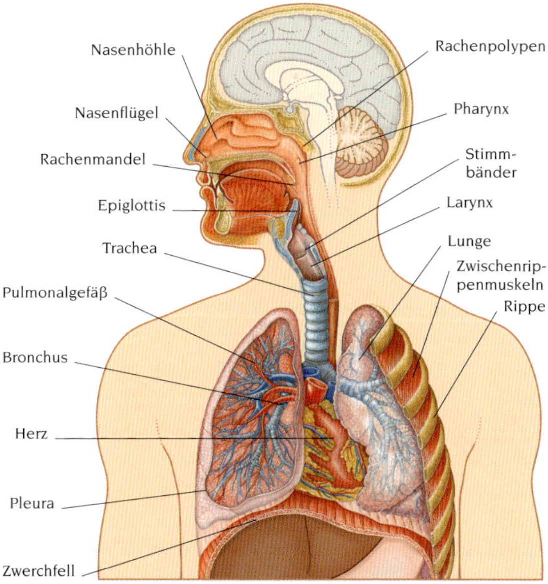

der die Speiseröhre blind endet, u. Anal-A. (→ *Analatresie*), bei der der Afterkanal verschlossen ist. Die meisten A.-Formen erfordern eine frühzeitige Operation.

atriales natriuretisches Peptid (ANP) Von speziellen Zellen der Muskelwand der *Herzvorhöfe* gebildetes Hormon. A. wird als Reaktion auf eine Überdehnung des Herzmuskels z. B. infolge Herzmuskelschwäche od. *Bluthochdrucks* ins Blut ausgeschüttet. Es bewirkt Blutdrucksenkung, indem es die Natriumausscheidung im Harn steigert und damit gleichzeitig das Blutvolumen herabsetzt.

Atrioventrikularknoten auch AV-Knoten; kleiner Knoten aus spezialisierten Muskelzellen im rechten Vorhof des *Herzens*. Elektrische Impulse vom *Sinusknoten* gelangen durch den A. u. entlang der Leitungsfasern in die Herzkammern, wo sie deren Kontraktion bewirken.

Atropin Aus *Belladonna* gewonnenes *Anticholinergikum*. A. wird zur Pupillenerweiterung bei Augenerkrankungen wie *Regenbogenhautentzündung* u. *Hornhaut*geschwür verwendet. Bei Kindern wird es auch vor Augenuntersuchungen eingesetzt. Als Vorbehandlung vor einer allgemeinen *Anästhesie* wird es gegeben, um Atemwegssekrete zu verringern; außerdem dient es bei *Bradykardie* zur Notfallbehandlung. Zuweilen wird es mit einem *Antidiarrhoikum* kombiniert, um Bauchkrämpfe bei Durchfall zu lindern.

Zu den Nebenwirkungen gehören: trockener Mund, unscharfes Sehen, Harnverhalt und bei älteren Menschen Verwirrtheit. A.-Augentropfen werden selten an Erwachsene verabreicht, da sie 2-3 Wochen dauernde Sehstörungen verursachen und u.U. akuten *grünen Star* bei anfälligen Personen herbeiführen können.

Audiogramm Grafische Darstellung der Ergebnisse einer Audiometrie (→ *Gehör, Messung*), die jeweils die Hörschwelle (niedrigster hörbarer Dezibelwert) für eine Reihe von getesteten Schallfrequenzen zeigt.

Audiologie Lehre von den Funktionen des Gehörorgans, insbesondere der Hörstörungen, die sich nicht medikamentös od. operativ beheben lassen.

Audiometrie → *Gehör, Messung*

Aufbaustoffwechsel Bildung komplexer Moleküle wie die von *Fetten* u. *Proteinen* aus einfacheren Molekülen durch Stoffwechselprozesse in lebenden Zellen (→ *Abbaustoffwechsel; Stoffwechsel*).

Auffrischungsimpfung Erneute Impfung zur Verstärkung od. Verlängerung des Impfschutzes nach der Basis-Impfung (→ *Impfstoffe*).

Aufmerksamkeitsdefizit-Hyperaktivitätsstörung engl. Abk. **AD(H)D**; Verhaltensstörung, bei der ein Kind ein ständig hohes Aktivitätsniveau u./od. Aufmerksamkeitsprobleme bei der Bewältigung von Aufgaben hat. Von A. od. hyperkinetischer Störung sind 3-5% der Kinder betroffen, vor allem Jungen. A.-H. sollte nicht mit dem normalen, ausgelassenen Verhalten eines gesunden Kindes verwechselt werden. Kinder mit A.-H. zeigen fortgesetzt über längere Zeit abnorme Verhaltensmuster. Ein betroffenes Kind ist in aller Regel ruhelos, zum Stillsitzen für mehr als einige Augenblicke nicht in der Lage, unaufmerksam u. impulsiv.

Die Ursachen für A.-H. sind nicht völlig klar, doch die Erkrankung kommt oft familiär gehäuft vor, was nahelegt, dass genetische Faktoren beteiligt sein können. A.-H. ist nicht, wie allgemein angenommen, die Folge mangelnder elterlicher Fürsorge oder Misshandlung.

Die Symptome treten in der frühen Kindheit auf, gewöhnlich zwischen dem 3. u. 7. Lebensjahr, u. können folgende Verhaltensmuster einzeln oder kombiniert umfassen: Unfähigkeit, eine Aufgabe zu Ende zu bringen, kurze Aufmerksamkeitsspanne, Konzentrationsunfähigkeit im Unterricht, Schwierigkeiten beim Befolgen einer Anweisung, Neigung zum ständigen Reden, häufiges Unterbrechen anderer; Schwierigkeiten abzuwarten, bis es an der Reihe ist; Unvermögen, still für sich zu spielen sowie körperliche Impulsivität. Kinder mit A.-H. können Schwierigkeiten haben, Freundschaften zu schließen. Das Selbstwertgefühl ist oft gering, da ein betroffenes Kind oft gescholten und kritisiert wird.

Zur Behandlung gehören Verhaltensänderungstechniken sowohl zu Hause wie in der Schule. Bei einigen Kindern verringert die Vermeidung bestimmter Nahrungsmittel od. Nahrungsmittelzusätze offenbar die Symptome. In schweren Fällen können *Stimulanzien* verschrieben werden, gewöhnlich *Methylphenidat* (Ritalin).

Paradoxerweise vermindern diese Stimulanzien bei A.-H. die Überaktivität und verbessern die Konzentration. Im Allgemeinen bessert sich die Erkrankung bis zum jungen Erwachsenenalter; ihr kann jedoch antisoziales Verhalten und *Medikamentenmissbrauch* oder Substanzmissbrauch folgen.

Auge Sehorgan; besteht aus Strukturen, die ein Bild auf die *Retina* an der Rückseite des Auges werfen, und Nervenzellen, die dieses Bild in elektrische Impulse umwandeln. Die Impulse gelangen durch die Sehnerven zur Interpretation zur Sehrinde (Sehzentrum an der Rückseite des Gehirns). Die A. arbeiten miteinander verbunden, unter Kontrolle des Gehirns, und richten sich selbst auf ein Objekt aus, sodass ein klares Bild auf jeder Netzhaut entsteht. Bei Bedarf schärfen die A. die Bilder durch Angleichung der Schärfe automatisch. Die Augäpfel liegen innerhalb der knöchernen Augenhöhle. Jeder Augapfel wird von 6 winzigen Muskeln bewegt. Das A. hat einen robusten äußeren Mantel, die Lederhaut. An der Vorderseite der Lederhaut dient die transparente Hornhaut als Haupt-„Linse" und besorgt die Schärfeneinstellung. Hinter der Hornhaut ist eine Kammer mit wässriger Flüssigkeit, an deren Rückseite die *Regenbogenhaut* mit der schwarz erscheinenden *Pupille* sitzt. Winzige Muskeln ändern die Pupillengröße je nach Helligkeit, um den Lichteinfall ins A. zu steuern. Direkt hinter der Iris findet sich die Linse, eingebettet in einen Ring aus faserigen Muskeln (Ziliarkörper). Ein Zusammenziehen dieser Muskeln ändert die Form der Linse und ermöglicht so die Scharfeinstellung. Hinter der Linse ist die Höhle des A. mit einem klaren Gel, der *Glaskörpergallerte*, gefüllt. Innen an der A.-Rückseite liegt die Retina, eine komplexe Struktur aus Nervengewebe. Die Netzhaut muss ständig mit Sauerstoff und Glukose versorgt werden, dazu ist sie von einem Netzwerk von Blutgefäßen, der Aderhaut, umgeben.

AUGE

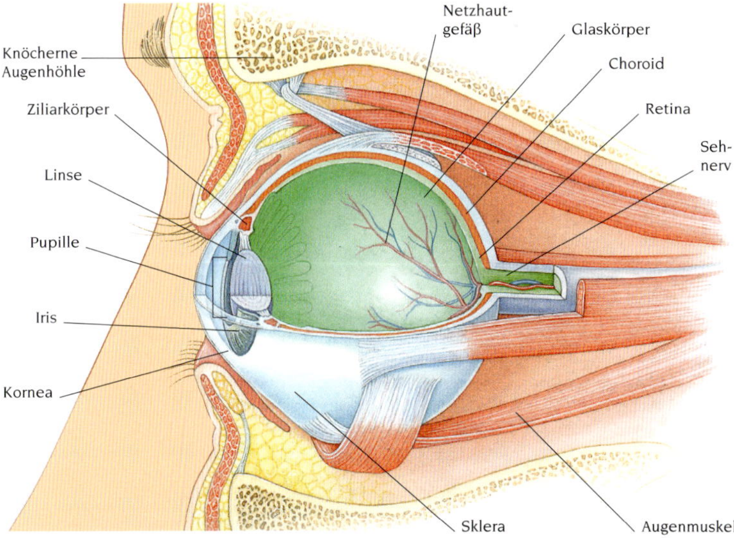

Der Augapfel ist von außen durch eine flexible Membran, genannt Bindehaut, versiegelt. Sie ist mit der Haut an den Ecken des A. verbunden und bildet die Innenseite des Augenlids. Die Bindehaut enthält Tränen- und Schleimdrüsen. Zusammen mit einer öligen Absonderung der Meibom-Drüsen im Augenlid bilden sie den Tränenfilm, der Hornhaut und Bindehaut schützt. Der Blinzel-Reflex ist Schutz und Hilfe bei der gleichmäßigen Verteilung des Tränenfilms auf der Hornhaut, der klares Sehen ermöglicht.

Auge, Fremdkörper Jedes Material auf der Oberfläche des Auges oder unter dem Lid bzw. ein Objekt, das den Augapfel durchdringt.

Ein F. im A. führt zu Reizung, Rötung, erhöhter Tränenproduktion und Lidkrämpfen. In einigen Fällen löst ein F. eine Reaktion aus, die zu dauerhaftem Verlust der Sehkraft beider Augen führt.

F. auf oder in der Bindehaut lassen sich i.d.R. mit Wasser wegspülen. Jedoch ist medizinische Versorgung notwendig, wenn der F. in den Augapfel gedrungen ist. Das Eintröpfeln von Fluoreszein ins A. zeigt Hornhautabnutzungen oder Verletzungen durch den F. Eine Ultraschall- oder Röntgenuntersuchung ist ebenfalls möglich. Lokal anästhesierende Augentropfen werden gegeben, bevor mit einem Spatel ein F. von der Hornhaut entfernt wird. Das A. wird danach mit einem Pflaster abgedeckt und *Antibiotika* werden verordnet.

Auge, künstliches Prothese zum Ersatz eines entfernten Auges; wird aus kosmetischen Gründen getragen. Einige Bewegungen des k. A. lassen sich durch Anfügen der natürlichen Augenmuskeln an die verbliebene Bindehaut oder an ein Implantat in der Augenhöhle ermöglichen.

Auge, trockenes → *Keratoconjunctivitis sicca*

Augen, schmerzhaft rote Kombination von Augensymptomen, die durch mehrere gleichzeitig bestehende Augenerkrankungen auftreten.

Uveitis ist eine häufige Ursache für brennenden Schmerz. Die Rötung rührt meist von einer Erweiterung der Blutgefäße rund um die Regenbogenhaut. Eine andere ernst zu nehmende Ursache ist ein akutes Engwinkelglaukom. Andere Gründe sind *Hornhaut*entzündung (aufgrund eines Hornhautgeschwürs) oder ein Fremdkörper im Auge (→ *Auge, Fremdkörper*). Die häufigste Ursache der Rötung und Reizung ist die Bindehautentzündung.

Augenentzündung Jede entzündliche Augenerkr.; Formen der A. sind *Ophthalmia neonatorum* und Ophthalmia sympathica: eine seltene Erkr., bei der auf eine penetrierende Verletzung eines Auges eine schwere *Uveitis* folgt, die zur Erblindung des anderen Auges führen kann. Diese lässt sich mit *Kortikosteroiden* kontrollieren, aber die Entfernung des erkrankten Auges ist manchmal notwendig, um die Sehkraft des anderen zu sichern.

Augenerkrankungen Viele A. sind leicht, Sie können aber unbehandelt zum vollständigen Verlust der Sehkraft führen (→ *Hornhauterkrankungen, Netzhautablösung*).

Schielen ist evtl. angeboren, selten werden Kinder mit *Mikrophthalmie* geboren. Andere angeborene A. sind *Nystagmus, Albinismus* und Entwicklungsanomalien der Hornhaut oder Netzhaut.

Bindehautentzündung ist die verbreitetste A. und beeinflusst selten die Sehkraft. *Trachom* oder schwere bakterielle Bindehautentzündung können die Sehkraft beeinträchtigen. Hornhautinfektionen führen zu Verschwommensehen oder Hornhautperforation, wenn sie nicht rechtzeitig behandelt werden. Endophthalmitis (Entzündung innerhalb des Auges) kann als Folge einer *Augenverletzung* oder Infektion in einem anderen Bereich des Körpers entstehen.

Verengung, Blockierung oder Entzündung der Netzhautgefäße führen zum teilweisen oder kompletten Verlust der Sehkraft.

Bösartige *Melanome* der *Lederhaut* stellen die häufigste Krebserkr. des Auges dar. Ein *Retinoblastom*, ein bösartiger Tumor der Retina, betrifft meist Kinder.

Bes. Vitamin-A-Mangel schädigt das Auge und führt zu *Xerophthalmie*,

Nachtblindheit oder schließlich zur Hornhauterweichung.

Uveitis entsteht durch Infektion oder eine *Autoimmunkrankheit*.

Makuladegeneration der Netzhaut sowie *grauer Star* kommen öfter bei älteren Menschen vor. *Grüner Star*, bei dem der Druck im Augapfel steigt, kann zu dauerhaftem Verlust der Sehkraft führen. Bei einer Netzhautablösung hebt sich die Netzhaut von der darunter liegenden Schicht ab.

Sehr unterschiedliche *Sehschärfestörungen* können auftreten. *Schwachsichtigkeit* ist oft eine Folge des *Schielens*.

Augenermüdung Begriff für Schmerzen oder Unbehagen im oder um das Auge. A. ist meist mit Kopfschmerzen aufgrund der Ermüdung der Augenmuskeln, mit Nebenhöhlenentzündung, *Augenlidentzündung* (Blepharitis) oder mit einer *Bindehautentzündung* (Konjunktivitis) verbunden.

Augenhaut, mittlere Zu dieser zählen die *Regenbogenhaut*, der Ziliarkörper mit seinem Muskel, der die Krümmung der Linse einstellt, und *Choroidea* (Aderhaut).

Augenhöhle Anat. Orbita; Höhle beidseits im knöchernen *Schädel*, die Augapfel, schützendes Fettgewebe, Blutgefäße, Muskeln und Nerven enthält. Der Sehnerv zieht sich durch eine Öffnung in der Rückfläche der A. in das *Gehirn*.

Ein schwerer Schlag ins Gesicht kann zu einem Bruch in der A. führen, aber oft bleibt der Augapfel unverletzt, da er etwas in diese Höhle nach hinten gedrückt werden kann. Brüche heilen oft ohne Behandlung, aber einige führen zur Deformität und müssen operativ versorgt werden. Selten breiten sich bakterielle Infektionen aus einer Nasennebenhöhle oder dem Gesicht aus und verursachen eine *Orbitalphlegmone*.

Augeninnendruck Druck innerhalb des Auges, der die Form des Augapfels durch Gleichgewicht zwischen Produktion und Abfluss von Kammerwasser erhält. Dieses Kammerwasser wird ständig vom Ziliarkörper gebildet und tritt aus dem Kammerwinkel (einem Gewebenetz zwischen *Regenbogenhaut* und Hornhaut) aus. Ist die Dränage gehemmt, steigt der A. an (ein *grüner Star* entsteht). Wenn der Ziliarkörper infolge chronischer Entzündung geschädigt ist, wird weniger Flüssigkeit produziert und das Auge wird weich.

Augenlid Gewebsfalte am oberen und unteren Rand der Augenhöhle. Die A. werden durch Sehnen an der Augenhöhle gehalten. Sie bestehen aus dünnen Platten faserigen Gewebes (sog. Lidplatten), überdeckt von Muskeln und einer dünnen Hautschicht. Die innere Schicht ist von einem Fortsatz der *Bindehaut* bedeckt. Entlang dem Rand jedes Lids finden sich 2 Reihen Wimpern. Direkt hinter den Wimpern liegen die Öffnungen der Gänge, die zu den Meibom-Drüsen (die den öligen Teil des Tränenfilms absondern) führen. Das A. ist ein Schutz, der sich reflexartig schließt, wenn sich etwas dem Auge nähert. Es verteilt auch den Tränenfilm über die Hornhaut.

Augenlid, herabhängendes Med. Ptosis palpebrae; Herabhängen des Oberlids. Die Erkr. kann erblich sein, spontan auftreten oder durch eine Verletzung oder Erkr. verursacht sein, z. B. bei *Myasthenia gravis*. Das h. A. beruht gewöhnlich auf einer Schwäche des M. levator am Oberlid oder auf der Störung der Nervenversorgung dieses Muskels. Eine schwere erbliche P. p. wird chirurgisch korrigiert, um die Entwicklung einer möglichen *Schwachsichtigkeit* zu vermeiden.

Augenlidentzündung Kennzeichen: Rötung, Reizung u. schuppige Lidränder. A. kann im Auge Brennen u. Beschwerden u. an den Wimpern Krustenbildung verursachen. Sie ist eine häufige Erkr. u. tritt oft wiederholt auf. Manchmal hängt sie mit Kopfschuppen od. *Ekzem* zusammen. Eine schwere A. kann zum *Hornhautgeschwür* führen. Vielfach bringt die Behandlung der damit zusammenhängenden Kopfschuppen mit einem antimykotischen Shampoo eine Besserung der A.

Augenlidstraffung Schönheitsoperation zur Entfernung schlaffer, faltiger Haut von Ober- u./od. Unterlid.

Augenlinse, Fehlen Fehlen kann angeboren, Operationsfolge (z. B. nach *Staroperation*) od. unfallbedingt sein. Die Brechkraft des betroffenen Auges ist schwer gestört, sodass eine Korrektur durch Linsenimplantat, Kontaktlinse od. Brille nötig wird.

Augenmuskellähmung Med. Ophthalmoplegie; partielle oder komplette Lähmung der Muskeln, die die Augen bewegen. Sie kann ausgelöst sein durch eine Erkr. des Muskels selbst (→ *Basedow-Krankheit*) oder durch eine Erkr. des Gehirns oder der Nerven, die die Augenmuskeln versorgen, wie z.B. *Schlaganfall*, *Hirntumor*, *Gehirnentzündung* od. *multiple Sklerose*.

Augenspiegel Instrument zur Untersuchung des Augenhintergrunds.

Augentropfen Flüssiges Medikament zur Behandlung von Augenerkr. (z.B. *Antibiotika*, *Kortikosteroide*, *Antihistaminika*) oder Diagnoseunterstützung (Mittel zur Erweiterung oder Verengung der Pupille).

Augentumoren Seltene, i.d.R. bösartige und schmerzlose Geschwülste.

Ein Retinoblastom ist ein bösartiger Tumor der *Netzhaut*, der ein oder beide Augen betreffen kann und meist bei Kindern vorkommt. Er wird durch *Strahlentherapie*, *Laserbehandlung* oder *Kältechirurgie* behandelt, aber das Auge muss i.d.R. entfernt werden, um eine Ausbreitung des A. zu verhindern.

Ein malignes *Melanom* ist ein Krebs der Aderhaut. Er betrifft meist ältere Menschen. Er hat im Frühstadium keine Symptome, ist aber letztlich Ursache für eine *Netzhautablösung* und verzerrtes Sehen. Kleine A. lassen sich mit Laser behandeln, aber u.U. muss das Auge entfernt werden, um eine Ausbreitung des Tumors zu vermeiden.

Sekundäre Augentumore treten auf, wenn ein Krebs aus einem anderen Gewebe gestreut hat. Die Symptome hängen von Art und Wachstumsgeschwindgkeit des Krebses ab. Er lässt sich u.U. mit Strahlentherapie kontrollieren.

Das *Basalzellkarzinom* ist der häufigste Krebs am *Augenlid*. Es hat meist einen verkrusteten Krater in der Mitte und einen gerollten Rand. Im Frühstadium kann eine Operation, Strahlentherapie oder Kryochirurgie erfolgreich sein.

Augenuntersuchung Untersuchung der Augenstrukturen, entweder als Teil eines Sehtests oder bei Verdacht auf eine Augenerkrankung.

Die A. beginnt mit Prüfung des äußeren Erscheinungsbilds von Auge, Lid und umgebender Haut. Dann werden die Augenbewegungen und evtl. *Schielen* überprüft. Eine Untersuchung der Sehschärfe mit Leseprobetafeln folgt. Die Prüfung der Brechkraft des Auges mit Linsen verschiedener Stärken wird durchgeführt zwecks Bestimmung, welche Brillengläser oder Kontaktlinsen evtl. benötigt werden. Ein Test des Gesichtsfelds erfolgt bei Verdacht auf *grünen Star* und kann über neurologische Erkr. Aufschluss geben. Applanationstonometrie ist ein wichtiger Test für grünen Star. Kontrolliert werden kann das *Farbensehen*, da ein Verlust der Farbempfindung Hinweis auf bestimmte Erkr. der *Netzhaut* oder des Sehnervs ist. Zur Untersuchung auf Abnutzungen oder Geschwüre wird die Binde- und Hornhaut mit Fluoreszein beträufelt.

Mit dem Augenspiegel wird die Innenseite des Auges geprüft, bes. die Netzhaut. Die *Spaltlampe* erlaubt eine Untersuchung von Bindehaut, Hornhaut, vorderer Augenkammer, *Regenbogenhaut* und Linse. Für eine Komplettansicht der Linse und dahinter liegenden Strukturen muss die Pupille mit Augentropfen erweitert werden.

Augenverletzungen Schwere A. ergeben sich entweder durch Eindringen eines Fremdkörpers (→ *Auge, Fremdkörper*) oder werden durch einen Schlag ins Auge verursacht.

Ein Schlag ins Auge kann einen Riss der *Regenbogenhaut* oder der *Lederhaut* verursachen, mit Kollaps des Augapfels und möglicher Erblindung. Kleinere Verletzungen führen zu Glaskörperblutung, Bluterguss in der vorderen Augenkammer, *Netzhautablösung* oder Beschädigung des Trabeculum (Kanal, durch den Flüssigkeit von der Innenseite des Auges abfließt), was *grünen Star* begünstigt. A. im Zentrum der Hornhaut beeinträchtigen die Sehkraft durch Narbenbildung. Schaden an der *Linse* kann *grauen Star* verursachen.

Aura Merkwürdige Empfindung als Vorbote einer *Migräne*-Attacke od. eines

Anfalls bei *Epilepsie*. Einer Migräneattacke kann ein Gefühl des Gehobenseins, extremer Energie od. Benommenheit vorausgehen. Durst od. heftiges Verlangen nach Süßem können entstehen. Migräne kann sich durch Blitze vor den Augen, unscharfes od. Tunnelsehen od. Sprechschwierigkeiten ankündigen. Es sind auch Schwäche, Taubheit od. Kribbeln in einer Körperhälfte möglich.

Eine epileptische A. kann in einer verzerrten Wahrnehmung, wie einem halluzinatorischen Geruch od. Geräusch, bestehen. Einer Anfallsform bei Menschen mit *Schläfenlappenepilepsie* geht oft ein unbestimmtes unangenehmes Gefühl im Oberbauch voraus, gefolgt von einem Völlegefühl im Kopf.

Auranofin *Gold*-Präparat, das als *Antirheumatikum* gegen rheumatoide Gelenkentzündung (→ *rheumatoide Arthritis*) verwendet wird. Im Gegensatz zu anderen Goldpräparaten wird Auranofin eingenommen.

Aushusten Med. Expektoration; Aushusten und Ausspucken von *Sputum*.

Auskultation Abhorchen der Körpergeräusche mittels *Stethoskop*. Bei der normalen Funktion einiger Organe entstehen Geräusche, z. B. bei Bewegung von Flüssigkeit durch Magen u. Darm, Öffnen und Schließen der Herzklappen (→ *Herztöne*) u. Luftstrom durch die Lungen. Ungewöhnliche Geräusche können auf eine Erkrankung hinweisen.

Ausscheidung oder Exkretion; Ausschleusen von Abfallmaterial aus dem Körper, wie Nebenprodukte der Verdauung, Abfallprodukte aus der Geweberparatur und überschüssiges Wasser.

Die *Nieren* scheiden übermäßigen Stickstoff im Urin in Form von *Harnstoff* aus, zusammen mit Wasser, Salzen, einigen Säuren und den meisten Arzneistoffen. Die *Leber* scheidet *Gallenflüssigkeit* aus, die Abfallprodukte und Gallenpigmente enthält, die durch den Abbau roter Blutkörperchen entstanden sind. Ein Teil der Gallenflüssigkeit verlässt den Körper mit dem Stuhl. Der *Dickdarm* scheidet unverdaute Nahrung, einige Salze und übermäßiges Wasser mit dem Stuhl aus. Die *Lunge* gibt Kohlendioxid und Wasserdampf in die Luft ab. Die Schweißdrüsen geben Salz und Wasser auf der Hautoberfläche ab, um so die Körpertemperatur zu regulieren.

Austauschtransfusion Therapie bei *Morbus haemolyticus neonatorum*, bei der das Blut des Säuglings durch Rhesus-negatives Spenderblut (→ *Rhesus-Unverträglichkeit*) ersetzt wird. Dies geschieht, um den gefährlich hohen *Bilirubin*spiegel im Blut und die schwere *Anämie* aufgrund der Erkr. zu behandeln.

Austreibungsphase der Geburt Austreiben bzw. Extraktion des Kindes aus der Gebärmutter.

Liegt das Kind längs in der *Gebärmutter* mit dem Kopf nach unten, wird es durch die Scheidenöffnung durch eine Kombination aus Gebärmutterkontraktion und Anstrengung der Mutter (→ *Geburt*) ausgetrieben. Liegt das Kind in einer fehlerhaften Position (→ *Steißgeburt, Fehllage des Kindes im Uterus*), sind die Uteruskontraktionen schwach oder ist der Kopf des Kindes im Verhältnis zum Becken der Mutter zu groß, erfolgt eine *Zangengeburt* oder *Saugglocken-Entbindung*. Ist die vaginale Entbindung unmöglich oder gefährlich für Mutter und Kind, ist ein *Kaiserschnitt* erforderlich.

Austrocknung Med. Dehydratation; Erkr., bei der die Flüssigkeitsmenge im Körper eines Pat. unter einen gefährlich niedrigen Wert sinkt. Wasser macht etwa 60 % des Gewichts beim Mann und 50 % bei der Frau aus. Das Gesamtwasser (plus Mineralsalze und andere in den Körperflüssigkeiten gelöste Substanzen) muss in engen Grenzen gehalten werden, um die Funktion von Zellen und Gewebe zu sichern.

Die A. tritt durch ungenügende Flüssigkeitsaufnahme oder erhöhten Flüssigkeitsverlust auf. Letzterer kommt bei starkem längeren Erbrechen oder Durchfall oder bei nicht eingestelltem *Diabetes mellitus*, *Diabetes insipidus* und einigen Formen der *Niereninsuffizienz* vor. Kinder sind bes. durch A. bei Durchfall gefährdet.

Schwere A. verursacht extremen Durst, trockene Lippen und Zunge, erhöhte Herz- und Atemfrequenz, Schwindel, Verwirrtheit, Lethargie und auch Koma. Die Haut ist trocken und verliert an

Elastizität. Der wenige Harn ist dunkel gefärbt. Wenn ein Salzmangel vorliegt, kommt es zu Kopfschmerz, Krämpfen und Blässe.

Mineralwasser kann die Zufuhr von Salzen sicherstellen. Bei Erbrechen und Durchfall ist eine *Flüssigkeitsersatztherapie* erforderlich: Salz- und Glukoseflüssigkeit helfen.

In schweren Fällen der A. werden Flüssigkeiten i.v. gegeben. Der Wasser-Salz-Haushalt wird sorgfältig durch Bluttests überwacht und falls nötig korrigiert.

Auswärtsdrehung Med. Supination; Drehung des Körpers in Rückenlage oder des Handtellers nach außen; Gegensatz ist die Einwärtsdrehung.

Auszehrung Leiden mit starker Gewichtsabnahme u. Gesundheitsverfall, dem eine schwere Erkr. wie Krebs (→ *Krebserkr.*), *Tuberkulose* od. Verhungern zugrunde liegt.

Autismus Eine Erkrankung, bei der das Kind keine Beziehung zu Menschen u. Situationen aufnehmen kann. Sie kommt bei Jungen häufiger vor. Definitionsgemäß tritt sie bis zum 30. Lebensmonat auf u. zeigt sich gewöhnlich im 1. Lebensjahr. Die genaue Ursache ist nicht bekannt. Oft erscheinen autistische Kinder in den ersten Lebensmonaten zunächst normal u. werden dann zunehmend verschlossen gegenüber den Eltern oder anderen Reizen. Extremer Widerstand gegenüber jeder Veränderung ist ein wichtiges Merkmal. Sie sind unglücklich über Veränderungen der Routine od. Störung von Aktivitäten. Beim Spiel werden zwanghafte Rituale entwickelt, u. oft besteht eine Anhänglichkeit gegenüber ungewöhnlichen Gegenständen od. das Kind scheint von einer bestimmten Vorstellung geradezu besessen zu sein.

Das Sprechenlernen erfolgt i.Allg. mit Verspätung, u. die meisten autistischen Kinder haben einen niedrigen Intelligenzquotienten. Zu den Verhaltensauffälligkeiten zählen ein Sichwiegen, Selbstverletzung, Schreikrämpfe und *Hyperaktivität*.

Trotz dieser Symptome sind Äußeres u. Muskelkoordination normal. Manche autistischen Menschen besitzen eine einzige Sonderbegabung, z. B. ein hervorragendes mechanisches Gedächtnis od. Musikalität.

Es gibt keine wirksame Behandlung von A., der bleibend ist. Heilpädagogische Förderung, Unterstützung der Familien durch *Beratungsstellen* u. ggf. *Verhaltenstherapie* können hilfreich sein. Medikamente sind nur bei besonderen Schwierigkeiten, z. B. bei Überaktivität, angebracht. Die meisten autistischen Menschen benötigen besondere Betreuung, manchmal Anstaltspflege.

autistisches Krankheitsspektrum Gruppe von gewöhnlich schon in der Kindheit festgestellten Entwicklungsstörungen, deren Merkmale zwanghaftes Verhalten u. Störung der Kommunikationsfähigkeit u. des Sozialverhaltens sind (→ *Autismus; Asperger-Syndrom*).

Autoaggression → *Selbstverletzung*

Autoantikörper *Antikörper*, der gegen die körpereigenen Zellen arbeitet (→ *Autoimmunkrankheiten*).

Autoimmunkrankheiten Gruppe von Erkrankungen, deren Ursache in einer gegen Zellen u. Gewebe des eigenen Körpers gerichteten Reaktion des *Immunsystems* liegt. Bakterien, Viren u. Wirkstoffe können beim Entstehen einer A. eine Rolle spielen, doch ist der Auslöser meist nicht bekannt.

A. werden nach organspezifischen u. nichtorganspezifischen Formen unterteilt. Bei den organspezifischen A. richtet sich der Autoimmunprozess hauptsächlich gegen ein einziges Organ, z. B. bei *Schilddrüsenentzündung* (Schilddrüse), perniziöser *Anämie* (Magen), *Addison-Krankheit* (Nebennieren) und Typ-1-*Diabetes mellitus* (Bauchspeicheldrüse). Bei den nichtorganspezifischen A. richtet sich die Aktivität gegen eine Gewebsform, z. B. ein Bindegewebe, das an vielen Stellen im Körper vorkommt, z. B. bei systemischem *Lupus erythematodes* u. rheumatoider Gelenkentzündung (→ *Rheumatoide Arthritis*).

Die Behandlung von A. zielt zunächst darauf ab, die durch sie verursachten Krankheiten zu verringern, z. B. durch den Ersatz für ein nicht gebildetes Hormon. Bei ausgedehnten Wirkungen der Erkrankung versucht man auch die Aktivität des Immunsystems zu drosseln bei gleichzeitigem Erhalt der Fähigkeit des

Immunsystems, gegen Krankheiten aktiv zu werden. Meist werden *Kortikosteroide* verwendet, doch können sie mit anderen *Immunsuppressiva* kombiniert werden.

Automatismus Zustand, bei dem das Verhalten nicht vom Bewusstsein gesteuert wird. Aktivitäten werden ausgeführt, ohne sich dessen bewusst zu sein u. an die man sich später nicht genau erinnern kann. A. ist selten u. kann ein Symptom von *Schläfenlappenepilepsie*, dissoziativen Störungen, Medikamenten- u. *Alkoholvergiftung* sowie *Unterzuckerung* sein.

Autopsie → *Leicheneröffnung*

Autosom Jedes Chromosom, das kein Geschlechtschromosom ist. Von den 23 Paaren von *Chromosomen* in jeder menschlichen Zelle sind 22 Paare A.

Autosuggestion Sich selbst in einen aufnehmenden, hypnoseartigen Zustand versetzen, um durch Anregung der Körperfähigkeit die Selbstheilung in Gang zu bringen. Bei einer Methode zur Beherrschung von Angstsymptomen lernt man z.B. Muskelentspannungstechniken (→ *Biofeedback-Training*) u. das Wachrufen beruhigender Bilder u. angenehmer Vorstellungen.

Avulsion Aus- od. Abreißen eines Körperteils von seinem Befestigungsort. Wenn sich eine *Sehne* extrem zusammenzieht, kann z.B. ein kleines Knochenstück an ihrem Befestigungsort herausgerissen werden. A. kann bei einem Unfall geschehen od. operativ durchgeführt werden.

Axilla Med. für Achselhöhle.

Axon Dünner, länglicher Ausläufer einer Nervenzelle (*Neuron)*, der Nervenimpulse leitet. Viele A. im Körper sind von einer fetthaltigen *Nervenscheide* umgeben.

AXON

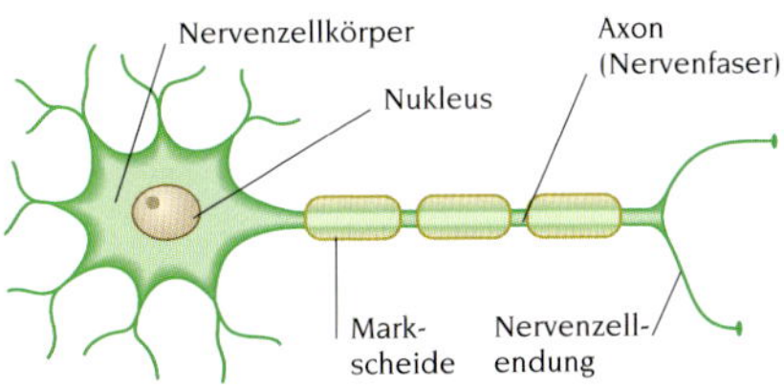

NERVENZELLE

Azathioprin *Immunsuppressivum* zur Behandlung schwerer rheumatoider Gelenkentzündung (→ *Rheumatoide Arthritis*) u. anderer *Autoimmunkrankheiten*. Es wird außerdem zur Verhinderung einer Organabstoßung nach *Transplantationschirurgie* eingesetzt. Eine Nebenwirkung besteht in erhöhter Infektionsanfälligkeit.

Azelainsäure *Topisch* anzuwendender Wirkstoff gegen leichte bis mäßige *Akne*.

Azidose Störung des *Säure-Basen-Haushalts*, bei der zu viel Säure od. zu wenig *Alkali* (Base) vorhanden ist. Man unterscheidet die metabolische (stoffwechselbedingte) u. die respiratorische (atmungsbedingte) A.

Eine Form der metabolischen A. ist die Ketoazidose, die bei nicht eingestelltem *Diabetes mellitus* u. Verhungern vorkommt. Die metabolische A. kann auch durch einen Verlust von Bikarbonaten (einem Alkali) infolge schweren Durchfalls verursacht werden. Bei *Niereninsuffizienz* wird zu wenig Säure in den Harn abgegeben.

Die respiratorische A. tritt auf, wenn zu wenig Kohlendioxid aus den Lungen abgeatmet wird. Zu viel Kohlendioxid bleibt dann im Blut, wo es sich zu Kohlensäure auflöst. Einer Atemstörung, die zur respiratorischen A. führt, liegt u.U. eine *chronisch-obstruktive Lungenerkrankung*, *Asthma* der Bronchien od. eine *Atemwegobstruktion* zugrunde.

Azidose, renal-tubuläre Erkr., bei der die *Nieren* nicht in der Lage sind, die normale, vom Körper gebildete Menge an Säure auszuscheiden. Das Blut ist säurehaltiger als normal, der Harn dagegen weniger sauer. Mögliche Ursachen sind Nierenschäden durch Krankheit, Medikamente od. eine genetische Erkr.; aber häufig ist die Ursache unbekannt. Die r.-t. A. kann zu *Knochenerweichung*, Nierensteinen (→ *Harnstein*), *Nephrokalzinose* u. *Hypokaliämie* (niedriger Blutkaliumspiegel) führen.

Azithromycin *Makrolid*-Antibiotikum gegen Infektionen von Haut, Brustkorb, Rachen u. Ohren, ferner gegen Infektionen der Geschlechtsorgane mit Chlamydien (→ *Chlamydien-Infektion*).

Azoospermie Fehlen beweglicher, reifer Spermien in der Samenflüssigkeit, wodurch es beim Mann zur *Unfruchtbarkeit* kommt. A. kann auf einer angeborenen Erkrankung beruhen, später auftreten od. infolge *Samenleiter*durchtrennung herbeigeführt worden sein.

Eine angeborene Ursache kann in einer *Chromosomenabweichung* wie beim *Klinefelter-Syndrom* bestehen; ferner kann der Abstieg der Hoden in den Hodensack ausgeblieben sein, der Samenleiter kann fehlen od. eine *Zystische Fibrose* liegt vor.

Zuweilen kann A. durch eine hormonale Störung bewirkt worden sein, die den Pubertätsbeginn beeinträchtigt hat. Eine *sexuell übertragbare Krankheit, Tuberkulose* od. eine Leistenoperation können zur Blockierung des Samenleiters geführt haben. A. kann auch Folge eines Hodenschadens sein, und zwar nach *Strahlentherapie, Mumps,* Behandlung mit bestimmten Medikamenten und zu lange Einwirkung von Wärme oder toxischer Chemikalien am Arbeitsplatz.

Wenn die Ursache behandlungsfähig ist, setzt die Samenzellbildung u.U. wieder ein. Jedoch können die Hoden in einigen Fällen permanent geschädigt sein.

Aztreonam *Antibiotikum* gegen einige Formen von *Hirnhautentzündung* und Infektionen durch bestimmte Bakterienarten einschließlich *PSEUDOMONAS*.

B

B-Zelle → *Lymphozyt*

Babinski-Reflex → *Großzehenreflex*

Babyblues Leichte Depression, die manchmal bei Frauen nach der Geburt auftritt. Verschwindet meist ohne Behandlung, kann sich aber gelegentlich zu einer ernsteren depressiven Erkr. entwickeln (→ *Post-partum-Depression*).

Backenzahn Prämolar; einer von 8 bleibenden Backenzähnen, je 2 davon beidseits im Ober- und im Unterkiefer, zwischen den Eckzähnen und den Mahlzähnen (→ *Zahn, bleibender*; *Zahndurchbruch*).

Baclofen *Muskelrelaxans* zur Milderung von Muskelkrämpfen u. -steifheit infolge Hirn- od. Rückenmarkschadens, *Schlaganfalls* od. neurologischer Erkr. wie *multipler Sklerose*. Nebenwirkungen: Benommenheit u. Muskelschwäche; sie können durch langsame Dosiserhöhung eingeschränkt werden.

Bänder Anat. Ligament; Band aus robustem, teilweise elastischem Fasergewebe. B. sind wichtige Bestandteile von *Gelenken*; sie verbinden die Knochenenden und verhindern ein Übermaß an Bewegung. Bänder stützen auch verschiedene innere Organe. Kleine B.-verletzungen, wie z. B. eine Zerrung, werden mit Eis, Bandagieren und evtl. mit *Physiotherapie* behandelt. Falls ein Band gerissen ist, wird das Gelenk entweder mit einem Gipsverband ruhiggestellt, damit das B. heilen kann, oder das Band wird operativ wiederhergestellt.

BAND

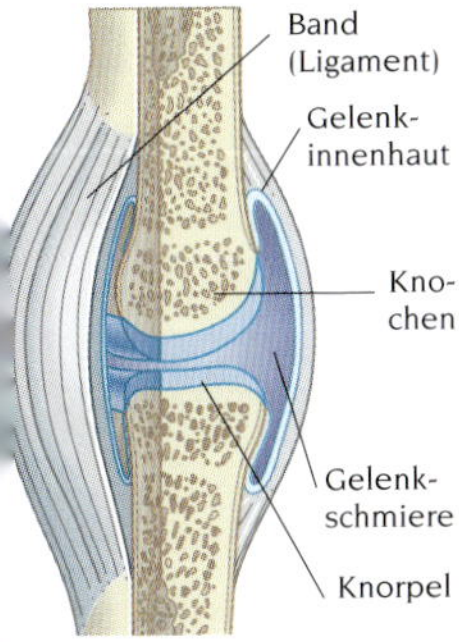

AUFBAU EINES GELENKS

Bagassosis Seltene Lungenerkr. bei Arbeitern, die mit verrottender Bagasse (faserigen Zuckerrohrrückständen) arbeiten. B. gehört zu den Ursachen der allergischen *Lungenbläschenentzündung*. Die Symptome tauchen 4 bis 5 Stunden nach Einatmung des Staubs auf u. umfassen Kurzatmigkeit, Keuchen, Fieber, Kopfschmerz u. Husten. Wiederholter Staubkontakt kann zu bleibenden Lungenschäden führen.

Baker-Zyste → Kniekehlenzyste

Bakteriämie Anwesenheit von *Bakterien* im Blutstrom. B. tritt kurzzeitig nach vielen kleineren chirurgischen Eingriffen u. Zahnbehandlungen auf. Meist verhindert das *Immunsystem* die Vermehrung der Bakterien u. Folgekrankheiten. Bei Menschen mit abnormen Herzklappen können sich die Bakterien jedoch an den Klappen ansiedeln u. eine *Endokarditis* herbeiführen. Bei Schwächung od. Unterdrückung des Immunsystems kann sich eine *Blutvergiftung* entwickeln.

Bakterien Einzellige *Mikroorganismen*, die für das bloße Auge unsichtbar sind, in Luft, Erdreich u. Wasser sehr zahlreich vorkommen u. für Menschen meist unschädlich sind. Manche B. wie die im Darm lebenden sind sogar wichtig, da sie die Nahrung abbauen und so zur Verdauung beitragen. Krankheitserregende B. werden *pathogen* genannt u. ihrer Gestalt nach in 3 Hauptgruppen eingeteilt: Kokken (kugelförmig), Bazillen (stäbchenförmig) und Spirochaetae od. Spirillen (spiralförmig). Viele B. besitzen Geißeln zur Fortbewegung in Flüssigkeiten u. Fimbrien zur Befestigung an anderen Zellen. Aerobe B. benötigen Sauerstoff zu Wachstum u. Vermehrung; beim Körper finden sie sich meist auf der Haut od. im Atmungssystem. Anaerobe B. leben dort, wo kein Sauerstoff vorhanden ist: tief im Gewebe od. in Wunden. Sie vermehren sich durch einfache Teilung, die alle 20 Minuten stattfinden kann. Manche B. bilden auch Sporen, die Hitze, Trockenheit u. Nährstoffmangel überleben; manche sondern Gifte ab (→ *Endotoxine* od. *Exotoxine*), die die menschlichen Zellen schädigen.

B

Das *Immunsystem* des Körpers wehrt eindringende B. ab, doch manchmal ist die Behandlung mit *Antibiotika* erforderlich u. beschleunigt die Genesung. Behandlung von oberflächlichen Infektionen und Wunden mit *Antiseptika*. Die Immunität gegen manche bakteriellen Erkr., z.B. einige Formen von *Hirnhautentzündung*, kann durch *Impfung* erworben werden (→ *Infektionskrankheit*).

BAKTERIE

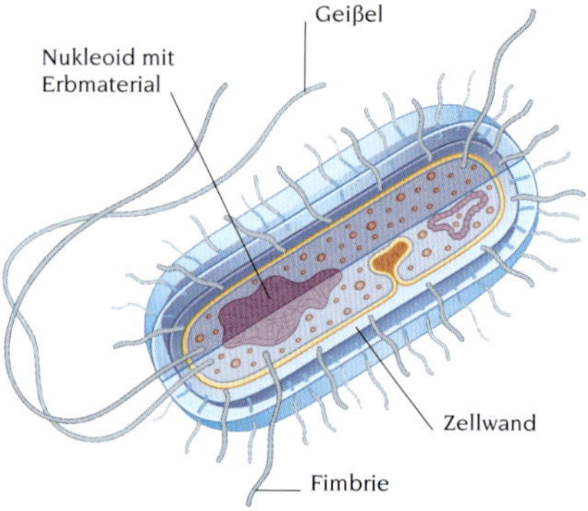

STÄBCHENBAKTERIE

Bakterienruhr Akute Darminfektion durch Shigella-Bakterien. Infektionsquelle ist der Stuhl infizierter Personen. Die Bakterien verbreiten sich bei mangelhafter Hygiene. In einigen Ländern ständig vorhanden, bricht die B. gelegentlich aber auch isoliert in westlichen Ländern aus.

Beginnt meist plötzlich mit Durchfall, Bauchschmerzen, Übelkeit, Erbrechen, generalisierten Schmerzen und Fieber. Lang anhaltender Durchfall kann Austrocknung verursachen, besonders bei Kleinkindern und älteren Menschen. Gelegentlich führt die B. zur *Toxämie*.

Meist klingt die B. nach etwa einer Woche ab, schwere Fälle können aber auch die stationäre Behandlung erfordern. Austrocknung wird durch Flüssigkeitsersatz behandelt. *Antibiotika* können verabreicht werden.

Bakteriologie Lehre von den *Bakterien*, insbesondere von den Krankheitserregern unter ihnen. Dazu gehören Verfahren zur Isolierung u. Identifizierung von Bakterien aus Proben, z.B. Rachenabstrich od. Harnprobe. Bakterien werden unter dem Mikroskop anhand ihrer Form u. oft mittels Anfärben u. *Kultur*-Verfahren identifiziert. Außerdem kann ein Test ihre Empfindlichkeit auf bestimmte Antibiotika feststellen.

bakteriostatisch Fähigkeit einer Substanz, Wachstum u. Vermehrung von Bakterien zu hemmen, ohne sie abzutöten (→ *Antibiotika*).

Bakteriurie Abnormales Vorhandensein von *Bakterien* im Harn.

bakterizid Bakterienabtötende Fähigkeit einer Substanz (→ *Antibiotika*).

Balance-Scheibe In der *Physiotherapie* und in Fitnessstudios verwendet, um Muskelkraft und -koordination in Füßen, Knöcheln und Beinen zu verbessern. Die B. wird gelegentlich auch nach Knöchelzerrung benutzt.

Balanitis → *Eichel-* u./od. *Vorhautentzündung*

Balkangrippe Seltene Erkr., die *Grippe*-Symptome hervorruft; auch Q-Fieber genannt. B. kommt weltweit vor und wird durch die *Ricksettien* COXIELLA BURNETI hervorgerufen, indem Luft eingeatmet wird, die mit Fäkalien oder Urin infizierter Tiere kontaminiert ist. Selten sind Zeckenbisse der Infektionsweg.

Die Symptome setzen plötzlich nach einer zwanzigtägigen Inkubationszeit ein und umfassen hohes Fieber, starke Kopf-, Muskel- und Brustschmerzen sowie Husten. Dann tritt eine Form der *Lungenentzündung* auf, in einigen Fällen auch eine Leberentzündung oder *Endokarditis*. Die Todesrate liegt bei unter 1%. Die Diagnose erfolgt mittels *Bluttests* und die Behandlung mit *Antibiotika*. Es existiert ein wirksamer Impfstoff.

Ballaststoffe Unverdauliche Pflanzenbestandteile in der Nahrung. Hierzu gehören verschiedene Polysaccharide, Zellulose, Hemizellulose, Gummiarten und Pektine (→ *Kohlenhydrate*) und Lignin. Dem Menschen fehlen die erforderlichen Enzyme zur Verdauung dieser Substanzen, die den Verdauungstrakt fast unverändert passieren und nicht zur Energiegewinnung genutzt werden können.

Einige B. enthalten Wasser, das das Stuhlvolumen erhöht und die Verdauung anregt. Daher können B. bei der Behandlung von *Verstopfung*, *Divertikulose* und *Reizdarm* wirksam sein. Vollwertige Nahrungsmittel wie Vollkornbrot, Getreideflocken und Wurzelgemüse sind reich an B. (→ *Ernährung*).

Ballonkatheter Biegsames Rohr mit Ballon an der Spitze, der im aufgeblasenen Zustand das Rohr vor Ort hält u. Druck von innen auf ein Organ od. Gefäß ausübt. Eine Art B. wird z. B. beim Ablassen von Harn aus der Blase verwendet (→ *Blasenkatheterisierung*). Mit B. lassen sich auch verengte Arterien wieder weiten (→ *Angioplastie, Ballon-*), auch kann man sie vor einer Operation zur Eindämmung von Krampfaderblutungen in der Speiseröhre einsetzen.

Balsam Beruhigendes oder heilendes Medikament, das auf die Haut aufgetragen wird.

Bambuterol *Bronchospasmolytikum*, das in der Leber zu Terbutalin umgebaut wird. Bambuterol kann nur oral verwendet werden.

Bandage Textilstreifen od. -schlauch, der Verbände fixiert, Druck ausübt, Blutungen stoppt od. bei Verstauchung od. Verzerrung stützt. Häufig werden Rollbinden benutzt. Schlauchmull erfordert einen besonderen Applikator u. wird v.a. auf Bezirken angewandt, die schwierig zu bandagieren sind, z. B. Finger. Dreiecktücher werden zur Herstellung einer *Schlinge* benutzt (→ *Wunde*).

Bandscheibe Anat. Zwischenwirbelscheibe; flache, kreisförmige Platte, die Knorpel enthält und die Gelenke zwischen benachbarten Wirbeln der Wirbelsäule auskleidet. Jede B. ist aus einer faserigen äußeren Schicht und einem weichen gelartigen Kern aufgebaut. Die B. wirkt als Stoßdämpfer, um die Wirbel bei Wirbelsäulenbewegung zu polstern. Mit zunehmendem Alter werden die B. weniger geschmeidig und anfälliger gegen Schäden durch Verletzung.

Bandscheibenoperation, mikrochirurgische Mikrochirurgischer Eingriff, mit dem der Druck auf die Wirbelsäule oder eine austretende Nervenwurzel infolge des Vorfalls des weichen Bandscheibenkerns (→ *Bandscheibenvorfall*) genommen werden soll. Der Eingriff erfolgt unter Vollnarkose und besteht in der Entfernung des vorstehenden Weichgewebes mittels eines kleinen Schnitts in die äußere Wirbelschicht.

Bandscheibenvorfall Häufige Erkrankung der Wirbelsäule, bei der eine Bandscheibe einreißt und Teile des Kerns sich vorwölben. Dies verursacht schmerzhaften und manchmal

BANDSCHEIBE

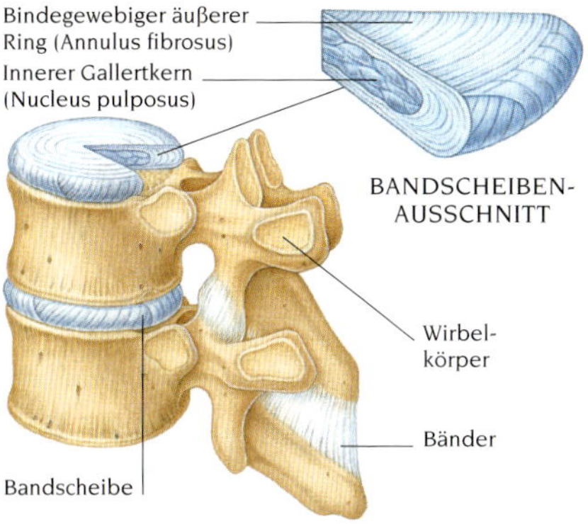

BRUSTWIRBEL

BANDSCHEIBENVORFALL

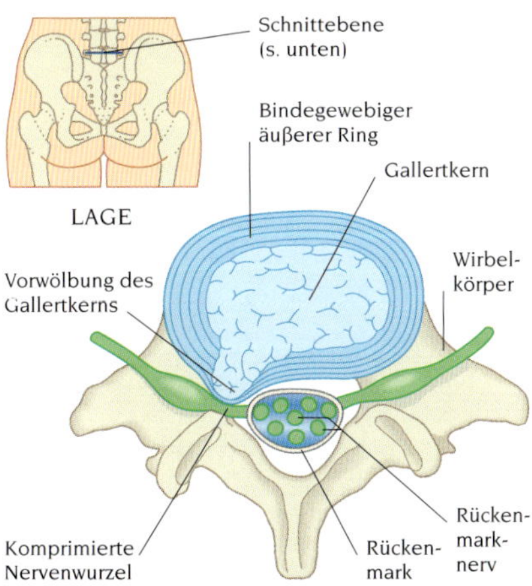

B

stark behindernden Druck auf eine Nervenwurzel oder seltener auf das Rückenmark. Der Lendenbereich ist am häufigsten betroffen.

Ein Bandscheibenvorfall wird gelegentlich durch eine plötzliche anstrengende Bewegung verursacht, entwickelt sich aber i.d.R. allmählich infolge eines Verschleißes der Scheibe durch das Alter. Wenn die Ischiasnervenwurzel komprimiert ist, entsteht ein *Ischiassyndrom*, das mit Taubheit und Prickeln und gelegentlicher Schwäche der Beinmuskeln einhergeht. Ein B. im Bereich des Halses verursacht Nackenschmerzen und Schwäche in Arm und Hand.

Symptome bessern sich i.d.R. mit der Zeit, mit Übungen und mit Schmerzmitteln. In manchen Fällen wird eine operative Rückenmarkdekompression und/oder Entfernung der Vorwölbung, Versteifung, Einsatz einer Prothese o.Ä. notwendig.

Bandwurmbefall Den Darm von Menschen und Tieren befallende bandförmige Würmer (Cestodes), die sich in nicht gar gekochtem Fleisch oder Fisch finden können. Bandwürmer aus Rindfleisch, Schweinefleisch und Fisch verursachen nur leichte Bauchbeschwerden oder Durchfall. Werden jedoch Eier des Schweinebandwurms aufgenommen, vergraben sich die ausgebrüteten Larven im Gewebe und bilden Zysten. Folge ist *Zystizerkose* mit Muskelschmerzen und Krämpfen. In seltenen Fällen verursachen Fischbandwürmer *Anämie*. Tropische Zwergbandwürmer führen zu Durchfall und Bauchbeschwerden. Werden die Bandwürmer vom Hund auf den Menschen übertragen, kommt es zur *Hydatidenzyste*. Zur Diagnose wird der Stuhl auf Wurmsegmente und -eier untersucht. Therapie: *Wurmmittel*.

Bariatrische Chirurgie Fachbegriff für operative Gewichtsreduktion.

Barbiturate Gruppe von *Beruhigungsmitteln*, die eine Dämpfung der Gehirnaktivität bewirken. Zu ihnen gehören *Thiopental* und *Phenobarbital*. Früher wurden B. in großem Maße als *Anxiolytika* u. *Schlafmittel* verwendet, sind aber inzwischen größtenteils durch *Benzodiazepine* und andere Nichtbarbiturate ersetzt. B. werden heute streng überwacht, da sie süchtig machen u. oft missbraucht werden. Eine Überdosis kann tödlich wirken, besonders zusammen mit Alkohol, da dessen Wirkung auf Gehirn und Atemzentrum gefährlich gesteigert wird. Phenobarbital wird jedoch noch oft als *Antikonvulsivum* zur Behandlung von *Epilepsie* eingesetzt. Thiopental wird in der *Anästhesie* eingesetzt. (→ *Anästhesie, Allgemein-*).

Bardet-Biedl-Syndrom Seltene erbliche Anomalie, die durch vermehrte *Fettsucht* (Retinopathia pigmentosa, die zur Erblindung führen kann), *Lernschwierigkeiten*, *Polydaktylie* und *Hypogonadismus* charakterisiert ist (→ *Genetisch bedingte Erkrankungen*).

Barium-Röntgenuntersuchung Unterschiedliche Verfahren zur Feststellung u. Kontrolle einiger Erkr. des Magen-Darm-Trakts. Da Barium für *Röntgenstrahlen* undurchlässig ist, wird es zur Konturierung von Organen verwandt, die sonst beim Röntgen nicht sichtbar sind, z.B. der Magen. Zuweilen ist die B.-R. eine Alternative zur *Endoskopie*. Bariumsulfat, mit Wasser gemischt, wird in den zu untersuchenden Trakt eingebracht, dann werden Röntgenaufnahmen gemacht, als Kontrast- od. Doppelkontrastverfahren.

Beim Monokontrastverfahren wird nur Bariumsulfat verwendet. Es füllt den Traktausschnitt aus u. liefert ein Umrissbild, auf dem auffällige Anomalien erkennbar sind. Beim Doppelkontrastverfahren mit Barium bildet es einen dünnen Film auf der Innenschicht des Organs. Dieses wird dann mit Luft gefüllt, damit kleine Oberflächenveränderungen sichtbar werden.

Je nach Abschnitt des Magen-Darm-Trakts werden unterschiedliche B.-R.-Verfahren benutzt. Eine Bariumlösung wird zur Untersuchung der *Speiseröhre* getrunken. Bariumbrei dient der Kontrolle von unterer Speiseröhre, Magen u. *Zwölffingerdarm*. Beim Bariumdurchlauf werden Dünndarmerkr. untersucht; während das Barium den Abschnitt durchläuft, werden mehrere Röntgenaufnahmen gemacht. Bei einem Bariumeinlauf werden Dick- u. Mastdarm kontrolliert. Im Darm verbleibendes Barium kann zu Verstopfung führen. Daher sind nach dem Röntgen ballastreiche Kost und viel Flüssigkeit wichtig, bis alles Barium ausgeschieden ist.

Barotrauma Schädigung od. Schmerzen v.a. in Mittel*ohr* u. Nebenhöhlen infolge Luftdruckänderungen. Flugreisende sind häufig betroffen, aber auch Taucher (→ *Tauchmedizin*).

Der Luftdruck im Flugzeug sinkt, wenn das Flugzeug steigt, u. er steigt, wenn das Flugzeug sinkt. Beim Steigflug kann es zum „Knacken" im Ohr kommen, wenn sich die Luft im Mittelohr ausdehnt u. durch die Eustachi-Röhre abgeleitet wird, die das Mittelohr mit der Rachenhöle in Nasenhöhe verbindet. Beim Sinken kann der höhere Luftdruck das Trommelfell schmerzhaft nach innen drücken. Geringfügige Druckschäden können für einige Tage Schmerzen, Schwerhörigkeit u. *Tinnitus* zur Folge haben. Schäden in den Nebenhöhlen können ebenfalls Schmerzen verursachen, außerdem evtl. Schleim- od. Blutabsonderung. Die Symptome klingen i.Allg. in einigen Stunden od. Tagen ab; verschlimmern sie sich jedoch od. halten an, kann eine Behandlung notwendig werden. Große Luftdruckunterschiede können zu *Trommelfellperforation* führen.

B. kann durch kräftiges Schlucken od. durch den Valsalva-Versuch vermieden werden, bei dem mit geschlossenem Mund u. zugehaltener Nase kräftig ausgeatmet wird. Dabei kommt es zum Druckausgleich in Mittel*ohr* u. Nebenhöhlen. Wenn die Eustachi-Röhre verlegt ist, z.B. bei Erkältung, empfiehlt sich kurz vor dem Sinkflug ein abschwellendes Nasenspray (→ *Nasenschleimhautabschwellende Mittel*). Kleinkinder sollten beim Sinkflug die Flasche bekommen od. gestillt werden, damit sie häufiger schlucken (→ *Flugmedizin*).

Barrierecreme Hautschutzcreme, die vor Reizstoffen u. Wasser schützt. (→ *Sonnenschutzmittel*).

Barrieremethode Methode der Empfängnisverhütung, bei der z.B. mittels Präservativ od. Scheidendiaphragma verhindert wird, dass Spermien in die Gebärmutter gelangen (→ *Empfängnisverhütung, Barrieremethoden*).

BARIUM-RÖNTGENUNTERSUCHUNG

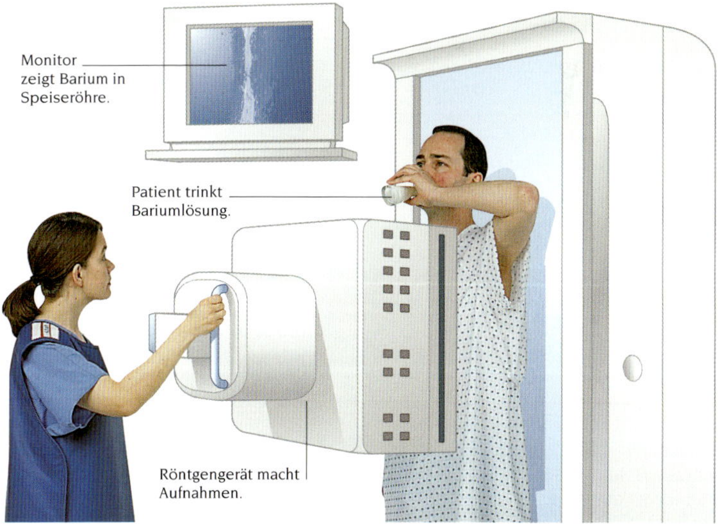

BARIUMEINNAHME

B

Bartflechte Lat. Folliculitis barbae; Entzündung der Bartregion infolge Infektion (meist mit *STAPHYLOCOCCUS AUREUS*) der Barthaarfollikel durch einen kontaminierten Rasierapparat oder ein Handtuch. Um die Follikel bilden sich eitrige Pusteln; Behandlung erfolgt i.d.R. mit *Antibiotika*.

Bartholin-Drüsen Paarige, ovale, erbsengroße Drüsen, deren Ausführungsgänge im Bereich der kleinen Schamlippen münden. Bei sexueller Erregung sondern die B.-D. eine Flüssigkeit ab, die den Scheidenvorhof gleitfähig macht. Die Infektion dieser Drüsen wird *Bartholinitis* genannt.

Bartholinitis Infektion der *Bartholin-Drüsen* am *Scheiden*-Eingang, manchmal infolge Ansteckung mit einer *sexuell übertragbaren Krankheit* wie *Tripper*. Verursacht eine sehr schmerzhafte, gerötete Schwellung an den Mündungen der Drüsenausführungen. Behandlung mit *Antibiotika, Schmerzmitteln* und warmen Bädern.

Manchmal führt die Drüseninfektion zu einem *Eitergeschwür* oder einer schmerzlosen *Zyste* (Bartholin-Zyste), die sich entzünden kann. Eitergeschwüre werden unter Anästhesie (→ *Anästhesie, Allgemein-*) entleert. Wiederholt auftauchende Eitergeschwüre oder entzündete Zysten bedürfen u.U. eines Eingriffs, bei dem der Drüsenausgang zu einer offenen Tasche erweitert (→ *Marsupialisation*) oder die Drüse ganz entfernt wird.

Basalganglien Auch Stammganglien; Gruppen von Nervenknoten in der Basis des *Großhirns* u. im oberen Teil des *Hirnstamms*. B. spielen für den Ablauf gleichmäßiger, ununterbrochener Muskelarbeit sowie dem Beenden u. Beginnen von Bewegungen eine wichtige Rolle. Erkr. oder Untergang der B. und ihrer Verbindungen kann zu unwillkürlichen Bewegungen, Zittern und zu Schwäche wie beim *Parkinson-Syndrom* führen.

Basaliom → *Haut, Krebs der Basalzellen*

Basedow-Krankheit *Autoimmunkrankheit* mit toxischer *Schilddrüsenvergrößerung* (überaktiv und vergrößert), exzessiver Produktion von Schilddrüsenhormonen bis hin zur *Schilddrüsenüberfunktion* und einem *Exophthalmus*.

Basilarisinsuffizienz Auch vertebrobasiläre Durchblutungsstörung genannt; wiederkehrende Schwindelanfälle, Doppeltsehen, Schwäche und Sprachstörungen, die durch verminderten Blutfluss zu Teilen des Gehirns verursacht werden. Sie beruht i.d.R. auf einer *Arteriosklerose* der A. basilaris, A. vertebralis und anderer Arterien an der Hirnbasis. Die B. geht manchmal einem *Schlaganfall* voraus.

Basophile Leukozyten Untergruppe der Leukozyten (auch Granulozyten; weiße *Blutkörperchen*), die bei entzündlichen u. allergischen Reaktionen eine Rolle spielen.

Bauch Bereich zwischen Brustkorb u. Becken. Der Bauchbereich wird oben von Rippen u. Zwerchfell, unten vom Becken, hinten, seitlich und vorne von Wirbelsäule u. Bauchmuskeln begrenzt. In ihm liegen Leber, Magen, Darm, Milz, Bauchspeicheldrüse u. Nieren. Im Unterbauch umschließt das Becken Harnblase u. Mastdarm, bei Frauen Gebärmutter u. Eierstöcke, beim Mann Prostata und Samenbläschen.

BAUCH

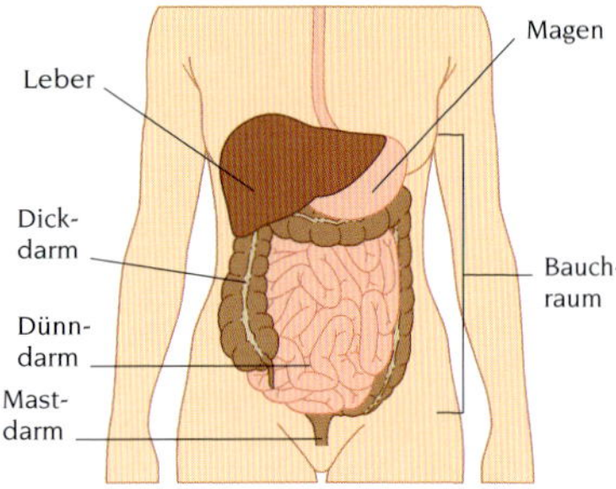

Bauchfell Zweischichtige Membran, die die Bauchhöhle auskleidet und die Bauchorgane stützt. Das B. bildet Flüssigkeit, die den Organen ein ungehindertes Gleiten gegeneinander erlaubt und sie vor Infektionen schützt. Es resorbiert auch Flüssigkeit und wirkt als natürliches Filtersystem. Als Komplikation einer Baucherkr. kann sich das B. entzünden (→ *Bauchfellentzündung*).

BAUCHFELL (PERITONEUM)

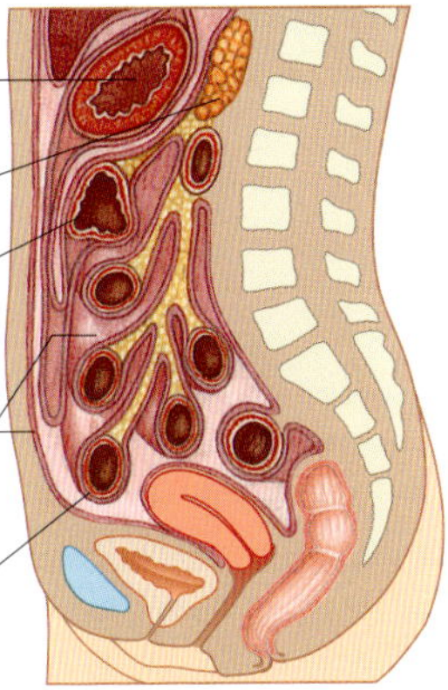

Bauchfellentzündung Die B. ist eine schwere, i.d.R. akute Erkr. Die häufigste Ursache ist die *Perforation* der Magen- oder Darmwand, die den Durchtritt von Bakterien und Verdauungssäften in die Bauchhöhle erlaubt, als Folge eines *peptischen Ulkus*, einer *Appendizitis* oder *Divertikulitis*. Eine akute *Eileiterentzündung*, *Gallenblasenentzündung* od. eine *Blutvergiftung* können mit einer B. einhergehen.

Es kommt zu starken Bauchschmerzen. Nach einigen Stunden fühlt sich der Bauch hart an und die *Peristaltik* verschwindet (→ *Ileus*). Andere Symptome sind Fieber, Übelkeit und Erbrechen.

Diagnose durch Untersuchung und *bildgebende Verfahren*. Ursachen werden durch Bauchspiegelung oder eine explorative *Laparotomie* gesucht. Antibiotika werden verabreicht. Meist erholt sich der Patient vollständig. Die Verengung des Darms, z.B. aufgrund von Verwachsungen (→ *Adhäsionen*), kann später auftreten.

Bauchröntgen Beim B. lassen sich eventuelle Organvergrößerungen u. verschluckte Fremdkörper entdecken. Ferner können typische Erscheinungsformen von Flüssigkeiten und Gasen dargestellt werden: Erweiterte, Flüssigkeit enthaltende Darmschlingen weisen oft auf ein Hindernis hin (→ *Darmverschluss*), Gase außerhalb der Eingeweide auf eine Darm-*Perforation*. Für Röntgenstrahlen undurchlässiges Kalzium ist Bestandteil der meisten Nierensteine (→ *Harnstein*), mancher *Gallensteine* u. Aorten-*Aneurysmen*; sie werden u.U. beim B. entdeckt.

Bauchschmerzen Leichtere B. kommen häufig vor nach dem Genuss von übermäßigen Mengen Alkohol od. Nahrung, bei starken Blähungen od. infolge von *Durchfall*. Unterbauchschmerzen während der Regelblutung sind weit verbreitet, können aber auch auf eine gynäkologische Erkrankung wie *Endometriose* hinweisen. Oft ist eine *Harnblasenentzündung* der Grund für B., auch eine Blasendehnung infolge Harnwegverlegung kann schuld sein.

Krampfartige Leibschmerzen (Koliken): Ständig sich wiederholende Schmerzen, wenn ein Bauchorgan versucht, durch Muskelkontraktionen eine Blockierung durch einen Stein od. eine Entzündung aufzuheben. Die Schmerzen können sich verstärken u. von Erbrechen begleitet sein (→ *Akuter Bauch*).

Ein *Magengeschwür* ruft häufig nagende Schmerzen hervor. Weitere Schmerzursachen: Infektionen wie *Nierenbeckenentzündung* od. *Minderdurchblutung*, bei der die Blutgefäße verengt sind oder durch eine *Darmverschlingung* abgedrückt werden.

Bei leichteren Schmerzen hilft oft Wärme. Nahrungsaufnahme od. *Antazida* bringen bei Schmerzen aufgrund eines *peptischen Ulkus* vorübergehende Linderung. B., die nicht durch Erbrechen abklingen, länger als 6 Stunden anhalten od. von Schwitzen od. Ohnmacht begleitet sind, bedürfen der sofortigen medizinischen Abklärung. Diese ist auch bei anhaltendem Erbrechen, Bluterbrechen od. bei blutigem od. schwarzem Stuhl dringend erforderlich. Auch unerklärlicher Gewichtsverlust od. veränderte Stuhlgewohnheiten sollten stets untersucht werden.

Bei der Untersuchung von B. können bildgebende Verfahren wie *Ultraschall*, *CT*, Endoskopie in Form einer *Magenspiegelung*, *Dickdarmspiegelung* od. Bauchspiegelung zum Einsatz kommen.

Bauchschwellung Vergrößerung des Bauchs. Bei *Fettsucht* u. Gebärmutterwachstum in der Schwangerschaft

B

ist sie eine natürliche Folge. Gase in Magen od. Darm können eine unangenehme Aufblähung des Bauchs bewirken. Manche Frauen beobachten kurz vor der Regelblutung eine B. aufgrund von Flüssigkeitsstau. Eine schwerwiegendere Ursache liegt u.U. in *Bauchwassersucht*, einem Anzeichen für Krebs od. für eine Erkrankung von Herz, Nieren od. Leber; ferner kann ein *Darmverschluss* od. eine *Ovarialzyste* der Grund sein.

Bauchspeicheldrüse Drüse, die quer hinter dem Magen im Oberbauch verläuft. Die B. hat eine Verdauungs- und eine hormonelle Funktion. Sie besteht zum größten Teil aus *exokrinem* Gewebe, das Verdauungsenzyme über den B.-gang in den *Zwölffingerdarm* abgibt. Auch Natriumbikarbonat, das Magensäure neutralisiert, gelangt in den *Zwölffingerdarm*. Die B. enthält Gruppen endokriner Zellen, Langerhans-Inseln, die die Hormone *Insulin* und *Glukagon* abgeben. Diese Hormone regeln den *Glukose*spiegel im Blut.

BAUCHSPEICHELDRÜSE

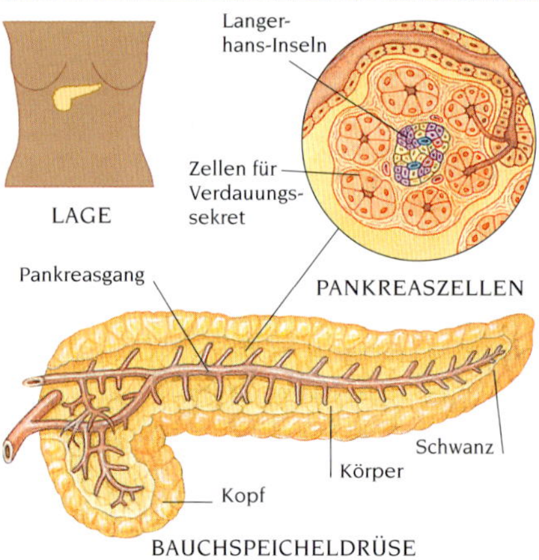

BAUCHSPEICHELDRÜSE

Bauchspeicheldrüsenkrebs Krebsgeschwulst unbekannter Ursache, aber Rauchen und reichliche Fettaufnahme oder Alkoholkonsum können zur Entstehung beitragen. Symptome sind Oberbauchschmerz, Appetitverlust, Abmagerung und *Gelbsucht*. Es kann zu Verdauungsproblemen, Übelkeit, Erbrechen, Durchfall und Müdigkeit kommen. In vielen Fällen erscheinen die Symptome erst, wenn das Karzinom auf andere Körperteile übergegriffen hat.

Die Diagnose erfolgt i.d.R. mittels *Ultraschall*, *Computer-* oder *Kernspintomographie* des oberen Bauchraums sowie *ERCP*. Im Frühstadium können *Bauchspeicheldrüsenentfernung*, *Strahlentherapie* und Zytostatika zur Heilung führen. Später lindert *Palliativtherapie*.

Bauchspeicheldrüsenentfernung Entfernung der gesamten Bauchspeicheldrüse od. von Teilen. Die B. wird zur Behandlung einer *Bauchspeicheldrüsenentzündung* oder eines umschriebenen *Bauchspeicheldrüsenkrebses* durchgeführt. Sie kann zum *Diabetes mellitus* u. zur *Malabsorption* führen.

Bauchspeicheldrüsenentzündung Med. Pankreatitis, die akut oder chronisch verlaufen kann. Hauptursache der akuten B. sind Alkoholmissbrauch und *Gallensteine*. Weniger häufige Gründe: Verletzung, Virusinfektion, Operation am *Gallengang*system oder bestimmte Medikamente. Chronische B. beruht gewöhnlich auf *Alkoholabhängigkeit*. Seltene Ursachen sind *Hyperlipidämie*, *Eisenspeicherkrankheit* und schwere akute B. Die akute B. ist weniger gefährlich, neigt aber zu *Rückfällen*.

Symptome bei akuter B. sind plötzliche schwere Schmerzattacken im Oberbauch, die in den Rücken ausstrahlen, häufig mit Übelkeit und Erbrechen. Bewegung verstärkt oft den Schmerz. Die Attacke dauert meist ca. 48 Stunden. Die chronische B. hat dieselben Symptome, jedoch dauert der Schmerz dann wenige Std. bis mehrere Tage an und die Attacken häufen sich. Wenn kein Schmerz vorliegt, können die wichtigsten Zeichen der B. *Malabsorption* oder *Diabetes mellitus* sein.

Die schwere akute B. kann zu *niedrigem Blutdruck* und *Herzinsuffizienz*, zu Nierenversagen und Versagen des Atmungssystems, zu *Zysten* und *Bauchwassersucht* führen. Die chronische Bauchspeicheldrüsenentzündung löst Bauchwassersucht (Aszites) und Zysten sowie eine Gallengangsobstruktion und *Diabetes mellitus* aus.

Die Diagnose erfolgt mittels *Bluttests*, Röntgenaufnahme des Bauchs, *Ultraschall*, *Computertomographie*, *Kernspintomographie* und *ERCP*. Die akute B. wird mit Infusionen sowie starken *Schmerzmitteln* behandelt. In einigen Fällen wird der Bauchraum mit einer sterilen Flüssigkeit ausgespült oder es wird eine *Bauchspeicheldrüsenentfernung* vorgenommen und vorhandene Gallensteine entfernt. Die Therapie der chronischen B. erfolgt mit Schmerzmitteln, *Insulin*, *Pankreatin* und manchmal durch *Bauchspeicheldrüsenentfernung*.

Bauchwassersucht Med. Aszites. Übermäßige Flüssigkeitsansammlung in der Bauchfellhöhle, dem Raum zwischen den beiden Bauchfellschichten, von denen die eine die Bauchhöhlenwand innen auskleidet u. die andere die Bauchorgane bedeckt.

B. kann bei jeder Erkrankung auftreten, die generalisiertes Gewebswasser verursacht, z. B. bei dekompensierter *Herzinsuffizienz*, *nephrotischem Syndrom* u. *Leberzirrhose*. Sie kann bei *Krebserkrankungen* auftreten, wenn sich von irgendeinem Krebs ausgestreute Tochtergeschwülste im Bauchfell bilden, u. wenn *Tuberkulose* den Bauchraum befällt.

B. bewirkt ein Anschwellen des Bauchs u. Beschwerden, z. B. Atemnot wegen des Drucks auf das Zwerchfell. Wenn möglich wird die zugrunde liegende Ursache behandelt. *Diuretika*, besonders *Spironolacton*, werden oft zur Behandlung von B. bei Leberzirrhose verwendet.

Bazillen Stäbchenförmige *Bakterien*. Die Einzahl ist Bazillus.

BCG-Impfung → *Tuberkulose*, *Impfung*

Beatmungsgerät Gerät zur *künstlichen Beatmung* eines Patienten, der nicht mehr natürlich atmen kann. Das Beatmungsgerät ist eine elektrische Pumpe, die mit einer Frischluftzufuhr verbunden ist und wie ein Balg arbeitet. Die Luft wird durch einen *Beatmungstubus* hinunter in die Luftröhre und weiter in die Lunge geleitet, wo sie durch die natürliche Elastizität der Lunge und der Rippen wieder ausgestoßen wird. Ein Ventil am B. verhindert, dass die Ausatmungsluft wieder zurück in die Lunge gelangen kann.

BEATMUNGSTUBUS

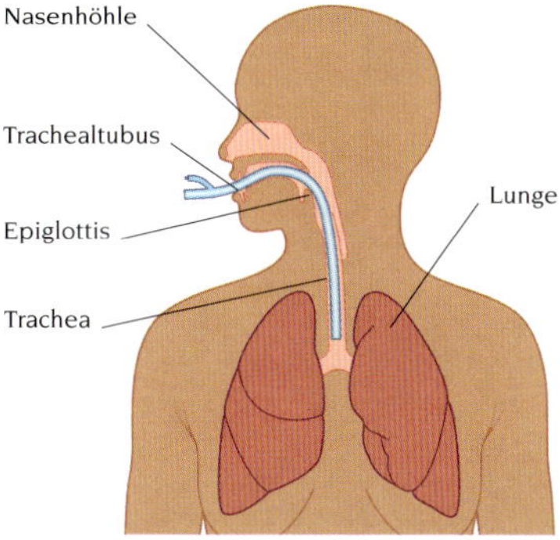

Beatmungstubus Med. Endotrachealtubus; Schlauch, der durch Mund oder Nase in die *Luftröhre* geführt wird, um durch künstliche Beatmung Sauerstoff oder bei der OP Narkosegase (→ *Anästhesie*) zuzuführen. Eine aufblasbare Manschette um das untere Ende des B. hält Sekrete oder Mageninhalt von der Lunge fern.

Bechterew-Strümpell-Marie-Krankheit Med. Spondylitis ankylosans; seltene, die Gelenke zwischen der Wirbelsäule und den *Sakroiliakalgelenken* befallende entzündliche Erkrankung.

Gewöhnlich ist die Ursache für die B.-S.-M.-K. nicht bekannt, sie kann von *Dickdarmentzündung* oder *Schuppenflechte* begleitet sein u. familiär gehäuft vorkommen; etwa 90 % der Betroffenen besitzen das genetisch festgelegte *Histokompatibilitäts-Antigen* HLA-B27.

B.-S.-M.-K. beginnt i.d.R. mit Schmerzen u. Steifheit in Hüften und Kreuz, die sich nach Ruhe verstärken u. besonders am frühen Morgen bemerkbar machen. Weniger häufig: Brustkorbschmerzen, schmerzende Fersen aufgrund weiterer Knochenbildung und gerötete und schmerzende Augen aufgrund von *Regenbogenhautentzündung*. Später kann die Wirbelsäulenentzündung zu *Ankylose* und Buckel führen.

Diagnose: durch *Röntgenstrahlen* u. *Bluttests*. Eine Heilung gibt es zwar nicht, doch Behandlung mit Gymnastik, *Physiotherapie* und *Antiphlogistika* können

B

BECKEN

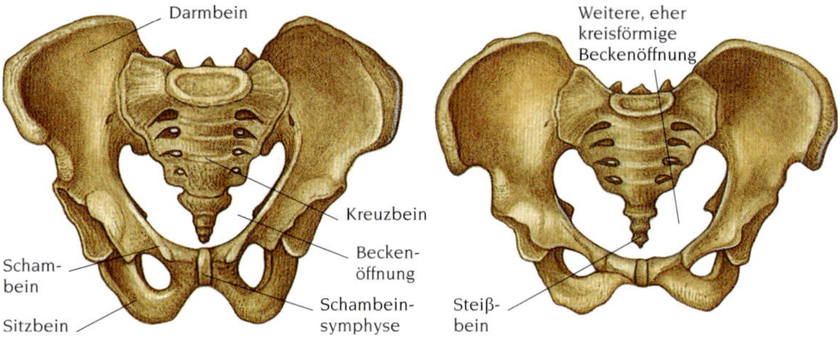

MÄNNLICHES BECKEN WEIBLICHES BECKEN

Bewegungseinschränkung und Schmerzen mindern.

Becken Aus 2 Anteilen bestehender knöcherner Ring im unteren Rumpfbereich, dessen rückwärtige Verbindung das Kreuzbein und dessen vordere Verbindung die Schambein-Symphyse darstellt. Die Knochenteile bestehen aus je 3 verschmolzenen Knochen: Darmbein (der größte, schaufelartig geformte Knochen), Sitzbein (das beim Sitzen das meiste Körpergewicht trägt) und Schambein (der kleinste Knochen).

Bei Frauen ist das Becken allgemein flacher und breiter und die Symphyse elastischer als beim Mann. Diese Eigenheiten erleichtern der Frau die Geburt.

Beckenbodengymnastik Programm zur Kräftigung der Muskeln und Festigung der Bänder des Beckenbodens. Diese Muskeln und *Bänder* stützen die *Gebärmutter*, die *Scheide*, Harnblase, Harnröhre und *Mastdarm*. Sie können einer *Gebärmuttersenkung* und Inkontinenz (→ *Inkontinzenz, Harn*) vorbeugen helfen und eignen sich für Frauen mit Orgasmusschwierigkeiten.

Die Beckenbodenmuskeln spannen sich an, wenn der Harnstrahl während der Entleerung gestoppt wird. Im Idealfall sollte die B. tagsüber je 5 Min. 1-mal pro Stunde durchgeführt werden.

Beckenmessung Feststellung von Form und Maßen des weiblichen Beckens durch Messung mittels Röntgenbild. Die B. wird durchgeführt, um Schwierigkeiten bei der *Geburt* vorauszusagen od. nach einer schweren Geburt, um zukünftige Geburten besser planen zu können.

Beclomethason *Kortikosteroid* gegen *Asthma* u. *Heuschnupfen*. B., das zum Inhalieren od. als Nasenspray verordnet wird, verringert die Symptome durch Eindämmung der Entzündung u. Schleimbildung der Nasenschleimhaut od. bei Asthma durch Eindämmung der Atemwegentzündung. B. wird oft zusammen mit *Bronchospasmolytika* zur Asthmabehandlung verabreicht. Bei schwerem Asthmaanfall muss die Dosis evtl. erhöht werden. Es wirkt jedoch langsam u. entfaltet erst nach einigen Tagen volle Wirkung. Nebenwirkungen: Heiserkeit, Rachenreizung u. (selten) Pilzbefall im Mund. B. wird auch in Creme- od. Salbenform zur Behandlung einer Hautentzündung infolge eines *Ekzems* verschrieben.

Becquerel Maß für Radioaktivität (→ *Energiedosis*).

Befruchtung Vereinigung eines *Spermiums* und einer *Eizelle*. Natürlicherweise findet sie nach dem Geschlechtsverkehr im Eileiter der Frau statt. Ein einzelnes Spermium dringt mithilfe von Enzymen, die die äußere Haut des Eis auflösen, in das Ei ein. Der Kern des Spermiums verschmilzt mit dem der Eizelle, die leere Hülle und der Schwanz fallen ab. Abschließend bildet das frisch befruchtete Ei, Zygote genannt, eine für andere Spermien undurchdringliche Hülle. Auf dem Weg durch den Eileiter durchläuft die Zygote mehrere Zellteilungen, in der Gebärmutter nistet sie sich ein und wächst zu einem Embryo heran.

Auch nach künstlicher Injektion von Sperma in den Gebärmutterhals (→ *künstliche Befruchtung*) oder im Reagenzglas (→ *In-vitro-Fertilisation*) kann eine Befruchtung stattfinden.

Behçet-Krankheit Seltene multisystemische Erkr. mit wiederholt auftretenden Mundschleimhautgeschwüren u. *Ulcus genitalis* sowie Entzündung von Augen, Gelenken, Blutgefäßen, Gehirn u. inneren Organen. Die Ursache ist unbekannt, man geht jedoch stark von einem Zusammenhang mit dem genetisch festgelegten *Histokompatibilitäts-Antigen* HLA-B5 aus. Die Behandlung ist schwierig u. erfordert u.U. *Kortikosteroide* u. *Immunsuppressiva*.

Beidhändigkeit Gleiche Geschicklichkeit beider Hände, da es keine eindeutige Händigkeit gibt. B. ist selten u. tritt gewöhnlich familiär gehäuft auf.

Beingeschwür Nicht heilende offene Wunde am Bein, i.d.R. aufgrund schlechter Durchblutung des Bereichs. Es gibt verschiedene Arten von B. Ein venöses B. (Ulkus cruris) tritt hauptsächlich am Knöchel und Unterschenkel auf und entsteht durch Veränderung der *Venenklappen*; es kommt meist in Verbindung mit *Krampfadern* vor. Wundgelegene Stellen (→ *Druckgeschwür*) entwickeln sich am Bein durch eine Kombination aus schlechter Durchblutung, Druck und längerer Bettruhe. Das B. kann auch auf einer *peripheren arteriellen Verschlusskrankheit* oder *Diabetes mellitus* beruhen. In den Tropen verursachen einige Infektionen auch Geschwüre.

Belastungs-EKG Eine der Untersuchungen zur Beurteilung der Herzfunktion bei Menschen, die bei Belastung Schmerzen im Brustraum, Atemnot oder Herzklopfen verspüren. Die Untersuchung ergibt, ob z.B. eine Erkr. der Herzkranzgefäße vorliegt (→ *KHK*). Ein *EKG*-Gerät zeichnet die Muster der elektrischen Herzaktivität unter Herzbelastung auf, meist bei Benutzung eines Laufbands od. eines Standfahrrads. Spezifische Veränderungen der elektrischen Muster in dem Maße, wie die Belastung gesteigert wird, sind ein Hinweis auf *Angina pectoris*. Das B.-EKG kann in Verbindung mit einer *Szinti-*, *Angio-* oder *Echokardiographie* durchgeführt werden, um geschädigte Bezirke des Herzmuskels festzustellen.

Belastungsstörung, posttraumatische Form der Angstreaktion, die sich nach einem belastenden, ängstigenden Ereignis entwickelt.

Häufige Ursachen sind Naturkatastrophen, Gewalt, Vergewaltigung, Folter, schwere Verwundung und kriegerische Auseinandersetzung. Symptome, die sich viele Monate nach dem Ereignis entwickeln können, sind wiederkehrende Erinnerungen oder Träume von dem Ereignis, das Gefühl von Isolation sowie Schlaf- und Konzentrationsstörungen. Die p. B. kann zum Abtöten der Gefühle oder zu Reizbarkeit und Schuldgefühlen führen, manchmal auch zu einer *Depression*. Die meisten Pat. erholen sich bei emotionaler Unterstützung und Beratung nach einiger Zeit wieder.

Bell-Lähmung Häufigste Form von *Gesichtslähmung* infolge von Schädigung des Facialisnervs.

Bell-Spasmus → *Gesichtszucken*

Belladonna Extrakt der Tollkirsche, der seit Jahrhunderten zu medizinischen Zwecken verwendet wird. B. enthält *Alkaloide* einschließlich *Atropin*, die als *Antispasmodika* zur Behandlung von Magen-Darm-Störungen eingesetzt werden (→ *Anticholinergika*).

Bendroflumethiazid Thiazid-*Diuretikum* gegen *Bluthochdruck* u. *Herzinsuffizienz*.

Benommenheit Zustand des Bewusstseins zwischen Wachsein und Schlaf oder Bewusstlosigkeit. Benommenheit ist medizinisch bedeutsam, wenn eine Person nicht mehr aufwacht, wenn man sie schüttelt, sticht und anschreit, bzw. wenn sie erwacht, aber dann wieder in B. fällt. Auffällige B. kann Folge eines *Schädelhirntraumas*, hohen Fiebers, einer *Hirnhautenzündung*, *Urämie* (zu viel Harnstoff im Blut durch *Niereninsuffizienz*) oder *Leberversagen* sein. Alkohol oder Drogen haben auch diesen Effekt. Bei einem Diabetiker kann sich B. durch *Unterzuckerung* oder *Überzuckerung* einstellen. Auffal-

B

lende B. muss als medizinischer Notfall behandelt werden.

Benzalkoniumchlorid Oft verwendetes Konservierungsmittel in Augentropfen und Produkten wie Kosmetika und Mundwässern.

Benzodiazepine Gruppe von Wirkstoffen, die für einen kurzen Zeitraum als *Schlafmittel* bei *Schlaflosigkeit* u. zur Eindämmung der Symptome von *Angst* u. Stress (→ *Stress*reaktion) verabreicht werden (→ *Tranquilizer*). Übliche B. sind *Diazepam*, das als Tranquilizer, u. *Nitrazepam*, das manchmal gegen Schlafstörungen verwendet wird. B. werden auch ergänzend beim Alkoholentzug und zur Eindämmung der *Epilepsie* eingesetzt.

Geringere Nebenwirkungen sind Benommenheit bei Tage, Schwindel u. Vergesslichkeit. Auch unsicherer Gang u. Langsamkeit der Bewegungen können auftreten. Regelmäßige Einnahme von B. kann zu physischer u. psychischer Abhängigkeit führen; daher werden sie i.d.R. nur für 2 bis 3 Wochen od. weniger verordnet. Bei plötzlichem Absetzen können Entzugserscheinungen wie Angst, Ruhelosigkeit u. Alpträume auftreten. B. werden gelegentlich wegen ihrer beruhigenden Wirkung missbraucht.

Benzoylperoxid *Antiseptikum* zur Behandlung von *Akne* u. Hautpilzinfektionen (→ *Pilzinfektionen*). Bei Akne wirkt B. auch durch die Entfernung der obersten Hautschicht u. beseitigt damit die Talgdrüsenverstopfung.

Benzylpenicillin Ein *Penizillin*, das gespritzt wird.

Beratungsstellen Beratung und psychologische Unterstützung durch Fachkräfte bei persönlichen Schwierigkeiten. Dabei kann es sich um Probleme in der Schule, am Arbeitsplatz od. in der Familie handeln. Sie geben Rat bei gesundheitlichen, sexuellen od. Partnerschaftsproblemen, Sucht od. Lebenskrisen. Ferner gehören *genetische Beratung*, Traumaberatung (→ *Trauma*) u. *Sexualtherapie* dazu.

Meist erfolgt die Beratung nur mit den direkt Betroffenen, jedoch manchmal auch in kleinen Gruppen (→ *Psychotherapie*).

Berry-Aneurysma Angeborenes oder erworbenes *Aneurysma* der Arteria basilaris im Gehirn (→ *Hirnarterien-Aneurysma*).

Berufsbedingte Mortalität Sterberate aufgrund von *Berufskrankheit* oder Arbeitsunfall. Jährliche Todesraten (Todesfälle pro Million betroffene Personen) variieren stark je nach Beschäftigung. Sie liegen zwischen 5 in der Kleidungs- und Schuhindustrie und 1650 in der Öl- und Ergasindustrie auf den Bohrinseln. Über 1000 Todesfälle pro Jahr sind auf Berufserkr., in der Hauptsache *Staublunge* und *Krebserkr.* zurückzuführen.

Berufskrankheiten Erkr. oder Verletzungen, die sich durch Kontakt mit Chemikalien oder Staub bzw. aus physikalischen, psychischen oder biologischen Einflüssen am Arbeitsplatz ergeben.

Die *Staublunge* ist eine *Fibrose* der Lunge durch Inhalation von Industriestäuben, z. B. Kohlenstaub. Asbestose ensteht beim beruflichen Umgang mit Asbest. Allergische *Lungenbläschenentzündung* wird verursacht durch organischen Staub.

Industriechemikalien, z. B. cadmium-, beryllium-, blei- oder benzolhaltiger Rauch, schädigen die Lunge bei Inhalation oder andere wichtige Organe, wenn sie über Lunge oder Haut in den Kreislauf gelangen. Tetrachlor-Kohlenstoff und Vinylchlorid können Lebererkr. verursachen. Viele dieser Verbindungen führen zu Nierenschäden.

Arbeitsbedingte Hauterkr. treten als *Kontaktekzem* und *Plattenepithelkarzinom* auf. Seltene Infektionskrankheiten, die in bestimmten Berufen vermehrt auftreten, sind *Brucellose* und Q-Fieber (durch Viehbestand), Psittakose (durch Vögel) und *Leptospirose* (durch Abwasser). Mit Blut oder Blutprodukten arbeitende Personen tragen ein erhöhtes Hepatitis-Risiko (→ *Virushepatitis*) und *Aids*-Risiko, wie z. B. Angestellte im Gesundheitswesen. In der Nuklearindustrie und einigen Berufen im Gesundheitswesen werden Maßnahmen zur Reduktion von *Strahlenrisiken* ergriffen.

Andere Berufskrankheiten sind Schreibkrampf, *Karpaltunnelsyndrom, Sängerknötchen, Raynaud-Syndrom, Taubheit* und *grauer Star*.

Beruhigungsmittel Gruppe von Medikamenten zur Sedierung. B. sind Schlaftabletten, *Anxiolytika* (Angstlöser), *Neuroleptika* und einige *Antidepressiva*. Auch für die *Prämedikation* werden Beruhigungsmittel eingesetzt (→ *Tranquilizer*).

Berylliose Berufskrankheit, die durch eingeatmeten Staub od. Dämpfe verursacht wird, die Beryllium enthalten, ein metallisches Element, das in High-Tech-Industriezweigen wie Reaktortechnik, Elektronik u. Raumfahrttechnik verwendet wird. Kurzer Kontakt mit hohen Berylliumkonzentrationen kann zu kurzzeitiger schwerer Strahlenpneumonitis führen. Jahrelanger Kontakt mit geringen Konzentrationen kann bleibende Lungen- u. Leberschäden verursachen. Mit *Kortikosteroiden* lassen sich Lungenschäden verringern. Meist verhindern Arbeitsschutzmaßnahmen die Einwirkung von gefährlichen Berylliumkonzentrationen.

Beschäftigungstherapie Auf den Einzelnen zugeschnittene Tätigkeitsprogramme, die Menschen nach Behinderung durch Krankheit oder Unfall helfen sollen, ihre Leistungsfähigkeit zur Alltagsbewältigung zu verbessern. Die B. umfasst auch Empfehlung von Hilfen und Änderungen der häuslichen Einrichtung, um die Unabhängigkeit der Betroffenen zu erhöhen.

Beschneidung Operative Entfernung der Vorhaut des *Penis*, meist aus religiösen od. hygienischen Gründen bei Neugeborenen. Eine B. kann auch zur Behandlung von *Vorhaut*verengung, wiederholtem Auftreten von *Eichel-* u./od. *Vorhautentzündung* od. *Paraphimose* erforderlich werden.

Beschneidung der Frau Völlige od. teilweise Entfernung des *Kitzlers*, der großen u. kleinen *Schamlippen*, manchmal mit Verengung des *Scheiden*-Eingangs. Die B. wird in Teilen Afrikas häufig noch durchgeführt, hat jedoch keinen medizinischen Nutzen. Sie kann zu Verhalt von Harn und Menstruationsblut sowie zu Verletzung bei Geschlechtsverkehr u. Entbindung führen.

Bestrahlung Aussendung von Energie (als elektromagnetische Wellen) od. Materie (als Teilchen) von instabilen Atomen, wodurch sie in ihre stabile Form gelangen. Einige B.-Arten sind lebensbedrohlich, andere Arten wieder lebensnotwendig (z. B. Licht u. Wärme der Sonne). Sogar schädliche B. dient nützlichen Zwecken, z. B. in der *Strahlentherapie*, wo biologisch schädliche Wirkungen der B. zur Zerstörung von Krebszellen genutzt werden.

Die 4 Arten der schädlichen Strahlen sind Gammastrahlen, *Röntgenstrahlen*, Alphateilchen u. Betateilchen. Gamma- u. Röntgenstrahlen sind elektromagnetische Wellen, ähnlich den höher energetischen Lichtstrahlen. Alle 4 Arten schädigen durch Ionisierung – die Wellen od. Teilchen stoßen Elektronen von Atomen der Materie, durch die sie hindurchgehen, heraus u. wandeln sie in hochreaktive Ionen um. Bei lebendem Gewebe verursachen die Ionen biologischen Schaden.

Radioaktive Substanzen (→ *Radioaktivität*), die einige dieser Strahlungsarten aussenden, stellen ein Gesundheitsrisiko dar. Alphateilchen können die Haut aber nicht durchdringen, sodass B.-Quellen von Alphateilchen nur gefährlich sind, wenn sie direkt geschluckt od. eingeatmet werden. Gammastrahlung durchdringt zahlreiche Substanzen über große Distanz, u. sogar entfernte Gamma-Quellen können für Menschen ein Risiko darstellen.

Die meisten B.-Quellen sind natürlich, wie z. B. ionisierende Strahlung aus dem Weltall od. aus radioaktiven Mineralien. So ist auch das Gas *Radon*, das im Boden, in Felsen od. Baustoffen gefunden wird, eine wichtige B.-Quelle. Künstliche Quellen ionisierender B. sind Röntgengeräte, für Diagnose u. Therapie benutzte radioaktive Isotope (→ *Szintigraphie*) u. Kernreaktoren.

Weniger starke Strahlung, z. B. *Ultraviolettlicht*, kann auch durch andere Mechanismen als Ionisierung Schaden verursachen. UV-Strahlung der Sonne dringt nicht tief in den Körper ein, kann aber das Erbmaterial der Zellen schädigen u. zu Hautkrebs führen.

Andere Arten nicht ionisierender B., der Menschen ausgesetzt sind, sind *Ultraschall*, der in der Medizin zur Diagnose u. Therapie angewendet wird, u.

B

Hochfrequenzwellen, die bei der *Kernspintomographie* erzeugt werden. Diese Techniken haben vermutlich keine schädlichen Wirkungen (→ *Strahlenrisiken, Strahlenkrankheit, Energiedosis*).

Betablocker Genau: Betarezeptorenblocker; Gruppe von Wirkstoffen vorwiegend zur Behandlung von Herz- u. Kreislauf-Erkr., z. B. *Angina pectoris* u. *Bluthochdruck*. B. hemmen die Wirkungen des Sympathikus (→ *Nervensystem*), der *Adrenalin* u. *Noradrenalin* an Nervenendigungen ausschüttet, die Betarezeptoren genannt werden.

Man unterscheidet Beta-1- u. Beta-2-Rezeptoren. Beta-1-Rezeptoren finden sich in Herz u. Blutgefäßen, Beta-2-Rezeptoren in den Lungen. Einige Betablocker wie Acebutolol, Atenolol u. Metoprolol werden kardioselektiv genannt u., da sie v.a. auf Beta-1-Rezeptoren wirken, vorwiegend zur Behandlung von Herzerkr. wie Angina pectoris, Bluthochdruck u. *Herzrhythmusstörungen* angewandt. Oft werden B. nach *Herzinfarkt* verabreicht, um die Wahrscheinlichkeit für weitere Herzmuskelschäden zu verringern.

Andere Arten von B. wie Oxprenolol, Propranolol u. Timolol können zur Vorbeugung von *Migräne*-Anfällen wegen ihrer Wirkung auf die Hirngefäße verschrieben werden, ferner zur Verringerung der körperlichen Symptome von *Angst* od. zur Eindämmung der Symptome von *Schilddrüsenüberfunktion*. B. wie Timolol werden zuweilen als Augentropfen gegen *grünen Star* verabreicht; sie senken den Flüssigkeitsdruck im Augapfel.

B. können die Fähigkeit zur Ausübung anstrengender Sportarten einschränken. Ältere Betablocker verschlimmern u.U. die Symptome von *Asthma, Bronchitis* od. anderen Lungenerkr. Ferner können sie die Blutversorgung der Gliedmaßen verringern, was zu kalten Händen u. Füßen führt. Weitere Nebenwirkungen sind u.U. Schlafstörungen, Depression, Gewichtszunahme.

Betäubung oder Narkose; Zustand der Reglosigkeit, meist infolge eines Medikaments (→ *Opioide*) od. anderer chemischer Substanzen; die B. ähnelt dem Schlaf, aber im Gegensatz dazu kann eine Person unter B. nicht vollständig aufgeweckt werden.

Betäubungsmittel → *Opioid; Schmerzmittel*

Betahistin Wirkstoff zur Behandlung der *Menière-Krankheit*, um Häufigkeit u. Schwere der Übelkeits- u. Schwindelanfälle zu verringern.

Betamethason *Kortikosteroid* gegen Entzündungen. B. wird zur Behandlung von *Kontaktekzem* u. *Ekzem* als Creme auf die Haut aufgetragen, aber auch als Nasenspray gegen *Heuschnupfen* angewandt.

B. kann zur Behandlung einiger Formen von *Asthma* u. *Arthritis* eingenommen werden. Nebenwirkungen sind bei kurzzeitiger Verwendung unwahrscheinlich. Allerdings ist durch längerdauernde oberflächliche Anwendung von B. dünne Haut u. eine Verschlimmerung einer Infektion möglich. Lange od. hochdosierte Einnahme kann die für andere Kortikosteroide typischen Nebenwirkungen hervorrufen.

Bettnässen Allgemeinsprachlicher Name für mangelnde Harnblasenbeherrschung im Schlaf (→ *Enuresis*).

Bettruhe B. kann zur Behandlung bestimmter Erkr. gehören, z. B. *rheumatisches Fieber*, u. bestimmter Verletzungen, z. B. Wirbelbruch. Lang dauernde B. bringt die Gefahr von Muskelschwund, -schwäche u. Blutgerinnselbildung in den Beinen mit sich. Früher wurde B. als wesentlicher Teil der Behandlung vieler Erkr. angesehen, wird heute jedoch nach Möglichkeit vermieden. Nach Operationen sollen die Betroffenen baldmöglichst das Bett verlassen.

Beulenpest Häufigste Form der *Pest*, gekennzeichnet durch die Entwicklung von Bubos genannten Beulen (entzündlichen Schwellungen der Lymphknoten) in Leiste od. Achselhöhle. B. verlief im Mittelalter für die Hälfte der Betroffenen tödlich. Ein Kennzeichen ist die Blutung unter der Haut, wodurch dunkelblaue od. schwarze Blutergüsse entstehen; daher wurde sie auch Schwarzer Tod genannt.

Bewegung Körper-B., d. h. B. des Knochengerüsts, der Weichgewebe und Körperorgane. Alle B. werden von Muskeln veranlasst und können willkürlich, unwillkürlich oder *Reflexe* sein.

Alle willkürlichen B. des Knochengerüsts gehen vom motorischen Rindenzentrum des Endhirns (Hauptmasse des *Gehirns*) aus. Signale werden von Nervenfasern ins *Rückenmark* und von dort über andere Nervenfasern weiter in die entsprechenden Muskeln gesendet. Gesteuert wird die B. von der Information aus den sensorischen Nervenrezeptoren in den Muskeln, die die Stellung der einzelnen Körperteile und das Ausmaß der Kontraktion eines jeden Muskels registrieren. Diese Information wird zu spezifischen Gehirnregionen (einschl. *Kleinhirn* und *Basalganglien*) geleitet, die die B. koordinieren, beginnen und beenden.

B. des Knochengerüsts können auch aus einfachen Reflexen als Reaktion auf bestimmte sensorische Warnsignale bestehen; solche B. sind automatisch und weniger kontrolliert, und weniger Nervenverbindungen sind an ihnen beteiligt.

Einige Körper-B. betreffen nicht das Knochengerüst; Augen- und Zungenbewegungen entstehen z. B. durch die Kontraktion von Muskeln, die an Weichgewebe befestigt sind. Solche B. können willkürlich oder reflexartig sein.

B. der inneren Organe sind unwillkürlich, z. B. *Herzschlag* und *Peristaltik*.

Bewegungen, unwillkürliche Unkontrollierte Bewegungen des Körpers. Diese treten spontan auf und können langsam und windend sein (→ *Athetose*), aber auch schnell, ruckartig und zufällig (Chorea); oder sie sind vorhersehbar, stereotyp und befallen einen Körperteil, i.d.R. das Gesicht (→ *Nervöser Tic*). Sie können Merkmal einer Erkr. (z. B. *Huntington-Chorea*) oder Nebenwirkung bestimmter Medikamente sein, die zur Behandlung psychiatrischer Erkr. angewendet werden.

Bewegungskoordination, mangelnde Gestörte Muskelabstimmung u. Schwerfälligkeit, die Gleichgewicht u. Gang, Gliedmaßen- u. Augenbewegungen u./od. Sprache betreffen. M. B. kann durch Schäden des *Kleinhirns* od. der Nervenbahnen in *Hirnstamm* u. Rückenmark verursacht werden, die z. B. auf einer Hirn- od. Rückenmarksverletzung beruhen. Bei Erwachsenen kann m. B. durch *Alkoholvergiftung, Schlaganfall* od. *Hirntumor* hervorgerufen werden, die Kleinhirn od. Hirnstamm betreffen sowie durch eine Erkrankung des Gleichgewichtsorgan im Ohr, durch *multiple Sklerose* od. andere Formen von Nervendegeneration. Bei Kindern kann eine akute Infektion, Hirntumor od. die erbliche Friedreich-*Ataxie* vorliegen.

Die Symptome der m. B. hängen vom Schädigungsort ab; allerdings ist taumelnder u. unsicherer Gang fast allen Formen gemeinsam. Ferner kann eine Schädigung bestimmter Hirnteile *Nystagmus* u. eine undeutliche Aussprache bewirken. Die Diagnose erfolgt mit *Computertomographie* od. *Kernspintomographie*. Behandlung je nach Ursache.

Bewegungskrankheiten Med. Kinetosen; Beschwerden bei Auto-, Schiffs- oder Flugreisen; Symptome reichen von Unwohlsein und Kopfschmerzen bis zu starkem Schwitzen und Speichelfluss, Blässe, Übelkeit und Erbrechen.

Die B. wird von der durch die dauernden Bewegungen verursachte Reizung des Gleichgewichtsorgans im Innenohr ausgelöst. *Angst*, rauchige Luft oder der Anblick von Nahrung verschlimmern den Zustand, ebenso wie das Fixieren naheliegender Objekte; die Betroffenen sollten einen Punkt am Horizont fixieren.

Die B. kann durch *Antiemetika* oder durch Akupressurbänder am Handgelenk vermieden oder gemildert werden.

Bewegungsstarre Völlige od. fast völlige Bewegungslosigkeit. Mögliche Ursache ist ein Hirnschaden aufgrund von *Schlaganfall* od. *Parkinson-Syndrom*.

Bewusstlosigkeit Krankhafter Verlust des Bewusstseins der eigenen Person und der Umgebung eines Menschen durch einen geringen Aktivitätsgrad der sogenannten *Formatio reticularis* des *Hirnstamms*. Aus einer B. kann eine Person gar nicht oder nur schwer erweckt werden. Die B. kann kurz und leicht, wie beim *Ohnmachtsanfall* (Synkope), oder tief und anhaltend sein (→ *Koma*).

Bewusstsein Zustand der Wachheit, in dem ein Mensch sich über seine

B

Gedanken, Umgebung u. Absichten vollständig im Klaren ist.

bi- Vorsilbe mit der Bedeutung zweifach, doppelt wie in bilateral (zwei- od. beidseitig).

bikuspidal Zweizipflig od. zweihöckrig. Bestimmte *Herzklappen* sind z. B. zweizipflig. Zweihöckrig ist der vordere Backenzahn (→ *Zähne*).

Bildgebende Verfahren Techniken, die Bilder von Körperstrukturen erzeugen. Häufigste und einfachste Technik ist die *Röntgenuntersuchung* (zur Betrachtung dichter Strukturen wie Knochen) und Röntgenkontrastaufnahmen, bei denen ein strahlenundurchlässiges Kontrastmittel, z. B. Barium, in den Körper gegeben wird. Kontrastaufnahmen sind *Barium-Röntgenuntersuchung*, Röntgenkontrastdarstellung, *Bronchographie*, *Angiographie* und *Venographie*; intravenöse *Urographie*; und *ERCP*.

Röntgentechniken wurden durch neuere Verfahren ersetzt, z. B. *Ultraschall*, *Kernspintomographie*, *Positronenemissionstomographie* und *Szintigraphie*. Röntgen wird bei der *Computertomographie* verwendet. Bei einigen der b. V. werden mittels Computer aus den Rohdaten detaillierte Bilder entwickelt. Andere erzeugen Bilder ohne Computer, doch kann dieser zur Verstärkung des Bilds eingesetzt werden.

Bilharziose → *Schistosomiasis*

Bilirubin Hauptfarbstoff der *Gallenflüssigkeit*. B. fällt beim Abbau von *Hämoglobin* an, dem Farbstoff der roten Blutkörperchen. Erhöhte B.-Werte verursachen die mit *Gelbsucht* verbundene Gelbfärbung der Haut.

Billings-Methode Methode, bei der eine Frau beobachtet, wie sich der vom Gebärmutterhals gebildete Schleim verändert, um den Zeitpunkt des Eisprungs zwecks *Empfängnisverhütung* od. *Familienplanung* zu bestimmen (auch Zervixschleimmethode genannt).

Billroth-Operation → *Magenteilentfernung*

Bindegewebe Material, das die einzelnen Strukturen des Körpers stützt, verbindet od. trennt. Auch *Sehnen* u. *Knorpel* bestehen aus B. Ebenso bildet B. die Matrix (Grundsubstanz) für *Knochen* u. die nichtmuskulären Strukturen von *Arterien* u. *Venen*.

Bindegewebserkrankung → *Kollagenkrankheit*

Bindehaut Durchsichtige Schleimhaut, die im Auge die *Lederhaut* u. die Lidinnenseiten bedeckt. Die Zellen der B. sondern eine Flüssigkeit ab, die Lider u. *Hornhaut* feucht u. gleitfähig hält.

Bindehautentzündung Folgen sind Rötung, Unbehagen u. Absonderungen des betroffenen Auges. Es gibt 2 häufige Formen: infektiöse B., durch *Bakterien* od. *Viren* verursacht, u. allergische B., durch allergische Reaktion auf Stoffe wie Kosmetika u. Pollen. Die Symptome sind bei beiden ähnlich. Die Absonderungen bei infektiöser B. enthalten jedoch Eiter, sodass die Lider beim Aufwachen oft verklebt sind. Bei allergischer B. sind die Absonderungen klar u. die Lider oft geschwollen.

Bakterielle Infektionen werden mit Augentropfen od. -salben behandelt, die *Antibiotika* enthalten. Die virenbedingte B. heilt oft ohne Behandlung. Bei allergischer B. können Augentropfen mit einem *Antihistaminikum* od. *Kortikosteroid* Linderung bringen.

Weitere Formen von B. sind *Augenentzündung* der Neugeborenen, *Keratokonjunktivitis* u. *Trachom*.

Bio- In zusammengesetzten Worten mit der Bedeutung von Leben, wie z. B. in der Biologie, der Wissenschaft vom Leben.

Biochemie Wissenschaft von der Chemie lebender Organismen. Dazu zählen die bei Erhalt u. Neubildung der Körperzellen ablaufenden u. die in den Zellen ablaufenden chemischen Reaktionen, die den *Stoffwechsel* des Körpers ausmachen. Die Gesamtregulierung dieser chemischen Prozesse liegt bei den *Hormonen*, die Regulierung einzelner Prozesse jedoch bei den *Enzymen*. Zwischen den Zellflüssigkeiten u. Blut u. Harn besteht ein ständiger Austausch. Daher können die Biochemiker aus den Messungen der unterschiedlichen Mineralien, Gase, Enzyme, Hormone u. Proteine in Blut, Harn u. anderen Körperflüssigkeiten etwas über die chemischen Veränderungen in den Zellen erfahren. Diese Untersuchungen werden zur Diagnosestellung einer Erkr.

u. ihrer genauen Erfassung u. Überwachung angewandt. Die häufigsten biochemischen Tests werden am *Blut* durchgeführt u. umfassen *Leberfunktionstests* u. Nierenfunktionsprüfungen. Biochemische Tests werden auch bei *Harnuntersuchungen* u. Untersuchungen von weiteren Körperflüssigkeiten durchgeführt.

Biofeedback-Training Technik, bei der laufende Informationen über normalerweise unbewusste Körperfunktionen dazu verwendet werden, eine bewusste Kontrolle über diese Funktionen zu erlangen. B.-T. kann bei der Behandlung stressbedingter Störungen helfen, z. B. bestimmter Formen von *Bluthochdruck, Angst* u. *Migräne*.

Die Betroffenen sind an ein Aufzeichnungsgerät angeschlossen, mit dem eine der unbewussten Körpertätigkeiten wie Blutdruck, Pulsfrequenz od. Schweißmenge auf der Haut gemessen wird. Sie erhalten durch Signale des Geräts Informationen (Feedback) über sich ändernde Aktivitätshöhen u. lernen, mit *Entspannungstechniken* die Signale durch bewusste Beherrschung dieser Körperfunktion zu ändern. Ist diese Fähigkeit erst einmal erreicht, kann die Funktion auch ohne Instrument gesteuert werden.

BIOFEEDBACK-TRAINING

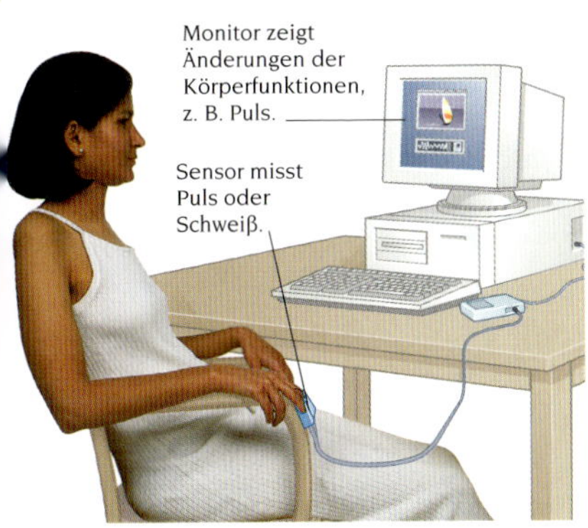

Biologika B. oder Biopharmazeutika sind Substanzen, die mit modernen Methoden der Biotechnologie hergestellt werden. Sie greifen direkt und gezielt in Vorgänge im Organismus ein. Heute werden B. hauptsächlich bei der Behandlung von Störungen des *Immunsystems* eingesetzt, z. B. bei *rheumatoider Arthritis*, *Infektions-* und *Tumor*erkrankungen. Teilweise können sie auch zum Schutz vor schweren Nebenwirkungen anderer Krebstherapien wie z. B. der *Chemotherapie* verabreicht werden. Beispiele für Substanzen sind Bevacizumab, Etanercept, Infliximab, Interferon, Interleukin-2 und Trastuzumab. (→ *Antikörper, monoklonale*).

Biopsie Diagnostisches Verfahren, bei welchem dem lebenden Körper eine Gewebeprobe oder Zellprobe zur mikroskopischen Untersuchung entnommen wird. Sie stellt eine genaue Methode zur Bestimmung vieler Erkrankungen dar, z. B. Krebs (→ *Krebserkrankung*). Die mikroskopische Untersuchung von Gewebe (→ *Histologie*) oder Zellen (→ *Zytologie*) führt meist zu einer korrekten Diagnose.

BIOPSIE

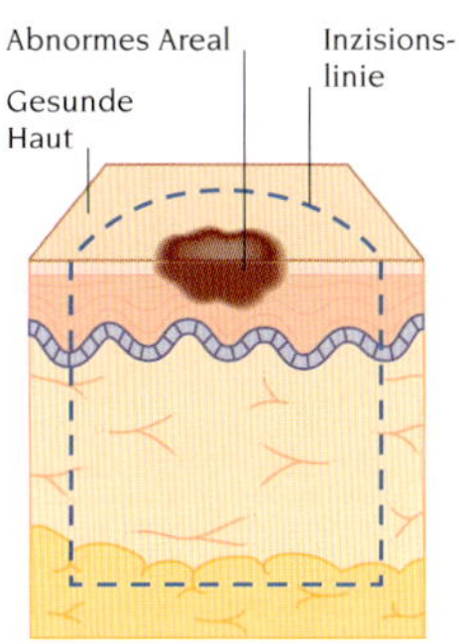

HAUTPROBEEXZISION

Es gilt vielfältige Arten der B., z. B. Kratz-B. durch Abkratzen von Zellen, Exzisions-B. durch Ausschneidung, Inzisions-B. für eine kleine Probenentnahme, Feinnadel-B. durch eine dünne Nadel, Aspirations-B. durch Absaugen von Zellen, gezielte B. mithilfe von *bildgebenden Verfahren*, endoskopische B. als Spiegelung unter Sicht mit einem *Endoskop*, offene Biopsie mittels eines *chirurgischen* Eingriffs. Bei sofortiger Analyse, z. B. mit *Gefrierschnitt*, kann direkt entschieden werden, ob der gesamte erkrankte Bereich sofort zu entfernen ist.

B.-Proben werden durch Anfärben analysiert; dabei treten Strukturen od. Bestandteile wie *Antikörper* od. *Enzyme* deutlich hervor. Eine Gewebeprobe kann mit bestimmten Antikörpern auf Infektion und Entzündung

B

geprüft werden. Manchmal ist eine Gewebe-*Kultur* erforderlich.

Biorhythmus Schwankungen von physiologischen Funktionen nach einem bestimmten Rhythmus. Den meisten B. liegt ein Tageszyklus od. über den Tag (24 Stunden) verteilter Zyklus (zirkadianer Rhythmus) zugrunde. Der Körper wird von einer inneren Uhr gesteuert, die ihrerseits durch *Hormone* reguliert wird. Perioden von Schläfrigkeit u. Wachheit werden u.U. durch die Menge an *Melatonin* geregelt, das von der Zirbeldrüse im Gehirn ausgeschüttet wird. Die Melatoninausschüttung steigert sich durch Dunkelheit u. wird durch Tageslicht gedämpft. Cortisol, das von den Nebennieren gebildet wird, spiegelt ebenfalls die Schlaf- u. Wachphasen wieder; es ist abends niedrig u. morgens hoch.

Biotechnik Auch Medizintechnik; Fachrichtung, die technische Verfahren u. Grundsätze auf den Körper anwendet, um seine Funktionsweise zu erklären u. Erkr. zu behandeln. Zur praktischen Anwendung zählt der Entwurf von künstlichen Gelenken u. Herzklappen, Gipsabgüssen u. künstlichen Nieren.

Biotechnologie Verwendung lebender Organismen wie *Bakterien* in Industrie u. Wissenschaft, z.B. bei der Herstellung von Wirkstoffen od. Medikamenten.

Bioverfügbarkeit Teil eines Wirkstoffs, der die Zielorgane u. -gewebe erreicht, meist in Prozenten einer Dosis ausgedrückt, die intravenös verabreicht wird. Intravenöse Verabreichung bringt 100% B., da der Wirkstoff direkt in die Blutbahn injiziert wird. Eine geringere B. besitzen geschluckte Wirkstoffe. Präparate, die die gleiche B. haben, werden bioäquivalent genannt.

Bipolare Störung Allgemein bekannt als manisch-depressive Erkr., die durch Stimmungsschwankungen zwischen den entgegengesetzten Extremen schwerer Depression u. Übererregbarkeit gekennzeichnet ist (→ *Manisch-depressive Erkrankung*).

Bismut auch Wismut. Metall, dessen Salze in Tablettenform gegen *peptisches Ulkus* u. als Zäpfchen u. Cremes gegen *Hämorrhoiden* verwendet werden. B.-Präparate zum Einnehmen können den Stuhl schwarz und die Zunge dunkel färben, u. gelegentlich treten Übelkeit u. Erbrechen auf.

Bisphosphonate Gruppe von Wirkstoffen zur Verlangsamung des Knochenstoffwechsels, z.B. bei *Paget-Krankheit*, u. zur Herabsetzung des hohen Kalziumspiegels im Blut, der mit der Knochenzerstörung bei Tochtergeschwülsten einhergeht. B. werden auch zur Vorbeugung und Behandlung von Knochenschwund angewandt.

Bizeps Name für einen Muskel, dessen 2 Ursprungsteile sich zu einem Muskel vereinigen. Üblicherweise ist mit B. der Oberarmmuskel gemeint, der für die Armbeugung im Ellenbogen u. Drehung des Unterarms sorgt. Der Oberschenkel-B. auf der Rückseite des Oberschenkels beugt das Bein im Knie u. streckt den Oberschenkel.

BIZEPS

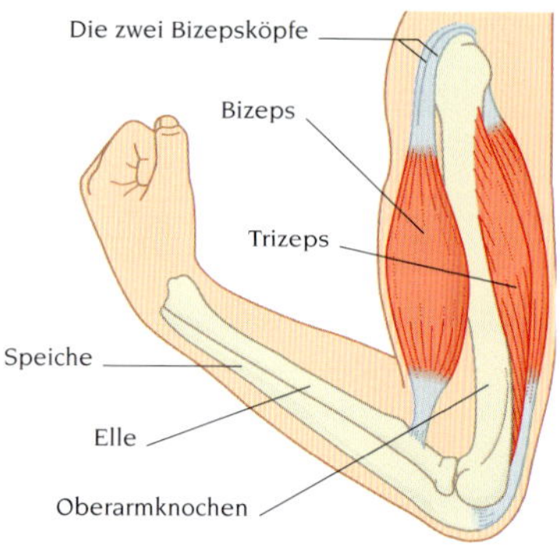

Blackout Plötzlich einsetzendes, kurzfristiges Aussetzen der Gedächtnis-, Sprach- u. Denkfunktion bei starker psychischer Anspannung (→ *Ohnmachtsanfall*).

Blähungen Bezeichnung für Luft im Magen-Darm-Trakt, die entweder durch den Mund (→ *Rülpsen*) oder den After (→ *Flatus*) entweichen kann.

Säuglinge schlucken beim Trinken oft Luft, die sich, wenn es nicht zum „Bäuerchen" kommt, im Magen anstaut und zu Unbehagen führt.

Bläschen Mit klarer Flüssigkeit gefüllte Vorwölbung am Ort einer Hautschädigung. Der Begriff wird auch auf kleine, sackförmige Strukturen im Körper verwendet, z. B. *Bläschendrüsen*.

Bläschendrüse Anat. Glandula vesiculosa; paarige Ausstülpungen hinter der männl. Blase, in denen Samenflüssigkeit gebildet wird, die sich mit Spermien vermischt und die Samenflüssigkeit bildet (→ *Fortpflanzung*).

Blässe Krankhaft weißliche Färbung der *Haut* und *Schleimhaut*, besonders im Gesicht. B. ist nicht immer ein Krankheitszeichen. Sie kann auf einem Mangel am Hautpigment *Melanin* beruhen. B. ist auch ein Merkmal des *Albinismus*. B. tritt auch auf, wenn sich als Reaktion auf Schock, starken Schmerz, Verletzung, starken Blutverlust, Kälte oder Ohnmacht die kleinen Blutgefäße der Haut zusammenziehen (→ *Konstriktion*).

Erkr., die Blässe mit sich bringen, sind *Anämie*, *Nierenbeckenentzündung, akute*, *Niereninsuffizienz* und *Schilddrüsenunterfunktion*. *Bleivergiftung* ist eine seltene Ursache.

Blase 1. Umgangssprachlich für *Harnblase*. 2. Flüssigkeitsansammlung unter der Hautaußenschicht mit Bildung eines erhabenen Bezirks. Die Flüssigkeit ist aus den Blutgefäßen in den unteren Hautschichten nach leichter Schädigung ausgetreten u. schützt das geschädigte Gewebe. Häufige Ursachen sind *Verbrennungen* und Reibung. B. können auch bei Blasensucht, bullösem Pemphigoid (→ *Pemphigoid, bullöses*), *Dermatitis herpetiformis* Duhring, einigen Formen von *Porphyrie* u. einigen Hauterkr. auftreten. Dazu zählen *Ekzem*, *Epidermolysis bullosa hereditaria*, *Eiterflechte* u. *Erythema exsudativum multiforme*.

Kleine B. entwickeln sich bei den Virusinfektionen *Windpocken*, *Gürtelrose* u. bei *Herpes-simplex*-Infektionen. B. öffnet man i.Allg. besser nicht; große od. unerklärliche B. bedürfen der medizinischen Versorgung.

Blasenekstrophie oder Spaltblase; seltener Geburtsdefekt, bei dem die *Harnblase* nach außen gestülpt ist durch eine Lücke im Unterbauch. I.d.R. gibt es auch andere Defekte, wie Epispadie bei Männern und Fehlen der Schambeinverbindung. Die operative Therapie umfasst die Rekonstruktion der Blase und den Verschluss der Bauchwand. Wenn die Blase sehr klein ist, wird sie entfernt und der Urin abgeleitet (→ *Harnableitung, künstliche*).

Blasenkatheterisierung Einführung eines sterilen *Katheters* in die *Harnblase* zur Harnableitung. B. wird durchgeführt, wenn die normale Blasenentleerung nicht möglich ist od. Blasenschwäche (→ *Inkontinenz, Harn*) vorliegt. Ferner kann sie bei Operationen, Blasenfunktionstests wie *Zystomanometrie* u. *Miktionszystourethrographie* u. zur Überwachung der Harnbildung bei Schwerkranken erfolgen.

Blasenmole Ungewöhnlicher gutartiger Tumor, der in der frühen Schwangerschaft aus Plazentagewebe wächst, wodurch eine normale Entwicklung des Embryos verhindert wird. Die B., die bäumchenartig wie bei einer Traube erscheint, wird durch Untergang der Chorionzotten verursacht, deren Ursache aber unbekannt ist. Bei einer geringen Zahl (ca. 5%) der betroffenen Schwangerschaften wird die B. zu einem malignen *Chorionkarzinom*.

I.d.R. kommt es zu Blutungen aus der Scheide und starker morgendlicher Übelkeit. Die *Ultraschalluntersuchung* zeigt einen Tumor. Harn- und Bluttests ergeben übermäßig hohe Konzentrationen an Chorion-*Gonadotropin*, die vom Tumor produziert werden. Die B. kann durch Absaugen, *Kürettage* od. selten durch *Hysterektomie* entfernt werden. Eine Langzeitüberwachung ist aufgrund der möglichen Entwicklung eines *Tumors* geboten.

Blasenspiegelung Med. Zystoskopie; Untersuchung von *Harnröhre* u. *Harnblase* mittels eines Zystoskops, das in die Harnröhre eingeführt wird. Ein Zystoskop (Blasenspiegel) ist ein starres od. biegsames, katheterartiges Instrument mit Glasfaseroptik, manchmal mit einer Kamera an der Spitze ausgerüstet (→ *Endoskopie*). Die B. wird zur Untersuchung der Harnblase auf *Steine*, *Harnblasentumoren*, blutende od. infizierte Stellen u. zur Entnahme von

B

BLASENSPIEGELUNG

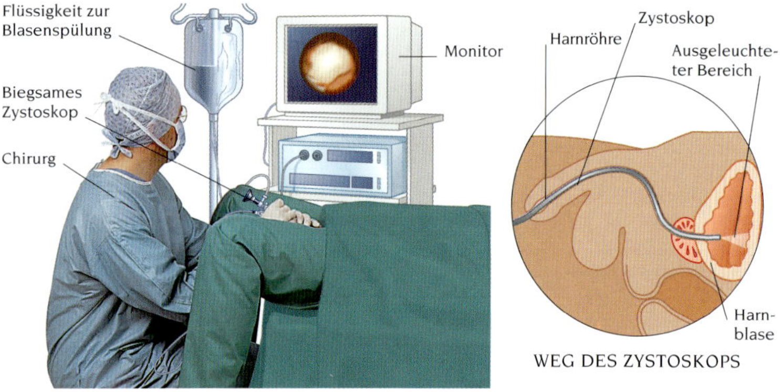

WEG DES ZYSTOSKOPS

Harnproben aus den *Harnleitern* zwecks Untersuchung auf Infektion od. *Tumorzellen* vorgenommen. Eine *strahlenundurchlässige* Substanz kann mit dem Zystoskop im Rahmen der retrograden Pyelographie (→ *Urographie*) in die Harnleiter injiziert werden.

Viele Behandlungen wie Entfernung von Tumoren od. Steinen od. Einführung von *Stents* in einen Harnleiter zur Beseitigung eines Verschlusses können mit dem Zystoskop durchgeführt werden.

Blasensprengung Instrumentelle Öffnung der *Fruchtblase* zur *Weheneinleitung* anstelle des natürlichen Blasensprungs.

Blasentumore → *Harnblasentumore*

Blastomykose Form einer *Pilzinfektion*, die die Haut, die Lungen und andere innere Organe befallen kann.

Blastozyste Zellgruppierung, die sich aus einer befruchteten *Eizelle* entwickelt u. zu einem *Embryo* heranwächst (→ *Befruchtung*).

Blauer Fleck → *Bluterguss*

Blaues Auge *Bluterguss* um das Auge, meist infolge einer Verletzung. Die Verfärbung beruht auf dem sich unter der Haut sammelnden Blut.

Blausucht Med. Zyanose; blau-rote Verfärbung der Haut od. Schleimhäute infolge der Vermehrung sauerstoffarmen *Hämoglobins* im Blut. Eine sich auf Hände u. Füße beschränkende B. muss nicht gefährlich sein, sie ist meist Folge verlangsamter Durchblutung, oft aufgrund von Kälte. Eine Blaufärbung von Lippen u. Zunge jedoch könnte auf eine Herz- od. Lungenerkr. wie chronische obstruktive Lungenerkr. (→ *chronisch-obstruktive Lungenerkrankung*) od. *Herzinsuffizienz* hinweisen.

Bleivergiftung Schädigung des *Gehirns*, der Nerven und roten *Blutkörperchen* durch Inhalation von Bleidämpfen bzw. Schlucken von Bleisalzen. Die akute B., die auftritt, wenn große Mengen Blei in kurzer Zeit aufgenommen wurden, ist u.U. tödlich.

Symptome sind schwere kolikartige Bauchschmerzen, Durchfall und Erbrechen. Es kommt auch zu *Anämie*, Appetitmangel und blauen, schwarzen oder grauen Streifen an den Zahnfleischrändern. Die B. kann anhand von Blut- und Urintests bestätigt werden. *Chelat*bildner wie *Penicillamin* werden verordnet.

Blepharorraphie Lidrandnaht; Eingriff, bei dem Ober- und Unterlid teilweise oder vollständig zusammengenäht werden. Behandlung eines Hornhautgeschwürs od. Schutz der Hornhaut bei Unfähigkeit zum Augenschluss od. *Exophthalmus*. Später werden die Lider wieder getrennt und können sich öffnen.

Blickkrampf Med. okulogyre Krise; Minuten oder Stunden dauernder Zustand der Starrheit der Augen, i.d.R. nach oben gerichtet. Der B. kann mit Muskelkrampf der Zunge, des Munds und des Halses einhergehen. Er tritt auch nach *Hirnhautentzündung* und beim *Parkinson-Syndrom* auf oder wird durch Medikamente wie Phenothiazin-Abkömmlinge ausgelöst.

Blinddarm Sackförmiger Anfangsteil des Dickdarms, der das *Ileum*, den letzten Abschnitt des Dünndarms, mit dem Kolon (Hauptteil des *Dickdarms*) verbindet. Die *Appendix*, die allgemeinsprachlich als Blinddarm bezeichnet wird, geht vom B. ab (→ *Verdauungssystem*).

Blindenschrift System aus geprägten Punkten, das heute für alle Schriftsprachen anerkannt ist u. Blinden die Möglichkeit gibt, lesen u. schreiben zu können. Grundlage sind 6 erhabene Punkte, die unterschiedlich angeordnet werden können. Es gibt 2 Formen dieser Blindenschrift: Bei Grad I steht jedes Symbol für einen einzelnen Buchstaben oder ein einzelnes Satzzeichen. Bei Grad II, der öfter verwendet wird, stellen die Symbole häufige Buchstabenkombinationen od. Wörter dar.

Blinder Fleck Kleines, ovales Areal auf der Augennetzhaut, wo der Sehnerv den Augapfel verlässt. Das Areal ist nicht lichtempfindlich, da es keine Lichtrezeptoren hat (Nervenendigungen, die auf Licht reagieren). Der b. F. kann auch als die Stelle des *Gesichtsfelds* beschrieben werden, an dem Sehen nicht möglich ist.

Blindheit Unvermögen zu sehen. Die Definitionen von B. und teilweisem Sehvermögen variieren. In Deutschland wird B. gesetzlich anerkannt, wenn die korrigierte Sehschärfe des besseren Auges nicht mehr als 1/50 beträgt od. wenn zu einem bestimmten Grad eine Einschränkung des Gesichtsfelds vorliegt. Häufigste Ursachen: Verletzungen, Erkr. od. Untergang des Augapfels, des Sehnervs od. der Nervenbahnen, die Auge u. Gehirn verbinden, od. des Gehirns selbst. Eine Trübung der *Hornhaut* ist manchmal durch das *Sjögren-Syndrom*, Vitamin-A-Mangel, Chemikalien, Infektion u. Verletzung bedingt. Ein *Ulcus corneae* kann infolge Vernarbung der Cornea zu B. führen. *Uveitis* u. *grauer Star* sind weitere häufige B.-Ursachen. Bei *Diabetes mellitus*, *Bluthochdruck* od. Verletzung kann es zu Blutungen in die Augenhöhle u. späterem Verlust des Sehvermögens kommen. Blutungen in die Flüssigkeit vor der Linse (→ *Hyphäma*) od. hinter der Linse (→ *Glaskörperblutung*) können auch zum Verlust des Sehvermögens führen. Weitere Ursachen für B. können *grüner Star*, *Netzhautarterienverschluss*, *Netzhautvenenverschluss*, altersbedingte *Makuladegeneration*, *Netzhautgefäßerkr.*, *Netzhautablösung*, Augentumoren wie *Retinoblastom* u. *malignes Melanom* sowie *Netzhautblutung* sein.

Schäden an den Nervenbahnen können weitere Ursachen für Verlust des Sehvermögens sein. Sie beruhen u.U. auf von einem *Tumor* ausgeübten Druck, verringerter Blutversorgung des Sehnervs, *Sehnervenentzündung*, toxischen Einflüssen od. Nährstoffmangel. B. kann auch vom Druck eines *Hirntumors* od. einer Hirnblutung (→ *Hämorrhagie, zerebrale*) auf die Sehrinde od. von verringerter Blutzufuhr zur Sehrinde aufgrund eines *Schlaganfalls* herrühren.

Behandlung je nach Ursache. Ist der Verlust des Sehvermögens nicht korrigierbar, kann die B. oder wesentliche Sehbehinderung der Betroffenen gesetzlich anerkannt werden (→ *Auge*).

Blindsack-Syndrom Beschwerdenkomplex, bei dem ein ausgeschalteter Bezirk od. ein blindes Ende (blinde Schlinge) des Dünndarms von Bakterien besiedelt worden ist; Folgen: abnormaler Stuhl u. mangelhafte Nährstoffaufnahme. Das B.-S. kann durch eine Operation od. *Striktur* des Darms infolge einer Erkr. wie der *Crohn-Krankheit* hervorgerufen werden. Typische Syndrome: *Steatorrhoe*, Müdigkeit u. Gewichtsabnahme. Mit *Antibiotika* lässt sich das B.-S. meist heilen.

Blut Rote Flüssigkeit, die in den Venen, Arterien u. Kapillaren des Körpers kreist. Das B. wird vom Herzen über die Arterien in die Lungen u. alle anderen Gewebe gepumpt u. kehrt dann über die Venen zum Herzen zurück (→ *Herz-Kreislauf-System*). Es ist das Transportsystem des Körpers u. spielt bei der Infektionsabwehr eine große Rolle. Der Durchschnittserwachsene hat ca. 5 l Blut. Etwa die Hälfte des B.-Volumens

B

besteht aus *Blutkörperchen*, u. zwar roten (Erythrozyten), die Sauerstoff in die Gewebe transportieren, weißen (Leukozyten), die Infektionen abwehren, u. Blutplättchen, die bei der *Blutgerinnung* beteiligt sind. Das restliche B.-Volumen besteht aus einer wässerigen, strohfarbenen, Plasma genannten Flüssigkeit, die Proteine, Zuckerarten, Fette, Salze u. Mineralien in gelöster Form enthält. Nährstoffe werden im Blut zu den Geweben transportiert, nachdem sie im Darmtrakt aufgenommen od. aus Speichern wie der Leber freigesetzt wurden. Abbauprodukte wie *Harnstoff* u. *Bilirubin* werden im Plasma zu den Nieren bzw. der Leber transportiert.

Zu den Plasmaproteinen gehören Fibrinogen, das bei der Blutgerinnung beteiligt ist, *Albumin* sowie *Immunglobuline* (auch *Antikörper* genannt), *Komplement*, die zum *Immunsystem* gehören. Auch Hormone werden im Blut zu ihren Zielorganen geleitet.

Blut im Urin Med. Hämaturie; B. i. U. ist oft mit bloßem Auge nicht erkennbar. In geringen Mengen kann es den durchsichtigen *Urin* trüben.

Fast jede *Harnwegsinfektion* kann B. i. U. verursachen. Diese ist eine häufige Ursache, z. B. auch eine *Prostatitis* bei Männern. *Zysten*, *Nierentumoren*, *Harnblasentumoren*, *Harnstein* und *Nierenkörperchenentzündung* führen zu B. i. U. Auch Blutgerinnungsstörungen sind als Auslöser denkbar.

Mikroskopisch kleine Blutmengen im Harn können durch einen Messstreifen-Test oder direkte Urinmikroskopie entdeckt werden. *Computertomographie*, *Ultraschall* oder intravenöse *Urographie* tragen zur Bestimmung der Ursache bei. Bei Verdacht auf *Blasenerkrankung* können *Blasenspiegelung* (Zystoskopie) u./od. *Urintest* durchgeführt werden.

Blutausstrich Untersuchung, bei der ein Bluttropfen auf einem Glasplättchen ausgestrichen wird, um die Blutkörperchen unter dem Mikroskop zu beurteilen. Der B. wird angefärbt, um die *Blutkörperchen* zu erkennen.

Beim B. werden Gestalt u. Beschaffenheit von Blutkörperchen auf Anomalien untersucht, z. B. auf die bei *Sichelzellenanämie* typischen sichelförmigen roten Blutkörperchen. Außerdem kann der relative Anteil der unterschiedlichen Arten weißer Blutkörperchen ausgezählt werden. Diese Beurteilung, auch weißes Differenzialblutbild genannt, hilft bei der Diagnose von Infektionen od. *Leukämie*. Bei der Diagnose von Infektionskrankheiten wie *Malaria* lassen sich u. U. auch die *Schmarotzer* in den roten Blutkörperchen erkennen. B. werden meist zusammen mit einer großen *Blutbildbestimmung* durchgeführt.

Blutbildbestimmung Untersuchung, auch großes Blutbild genannt, mit der *Hämoglobin*-Konzentration und Anzahl der roten u. weißen *Blutkörperchen* u. Blutplättchen in 1 Kubikmillimeter Blut gemessen werden. Festgestellt wird der Anteil weißer Blutkörperchen u. Größe u. Gestalt der roten u. weißen Blutkörperchen. Die B. ist die am häufigsten durchgeführte Blutuntersuchung u. für die Diagnose von *Anämie* od. Bestätigung einer Infektionskrankheit wichtig, auf die das Blut reagiert hat. Außerdem wird sie zur Diagnose von Erkr. wie *Leukämie* und *Thrombopenie* angewandt.

Blutdruck Der vom Blut beim Fluss durch die größeren Arterien erzeugte Druck. Er wird zu 2 unterschiedlichen Zeitpunkten gemessen. Die Systole (der höhere Wert) wird durch die Kontraktion des *Herzens* erzeugt. Die Diastole (der niedrigere Wert) wird während der Erschlaffung der Herzkammern zwischen den Herzschlägen gemessen; er spiegelt den Widerstand der kleinen Arterien im Körper wider u. damit die Last, gegen die das Herz arbeiten muss. Die Druckwelle, die mit jedem Herzschlag entlang der Arterien übertragen wird, ist leicht als *Puls* fühlbar.

Der B. wird mit einem Blutdruckmessgerät in der Einheit mm auf einer Quecksilbersäule (mmHg) bestimmt. Er steigt mit dem Alter. Ein gesunder junger Erwachsener sollte in Ruhe einen Blutdruck von unter 130/80, d. h. 120 mmHg systolisch u. 80 mmHg diastolisch haben. Ein dauerhafter Blutdruck oberhalb 140/90 mmHg wird als zu hoch angesehen. Hypertonie ist der

Fachausdruck für *Bluthochdruck*, Hypotonie derjenige für niedrigen Blutdruck (→ *Blutdruck, niedriger*).

Blutdruck, niedriger In seiner häufigsten Form als „orthostatischer" B. (lageabhängige Regulationsstörung) bekannt, wobei Symptome nach plötzlichem Aufstehen oder Hinsetzen auftreten. I.d.R. steigt der Blutdruck bei Positionsänderung leicht an; bei Pat. mit orthostatischem B. fehlt diese Reaktion. Der orthostatische B. kann Nebenwirkung von *Antidepressiva* oder *Antihypertensiva* sein. Sie kann bei Pat. mit *Diabetes mellitus* auftreten. Der akute n. B. ist Zeichen eines *Schocks* und wird durch schwere Verletzung oder Erkr. wie *Herzinfarkt* oder *Nebennierenrindeninsuffizienz* verursacht. Die Therapie hängt von der Ursache ab. Bei fehlender schwerer Erkr. ist der niedrige Blutdruck mit einem geringeren Risiko für *Herz-Kreislauf-Erkrankungen* und *Schlaganfall* verbunden. Beschwerdefreier n. B. erfordert keine Behandlung.

Blutdruckmessgerät Eine am Gerät befestigte Manschette wird um den Arm des Patienten gelegt und mit Luft aufgepumpt, bis Druck auf die Armarterie ausgeübt wird. Die Luft wird aus der Manschette abgelassen, wobei der Arzt den Blutstrom durch ein Stethoskop abhört. Das B. zeigt den Druck in einer mit Quecksilber gefüllten Glasröhre oder digital an.

Bluterbrechen Symptom einer Blutung aus dem Magen-Darm-Trakt; es kann durch einen Riss im unteren Ösophagus (→ *Mallory-Weiss-Syndrom*), Blutung aus *Ösophagusvarizen*, einer *Magenschleimhautentzündung* oder einem *peptischen Ulkus*, selten aus einem *Magenkarzinom* entstehen. Blut wird auch erbrochen, wenn es beim Nasenbluten verschluckt wurde. Das erbrochene Blut ist dunkelrot, braun, schwarz oder ähnelt Kaffeesatz. B. geht oft mit schwarzen sog. Teerstühlen einher.

Die Ursache des B. wird mittels *Endoskopie* von Speiseröhre und Magen untersucht. Falls der Blutverlust stark ist, ist eine Bluttransfusion, möglicherweise Operation zur Blutstillung erforderlich.

Bluterguss Verfärbter Bereich unter der Haut infolge Austritts von Blut aus geschädigten *Kapillaren*. Zunächst schimmert das Blut blau od. schwarz hindurch; später bewirkt der Abbau von *Hämoglobin* eine Gelbfärbung. Wenn ein B. nicht nach einer Woche verblasst, aus unerklärlichem Grund aufgetaucht od. bereits nach einer kleinen Verletzung schwerwiegend ist, kann dies ein Hinweis auf eine *Blutgerinnungsstörung* sein (→ *Blaues Auge; Purpura*).

Bluterkrankheit Med. Hämophilie A; erbliche *Blutgerinnungsstörung* durch den Mangel an einem Bluteiweiß, dem Faktor VIII, der für die Blutgerinnung wesentlich ist. Bluter leiden unter wiederholten Blutungen, gewöhnlich in den Gelenken. Diese treten spontan oder nach einer Verletzung auf. Der Faktor-VIII-Mangel beruht auf einem defekten Gen, das das Bild einer *geschlechtsgebundenen Vererbung* zeigt: Die B. betrifft in den meisten Fällen Männer.

Blutungsattacken sind schmerzhaft und können, wenn sie nicht direkt behandelt werden, zu Gelenksdeformitäten führen. Verletzungen und sogar kleinere Eingriffe wie die Zahnextraktion, können starke Blutungen zur Folge haben. Innere Blutungen

BLUTDRUCKMESSGERÄT

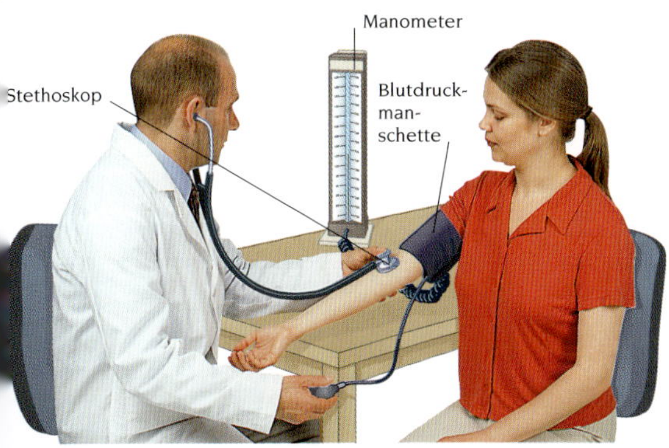

verursachen Blut im Urin oder ausgedehnte Blutergüsse.

Die B. wird durch *Blutgerinnungstests* und beim Fötus durch Fruchtwasseruntersuchung oder *Chorionzottenbiopsie* diagnostiziert. Zur Vorbeugung und Kontrolle der Blutungen werden Infusionen mit konzentriertem Faktor VIII verabreicht.

Bluterkrankungen B. entstehen infolge von Defekten von Blutbestandteilen od. Infektion. Zu den B. zählen Formen von *Anämie, Polyzythämie, Blutgerinnungsstörungen* und unerwünschte Blutgerinnselbildung (→ *Thrombose*), Hypalbuminämie (Mangel an *Albumin*) u. Agammaglobulinämie (Mangel an *Gammaglobulin*). B. wie *Sichelzellenanämie, Thalassämie* u. *Bluterkrankheit* sind erblich. Zu den Formen von Knochenmarkkrebs, die die Bildung von Blutbestandteilen beeinträchtigen, gehören *Leukämie*, Polycythaemia vera und *Plasmozytom*. Blutvergiftung beruht meist auf einem Giftstoff wie Kohlenmonoxid. Manche Wirkstoffe können als Nebenwirkung Blutbildstörungen verursachen (→ *Anämie, hämolytische; Eisenmangelanämie; Anämie, megaloblastäre; Malaria*).

Blutgasanalyse Bei der B. wird der pH-Wert des Bluts (sauer, neutral oder alkalisch) und der Gehalt an Sauerstoff, Kohlendioxid und Bikarbonat gemessen. Die dazu nötige Blutprobe wird einer Arterie entnommen, meist an Handgelenk oder Leiste. Die B. hilft bei Diagnose und Überwachung von Lungeninsuffizienz (→ *Insuffizienz, respiratorische*). Bikarbonat und Säure sind Indikatoren für den *Säure-Basen-Haushalt*, der bei Erkr. wie diabetischer Ketoazidose, Vergiftung durch *Acetylsalicylsäure, Hyperventilation* oder wiederholtem Erbrechen gestört sein kann. Mit einem Sauerstoffmessgerät lässt sich der Blutsauerstoff ohne Blutentnahme messen (Oxymetrie).

Blutgefäße Sammelbegriff für Arterien, Venen und für Kapillaren (→ *Herz-Kreislauf-System*).

Blutgerinnung Prozess der Blutverfestigung. B. ist für das Stillen einer Blutung aus geschädigten Blutgefäßen wichtig. In großen Blutgefäßen kann allerdings eine unerwünschte B. auftreten u. zu *Herzinfarkt* od. *Schlaganfall* führen (→ *Thrombose*).

Wenn ein Blutgefäß geschädigt wird, zieht es sich sofort zusammen, um die Blutzufuhr im betroffenen Bezirk zu verringern. Die Schädigung setzt eine Reihe von chemischen Reaktionen in Gang, die durch Bildung eines Pfropfs zum Verschluss der Verletzungsstelle führen. Zuerst werden *Blutplättchen* um die Verletzungsstelle aktiviert, sie werden klebrig u. setzen sich an der Gefäßwand fest. Dann setzen die aktivierten Plättchen chemische Stoffe frei, die ihrerseits Blutgerinnungsfaktoren aktivieren. Diese wirken zusammen mit Vitamin K auf Fibrinogen u. wandeln es in *Fibrin* um. Fibrinstränge bilden ein Netz, in dem die roten Blutkörperchen eingeschlossen werden u. ein Gerinnsel bilden.

BLUTGERINNUNG

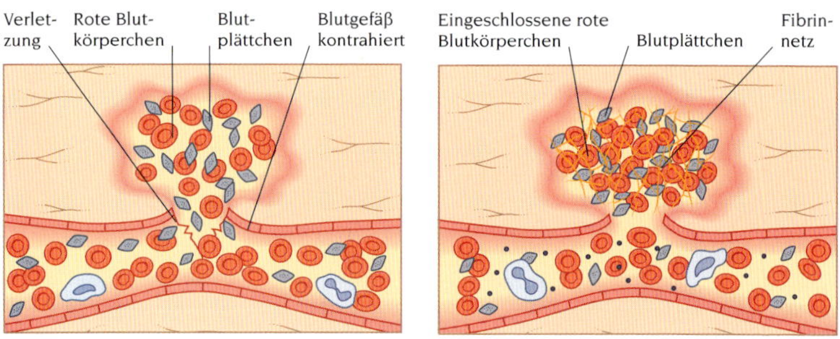

BLUTPLÄTTCHENAKTIVIERUNG GERINNSELBILDUNG

Mehrere Antigerinnungsmechanismen verhindern die Bildung unerwünschter Blutgerinnsel. Zu ihnen zählen Prostazyklin (→ *Prostaglandine*), die die *Thrombozytenaggregation* verhindern, u. Plasmin, das Fibrin abbaut (→ *Fibrinolyse*). Das Blut spült aktive Blutgerinnungsfaktoren weg, u. die Leber deaktiviert überschüssige Blutgerinnungsfaktoren.

Fehler bei der B. können zu *Blutgerinnungsstörungen* führen. Eine übermäßige B. (Thrombose) beruht möglicherweise auf einer erblichen Erkr. od. einem Defekt eines Blutgerinnungsfaktors (→ *Faktor V*), auf der Einnahme oraler *Kontrazeptiva*, Abnahme der gerinnungshemmenden Enzyme od. verlangsamter Strömung des Bluts durch einen bestimmten Bereich. Meist wird mit *Blutgerinnungshemmstoffen* wie Heparin od. Warfarin behandelt.

Blutgerinnungshemmstoffe Antikoagulanzien; Gruppe von Wirkstoffen zur Behandlung u. Vorbeugung gesteigerter *Blutgerinnung*, zur Behandlung von *Thrombose* u. zur Behandlung u. Vorbeugung von *Schlaganfall* u. *transitorisch-ischämischer Attacke*. B. werden auch zur Vorbeugung einer abnormen Blutgerinnung nach einer großen Operation, insbesondere Herzklappenersatz, od. nach Blutwäsche (→ *Dialyse*) verabreicht. Die häufigsten B. sind *Heparin*, von Heparin abgeleitete Wirkstoffe wie Tinzaparin, die alle injiziert werden, sowie Warfarin, das oral eingenommen wird. Eine hohe Dosierung von B. erhöht das Risiko ungewollter Blutungen und erfordert eine regelmäßige Kontrolle.

Blutgerinnungsstörung Gruppe von Erkr., die durch Blutung auch ohne Verletzung od. ungewöhnlich lange u. starke Blutung nach einer Verletzung gekennzeichnet sind. Auslöser sind Störungen in den Mechanismen, durch die eine Blutung normalerweise zum Stillstand gebracht wird, wie Blutgerinnung, Verstopfung der Verletzungsstelle durch *Blutplättchen* u. Zusammenziehen der Blutgefäße (→ *Blutgerinnung*).

B. beruhen meist auf ungenügender Menge od. Funktionsstörungen der *Enzyme* (sog. Blutgerinnungsfaktoren), die bei der Blutgerinnung beteiligt sind. Sie können *angeboren* od. später erworben worden sein. Die wichtigsten angeborenen Funktionsstörungen sind *Willebrand-Jürgens-Syndrom*, *Bluterkrankheit* u. *Christmas-Krankheit*.

Erworbene Störungen der Blutgerinnungsfaktoren können in jedem Alter auftreten, infolge schwerer Lebererkr. u. Erkr. des Verdauungssystems, bei denen die Aufnahme von *Vitamin K* gestört ist (das zur Bildung bestimmter Faktoren benötigt wird) od. aufgrund der Verwendung von *Blutgerinnungshemmstoffen*. Bei der *Verbrauchskoagulopathie* handelt es sich um eine erworbene, komplizierte u. schwerwiegende Erkr. Sie kann infolge einer Infektion od. Krebs auftreten. Dabei häufen sich Blutplättchen in kleinen Blutgefäßen an u. bilden einen Blutpfropf; die Gerinnungsfaktoren werden schneller verbraucht, als sie neu gebildet werden können, mit der möglichen Folge schwerer Blutungen.

B. werden durch den Ersatz des fehlenden Blutgerinnungsfaktors, mit aus Frischblut extrahierten Faktoren od. gefrorenem Frischplasma behandelt. Es können gentechnisch hergestellte Faktoren verwendet werden. Manchmal werden Blutgerinnungshemmstoffe zur Unterdrückung der übermäßigen Blutgerinnung bei der Verbrauchskoagulopathie angewandt.

Bei der *Thrombopenie* treten Oberflächenblutungen in Haut u. Zahnfleisch u. vielfache kleine Blutergüsse auf. Blutplättchenstörungen können erblich sein, mit dem Gebrauch bestimmter Wirkstoffe einschließlich *Acetylsalicylsäure* zusammenhängen od. Komplikationen bei bestimmten Knochenmarkerkr. wie der myeloischen *Leukämie* darstellen. Die Behandlung besteht in Plättchenübertragungen. In seltenen Fällen wird eine Blutung durch einen Blutgefäßschaden od. *Skorbut* verursacht. Bei älteren Menschen u. bei einer Langzeitbehandlung mit *Kortikosteroiden* können leichte, abnormale Blutergüsse auftreten, wenn die Stützkraft der Haut für die kleinsten Blutgefäße nachlässt. Eine Behandlung ist nur selten erforderlich.

Blutgerinnungstests Tests zu Erfassung u. Diagnose von *Blutgerinnungs-*

B

BLUTGRUPPEN

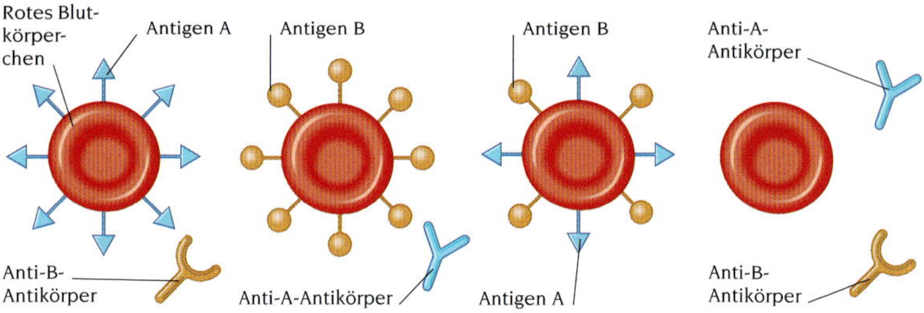

störungen, meist infolge von Mangel od. Defekten von Blutgerinnungsfaktoren od. Blutplättchen (→ *Blutgerinnung*). Die Tests können auch zur Überwachung einer Behandlung mit *Blutgerinnungshemmstoffen* verwendet werden.

Blutgruppen Systeme zur Einteilung des Bluts anhand der unterschiedlichen Markerproteine (*Antigene*) auf der Oberfläche der roten Blutkörperchen u. der Antikörper im Blutplasma. Diese Antigene geben den roten Blutkörperchen die Fähigkeit, eine *Immunreaktion* hervorzurufen. Die beiden wichtigsten B.-Systeme sind das AB0-System u. das Rhesus-System.

Beim AB0-System legt das Vorhandensein od. Fehlen der 2 Antigenarten A u. B auf den roten Blutkörperchen fest, ob die B. eines Menschen A, B, AB (hat A u. B) od. 0 (hat weder A noch B) ist. Menschen mit Antigen A (Blutgruppe A) haben Anti-B-Antikörper; Menschen mit Antigen B (Blutgruppe B) haben Anti-A-Antikörper; diejenigen mit beiden Antigenen (Blutgruppe AB) haben keine Antikörper, u. diejenigen ohne Antigene (Blutgruppe 0) haben beide Antikörper.

Das Rhesus-System betrifft mehrere Antigene, von denen das wichtigste der Faktor D ist. Menschen mit diesem Faktor sind Rh-positiv, diejenigen ohne ihn Rh-negativ. Die Bedeutung der Rh-B. bezieht sich hauptsächlich auf die Schwangerschaft Rh-negativer Frauen. Denn ist das Ungeborene Rh-positiv, entwickelt die Mutter u.U. Antikörper gegen das Blut des Kindes (→ *Rhesusunverträglichkeit*).

Die Blutgruppe eines Menschen ist ererbt u. kann zum Vaterschaftstest herangezogen werden. Eine Genanalyse ermöglicht die praktisch sichere Identifizierung des Bluts eines Tatverdächtigen (*genetischer Fingerabdruck*).

Bluthochdruck od. Hypertonie; ständig erhöhter Blutdruck von in Ruhe über 140 mmHg (systolisch) und 90 mmHg (diastolisch). Hypertonie ist sehr verbreitet, besonders bei Männern. Sie tritt meist im mittleren bis höheren Alter auf.

Die Hypertonie weist i.d.R. keine Symptome auf, doch kann sie bei starker Druckerhöhung Kopfschmerz und Sehstörungen verursachen. Das Risiko eines *Schlaganfalls*, der koronaren *Herzkrankheit* und *Niereninsuffzienz* ist erhöht, und es kann zu Nierenschäden und Netzhautentzündung kommen.

Vielfach gibt es keine klare Ursache. Risikofaktoren einer Hypertonie sind hoher Alkoholkonsum, salzreiche Kost, Fettsucht, familiäre Vorbelastung, hauptsächlich sitzende Lebensweise, hohe Stressbelastung und Rauchen.

Spezielle Gründe sind verschiedene Nierenerkr., bestimmte Erkr. der Nebennieren, *Gestose*, *Koarktationssyndrom* der Aorta und bestimmte Medikamente. Die Einnahme der kombinierten „Pille" kann das Risiko erhöhen.

Bei leichter bis mäßiger Hypertonie und keinem bekannten Grundleiden werden Änderungen der Lebensweise empfohlen, z. B. regelmäßiges Training und Aufgeben des Rauchens. *Biofeedback-Training* und Entspannungstechniken können den Blutdruck senken. Wenn Selbsthilfemethoden keine

Wirkung haben oder die Hypertonie stark ist, wird ein *Antihypertensivum* oder eine Kombination dieser Mittel gegeben.

Bluthusten B. wird durch den Riss eines Blutgefäßes in den Atemwegen, Lungen, Nase od. Rachen verursacht; es wird auch als Hämoptyse bezeichnet. Das ausgehustete Blut kann die Beschaffenheit von hellroten od. rostbraunen Schlieren, Klumpen im *Sputum*, rosa Schaum od. (seltener) reinem Blut haben. In allen Fällen ist eine medizinische Abklärung nötig. Viele Erkr. können B. verursachen. Die häufigsten sind Infektionen wie *Lungenentzündung, Bronchitis, Tuberkulose* sowie *Stauung* in u. Riss von Blutgefäßen in den Lungen aufgrund von *Herzinsuffizienz, Mitralklappenverengung* od. *Lungenembolie*. Krebs kann ebenfalls zu B. führen, wenn er eine Blutgefäßwand zerstört hat.

Untersuchungen zur Abklärung von B.: Röntgen (→ *Brustkorb, Röntgenaufnahme*), in manchen Fällen Bronchoskopie (→ *Atemwege, Spiegelung*). In etwa einem Drittel der Fälle lässt sich keine zugrunde liegende Ursache finden. Die Behandlung hängt von der jeweiligen Ursache ab.

LUTKÖRPERCHEN

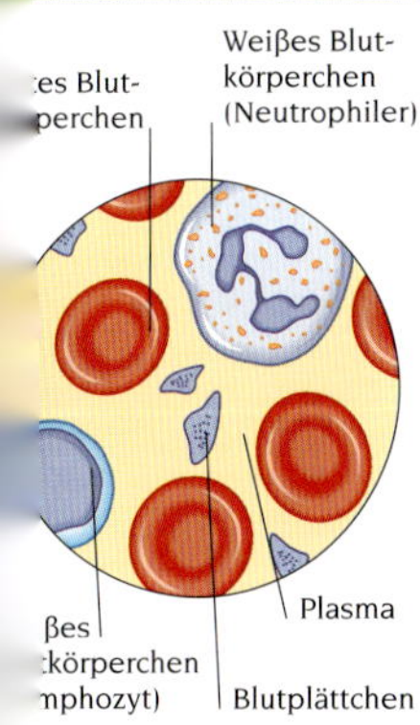

Blutkörperchen B., auch Blutzellen genannt, verbringen ihr Leben ganz od. teilweise im Blut. Es sind dies die roten B., die beim gesunden Blut ca. 45 % des Blutvolumens ausmachen, weiße B. u. *Blutplättchen*. Die B. werden im Knochenmark durch eine Reihe von Teilungen aus *Stammzellen* gebildet.

Die roten Blutkörperchen, auch Erythrozyten genannt, transportieren Sauerstoff von den Lungen in die Gewebe (→ *Zellatmung*).

Jedes rote B. ist mit *Hämoglobin, Enzymen, Mineralstoffen* u. Zuckern ausgestattet. Krankhafte Veränderungen können die Geschwindigkeit betreffen, mit der rote B. gebildet od. zerstört werden, ihre Anzahl, Form, Größe u. ihren Hämoglobingehalt u. zu Formen von *Anämie* u. *Polyzythämie* führen (→ *Bluterkrankungen*).

Weiße B., auch Leukozyten genannt, schützen den Körper gegen Infektionen u. bekämpfen auftretende Infektionen. Die 3 Hauptarten von weißen B. sind Granulozyten (auch polymorphkernige Leukozyten genannt), Monozyten u. *Lymphozyten*. Die Granulozyten werden weiter unterteilt in neutrophile, eosinophile u. basophile, u. jede Granulozytenart spielt entweder bei der Infektionsbekämpfung od. bei entzündlichen od. allergischen Reaktionen eine Rolle. Auch Monozyten u. Lymphozyten haben im *Immunsystem* eine wichtige Aufgabe. Lymphozyten werden gewöhnlich in den Lymphknoten gebildet. Eine Art, die T-Lymphozyten, ist für verzögerte Überempfindlichkeitsreaktionen (→ *Allergie*) verantwortlich u. auch beim Schutz gegen Krebs beteiligt (→ *Krebserkr.*). T-Lymphozyten bilden chemische Substanzen, auch Lymphokine genannt, die die Funktion anderer Zellen beeinflussen. Zudem dämpfen T-Zellen die Aktivität von B-Lymphozyten, die *Antikörper* bilden, welche eine erneute Erkr. an bestimmten Infektionen verhindern können.

Blutplättchen, auch Thrombozyten genannt, sind die kleinsten B. u. wichtig für die *Blutgerinnung*.

Anzahl, Gestalt u. Beschaffenheit der unterschiedlichen B.-Arten sind bei der Diagnose einer Erkr. von großem Wert (→ *Blutbildbestimmung; Blutausstrich*).

Blutplättchen Kleinste Form der Blutzellen. B. spielen eine wesentliche Rolle bei der Blutgerinnung.

Blutprodukte Spenderblut, das in seine Bestandteile rote u. weiße Blutkörperchen, Blutplättchen u. Plasma zerlegt worden ist (→ *Blutspende*). Jedes B. hat eine eigene Haltbarkeitsdauer u. Verwendung bei der *Bluttransfusion*. Ein Konzentrat von roten Blutkörperchen (Blut, aus dem das meiste Plasma entfernt worden ist)

B

wird zur Behandlung einiger Formen von chronischer *Anämie* u. bei *Morbus haemolyticus neonatorum* verwendet. Gewaschene rote Blutkörperchen (Entfernung der weißen Blutkörperchen u./od. der Plasmaproteine) werden bei notwendig wiederholten Übertragungen benutzt, da dann das Risiko einer *Allergie* gegen einen der Blutbestandteile geringer ist.

Blutplättchen können bei Blutgerinnungsstörungen übertragen werden. Lebensbedrohliche Infektionen werden mit Granulozyten behandelt, einer Art der weißen Blutkörperchen. Gefrorenes Frischplasma wird zur Behandlung vieler Formen von *Blutgerinnungsstörungen* eingesetzt, da es alle Blutgerinnungsfaktoren enthält. *Albumin*, aus dem Plasma von Vollblut aufbereitet, wird manchmal zur Behandlung von *Schock* infolge schweren Blutverlusts gebraucht, bis verträgliches Blut zur Verfügung steht. Gereinigte Albuminaufbereitungen werden gegen das *nephrotische Syndrom* u. chronische Lebererkr. eingesetzt.

Konzentrate der Gerinnungsfaktoren VIII u. IX werden zur Behandlung von *Bluterkrankheit* u. *Christmas-Krankheit* verwendet. *Immunglobuline*, auch Antikörper genannt, die aus dem Blutplasma gewonnen werden, können gespritzt werden (→ *Immunglobulin-Injektion*), um Menschen zu schützen, die eigene Antikörper nicht bilden können od. einem Krankheitserreger bereits ausgesetzt gewesen sind, od. um einen Kurzzeitschutz gegen *Hepatitis A* zu liefern. Immunglobuline werden zur Behandlung bestimmter *Autoimmunkrankheiten* hochdosiert verabreicht.

Blutschwamm Hellrotes erhabenes Mal, das im frühen Säuglingsalter auftritt; eine Form des *Hämangioms* (kavernöses Hämangiom).

Blutsenkung Die Geschwindigkeit, mit der sich feste Blutbestandteile (→ *Blutkörperchen*) in einer Blutprobe außerhalb des Körpers zum Boden eines Behälters hin absenken. Ist die B. gegenüber dem Normalwert beschleunigt, so weist dies auf einen entzündlichen Prozess im Körper hin.

Blutspende Abgabe von Blut zwecks *Bluttransfusion*. Spenderblut wird auf eine Reihe von Krankheitserregern von Erkr. wie *Hepatitis B, Hepatitis C* u. auf Antikörper gegen *HIV* geprüft. Nach Zuordnung zu einer *Blutgruppe* wird die B. in einer Blutbank nach Blutbestandteilen getrennt gelagert (→ *Blutprodukte*). Bei der *Apherese*, einer Form der B., werden dem Spenderblut nur bestimmte Blutbestandteile wie Plasma, Blutplättchen od. weiße Blutkörperchen entnommen.

Blutspiegel Konzentration einer vorhandenen Substanz in Blutplasma od. Blutserum, die sich durch *Bluttests* messen lässt.

Blutstillung Med. Hämostase; Beenden einer Blutung. Es gibt 3 natürliche Mechanismen, durch die eine B. nach Verletzung erreicht wird: 1. Kleine Blutgefäße ziehen sich zusammen, 2. es bildet sich eine Anhäufung kleiner Blutbestandteile, der Blutplättchen, die die blutende Öffnung verschließen; 3. es gerinnt Plasma, indem Fäden von *Fibrin* gebildet werden, die zum Verschluss des verletzten Blutgefäßes beitragen (→ *Blutgerinnung*). Defekte von nur einem dieser Mechanismen können eine *Blutgerinnungsstörung* verursachen.

Blutstuhl med. Meläna; schwarzer, pechartiger Stuhl infolge einer Blutung, meist im oberen Magen-Darm-Trakt. Das Blut wird durch die Verdauungssekrete schwarz. Häufigste Ursache *peptisches Ulkus*, kann aber auch ein Zeichen von Krebs sein.

Bluttests Analysen von Blutproben, um Informationen über Blutkörperchen, Proteine, chemische Bestandteile, Antigene, Antikörper u. Gase im Blut zu erhalten. Sie geben Aufschluss über die Gesundheit wichtiger Organe sowie über Atemfunktion, hormonales Gleichgewicht, Immunsystem u. Stoffwechsel. Mit B. können Anzahl, Gestalt, Größe u. Beschaffenheit der Blutkörperchen geprüft u. die Funktion der Blutgerinnungsfaktoren beurteilt werden. Die wichtigsten B. sind *Blutbildbestimmungen* u. *Blutgruppen*-Bestimmungen, wenn eine Bluttransfusion erforderlich ist. Mit biochemischen Tests werden

B

BLUTTRANSFUSION

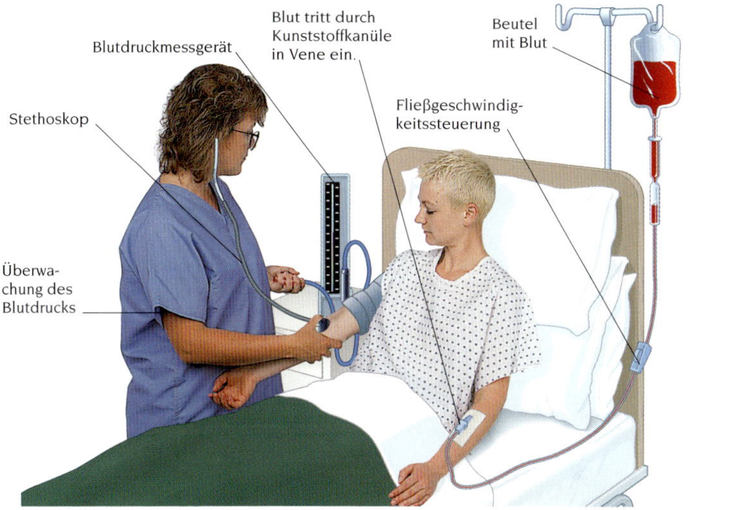

die chemischen Substanzen im Blut gemessen (→ *Säure-Basen-Haushalt; Nierenfunktionsprüfungen; Leberfunktionstests*). Bei mikrobiologischen Untersuchungen (→ *Immunassay*) wird nach Mikroorganismen im Blut gesucht, z. B. bei *Blutvergiftung*, od. nach Antikörpern im Blut, die die Immunität gegen eine Infektion bestätigen können.

Bluttransfusion Zufuhr von einer bestimmten Menge Blut od. *Blutprodukten* direkt in den Blutkreislauf zum Ausgleich großen Blutverlusts od. zur Behandlung chronischer *Anämie*. Bei einer Austauschübertragung wird fast das gesamte Empfängerblut durch das Spenderblut ersetzt. Vor einer Transfusion wird eine Blutprobe des Empfängers auf die *Blutgruppe* untersucht u. das dazu passende Spenderblut ausgesucht. Das Spenderblut wird durch eine Kunststoffkanüle in eine Armvene übertragen. Gewöhnlich wird jede Bluteinheit (ca. 500 ml) in 1 bis 4 Stunden verabreicht; im Notfall können 500 ml in wenigen Minuten übertragen werden. Dabei werden Blutdruck, Temperatur u. Puls überwacht.

Wenn versehentlich nicht passendes Blut übertragen wurde, können die Antikörper im Empfängerblut die Blutkörperchen im Spenderblut zerstören, was zu *Schock* od. *Niereninsuffizienz* führt. Weniger schwere Reaktionen können sich in Fieber, Schüttelfrost od. Ausschlag zeigen. Es kann auch zu allergischen Reaktionen auf Blutbestandteile kommen. Das gesamte für Übertragungen zu verwendende Spenderblut wird sorgfältig auf eine Reihe von Krankheitserregern geprüft, einschließlich *HIV* (dem *Aids*-Virus), *Hepatitis B* und *Hepatitis C*.

Bei älteren od. schwer anämischen Menschen kann eine B. den Blutkreislauf überlasten, was zu Herzversagen führt. Von chronischer *Anämie* Betroffene, die jahrelang regelmäßige B. brauchen, kann sich zu viel Eisen ansammeln (*Eisenspeicherkrankheit*) u. Organe wie Herz, Leber u. Bauchspeicheldrüse schädigen. Zur Entfernung überschüssigen Eisens kann eine Behandlung mit *Deferoxamin* nötig sein.

Bluttransfusion, autologe Auch Eigenblutspende. Verwendung des eigenen Bluts, das schon früher für eine absehbare *Bluttransfusion* abgenommen wurde. Bei einer a. B. ist die leichte, aber ernst zu nehmende Ansteckungsgefahr von verseuchtem Blut beseitigt. Auch das Risiko für einen Transfusions-

B

zwischenfall infolge Unverträglichkeit des Spenderbluts ist ausgeschlossen. Insgesamt bis zu 3,5 l Blut können bei mehreren Abnahmen in Abständen von mindestens 4 Tagen u. bis zu 3 Tage vor einer geplanten Operation gesammelt u. konserviert werden. Das Blut kann auch während einer Operation („cell-saving") gewaschen, gefiltert u. wieder in den Kreislauf zurückgeführt werden, was die Übertragung von fremdem Spenderblut weniger notwendig macht.

Blutung Verlust von Blut aus dem *Herz-Kreislauf-System* durch Schädigung der Blutgefäße od. *Blutgerinnungsstörung*. Die B. kann sichtbar (äußere B.) od. verborgen sein (innere B.). Ein schneller Blutverlust von über 10% des Blutvolumens kann *Schock*-Symptome mit Ohnmacht, Blässe u. Schweißausbruch bewirken.

Die Schnelligkeit, mit der Blut aus einem Schnitt tritt, hängt von der Blutgefäßart ab: Aus einer Kapillare sickert es, aus einer Vene fließt es, u. aus einer Arterie spritzt es. Wenn bei einer Verletzung die Haut intakt geblieben ist, sammelt sich das Blut um die verletzten Blutgefäße dicht unter der Haut u. bildet einen *Bluterguss*.

Ausgetretenes Blut, das sich mit anderen Körperflüssigkeiten wie Sputum (Schleim) od. Harn mischt, wird i.d.R. schnell entdeckt; B. im Magen-Darm-Trakt färben Erbrochenes od. Stuhl außergewöhnlich dunkel. Eine innere B. wird u.U. erst beim Auftreten einer schweren *Anämie* erkannt.

Blutung, intrazerebrale Hirnblutung aus einem rupturierten Blutgefäß. Die i. B. ist eine von 3 Hauptmechanismen, durch die es zum Schlaganfall kommt. Die i. B. betrifft in der Hauptsache Menschen im mittleren oder höheren Alter und wird i.d.R. durch *Arteriosklerose* hervorgerufen. Der unbehandelte *Bluthochdruck* verstärkt das Risiko der i. B.

Die gerissene Arterie liegt i.d.R. im Gehirn. Das austretende Blut schädigt das Hirngewebe. Die Symptome sind plötzlicher Kopfschmerz, Schwäche und Übelkeit, Erbrechen, Verwirrtheit, häufig Bewusstlosigkeit. Sprachverlust, *Gesichtslähmung* oder einseitige Schwäche können sich entwickeln, abhängig vom betroffenen Gebiet. Die OP ist i.d.R. unmöglich; die Therapie zielt auf die Unterstützung der Vitalfunktionen und die Senkung des Blutdrucks. Große Blutungen sind meist tödlich. Für Überlebende einer i. B. sind Rehabilitation und Prognose ähnlich wie bei Schlaganfallpatienten.

Blutung, subkonjunktivale auch Hyposphagma; Blutung unter die *Bindehaut*; meist harmlos, geht nach wenigen Tagen von selbst zurück.

Blutung, vaginale Blutung aus der Scheide, die aus der Gebärmutter, dem Gebärmutterhals oder aus der Scheide selbst kommen kann; häufigste Blutungsquelle ist die Gebärmutter und da am ehesten die *Menstruation*.

Zwischen *Pubertät* und *Menopause* kommt es in regelmäßigen Abständen zu Monatsblutungen, aber es treten auch Probleme hinsichtlich Art oder Zeitpunkt der v. B. auf (→ *Menstruationsstörungen*). Nichtmenstruelle Blutungen der Gebärmutter haben eine Reihe von Gründen: Hormone, wie orale *Empfängnisverhütung* (Pille), oder *Endometritis*, *Gebärmutterkrebs* und *Leiomyome*. In der frühen Phase der Schwangerschaft sind v. B. Zeichen einer drohenden *Fehlgeburt*. Im weiteren Verlauf können sie Hinweis auf eine *Placenta praevia* oder *Plazentalösung* sein.

Blutungen des Gebärmutterhalses treten bei *Portioerosion* auf, z. B. nach Geschlechtsverkehr, oder auch bei *Gebärmutterhalsentzündungen* und *Polypen*. Häufigere v. B. sind u.U. Zeichen von *Gebärmutterhalskrebs*.

Mögliche Ursache von v. B. ist eine Verletzung während des Geschlechtsverkehrs, bes. nach der *Menopause*, wenn die Scheidenwände dünner und verletzlicher geworden sind. Gelegentlich gehen v. B. mit schwerer *Scheidenentzündung* einher. Selten werden sie durch einen Scheidenkrebs verursacht.

Blutung, vor der Entbindung Blutung aus der Scheide nach der 28. Schwangerschaftswoche. Meist liegt ihr eine Störung im Zusammenhang mit dem Mutterkuchen zugrunde, z. B. *Placenta praevia* oder *Plazentalösung*. Ferner können eine *Portioerosion* oder andere Erkrankungen des Gebärmutterhalses oder der Scheide die Ursache für die Blutung sein.

Untersuchung u. Behandlung müssen stationär erfolgen. Mittels *Ultraschalluntersuchung* werden Störungen des Mutterkuchens festgestellt. Bei schwerer Blutung erfolgt eine Bluttransfusion, u. das Kind wird sofort mit *Kaiserschnitt* geholt.

Blutvergiftung Allgemeinsprachlicher Name für Sepsis u./od. *Toxämie*, eine lebensbedrohliche Erkr. aufgrund der Vermehrung von Bakterien und der Bildung von Giftstoffen im Blut. Eine Sepsis kann als Komplikation bei einer Infektion eines Organs oder Gewebes auftreten. Bei einigen Infektionskrankheiten kann es zu einem *septischen Schock* durch die von Bakterien freigesetzten Gifte kommen. Behandelt wird mit *Antibiotika* und bei Schock mit intensivmedizinischen Maßnahmen (→ *Bakteriämie*).

Blutzucker B. bezeichnet den *Glukose*-Spiegel im Blut. Außergewöhnlich hoher B. ist ein Hinweis auf *Diabetes mellitus* (→ *Überzuckerung; Unterzuckerung*).

BMI Abk. für Body Mass Index; *Körpermassenindex*.

bösartig Med. maligne; Zustand, der sich ständig verschlechtert und zum Tode führt, besonders ein Tumor, der sich an seinem ursprünglichen Ort ausgebreitet und Sekundärtumoren in anderen Körperteilen bildet.

Bogengang Anat. Canalis semicircularis; Struktur im Innenohr, gehört zum *Gleichgewicht*sorgan. Jedes Ohr hat 3 B., die rechtwinkelig zueinander stehen und durch eine Kammer, das Vestibulum, verbunden sind. Die mit Flüssigkeit gefüllten B. haben kleine Härchen, die Bewegung und Beschleunigung wahrnehmen und diese Information über den Nervus vestibularis an das Gehirn weitergeben.

Bornholmer Krankheit Einer von mehreren Namen für die epidemische *Pleurodynie*, eine ansteckende Virusinfektion, deren Merkmale starke Schmerzen im Brustraum u. Fieber sind.

Botulinumtoxin Gift der Bakterie *CLOSTRIDIUM BOTULINUM* (→ *Botulismus*), das u.U. tödlich wirken kann. In kleinen Dosen wird B. als Wirkstoff zur Eindämmung von Muskelspasmen bei einigen Erkr. (→ *Lidkrampf; Gesichtszucken*) angewandt. Manchmal wird B. auch zur zeitweiligen Glättung von Falten in die Gesichtsmuskeln gespritzt.

Botulismus Seltene, jedoch schwere Vergiftungsform infolge Verzehrs von Dosennahrung od. unsachgemäß konservierten Lebensmitteln, die mit dem Gift der Bakterie *CLOSTRIDIUM BOTULINUM* verseucht waren. Das Gift ruft fortschreitende Muskellähmung sowie andere Störungen des zentralen u. peripheren Nervensystems hervor. Die Bakterie bildet Sporen, die sich auch durch Kochen, Einsalzen, Räuchern u. einige Arten sauren Einlegens nicht beseitigen lassen. Diese Sporen, die sich nur vermehren, wenn Sauerstoff fehlt, leben in Dosennahrung od. unsachgemäß eingemachten Lebensmitteln. Der Verzehr auch nur kleinster Giftmengen kann zu schwerer Vergiftung führen. Die ersten Symptome nach 8 bis 36 Stunden sind Schluck- u. Sprechbeschwerden, Erbrechen u. Doppeltsehen. Sofortige Behandlung ist lebensrettend. Bei Säuglingen kann sich das Gift im Körper nach dem Verzehr von Nahrung bilden, die mit der Bakterie verseucht war, z.B. Honig (→ *Lebensmittelvergiftung*).

Bowen-Krankheit Seltene Hauterkr., die sich manchmal zu Krebs entwickelt (→ *Krebserkrankung*). Merkmal ist ein flacher, regelmäßiger Fleck mit roter, schuppiger Haut meist im Gesicht od. auf den Händen. Die kranke Haut wird operativ entfernt od. durch Kälte od. *Kauterisation* zerstört.

Boxerenzephalopathie Zustand, der durch verwaschene Sprache, eingeschränkte Konzentration und verlangsamte Denkabläufe gekennzeichnet ist. Wird durch Hirnschäden hervorgerufen, die infolge von Episoden kurz dauernder Bewusstlosigkeit aufgrund von Kopfverletzungen entstehen (wie beim Boxen).

Bradykardie Abnormal langsame Pulsfrequenz. Die meisten Menschen haben eine Pulsfrequenz zwischen 60 u. 100 Schlägen pro Minute. Viele Sportler u. gesunde Menschen, die regelmäßig u. intensiv Sport betreiben, haben eine langsamere Frequenz. Bei anderen kann B. ein Hinweis auf eine zugrunde liegende Störung sein, z.B. *Schilddrüsenunterfunktion* od. *Herzblock*. B. kann

B

auch infolge Einnahme von *Betablockern* auftreten. Starke od. plötzliche B. kann zu Blutdruckabfall u. dadurch zur Ohnmacht (→ *Kreislaufstörungen, funktionelle*) führen.

Braille → *Blindenschrift*

Branchialerkrankungen Erkr. infolge einer abnormalen Entwicklung der Branchialbögen (Kiemenbögen); dies sind vorübergehend bestehende, paarige Gewebewände zwischen den Kiemengängen des Embryos. Zu den B. zählen Branchialzyste u. Branchial-*Fistel*. Eine Branchialzyste ist eine weiche, mit eiterähnlicher od. klarer Flüssigkeit gefüllte Schwellung, die im frühen Erwachsenenalter seitlich am Hals auftaucht. Sie wird chirurgisch entfernt. Bei der Branchialfistel besteht ein Gang zwischen der Rachenrückseite u. der Nackenaußenseite, wo sie als kleine Öffnung sichtbar ist, die meist bei der Geburt festgestellt wird. Eine Öffnung am Hals, die sich nicht bis in den Rachen erstreckt, wird Kiemengang-Sinus genannt. Branchialfistel und Kiemengang-Sinus können Schleim od. Eiter absondern u. operativ entfernt werden.

Brand → *Gangrän*

Brechwurz *IPECACUANHA*; Wirkstoff, der als Brechmittel zur Behandlung von Vergiftungen eingesetzt wird.

Breiumschlag Warme Packung; bestehend aus einer weichen Breisubstanz (z. B. die Aluminiumverbindung Kaolin), die in einem Verband aufgebracht wird.

Brille Optisches Gerät zum Ausgleich von Fokussierungsstörungen der Augen, um scharfes Sehen zu ermöglichen. Die Linsen sind aus Kunststoff oder Glas; Dicke und Form werden durch einen *Sehtest* bestimmt. Bei *Weitsichtigkeit* sind konvexe, bei *Kurzsichtigkeit* sind konkave Linsen erforderlich. Getönte Gläser bieten UV-Schutz (→ *Zweistärkenglas, Kontaktlinsen*).

Broca-Zentrum Region im Kortex (Rinde) des *Gehirns*, von der der Spracherwerb seinen Ausgang nimmt.

Bromocriptin Wirkstoff zur Unterdrückung des Hormons *Prolaktin* zur Behandlung von Erkr. wie z. B. gutartigen Hirnanhangdrüsentumoren (→ *Prolaktinom* u. *Akromegalie*). Auch kann mit ihm die Milchproduktion nach der Geburt unterdrückt werden, u. es kann zur Behandlung des *Parkinson-Syndroms* eingesetzt werden. Nebenwirkungen sind Übelkeit u. Erbrechen. Hohe Dosen können Benommenheit u. Verwirrtheit hervorrufen.

Bronchialkarzinom, kleinzelliges Typ des → *Lungenkrebses*; auch bekannt als Oat-cell-Karzinom.

Bronchien Große Atemwege in beiden Lungen. Jede Lunge hat einen Stammbronchus, der am Ende der Luftröhre beginnt. Er verzweigt sich weiter in feinere Äste, Segmentbronchien genannt, u. diese wieder in die *Bronchiolen*.

Bronchiektasen → *Bronchien, erweiterte*

Bronchien, erweiterte Lungenkrankheit, bei der eine od. mehrere *Bronchien* ungewöhnlich erweitert u. spiralig verformt sind u. eine geschädigte Schleimhaut haben. E. B. treten meist in der Kindheit auf u. wurden früher üblicherweise mit Infektionen wie *Masern* u. *Keuchhusten* in Zusammenhang gebracht. Die Erkr. stellt auch eine Komplikation bei *zystischer Fibrose* dar. Sie führt zu hartnäckigen Entzündungstaschen in den Atemwegen u. ständiger Produktion von großen Mengen gelben od. grünen Schleims. Eine ausgedehnte Bronchitis verursacht Kurzatmigkeit. Die Symptome werden i.d.R. mit *Antibiotika* und *Lagerungsdränage* unter Kontrolle gehalten. Beschränkt sich die Erkr. auf einen Lungenbereich, kann eine operative Entfernung des geschädigten Bezirks zu empfehlen sein.

Bronchiole Einer der vielen kleinen Atemwege der *Lungen*. B. zweigen von den größeren *Bronchien* ab u. verzweigen sich in zunehmend kleinere Gänge, bis sie die *Lungenbläschen* erreichen, wo der Gasaustausch erfolgt.

Bronchiolitis Akute Virusinfektion der Lungen, die v.a. Säuglinge u. Kleinkinder betrifft u. bei der sich die *Bronchiolen* entzünden. Meist ist das Respiratory-syncytial-Virus (RSV) der Auslöser.

Symptome: schnelle Atmung, Husten u. Fieber. Meist ist keine Behandlung erforderlich, doch ist in schwereren Fällen eine stationäre Aufnahme zwecks *Sauerstofftherapie* u. *Physiotherapie* zur Schleimentfernung erforderlich. Wenn sofort behandelt, genesen die Betroffenen meist in wenigen Tagen. *Antibiotika* können zur Vorbeugung einer sekundären bakteriellen Infektion verschrieben werden.

Bronchitis Entzündung der *Bronchien*. Sie führt zu Husten, bei dem sich erhebliche Schleimmengen bilden können u. der akut od. chronisch sein kann. Beide Formen treten bei Rauchern u. in Gebieten mit hoher Luftverschmutzung häufiger auf (→ *Bronchitis, akute; Bronchitis, chronische*).

Bronchitis, akute Form der *Bronchitis*, die plötzlich auftritt, doch meist in wenigen Tagen wieder abklingt. Meist liegt ihr eine Virusinfektion zugrunde. Eine bakterielle Infektion der Atemwege kann als Komplikation auftreten. Raucher, Säuglinge, ältere Menschen u. Lungenkranke sind besonders anfällig. Die Hauptsymptome sind Keuchen, kurzer Atem u. Husten mit gelbem od. grünem Schleim. Auch Schmerzen hinter dem Brustbein u. Fieber können auftreten. Die Symptome lassen sich durch Zufuhr von viel Flüssigkeit, Dampfbäder od. Luftbefeuchter lindern. Meist heilt eine akute Bronchitis ohne weitere Behandlung ab, doch kann sie für bereits Lungengeschädigte eine schwere Erkrankung bedeuten.

Bronchitis, chronische Entzündung der Atemwege infolge Rauchens u. stets mit einem *Emphysem* verbunden. Die Verbindung von c. B. u. Emphysem wird auch chronisch-obstruktive Lungenerkr. genannt (→ *Chronisch-obstruktive Lungenerkrankung*).

Bronchographie Selten angewandtes Röntgenverfahren (→ *Röntgenuntersuchung*) zur Untersuchung der Bronchien. Früher zur Diagnose von Bronchiektasen (→ *Bronchien, erweiterte*) eingesetzt, heute jedoch weitgehend durch andere bildgebende Verfahren ersetzt (→ *Computertomographie; Atemwege, Spiegelung*).

Bronchokonstriktive Substanzen Konstriktion (Verengung) der Atemwege in den Lungen bewirkende Substanz. B. S. wie *Histamin* werden bei einer allergischen Reaktion (→ *Allergie*) ausgeschüttet. Sie können zu einem *Asthma*-Anfall führen. Die Wirkung kann durch *Bronchospasmolytika* umgekehrt werden.

Bronchopneumonie Häufigste Form von *Lungenentzündung*. Im Unterschied zur anderen Hauptform von Lungenentzündung (Lobärpneumonie) treten hier an den Atemwegen der Lungen mehrere Entzündungsherde auf, die sich nicht auf einen Lungenflügel beschränken.

Bronchoskopie → *Atemwege, Spiegelung*

Bronchospasmolytika Gruppe von Wirkstoffen zur Weitstellung der *Bronchiolen*, um die Luftzufuhr zu erhöhen u. die Atmung zu verbessern, besonders bei der Behandlung von *Asthma* u. chronisch-obstruktiver Lungenerkr. (→ *Chronisch-obstruktive Lungenerkrankung*). Es gibt 3 Hauptarten von B.: Sympathomimetika (wie *Salbutamol*), *Anticholinergika* u. Xanthine (wie *Aminophyllin*). Sympathomimetika werden v.a. zur schnellen Linderung von *Atembeschwerden* angewandt. Anticholinergika u. Xanthine werden öfter zur Langzeitvorbeugung von Anfällen von Atembeschwerden eingesetzt. B. können mittels Inhalator, in Tablettenform u. in schweren Fällen mit *Vernebler* od. Spritzen verabreicht werden.

Die wichtigsten Nebenwirkungen der Sympathomimetika bestehen in Herzklopfen u. Zittern. Anticholinergika können trockenen Mund, unscharfes Sehen u. (selten) Schwierigkeiten beim Wasserlassen hervorrufen. Xanthine können Kopfschmerz, Übelkeit u. Herzklopfen bewirken.

Bronchospasmus Vorübergehende Verengung der *Bronchien* infolge einer Kontraktion der Muskulatur der Bronchienwände, Entzündung der Bronchienschleimhaut oder einer Kombination von beidem. Die Kontraktion kann durch Substanzen ausgelöst werden, die bei einer allergischen Reaktion ausgeschüttet werden (→ *Allergie*). Die Verengung der Bronchien hemmt die Luftzufuhr und bewirkt Keuchen und Husten. *Asthma* ist die häufigste Ursache von Bronchospasmus. Ferner können Infektion der Atemwege, chronisch-obstruktive Lungenerkrankung (→ *Chronisch-obstruktive Lungenerkrankung*), *Schock, anaphylaktischer* oder eine allergische Reaktion auf Chemikalien die Ursache sein.

B

Brucellose Gruppe weltweit verbreiteter Infektionskrankheiten wie Maltafieber oder Bang-Krankheit. Betroffen sind meist Schäfer, Metzger oder Tierärzte. Übertragung findet durch Aufnahme der Nahrung oder über die Haut statt. Alle B. haben einen ähnlichen Verlauf mit leichtem Fieber, das in Phasen vor allem nachts stark ansteigen kann, sowie vergrößerter Leber und Milz. Behandlung durch Antibiotika, allerdings kann die Erk. vor allem bei Immunschwäche wieder aufflammen.

Bruch Med. Hernie; Vorwölbung eines Organs oder Gewebes durch eine Schwachstelle in einem Muskel oder anderen Gewebe, von dem es normalerweise umschlossen ist. Hernie bezieht sich i.d.R. auf das Ausstülpen von Darmanteilen durch die Bauchwand. Bei einem *Zwerchfellbruch* drückt sich der Magen z.T. durch das Zwerchfell in den Brustkorb.

Bauchwand-Brüche beruhen i.d.R. auf einer angeborenen Bauchwandschwäche.

BRÜCHE

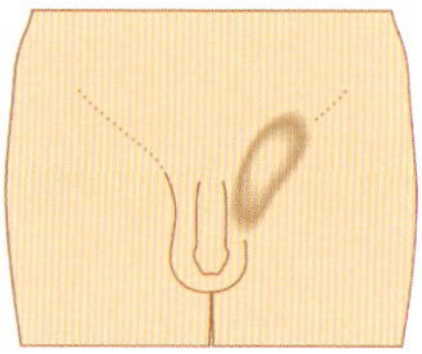

LEISTENBRUCH

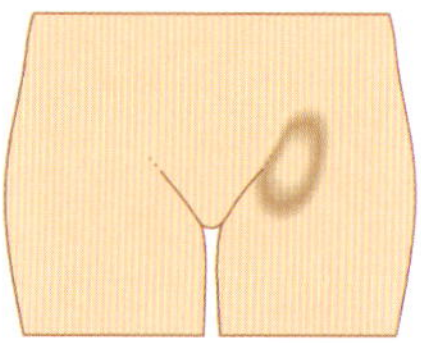

SCHENKELBRUCH

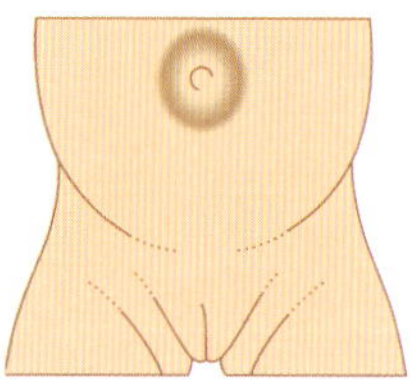

NABELBRUCH

Die Brüche entstehen beim Heben schwerer Lasten, ständigem Husten oder bei Anstrengung beim Stuhlgang oder u.U. nach einer Operation. Es gibt mehrere B.-Formen, die nach ihrem Ort eingeteilt werden. Die wichtigsten sind der *Leisten-B.* (Leistenhernie), der meist bei Männern vorkommt; der *Schenkel-B.* ist bei übergewichtigen Frauen verbreitet und Nabel-B. bei Kleinkindern.

Erstes Symptom eines Bauchwand-B. ist i.d.R. eine Beule in der Bauchwand. Es kann auch zu Bauchbeschwerden kommen. Gelegentlich lässt sich der Bauchinhalt zurückdrücken. Starker Schmerz tritt auf, wenn der B. nicht wieder zurückgleitet; dann ist eine *Bruchoperation* notwendig. Wird die Blutzufuhr durch verdrehte und eingeklemmte Darmteile gedrosselt (sog. Inkarzeration), so kann es zu einer *Gangrän* des Darms kommen. Ein inkarzerierter B. muss sofort behandelt werden. Der Nabel-B. des Kleinkinds bleibt i.d.R. unbehandelt, da er von selbst bis zum Alter von 5 Jahren wieder verschwindet.

Bruch, Knochen- → *Knochenbruch*

Bruchband Elastische Binde oder gepolstertes Metallband, mit dem ein Bauchwandbruch (Laparozele) abgestützt wird; B.-Einsatz ist absolut veraltet und hat nur noch Sinn, wenn eine Operation unmöglich ist.

Bruchoperation Med. Hernioplastik; operative Korrektur eines Bruchs. Die B. erfolgt zur Behandlung eines Bauchwandbruchs, der schmerzt oder nicht wieder eingerichtet werden kann. Ein inkarzerierter (eingeklemmter) Bruch erfordert eine Notfalloperation. Bei der B. wird das vorgestülpte Darmstück in den Bauchraum zurückverlagert und die geschwächte Muskelwand verstärkt. Erfolgt entweder offen oder als *minimalinvasive Chirurgie*.

Bruit Geräusch, das im Herzen, in den Arterien u. Venen bei Verwirbelung der Blutströmung od. Erhöhung der Strömungsgeschwindigkeit entsteht. Es ist die Folge von Verengung der Blutgefäße (wie bei *Arteriosklerose*), Verengung od. Schädigung der Herzklappen (wie bei *Endokarditis*) od. Blutgefäßerweiterung (wie beim *Aneurysma*). Gewöhnlich lässt sich B. mit dem *Stethoskop* hören.

Brust Eine der beiden Brustdrüsen, die bei Frauen Milch zur Ernährung des Säuglings liefern u. zu den sekundären Geschlechtsmerkmalen gehören (→ *Geschlechtsmerkmale, sekundäre*). Bei Männern sind die Brustdrüsen nicht völlig ausgereift. In der Pubertät beginnen sich die weiblichen Brüste zu entwickeln: Der Warzenhof wird erhaben, u. die Brustwarzen vergrößern sich. Danach kommt es zu einer Zunahme von Drüsengewebe u. Fett. Die ausgewachsene weibliche Brust besteht aus 15 bis 20 Milchdrüsenläppchen, die in Fettgewebe eingebettet sind. Die Gänge

B

dieser Drüsen münden auf der Brustwarze. Züge von feinen *Kreuzbändern* bestimmen Höhe u. Form der Brust. Der Warzenhof enthält Schweißdrüsen, Talgdrüsen u. Haarbälge.

Umfang u. Form sowie allgemeine Beschaffenheit der Brüste variieren während des Regelblutungszyklus, in Schwangerschaft u. Stillzeit u. nach den Wechseljahren.

In der Schwangerschaft bewirken *Östrogene* u. *Progesteron*, die von Eierstock und Mutterkuchen ausgeschüttet werden, die Entwicklung u. Aktivierung der Milchdrüse und Vergrößerung der Brustwarze. Kurz vor u. nach der Geburt bilden die Drüsen ein wässeriges Sekret, *Vormilch* genannt. Diese Flüssigkeit wird einige Tage später durch Milch ersetzt. Milchbildung und -absonderung werden durch das Hormon *Prolaktin* angeregt.

Brust, Knoten Masse, Schwellung od. Zyste, die im Brustgewebe ertastet werden kann. Mindestens 90 % der Brustknoten. sind gutartig, der Rest *Brustkrebs*. Viele Frauen haben generell Brustknoten, wobei diese kurz vor der Regelblutung auffälliger sind. Früher fibrös-zystische Mastopathie od. *Fibroadenose* genannt, werden sie heute als Variation des Gesunden angesehen. Eine knotige Brust erhöht nicht die Gefahr von Brustkrebs. Jedoch sollte jeder neue, deutlich spürbare od. isolierte Knoten ärztlich untersucht werden.

Bei jungen Frauen ist ein isolierter Knoten höchst wahrscheinlich ein *Fibroadenom*. Dieses gutartige Wachstum ist meist rund, fest, gummiartig, schmerzlos und kann mit den Fingerspitzen unter der Haut hin und her bewegt werden. Bei älteren Frauen handelt es sich bei einem Knoten wahrscheinlich um eine gutartige, flüssigkeitsgefüllte *Brustzyste*.

BRUST

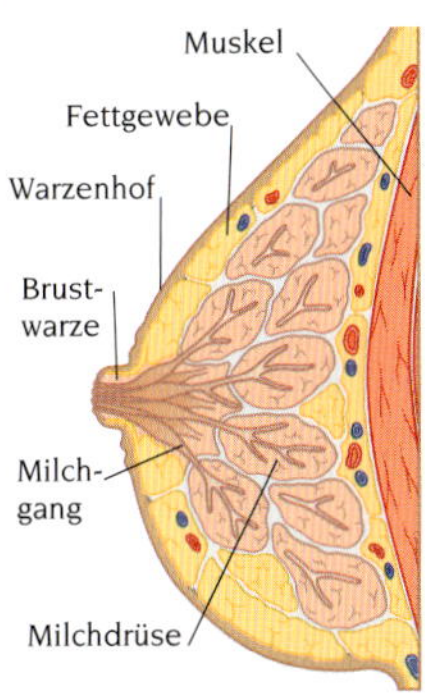

Bei regelmäßiger *Brust-Selbstuntersuchung* lassen sich Veränderungen erkennen. Die Behandlung richtet sich nach der Ursache und der Art des Knotens.

Zysten können mit einem einfachen ambulanten Verfahren entleert werden. Andere Knoten können operativ entfernt werden.

Brust, Schmerzen B.-S. und Gefühle von Wundheit, Empfindlichkeit od. von Völle der Brust treten sehr häufig auf. Bei den meisten Frauen sind sie zyklusbedingt u. variieren mit der Stärke der Reaktion auf hormonale Veränderungen während des Regelblutungszyklus. Vor der Regelblutung sind sie meist am stärksten (→ *prämenstruelles Syndrom*). Meist sind beide Brüste betroffen, u. Stress od. Koffein können B.-S. verschlimmern. Sie können auch zyklusunabhängig sein u. durch Muskelüberanstrengung od. *Brustdrüsenentzündung* hervorgerufen werden. Während der Milchproduktion kann Milchfülle eine Ursache sein. In seltenen Fällen liegt eine *Brustzyste* od. *Brustkrebs* zugrunde. Frauen mit einer großen Brust leiden eher unter sowohl zyklusbedingten als auch zyklusunabhängigen B.-S.

Zyklusunabhängige Symptome können durch Einschränkung des Kaffeekonsums, Entspannungsübungen gegen Stress, einen gut sitzenden BH od. Gewichtsabnahme zwecks Verkleinerung der Brust gelindert werden. Schlagen diese Maßnahmen fehl, kann eine Hormonbehandlung empfehlenswert sein.

Brust-Selbstuntersuchung Visuelle u. manuelle Untersuchung der Brüste durch die Frau selbst, um Knoten u. andere Veränderungen zu entdecken, die Hinweis auf *Brustkrebs* im Frühstadium sein könnten. Dazu sollten die Brüste vor einem Spiegel auf Grübchen in der Haut, Veränderungen der Brustwarzen, Brustgröße u. -form überprüft werden. Danach sollte jede Brust mit kleinräumigen, kreisenden Bewegungen sanft, doch fest gedrückt werden, wobei der andere Arm hinter den Kopf gelegt wird. Der gesamte zu untersuchende Bereich sollte Brust, Achselhöhle und Brustwarze umfassen. Bei regelmäßigen Selbstuntersuchungen wird eine Frau damit vertraut, wie ihre Brust aussieht und sich anfühlt. Verän-

BRUST-SELBSTUNTERSUCHUNG

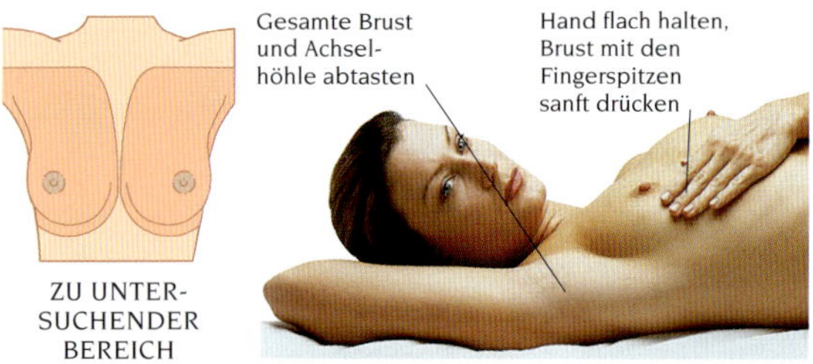

derungen sollten unverzüglich ärztlich abgeklärt werden.

Brustabszess Eiteransammlung in der Brustdrüse, meist bei einer Frau, deren Brust Milch bildet. Ein B. entwickelt sich, wenn eine akute *Brustdrüsenentzündung* nicht sofort behandelt wird. Meist treten B. im ersten Monat nach der ersten Niederkunft einer Frau auf. Die Anfangssymptome sind die der akuten Mastitis. Der B. entwickelt sich in einem bestimmten Bereich, der sehr fest u. rot wird u. stark schmerzt. Behandelt wird meist mit *Antibiotika* u. wiederholter *Aspiration* des Eiters mit Nadel u. Spritze. Nur in den wenigsten Fällen ist eine chirurgische Eiterableitung notwendig.

Brustbein Anat. Sternum; lange, schmale, flache Knochenplatte im vorderen Teil des Brustkorbs. Besteht aus 3 Teilen: dem oberen dreieckigen Teil (Manubrium), einem langen mittleren Teil (Brustbeinkörper) und einem kleinen blattförmigen unteren Teil (Schwertfortsatz). Das Manubrium ist mit der Innenseite des Schlüsselbeins verbunden. Die *Rippen* sind seitlich am Manubrium und Brustbeinkörper knorpelig befestigt. Zwischen Manubrium und Brustbeinkörper befindet sich eine *Symphyse*, die eine geringfügige Bewegung beim Heben und Senken der Rippen während des Atmens erlaubt.

Brustbeinkompression *Erste-Hilfe*-Technik, um verlegte Atemwege zu befreien (→ *Atemwegverlegung*), wenn der *Heimlich-Handgriff* gefährlich wäre (wie bei Kleinkindern) od. unmöglich (wie bei einer Schwangeren). Bei der B. wird eine Faust in die andere Hand gelegt und mit Druck auf das untere Brustbein die Brustwand bis zu fünfmal nach innen gepresst. Der Druck löst den Hustenreflex aus und kann zur Ausstoßung des Fremdkörpers führen.

Brustdrüsenentfernung Med. Mastektomie; operative Entfernung der gesamten Brust und meist *Lymphknoten* in der Achselhöhle, häufig bei ausgedehntem *Brustkrebs* bzw. mehreren bösartigen *Tumoren*. Eine Untersuchung spezieller (Wächter-)Lymphknoten zeigt, ob die Krebszellen gestreut haben. Kleinere Tumoren können ggf. auch einzeln oder durch eine *Quadrantenresektion* entfernt werden. Die Plastische *Chirurgie* zur Wiederherstellung der *Brust* kann gleichzeitig mit der B. oder später durchgeführt werden. Während oder nach der Operation kann eine *Strahlentherapie* folgen, besonders wenn die Krebszellen die Lymphknoten befallen haben. Weiterhin ist eine medikamentöse Behandlung, z. B. als *Chemotherapie*, häufig erforderlich.

BRUSTDRÜSENENTFERNUNG

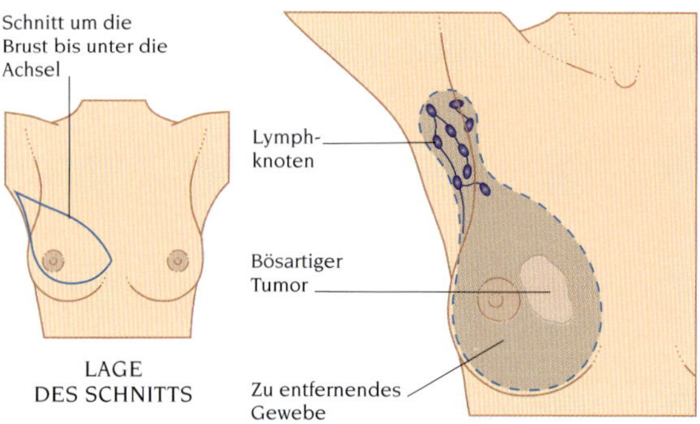

Brustdrüsenentzündung Med. Mastitis; meist aufgrund einer bakteriellen Infektion, seltener durch hormonelle Veränderungen. B. entsteht, wenn beim *Stillen* Bakterien durch die Brustwarze eindringen. Sie kann auch durch Veränderungen des Sexualhormonspiegels verursacht sein, z. B. in der Pubertät.

B. ist einseitig oder beidseitig mit Schmerzen und Schwellung der Brust verbunden. Eine bakterielle, durch Stillen verursachte B. führt zu Rötung und *Milchstau* und evtl. zu einem *Brustabszess*.

Die durch Infektion verursachte B. wird mit *Antibiotika* und *Schmerzmittel* behandelt. Um die Schwellung zu mildern, wird die Milch ausgepresst. Die hormonell bedingte B. geht meist ohne Behandlung nach wenigen Wochen zurück.

Brustdrüsenvergrößerung Med. Gynäkomastie. Vergrößerung einer oder beider Brustdrüsen beim Mann, in einigen Fällen durch einen Überschuss des weiblichen Geschlechtshormons *Östrogen* im Blut.

Eine leichte vorübergehende B. kann bei der Geburt infolge mütterlicher Hormone vorhanden sein, in der *Pubertät* ist sie häufig.

Eine B. später im Leben kann bei chronischen Lebererkrankungen wie der *Leberzirrhose* oder bei hormonproduzierenden Tumoren von Hirnanhangsdrüse oder Hoden auftreten.

Die B. des Erwachsenen, die gelegentlich nur auf einer Seite auftritt, kann auch auftreten, wenn synthetische Hormone oder Medikamente wie *Digoxin*, *Spironolacton* und *Cimetidin* das Gleichgewicht der Geschlechtshormone stören. Selten kann auch Brustkrebs hinter einer leichten Schwellung einer Brustdrüse stecken.

Zur Diagnosestellung sind *Bluttests* erforderlich; wird Krebs vermutet, wird eine Biopsie durchgeführt. Die Behandlung richtet sich nach der Ursache. Ist ein Medikament verantwortlich, wird nach Möglichkeit ein Alternativpräparat verordnet. Ist keine Grunderkrankung vorhanden, vergeht die Schwellung meist ohne weitere Behandlung. In schweren Fällen kann ein kosmetisch-chirurgischer Eingriff erwogen werden.

Brusterkrankungen Erkr. der Brust, die meist geringfügiger sind u. leicht auf Behandlung ansprechen. Wichtigste Ursachen sind Infektionen, z. B. *Brustdrüsenentzündung*, *Tumoren* u. hormonale Veränderungen. Es können *Brustzysten, Fibroadenome*, andere gutartige Tumoren od. (seltener) *Brustkrebs* auftreten. Brustschmerzen u. Empfindlichkeit kommen häufig vor der *Menstruation* vor od. bei Hormoneinnahme. Vor der Regelblutung können die Brüste größer u. knotig werden. Diese Knoten verschwinden mit Ende der Regelblutung. Hormonale Störungen können in seltenen Fällen *Milchfluss* hervorrufen. Bei Männern kann eine *Brustdrüsenvergrößerung* Folge hormonaler Störungen od. der Behandlung mit bestimmten Wirkstoffen sein.

Brustfell Dünne, 2-schichtige Membran; eine Schicht bedeckt die Außenseite der Lungen, die andere kleidet das Innere der Brusthöhle aus. Eine Gleitflüssigkeit zwischen den Schichten erlaubt geschmeidige Bewegungen der Lungenflügel bei der Atmung.

Brustfellentzündung Zu den Ursachen zählen Lungeninfektion wie *Lungenentzündung* oder seltener eine *Lungenembolie*, *Lungenkrebs* und *rheumatoide Arthritis*. Die B. verursacht einen stechenden Brustschmerz, der sich beim Atmen verschlimmert. Die Behandlung zielt auf die Ausschaltung der Grundkrankheit ab; außerdem werden Schmerzmittel verabreicht.

BRUSTFELL (PLEURA)

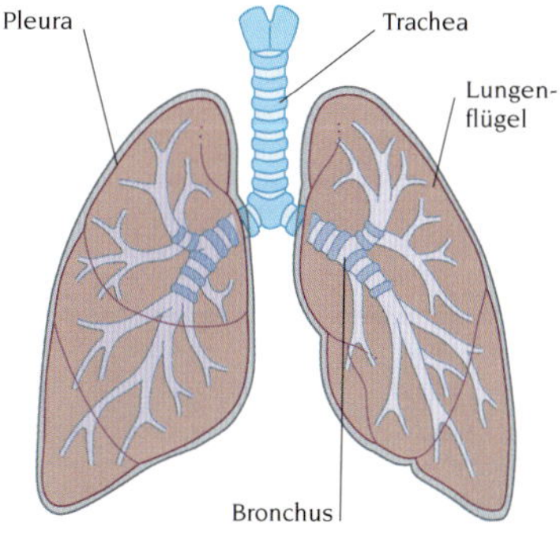

B

Brustimplantat Künstliches Polster, das zwecks Brustvergrößerung operativ in die Brust eingelegt wird.

Brustkorb, Röntgenaufnahme Med. Thoraxröntgenaufnahme; eine der häufigsten apparativen Untersuchungen, meist zur Prüfung von Herz od. Lungen od. um eine Herz- u. Lungenerkr. abzusichern (→ *Röntgenstrahlen*).

BRUSTKORB

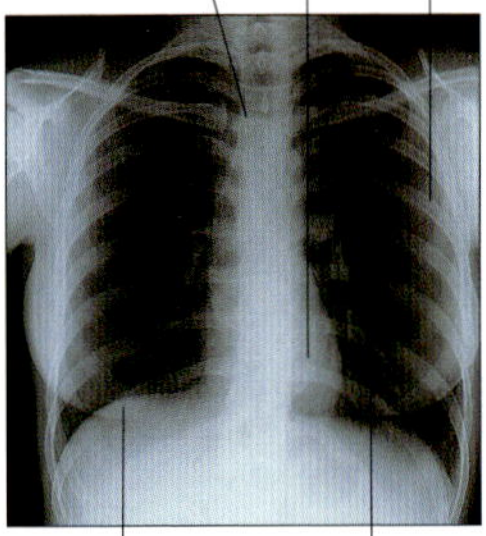

Brustkrebs Bösartiger Brusttumor. Sein Vorkommen ist häufiger bei Frauen, deren Regelblutung früh begonnen hat u. deren Wechseljahre spät eingetreten sind, bei denen, die keine Kinder od. ihr erstes Kind erst spät bekommen haben, deren Mutter od. Schwester Brustkrebs gehabt haben, u. bei übergewichtigen Frauen. Die Krankheit ist auch häufiger in Ländern mit fettreicher Nahrung. Eine B.-Form hat einen genetischen Bestandteil; die beiden *Gene* BRAC1 u. BRAC2 sind identifiziert worden u. offenbar bei dieser B.-Form beteiligt.

Erstes Anzeichen von B. ist u.U. ein schmerzloser Brustknoten. Andere Symptome können dunkle Absonderung aus einer Brustwarze, Einziehung der Brustwarze u. ein Bereich mit groben Poren u. Grübchen über dem Knoten sein. In 90% der Fälle ist nur eine Brust betroffen. Verdacht auf B. kann bei der Entdeckung eines Knotens anlässslich einer *Brust-Selbstuntersuchung* od. *Mammographie* geweckt werden.

Ist ein Knoten entdeckt worden, so werden einige seiner Zellen mittels Feinnadel*biopsie* oder chirurgischer *Biopsie* entnommen. Wenn der Knoten bösartig ist, hängt die Behandlung vom Alter der Frau, Größe des B., möglicher Ausbreitung auf die *Lymphknoten* u. Ansprechbarkeit der Krebszellen auf Hormone ab, was im Labor festgestellt wird. Ein kleiner B., bei dem kein Hinweis auf eine Ausbreitung außerhalb der Brust vorliegt, wird chirurgisch entfernt. Oft werden zugleich die Lymphknoten in der Achselhöhle entfernt. Die Operation kann mit *Strahlentherapie* u./od. *Zytostatika* kombiniert werden.

Eine Tochtergeschwulst in anderen Körperregionen wird mit Zytostatika u. Hormonen behandelt. Regelmäßige Kontrollen sind nötig, um Wiederauftreten od. neue Krebsbildung in der anderen Brust zu entdecken. Bei Wiederauftreten des B. kann er in manchen Fällen jahrelang mit Medikamenten u./od. Bestrahlung unter Kontrolle gehalten werden.

Brustraum, Schmerzen Schmerzen im Brustraum haben meist keine ernste Ursache, sind manchmal jedoch Symptom einer Erkr., die sofortiger Behandlung bedarf. Die Schmerzen können in der Brustwand od. in einem Organ im Brustraum auftreten. Häufigste Ursache für Schmerzen in der Brustwand ist ein gezerrter Muskel od. eine Verletzung, z.B. eine gebrochene Rippe. Ein scharfer Schmerz, der in die vordere Brustwand zieht, weist evtl. darauf hin, dass eine Nervenwurzel am Rückenmark infolge einer Erkr. gedrückt wird, wie es z.B. bei der degenerativen *Gelenkerkr.* vorkommt. Schmerzen in einer Brustwandseite können auf *Pleurodynie* zurückzuführen sein. Die Virusinfektion *Gürtelrose* verursacht häufig starke Schmerzen entlang eines Nervs in der Brustwand. Beim *Tietze-Syndrom* (Chondropathia tuberosa) ruft die Entzündung an den Verbindungen der Rippenknorpel Schmerzen in der vorderen Brustwand hervor.

Schmerzen innerhalb des Brustraums beruhen möglicherweise auf *Brustfellentzündung* infolge von *Bronchitis, Lungenentzündung* od. (seltener) von *Lungenembolie*. Bösartige *Tumoren* der Lunge (→ *Lungenkrebs; Mesotheliom*) können Schmerzen verursachen, wenn sie wachsen u. dabei auf *Brustfell* od. Rippen drücken. *Gastroösophagealer Reflux* führt oft zu Sodbrennen, einem brennenden Schmerz hinter dem Brustbein.

Die häufige Herzkrankheit *Angina pectoris* verursacht in der Brustmitte Schmerzen, die in Richtung Rachen, Kiefer, Arme und Oberbauch ausstrahlen können. Auch bei *Herzinfarkt* u. akuter *Herzbeutelentzündung* entstehen starke Schmerzen in Brustraummitte. Ein Mitralklappenvorfall ruft u.U. scharfe Schmerzen hervor, meist auf der linken Seite. Ferner können *Angst* u. Stress zu Schmerzen führen (→ *Hyperventilation; Panikattacke*).

Brustzyste Flüssigkeitsgefüllter Knoten im Milchdrüsengewebe der Brust. B. treten meist bei Frauen zwischen dem 40. u. 60. Lebensjahr auf, besonders im Zusammenhang mit den *Wechseljahren*. Eine B. kann mit *Ultraschall, Mammographie* od. durch Absaugen der Flüssigkeit mit Nadel u. Spritze diagnostiziert werden; bei Letzterem verschwindet die B. meist. Bei etwa der Hälfte aller Frauen mit B. treten später weitere B. auf. Jeder neue Brustknoten sollte zur Absicherung der Diagnose ärztlich untersucht werden.

Brutkasten Inkubator; transparenter Kunststoffbehälter, in dem Sauerstoff, Temperatur und Feuchtigkeit ständig kontrolliert werden, um Frühgeburten und kranken Neugeborenen optimale Überlebenschancen zu gewähren. B. haben größere Öffnungen, um das Baby erreichen zu können, und kleinere, durch die Überwachungskabel laufen, Injektionen gegeben und Atemschläuche gelegt werden können.

BSE Abk. für bovine spongiforme Enzephalopathie (→ *Rinderwahnsinn*).

BSG Abk. für Blutkörperchensenkungsgeschwindigkeit; die Geschwindigkeit, mit der rote *Blutkörperchen* in einem Teströhrchen zu Boden sinken. Die BSG steigt an, wenn die Konzentration des Eiweißes Fibrinogen erhöht ist. Fibrinogen steigt als Reaktion auf Erkr., wie Entzündungen, an, besonders wenn die Ursache eine Infektion oder *Autoimmunkrankheit* ist. Die BSG steigt auch an, wenn die *Immunglobuline* sehr hoch sind, wie beim *Plasmozytom*. Die BSG ist daher nützlich für die Diagnose der Erkr. sowie zur Überwachung ihrer Therapie.

Bubonenpest → *Beulenpest*

Budd-Chiari-Syndrom Seltene Erkr., bei der die Venen, die das Blut aus der Leber wegleiten, blockiert oder verengt sind. Das Blut staut sich in der Leber, die anschwillt. *Leberversagen* u. *Pfortaderhochdruck* sind die Folge. Die Behandlung zielt auf die Beseitigung der Blockierung, die z.B. auf Blutgerinnsel, Druck auf die Venen durch Lebertumor od. angeborener Fehlbildung der Venen beruht. Meist hat die Behandlung nur begrenzten Erfolg, u. sofern keine *Lebertransplantation* erfolgen kann, ist die Überlebensrate 2 Jahre.

Budesonid Ein *Kortikosteroid*, das bei der Behandlung von *Asthma* der *Bronchien* zur Vorbeugung von Asthmaanfällen eingesetzt wird. Es wird mittels Inhalator verabreicht. Seine Nebenwirkungen, u.a. Heiserkeit, Rachenreizung u. (selten) Pilzinfektionen, können durch Anwendung nach dem Essen und Ausspülen des Munds nach dem Inhalieren verringert werden.

Buerger-Syndrom Seltene Erkr., auch Thromboangiitis obliterans genannt, bei der sich die Arterien, Nerven u. Venen der Beine, manchmal der Arme, schwer entzünden. Die Blutversorgung der Zehen u. Finger wird unterbrochen, sodass schließlich *Gangrän* entstehen kann. Betroffen sind meist Männer unter 45, die stark rauchen.

bukkal Anatomischer Begriff aus dem Lateinischen mit der Bedeutung: zu Mund od. Wange gehörend, wangenwärts. Bestimmte Medikamente werden z.B. bukkal angewandt, d.h. sie sollen in die Backentaschen gelegt werden, sich dort auflösen u. so direkt in den Blutkreislauf absorbiert werden.

Bulimie Erkr., die durch Essanfälle u. selbst herbeigeführtes Erbrechen od. Abführmittelmissbrauch gekennzeichnet ist. Betroffen sind meist junge Frauen zwischen dem 15. u. 30. Lebensjahr. Manchmal bestehen die Symptome mit denen von *Magersucht* nebeneinander. Wiederholtes Erbrechen kann zu Austrocknung u. Kaliummangel führen, die Schwäche, Krämpfe u. Zahnschäden wegen der Magensäure im Erbrochenen zur Folge haben. Zur Behandlung gehören Überwachung u. Regelung der Essensgewohnheiten sowie zuweilen *Antidepressiva* u./od. *Psychotherapie*.

Bumetanid Starkes, kurz wirkendes Schleifen-*Diuretikum* zur Behandlung von Gewebswasser infolge *Herzinsuffizienz, nephrotischen Syndroms* od. *Leberzirrhose*. Bei *Lungenödem* kann es zur Notbehandlung gespritzt werden. Nebenwirkungen sind u.U. Ausschlag u. Muskelschmerzen.

Bupivacain Lang wirkendes Lokal-*Anästhetikum*, das als *Nervenblockade* besonders in den *Wehen* u. bei *Epiduralanästhesie* sowie *Spinalanästhesie* verwendet wird. Nebenwirkungen sind selten, doch hohe Dosen können zu starkem Blutdruckabfall führen.

Bupropion Auch unter dem Namen Amphebutamon bekannt. Wirkstoff in Tablettenform zur Unterstützung der Nikotinentwöhnung in Verbindung mit Selbsthilfemaßnahmen. Nebenwirkungen: trockener Mund, Magen-Darm-Beschwerden u. Kopfschmerz; kann bestimmte Fähigkeiten wie die Fahrtüchtigkeit herabsetzen.

Burkitt-Tumor Krebs des Lymphgewebes in Kiefer u./od. Bauch. Er betrifft fast ausschließlich Kinder in tiefliegenden, feucht-tropischen Gebieten Afrikas u. Neuguineas. *Zytostatika* od. *Strahlentherapie* können in ca. 80% der Fälle vollständige od. teilweise Heilung bringen (→ *Lymphom*).

Burnett-Syndrom auch Milch-Alkali-Syndrom; seltene Form der *Hyperkalzämie* in Verbindung mit *Alkalose* und *Niereninsuffizienz*. Verursacht durch Langzeiteinnahme kalziumhaltiger *Antazida* und hohen Milchkonsum. Sehr häufig bei Pat. mit *peptischem Ulkus* und Nierenerkr. Symptome: Schwächegefühl, Muskelschmerz, Reizbarkeit und Apathie. Therapie: Milch- und *Antazida*konsum verringern.

Bursitis Akute od. chronische Entzündung eines *Schleimbeutels;* typisches Beispiel dafür ist das sogenannte Hausfrauenknie. Durch häufige Belastung des Schleimbeutels, der den Druckpunkt über dem Schienbeinhöckerchen (knapp unterhalb des Knies) polstert, kommt es z.B. bei langem und wiederholtem Knien zur Entzündung (→ *Schleimbeutelentzündung*).

Bursitis praepatellaris → *Fliesenleger-Knie*

Bypass, koronarer Große Herzoperation zur Umgehung verengter od. blockierter *Koronararterien* unter Verwendung anderer *Blutgefäße*, z.B. der seitlichen Brustwandarterie, mit dem Ziel, die Durchblutung des Herzmuskels zu verbessern. Dieser Eingriff erfolgt, wenn die Symptome einer Herzkranzgefäßerkrankung (→ *KHK*) durch Medikamente od. durch eine Ballon-Angioplastie (→ *Angioplastie, Ballon-*) nicht verringert werden konnten.

Vor der Operation wird der Ort der Blockierung mittels *Angiographie* genau dargestellt. In manchen Fällen können Verfahren der *minimalinvasiven Chirurgie* zum Einsatz kommen, wobei das Herz während der Operation nicht stillgelegt u. keine *Herz-Lungen-Maschine* verwendet werden muss. Die langfristige Prognose nach dieser Operation ist gut, allerdings können die eingesetzten Gefäße schließlich ebenfalls durch *Arteriosklerose* auch wieder verschlossen werden.

Bypass-Operation Verfahren zur Umgehung bei Blockierung od. Verengung von *Arterie* od. *Vene* od. eines Teil des Verdauungstrakts. Arterien können durch *Arteriosklerose* blockiert od. verengt werden. Das Hindernis wird mit Teilstücken einer gesunden Arterie od. Vene aus einer anderen Körperregion od. mit Kunststoffgefäßen umgangen. Venenbypässe werden häufig bei Lebererkr. angelegt, die Pfortaderhochdruck u. *Ösophagusvarizen*blutung verursachen. Diese Art Bypass wird *Shunt* genannt. Darm-Bypässe werden meist bei Krebs angelegt, wenn das Tumorwachstum zu groß ist, um den befallenen Bezirk zu entfernen. Ein verschlossener Gallengang kann durch Anlegen einer neuen Öffnung in den Verdauungstrakt umgangen werden (→ *Bypass, koronarer*).

C

C-reaktives Protein Im Körper als Reaktion auf eine Entzündung gebildetes Protein.

Cadmiumvergiftung Akute oder chronische Vergiftung durch Cadmium, ein zinnähnliches Metall. C. kann durch Einatmen cadmiumhaltigen Staubs od. Rauchgases in Industriebetrieben entstehen. Schon kurzzeitige Aussetzung kann zu *Lungenentzündung* führen, längerfristige Aussetzung u.U. zu *Harnsteinen, Niereninsuffizienz* od. *Emphysem*. Weitere Ursachen für eine C. sind: Verzehr von Gemüse, das auf cadmiumhaltigem Boden gezogen wurde, bzw. von Nahrungsmitteln od. Getränken aus Behältern mit cadmiumhaltiger Innenbeschichtung.

Café-au-lait-Flecken Milchkaffeefarbene Flecken, die am ganzen Körper auftreten können u. meist oval u. mehrere Zentimeter groß sind. Einige wenige Flecke sind i.Allg. unerheblich, doch kann eine große Anzahl ein Hinweis auf die *Recklinghausen-Krankheit* sein.

Caisson-Krankheit Andere Bezeichnung für *Dekompressionsunfall, Barotrauma*.

Calcaneus → *Fersenbein*

Calciferol Andere Bezeichnung für Vitamin D_2, auch Ergocalciferol genannt (→ *Vitamin D*).

Calcipotriol Derivat von *Vitamin-D*-Präparaten zur Behandlung von Schuppenflechte, die oberflächig aufgetragen werden.

Candidose → *Soor*

Capsula Anatomischer Name für eine Kapsel, die etwas umschließt wie z.B. ein Organ od. Körperteil, z.B. bei Leber, Nieren, Gelenken u. Augenlinsen.

Ferner wird der Begriff auf die lösliche, längliche, meist aus Gelatine bestehende Hülle von einzunehmenden Medikamenten angewandt. Die Beschichtung mancher C. verhindert, dass ein Wirkstoff eine Reizung verursacht, wenn er im Magen freigesetzt wird, od. sorgt für eine langsame u. dosierte Freisetzung, sodass der Wirkstoff nicht so häufig eingenommen werden muss.

Captopril Wirkstoff der Gruppe der *ACE-Hemmer*, die zur Behandlung von *Bluthochdruck, Herzinsuffizienz* und zu diabetischer Nierenschädigung verwendet werden.

Caput Lateinisches Wort für Kopf od. Haupt. Oft bezieht sich der Begriff auf Caput succedaneum (Geburtsgeschwulst), eine weiche, vorübergehende Schwellung der Kopfhaut eines Neugeborenen, die beim Pressen während der Wehen entstehen kann. Der Begriff wird auch auf die eigentliche Bedeutung angewandt u. schließt Gesicht, Schädel u. damit zusammenhängende Organe ein. C. bezieht sich auch auf den Ursprung eines Muskels od. auf den oberen, dickeren Teil einer Gliedmaße wie beim Caput femoris, dem Kopf des Oberschenkelknochens.

Carbamazepin *Antikonvulsivum*, chemischer Verwandter der *trizyklischen Antidepressiva*. C. wird v.a. bei der Langzeitbehandlung von *Epilepsie* verwendet, ferner zur Behandlung von *Nervenschmerzen* u. psychischen Störungen wie *Manie*.

Carbenoxolon Medikament gegen Speiseröhrenentzündung (→ *Ulkusmittel*) u. *Geschwürbildung*. Ein Gel mit C. wird zur Linderung von Mundgeschwüren angewandt.

Carbimazol Wirkstoff zur Behandlung von *Schilddrüsenüberfunktion*. C. wirkt langsam, daher werden u.U. zur zwischenzeitlichen Linderung *Betablocker* verschrieben. Die Langzeitbehandlung mit C. kann zur Verminderung der Bildung von Blutkörperchen führen, deshalb sind regelmäßige Blutbildbestimmungen notwendig. Nebenwirkungen sind: u.a. Kopfschmerz, Schwindel, Gelenkschmerzen u. Übelkeit.

Carboneum Kohlenstoff. Nichtmetallisches Element, das in allen lebenswichtigen Molekülen lebender Organismen zu finden ist, z.B. in Proteinen, Fetten (→ *Fette und Öle*) u. *Kohlenhydraten* u. in einigen anorganischen Molekülen wie *Kohlendioxid, Kohlenmonoxid* u. *Natriumbicarbonat*. Reines C. ist der

Hauptbestandteil von Diamanten, Kohle, Holzkohle u. Graphit.

Carotin Orangefarbener Farbstoff, der sich in Möhren, Tomaten u. grünem Blattgemüse findet. Betacarotin, die wichtigste Art, ist ein *Antioxidans*. Es wird im Darm zu *Vitamin A* umgewandelt, das für die Sehkraft u. die Gesundheit der Haut u. anderer Organe lebenswichtig ist. Übermäßige Aufnahme von carotinhaltigen Lebensmitteln kann zu *Carotin-Ikterus* führen.

Carotin-Ikterus Vorübergehende Gelbfärbung der Haut; harmloser Zustand, bei dem der Blutspiegel des orangefarbenen Farbstoffs *Carotin*, der sich in Möhren u. anderen Gemüsesorten findet, extrem hoch ist.

Cauda equina → *Nervenfaserbündel am Rückenmarksende*

CD4-Auszählung Zur Überwachung von *HIV*-Infektionen u. *Aids* angewandte Blutuntersuchung. Dabei werden die CD4-Lymphozyten (weiße, Infektionen bekämpfende Blutkörperchen) in einer Blutprobe ausgezählt. Bei HIV werden die CD4-Lymphozyten zerstört. Entsprechend zeigt eine gesunkene Anzahl von ihnen das Fortschreiten der HIV-Infektion u. damit den evtl. Ausbruch der Aidserkrankung an.

Cefaclor Häufig verwendetes *Antibiotikum* der Gruppe der *Cephalosporine*.

Cefadroxil *Cephalosporin* zur Behandlung bakterieller Infektionen.

Cefalexin *Cephalosporin* zur Behandlung bakterieller Infektionen.

Cefotaxim *Cephalosporin* zur Behandlung bakterieller Infektionen.

Cefuroxim *Cephalosporin* zur Behandlung bakterieller Infektionen.

Celecoxib *COX-2-Hemmer* (aus der Gruppe der nichtsteroidalen *Antiphlogistika*) zur Linderung von Schmerzen u. Entzündung bei rheumatoider Gelenkentzündung (→ *Rheumatoide Arthritis*) u. *Arthrose*. Nebenwirkungen: Übelkeit u. Durchfall; möglich sind auch andere Magen-Darm-Beschwerden, sie können jedoch durch die Einnahme von C. mit den Mahlzeiten minimiert werden.

Cellulitis 1. Bakterielle Infektion der Haut u. des Unterhautzellgewebes an Gesicht, Hals od. Beinen. Erreger sind meist Bakterien des Typs Streptokokken, die durch eine Wunde in die Haut eindringen. Der betroffene Bereich ist heiß, empfindlich u. gerötet, evtl. treten Fieber u. Schüttelfrost auf. Ohne Behandlung können sich *Bakteriämie* u. *Blutvergiftung* od. gelegentlich *Gangrän* entwickeln. Bei einer geschwächten Immunantwort wie bei *Diabetes mellitus* od. bei einer Immunschwäche verläuft C. meist schwerer. Die Behandlung erfolgt mit einem *Antibiotikum* wie *Penizillin* od. *Erythromycin* (→ *Erysipel*). 2. Umgangssprachlich gebraucht für die Beschreibung der degenerativen Veränderungen des Unterhautfettgewebes vorwiegend an Oberschenkeln u. Gesäß (sog. Orangenhaut).

Cephalexin → *Cefalexin*

Cephalosporine Große Gruppe von *Antibiotika*, die aus Produkten des Schimmelpilzes *CEPHALOSPORIUM ACREMONIUM* gewonnen wird u. gegen eine Vielzahl von Infektionen wirkt. C. werden zur Behandlung von Infektionen in Ohr, Rachen u. Atemwegen u. von *Harnwegsinfektionen* sowie *Tripper* verwendet, bei denen die Erregerbakterie gegenüber anderen Antibiotika-Arten resistent geworden ist. Gelegentlich verursachen C. allergische Reaktionen wie Ausschlag, Juckreiz u. Fieber, nur selten einen *anaphylaktischen Schock*. Weitere Nebenwirkungen können Durchfall u. *Bluterkrankungen* sein.

Cestoden Wissenschaftlicher Name für Bandwürmer (→ *Bandwurmbefall*).

Cetirizin *Antihistaminikum* zur Linderung der Symptome von Erkr. wie *Heuschnupfen* u. *Nesselsucht*.

Chagas-Krankheit Infektiöse Erkr. mit dem Einzeller *TRYPANOSOMA CRUZI*, der nur in Teilen Süd- u. Mittelamerikas vorkommt u. von Raubwanzen übertragen wird. Die *Schmarotzer* leben im Blut u. können Schäden an Herz, Eingeweide u. Nervensystem hervorrufen. Zu den Symptomen zählen *Lymphknoten*-Schwellung u. Fieber. Langfristig kann das Herz geschädigt werden.

Charcot-Gelenk Gelenk, das wegen Sensibilitätsverlusten kaum Schmerzen empfindet. Verletzungen, auch solche, die das Gelenk nachhaltig schädigen, werden nicht bemerkt (→ *Arthropathia neuropathica*).

Charcot-Krankheit häufigster Vertreter der *Erkr. des motorischen Neurons,* auch als amyotrophische Lateralsklerose bekannt.

Charcot-Marie-Tooth-Krankheit Erbliche Muskelschwunderkrankung der Beine (→ *Neuropathie, hereditäre motorisch-sensible*).

Check-up → *Untersuchung, körperliche*

Chelate Chemische Verbindungen, die bei der Behandlung von Metallvergiftungen verwendet werden. Ihre Wirkung besteht in ihrer Bindung an Metalle wie Blei, Arsen u. Quecksilber, wodurch weniger giftige Substanzen entstehen. *Penicillamin* ist ein häufig eingesetztes C.

Chemotherapie Begriff, der meist die Verwendung von Substanzen zur Behandlung von Krebs bezeichnet (→ *Krebserkr.*), aber auch die Verwendung von *Antibiotika* zur Behandlung von Infektionskrankheiten einschließt. C. wirkt durch die Zerstörung von Bakterien od. Krebszellen bzw. verhindert deren Vermehrung. Wirkstoffe der Krebs-C. können auch auf gesundes Gewebe wie Knochenmark, Darmschleimhaut, Haarbälge, Eierstöcke od. Hoden u. Mund wirken u. haben manchmal schwere Nebenwirkungen.

Chenodesoxycholsäure Chemischer Bestandteil in der *Gallenflüssigkeit*, die die Menge an *Cholesterin* senkt, das von der *Leber* in die Gallenflüssigkeit abgegeben wird. Manchmal wird C. zur Behandlung kleiner Gallensteine benutzt, die vorwiegend aus Cholesterin bestehen u. kein Kalzium enthalten. Zu den Nebenwirkungen gehören Durchfall u. (selten) Leberschäden.

Cheyne-Stokes-Atmung Abnormales Atemmuster, bei dem Frequenz u. Tiefe der Atmung schwanken. Kennzeichen sind wiederholte Zyklen von wenigen Minuten mit tiefen, schnellen Atemzügen, die langsamer u. flacher werden u. dann für 10 bis 20 Sekunden aufhören. Dieses Muster ist meist Folge einer Funktionsstörung der Gehirnregion, die die Atmung steuert, wie sie zuweilen bei *Schlaganfall* u. *Schädelhirntrauma* auftritt. Sie kann auch bei *Herzinsuffizienz* od. bei Gesunden in großen Höhen auftreten, besonders im Schlaf.

Chinesische Medizin Die traditionelle chinesische Medizin basiert auf der Theorie, dass eine universelle Lebensenergie, Chi genannt, sich im Körper in 2 einander ergänzenden Qualitäten zeigt, Yin u. Yang genannt. Für die Gesundheit ist es demnach wichtig, dass das kraftvolle Yang u. das zügelnde Yin im Gleichgewicht sind und das Chi gleichmäßig fließt. Die Behandlung von Erkr. zielt auf Wiederherstellung des Yin-Yang-Gleichgewichts u. Normalisierung des Chi-Flusses mittels Techniken wie Kräutermedizin, *Akupressur, Akupunktur* u. Tai Chi.

Chinin Älteste medikamentöse Therapie bei *Malaria*. C. wird heute meist zur Behandlung von Malaria-Stämmen eingesetzt, die gegen andere Antimalariamittel resistent sind. Es sind große Dosen nötig und viele Nebenwirkungen können auftreten, wie z. B. Kopfschmerzen, Übelkeit, Hörstörungen, *Tinnitus* (Ohrgeräusche) und Verschwommensehen.

Um nächtlichen Wadenkrämpfen vorzubeugen wird C. in geringen Mengen verschrieben; Nebenwirkungen sind dabei selten.

Chinolone Gruppe von synthetischen *Antibiotika*, die zur Behandlung bakterieller Infektionen angewendet werden, z. B. Norfloxacin, *Ciprofloxacin* und *Ofloxacin*.

C. werden zur Behandlung eines breiten Krankheitsspektrums eingesetzt, wie Harnweginfektionen u. akute Durchfallerkrankung (z. B. *Salmonellosen*). Ihre Resorption wird durch *Antazida*, die Magnesium und Aluminium enthalten, vermindert

C. sollten mit Vorsicht bei *Epilepsie* eingesetzt werden, wie auch in der Schwangerschaft und Stillzeit und bei Kindern und Jugendlichen. Nebenwirkungen: Übelkeit, Erbrechen, Durchfall, Kopfschmerzen, Schlafstörungen, Schwindel, Hautausschlag und Bluterkr.

Chiropraktik Komplementärbehandlung (→ *Komplementärmedizin*) einer Reihe von Erkr. wie *Rückenschmerzen* auf der Grundlage der manuellen Behandlung der *Wirbelsäule*. (Abb. S. 102)

Chirurgie Behandlung einer Erkrankung, Verletzung oder sonstigen Störung durch direkten Eingriff in den Kör-

CHIROPRAKTIK

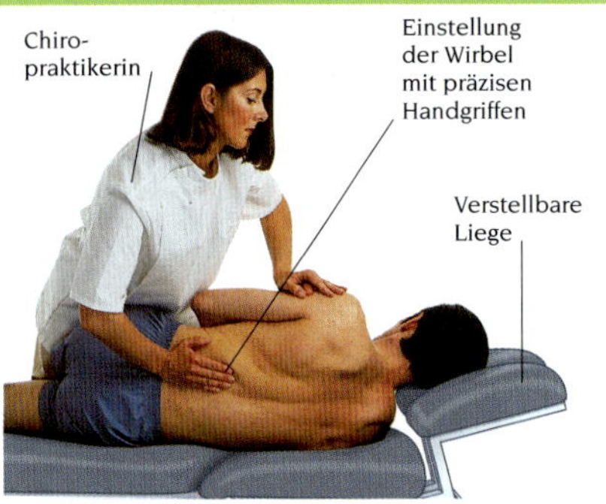

per; ebenso diejenigen Aspekte der Medizin, die sich mit Studium, Diagnose und Versorgung der so behandelten Beschwerden beschäftigen.

Chirurgie, kieferorthopädische Eingriff, um Kieferverformungen zu richten und die schwere damit verbundene *Schlussbissstellung, fehlerhafte* zu beheben. Die Kieferknochen werden unter Allgemeinnarkose umgestellt und müssen geschient werden (→ *Zähne, Verblockung*), bis sie verheilt sind.

Chirurgie, rekonstruktive → *Plastische Chirurgie*

Chlamydien-Infektion Infektiöse Erkr., die durch Chlamydien, eine Bakteriengruppe, verursacht wird. Krankheitserreger beim Menschen sind vor allem zwei Chlamydia-Arten:

CHLAMYDIA TRACHOMATIS besitzt eine Reihe von Stämmen. Bei Männern ist sie die Hauptursache für *unspezifische nichtgonorrhoische Urethritis*, die einen Penisausfluss hervorrufen kann. Bei Frauen ist die Infektion meist symptomlos, kann jedoch zu *Eileiterentzündung* führen. Ein Neugeborenes, dessen Mutter an C. leidet, ist durch eine akute *Augenentzündung* gefährdet. In Teilen Afrikas u. Asiens verursachen bestimmte Stämme dieser Gruppe die Körnerkrankheit, eine ernste Augenerkr.

CHLAMYDIA PSITTACI betrifft v.a. Vögel, kann jedoch gelegentlich auf Menschen übergreifen, die Kontakt mit Tauben, Papageien, Sittichen u. Geflügel haben, u. *Papageienkrankheit* verursachen, eine Form von Lungenentzündung. Behandlung der C. durch *Antibiotika*.

Chloasma Auch Melasma genannt; eine Erkr., bei der blass-braune Pigmentflecken auf Stirn, Wangen u. Nase auftreten. Die Pigmentierung wird durch Sonnenlicht verstärkt. Manchmal kommt es in der Schwangerschaft zu C., seltener hängt es mit den Wechseljahren od. der Einnahme oraler *Kontrazeptiva* zusammen. Die Erkr. verschwindet meist von selbst, kann jedoch wiederkehren.

Chlor Giftiges, gelb-grünes Gas mit starker Bleich- u. Desinfektionswirkung. Schon die Einatmung kleiner Mengen führt zu starker Lungenreizung bzw. -verätzungen; große Mengen führen schnell zum Tode.

Chlorambucil *Antineoplastikum* zur Behandlung einiger Krebsformen wie *Lymphogranulomatose*.

Chloramphenicol *Antibiotikum* in Form von Augentropfen zur Behandlung von oberflächlichen Augeninfektionen, ferner bei lebensbedrohlichen Erkr., deren Erreger nicht bekannt ist. In seltenen Fällen werden Tabletten od. Injektionen mit aplastischer Anämie (→ *Anämie, aplastische*) in Zusammenhang gebracht.

Chloratvergiftung Toxische Wirkungen von Chemikalien, die in einigen entlaubenden Unkrautvernichtern enthalten sind. Die Aufnahme von Chloraten über den Mund kann zu Nieren- u. Leberschäden, Zerstörung des Darms u. Methämoglobinämie, einer Veränderung des *Hämoglobins*, führen. Bereits kleine Chloratdosen sind tödlich. Die Symptome umfassen Geschwürbildung im Mund, Bauchschmerzen u. Durchfall.

Chlordiazepoxid Wirkstoff der Gruppe der *Benzodiazepine*, wird v.a. zur Behandlung von *Angst* verwendet.

Chlorhexidin *Desinfektionsmittel*, v.a. zur Reinigung der Haut vor Operation od. Blutprobe.

Chloroform Farblose Flüssigkeit, deren süßliche Dämpfe früher als Mittel zur Allgemeinnarkose (→ *Anästhesie, Allgemein-*) verwendet wurden. C. kann zu Leberschäden u. Herzproblemen führen; heute werden sicherere Wirkstoffe eingesetzt.

Chloroquin Wirkstoff, der v.a. bei Vorbeugung u. Behandlung von *Malaria* eingesetzt wird, ferner als *Antirheuma-*

tikum zur Behandlung rheumatoider Gelenkentzündung (→ *Rheumatoide Arthritis*) u. *Lupus erythematodes*. Nebenwirkungen sind: Übelkeit, Kopfschmerz, Durchfall, Ausschläge u. Bauchschmerzen. Der Langzeitgebrauch kann zu Netzhautschäden führen.

Chlorphenamin *Antihistaminikum* zur Behandlung von Allergien wie *Heuschnupfen*, allergischer *Bindehautentzündung, Nesselsucht* u. *Angioödem*. Ferner ist es in einigen *Erkältungsmitteln* enthalten.

Chlorpromazin Häufig verschriebenes *Neuroleptikum* zur Linderung der Symptome schwerer psychischer Erkr. wie *Schizophrenie* u. *Manie*. Der Wirkstoff verringert das Auftreten von Wahn u. Wahnvorstellungen u. dämpft Reizbarkeit u. Überaktivität. Ferner wird er als *Antiemetikum* verwendet. C. kann auf der Haut Lichtempfindlichkeit hervorrufen u. in manchen Fällen zu *Parkinson-Syndrom*, verlangsamter Reaktionsfähigkeit u. unscharfem Sehen führen.

Chlorpropamid Wirkstoff zur Behandlung von *Diabetes mellitus*.

Choanalatresie *Angeborene* Fehlbildung der *Nase*, bei der eine od. beide Nasenhöhlen nicht voll entwickelt sind.

Cholangiographie Verfahren, bei dem ein *Kontrastmittel* verwendet wird, um *Gallengänge* beim Röntgen (→ *Röntgenuntersuchung*) sichtbar zu machen. Dabei lassen sich Gallensteine, Verengungen od. *Tumoren* der Gallengänge feststellen.

Cholangiographie mit T-Drain Bildgebendes Verfahren, um die nach einer Cholezystektomie in den Gallengängen zurückgebliebenen *Gallensteine* zu entdecken. Während des Eingriffs wird ein T-förmiger Gummischlauch, der T-Drain, in den Gallengang eingebracht, der nach außen durch die Bauchdecke führt. Nach etwa 1 Woche wird ein *Kontrastmittel* in den T-Drain gegeben und ein Röntgenbild angefertigt.

Cholangitis Entzündung des Hauptgallengangs (→ *Gallensystem*). Man unterscheidet 2 Formen: die akute aufsteigende C. und die sklerosierende C. Der akuten aufsteigenden C. liegt meist eine bakterienbedingte Infektion des Gallengangs und der Gallenflüssigkeit zugrunde, verursacht durch den Verschluss des Gangs mit z.B. einem Gallenstein. Die Infektion breitet sich den Gang hinauf aus u. kann die Leber erfassen. Hauptsymptome sind wiederkehrendes Auftreten von Gelbsucht, Bauchschmerzen, Schüttelfrost u. Fieber. Eine leichte Erkr. wird mit *Antibiotika* u. Aufnahme von viel Flüssigkeit behandelt. Bei schwerer, lebensbedrohlicher Erkr., die von *Blutvergiftung* u. *Niereninsuffizienz* begleitet sein kann, wird das infizierte Material meist operativ od. unter *Endoskopie* aus dem Gallengang entfernt.

Die sklerosierende C. ist eine seltene Erkr., bei der sich alle Gallengänge innerhalb u. außerhalb der Leber verengen. Dadurch entsteht eine *Gallenstauung*, chronische Gelbsucht u. Hautjucken. Die Leber wird fortschreitend geschädigt. *Colestyramin* kann den Juckreiz lindern. Die einzige sonst zur Verfügung stehende Behandlung liegt in einer *Lebertransplantation*.

Cholangitis, chronisch-sklerosierende Seltene Erkrankung, bei der viele Gallengänge verengt sind, sodass es zu einer fortschreitenden Leberschädigung kommt. Die einzige Therapie ist eine *Lebertransplantation*.

Cholecalciferol Anderer Name für *Colecalciferol* od. Vitamin D_3 (→ *Vitamin D*).

Cholera Infektion des Dünndarms durch die Bakterie *VIBRIO CHOLERAE*, die sehr starken, wässerigen Durchfall und Erbrechen hervorruft, was zu Austrocknung und Tod führt. Die Übertragung erfolgt durch die Aufnahme von verseuchten Nahrungsmitteln oder Wasser.

In Nordostindien kommt es regelmäßig zum Ausbruch von C., doch ist die Erkrankung weltweit durch sanitäre Maßnahmen unter Kontrolle. Behandlung: Flüssigkeit (→ *Flüssigkeitsersatztherapie*), die Salze und Zucker enthält, in schweren Fällen mit intravenösen Infusionen. *Antibiotika* können die Zeit der Übertragbarkeit und der Durchfälle abkürzen. Mit der richtigen Rehydrierung genesen die Betroffenen i.d.R. vollständig.

Cholesterin Fettähnliche Substanz, wesentlicher Bestandteil der Körperzellen u. an der Bildung von Hormonen u.

C

Salzen der Gallenflüssigkeit beteiligt. C. im Blut wird von der Leber aus der Nahrung, insbesondere aus gesättigten Fettsäuren, gebildet; allerdings wird ein kleiner Teil direkt von C.-reichen Nahrungsmitteln wie Eiern aufgenommen. Hohe Blut-C.-Werte erhöhen das Risiko einer *Arteriosklerose* u. damit von koronaren Herzkrankheiten (→ *KHK*) od. *Schlaganfall*. C., das im Blut in Form von Lipoproteinen mit geringer Dichte (→ *Low-density-Lipoprotein*) od. sehr geringer Dichte transportiert wird, stellt i.Allg. einen Risikofaktor für diese Erkr. dar, wogegen C. in Form von Lipoproteinen mit hoher Dichte (→ *High-density-Lipoprotein*) offenbar gegen Arterienerkr. schützt. Die Blut-C.-Werte sind abhängig von Ernährung, Vererbung u. Stoffwechselerkrankungen wie *Diabetes mellitus* u. können durch Blutuntersuchungen gemessen werden. Werte unterhalb 200 mg/dl sind akzeptierbar, höhere Werte machen weitere Untersuchungen erforderlich. Änderungen der Ernährungsweise senken den C.-Spiegel nur leicht; Wirkstoffe wie *Simvastatin* erzielen eine stärkere Senkung.

Cholestyramin → *Colestyramin*

Cholezystokinin Eines der *Hormone* des *Magen-Darm-Trakts*, das im *Zwölffingerdarm* als Reaktion auf die Aufnahme von Fetten u. anderen Nahrungsbestandteilen gebildet wird. Es regt die Abgabe von Gallenflüssigkeit aus der *Gallenblase* u. von Verdauungsenzymen aus der *Bauchspeicheldrüse* an u. erleichtert so den Verdauungsprozess.

Chondrokalzinose-Krankheit → *Pseudogicht*

Chondrom Gutartiger, aus *Knorpel* bestehender *Tumor*. Meist betrifft das C. Hände u. Füße (→ *Chondromatose*).

Chondromalacia patellae (Büdinger-Ludloff-Läwen-Krankheit) Eine schmerzhafte Knieerkrankung, bei der der Knorpel hinter der Patella (Kniescheibe) geschädigt ist. Meist sind junge Erwachsene betroffen. Ursachen sind Knieverletzungen oder Sportarten, bei denen man das Knie längere Zeit beugt. Dabei wird der innere Teil des *Quadrizeps* geschwächt, sodass die Kniescheibe verkantet, wenn das Knie gestreckt wird, und sich am Ende des *Oberschenkelknochens* reibt. Das beide Knochen bedeckende Knorpelgewebe wird aufgeraut, was zu Schmerzen und Empfindlichkeit führt. Die Behandlung erfolgt mit *Schmerzmitteln* und Übungen zur Stärkung der Oberschenkelmuskulatur. In seltenen Fällen ist eine Operation erforderlich.

Chondromatose Erkr., bei der viele gutartige *Tumore*, *Chondrome* genannt, in den Knochen entstehen, meist in Händen u. Füßen. Die Tumoren bestehen aus *Knorpel*-Zellen u. rufen i.d.R. keine Symptome hervor.

Chondrosarkom Bösartiges Wachstum von *Knorpel*-Gewebe in od. auf der Oberfläche von großen Knochen, das Schmerzen u. Schwellung verursacht. Es tritt meist in Lebensmitte auf u. entwickelt sich langsam aus einem gutartigen *Tumor* (→ *Chondrom*) od. in einem gesunden Knochen. Meist bringt die *Amputation* des Knochens oberhalb des Tumors bleibende Heilung.

Chordotomie Operation zur Durchtrennung von Nervenfaserbündeln im *Rückenmark* zur Ausschaltung anhaltender Schmerzen, die auf andere Behandlungsmethoden nicht angesprochen haben. Meist wird die C. gegen Schmerzen in unterem Rumpf und Beinen angewandt, besonders bei Krebs (→ *Krebserkrankung*).

Chorea minor Sydenham Seltene Erkr. des *Zentralnervensystems* im Kindesalter; verursacht unwillkürliche ruckartige Bewegungen des Kopfs, Gesichts, der Gliedmaßen und Finger. Die C. m. S. geht i.d.R. nach 2 bis 3 Monaten zurück, ohne schädlichen Langzeitwirkungen.

Choreoathetose Störung, bei der sich die ruckhaften, unkontrollierten Bewegungen, die für *Veitstanz* typisch sind, mit den langsameren, ununterbrochenen, geschraubten Bewegungen der *Athetose* verbinden. C. tritt bei Kindern mit zerebraler Kinderlähmung (→ *Zerebralparese, infantile*) auf u. als Nebenwirkung bestimmter Wirkstoffe.

Chorionkarzinom Seltener, bösartiger *Tumor*, der sich im Gewebe der *Plazenta* in der Gebärmutter bildet, meist als Komplikation einer *Blasenmole* (eines gutartigen Tumors), jedoch manchmal auch nach normaler Schwangerschaft od. Spontanabort. Ohne Behandlung zerstört es die Gebärmutterwände u. kann auf Scheide, äußeres Genital u. schließlich auf Leber, Lungen, Gehirn u. Knochen übergreifen. Der Behandlungserfolg hängt von der Früherkennung ab.

Bei einer Blasenmole wird die Betroffene nach der Behandlung regelmäßig mittels *Ultraschall* u. Blut- u. Harnproben untersucht. Erhöhte Werte eines bestimmten Hormons (→ *Humanes Chorion-Gonadotropin*) in Blut u. Harn werden mit C. in Zusammenhang gebracht. Die Behandlung erfolgt mit *Antineoplastika*.

Chorionzottenbiopsie Methode zur Diagnose genetischer Abweichungen bei einem *Fötus* unter Verwendung einer kleinen Gewebeprobe der Chorion-*Zotten* am Rande des Mutterkuchens. Da die Zellen hinsichtlich der Chromosomen gleich beschaffen sind wie die des Fötus, können die Zotten zur Entdeckung genetischer Abweichungen verwendet werden. Die C. erfolgt i.d.R. in den ersten 3 Schwangerschaftsmonaten bei Frauen, bei denen ein erhöhtes Risiko einer Chromosomenabweichung des Kindes wie beim *Down-Syndrom* od. einer genetisch bedingten Erkr. wie bei der *Thalassämie* besteht. Die *Chromosomenbestimmung* wird in einem Labor durchgeführt. Die C. birgt ein leicht erhöhtes Risiko einer spontanen *Fehlgeburt*.

Choroidea Gewebeschicht an der Augenrückseite hinter der *Netzhaut*. Die „Aderhaut" enthält viele kleine Blutgefäße, die die Netzhautzellen u. die benachbarten Gewebe mit Nährstoffen u. Sauerstoff versorgen.

Choroiditis Entzündung der *Choroidea*. Sie wird oft durch Infektionen wie *Toxokariasis* od. *Toxoplasmose*, seltener durch *Sarkoidose* (Boeck-Krankheit) od. *Syphilis* u. Darling-Krankheit verursacht. Gelegentlich ist die Ursache nicht erkennbar. Die Behandlung umfasst *Kortikosteroide* gegen die Entzündung u. *Antibiotika* gegen die zugrunde liegende Infektion.

Christmas-Krankheit Seltene, genetisch bedingte *Blutgerinnungsstörung*, auch *Hämophilie B* genannt, bei der eine unzureichende Bildung eines der im Blut enthaltenen, für die *Blutgerinnung* benötigten Proteine vorliegt. Die C.-K. hat ähnliche Merkmale wie die *Bluterkrankheit* (Hämophilie A).

Chrom Metallisches Element, das bei der Arbeit einer Reihe von *Enzymen* im Körper eine wesentliche Rolle spielt. C. wird nur in winzigen Spuren benötigt (→ *Spurenelemente*), darüber hinaus führt es zu Hautentzündung; bei Einatmung schädigt es die Nase u. kann das Lungenkrebsrisiko erhöhen.

Chromosomen Fadenförmige Strukturen in den *Nuklei* von Zellen. C. tragen ererbte Informationen in Form von *Genen*, die die gesamte Zellaktivität u. -funktion steuern. Jedes C. enthält bis zu mehreren Tausend Gene, die linear entlang des langen Doppelstrangs der *DNA* angeordnet sind. Die Reihenfolge der chemischen Einheiten od. Basen in der DNA liefert die verschlüsselten Anweisungen für die Zellaktivitäten.

Alle Körperzellen eines Menschen mit Ausnahme von Eizelle u. Spermium tragen genau das gleiche Chromosomenmaterial, das durch den Vorgang der *Zellteilung* von dem Originalmaterial in der befruchteten Eizelle kopiert worden ist. Jede menschliche Zelle enthält 23 Chromosomenpaare, also 46 Chromosomen. Eine Hälfte eines jeden Paars stammt von der Mutter, die andere vom Vater. 22 Paare sind Autosomen, die bei beiden Geschlechtern formgleich sind. Das restliche Paar besteht aus 2 Geschlechtschromosomen. Bei Frauen

CHROMOSOMEN

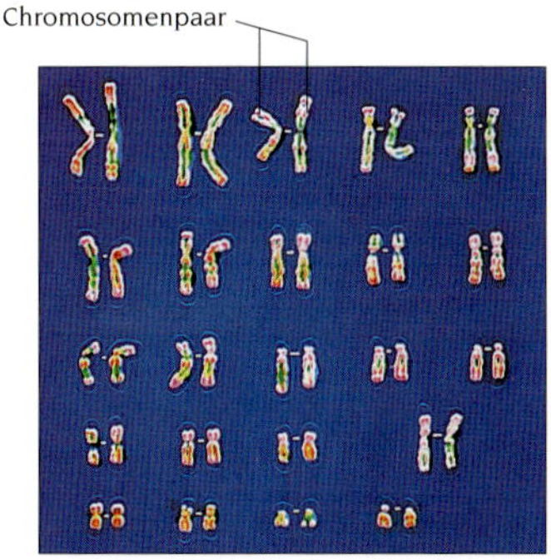

CHROMOSOMENSATZ BEIM MENSCHEN

ist es ein Paar X-Chromosomen, bei Männern besteht das Paar aus einem X-Chromosom u. einem Y-Chromosom. Ein Geschlechtschromosom (X-Chromosom) stammt von der Eizelle der Mutter, das andere (X bei Frauen, Y bei Männern) vom Spermium des Vaters.

Chromosomenaberrationen → *Chromosomenabweichungen*

Chromosomenabweichungen Abweichungen vom Normalen in Anzahl od. Struktur der *Chromosomen*, die in den Zellen eines Menschen enthalten sind. Ursache ist i.Allg. ein Fehler in der Chromosomenteilung entweder bei der Bildung von *Eizelle* od. *Spermium* od. während der ersten Teilungen einer befruchteten Eizelle. Die C. werden danach eingeteilt, ob die Veränderungen die 44 *Autosomen* od. die 2 Geschlechtschromosomen (X bzw. Y) umfassen. Ein vollständiger zusätzlicher Chromosomensatz, Polyploidie genannt, ist tödlich.

Die Autosomen betreffenden Abweichungen verursachen körperliche u. geistige Defekte unterschiedlicher Schwere. Einige Arten dieser Abweichungen, Trisomie genannt, bestehen in einem zusätzlichen Chromosom von einem der 22 Autosomenpaare. Die häufigste Trisomie ist das *Down-Syndrom*. Manchmal fehlt ein Chromosomenteil, z. B. beim *Katzenschreisyndrom*. Bei der *Translokation* ist ein Teil eines Chromosoms mit einem anderen verbunden; dies beeinträchtigt die Betroffenen nicht, bedeutet jedoch ein C.-Risiko bei ihren Kindern.

Zu den Abweichungen bei den Geschlechtschromosomen zählt das *Turner-Syndrom*, bei dem ein Mädchen mit einem einzigen X-Chromosom in ihren Zellen anstatt von 2 geboren wird, was zu körperlichen Defekten, fehlerhafter Geschlechtsentwicklung u. Unfruchtbarkeit führt. Ein Junge mit einem od. mehr zusätzlichen X-Chromosomen leidet unter dem *Klinefelter-Syndrom*, das zu fehlerhafter Geschlechtsentwicklung u. Unfruchtbarkeit führt. Das Vorhandensein eines zusätzlichen X-Chromosoms bei Frauen oder eines zusätzlichen Y-Chromosoms bei Männern hat normalerweise keine körperliche Beeinträchtigung zur Folge, erhöht jedoch das Risiko einer leichten Intelligenzminderung.

C. können in der frühen Schwangerschaft durch *Chromosomenbestimmung* unter Anwendung von *Fruchtwasseruntersuchung* od. *Chorionzottenbiopsie* diagnostiziert werden.

Chromosomenbestimmung Untersuchung der *Chromosomen* in Körperzellen, um das Vorliegen einer *Chromosomenabweichung* festzustellen od. seine Art zu bestimmen. Fötuszellen für die C. können aus der Gebärmutter mittels *Fruchtwasseruntersuchung* od. *Chorionzottenbiopsie* gewonnen werden. Wird eine schwere Abweichung festgestellt, wird *genetische Beratung* angeboten. In manchen Situationen wird ein *Schwangerschaftsabbruch* erwogen.

Die C. wird auch bei einer Totgeburt ungeklärter Ursache durchgeführt od. wenn ein Kind abnormale körperliche Merkmale aufweist, die auf einen Chromosomendefekt wie beim *Turner-Syndrom* hinweisen.

Bei Kindern u. Erwachsenen wird die C. mittels weißer Blutkörperchen einer Blutprobe durchgeführt. Die Bestimmung der Geschlechtschromosomen kann auch zur Ermittlung des chromosomalen Geschlechts erfolgen, wenn die Geschlechtsorgane bei einem Kind nicht eindeutig sind (→ *Geschlechtsorgane, mehrdeutige*), um die Diagnose auf Chromosomenabweichungen zu bestätigen od. auszuschließen od. einer *Unfruchtbarkeit* auf den Grund zu gehen.

chronisch Beschreibung des Verlaufs einer Erkr. oder von Symptomen, die lange Zeit andauern. Mit einer chronischen Erkr. ist ein langsam sich entwickelnder, schleichender u. anhaltender Krankheitsprozess gemeint, bei dem sich die Symptome von Tag zu Tag nur wenig ändern (→ *akut*).

Chronisch-obstruktive Lungenerkrankung Abk. COPD; Kombination aus chronischer *Bronchitis* und *Emphysem*, bei der es zu einer ständigen Unterbrechung des Luftstroms in und aus den Lungen kommt. Pat. werden gelegentlich als „Pink Puffer" oder „Blue Bloater" bezeichnet, abhängig von ihrem jeweiligen Krankheitsbild. Pink

Puffer erhalten eine ausreichende Sauerstoffmenge aus dem Blutstrom durch eine erhöhte Atemfrequenz und bleiben „pink" trotz des Lungenschadens. Jedoch leiden sie unter ständiger Atemnot. Blue Bloater sind zyanotisch (zeigen eine bläuliche Verfärbung der Haut und Schleimhäute) durch *Fettsucht* und manchmal *Flüssigkeitsstau*, im Wesentlichen durch *Herzinsuffizienz* infolge des Lungenschadens.

Chronisches Müdigkeitssyndrom Erkr., die über lange Zeit, oft jahrelang, extreme Müdigkeit verursacht. Es kommt v.a. bei Frauen zwischen dem 25. u. 45. Lebensjahr vor.

Die Ursache für c. M. ist nicht geklärt. Manchmal tritt es nach der Genesung von einer Virusinfektion od. nach einem das Gefühlsleben betreffenden Lebenseinschnitt wie dem Verlust von Nahestehenden auf (→ *Trauer*). In anderen Fällen liegt keine dieser Ursachen vor. Hauptsymptom ist anhaltende Müdigkeit. Die übrigen Symptome sind unterschiedlich, umfassen jedoch meist die Beeinträchtigung von Kurzzeitgedächtnis od. Konzentration, Halsschmerzen, empfindliche Lymphknoten, Muskel- u. Gelenkschmerzen, Muskelermüdung, erholungsarmer Schlaf u. Kopfschmerz. Das c. M. wird oft mit *Depression* od. *Angst* in Zusammenhang gebracht.

Für das c. M. gibt es keine spezielle diagnostische Untersuchung, u. meist zielt die Abklärung auf den Ausschluss anderer möglicher Ursachen für die Symptome, z.B. *Anämie*. Es können Blutproben sowie körperliche Untersuchungen und psychologische Untersuchungen durchgeführt werden. Kann eine Ursache nicht ermittelt werden, wird die Diagnose auf c. M. anhand der Symptome gestellt. *Schmerzmittel* od. *Antidepressiva* können die Symptome lindern. Auch *Physiotherapie* od. *Psychotherapie* sind manchmal wirksam. Das c. M. ist eine lang dauernde Erkr., doch in manchen Fällen klingen die Symptome nach einigen Jahren ab.

Ciclosporin *Immunsuppressivum*, das im Anschluss an *Transplantationschirurgie* verwendet wird. C. verringert das Risiko einer Gewebeabstoßung u. den Bedarf an hohen Dosen von *Kortikosteroiden*. Evtl. muss C. nach einer Transplantation auf unbegrenzte Zeit genommen werden. Ferner wird es zur Behandlung der rheumatoiden Gelenkentzündung (→ *Rheumatoide Arthritis*) u. anderer *Autoimmunkrankheiten* eingesetzt. Da es das *Immunsystem* unterdrückt, erhöht es die Anfälligkeit für Infektionen. Zahnfleischschwellung u. vermehrter Haarwuchs treten recht häufig auf. Weil C. außerdem Nierenschäden verursachen kann, ist die regelmäßige Kontrolle der Nierenfunktion erforderlich.

Cimetidin *H_2-Rezeptorenblocker*, der als Medikament bei Magengeschwüren (→ *Ulkusmittel*) verwendet wird. C. fördert die Heilung von Magen- u. Zwölffingerdarmgeschwüren (→ *Magengeschwür*) u. verringert die Symptome der *Speiseröhrenentzündung*. Nebenwirkungen sind: Schwindel, Müdigkeit u. Ausschläge sowie (seltener) *Impotenz* u. *Brustdrüsenvergrößerung*.

Cinnarizin *Antihistaminikum* zur Eindämmung von Übelkeit u. Erbrechen infolge Reisekrankheit od. zur Verringerung von Übelkeit u. *Vertigo* bei Innenohrerkr. wie *Innenohrentzündung* u. *Menière-Krankheit*. Manchmal wird es in hohen Dosen zur Durchblutungsverbesserung bei *Verschlusskrankheit, periphere arterielle* u. *Raynaud-Syndrom* eingesetzt. Nebenwirkungen sind u.U. Benommenheit, Teilnahmslosigkeit, trockener Mund u. unscharfes Sehen.

Ciprofloxacin Antibakterieller *Wirkstoff*, der v.a. zur Behandlung von Infektionen der Atemwege, des Magen-Darm-Trakts u. der Harnwege verwendet wird.

Cisplatin *Antineoplastikum* zur Behandlung einiger Krebserkr. von *Hoden* u. *Eierstock*.

Citalopram → *Antidepressivum*

Clarithromyzin *Antibiotikum* zur Behandlung von Infektionen der Haut u. der Atemwege.

Claudicatio Tritt meist in den Beinen infolge unzureichender Durchblutung auf. Diese kann auf einem Verschluss od. einer Verengung der *Arterien* infolge *Arteriosklerose* beruhen (→ *Verschlusskrankheit, periphere arterielle*). Seltener ist eine Verengung des Wirbelkanals in der *Wirbelsäule*. Bei periodisch auftretender C. tritt der

C

Schmerz nach dem Gehen einer bestimmten Wegstrecke auf u. verschwindet bei Ruhe wieder.

Claudicatio intermittens → *Verschlusskrankheit, periphere arterielle*

Clemastin *Antihistaminikum* zur Linderung der Symptome von Allergien wie *Nesselsucht* u. *Heuschnupfen*. C. kann Benommenheit verursachen.

Clindamycin *Antibiotikum* mit starken Nebenwirkungen. Es wird daher nur zur Behandlung schwerer Infektionen, die auf andere Antibiotika nicht ansprechen, verwendet.

Clofibrat *Lipidsenker*, mit dem die Konzentration von *Cholesterin* u. Triglyzerid im Blut gesenkt u. einige Formen von *Hyperlipidämie* behandelt werden.

Clomifen Wirkstoff zur Behandlung von *Unfruchtbarkeit* bei Frauen infolge ausbleibenden Eisprungs. Geringfügige Nebenwirkungen sind u.U. Hitzewallungen, Übelkeit, Kopfschmerz, Brustempfindlichkeit u. unscharfes Sehen. Gelegentlich entwickeln sich *Ovarialzysten*, die jedoch schrumpfen, wenn die Dosis herabgesetzt wird. Es kann zu *Mehrlingsschwangerschaften* kommen.

Clomipramin *Trizyklisches Antidepressivum* zur Behandlung von *Depression*. Nebenwirkungen: trockener Mund, unscharfes Sehen u. Verstopfung.

Clonazepam Wirkstoff der Gruppe der *Benzodiazepine*, der v.a. als *Antikonvulsivum* zur Vorbeugung u. Behandlung epileptischer Anfälle (→ *Epilepsie*) verwendet wird. Ferner verhindert er *Petit-mal*-Anfälle bei Kindern. Nebenwirkungen: Benommenheit, Schwindel, Müdigkeit u. Reizbarkeit.

Clonidin *Antihypertensivum* zur Senkung von *Bluthochdruck*. Mögliche Nebenwirkungen sind Benommenheit, Schwindel, trockener Mund u. Verstopfung. Plötzliches Absetzen hoher Dosen kann zu gefährlicher Blutdrucksteigerung führen.

Clostridium Stäbchenförmiges *anaerobes Bakterium*, das praktisch überall vorkommt. V.a. finden sich Clostridia im Erdreich u. im Magen-Darm-Trakt von Menschen u. Tieren. Sie bilden starke *Toxine* u. sind für potenziell lebensbedrohliche Erkr. wie *Botulismus*, *Tetanus* u. *Gangrän* verantwortlich.

Clotrimazol Wirkstoff zur Behandlung von Hefe- u. Pilzinfektionen, insbesondere von *Soor* (→ *Antimykotika*).

Cloxacillin *Antibiotikum* aus der Gruppe der *Penizilline* zur Behandlung von Infektionen mit Staphylokokken (→ *Staphylokokken-Infektion*).

Cluster-Kopfschmerz Kurze, jedoch starke Kopfschmerzen, die anfallsweise mehrmals täglich über den Zeitraum von einigen Tagen auftreten. C.-K. befällt eine Seite von Kopf od. Gesicht. Seine Ursache ist nicht eindeutig geklärt, doch beruht er evtl. auf einer Erweiterung der Blutgefäße im Gehirn wie bei *Migräne*. Zur Verringerung der Schwere u. Häufigkeit des C.-K. können *Betablocker* verschrieben werden.

Cobalamin *Kobalt*-haltiges, komplexes Molekül, Bestandteil von *Vitamin* B_{12}.

Cochlea Spiralförmiges Organ im Innenohr*labyrinth*, das Schallwellen in Nervenimpulse umwandelt. Diese werden ans Gehirn übermittelt, wodurch Hören erst möglich wird (→ *Gehör*).

Coitus interruptus → *Geschlechtsverkehr, abgebrochener*

Colchicin Aus dem Herbstkrokus gewonnener Wirkstoff zur Behandlung akuter *Gicht*-Anfälle u. zur Verringerung ihrer Häufigkeit. Nebenwirkungen können Erbrechen u. Durchfall sein.

Colecalciferol Andere Bezeichnung für Vitamin D_3 (→ *Vitamin D*).

Colestyramin *Lipidsenker* zur Behandlung einiger Formen von *Hyperlipidämie*. C. wird auch zur Behandlung von Durchfall aufgrund von zu viel unver-

COCHLEA

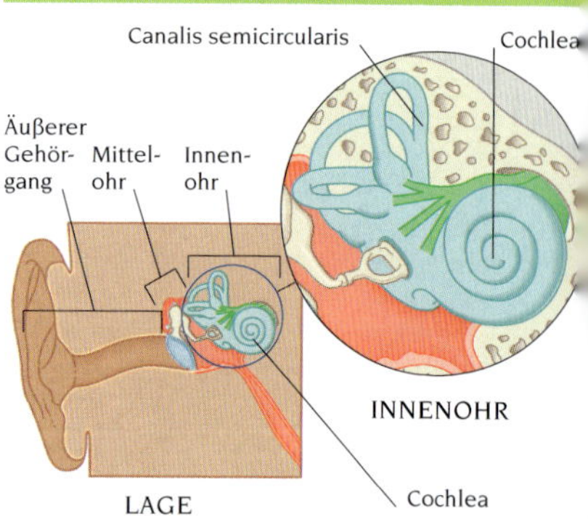

dauten Fetten im Stuhl bei Erkr. wie der *Crohn-Krankheit* eingesetzt.

Colistin Wirkstoff der Gruppe der *Polymyxine*, die zu den *Antibiotika* gehören. C. wird in *topischen* Präparaten gegen Augen- u. Ohreninfektionen verwendet. Da es allerdings Nieren und Nervengewebe schädigen kann, wird es nur zur Behandlung *systemischer* Infektionen, die gegenüber anderen Antibiotika resistent sind, verwendet.

Colitis ulzerosa Chron. Entzündung und *Geschwürbildung* in der Schleimhaut des *Dickdarms* und *Mastdarms* und, bes. zu Beginn der Erkr., allein im Mastdarm. Ursache unbekannt, C. u. tritt jedoch i.d.R. bei Erwachsenen im jungen und mittleren Lebensalter auf.

Hauptsymptom ist blutiger Durchfall sowie Schleimbeimengung im Stuhl. Evt. Bauchschmerz, Schmerzempfindlichkeit, Fieber und allgemeines Krankheitsgefühl. Die Häufigkeit der Attacken schwankt beträchtlich: Meist erscheinen sie im Abstand von einigen Monaten, in einigen Fällen aber kommt es nur zu einer einzigen Episode.

Die C. u. führt aufgrund des Blutverlusts auch zur *Anämie*. Andere Komplikationen sind ein u.U. lebensbedrohliches toxisches *Megakolon*, Hautausschlag, *Aphthen*, *Arthritis*, *Bindehautentzündung* oder *Uveitis*. Es besteht außerdem ein erhöhtes Darmkrebsrisiko.

Die Diagnose erfolgt durch Untersuchung der befallenen Darmabschnitte (→ *Sigmoidoskopie*) bzw. des gesamten Dickdarms (→ *Dickdarmspiegelung*) oder mittels *Barium-Röntgenuntersuchung*. Während der Sigmoido- bzw. Koloskopie werden Biopsien entnommen. Stuhlproben werden im Labor untersucht, um eine evtl. Infektion durch Bakterien oder Parasiten auszuschließen. Bluttests und *bildgebende Verfahren* können hilfreich sein.

Die Therapie der C. u. erfolgt mit *Kortikosteroiden* und *Sulfasalazin* und seinen Derivaten. Eine *Kolektomie* ist bei einer schweren Attacke angezeigt, die auf keine andere Behandlung anspricht, oder zur Vorbeugung eines Dickdarmkrebses bei Risikopatienten.

Colles-Fraktur Bruch der *Speiche* knapp oberhalb des Handgelenks, bei dem Handgelenk u. Hand nach rückwärts überstreckt wurden, mit der Folge von Bewegungseinschränkung, Schwellung u. starken Schmerzen. Typischerweise kommt es zum Bruch, wenn eine Hand ausgestreckt wird, um einen Aufprall abzufangen. Die gebrochenen Knochen werden wieder in die richtige Position gebracht u. mit einem Gipsverband fixiert. Die Heilung braucht bis zu 6 Wochen. Die normale Hand- u. Handgelenkbeweglichkeit stellt sich i.d.R. wieder ein, allerdings kann eine geringfügige Handgelenkdeformation zurückbleiben.

Comedo → *Mitesser*

Compliance Therapietreue; Bereitschaft eines Erkrankten, dem ärztlichen Rat zu folgen.

Computergestützte Diagnose Einsatz von Computertechnik bei diagnostischen Untersuchungen u. Verfahren. Wahrscheinlichkeitsgestützte Rechner speichern die Daten von Tausenden von Fällen unterschiedlicher Erkr. mit genauer Form, Ort, Dauer, Symptomen, Krankengeschichte u. Diagnose. Symptome u. Krankengeschichte von Erkrankten können in den Rechner eingegeben werden, u. dieser vergleicht die Angaben mit den vorhandenen Daten u. stellt eine Liste der wahrscheinlichsten Diagnosen auf. Diese Technik ist derzeit in Krankenhäusern noch nicht allgemein eingeführt, jedoch für solche Menschen von großem Wert, die sich weitab von medizinischen Diensten befinden, z.B. für Mannschaften auf Ölplattformen. Computer, die so programmiert sind, dass sie bildhafte Daten, z.B. abnormale Zellen, deuten können, können bei bestimmten Formen von Blutuntersuchungen od. *Zervixabstrichen* eingesetzt werden. Ferner werden Computer bei Untersuchungsverfahren wie *Computertomographie* u. *Kernspintomographie* eingesetzt.

Computertomographie Abgekürzt CT. Diagnostisches Verfahren, bei dem die kombinierte Verwendung eines Computers u. *Röntgenstrahlen*, die den Körper in unterschiedlichen Winkeln durchdringen, zur Herstellung von Querschnittsaufnahmen vom Gewebe führt. CT hat Diagnose u. Behandlung von *Tumoren, Eitergeschwüren*, Hirnblutun-

C

gen, *Kopfverletzungen* u. *Schlaganfällen* revolutioniert. Ferner wird CT zur Lokalisierung u. Darstellung von Tumoren, Abklärung von Erkr. u. Unterstützung bei Nadel-*Biopsie* bei Rumpforganen eingesetzt.

Neue CT-Scanner-Typen verwenden eine Spiraltechnik: Der Scanner dreht sich um den Körper, während dieser auf einer Liege langsam vorwärts geschoben wird, sodass die Röntgenstrahlen einem Spiralkurs folgen. Der Computer stellt 3D-Aufnahmen her. Gespritzte od. eingenommene *Kontrastmittel* werden verwendet, um damit bestimmte Gewebe deutlicher darzustellen.

Conn-Syndrom Erkr., die durch die Bildung von übermäßigen Mengen des Hormons *Aldosteron* durch einen gutartigen *Tumor* einer der *Nebennieren* verursacht wird (→ *Aldosteronismus*).

Cor pulmonale Vergrößerung u. Dehnung der rechten Seite des *Herzens* aufgrund einer von vielen möglichen chronischen Lungenerkr. Lungenschäden führen zu *pulmonaler Hypertension*; die daraus folgende Rückstaudehnung des rechten Herzens kann schließlich eine Rechts-*Herzinsuffizienz* mit Gewebswasser verursachen.

Cornea → *Hornhaut, Auge*

Cornea-Abrasion Kratzer od. Abschürfung am *Epithel* (Außenschicht) der *Hornhaut*, verursacht durch ein kleines, scharfes Teilchen im Auge (→ *Auge, Fremdkörper*) od. Verletzung. C.-A. heilen meist schnell, können jedoch starke Schmerzen u. *Lichtscheu* hervorrufen. Zur Behandlung zählen eine Abdeckung des Auges, *Schmerzmittel* u., wenn die Augenmuskeln sich verkrampfen, Augentropfen mit sogenannten zykloplegischen Wirkstoffen, die den Ziliarmuskel lähmen u. die *Akkomodation* verhindern. Meist werden *Antibiotika* verschrieben, um einer bakteriellen Infektion vorzubeugen, die zu *Ulcus corneae* führen kann.

Corneatransplantation Chirurgische Einpflanzung eines gespendeten Hornhaut-Gewebes zum Ersatz einer geschädigten *Hornhaut*. Meist wird dafür Gewebe eines verstorbenen menschlichen *Spenders* genommen. Die Erfolgsquote bei C. ist allgemein hoch, weil die Hornhaut keine Blutgefäße hat; dies verringert das Eindringen weißer Blutkörperchen, was zur *Abstoßungsreaktion* führen könnte.

Cornu cutaneum Harter, gutartiger Tumor, der gelegentlich auf der Haut älterer Menschen gefunden wird und der durch eine *Hyperkeratose* (Verdickung der Hornschicht der Haut) verursacht wird.

Cortisol Andere Bezeichnung für *Hydrokortison*, einem von den *Nebennieren* gebildeten Kortikosteroidhormon (→ *Kortikosteroide* als *Hormone*).

Costen-Syndrom → *Kieferarthropathie*

COMPUTERTOMOGRAPHIE

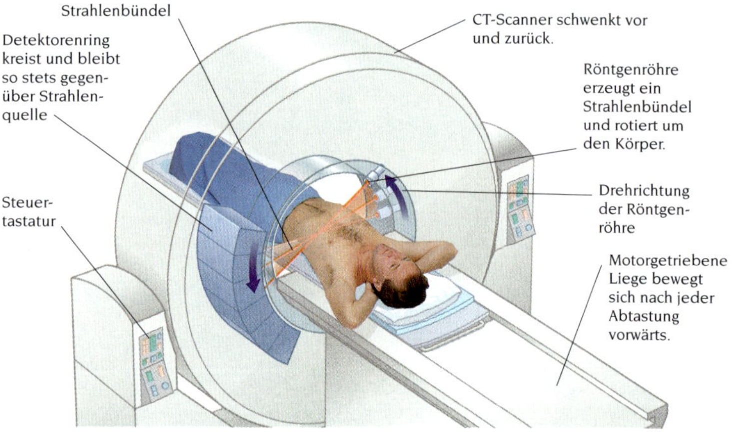

COX-2-Hemmer Untergruppe der *nichtsteroidalen Antiphlogistika*, die als Nebenwirkung weniger Magenreizungen verursacht als andere nichtsteroidale Antiphlogistika. Beispiele für C.-2-H. sind *Celecoxib* u. *Rofecoxib*.

Coxa vara Deformation der Hüfte, bei der der Winkel von Schenkelhalsachse zum Schaft verkleinert ist, was zu Beinkürzung, Schmerzen u. Steifheit in der Hüfte u. zu Hinken führt. Meist liegt ein Bruch des Oberschenkelhalses zugrunde od. eine Verletzung des Wachstumsendes des Knochenkopfs in der Wachstumsperiode. C. v. kann auch auftreten, wenn das Knochengewebe im Oberschenkelhals weich ist; dies kann *angeboren* od. Folge einer Knochenerkr. wie *Rachitis* od. *Paget-Krankheit* sein. Die Behandlung erfolgt u.U. auch operativ mit einer Umstellungsosteotomie (Knochendurchtrennung).

Coxsackie-Virus Virus der gleichnamigen Familie von *Viren*, die für eine Vielzahl von Erkr. verantwortlich sind. Es gibt 2 Hauptarten: A und B. Die bekannteste, durch Typ A hervorgerufene Erkr. ist die *Hand-Fuß-Mund-Krankheit* mit typischer Bläschenbildung an Mund, Händen u. Füßen. Viren des Typs B können schwere Erkr. wie *Hirnhautentzündung, Herzbeutelentzündung* u. *Lungenentzündung* verursachen.

Creme Dickes, halbfestes Feuchtigkeitspräparat mit Wirkstoffen zur Hautbehandlung.

Creme, wasserhaltige Emulsions-Präparat, das gewöhnlich gegen trockene, schuppige od. juckende Haut bei Erkrankungen wie *Ekzem* angewendet wird.

Crepitatio Knisterndes od. rasselndes Geräusch in den Lungen, mittels *Stethoskop* hörbar, das durch eine abnormale Flüssigkeitsansammlung, z.B: infolge einer *Lungenentzündung,* entsteht (→ *Auskultation*); auch knarrendes od. knisterndes Geräusch od. Empfinden, das durch raue, gegeneinander reibenden Flächen verursacht wird (auch Crepitus). C. kann gefühlt od. gehört werden, wenn die Enden von gebrochenen Knochen gegeneinander reiben od. *Knorpel* auf den Flächen eines Gelenks abgetragen worden sind wie bei Osteoarthritis. Mit C. wird auch das Geräusch bezeichnet, das beim Druck auf Luft unter der Haut entsteht, die infolge chirurgischen Eingriffs, Verletzung od. *Gangrän* dort vorhanden ist.

Creutzfeldt-Jakob-Krankheit Seltene, schnell fortschreitende degenerative Erkr. des *Gehirns*. Man nimmt an, dass die C.-J.-K. auf der Infektion mit einem *Prion* beruht. Dieses ähnelt dem Erreger von Scrapie bei Schafen u. Ziegen u. von *Rinderwahnsinn* (BSE). Eine Hauptvariante der C.-J.-K. betrifft überwiegend Menschen im mittleren od. höheren Lebensalter, wobei die Ursache nicht bekannt ist. Eine 2. Hauptvariante, die bei jüngeren Menschen vorkommt, wird mit Verseuchung bei einer Gehirnoperation, Transplantaten von infizierten Menschen od. Behandlung mit Wachstumshormon od. *Gonadotropinen* in Zusammenhang gebracht. Kürzlich wurde eine 3. Variante identifiziert, die Menschen zwischen dem 10. u. 30. Lebensjahr befällt. Diese neue Variante verursacht ähnliche krankhafte Veränderungen im Gehirn wie BSE. Sie wird vermutlich durch den Verzehr von verseuchtem Rindfleisch erworben.

Die Symptome sind bei allen Varianten ähnlich. Fortschreitende *Demenz* u. *Myoklonien* treten auf, die Muskelkoordination nimmt ab, Geist u. Persönlichkeit verfallen, u. es kann zu Blindheit kommen. Mit Fortschreiten der Krankheit geht das Sprechvermögen verloren, u. der Körper wird starr. Eine Heilungsmöglichkeit besteht nicht, u. der Tod tritt meist binnen 2 bis 3 Jahren ein.

Crohn-Krankheit Med. Morbus Crohn. Chronische entzündliche Erkr. des *Magen-Darm-Trakts*. Bei jüngeren Menschen betrifft die C.-K. meist das terminale *Ileum* u. verursacht krampfartige Bauchschmerzen, Durchfall, Appetitverlust, *Anämie*, Gewichtsabnahme u. *Malabsorption*. Bei älteren ist eher der *Mastdarm* betroffen, was zu Blutungen aus diesem Darm führen kann. Bei beiden Gruppen ist auch ein Befall von *After, Dickdarm* u. (selten) Mund, *Speiseröhre*, Magen u. *Zwölffingerdarm* mit C.-K. möglich.

Zu den Komplikationen zählen Darmverschlüsse, chronische Eitergeschwüre, innere *Fisteln* zwischen den Darm-

C

schlingen u. äußere Fisteln vom Darm zur Haut von Bauch od. After. Ferner kann es zu Augenentzündung, schwerer *Arthritis* in mehreren Gelenken, *Bechterew-Strümpell-Marie-Krankheit* und Hauterkr. einschl. *Ekzem* kommen.

Untersuchungsverfahren: *Sigmoidoskopie* u. *Barium-Röntgenuntersuchung*; mittels *Dickdarmspiegelung* u. *Biopsie* kann man die C.-K. von der *Colitis ulzerosa* unterscheiden.

Verschrieben werden können *Sulfasalazin* u. damit verwandte Wirkstoffe sowie *Kortikosteroide*. Eine vitaminreiche, ballaststoffarme Kost kann hilfreich sein. Akute Anfälle können eine stationäre Behandlung u. auch Operation erfordern. Die Symptome schwanken über viele Jahre u. klingen bei manchen Patienten schließlich ab. Wenn die C.-K. örtlich begrenzt ist, bleibt das Allgemeinbefinden des Betroffenen ansonsten unbeeinflusst.

Crush-Syndrom Erhebliche Schädigung und Zerfall von größeren *Muskel*massen, meist infolge schweren Unfalls, die zu *Niereninsuffizienz* führt. Von den geschädigten Muskeln gelangen Proteine ins Blut, welche die Nierenfunktion vorübergehend (manchmal dauerhaft) beeinträchtigen. Ggf. wird eine *Dialyse* vorgenommen.

CT → *Computertomographie*

Curare Auszug aus Rinde u. Säften unterschiedlicher Bäume, der seit Jahrhunderten von den Indianern Südamerikas als Gift für Pfeile verwendet wird. C. tötet durch Muskel-*Lähmung*. Synthetisch hergestellte Formen werden zur Muskelerschlaffung bei Operationen verwendet.

Curling-Ulcer Form von Stressulkus, das v.a. bei Menschen mit ausgedehnten Hautverbrennungen auftritt.

Cushing-Syndrom Hormonstörung infolge einer Erhöhung der Kortikosteroide im Blut (→ *Kortikosteroide* als *Hormone*). Kennzeichnend für das C.-S. ist ein gerötetes Vollmondgesicht, Muskelschwäche, Fettablagerungen am Rumpf, u. Nackenhöcker. Weitere mögliche Symptome: *Akne*, Dehnungsstreifen, Neigung zu Blutergüssen, Knochenschwund, Anfälligkeit für Infektionen u. *Magengeschwüre* u. bei Frauen vermehrte Behaarung. Oft treten geistige Veränderungen auf, die *Depression, Schlaflosigkeit,* Verfolgungswahn od. *Euphorie* bewirken. Es können sich *Bluthochdruck,* Gewebswasser u. *Diabetes mellitus* entwickeln. Bei Kindern kann es zu Wachstumsstörungen kommen.

Meist liegt dem erhöhten Hormonspiegel eine überlange Behandlung mit Kortikosteroiden (→ *Kortikosteroide* als *Wirkstoffe*) zugrunde. Diese Fälle verlaufen gewöhnlich leicht. In anderen Fällen liegt eine Überaktivität der *Nebennieren* infolge eines *Nebennierentumors* od. eines *Hypophysentumors* vor, der die Bildung von *ACTH* steigert und die *Nebennieren* anregt. In seltenen Fällen können *Tumoren*, wie z. B. primärer *Lungenkrebs*, *ACTH* produzieren und als Resultat das *Cushing-Syndrom* auslösen.

Das von kortikosteroiden Wirkstoffen verursachte C.-S. verschwindet meist, wenn die Dosis langsam herabgesetzt wird. Ein Nebennierentumor wird operativ entfernt, ein Hypophysentumor operativ entfernt od. durch Bestrahlung u. Medikamente zum Schrumpfen gebracht. In beiden Fällen folgt der Operation eine *Hormonersatztherapie*. Die Behandlung des *Cushing-Syndroms*, das durch *Lungenkrebs* ausgelöst wurde, kann die Entfernung der *Nebennieren* oder eine Medikation zur Unterdrückung der hohen Spiegel von *Kortikosteroiden* beinhalten.

Cyclophosphamid *Antineoplastikum* zur Behandlung von *Lymphogranulomatose* u. *Leukämie*. Ferner wird es als *Immunsuppressivum* u. zuweilen zur Behandlung von Bindegewebserkr. wie systemischem *Lupus erythematodes* eingesetzt.

Cyclosporin → *Ciclosporin*

Cyproteronacetat Wirkstoff, der die Wirkung männlicher Geschlechtshormone (→ *Androgene*) hemmt und zur Behandlung von *Prostatakarzinom* und zuweilen auch zur Dämpfung des Geschlechtstriebs bei Männern verwendet wird. Zu den Nebenwirkungen zählen Gewichtszunahme und ein erhöhtes Blutgerinnungsrisiko.

D

DaCosta-Syndrom od. somatoforme autonome Funktionsstörung (→ *Herzneurose*).

Dakryozystitis → *Tränensackentzündung*

Damm Lat. Perineum; Bereich, der innen vom Beckenboden und den Beckenknochen begrenzt wird; von außen gesehen trennt der D. die Genitalorgane vom *After*.

Dammschnitt Med. Episiotomie; Einschnitt in den *Damm* zwischen Scheide und After, um die Entbindung zu erleichtern. Nach der Geburt wird der Schnitt wieder vernäht. Der D. ist i.d.R. bei einer *Zangengeburt* oder *Steißgeburt* nötig.

Dampfinhalation Methode, mit der die Symptome einer Erkältung, *Sinusitis* und *Kehlkopfentzündung* durch Einatmen von heißem Dampf gemildert werden sollen. Die Feuchtigkeit löst den Schleim in Nase und Rachen, sodass er leichter ausgeschnupft werden kann.

Danazol Wirkstoff zur Behandlung der *Endometriose*, der gutartigen Brusterkr. (Mastopathie) und starker *Regelblutung*. D. unterdrückt die Freisetzung von *Gonadotropinen*, wodurch die Bildung von Östrogen vermindert wird. Diese Wirkung beugt i.d.R. dem *Eisprung* vor und verursacht unregelmäßige oder ausbleibende Regelblutungen. Nebenwirkungen sind Übelkeit, Ausschlag und Gewichtszunahme. Während der Einnahme von D. sollte eine Schwangerschaft vermieden werden.

DAMPFINHALATION

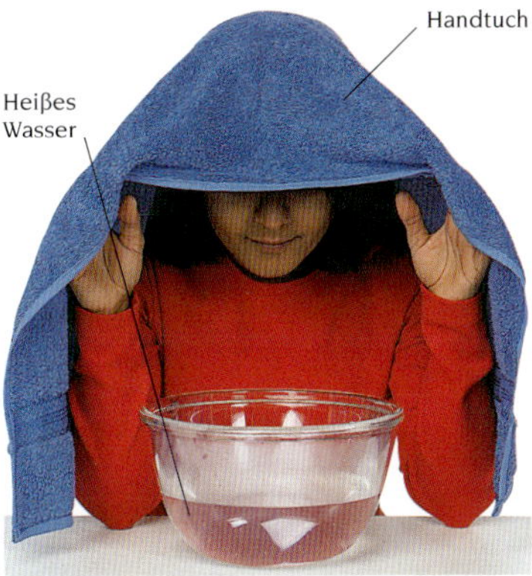

Dantrolen Muskelrelaxans zur Behandlung eines chronischen Muskelspasmus bei *Rückenmarkverletzung*, *Schlaganfall* oder neurologischen Erkrankung wie Zerebralparese. D. heilt nicht die Grundkrankheit, verbessert aber oft die Beweglichkeit.

Weiterhin wird es zur Akutbehandlung der malignen Hyperthermie, eines schweren *Anästhesie*-Zwischenfalls, eingesetzt.

Dapson *Antibiotikum*, das bei *Lepra* und *Dermatitis herpetiformis* eingesetzt wird. Zusammen mit Pyrimethamin dient D. auch der *Malaria*prävention. D. kann Übelkeit, Erbrechen und selten Leberschäden und eine Schädigung der roten Blutkörperchen und der Nerven hervorrufen.

Darm Hauptteil des Magen-Darm-Trakts (→ *Verdauungssystem*), der sich vom Ausgang des Magens bis zu dem Anus erstreckt. Er bildet einen langen Schlauch, der in *Dünn-* und *Dickdarm* aufgeteilt ist.

Der *Dünndarm* ist ca. 6,5 m lang und hat 3 Teile: das *Duodenum*, das *Jejunum* und das *Ileum*. Teilweise verdaute Nahrung aus dem Magen wird durch die *Peristaltik* im Darm vorangetrieben.

Der Dünndarm ist für die Verdauung und Aufnahme der Nahrung zuständig. Die Verdauungsenzyme und Gallenflüssigkeit werden der teilweise verdauten Nahrung im *Zwölffingerdarm* über den Gallen- und Pankreasgang (→ *Gallensystem*) zugefügt. Die Drüsen in den Wänden jedes Dünndarmabschnitts bilden *Mukus* und andere Enzyme, die helfen, die Nahrung abzubauen. Blutgefäße in der Darmwand nehmen die Nährstoffe auf und tragen sie zur Verteilung im restlichen Körper bis zur Leber.

Der Dickdarm ist ca. 1,5 m lang. Der Hauptteil, das Kolon, teilt sich in den aufsteigenden, quer verlaufenden und absteigenden Teil sowie den Teil unten im Becken (das *Sigma*) auf. Der *Blinddarm* hängt zwischen Dünndarm und Kolon herab Der letzte Abschnitt vor dem *After* ist der *Mastdarm*.

Nicht resorbiertes Material verlässt den Dünndarm als Flüssigkeit und Fasern. Während es durch den Dickdarm wandert, werden Wasser, Vitamine und Mineralsalze ins Blut aufgenommen und lassen nur den Stuhl zurück, der sich aus unverdaulichen Nahrungsresten, Fett, verschiedenen Sekreten und Bakterien zusammensetzt. Der Stuhl wird komprimiert und gelangt zur Entleerung.

Darmbein Größter *Becken*knochen; bildet den gut fühlbaren „Hüftknochen".

Darmeinstülpung Med. Invagination; Erkr., bei der ein Teil des Darms teleskopartig in sich selbst geschoben ist, einen „Schlauch in einem Schlauch" bildet und i.d.R. zum *Darmverschluss* führt. Die D. betrifft meist den letzten Teil des Dünndarms, wo er in den Dickdarm übergeht. In manchen Fällen ist ein Zusammenhang mit einer kürzlich abgelaufenen Infektion vorhanden. In anderen Fällen kann sich die D. am Ort eines *Polypen* oder *Meckel-Divertikels* abspielen.

DARMEINSTÜLPUNG

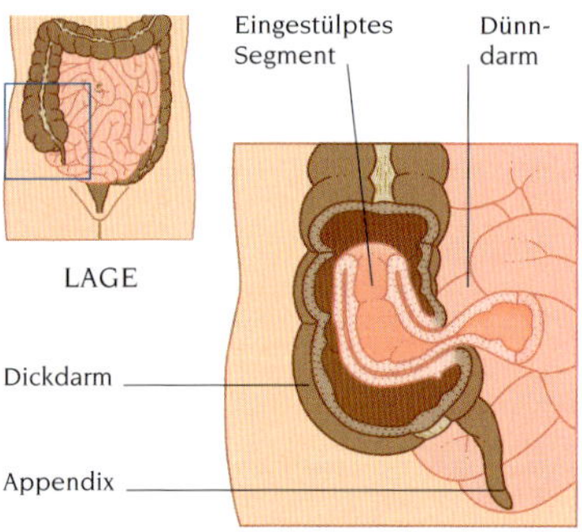

Eine D. tritt meist bei Kindern unter 2 Jahren auf. Ein betroffenes Kind entwickelt eine schwere Bauchkolik, Erbrechen ist häufig und Blut und Schleim werden oft im Stuhl gefunden. In schweren Fällen ist die Blutzufuhr zum Darm blockiert und es entsteht eine *Gangrän*, gefolgt von *Bauchfellentzündung* und *Perforation*. Gelegentlich wird versucht, mit einem Einlauf den betroffenen Abschnitt des Darms in die normale Position zurückzubringen. Ansonsten ist eine Operation erforderlich.

Darmerkrankung, entzündliche Allgemeiner Begriff für eine chronische Erkr., die den Dünn- oder Dickdarm betreffen und Bauchschmerz, Blutungen und Durchfall verursachen kann. *Crohn-Krankheit* (Morbus Crohn) und *Colitis ulzerosa* sind die häufigsten Formen einer entzündlichen Darmerkr.

Darmerkrankungen Der Darm ist verschiedenen Strukturanomalien und der Einwirkung zahlreicher Infektionserreger und Parasiten unterworfen; er kann auch von Tumoren und anderen Erkr. befallen werden.

Strukturanomalien sind angeboren oder entwickeln sich später. Sie umfassen *Atresie*, Verengung und *Darmverschlingung*. Bei Neugeborenen kann *Kindspech* den Darm verlegen.

Generalisierte Entzündungen des Darms entstehen durch Virus- und bakterielle Infektionen oder haben eine nichtinfektiöse Ursache, wie bei der *Colitis ulzerosa* und *Crohn-Krankheit*. *Magen-Darm-Infekte* ergeben sich durch *Lebensmittelvergiftung*, *Reisedurchfall*, *Typhus*, *Cholera*, *Amöbenruhr* und *Giardia-Infektion*. Der Darm wird von Rundwürmern und Bandwürmern befallen. Gelegentlich ist die Entzündung umschrieben, wie bei *Appendizitis* und *Divertikulitis*.

Tumoren des Dünndarms sind selten, doch gutartige Geschwülste, wie *Lymphome* und Karzinoide (die ein *Karzinoidsyndrom* hervorrufen) treten auf. Tumoren des Dickdarms sind häufig (→ *Dickdarmkrebs*, *Mastdarmkrebs*). Einige Formen der *Adenomatosis coli* können zu einem Krebs entarten.

Gestörte Durchblutung (Ischämie) des Darms tritt infolge einer partiellen oder kompletten Verlegung der Arterien in der Bauchwand (durch Erkr. wie *Arteriosklerose*) oder von komprimierten oder eingeklemmten Blutgefäßen wie bei *Darmeinstülpung* oder *Bruch* ein. Ein Abschneiden der Blutversorgung führt zur *Gangrän*.

Andere Erkr., die den Darm betreffen, sind *Divertikulose*, *Malabsorption*, *Zöliakie* und *Reizdarm*.

Darmgeräusche Geräusche, die entstehen, wenn Gas u. Flüssigkeit den *Darm* passieren. Fehlende od. außergewöhnliche D. können Hinweis auf eine Erkr. sein. Mit dem *Stethoskop* hörbare D. werden Borborygmi genannt u. gehören zum gesunden Verdauungsprozess, doch können sie durch *Angst* u. einige Darmerkr. übermäßig werden.

Darmlähmung Med. paralytischer Ileus; meist vorübergehendes Versagen der normalen Darmkontraktionen (→ *Peristaltik*). Eine D. kommt häufig nach einer Bauch-OP vor, aber auch nach schwerer Bauchverletzung, *Bauchfellentzündung*, inneren Blutungen, akuter *Bauchspeicheldrüsenentzündung* oder Störung der Blut- oder Nervenversorgung des Darms. Symptome sind: aufgetriebener Bauch, Erbrechen, Stuhlverhaltung. Die Therapie erfolgt durch Entlastung des Darms. Mit einer *Nasen-Magensonde* wird angesammelte Flüssigkeit entfernt und der Magen leer gehalten. Der Flüssigkeitshaushalt wird durch Infusionen ausgeglichen.

Darmtumoren Bösartige und gutartige Geschwülste des Darms. Bösartige D. kommen eher im Dickdarm vor (→ *Dickdarmkrebs*, *Mastdarmkrebs*); der Dünndarm ist nur selten betroffen. *Lymphome* und Karzinoide (die zum *Karzinoidsyndrom* führen) entwickeln sich gelegentlich im Dünndarm.

Darmverschlingung Med. Volvolus; Verdrehen einer Darmschlinge, in seltenen Fällen auch des Magens. Die D. ist eine schwere Erkr., die eine Verengung und Passagebehinderung des Darminhalts (*Darmverschluss*) und das Risiko einer *Strangulation* herbeiführt. Die Symptome einer D. sind starke Bauchschmerzen mit Erbrechen. Die D. kann seit der Geburt vorliegen oder Folge von Verwachsungen sein. Eine Notfallbehandlung, i.d.R. durch Operation, ist erforderlich.

Darmverschluss Med. Ileus; teilweise oder komplette Verlegung des Dünn- oder Dickdarms. Ursachen sind *Brüche*, Verengung des Darms, oft aufgrund eines Darmtumors, Darmatresie, *Adhäsionen*, *Darmverschlingung* und *Darmeinstülpung*. Der D. tritt auch bei Erkr. auf, die die Darmwand betreffen, wie *Crohn-Krankheit*. In selteneren Fällen wird die Verlegung des Darms durch gestaute Nahrung, Kotstauung, *Gallensteine* oder ein Objekt verursacht, das unbeabsichtigt geschluckt wurde.

Eine Verlegung des Dünndarms verursacht i.d.R. wiederholte krampfartige Schmerzen in der Mitte des Bauchs mit heftiger werdenden Brechattacken und Wind- und Stuhlverhaltung. Eine Verlegung des Dickdarms verursacht Schmerz, Auftreibung des Bauchs und Wind- und Stuhlverhaltung.

Die Therapie umfasst Entleerung des Magens über eine *Nasen-Magensonde* und Ersatz der verlorenen Flüssigkeit durch eine i.v. Infusion. Aber in vielen Fällen ist die OP mit Ausräumung der Ursache des D. notwendig.

Debilität Heute allgemein als Verminderung der maximal erreichbaren *Intelligenz* definiert. Auch unter dem Begriff „geistige Behinderung" als eine mögliche Form zu verstehen.

Débridement → *Wundexzision*

Defäkation Stuhlgang; Entleerung von Stuhl (Faeces) aus dem Körper durch den *After*.

Deferoxamin Substanz zur Entfernung überschüssigen Eisens aus dem Körper, das sich infolge mehrerer Bluttransfusionen bei Anämie, wie *aplastischer Anämie* und *Thalassämie* angesammelt hat. D. wird auch eingesetzt zur Behandlung der Eisenvergiftung und kann bei erhöhtem Aluminium bei *Dialyse*patienten angewendet werden. Die Substanz wird i.v. injiziert oder als Infusion unter die Haut gegeben, evtl. mit Vitamin C zu Verstärkung der Eisenausscheidung. Nebenwirkungen sind Magen-Darm-Störungen, Schwindel und Hautreaktionen.

Defibrillation Gabe von 1 oder mehr kurzen elektrischen Stößen am Herzen, i.d.R. mit 2 Metallplatten, die man auf die Brust über die Herzregion legt. Die D. wird bei einigen *Herzrhythmusstörungen* wie *Vorhofflimmern* oder *Kammerflimmern* durchgeführt, um den Herzschlag wieder in den normalen Rhythmus zu bringen. Die D. wird als Notfallmaßnahme ausgeführt, um Kammerflimmern zu behandeln, das sich bei Herz-Kreislauf-Stillstand und am häu-

DEFIBRILLATION

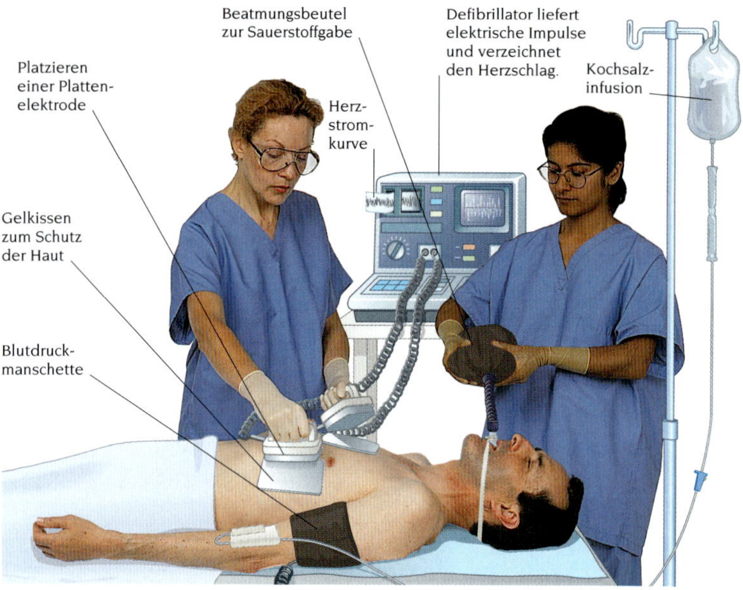

figsten nach einem Herzanfall (→ *Herzinfarkt*) entwickelt hat. D. kann auch als geplante Behandlung eingesetzt werden, wobei sie unter kurzer Vollnarkose erfolgt. Die Atmung wird bei dem Vorgang künstlich aufrechterhalten.

Defibrillator Ein Gerät, das dazu benutzt wird, mittels der Anwendung von stoßweisem elektrischem Strom auf das Herz von außen durch den Brustkorb (oder von innen, → *Defibrillator, implantierbarer Kardioverter-*) schwerwiegende *Herzrhythmusstörungen* wie im schlimmsten Fall das *Kammerflimmern* zu behandeln.

Defibrillator, implantierbarer Kardioverter- Auch ICD als Abkürzung. *Defibrillator* mit gleichzeitiger *Herzschrittmacher*-Funktion, der wie dieser unter die Haut eingesetzt wird. Elektroden, die über *Blutgefäße* ins *Herz* vorgeschoben werden, geben die elektrischen Impulse an das *Herz* ab. Ein D. wird bei erhöhtem Risiko für schwerwiegende *Herzrhythmusstörungen* eingepflanzt, erkennt und behandelt diese automatisch. Das Auslösen eines D. wird meist als sehr unangenehm empfunden, wenn es bei Bewusstsein erfolgt.

degenerative Erkrankungen → *Verschleißerkrankungen*

Dehiszenz Auseinanderweichen einer teilweise geheilten Wunde.

Dehydratation → *Austrocknung*

Dekompression, Spinalkanal → *Rückenmarkdekompression*

Dekompressionsunfall auch Barotrauma, Caisson-Krankheit; Gefahr für Taucher und andere, die bei komprimierter Luft oder anderen Gasgemischen arbeiten. D. entwickelt sich aus Gasblasen, die sich im Gewebe bilden und den Blutfluss behindern. In der Tiefe sammelt der Taucher inertes Gas im Gewebe aus einem Hochdruckgasgemisch an, das er atmet (→ *Tauchmedizin*). Probleme werden i.d.R. vermieden, indem man bei kontrolliertem langsamen Aufstieg oder Ablassen von Druck das übermäßige Gas aus dem Gewebe langsam in die Lunge lässt. Erfolgt der Aufstieg zu rasch und fällt der Druck zu schnell ab, kann sich das Gas nicht mehr im Gewebe halten. Die Blasen blockieren die Blutgefäße und führen zu Symptomen wie Hautjucken und -flecken und starken Schmerzen in und um die großen Gelenke. Symptome einer Schwäche des Nervensystems (von Beinschwäche und Sehstörungen bis hin zum Schlaganfall und Bewusstlosigkeit) und Brustschmerzen sind besonders schwer.

Taucher mit D. werden sofort in eine Druckkammer gebracht. Der Druck in der Kammer wird erhöht und bringt die Blasen im Gewebe zur Auflösung. Danach wird der Druck in der Kammer

DELLWARZEN

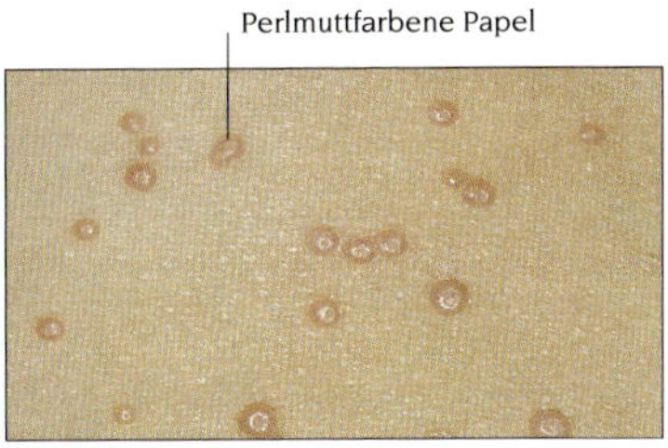

langsam reduziert und lässt das überschüssige Gas sicher über die Lunge entweichen. Wenn sofort gehandelt wird, können sich Taucher mit D. vollständig erholen. Bei schweren unbehandelten Fällen kommt es zu langfristigen Schäden, z. B. zur Lähmung.

Dekubitus → *Druckgeschwüre*

Delirium tremens Alkoholdelirium; Zustand von Verwirrtheit zusammen mit Zittern und lebhaften *Halluzinationen*. Es kommt i.d.R. bei Alkoholikern beim Entzug oder nach zeitweiser Abstinenz vor. Frühe Symptome sind Ruhelosigkeit, Erregtheit, Zittern und Schlaflosigkeit. Der Pat. weist raschen Herzschlag, erhöhte Temperatur und erweiterte Pupillen auf, ebenso Schwitzen, Verwirrtheit, Halluzinationen und Krampfanfälle. Die Therapie besteht in Ruhe, Flüssigkeitsersatz und Sedierung. Vitamin-Injektionen, bes. Thiamin (→ *Vitamin-B-Komplex*) werden verabreicht.

Dellwarze Med. Molluscum contagiosum; harmlose Virusinfektion mit glänzenden perlweißen Papeln (winzige Knötchen) auf der Haut. Jede Papel hat in der Mitte eine Delle und gibt auf Druck eine käsige Flüssigkeit ab. Vor der Heilung bildet sich eine Kruste.

Oft treten die Papeln an den Geschlechtsteilen, an der Innenseite der Oberschenkel oder im Gesicht auf. Kinder sind häufiger betroffen als Erwachsene. Die Infektion wird durch direkten Hautkontakt oder beim Geschlechtsverkehr übertragen. Normalerweise verschwinden D. in wenigen Monaten, können aber auch bis zu 18 Monate bestehen bleiben.

Deltamuskel Anat. Musculus deltoideus; dreieckiger Muskel der Schulter, der den gerundeten äußeren Bereich des Oberarms bildet und sich über das Schultergelenk erstreckt. Das breite Ende des D. ist am Schulterblatt und Schlüsselbein befestigt. Die Muskelfasern bilden eine Spitze des Dreiecks, die am Humerus (Oberarmknochen) etwa auf der Hälfte des Schafts ansetzt. Der mittlere stärkste Teil des D. hebt den Arm seitlich an. Der vordere und hintere Teil dreht den Arm.

Demenz Erkr., die durch Verschlechterung der Hirnfunktion gekennzeichnet ist. D. wird fast immer bei der *Alzheimer-Krankheit* oder bei Zerebralsklerose einschließlich *Schlaganfall* gefunden. Die Zerebralsklerose beruht auf verengten oder blockierten Hirnarterien. Der wiederholte Verlust der Blutversorgung zum Gehirn führt i.d.R. zur Verschlechterung, die allmählich, aber in Stadien eintritt. Ein kleiner Teil der Demenzfälle bei Menschen unter 65 Jahren hat eine

DELTAMUSKEL

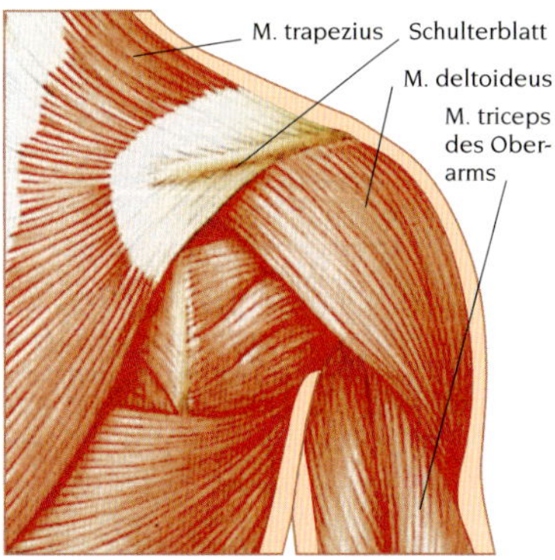

RÜCKENANSICHT

D

Grundkrankheit, die therapierbar ist, wie *Schädelhirntrauma*, *Hirntumor*, *Gehirnentzündung* oder *Alkoholismus*.

Die Hauptsymptome der D. sind fortschreitender Gedächtnisverlust, Desorientiertheit und Verwirrtheit. Plötzliche Ausbrüche oder peinliches Verhalten können erste Zeichen der Erkr. sein. Unangenehme Persönlichkeitszüge werden verstärkt; Familienmitglieder müssen oft Anschuldigungen, unvernünftige Forderungen oder sogar Angriffe ertragen. Paranoia, *Depression* und *Wahn* können beim Fortschreiten der Erkr. vorkommen. Reizbarkeit oder Angst werden durch Gleichgültigkeit gegenüber allen Gefühlen abgelöst. Die persönlichen Gewohnheiten verschlimmern sich, die Sprache wird zusammenhanglos. Pat. benötigen oft eine ganztägige Pflege.

Die Behandlung der häufigsten Erkr., der *Alzheimer-Krankheit*, ist die Therapie der Symptome. *Beruhigungsmittel* werden wegen der Ruhelosigkeit oder Paranoia gegeben. Medikamente für Demenz, z.B: Donepezil, können den geistigen Verfall bei manchen Pat. mit leichter oder mäßiger Alzheimer-Demenz verlangsamen (→ *Acetylcholinesterase-Hemmer*).

Demyelinisierung → *Entmarkung*

Dengue-Fieber Tropenkrankheit durch ein Virus, das durch die Steckmücke Aedes aegypti übertragen wird. Die Inkubationszeit beträgt 5 bis 8 Tage. Symptome sind Fieber, Kopfschmerz, Ausschlag und Gelenk- und Muskelschmerz, die oft nach ca. 3 Tagen verschwinden, dann tritt das Fieber wieder auf bis zum 6. bis 8. Tag. Danach tritt meist Entfieberung ein. Es gibt keine spezielle Therapie. Zur Vorbeugung erfolgt Schutz vor Mückenstichen (→ *Insektenstiche und -bisse*).

Densitometrie → *Dichtebestimmung*

Dentin Hartgewebe, das die *Zahnpulpa* umgibt (→ *Zähne*).

Depotspritze Med. Depotinjektion; i.m.-Injektion einer Substanz, die langsam und beständig ihre aktiven Stoffe in den Kreislauf abgibt. Freisetzung des Medikaments wird durch Einschluss der Substanz in Öl oder Wachs erzeugt. Die Freisetzung des Wirkstoffs kann dann Stunden, Tage oder Wochen dauern.

Eine D. ist sinnvoll bei Pat., die ihre Medikamente nicht korrekt nehmen. Sie beugt auch der Notwendigkeit vor, eine Reihe von Injektionen über einen kurzen Zeitraum zu geben. Hormonelle Kontrazeptiva (→ *Kontrazeptiva*), *Kortikosteroide* und *Neuroleptika* werden durch D. verabreicht. Nebenwirkungen sind durch ungleichmäßige Freisetzung ins Blut verursacht.

Depression Gefühle von Traurigkeit, Hoffnungslosigkeit und Interessenverlust am Leben, verbunden mit dem Gefühl von vermindertem emotionalem Wohlbefinden. Symptome schwanken mit der Schwere der D. Sie erzeugt Appetitverlust, Schlafstörungen, Müdigkeit, Interessenverlust an gesellschaftlichen Aktivitäten, Konzentrationsprobleme und gelegentlich *Angst*. Schwer Depressive haben Selbstmordgedanken und Gefühle der Wertlosigkeit. Halluzinationen oder Wahn treten in extremen Fällen auf. Oft liegt keine klare Ursache vor. Die D. wird durch körperliche Erkr. (z.B. Virusinfektion), Hormonstörungen (z.B. *Schilddrüsenunterfunktion*) oder Hormonschwankungen nach der Geburt (→ *Post-partum-D.*) ausgelöst. Einige Medikamente, wie orale *Kontrazeptiva*, könnten dazu beitragen. Die Vererbung spielt eine Rolle. Einige Pat. werden im Winter depressiv (→ *Saisonale manisch-depressive Psychose*). Bei diesen kommen soziale und psychische Faktoren infrage.

Zur Therapie wird i.d.R. eine psychologische Behandlung wie kognitive Verhaltenstherapie oder Beratung bzw. *Antidepressiva* gegeben. Antidepressiva sind eine gewisse Zeit wirksam.

Deprivation, sensorische Wegfall äußerer Reize wie Sicht und Schall. Länger andauernde s. D. kann zum Verlust des Realitätssinns, zu Denkstörungen und *Halluzinationen* führen.

Dermabrasion Entfernung der Oberflächenschicht der Haut durch Hochgeschwindigkeitsschleifer, um das Erscheinungsbild von Narben nach *Akne* zu verbessern oder Tattoos zu entfernen.

Dermatitis → *Hautentzündung*

Dermatitis exfoliativa oder Schälrötelsucht; Hauterkr. durch Entzündung, Rötung und Schuppung der Haut fast der gesamten Körperoberfläche. Die

D. e. ist eventuell Ergebnis einer allergischen Reaktion auf ein Medikament oder Verschlechterung einer Hauterkr. wie *Schuppenflechte* oder *Ekzem*. Die D. e. erscheint u.U. bei *Lymphomen* und *Leukämie*.

Dermatitis herpetiformis Chronische Hauterkr., bei der Ansammlungen von winzigen, roten, intensiv juckenden Blasen mit symmetrischem Muster auftauchen, am häufigsten am Rücken, Ellenbogen, Knien, Gesäß und Kopfhaut. Die D. h. entwickelt sich i.d.R. bei Erwachsenen und steht vermutlich mit der *Zöliakie* in Zusammenhang.

Dermatologie Fachgebiet der Medizin, das sich mit der Haut und ihren Erkrankungen befasst.

Dermatom → *Hautsegment*

Dermatomyositis Seltene *Autoimmunkrankheit*, bei der Muskeln und Haut entzündet sind. Sie bewirkt einen Hautausschlag zunächst an Nasenrücken und Wangen, danach eine blaurote Verfärbung der Augenlider und gelegentlich roten Ausschlag an Knien, Fingerknöcheln und Ellenbogen. Die Muskeln sind schwach, steif und schmerzhaft, bes. die der Schulter und des Beckens.

Die Therapie umfasst *Kortikosteroide* bzw. *Immunsuppressiva* und *Physiotherapie*. Bei etwa 50% der Fälle tritt die vollständige Erholung nach einigen Jahren ein. Die Übrigen haben dauernde Muskelschwäche. In etwa 20% sind die Lungen und andere Organe befallen und D. kann zum Tod führen.

Dermatophyten-Infektion Häufige Pilzinfektionen, die Haut, Haare und Nägel befallen und als *Tinea* bezeichnet werden.

Dermatosen → *Hauterkrankungen*

Dermis oder Lederhaut; innere Hautschicht.

Dermographismus Anomale Empfindlichkeit der Haut auf mechanische Reizung in einem Ausmaß, dass ein festes Streichen zu juckenden Quaddeln führt. Die Erkr. ist eine Form der *Nesselsucht* (Urtikaria). Sie ist häufig bei blassen Menschen mit Tendenz zur *Allergie*.

Dermoid → *Dermoidzyste*

Dermoidzyste Gutartiger Tumor mit einer Zellstruktur, die der Haut ähnlich ist. Er enthält Haare, Schweißdrüsen und Talgdrüsen. Die D. kann auch Fragmente von Knorpel, Knochen und sogar Zähne enthalten. Die D. treten in verschiedenen Bereichen auf: Die D. der Eierstöcke machen 10% aller *Eierstockkrebse* aus. Nur selten werden sie bösartig. In der Haut kommen die D. meist an Kopf oder Hals vor. Die operative Entfernung wird i.d.R. empfohlen (→ *Teratom*).

Desensibilisierung Technik in der *Verhaltenstherapie* zur Behandlung von Phobien, bei der der Pat. allmählich mit der Ursache seiner *Angst* konfrontiert wird.

Designerdrogen Illegal erzeugte Substanzen, die den Effekt bestimmter Drogen nachahmen. Sie führen zu Drogenabhängigkeit und zu Vergiftung. Sie werden in illegalen Labors hergestellt, sind billig und unterbieten die Straßenpreise der Drogen.

Es gibt 3 Hauptgruppen: D. aus *Opioid*-Schmerzmitteln, wie *Fentanyl*, den *Amphetaminen* ähnliche D. wie *Ecstasy* und Varianten von Phencyclidin, ein *Halluzinogen*. Diese hochpotenten Drogen sind nicht auf Nebenwirkungen getestet oder bzgl. der Stärke von Tabletten oder Kapseln, wodurch ihr Gebrauch gefährlich wird. Einige Derivate von Fentanyl sind z.B. 20-2000-mal stärker als *Morphin*. Amphetamin-Derivate verursachen Hirnschäden bei Dosen, die nur gering höher liegen als jene für den anregenden Effekt. Viele D. enthalten Verunreinigungen, die einen dauernden Schaden nach sich ziehen können.

Desinfektionsmittel Substanzen, die Mikroorganismen töten und so Infektionen vorbeugen. D. sind i.d.R. starke Chemikalien, die zur Reinigung von unbelebten Objekten, wie z.B. Teilen der medizinischen Ausrüstung, benutzt werden.

Desmoid Gutartige Geschwulst, i.d.R. in der Bauchwand. Der Tumor ist hart mit eindeutiger Kontur. Die D. treten am häufigsten bei Frauen auf, die Kinder geboren haben oder an familiärer Polyposis leiden. Sie entstehen auch an Orten früherer Operationsschnitte und werden in der Regel operativ entfernt.

Desmopressin Synthetische Form von *ADH* (antidiuretisches Hormon), das

D

zur Behandlung von *Diabetes insipidus* und Bettnässen (→ *Enuresis*) angewendet wird.

Desogestrel Gestagen, das mit Ethinylestradiol als Bestandteil der Kombinationspillen (→ orale *Kontrazeptiva*) benutzt wird. D. hat ein gering höheres Risiko der Thromboembolie als die älteren Mittel. Nebenwirkungen sind Gewichtsveränderungen und Flüssigkeitsretention. Es kann auch Übelkeit, Erbrechen, Kopfschmerz, Depression und Empfindlichkeit der Brust hervorrufen.

Desorientiertheit Verwirrtheit zu Zeit, Ort oder eigener Person. Sprache und Verhalten sind verworren und Fragen zu Zeit, Datum, aktuellem Ort, Name oder Adresse können nicht beantwortet werden. Dies beruht i.d.R. auf einem *Schädelhirntrauma*, auf *Vergiftung* oder einer chronischen Hirnerkr. wie *Demenz*. Die D. weist gelegentlich auf eine *Somatisierungsstörung* (eine psychische Erkr.) hin (→ *Verwirrtheit, Delirium tremens*).

Desoxyribonukleinsäure → *DNA, Nukleinsäuren*

Dexamethason *Kortikosteroid*, das als Nasenspray zur Abschwellung der Nasenverstopfung aufgrund *Heuschnupfen* (allergische Rhinitis), als Augentropfen zur Therapie der *Regenbogenhautentzündung* und als Ohrtropfen zur Therapie von *Gehörgangentzündung* verordnet wird. Es findet in Tablettenform oder als Injektion zur Therapie des schweren *Asthmas* und anderer Entzündungserkr. Anwendung. Es wird in ein entzündetes Gelenk injiziert, um die Symptome der *Arthrose* zu lindern.

Das Nasenspray kann Nasenbluten verursachen, Augentropfen führen zur Reizung. Die längere Anwendung oder hohe Dosen der Tabletten haben häufig die bei Kortikosteroiden bekannten Nebenwirkungen.

Dexamphetamin Stimulans des Zentralnervensystems (→ *Amphetamine, Stimulanzien*), gelegentlich zur Behandlung der Narkolepsie benutzt. Es wird auch Kindern mit *Aufmerksamkeitsdefizit-Hyperaktivitätsstörung* verabreicht. Aufgrund der stimulierenden Eigenschaften wurde D. zur Droge. Bei längerem Gebrauch werden die stimulierenden Wirkungen geringer und eine höhere Dosis muss für denselben Effekt genommen werden.

Dextrokardie Seltene Erkr., bei der von Geburt das Herz nach rechts statt nach links gerichtet ist. Das Herz weist evtl. auch Fehler auf. Gelegentlich ist die Position der Bauchorgane ebenfalls umgekehrt. Die Ursache der D. ist unbekannt. Die operative Therapie ist nur erforderlich, wenn das Herz eine Fehlbildung aufweist.

Dextromethorphan Wirkstoff, der Husten unterdrückt; D. ist frei verkäuflich und Bestandteil in Hustenmitteln.

Dextrose Anderer Name für *Glukose*.

Dezerebration oder Enthirnung; Zustand ohne Funktion des Großhirns, dem wesentlichen kontrollierenden Abschnitt des Gehirns. Die D. tritt ein, wenn der Hirnstamm stark geschädigt ist, wodurch es zur Entkopplung vom Großhirn kommt.

Diabetes insipidus Seltene Erkr., die durch extremen Durst und große Mengen verdünnten Urins gekennzeichnet ist. Es wird i.d.R. durch zu geringe Bildung von *ADH* (antidiuretisches Hormon) durch die *Hirnanhangsdrüse* verursacht. Eine Erkr. der Hirnanhangsdrüse führt zum Ausfall der ADH-Sekretion. Der D. i. tritt u.U. nach Hirn-Operationen vorübergehend auf. Die Therapie erfolgt durch ADH-Nasenspray. Eine seltene Form des D. i., der nephrogene D. i., beruht auf der fehlenden Reaktion der Nieren auf ADH. Die Behandlung erfolgt mit natriumarmer Kost und paradoxerweise Thiaziden (→ *Diuretika*).

Diabetes mellitus Erkr. durch unzureichende oder fehlende Produktion des Hormons *Insulin* in der *Bauchspeicheldrüse* oder durch Resistenz des Gewebes gegen dessen Wirkungen. Insulin ist für die Aufnahme von *Glukose* in die Zellen verantwortlich. Das fehlende Insulin führt zu hohen Glukosespiegeln im Blut, die zum Übergang großer Glukosemengen in den Harn, großen Urinmengen und zu starkem Durst führen. Andere Symptome sind Gewichtsverlust, Hunger und Erschöpfung. Harnwegsinfektionen können auftreten. Der Lipidstoffwechsel ist betroffen und kleine Blutgefäße degenerieren. Nicht diagnostizierter D. m. führt zu Verschwommensehen, Furunkeln und Prickeln und Taubheit in Händen und Füßen.

Es gibt 2 Haupttypen des D. m., die beide familiär gehäuft auftreten. Der Typ I (insulinabhängig) ist weniger häufig und entwickelt sich i.d.R. in der Kindheit und Jugend. Bei diesem Typ sind die Insulin produzierenden Zellen in der Bauchspeicheldrüse zerstört und die Insulinproduktion hört auf. Der Typ II (nicht insulinabhängig) entsteht allmählich, hauptsächlich im Alter von über 40 Jahren. Obwohl Insulin noch produziert wird, ist es nicht genug für den Bedarf des Körpers, da die Gewebe relativ resistent gegen seine Wirkungen geworden sind. Die Symptome können bei etwa 1/3 der Pat. vorhanden sein, und der D. m. wird oft nur bei Komplikationen entdeckt. Die Therapie zielt auf die Aufrechterhaltung eines normalen Blutzuckerspiegels. Dazu gehören Erreichen und Halten des Normalgewichts, regelmäßige körperliche Aktivität, Diätmaßnahmen und falls nötig Behandlung mit *Antidiabetika*.

Pat. mit Typ I des D. m. benötigen regelmäßige Insulinspritzen. Die Kohlenhydrataufnahme wird über den Tag verteilt, die Aufnahme von Fetten sollte gering sein und die Selbstüberwachung des Blutzuckerspiegels ist wichtig. Wenn das Gleichgewicht Glukose/Insulin nicht erhalten wird, kommt es zu *Überzuckerung* oder *Unterzuckerung*.

Die Therapie des D. m. Typ II besteht i.d.R. aus Diätmaßnahmen, Gewichtsreduktion und Antidiabetika, oft aus Medikamentenkombinationen. Manche Pat. benötigen auch Insulinspritzen.

Komplikationen des D. m. sind *Netzhaut*erkrankung, periphere *Polyneuropathie* und Nierenschädigung. Geschwüre der Füße sind ein weiteres Risiko. Pat. mit D. m. haben ein größeres Risiko, an *Arteriosklerose*, *Bluthochdruck*, anderen Herz-Kreislauf-Erkr. und *grauem Star* zu erkranken.

Dank moderner Behandlungsmethoden und genauer Selbstüberwachung können fast alle Diabetiker ein normales Leben führen.

Diätetik Anwendung von Ernährungswissenschaft zur Erhaltung und Wiederherstellung der Gesundheit. Hierzu gehört das Wissen um die Zusammensetzung der Lebensmittel, die Auswirkung von Kochen und Verarbeitung, den Nährstoffbedarf sowie psychische Aspekte, wie z. B. Essgewohnheiten (→ *Ernährungswissenschaft*).

D

Diagnose Prozess des Entdeckens einer Erkr. Der Arzt hört den Berichten über die Beschwerden zu und führt i.d.R. eine körperliche Untersuchung durch. Nach Stellen einer vorläufigen D. werden Tests angeordnet.

Dialyse Filtertechnik, mit der Abfallprodukte aus dem Blut und überflüssiges Wasser aus dem Körper als Therapie einer *Niereninsuffizienz* entfernt werden. Die Nieren filtern i.d.R. ca. 1500 Liter Blut täglich. Sie halten den Flüssigkeits- und Elektrolythaushalt aufrecht und scheiden Abfallstoffe im Urin aus. Wichtige Elemente wie Natrium, Kalium, Kalzium, Aminosäuren, Glukose und Wasser werden rückresorbiert. Harnstoff, überschüssige Mineralstoffe, Toxine und Medikamente werden ausgeschieden. Die Dialyse erfolgt, um die Funktion bei geschädigten Nieren durch akute oder chronische Niereninsuffizienz zu übernehmen. Ohne Dialyse häufen sich die Abfallstoffe im Blut an. Bei chronischer Niereninsuffizienz benötigen Pat. mehrere Male pro Woche eine D., für den Rest ihres Lebens oder bis sie eine Nierentransplantation erhalten. Bei akuter Niereninsuffizienz wird die D. intensiver durchgeführt, bis die Nieren wieder normal arbeiten.

Man kennt 2 Methoden der D.: *Hämodialyse* und Peritonealdialyse. Bei beiden werden überflüssiges Wasser und Abfallstoffe im Blut über eine Membran in eine Lösung (Dialysat) gefiltert, die dann verworfen wird. Hämodialyse filtert die Abfallstoffe durch eine künstliche Niere. Der Prozess dauert 2 bis 6 Stunden. Die Peritoneal-D. benutzt das Peritoneum (die Membran, die den Bauchraum auskleidet) als Filter. Das Verfahren wird oft über Nacht oder kontinuierlich am Tag und in der Nacht durchgeführt. Beide Typen der D. bergen die Gefahr, die Körperchemie sowie den Flüssigkeitshaushalt durcheinanderzubringen. (Abb. S. 122)

Diaphanoskopie Durchleuchtung z. B. zur Untersuchung eines Knotens oder einer Schwellung. Das Licht einer klei-

DIALYSE

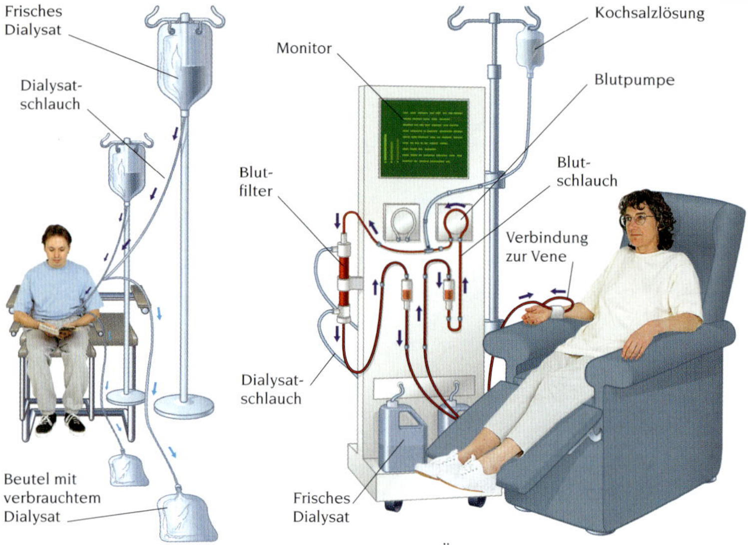

PERITONEALDIALYSE HÄMODIALYSE

nen Lichtquelle wird auf eine Seite des Knotens gerichtet; ist es auf der anderen Seite sichtbar, enthält der Knoten klare Flüssigkeit.

Diaphyse Schaft oder mittlerer Anteil von Röhrenknochen, z.B. dem Oberschenkelknochen. Die *Epiphyse* (Ende des Röhrenknochens) entwickelt sich unabhängig von der D., denn sie sind zu Beginn durch eine Knorpelmasse, die Epiphysenfuge, getrennt. D. und Epiphyse fusionieren dann zum kompletten Knochen.

Diarrhöe → *Durchfall*

Diastole Phase des Herzschlags, in der sich der Herzmuskel entspannt; diese wechselt mit der *Systole* ab, der Phase der Muskelkontraktion (→ *Herzzyklus*).

Diastolischer Druck Der niedrige Blutdruckwert, der an den Hauptarterien vorliegt. Der d. D. ist der Druck zwischen den Herzschlägen, wenn die Herzkammern entspannen und sich mit Blut füllen. Der systolische Druck, der höhere Blutdruckwert, ergibt sich, wenn sich die Herzkammern kontrahieren. Der normale Bereich variiert nach Alter und zwischen den Menschen, doch ein junger Erwachsener hat i.d.R. einen d. D. von ca. 80 mmHg (mm Quecksilbersäule) und einen systolischen Druck von unter 130 mmHg. Ein ständig hoher d. D. kommt in den meisten Fällen von *Bluthochdruck* vor.

DIAPHYSE

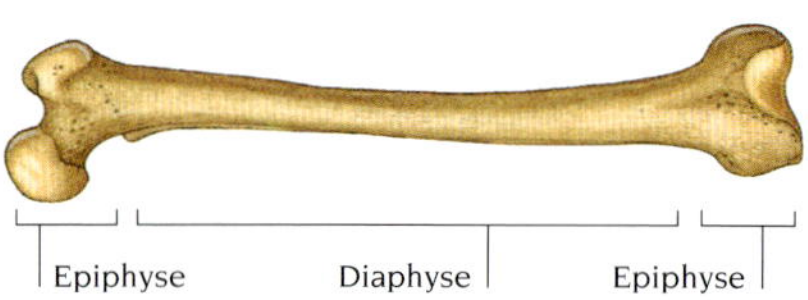

Diathese *Prädisposition* für bestimmte Krankheiten. Eine Blutungs-D. liegt z.B. vor, wenn eine *Blutgerinnungsstörung* eine Person anfällig macht für verlängerte Blutung nach einer Verletzung.

Diazepam *Benzodiazepin*, das hauptsächlich zur Kurzzeittherapie von *Angst* und *Schlaflosigkeit* eingesetzt wird. Es dient auch als *Muskelrelaxans*, als Antiepileptikum zur Notfalltherapie der *Epilepsie* und zur Behandlung von Alkoholentzugssymptomen. Es wird i.v. zur Sedierung vor bestimmten Eingriffen, z.B. Endoskopie, gegeben.

D. kann Schläfrigkeit, Verwirrtheit u. Schwindel verursachen. Beim Fahren od.

DICHTEBESTIMMUNG

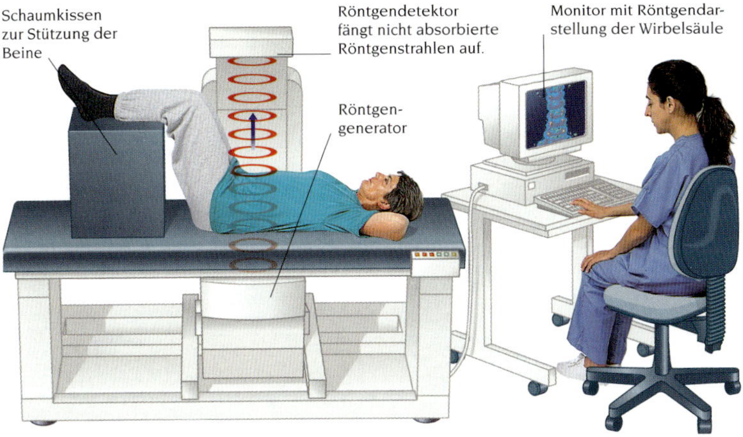

Bedienen von Maschinen sollte man D. nicht nehmen. D. führt zur Gewöhnung.

Dichte Kompaktheit einer Substanz, definiert als Masse pro Volumeneinheit. In der Radiologie bezieht sich D. auf die Strahlenmenge, die von Strukturen beim Röntgen absorbiert wird. Knochen, die Strahlung gut absorbieren, erscheinen auf der Aufnahme weiß. Die Lunge, die zum großen Teil Luft enthält, absorbiert wenig Strahlung und erscheint dunkel. Das Gleiche gilt für die *Computer-* und die *Kernspintomographie* (→ *spezifisches Gewicht*).

Dichtebestimmung Med. Densitometrie; bildgebendes Verfahren, das niedrig dosierte *Röntgenstrahlen* nutzt, um die *Knochendichte* zu messen, wie sie sich in der Konzentration des verkalkten Materials darstellt. Sie erfolgt zur Diagnose und Schweregradbestimmung bei *Osteoporose*, bes. der Wirbelsäule und des Oberschenkelknochens und um das Ansprechen auf eine Therapie zu bewerten. Bei der D. dringen Röntgenstrahlen durch den Körper. Ein Computer misst die Menge der Strahlen, die vom Körper absorbiert werden, und nutzt diese Information, um die Knochendichte zu errechnen.

Dickdarm Der D. besteht aus *Blinddarm* mit dem Wurmfortsatz (*Appendix*) u. dem Grimmdarm (Kolon), dem Hauptteil des D. Das Kolon ist ein in Abschnitte untergliedertes Hohlorgan von einer Länge von etwa 1,3 m u. einem Durchmesser von ca. 6,5 cm, das im Bauch eine große Schleife bildet. Seine 4 Abschnitte sind das aufsteigende, quer liegende, absteigende Kolon sowie das Sigma (S-förmig), das mit dem *Mastdarm* verbindet. Hauptfunktionen des Kolons sind Aufnahme von Wasser u. Mineralsalzen aus dem vom Dünndarm kommenden Verdauungsmaterial u. Eindickung der Abbauprodukte, bevor es als Stuhl ausgeschieden wird. Die Kolon-Wand gliedert sich in 4 Schichten: Eine elastische Außenschicht, eine Schicht von Muskeln, die sich zusammenziehen u. entspannen u. so den Inhalt transportieren (→ *Peristaltik*), eine unter der Schleimhaut gelegene Schicht mit Blutgefäßen, die Wasser u. Salze aufnimmt, u. schließlich zuinnerst die Schleimhaut, die den Stuhl gleitfähig macht (→ *Verdauungssystem; Darmerkrankungen*).

Dickdarmentfernung Völliges od. teilweises Herausschneiden des *Dickdarms* in einer OP. D. wird in schweren Fällen von *Divertikulose* u. *Divertikulitis* angewandt od. zur Entfernung eines bösartigen *Tumors* im Dickdarm sowie bei einem *Darmverschluss* infolge einer Darmverengung. Eine totale D. wird durchgeführt, wenn *Colitis ulzerosa* nicht medikamentös zu beherrschen ist u. in Fällen von *Adenomatosis coli*.

Bei einer teilweisen D. wird nur der erkrankte Dickdarmabschnitt entfernt u. die Darmenden wieder miteinander verbunden. Eine vorübergehende *Kolostomie* kann nötig sein, bis die Verbindungsnaht geheilt ist. Bei totaler D. wird der gesamte Dickdarm mit od. ohne *Mastdarm* entfernt. Bei Entfernung des Mastdarms muss ein Ileostoma hergestellt werden. Nach einer teilweisen D. funktioniert der Darm meist normal. Bei der völligen D. führt die verringerte Fähigkeit des Darms, Wasser aus dem Stuhl aufzunehmen, gewöhnlich zu Durchfall u. macht die Einnahme von *Antidiarrhoika* notwendig.

Dickdarmentzündung D. führt zu Durchfall, meist mit Blut u. Schleim. Weitere mögliche Symptome: Bauchschmerzen u. Fieber. Zugrunde liegen kann eine Infektion durch bestimmte Arten von Mikroorganismen, z. B. Bakterien der Familie Campylobacter u. Shigellen, Viren od. Amöben. Eine Form von D. kann durch Antibiotika hervorgerufen werden, die normalerweise im Darm lebende Bakterien zerstören u. eine übermäßige Vermehrung der Bakterie Clostridium difficile ermöglichen, was eine Reizung hervorruft. D. ist außerdem ein Merkmal der Colitis ulzerosa u. der Crohn-Krankheit.

Zur Absicherung der Diagnose auf D. können Stuhlproben, *Sigmoidoskopie* od. Dickdarmspiegelung, *Biopsie* von Entzündungsbereichen od. Geschwüren u. Bariumeinlauf durchgeführt werden (→ *Barium-Röntgenuntersuchung*). Bei Infektion als Ursache sind wahrscheinlich Antibiotika notwendig. *Crohn-Krankheit* u. *Colitis ulzerosa* werden mit *Kortikosteroiden* u. *Immunsuppressiva* sowie Diät behandelt (→ *Diätetik*).

Dickdarmerkrankungen → *Darmerkrankungen*

Dickdarmkrebs *Bösartiger Tumor* des Kolons (Hauptteil des *Dickdarms*). Erste Symptome: unerklärliche Änderungen der Stuhlgewohnheiten (Verstopfung od. Durchfall), Blut- u. Stuhlgemisch u. Schmerzen im Unterbauch. Zuweilen treten Symptome erst auf, wenn der Tumor so groß ist, dass er einen *Darmverschluss* od. eine *Perforation* hervorruft.

Für einige Formen von D. sind genetische Ursachen gefunden worden, doch meist ist die genaue Entstehung nicht bekannt. Zu den Faktoren, die D. fördern, gehört die Ernährungsweise: Viel Fleisch, Fett und zu wenig Ballaststoffe können das Risiko erhöhen. Oft tritt D. zusammen mit anderen Erkr. des Kolons auf, z. B. *Colitis ulzerosa* u. *Adenomatosis coli*. Die Heilungschancen hängen entscheidend von der Früherkennung ab. Zur Abklärung gehört ein Hämoccult-Test; ist das Ergebnis positiv, sollten *Sigmoidoskopie* u. *Dickdarmspiegelung* erfolgen. Meist wird bei Dickdarmkrebs eine teilweise *Kolektomie* durchgeführt.

Dickdarmspiegelung auch Koloskopie; Untersuchung des Inneren des Kolons, (Hauptteil des *Dickdarms*) mittels eines biegsamen Instruments mit Glasfaseroptik, Kolonoskop genannt. Es wird durch den *After* eingeführt und an der Innenseite des Kolons entlanggeführt. Mit D. geht man Symptomen wie Blutungen aus dem After auf den Grund u. untersucht auf Erkr. wie *Dickdarmentzündung, Polypen* u. Krebs (→ *Krebserkr.*). Durch das Kolonoskop können Instrumente eingeführt werden, mit denen man *Biopsie*-Proben entnehmen od. *Polypen* entfernen kann.

Diclofenac *Nichtsteroidales Antirheumatikum* (NSAR) zur Linderung von Schmerz und Steifigkeit bei *Arthritis* und zur beschleunigten Erholung nach Verletzung. Nebenwirkungen sind Übelkeit, Bauchschmerz und *peptisches Ulkus*.

Differenzierung Vorgang, mit dem die Zellen vom frühen Embryo zu bestimmten Geweben und Organen werden. Bedeutet auch den Grad, zu dem ein im Mikroskop erscheinendes bösartiges Gewebe noch dem normalen Ausgangsgewebe gleicht.

Diffusion Verteilung einer Substanz in einer Flüssigkeit aus einem Gebiet mit hoher Konzentration zu einem mit niedriger Konzentration.

Diflunisal *Nichtsteroidales Antirheumatikum* (NSAR) zur Linderung von Gelenkschmerz und -steifigkeit bei Formen der *Arthritis*. D. wird auch bei Rückenschmerz, Zerrung und Verstauchung gegeben. Nebenwirkungen sind Übelkeit, Durchfall und Hautausschlag.

Digitalisglykoside oder Herzglykoside; Gruppe von Substanzen, die aus der Pflanze Fingerhut extrahiert wurden. Sie werden zur Behandlung von Herzerkr. eingesetzt, meist bei *Vorhofflimmern*. Die am häufigsten gebrauchten D. sind Digitoxin und Digoxin.

Digitoxin Lang wirkendes *Digitalisglykosid* zur Behandlung der *Herzinsuffizienz* und bestimmter Formen der *Herzrhythmusstörungen*.

Digoxin Meist benutztes *Digitalisglykosid*. Es wird bei *Herzinsuffizienz* und bei bestimmten Formen von *Herzrhythmusstörungen*, wie *Vorhofflimmern*, eingesetzt.

Bluttests sind erforderlich, um die korrekte Dosis bes. bei Nierenerkr. festzulegen. Eine zu hohe Dosis verursacht Kopfschmerz, Appetitverlust, Übelkeit und Erbrechen. D. unterbricht gelegentlich den normalen Herzschlag und führt zum *Herzblock*.

Dihydrokodein Abk. DHC; schwaches *Opioid*-Schmerzmittel mit hustenreizdämpfenden Eigenschaften. Nebenwirkungen: Übelkeit und Erbrechen.

Dilatation Veränderung, bei der eine Körperhöhle, ein Gang oder eine Öffnung aufgrund normaler physiologischer Vorgänge oder aufgrund einer Erkr. vergrößert oder gedehnt werden. Der Begriff bezieht sich auch auf Vorgänge, durch die die Erweiterung bewirkt wird, z. B. Dilatation des Gebärmutterhalses vor der *Kürettage*.

Diltiazem Kalziumantagonist zur Behandlung von *Bluthochdruck* und *Angina pectoris*. Nebenwirkungen sind Kopfschmerzen, Appetitverlust, Übelkeit, Verstopfung und geschwollene Knöchel.

Dimeticon Substanz auf Silikonbasis, bekannt als Simeticon, das als *Barrierecreme* und als schaumauflösendes Mittel in *Antazida* verwendet wird.

Dioptrie Einheit der Brechkraft (Stärke) einer Linse. Je größer diese Brechkraft, umso stärker die Linse. Linsen, die parallele Lichtstrahlen dazu bringen, aufeinander zuzulaufen, haben eine positive D.-Zahl und werden zur Korrektur von *Weitsichtigkeit* verwendet. Solche, die ein Auseinanderlaufen der Lichtstrahlen bewirken, haben eine negative Zahl und werden zur Korrektur der *Kurzsichtigkeit* verwendet.

Dioxin Hochgiftige Chemikalie; häufig als Verschmutzung in Entlaubungsmitteln enthalten.

Diphenhydramin *Antihistaminikum* zur Behandlung allergischer Erkr. wie *Nesselsucht* u. *Heuschnupfen*; wird auch zur Behandlung zeitweiser Schlafstörungen eingesetzt. Einige Hustenmittel enthalten D. Es kann Schläfrigkeit, *Mundtrockenheit* u. Verschwommensehen verursachen. Für Kleinkinder nicht geeignet.

Diphtherie Bakterielle Infektion, die Halsschmerz, Fieber und gelegentlich schwere oder tödliche Komplikationen bewirkt. Es wird durch *CORYNEBACTERIUM DIPHTHERIAE* hervorgerufen. Bei der Infektion kann sich der Erreger im Rachen oder in der Haut vermehren. Im Rachen werden durch die Bakterien Gifte gebildet, die die Mandeln bedecken und sich bis hoch zum Gaumen oder herunter zum Kehlkopf und in die Luftröhre ausbreiten und zu Atembeschwerden führen können. Andere Symptome sind vergrößerte Halslymphknoten, gesteigerte Herzfrequenz und Fieber. Die Infektion ist u.U. auf die Haut beschränkt. Lebensbedrohliche Symptome (Herzmuskelschäden, Nervenlähmungen) entwickeln sich bei nicht geimpften Menschen und werden durch ein Toxin hervorgerufen, das durch den Erreger freigesetzt wird. Ein Pat. kann kollabieren und in einem Tag durch Entwicklung der Rachensymptome versterben. Die D. wird mit *Antibiotika* behandelt. Ein *Antitoxin* wird gegeben, wenn D. den Rachen befällt. Bei schweren Atemstörungen ist eine *Tracheostomie* erforderlich. Massenimpfungen haben die D. in den Industrieländern selten gemacht.

Diplegie Beidseitige Lähmung der Gliedmaßen (beide Beine oder seltener beide Arme).

Diplopie → *Doppeltsehen*

Dipyridamol Wirkstoff, der das Verkleben der Blutplättchen vermindert und dadurch hilft, der Bildung von Blutgerinnseln in Arterien vorzubeugen. D. wird mit *Acetylsalicylsäure* oder Warfarin zur

D

Vorbeugung von Thrombenbildung (Blutgerinnsel) nach *Herzklappenoperation* verwendet. Es wird auch Pat. mit gerade abgelaufenem Herzinfarkt oder nach koronarem Bypass (→ *Bypass, koronarer*) gegeben. D. vermindert die Häufigkeit *transitorisch-ischämischer Attacken*. Nebenwirkungen sind u.a. Kopfschmerz, Hautrötung und Schwindel.

Disopyramid *Antiarrhythmikum* zur Behandlung extrem schneller Herzschläge, wie sie nach *Herzinfarkt* vorkommen. D. vermindert die Kraft der Herzmuskelkontraktion. Daher verstärkt es eine vorbestehende *Herzinsuffizienz*. Andere Nebenwirkungen sind *Mundtrockenheit* und Verstopfung.

distal Teil des Körpers, der von einem anderen in Relation zu einem zentralen Bezugspunkt, z.B. zum Rumpf, entfernter ist. Der Finger ist z.B. distal vom Arm. Gegenteil: *proximal*.

Disulfiram Entwöhnungsmittel zur Behandlung der *Alkoholabhängigkeit*. Es wird Menschen verordnet, die Hilfe bei Alkoholabhängigkeit suchen. Die Therapie ist i.d.R. mit einem Beratungsprogramm verbunden. D. verlangsamt den Abbau des Alkohols, verursacht Hautrötung, Kopfschmerzen, Übelkeit, Schwindel und *Herzklopfen*. Die Symptome beginnen 10 Min. nach dem Alkoholtrinken und können Stunden dauern. Starker Alkoholkonsum während der Therapie kann zur Bewusstlosigkeit führen. Der Anwender des Mittels sollte einen Ausweis mit Warnhinweis bei sich tragen.

Dithranol Wirkstoff zur Behandlung der *Schuppenflechte*. D. wird als Salbe, Creme oder Stift verordnet und wirkt, indem es die Rate der Hautzellvermehrung verlangsamt. Dieser Effekt kann durch UV-Licht verstärkt werden (→ *Lichttherapie*). D. verursacht u.U. eine Hautentzündung.

Diuretika Wirkstoffe, die helfen, überschüssiges Wasser durch erhöhte Urinmenge aus dem Körper auszuscheiden. Sie werden zur Behandlung verschiedener Erkr. benutzt, wie *Bluthochdruck*, *Herzinsuffizienz*, *grüner Star*, *nephrotisches Syndrom*, *Leberzirrhose* und schweres *prämenstruelles Syndrom*.

D. unterscheiden sich deutlich in Wirkungsgeschwindigkeit und -mechanismus. Thiazid-D. bewirken einen mäßigen Anstieg der Harnproduktion. Schleifen-D. sind rasch wirksame, starke Substanzen. Sie werden oft zur Notfallbehandlung bei Herzinsuffizienz benutzt. Kaliumsparende D. werden mit Thiaziden und Schleifen-D. kombiniert, da beide zu Kaliumverlust führen. Carboanhydrasehemmer hemmen die Aktion des Enzyms Carboanhydrase, wodurch die Menge an Bikarbonat-Ionen im Blut gesenkt wird. Diese Mittel steigern das Harnvolumen mäßig, aber sind nur für kurze Zeit wirksam. Osmotische D. werden benutzt, um die Urinausscheidung nach schwerer Verletzung oder größerer OP zu fördern.

D. können zu chemischen Verschiebungen im Blut führen. *Hypokaliämie* (niedrige Kaliumspiegel im Blut) werden i.d.R. mit Kaliumergänzungsgaben oder kaliumsparenden D. behandelt. Eine kaliumreiche Kost kann helfen. Einige D. erhöhen den Harnsäurespiegel und damit das Risiko der Gicht. Bestimmte D. erhöhen den Blutzucker, wodurch sich ein *Diabetes mellitus* verschlimmern kann.

Divertikel Kleine Aussackungen, die sich nach außen durch die Wand eines Hohlorgans (z.B. des *Dickdarms*) vorwölben. Sie sollen durch den Druck entstehen, der auf Schwachstellen der Schleimhaut lastet. Ihr Vorliegen in der Wand des Darms wird als *Divertikulose* bezeichnet.

Divertikulitis Entzündung von *Divertikeln* im Darm, bes. im Dickdarm. Die D. ist eine Komplikation der *Divertikulose*. Die Divertikel können löcherig werden, im Gewebe um den Dickdarm Abszesse bilden und zur *Bauchfellentzündung* führen. Andere Komplikationen sind Darmblutung, Darmverengung oder *Fistel*.

Symptome sind Fieber, Bauchschmerz, Erbrechen und Abwehrspannung des Bauchs. Die Darmblutung führt zur Blutung aus dem Rektum. Die D. geht i.d.R. bei Bettruhe u. *Antibiotika* zurück. In schweren Fällen sind flüssige Kost u. i.v. Infusion notwendig. Bei einer evtl. Operation werden der erkrankte Darmabschnitt entfernt und die Darmenden zusammengenäht. Einige Pat. erhalten vorübergehend eine *Kolostomie*.

Divertikulose Vorliegen von *Divertikeln* im *Darm,* bes. im *Dickdarm*. Komplikationen der D. sind Darmblutung und *Divertikulitis*. Die Ursache ist offenbar ein Mangel an Ballaststoffen in der Nahrung (→ *Ballaststoffe*). D. ist in Entwicklungsländern sehr selten.

Die Symptome treten bei nur 20% der Pat. auf. Sie ergeben sich aus einem Spasmus oder Krampf der Darmmuskulatur nahe dem Divertikel. Viele Pat. haben Symptome wie bei *Reizdarm*, z.B. Bauchschmerz, Blähung und Änderungen der Stuhlgewohnheiten. In schweren Fällen kann Darmblutung zu einer Blutung aus dem Mastdarm führen.

Bei Krämpfen bringen eine faserreiche Kost, Ballaststoffergänzung und *Spasmolytika* Linderung. Eine ballaststoffreiche Kost hilft auch, die Komplikationen zu vermeiden. Blutung aus den Divertikeln geht i.d.R. ohne Therapie zurück, ansonsten muss operiert werden.

DMSA-Untersuchung Methode der *Nierendarstellung* (Szintigraphie).

DNA

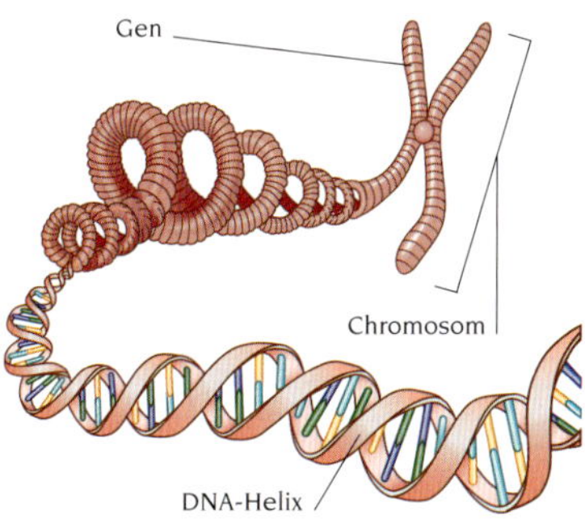

DNA Abk. für Desoxyribonukleinsäure; Hauptmolekül, das die Erbinformation in fast allen Organismen beinhaltet. Ausnahmen sind bestimmte Viren, die RNA besitzen. Die DNA findet sich in den Chromosomen der Zellen; ihre Doppelhelix-Struktur erlaubt es, die Chromosomen exakt bei der Zellteilung zu kopieren (→ *Nukleinsäuren*).

DNA, rekombinante Abschnitt der *DNA* eines Organismus, der künstlich in die DNA eines anderen Organismus übertragen wird (→ *Gentechnologie*).

DNA-Fingerabdruck → *genetischer Fingerabdruck*

dominant In der Genetik eine der 2 Arten, mit denen ein Gen vom Elternteil auf die Nachkommen gelangen kann. Viele Merkmale werden durch ein einzelnes Genpaar bestimmt, wobei von jedem Elternteil ein Gen vererbt wird. Ein dominantes Gen verdrängt das äquivalente *rezessive* Gen. Ein Gen für braune Augenfarbe ist z.B. dominant, sodass ein Kind, wenn es ein Gen für braune Augen von einem Elternteil und das Gen für blaue Augen vom anderen geerbt hat, braune Augen haben wird. Einige *genetisch bedingte Erkr.* werden durch ein dominantes Gen verursacht. Beispiele sind *Marfan-Syndrom* und *Huntington-Chorea*. Ein Kind hat die Erkr., wenn es das Gen von einem der beiden Elternteile geerbt hat.

Domperidon Mittel zur Linderung von Übelkeit und Erbrechen, die mit Magen-Darm-Erkr. oder bei der Therapie mit bestimmten Arzneimitteln oder *Strahlentherapie* einhergehen. Nebenwirkungen sind Brustvergrößerung und Milchsekretion aus der Brust.

Dopa-Decarboxylase-Hemmer Medikamente zur Therapie des *Parkinson-Syndroms*. Die 2 Haupt-Hemmstoffe, Co-Beneldopa und Co-Careldopa, sind eine Kombination aus Levodopa und Benserazid bzw. Levodopa und Carbidopa. Diese stellen sicher, dass Levodopa nur im Gehirn aktiviert wird, was das Auftreten von Nebenwirkungen wie Übelkeit und Erbrechen vermindert.

Dopamin Neurobotenstoff des Gehirns und im Bereich von Blutgefäßen. Es hilft Körperbewegungen zu kontrollieren: Mangel an D. in den *Basalganglien* (Gruppe von Nervenzellen tief im Gehirn) führt zum *Parkinson-Syndrom*.

Das synthetische D. wird als Notfallbehandlung bei *Schock* durch *Herzinfarkt* oder *Blutvergiftung* sowie als Therapie bei schwerer *Herzinsuffizienz* gespritzt.

Doppelbilder → *Doppeltsehen*

doppelblind Kontrollierte Studie, die die Wirksamkeit einer Therapie oder die Vorteile von verschiedenen Therapien prüft. In Doppelblindstudien wissen weder die Patienten noch der Prüfarzt, der die Therapie durchführt, welche Patienten welche Therapie erhalten. Dies schaltet jede Erwartungshaltung gegenüber einer Therapie aus.

Doppeltsehen auch Diplopie. Sehen von 2 statt 1 Bild eines Einzelobjekts. D. ist i.d.R. ein Symptom beim *Schielen*, bes. beim paralytischen Schielen, bei der die Lähmung 1 oder mehrerer Augenmuskeln die Augenbewegung abschwächt. Andere Ursachen sind *Migräne*, ein *Tumor* des Augenlids bzw. Tumor oder Blutgerinnsel hinter dem Auge. D. tritt auch beim *Exophthalmus* auf, wenn der Augapfel durch eine Hormonerkr. vorgeschoben ist. Ein schielendes Kind benötigt Therapie, um eine *Schwachsichtigkeit* zu verhindern. Bei Erwachsenen erfordert D. sofortige Abklärung.

Doppler-Effekt Änderung der Frequenz, mit der Tonwellen von einer Quelle den Empfänger erreichen, wenn sich die Quelle in Relation zum Betrachter schnell bewegt. Ein sich nähernder Ton erscheint höher als ein Ton, der sich entfernt. Dies beruht darauf, dass die Wellenlänge des Tons einer sich nähernden Quelle verkürzt wird, während die Wellenlänge einer sich entfernenden Quelle verlängert wird. Der D.-E. wird beim *Ultraschall* nutzbar gemacht. Ein Sender sendet Ultraschallimpulse (nicht hörbare hochfrequente Töne) einer spezifischen Frequenz aus. Wenn diese Impulse von einem sich bewegenden Objekt (Blut, das durch ein Gefäß fließt) abgestoßen werden, ist die Frequenz des Echos anders als die des ursprünglichen Tons. Ein Sensor fängt die Frequenzänderung auf und wandelt die Daten in sinnvolle Information um (etwa, wie schnell das Blut fließt). Doppler-Ultraschall wird zur Überwachung der fötalen Herztöne eingesetzt, zur Auffindung von Luftblasen in der *Dialyse* und *Herz-Lungen-Maschine* und zur Messung des Blutdrucks.

dorsal Auf den Rücken bezogen, auf oder nahe dem Rücken lokalisiert, oder oberster Körperteil, wenn eine Person mit dem Gesicht nach unten liegt. Das Gegenteil ist *ventral* (auf den Bauch bezogen).

Dosieraerosol Gerät zur Aufnahme eines Wirkstoffs in Pulver- oder Dampfform, i.d.R. zur Behandlung von Atemwegerkr., z. B. *Asthma* und chronische *Bronchitis*. Genau bemessene Dosierungen des Wirkstoffs (z. B. *Bronchospasmolytika* oder *Kortikosteroide*) werden freigesetzt, wenn das D. zusammengedrückt wird.

DOSIERAEROSOL

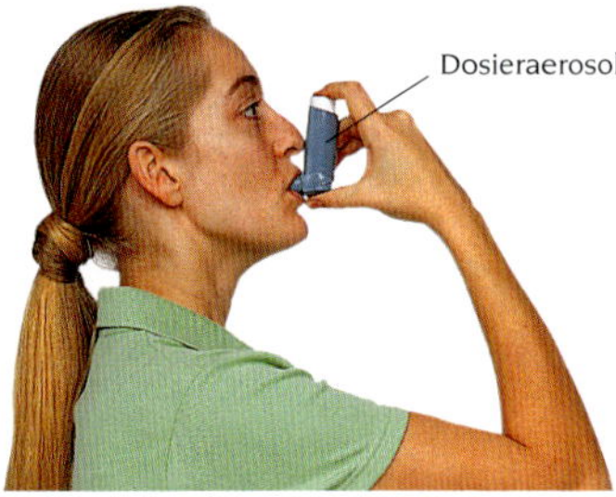

Dosis Menge eines Medikaments, das zu einer bestimmten Zeit vorliegt, oder die Menge an Strahlung, der eine Person bei einer Strahlentherapiesitzung ausgesetzt ist. Medikamenten-D. kann auch als Gewicht des aktiven Wirkstoffs, als sein Effekt auf einen Gewebetyp oder als Volumen einer Flüssigkeit ausgedrückt werden.

Dosulepin Trizyklisches *Antidepressivum* zur Behandlung der Depression. D. hat eine beruhigende Wirkung und ist bes. wirksam bei *Angst* und *Schlaflosigkeit*. Nebenwirkungen sind Verschwommensehen, Schwindel, Hautrötung und Ausschlag.

Down-Syndrom Auch Trisomie 21; *Chromosomenabweichung*, die zu *Lernschwierigkeiten* wechselnder Ausprägung und zu einem charakteristischen Erscheinungsbild führt.

Menschen mit D.-S. haben ein zusätzliches Chromosom (47 statt 46). Sie weisen 3 Kopien des Chromosoms 21 statt 2 auf. Meist ergibt sich das D.-S. durch ein Spermium oder ein Ei, das ein Extra-Chromosom 21 enthält. Wenn eine dieser Zellen an der Befruchtung beteiligt ist, wird auch das Kind ein Extra-Chromosom haben. Diese Art der Anomalie ist häufiger bei Müttern über 35 Jahren. Eine seltenere Ursache des D.-S. ist eine Chromosomenaberration, die man als Translokation bezeichnet, bei der sich ein Teil des Chromosoms 21 eines Elternteils mit einem anderen Chromosom verbunden hat. Der Elternteil ist nicht betroffen, hat aber ein hohes Risiko, Kinder mit D.-S. zu bekommen.

Die typischen Merkmale bei D.-S. sind kleines Gesicht und schräggestellte Augen mit Hautfalten, die die inneren Augenwinkel bedecken, große Zunge und kurze, breite Hände. Betroffene haben ein größeres Risiko für bestimmte Erkr. wie *angeborene Herzfehler*, angeborene Taubheit und akute *Leukämie*. Kinder mit D.-S. sind bes. anfällig für Ohrinfektionen. Eine Art der Alzheimer-Demenz entwickelt sich ab dem Alter von 40 Jahren.

Das D.-S. wird i.d.R. bald nach der Geburt erkannt. Die Diagnose wird durch Chromosomenanalyse bestätigt. Vorsorgetests in der Frühschwangerschaft, darunter *Ultraschall*, weisen darauf hin, dass der Fötus wahrscheinlich betroffen ist. Die *Fruchtwasseruntersuchung* wird evtl. empfohlen.

Doxazosin *Antihypertensivum* zur Senkung des *Bluthochdrucks*. Nebenwirkungen sind Schwindel, Kopfschmerz und Übelkeit.

Doxorubicin *Zytostatikum*, das gespritzt wird, oft mit anderen Zytostatika zusammen. Es wird für eine Reihe von Krebsarten, z. B. *Lungenkrebs*, eingesetzt.

Doxycyclin *Tetracyclin* zur Behandlung der chronischen *Prostatitis*, Unterleibsentzündung sowie chronischen *Bronchitis*. Es wird auch zur Vorbeugung und Behandlung der *Malaria* angewendet. Die Einnahme mit einer Mahlzeit vermindert die Nebenwirkungen.

DPT-Impfung Injektion, die Immunität gegen *Diphtherie*, *Keuchhusten* (Pertussis) und *Tetanus* verleiht. Der Impfstoff regt den Körper zur Antikörperbildung gegen diese Infektionen an. Er wird in einer Serie von 3 Injektionen im 3., 4. und 5. Lebensmonat gegeben, danach eine Auffrischdosis vor der Schule. Vor Ende der Schulzeit erfolgt eine weitere Diphtherie- und Tetanus-Auffrischimpfung. Der Impfstoff gibt keine komplette Immunität gegen Diphtherie oder Keuchhusten, vermindert aber das Risiko einer schweren Erkr.

Der Schutz gegen Keuchhusten und Tetanus verschwindet allmählich. Bei Erwachsenen ist eine Keuchhustenerkr. leicht, kann aber auf Kinder übertragen werden. Da Tetanus in jedem Alter eine ernste Erkr. ist, werden Auffrischimpfungen bei verschmutzter, penetrierender Verletzung empfohlen, wenn die letzte Impfung über 10 Jahre her ist.

Reaktionen auf die Diphtherie- und Tetanusteile der DPT-I. sind selten. Der Keuchhusten-Impfstoff führt oft zu leichtem Fieber und Reizbarkeit für einen Tag. Schwerere Reaktionen sind extrem selten und umfassen Krampfanfälle und eine allergische Reaktion, die zu plötzlichen Atemstörungen und Schock führen kann. Dauernde Schädigung durch den Impfstoff ist noch seltener. Ärzte sind sich darin einig, dass i.d.R. die Vorteile der DPT-I. die minimalen Risiken der Impfstoffe überwiegen. Der Keuchhustenteil der Impfung sollte solchen Kindern nicht gegeben werden, die schon schwer auf eine vorherige Dosis des Impfstoffs reagiert haben oder bei denen eine fortschreitende Hirnveränderung vorliegt.

Dreifachvakzine → *DPT-Impfung*

Dreimonatskolik → *Säuglingskolik*

Dreitagefieber Häufiger Infekt, vermutlich durch ein *Virus*, das meist Kinder von 0,5 bis 2 Jahren befällt. Das D. erscheint mit Fieber und plötzlicher Reizbarkeit. Das Fieber fällt nach 4 bis 5 Tagen auf Normalwerte. Zeitgleich erscheint am Rumpf, oft bis zum Hals, Gesicht u. Gliedmaßen, ein Ausschlag, der auch nach 1 bis 2 Tagen wieder verschwindet. Andere Symptome sind Halsschmerz und Vergrößerung der *Lymphknoten* am Hals. Krämpfe (→ *Fieberkrampf*) können während des Fiebers auftreten, sind aber nicht stark ausgeprägt. Die einzige Behandlung ist Kühlung u. *Paracetamol*-Gabe.

Drescherlunge → *Farmerlunge*

Dressler-Syndrom auch Postmyokardinfarkt-Syndrom; seltene Erkr. die nach Herzinfarkt oder Herz-OP auftritt. D.-S. ist charakterisiert durch Fieber, Brustschmerz, *Herzbeutelentzündung* und *Brustfellentzündung*. Die Behandlung erfolgt mit *Acetylsalicylsäure* oder in schweren Fällen mit *Kortikosteroiden*.

D

Drogenabhängigkeit Zwang, eine Droge weiter zu nehmen, entweder um einen gewünschten Effekt zu erzielen oder um die Folgen zu vermeiden, die eintreten, wenn man sie nicht mehr nimmt. D. ist psychisch oder körperlich. Eine Person ist psychisch abhängig, wenn sie beim Absetzen der Droge eine Sucht oder emotionalen Stress fühlt. Körperlich ist jemand abhängig, wenn der Körper sich an die Droge gewöhnt hat und *Entzugssymptome* auftauchen, wenn die Droge abgesetzt wird. Symptome werden gelindert, wenn die Droge wieder genommen wird.

D. entwickelt sich als Folge eines regelmäßigen oder exzessiven Drogenmissbrauchs, bes. häufig, wenn Drogen die Stimmung oder das Verhalten ändern.

D. kann körperliche Probleme wie Lungen- und Herzerkr. hervorrufen durch Rauchen und Lebererkr. durch exzessiven Alkoholgenuss. Mentale Probleme wie *Angst* und *Depression* kommen beim Entzug vor. D. ist auch mit Toleranz verbunden, wobei immer höhere Dosen einer Substanz benötigt werden, um den erwünschten Effekt zu erzielen.

Erkr. wie *Hepatitis* oder *Aids*, die durch Infektionen des Bluts über verschmutzte Nadeln verursacht werden, sind häufig. Süchtige geben sich u.U. eine Überdosis, wenn sie bezüglich der Dosierung verwirrt waren oder weil sie reinere, stärkere Drogen als gewohnt genommen haben.

Drop attack Kurze Störung des Nervensystems, die dazu führt, dass eine Person plötzlich ohne Vorwarnung hinfällt. Anders als bei der Ohnmacht verliert die Person nicht das Bewusstsein, aber Verletzungen können auftreten. Ältere Frauen sind am ehesten betroffen. Die Ursache ist nicht vollkommen geklärt, doch ist die D. a. evtl. eine Form der *transitorisch-ischämischen Attacke*, bei der der Blutstrom zu Nervenzentren des Hirnstamms vermindert ist. Ältere Männer haben eine D. a., wenn sie im Stehen Harn lassen, evtl. durch zu niedrigen Blutdruck oder eine abrupte Änderung des Herzrhythmus. Akinetische Krampfanfälle (seltene Form der *Epilepsie*) sind auch als D. a. beschrieben worden.

Es gibt keine Therapie für die D. a. des älteren Menschen. Akinetische Krampfanfälle sprechen auf Antiepileptika an.

Druckgeschwüre Geschwüre, die sich an Hautstellen bei bewusstlosen oder ruhig gestellten Pat. entwickeln. Häufig betroffen sind Schultern, Ellenbogen, unterer Rückenbereich, Hüften, Gesäß, Knöchel und Fersen. D. entwickeln sich nach einem Schlaganfall oder nach Wirbelsäulenverletzung, die zu einem Gefühlsverlust geführt haben. *Inkontinenz* mit ständig feuchter Haut ist ebenfalls ein begünstigender Faktor. D. beginnen als rote, schmerzhafte Bereiche, die sich violett verfärben, bevor die Haut aufbricht. Zu diesem Zeitpunkt infizieren sich die D. oft und heilen nur sehr langsam. Tiefe, chronische D. erfordern eine Behandlung mit *Antibiotika*, in manchen Fällen u.U. eine plastische Operation. Gute Pflege, u.a. regelmäßige Lageveränderung, Hautpflege, Schutz der empfindlichen Bereiche und Gebrauch von Kissen und Spezialmatratzen kann der Entwicklung von D. meist vorbeugen.

Druckpunkte Stellen am Körper, wo Arterien nahe der Oberfläche liegen und dort mit den Händen zur Druckanwendung erreicht werden können, um eine starke arterielle Blutung zu stoppen. Wichtige Druckpunkte finden sich an der Innenseite der Oberarmmitte und an der *Karotis* (an den Halsseiten unterhalb des Unterkiefers).

Drüse Ansammlung spezialisierter *Zellen*, die chemische Substanzen, wie Hormone und Enzyme, herstellen und in den Organismus freisetzen. Es gibt zwei Haupttypen, endokrine D. und exokrine D. *Endokrine D.* haben keine Ausführungsgänge; sie geben ihre Substanzen direkt in die Blutbahn ab, wie *Hirnanhangsdrüse*, *Schilddrüse* und *Nebennieren*. *Exokrine D.* haben Ausführungsgänge, die entweder an die Hautoberfläche (Talgdrüsen) oder in ein Hohlorgan wie Mund oder Darm (Speicheldrüsen) münden.

Fälschlicherweise werden *Lymphknoten* manchmal als D. bezeichnet, sie produzieren aber keine chemischen Substanzen.

Drüsengewebe, gutartiges Wachstum Med. Adenomatose; Drüsenerkr. entweder mit *Hyperplasie* od. mit Entwicklung vieler gutartiger Drüsentumoren (→ *Drüsentumor, gutartiger*) (Adenom). G. D.-W. kann gleichzeitig 2 od. mehr unterschiedliche endokrine Drüsen (→ *Endokrine Drüse*) betreffen.

Drüsentumor, gutartiger Med. Adenom; gutartiges Wachstum od. Zyste mit Ähnlichkeit zu Drüsengewebe u. mit Entstehung im *Epithel* eines Organs. Gutartige Tumore von endokrinen Drüsen (→ *Endokrine Drüse*) können eine übermäßige, zu Erkrankungen führende Hormonausschüttung bewirken.

DSA Abkürzung für digitale Subtraktions-Angiographie (→ *Angiographie*).

Dualenergie-/Röntgenabsorptiometrie Abk. DEXA = dual-energy X-ray absorptiometry; Technik, die die Knochendichte misst, indem gering dosierte Strahlung durch den Knochen geschickt wird. DEXA wird benutzt, um die Schwere der *Osteoporose* festzustellen (→ *Dichtebestimmung*).

Ductus Anat. für Gang, Kanal; Gang, durch den eine *Drüse* das Sekret ableitet, z. B. der Tränen-Nasen-Gang.

Ductus Botalli, offener Ductus arteriosus apertus, Abk. PDA; Herzfehler, bei dem der D. B. (beim Fötus Verbindung zwischen Pulmonalarterie und Aorta) nach der Geburt noch nicht geschlossen ist. Davon sind ca. 60 von 100 000 Kindern betroffen. Symptome treten gewöhnlich nicht auf, es sei denn, eine große Blutmenge wird fehlgeleitet und das Kind zeigt keine Gewichtszunahme, bei Belastung ist es kurzatmig und es bekommt häufig Atemwegsinfekte. Die Entwicklung einer *Herzinsuffizienz* ist möglich.

Die Diagnose erfolgt durch Untersuchung (*Auskultation*) des Herzens auf *Herzgeräusche*, Thoraxröntgenaufnahmen sowie *EKG* und *Echokardiographie*. Mit Indometacin oder einer Operation wird der Verschluss des o. D. B. erreicht.

Dumping-Syndrom Symptome wie Schwitzen, Ohnmacht und Herzklopfen aufgrund rascher Nahrungspassage durch den Magen in den Darm. Das D.-S. ist selten, trifft aber meist Pat. nach einer (teilweisen) *Magenentfernung*. Symptome treten ca. 30 Minuten nach dem Essen (Frühsyndrom) oder 90 bis 240 Minuten danach (Spätsyndrom) auf. Einige gestresste Menschen haben Symptome, obwohl ihr Magen intakt ist.

Die Magenoperation stört die normalen Mechanismen der Nahrungsentleerung aus dem Magen (→ *Verdauung*). Wenn eine kohlenhydratreiche Mahlzeit zu rasch aus dem Magen ausgestoßen wird, kann der obere Dünndarm anschwellen. Dies, zusammen mit erhöhten Mengen bestimmter Hormone, die in den Blutkreislauf freigesetzt werden, verursacht die Symptome des Frühsyndroms.

Da Zucker aus dem Darm aufgenommen werden, steigen sie rasch im Blut an und führen zu erhöhter Insulinfreisetzung. Dies wiederum bringt später den Blutzuckerspiegel unter den Normalwert und führt so zu den Symptomen des Spätsyndroms.

Ein Pat. nach Magenentfernung kann die Symptome vermeiden, indem er häufige kleine, trockene Mahlzeiten isst, die nicht viel raffinierte Kohlenhydrate enthalten. Symptome können auch durch Ruhen nach einer großen Mahlzeit vermieden werden. Die Zugabe von Guarkernmehl zur Nahrung ist u.U. wirksam.

Duodenum → *Zwölffingerdarm*

Dupuytren-Kontraktur Erkrankung der Hand, bei der 1 oder mehr Finger in fixierter gebeugter Haltung verharren. Bei der Hälfte der Fälle sind beide Hände betroffen. Meist gibt es keine klare Ursache, aber die Erkr. wird teilweise vererbt. Männer über 40 Jahre sind am häufigsten betroffen. Die Gewebe unter der Haut der Finger oder Handfläche sind verdickt und verkürzt, was zur Behinderung der Fingerstreckung führt. In einer OP wird die Deformität der Finger behoben, doch die Erkr. kommt u.U. wieder. Eine neuere Behandlungsmethode besteht in der

DUPUYTREN-KONTRAKTUR

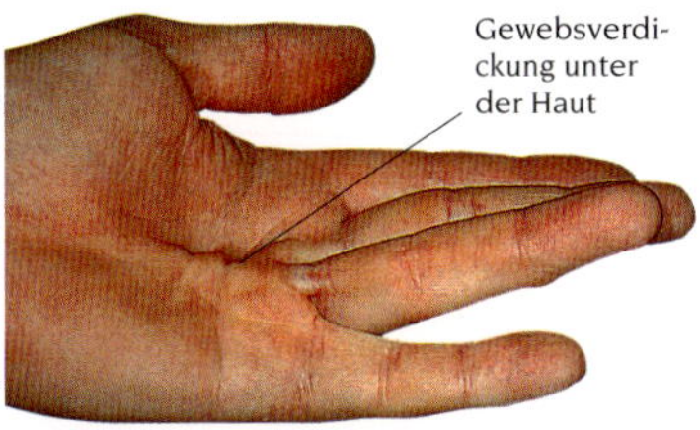

Injektion von Kollagenase, Langzeitergebnisse liegen noch nicht vor.

Dura mater Äußere der insgesamt 3 Hirnhäute (Meningen); (→ *Hirn-/Rückenmarkhäute*).

D

Durchfall Med. Diarrhoe; dünnflüssige Konsistenz, vermehrte Häufigkeit und größeres Volumen des Stuhls. D. tritt akut oder chronisch auf. Er ist für Säuglinge und ältere Menschen sehr gefährlich, da das Risiko einer schweren, möglicherweise tödlichen *Austrocknung* besteht.

Akuter D. wird i.d.R. durch Genuss von bakterien- oder virenverseuchtem Wasser bzw. Lebensmitteln (→ *Lebensmittelvergiftung*) verursacht. Der infektiöse *Magen-Darm-Infekt* führt auch zum D. und kann als Folge einer Tröpfcheninfektion erworben sein. Andere Ursachen des akuten D. sind *Angst* und seltener *Amöbenruhr*, *Bakterienruhr*, *Typhus* und *Paratyphus*, *Medikamentenvergiftung*, *Lebensmittelallergie* und -unverträglichkeit.

Chronischer D. bedeutet allgemein sich wiederholende Anfälle eines akuten D. Er kann sich aus einer Darmerkr., wie *Crohn-Krankheit*, *Colitis ulzerosa*, *Dickdarmkrebs* oder *Reizdarm*, entwickeln. D., der wiederkehrt, über 1 Woche dauert oder Blutbeimengung zeigt, erfordert ärztliche Abklärung.

Wasser und Elektrolyte (Salze), die bei schweren D.-Anfällen verloren gehen, müssen zur Vorbeugung einer Austrocknung ersetzt werden. Fertigpulver für Elektrolytmischungen sind erhältlich (→ *Flüssigkeitsersatztherapie*). *Antidiarrhoika* wie Diphenoxylat und Loperamid sollten nicht bei D.-Anfällen durch Infektion genommen werden, sie verlängern diese nur. Medikamente können bei D. helfen, wenn dieser stark beeinträchtigt oder wenn Bauchschmerzen vorhanden sind.

Die Virus-Gastroenteritis bei einem Kind schädigt die Schleimhaut des Darms und führt zu einer temporären Laktose-Intoleranz und weiterem D. Wenn der D. bei einem Säugling über 48 Stunden anhält, ist sofort der Kinderarzt oder der Notdienst zu rufen.

Durst Bedürfnis zu trinken; D. ist ein Weg zur Regulation des Wasserhaushalts im Körper (der andere ist die Menge des ausgeschiedenen Urins).

D. wird durch die erhöhte Konzentration von Salz, Zucker oder anderen Substanzen im Blut hervorgerufen. Wenn das Blut durch den *Hypothalamus* im Gehirn fließt, werden Osmorezeptoren angeregt und erzeugen D.-Empfinden. D. entsteht auch bei abnehmendem Blutvolumen nach Schwitzen, Erbrechen, Durchfall, starken Blutungen oder Verbrennungen. Auch *Mundtrockenheit* verursacht Durst.

Durstgefühl, verstärktes Starkes und anhaltendes Bedürfnis zu trinken, meist infolge *Austrocknung*, aber auch bei unbehandeltem *Diabetes mellitus* und *Diabetes insipidus*, Nierenversagen, Einnahme von Phenothiazinen und hohem Blutverlust. V. D. kann auch auf eine psychische Störung hinweisen.

Dydrogesteron Substanz aus dem weiblichen Geschlechtshormon *Progesteron*. Es wird zur Behandlung des *prämenstruellen Syndroms* und von *Menstruationsstörungen* verwendet. Es wird auch zusammen mit einem Östrogen in der *Hormonersatztherapie* nach der Menopause eingesetzt oder gelegentlich bei *Endometriose* oder zur Vorbeugung einer Fehlgeburt verordnet. Nebenwirkungen sind geschwollene Knöchel, Gewichtszunahme, Empfindlichkeit der Brust und Übelkeit.

Dys- Vorangestellt mit der Bedeutung unnormal, schwierig, schmerzlich oder fehlerhaft; z. B. in *Dysarthrie* (Sprachstörung).

Dysarthrie Sprachstörung, die durch Erkr. oder Schädigung des Sprechapparats oder der Nerven, die diesen Apparat kontrollieren, verursacht ist. Betroffene können Wörter und Sätze grammatikalisch korrekt formulieren, auswählen und schreiben, das Problem ist der stimmliche Ausdruck. D. kommt häufig bei degenerativen neurologischen Erkr. vor, wie *multiple Sklerose* und *Parkinson-Syndrom*. D. rührt von einem Schlaganfall, *Hirntumor* oder einem isolierten Defekt an bestimmten Nerven her. Defekte im Mund wie bei Lippen- u. Gaumenspalte, führen auch zur D.

Medikamente oder operative Therapie der Grundkrankheit des Defekts können die Sprechfähigkeit verbessern. Eine *Logopädie* ist hilfreich.

Dysenterie Darminfektion, die zu *Durchfall* (oft mit Blut, Eiter oder Schleim) und Bauchschmerz führt. Es gibt 2 Formen, die *Bakterienruhr* aufgrund von *SHIGELLA-BAKTERIEN* und die *Amöbenruhr* durch das Protozoon *ENTAMOEBA HISTOLYTICA*. Die Hauptrisiken der D. ist die Austrocknung.

Dyshidrotisches Ekzem Akute Form des Ekzems, bei der sich auf Handflächen und Fußsohlen juckende Blasen bilden. Die Erkr. beruht oft auf einer allergischen Reaktion. Selten geht sie mit der Hautpilzerkrankung Trichophytie einher. Die Therapie erfolgt mit einem Adstringens oder mit lokal angewendeten *Kortikosteroiden*.

Dyskinesia tarda Erkr. mit Hyperkinesen: Krankhafte unkontrollierte Bewegungen, i.d.R. von Gesicht, Hals, Mund u. Zunge. D. t. kann bei Langzeiteinnahme von *Neuroleptika* auftreten u. ist vom *Parkinson-Syndrom* abzugrenzen.

Dyskinesie → *motorische Fehlfunktion*

Dysmelie Auch Phokomelie; Störungen in der Extremitätenentwicklung; unvollständige Entwicklung eines Glieds bzw. überzählige Glieder bei der Geburt. D. sind selten und können vererbt oder Teil eines Syndroms sein. Bei einer speziellen Dysmelie, der Phokomelie, sind Hände, Füße oder winzige Finger- oder Zehenknospen an Gliedmaßenstümpfe angewachsen oder sitzen direkt am Rumpf. Contergan, das vor seinem Verbot u.a. von Frauen in der frühen Schwangerschaft als Schlafmittel eingenommen wurde, bewirkt eine Phokomelie beim Fötus.

Dysmenorrhoe → *Menstruation, schmerzhafte*

Dyspareunie → *Geschlechtsverkehr, schmerzhafter*

Dyspepsie → *Verdauungsstörung*

Dysphagie Medizinischer Fachbegriff für *Schluckbeschwerden*.

Dysphasie → *Sprachstörungen*

Dysphonie Die mangelhafte Bildung von Sprechlauten infolge einer Erkrankung oder Schädigung des Kehlkopfs oder der die Kehlkopfmuskeln versorgenden Nerven (→ *Kehlkopfkrankheiten, Sprachstörungen*).

Dysplasie Fehlgestaltung, Fehlbildung, Anomalie des Wachstums. Der Begriff bezieht sich auf die Fehlbildung von Strukturen wie des Schädels, und Anomalien von einzelnen Zellen.

Dyspnoe Medizinischer Begriff für Atemnot (→ *Atembeschwerden*).

Dystokie Schwieriger Geburtsverlauf oder anomale Wehen (→ *Geburt*). D. kann z.B. auftreten, wenn ein Kind zu groß ist oder das mütterliche Becken anomal geformt oder zu klein ist für das Kind (→ *Geburtskomplikationen*).

Dystonie Fehlerhafter Spannungszustand; verstärkte Muskelrigidität durch schmerzhafte Spasmen, ungewöhnliche fixierte Positionen oder seltsame Bewegungen. Die D. kann einen umschriebenen Bezirk des Körpers betreffen oder generalisiert auftreten. Die häufigsten Formen der lokalisierten Dystonie sind *Schiefhals* (schmerzhafte Nackenspasmen) und *Skoliose* (krankhafte seitliche Krümmung der Wirbelsäule). Generalisierte Dystonie beruht auf neurologischen Erkr. wie *Parkinson-Syndrom* od. ist Nebenwirkung von *Neuroleptika*.

D. wird durch *Anticholinergika* oder *Benzodiazepine* ausgelöst. In manchen Fällen ist *Biofeedback-Training* nützlich. Injektionen mit *Botulinumtoxin* in die betroffenen Muskeln sind bei bestimmten Formen der D. wirksam.

Dystrophie Erkr., bei der Struktur und normale Funktion von Zellen in einem Gewebe durch unzureichende Ernährung gestört sind. Verbreitete Ursache ist schlechte Durchblutung im Gewebe, aber die D. beruht auch auf Nervenschäden oder Mangel an einem speziellen Enzym. Beispiele hierfür sind Muskel*dystrophien* und *Leukodystrophien*. Die Hornhautdystrophie, bei der die Zellschicht der *Hornhaut* geschädigt ist, ist eine seltene Ursache der Erblindung.

Dysurie schmerzhafter Harndrang; oft in Verbindung mit Pollakisurie (bei der jedesmal nur wenige Tropfen Urin ausgeschieden werden können). Ursachen sind u.a. *Prostatitis*, *Harnblasenentzündung*, Blasenkarzinom (→ *Harnblasentumoren*) und Blasensteine (→ *Harnsteine*).

E

E605 → *Paraquat*

Ebola-Viruskrankheit Gefährliche u. hochgradig ansteckende Virusinfektion mit heftigen *Blutungen* der Haut und *Schleimhäute*. Kommt i.d.R. in Afrika vor. Es gibt keine gezielte Therapie. In vielen Fällen ist E.-V. tödlich.

Echinacea Präparat aus der Pflanze *ECHINACEA ANGUSTIFOLIA*, das in pflanzlichen Arzneien eingesetzt wird. Man vermutet, dass E. das *Immunsystem* und somit die Widerstandskraft des Körpers gegenüber Bakterien-, Virus- und Pilzinfektionen stärkt.

Echokardiographie *Bildgebendes Verfahren* zur Darstellung der Struktur und Bewegung des Herzens durch *Ultraschall*. E. ist eine wichtige Diagnosetechnik zum Nachweis struktureller und manchmal auch funktioneller Anomalien der Herzwand, Herzkammern, *Herzklappen* und der großen *Koronararterien*. Mittels E. werden auch *angeborene Herzfehler*, *Kardiomyopathien*, *Aneurysmen*, *Herzbeutelentzündung* sowie Blutgerinnsel im Herzen aufgedeckt.

Ein Schallwandler (Instrument, das Schallsignale sendet und empfängt) wird auf den Brustkorb gelegt oder eine Ultraschallsonde mit einem flexiblen *Endoskop* in die Speiseröhre eingeführt. Die Ultraschallwellen werden von jedem Teil des Herzens anders reflektiert, sodass ein komplexes Echobild zustande kommt, das auf einem Bildschirm sichtbar wird und aufgezeichnet oder ausgedruckt werden kann. Moderne Entwicklungen, wie bewegliche Mehrfachwandler und Computeranalyse, liefern klare anatomische Bilder des Herzens.

Die Doppler-E. misst die Strömungsgeschwindigkeit des Bluts durch das Herz und ermöglicht somit den Nachweis struktureller Anomalien, wie Herzscheidewanddefekt (→ *Herzscheidewand, Defekt*).

Echolalie Zwanghafte Wiederholung von Wörtern oder Sätzen anderer, wobei auch Tonfall und Akzent des anderen imitiert werden. E. kann ein Symptom von *Schizophrenie* sein und tritt manchmal bei Menschen auf, die an Lernbehinderung oder *Autismus* leiden.

Econazol *Antimykotikum*, das als Salbe gegen Pilzinfektionen der Haut (→ *Tinea*, *Fußpilz*) eingesetzt wird sowie zur Behandlung des *Soors* der Scheide in Salben- oder Zäpfchenform. Hautreizungen sind eine seltene Nebenwirkung.

Ecstasy Illegale *Designerdroge*, ähnlich *Amphetaminen*. E. hat eine leicht halluzinatorische Wirkung und erzeugt *Euphorie*. Kurzfristig hat die Droge bei den meisten Menschen keine schädlichen Auswirkungen, bei Langzeitgebrauch drohen aber Leberschäden. Die häufigste Nebenwirkung ist *Hyperthermie*. E. verursacht starken Durst, und die Aufnahme großer Wassermengen kann den Körper schädigen, z.B. eine Hirnschwellung hervorrufen.

Ecthyma contagiosum Hautinfektion, die gelegentlich von Schafen auf den Menschen übertragen wird; wird verursacht durch ein Pockenvirus (Parapoxvirus) und tritt oft als einzelne hartnäckige flüssigkeitsgefüllte Blase am Arm oder der Hand auf. Das *Virostatikum* Idoxuridin kann die Erholung beschleunigen. Große *Läsionen* werden operativ entfernt.

EEG Abk. für Elektroenzephalographie, mit der die Aktivität des *Gehirns* aufgezeichnet wird. Die Aktivität wird durch eine Linie auf einem Monitor oder als Ausdruck auf einem fortlaufenden Papierstreifen dargestellt. Kleine Elektroden werden am Kopf befestigt und mit einem Gerät verbunden, das die von der Hirnaktivität erzeugten winzigen elektrischen Impulse aufzeichnet. Durch typische Wellenmuster unterstützt ein EEG die Diagnose verschiedener Formen der *Epilepsie* und zeigt die Regionen im Gehirn mit krankhafter elektrischer Aktivität an.

Ehlers-Danlos-Syndrom Gruppe erblicher *Kollagenkrankheiten* des wichtigsten Strukturproteins im Körper. Die Pat.

EEG

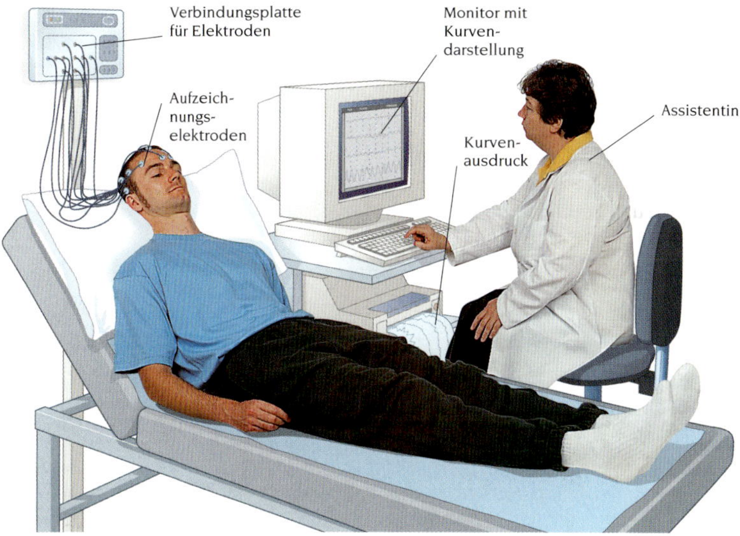

haben eine anomal gespannte, dünne, zu Blutergüssen neigende Haut. Wunden heilen sehr langsam und hinterlassen papierdünne Narben; die Gelenke schlottern und neigen zu Verrenkungen. Die Betroffenen leiden an Blutungen des Zahnfleischs und Verdauungstrakts. Das E.-D.-S. wird autosomal-dominant vererbt (→ *genetisch bedingte Erkrankungen*). Es ist keine gezielte Therapie bekannt.

Eichel- u./od. Vorhautentzündung Med. Balanitis; E. verursacht Schmerzen und Juckreiz, der gesamte Bezirk kann gerötet sein und nässen. Hervorgerufen wird sie durch eine Infektion od. chemische Reizungen (empfängnisverhütende Cremes od. Wasch- od. Weichspülmittel). Behandelt wird meist mit *Antibiotika* od. *Antimykotika* (als Cremes od. zum Einnehmen) u. sorgfältiges Waschen. Bei einer Vorhautverengung kann E. evtl. wiederholt auftreten. In solchen Fällen kann eine *Beschneidung* sinnvoll sein.

Eierstock Anat. Ovar; an beiden Seiten der Gebärmutter direkt unterhalb der *Eileiter*-Öffnung befindliche mandelförmige Drüsen. Jeder E. enthält zahlreiche Hohlräume, die Follikel, in denen *Eizellen* reifen. Die E. bilden auch die weiblichen Geschlechtshormone *Östrogen* und *Progesteron*.

Eierstockerkrankungen Erkr. u. Anomalien an den Eierstöcken haben verschiedene Ursachen. Fehlen der Eierstöcke od. ein Defekt in ihrer Entwicklung ist selten u. beruht i.d.R. auf einer *Chromosomenabweichung* (→ *Turner-Syndrom*). Die Entzündung eines Eierstocks entwickelt sich aus Infektionen wie *Tripper* oder einer *Unterleibsentzündung*. *Ovarialzysten* sind häufig und i.d.R. nicht bösartig. Das *polyzystische Ovarialsyndrom* entsteht aufgrund eines Ungleichgewichts der Geschlechtshormone. *Eierstockkrebs* entwickelt sich hauptsächlich bei Frauen über 50. Beim Versagen der hormonellen Produktion kommt es zur verfrühten *Menopause* (über 5 % der Frauen sind betroffen).

Eierstockkrebs Med. Ovarialkarzinom; bösartiger Tumor der *Eierstöcke*. Der E. ist primär (direkt in den Eierstöcken wachsend) oder sekundär (als *Tochtergeschwulst* eines anderen Krebses). Ein E. ist in jedem Alter möglich, befällt aber meist Frauen ab 50, die nie Kinder

EIERSTOCK

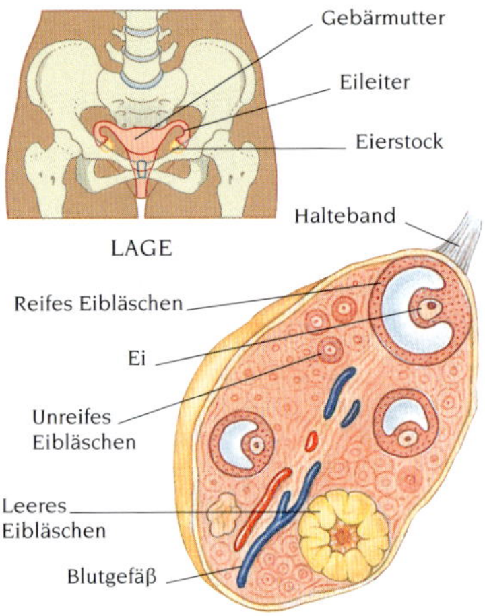

AUFBAU EINES EIERSTOCKS

hatten. Eine Familienanamnese mit E., Brust- oder Dickdarmkrebs, bes. bei nahen Verwandten unter 50, ist ein wichtiger Risikofaktor. Die Einnahme *oraler Kontrazeptiva* vermindert das Risiko.

I.d.R. verursacht ein E. keine Symptome, bis er weit ausgedehnt ist. Die ersten Symptome sind unklare Beschwerden und Auftreibung im Unterleib, Übelkeit und Erbrechen, anomale Vaginalblutungen und *Bauchwassersucht*.

EILEITER

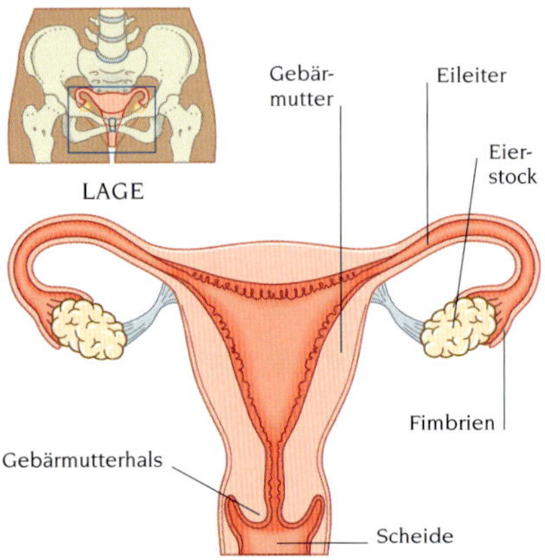

Zur Diagnose können u.a. *Ultraschall*, Blutuntersuchungen, *Laparoskopie*, *CT* oder *MRT* durchgeführt werden. Als Therapie wird der *Tumor*, soweit möglich, operativ entfernt. Dies erfolgt i.d.R. als *Salpingo-Oophorektomie* und *Hysterektomie*, außerdem können eine *Chemo-* u./od. *Strahlentherapie* durchgeführt und *Zytostatika* sowie in Einzelfällen *Antikörper* eingesetzt werden.

Eigenblutspende Entnahme von Blut vor einer Operation, das dem Spender wieder zurücktransfundiert werden kann. Für die E. wird vier Wochen vor der Operation im Abstand von ca. 1 Woche jeweils ca. 500 ml Blut abgenommen. Die so gewonnenen Eigenblutkonserven können ca. 42 Tage gelagert werden. Bei schweren Erkr., wie etwa Herz-Kreislauf-Erkr., muss über die Spendentauglichkeit im Einzelfall entschieden werden.

Eileiter Eine von 2 Röhren, die von der *Gebärmutter* zum *Eierstock* führen. Der E. transportiert Eier und Sperma (s.u.), hier findet i.d.R. die *Befruchtung* statt.

Der E. mündet an einem Ende in die Gebärmutter, am anderen liegt er mit den Fimbrien (fingerförmigen Auswüchsen) nahe am Eierstock. Er hat eine muskuläre Wand, die Innenwand ist mit Zilien (Haarfortsätzen) besetzt. Der Fimbrientrichter nimmt das Ei vom Eierstock auf und befördert es durch Muskelkontraktionen und Zilienbewegungen zur Gebärmutter. Nach dem Geschlechtsverkehr wandern die Spermien vom Uterus her durch den Eileiter. Die Innenwand des Eileiters und ihre Sekretionen erhalten Ei und Sperma am Leben, fördern die Befruchtung und ernähren das Ei, bis es im Uterus angekommen ist. Eine *Eileiterentzündung*, meist durch eine sexuell übertragene bakterielle Infektion, kann durch Verklebung und Undurchlässigkeit zu *Unfruchtbarkeit* führen.

Eileiterentfernung Med. Salpingektomie; operative Entfernung eines od. beider *Eileiter*. Wird bei Eileiterentzündung od. *Extrauterinschwangerschaft* durchgeführt (→ *Salpingo-Oophorektomie*).

Eileiterentzündung Verursacht meist von einer aus der Scheide, dem *Gebärmutterhals* oder der *Gebärmutter* aufsteigenden *sexuell übertragbaren Krankheit*, wie z.B. *Tripper* oder *Chlamydien-Infektion*. E. ist auch ein Merkmal der *Unterleibsentzündung*.

Symptome sind u.a. heftige *Bauchschmerzen*, *Scheidenausfluss*, -blutung und *Fieber*. Im Eileiter kann sich Eiter sammeln und es kommt zu einem Beckenabszess. Diagnostik: Untersuchung des Scheidenausflusses oder *Laparoskopie*. Die Therapie erfolgt mit *Antibiotika*. Bei einer Abszessbildung wird operativ vorgegangen.

Wenn die Infektion die Innenwände der Eileiter geschädigt hat, kann *Unfruchtbarkeit* oder ein erhöhtes Risiko für eine *Extrauterinschwangerschaft* die Folge sein. In einigen Fällen kann die Schädigung des Eileiters operativ behoben werden.

Einkoten Spontane Stuhlentleerung jenseits des Kleinkindalters (normalerweise ab 3 bis 4 Jahren), in dem die Darmkontrolle erlernt wurde. Ursachen sind zu langsames Erlernen dieser Fähigkeit, anhaltende Verstopfung, schlechte Sauberkeitserziehung und emotionaler Stress, auch *Krampfanfall* oder *Schlaganfall*. E. aufgrund einer Verstopfung wird meist durch Behandlung der Verstopfung behoben. Wenn keine körperliche Ursache besteht, kann *Psychotherapie* evtl. helfen.

Spontane Stuhlentleerung kommt auch willkürlich bei Kindern vor.

Einlauf Med. Klistier; Vorgang, bei dem Flüssigkeit durch einen über den *After* in den *Mastdarm* eingeführten Schlauch eingefüllt wird. Ein E. wird zur Entleerung des Darms von Stuhl, und zwar zur Behebung von Verstopfung oder als Vorbereitung für einen Darmeingriff verabreicht. E. werden auch benutzt, um Arzneimittel wie *Kortikosteroide* zur Behandlung der *Colitis ulzerosa*, einzubringen. Ebenso bei einer *Barium-Röntgenuntersuchung*, um Krankheiten des Dickdarms zu diagnostizieren.

Einnässen → *Enuresis*

Einnistung Med. Nidation; Ansetzen der befruchteten Eizelle an der *Gebärmutterschleimhaut*. Sie geschieht ca. 6 Tage nach der Befruchtung, wenn die Keimblase (der frühe Embryo) in Kontakt mit der Gebärmutterwand kommt. Während der fortschreitenden Zellteilung (Entwicklung des Embryos) durchdringen die äußeren Zellen die Gebärmutterwand, um Sauerstoff und Nährstoffe aus dem mütterlichen Blut zu erhalten; diese Zellen entwickeln sich später zur *Plazenta*. Der Embryo nistet sich meist im oberen Teil der Gebärmutter ein. Bei einer E. nahe dem Gebärmutterhals kann sich eine *Placenta praevia* entwickeln. Selten kommt es zu einer E. außerhalb der Gebärmutter (z.B. im Eileiter), was zu einer *Extrauterinschwangerschaft* führt.

Einstellung Absenken des Kopfs des *Fötus* in das *Becken* der Mutter. Bei der ersten Schwangerschaft tritt die E. i.d.R. um die 37. Woche ein, aber bei folgenden Schwangerschaften wird es erst bei Wehenbeginn dazu kommen.

Einwilligung Juristischer Begriff, der die erforderliche Zustimmung von Erkrankten zu medizinischen Maßnahmen wie Operation, medikamentöser Behandlung od. diagnostischen Untersuchungen bezeichnet. Streng genommen ist eine E. nur dann gültig, wenn vorher eine vollständige Aufklärung der Erkrankten über Zweck des Verfahrens, wahrscheinliches Ergebnis, mögliche Komplikationen u. Nebenwirkungen erfolgt ist. Kinder u. unter schweren seelischen u./od. geistigen Störungen Lei-

EINSTELLUNG

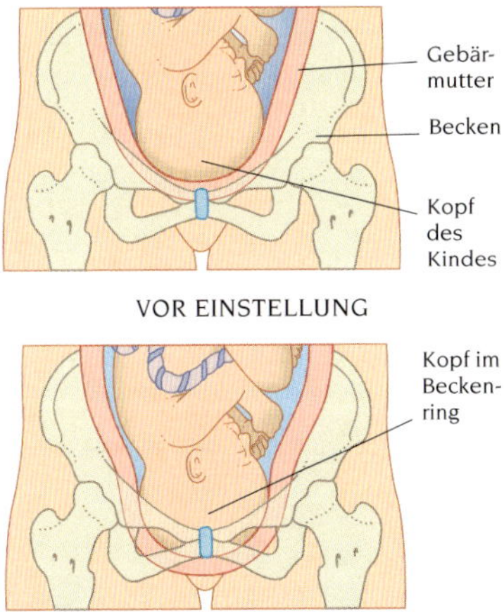

VOR EINSTELLUNG

NACH EINSTELLUNG

dende sind nicht einwilligungsfähig, doch Sorgeberechtigte, Betreuer od. Verwandte können statt ihrer die Einwilligung geben od. verweigern.

Eine Einwilligung ist auch erforderlich, bevor vertrauliche Informationen an Versicherung, Arbeitgeber od. Rechtsanwalt weitergegeben werden (→ *Verschwiegenheitspflicht*).

Eisbeutel Form der Kälteanwendung auf der Haut zur Schmerzlinderung, Blutstillung oder gegen Entzündungsbeschwerden. Kälte bewirkt die Konstriktion der Blutgefäße und verringert so die Durchblutung. E. können in einer Vielzahl von Fällen, u.a. bei starkem *Kopfschmerz*, zur Schmerzlinderung verwandt werden. Bei Sportverletzungen helfen sie, Schwellung und Quetschungen zu minimieren und die Blutungen kleinerer Gefäße (wie Nasenbluten) zu stoppen.

Eisen Essenzieller Mineralstoff, der für die Bildung bestimmter *Enzyme*, *Hämoglobin* (sauerstofftragendes Pigment in roten Blutkörperchen) und *Myoglobin* (sauerstofftragendes Pigment in Muskelzellen) verantwortlich ist. Es findet sich in Lebensmitteln wie Leber, Getreide, Fisch, grünem Blattgemüse, Nüssen und Bohnen. In der Schwangerschaft werden Eisenergänzungsgaben benötigt. Eisenmangel, der zur *Eisenmangelanämie* führt, wird i.d.R. durch erhöhten Blutverlust, z.B. aus einem *peptischen Ulkus* oder starke Menstruationsblutung verursacht, kann aber auch ernährungsbedingt entstehen.

Eisenergänzungsmittel können Übelkeit, Bauchschmerz, Verstopfung oder *Durchfall* verursachen und den Stuhl schwarz färben. Große Mengen Eisen in den Geweben sind Merkmal der *Eisenspeicherkrankheit*, die zu Organschäden, häufig zur Zirrhose führt.

Eisenmangelanämie → *Anämie, Eisenmangel-*

Eisenmenger-Komplex Erkr., bei der das sauerstoffarme Blut unter Umgehung der Lunge direkt in den Blutkreislauf zurückfließt. Grund ist eine Anomalie der Verbindung zwischen linker und rechter Herzseite und einer *pulmonalen Hypertension*. Die resultierende *Hypoxie* verursacht *Blausucht*, Ohnmachten und Atembeschwerden. Tritt bevorzugt bei Menschen mit bestimmten *angeborenen Herzfehlern*, wie unbehandeltem Herzscheidewanddefekt auf (→ *Herzscheidewand, Defekt*).

Die Diagnose wird durch Katheterisierung des Herzens bestätigt. Hat sich ein E.-K. gebildet, hat die operative Behebung des Herzfehlers keinen Erfolg mehr. Die Symptome können medikamentös behandelt werden.

Eisenspeicherkrankheit Erbl. Erkr., bei der zu viel Eisen aus der Nahrung resorbiert wird. Der überhöhte Eisenspiegel sammelt sich mit der Zeit in Leber, Milz, Bauchspeicheldrüse, Herz, Hoden und anderen Organen. Männer sind häufiger betroffen, da Frauen regelmäßig Eisen während der Menstruation verlieren.

Verlust des Sexualtriebs und eine Verkleinerung der Hoden sind oft die ersten Zeichen. Die möglichen Langzeitfolgen der E. sind Lebervergrößerung, *Leberzirrhose*, möglicherweise *Diabetes mellitus*, Bronzehaut, *Herzrhythmusstörungen* und schließlich Leberversagen und Leberkrebs.

Die Diagnose erfolgt mittels *Bluttest* und einer *Leberbiopsie*. Die Therapie ist regelmäßiger *Aderlass* oder *Chelat*-bildende Medikamente. (→ *Hämosiderose*).

Eisprung Entwicklung und Ablösung einer *Eizelle* aus einem Follikel des *Eierstocks*. Während der ersten Hälfte des Monatszyklus veranlasst das follikelstimulierende Hormon (FSH) mehrere Eizellen im Eileiter zu reifen.

In der Zyklusmitte wird das reife Ei durch das luteinisierende Hormon (LH) freigegeben. Zeichen eines E. sind Anstieg der Körpertemperatur, Veränderung des Zervikalschleims und manchmal leichte Unterleibsschmerzen (→ *Mittelschmerz*). Eine gelbe Gewebsmasse, das Corpus luteum, welches nach dem E. aus dem Follikel entsteht, gibt in der 2. Zyklushälfte Progesteron ab.

Nach seiner Freigabe wandert das Ei durch den *Eileiter* und, wenn es nicht zur *Befruchtung* kommt, wird es bei der *Menstruation* ausgestoßen. Regelmäßige Menstruation bedeutet generell, dass ein E. stattfindet, außer während der *Pubertät* und kurz vor der *Menopause*.

Eiter Blass gelbliche oder grüne, dickliche Flüssigkeit, am Ort einer bakteriellen Entzündung zu finden. E. setzt sich aus abgestorbenen weißen Blutkörperchen zusammen, teilweise auch abgebautem Gewebe, toten und lebenden Bakterien und anderen Substanzen. Eine Ansammlung von E. innerhalb einer Gewebekapsel wird *Abszess* genannt.

Eiterbeule Med. Furunkel. Entzündete, eitergefüllte Stelle in der Haut, meist ein entzündeter Haarbalg. Um eine schwerere u. ausgedehntere Form handelt es sich beim *Karbunkel*; dabei sind mehrere benachbarte Haarbälge beteiligt. Ursache einer E. ist meist eine Infektion mit der Bakterie *STAPHYLOCOCCUS AUREUS*. Wiederkehrende E. können bei Menschen mit *Diabetes mellitus* auftreten od. bei anderen Erkr., bei denen die Abwehrkräfte allgemein geschwächt sind. Die Behandlung kann mit *Antibiotika* erfolgen, doch wenn der Eiter operativ abgeleitet wird, heilt die E. meist auch ohne Antibiotika.

Eiterflechte Med. Impetigo; hochansteckende Hautinfektion, vor allem bei Kindern, die i.d.R. im Nasen- und Mundbereich auftritt. E. wird durch Bakterien (meist Staphylokokken) verursacht, die durch Hautverletzungen eindringen. Es kommt zur Hautrötung und kleinen, flüssigkeitsgefüllten Pusteln. Die Pusteln brechen leicht auf und hinterlassen nässende Stellen, an denen sich eine honigfarbene Kruste bildet. In schweren Fällen können die *Lymphknoten* in Gesicht oder Hals anschwellen und Fieber auftreten.

Lokal wirkende *Antibiotika* werden verabreicht, bei extremer Ausbreitung bedarf es jedoch eines oralen Breitband-Antibiotikums. Zur Vorbeugung der Ansteckung sollten Handtücher, Waschlappen und Kissenbezüge nicht gemeinsam benutzt werden. Kinder sollten nicht zur Schule gehen bzw. Kontakt mit anderen Kindern haben, bis die Behandlung der E. abgeschlossen ist.

Eitergeschwür Med. Abszess; Ansammlung von *Eiter* infolge einer Infektion durch Mikroorganismen, i.d.R. Bakterien. Ein E. kann sich in jedem Organ

EITERFLECHTE (IMPETIGO)

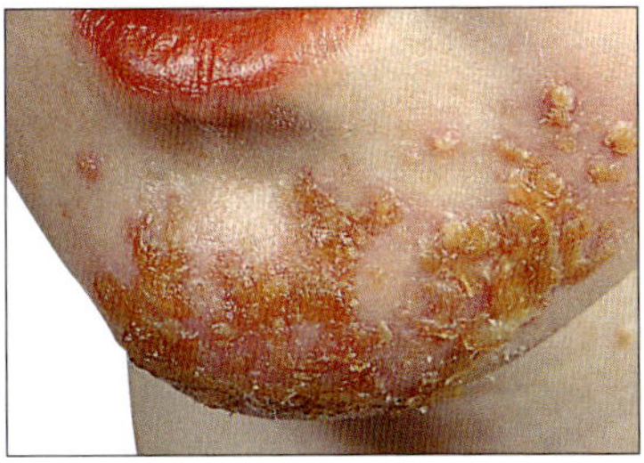

u. überall im weicheren Gewebe unter der Haut entwickeln. Häufig tritt es in Achselhöhle, Brust, Lenden und Zahnfleisch auf (→ *Zahngeschwür*), seltener in der Leber (→ *Leberabszess*) und im Gehirn (→ *Hirnabszess*).

Weit verbreitete Bakterien wie Staphylokokken sind gewöhnlich die Ursache, aber es können auch Pilzinfektionen zugrunde liegen. Bei Leberabszess spielen oft *Amöben* eine Rolle (→ *Amöbenruhr*). Krankheitserreger gelangen normalerweise über das Blut zu den Organen od. dringen durch eine Wunde unter die Haut.

Ein E. ist abhängig von seiner Lage meist schmerzhaft. Größere E. bewirken i.d.R. Fieber, Schwitzen und Krankheitsgefühl. In Hautnähe können sich eitrige Geschwüre durch Rötung u. Schwellung bemerkbar machen.

I.Allg. werden *Antibiotika*, *Antimykotika* od. *Antiprotozoika* verschrieben. Die meisten E. müssen geleert werden (→ *Operationsdränage*). Zuweilen muss eine Dränage eingelegt werden, um eine ständige Ableitung zu sichern. Manche E. öffnen u. entleeren sich spontan. Gelegentlich schädigt ein E. in einem lebenswichtigen Organ so viel Gewebe, dass es zu dauerhaftem Funktionsverlust oder sogar zum Tod kommt.

Eizelle Weibliche Fortpflanzungszelle, die aus einem von Zytoplasma (gelartige Substanz) umschlossenen Zellkern besteht und von einer Schutzschicht, der *Glashaut* umgeben ist. Bei der Geburt ist jeder Eierstock mit über 1 Million unreifer Eizellen versehen, aber nur über 200 pro Ovar reifen bis

E

EIZELLE

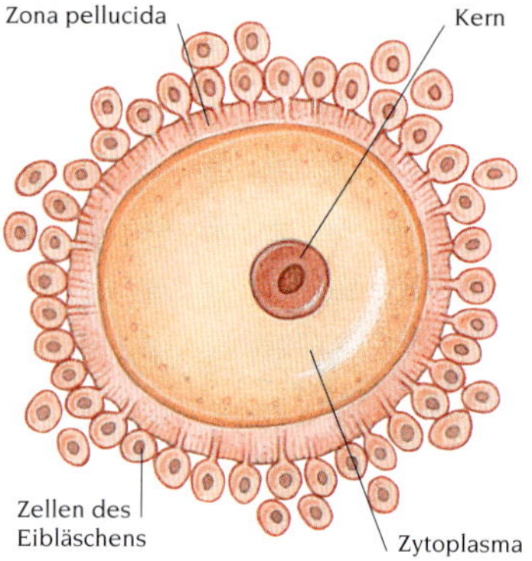

zum *Eisprung* heran. Eine befruchtete Eizelle entwickelt sich zum *Embryo*.

Ejaculatio praecox → *Ejakulationsstörungen*

Ejakulation → *Samenerguss*

Ejakulation, nächtliche *Samenerguss* während des Schlafs. Eine n. E. ist bei männlichen Heranwachsenden normal.

Ejakulationsstörungen Zustand, bei dem der normale Vorgang oder zeitliche Ablauf der Ejakulation (Samenerguss) gestört ist.

Beim vorzeitigen Samenerguss erfolgt die Ejakulation vor oder unmittelbar nach dem Eindringen. Der vorzeitige Samenerguss ist die häufigste sexuelle Störung bei Männern und oft die Folge von Überstimulierung oder sexueller Versagensangst. Tritt er häufig auf, helfen Sexualberatung und Techniken zur Verzögerung des Samenergusses (→ *Sexualtherapie*).

Der verzögerte Samenerguss ist eine seltene E. mit normaler oder sogar besonders langer *Erektion*, aber verzögerter oder ganz ausbleibender Ejakulation. Das Problem hat oft eine psychische Ursache, sodass Beratung helfen kann, oder ist die Folge einer Erkr. wie *Diabetes mellitus* oder *Alkoholabhängigkeit*. Manchmal tritt ein verzögerter Samenerguss als Nebenwirkung bestimmter Medikamente auf, wie *Antihypertensiva* oder *Antidepressiva*.

Beim retrograden Samenerguss schließt sich der Blasenausgang bei der Ejakulation nicht, und der Samen ergießt sich in die Blase; ist evtl. Folge einer neurologischen Erkr. oder tritt nach einer Blasenoperation oder *Prostataentfernung* auf. Es gibt keine Therapie, jedoch kann Geschlechtsverkehr mit voller Blase manchmal zu einem normalen Samenerguss verhelfen (→ *Azoospermie; psychosexuelle Krankheiten*).

EKG Abk. für Elektrokardiographie, eine Methode zur Aufzeichnung der elektrischen Aktivität des Herzmuskels. Ein E. dient der Diagnose von Herzkrankheiten, von denen viele ein abweichendes elektrisches Muster aufweisen. Elektroden, die mit einem Aufzeichnungsgerät verbunden sind, werden am Brustkorb und an den Hand- und Fußgelenken befestigt, und das Gerät zeigt auf einem Bildschirm oder in Form einer Kurve die elektrische Aktivität des Herzens an.

EKG-Gerät, tragbares Wird als *Langzeit-EKG* zur Aufzeichnung der elektrischen Herzaktivität mittels auf der Brust befestigter Elektroden eingesetzt. I.d.R. wird es mindestens 24 Stunden getragen u. zeichnet zeitweilige *Herzrhythmusstörungen* auf. Der Träger kann einen Knopf am EKG-G. zur Markierung der Aufnahme immer dann betätigen, wenn Symptome auftauchen. Die Analyse der Aufnahme zeigt, ob die Perioden mit Herzrhythmusstörungen mit den Symptomen übereinstimmen.

Ekkrine Drüse Drüse, die nach außen absondert, z. B. eine Schweißdrüse.

Eklampsie Seltener, aber gefährlicher Zustand im späten Stadium der Schwangerschaft, während der Wehen oder nach der Entbindung. Merkmale der E. sind *Bluthochdruck*, *Proteinurie*, *Flüssigkeitsstau* und Krämpfe. Es besteht Lebensgefahr für Mutter und Kind. Eklampsie tritt als Komplikation einer mittelschweren oder schweren *Gestose* auf.

Warnsymptome einer bevorstehenden E. sind Kopfschmerzen, Verwirrtheit, Verschwommensehen oder Sehstörungen, Übelkeit/Erbrechen und Bauchschmerzen. Wenn nicht behandelt wird, kann die Pat. anschließend in Krämpfe und sogar ins *Koma* fallen.

Eine Sonderform stellt das sog. HELLP-Syndrom dar. Dabei kann die

EKG

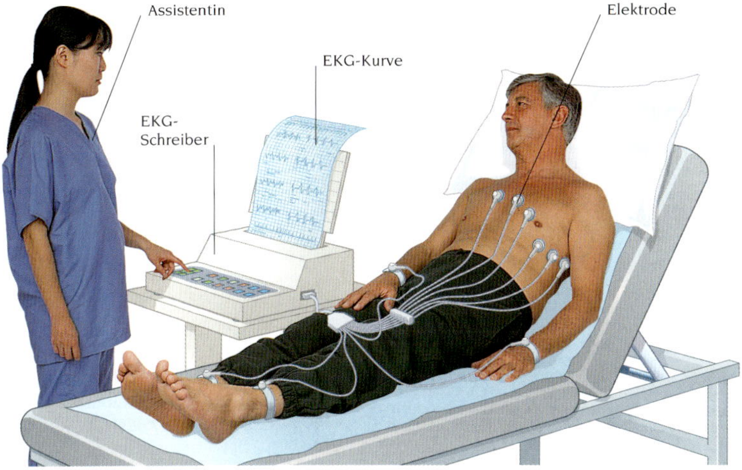

Zahl der *Blutplättchen* drastisch abnehmen, es kann zu Blutungen und einer Beeinträchtigung der Leber- und Nierenfunktion kommen.

Sorgfältige Überwachung des Blutdrucks und der Proteinurie während der Schwangerschaft ermöglicht die sofortige Behandlung einer drohenden E. Sofortige Entbindung, oft durch *Kaiserschnitt*, und Gabe von *Antihypertensiva* (blutdrucksenkenden Mitteln) und Antiepileptika sind angezeigt. Die Pat. sollte auf die Intensivstation gebracht werden, um Komplikationen, wie Nierenversagen, vorzubeugen. Oft normalisiert sich der Blutdruck in den Monaten nach der Entbindung, kann aber auch hoch bleiben. Bei weiteren Schwangerschaften besteht das Risiko der Wiederholung.

Ektasie Erweiterung von Hohlorganen, z.B. eines Gangs oder Kanals. Ektasie der Milchgänge ist die extreme Erweiterung der Gänge, die Absonderungen vom Brustgewebe zu den Brustwarzen transportieren.

-ektomie Wortbestandteil mit der Bedeutung „operative Entfernung", wie z.B. in Tonsillektomie, die Entfernung der Tonsillen (Gaumenmandeln).

Ektoparasit *Schmarotzer*, der auf oder in der Haut seines Wirts lebt und sich von dessen Haut oder dessen Blut ernährt. *Läuse*, *Zecken*, *Milben* und einige *Pilze* sind gelegentlich E. des Menschen.

ektopisch Bezeichnung für eine verlagerte Körperstruktur oder eine Körperfunktion, die zu einem abnormen Zeitpunkt auftritt.

Ektropium Umstülpung des *Augenlids*, sodass die Innenfläche nach außen zeigt. Ein E. des Unterlids tritt meist bei älteren Menschen infolge einer geschwächten Muskulatur um die Augen auf. Auch kontrahierendes Narbengewebe nahe der Augenlider kann ein E. verursachen. Ein E. folgt auch oft einer *Gesichtslähmung* mit Lähmung der die Augen umgebenden Muskeln. Auch ein leichtes E. behindert den Abfluss der Tränenflüssigkeit, sodass eine *Bindehautentzündung* entstehen kann. Evtl. muss das Lid chirurgisch befestigt werden.

Ekzem Entzündung der Haut, oft mit Juckreiz, Abschuppen und Blasenbildung. Es gibt verschiedene Formen, einige werden als *Hautentzündung* (Dermatitis) bezeichnet.

Das atopische E. ist eine chronische oberflächliche Entzündung bei Menschen, die eine ererbte Neigung zu Allergien haben. Bei Kleinkindern häufig. Es bildet sich ein stark juckender Ausschlag, meist im Gesicht, in der Ell-

E

bogenbeuge und der Kniekehle. Die Haut schält sich und es erscheinen kleine rote Pickel. Bei leichten Fällen können *Emollienzien* (erweichende Mittel) die Haut weich erhalten. Bei schweren Fällen sind *Kortikosteroidsalben* angezeigt. Gegen den Juckreiz werden *Antihistaminika* gegeben. Der Verzicht auf bestimmte Lebensmittel kann helfen. Eine *Neurodermitis* (atopisches Ekzem) vergeht oft von selbst, wenn das Kind älter wird.

Das nummuläre E. betrifft Erwachsene. Es ist oft mikrobiell verursacht. Es entstehen runde, juckende, abschilfernde Flecken auf der Haut, ähnlich wie bei *Tinea*. Äußerlich anzuwendende Kortikosteroidpräparate können die Entzündung lindern, der Zustand hält aber oft länger an.

Ein Hand-E. wird meist von Reizstoffen, wie Waschmitteln, verursacht, kann aber auch ohne erkennbaren Grund entstehen. Es entwickeln sich juckende Blasen, meist auf den Handflächen, die Haut wird schuppig und rissig. Handekzeme bessern sich, wenn Emollenzien verwendet und Baumwollhandschuhe mit darüber gezogenen Gummihandschuhen bei Kontakt mit Reizstoffen getragen werden. Schwere E. sind mit Kortikoiden zu behandeln.

Stauungs-E. tritt bei Menschen mit *Krampfadern* auf. Die Haut an den Beinen wird gereizt, entzündet und verfärbt sich. Die Beine schwellen an; Kompressionsverbände oder Kompressionsstrümpfe sind zu empfehlen. Kortikoidhaltige Salben bringen vorübergehend Linderung.

elektiv Bezeichnung für eine Maßnahme, meist einen chirurgischen Eingriff, die nicht dringend ist, sondern zeitlich geplant werden kann.

Elektrische Epilation Dauerhafte Entfernung störender Behaarung mit kurzwelligem Strom, der an den Haarfollikeln angelegt wird und die Haarwurzeln zerstört.

Elektroenzephalographie → *EEG*

Elektrokauter Technik zur Zerstörung von Gewebe durch Wärme, die von einem elektrischen Strom erzeugt wird. E. wird zur Entfernung von Hautfehlern, wie *Warzen*, eingesetzt (→ *Kauterisation*; *Hochfrequenztherapie*; *Elektrokoagulation*).

Elektrokoagulation Verschluss von Blutgefäßen und Blutstillung durch die von einem Hochfrequenzstrom erzeugte Wärme. E. wird in der Chirurgie angewandt. Der Strom kann durch das Skalpell fließen, sodass der Chirurg Schnitte unter Blutstillung macht. Auch Nasenbluten oder die anomale Bildung von Blutgefäßen, wie *Spider-Nävus*, wird durch E. gestoppt; in diesem Fall fließt der Strom durch eine dünne Nadel.

Elektrokrampftherapie In seltenen Fällen durchgeführte Therapie, bei der ein elektrischer Strom ins Gehirn geleitet wird, um *Krämpfe* zu erzeugen und damit schwere *Depressionen* zu behandeln. Wird manchmal unter kurzer Vollnarkose durchgeführt. Nebenwirkung ist u.a. vorübergehende *Gedächtnisstörung*. Eine E. beseitigt die Depression meist schneller als Medikamente und kann bei schweren Formen, die auf andere Therapien nicht ansprechen, lebensrettend sein.

Elektrolyt Substanz, deren Moleküle in ihre *Ionen* zerfallen, wenn sie aufgelöst oder geschmolzen wird.

Elektromyographie → *EMG*

Elektronystagmographie Methode zur Aufzeichnung der verschiedenen Formen des *Nystagmus* (Augenzittern), um seine Ursache zu erforschen. Die von den Augenbewegungen verursachten elektrischen Veränderungen werden von Elektroden an den Augen aufgenommen und als Kurve aufgezeichnet.

Elektrophorese Bewegung elektrisch geladener, in einer *Kolloid*lösung schwebender Teilchen unter dem Einfluss eines elektrischen Stroms. Richtung, Weg und Geschwindigkeit der Teilchenbewegung hängen von ihrer Größe, Form und elektrischen Ladung ab. Mit E. werden Mischungen analysiert (z.B. für die Identifizierung und Quantifizierung der Proteine im Blut). Als diagnostischer Test wird die E. beim *Plasmozytom* eingesetzt, einem Knochenmarktumor, der zur Bildung stark erhöhter Mengen eines bestimmten *Immunglobulins* im Blut führt.

Elektroschocktherapie → *Elektrokrampftherapie*

Elektrounfall Von einem durch den Körper gehenden elektrischen Strom verursachte Schädigung und ihre Effekte. Ist der Strom stark und lang anhaltend, kann es zu Ohnmacht, Herz-, Atemstillstand, Verbrennungen und Gewebeschäden kommen.

Elephantiasis Tropenkrankheit mit massiver Schwellung der Beine, Arme und *Hodensack* sowie Dunkelfärbung der Haut. Meist verursacht durch chronische Lymphstauung infolge *Filariose* (Wurmbefall), tritt aber auch bei angeborenen Lymphbahndefekten, wiederholten Lymphinjektionen und nach Tumoroperationen auf.

ELISA Laborbluttest zum Nachweis infektiöser Erkr. ELISA ist die Abkürzung für engl. enzyme-linked immunosorbent assay (→ *Immunassay*).

Elixier Klare, gesüßte Flüssigkeit, oft alkoholhaltig, die die Grundsubstanz vieler flüssiger Arzneimittel, z. B. von *Hustensirup*, ist.

Elle Lat. Ulna; längerer der 2 Unterarmknochen, der andere heißt Speiche (Radius). Bei seitlich gerade herabhängenden Armen mit den Handflächen nach vorn ist die E. derjenige Knochen, der näher am Rumpf liegt bzw. der an der Kleinfingerseite im Unterarm verläuft.

Die E. ist oben mit dem Radius verbunden und setzt sich in einem abgerundeten Ellenbogen fort, der den unteren Teil des Oberarmknochens umfasst und einen Teil des Ellenbogengelenks bildet. Unten ist die E. mit den Handwurzelknochen und dem unteren Teil des Radius verbunden.

Ellenbogen Scharniergelenk an der Stelle, an der das untere Ende des *Oberarmknochens* (Humerus) mit den oberen Enden von *Elle* und *Speiche* zusammentreffen. Der E. wird vorn, hinten und seitlich durch *Kreuzbänder* (Ligamente) stabilisiert. Er ermöglicht die Beugung und Streckung des Arms und die Drehung des Unterarms um fast 180° um seine Längsachse bei nur sehr geringer Bewegung des Oberarms.

Erkr. des E. sind *Arthritis* und Verletzungen des Gelenks und der umgebenden Muskeln, Sehnen und *Bänder*. Wiederholte Überdehnung der Sehnen der Unterarmmuskeln am Ellbogenansatz verursachen eine Entzündung, die sog. Epikondylitis (→ *Epikondylus*). Es gibt 2 Hauptformen der Epikondylitis: *Tennisellenbogen* und *Golferellenbogen*. Auch eine Zerrung der Bänder ist möglich. Eine bestimmte Form der *Bursitis* entsteht an der Ellenbogenspitze als Reaktion auf lokale Reizung. Eine Überdehnung des Gelenks kann zu einem *Erguss* oder einer traumatischen *Synovitis* führen. Fällt der Betroffene auf Hand oder E., kann er eine Fraktur oder Ausrenkung erleiden.

ELLENBOGEN

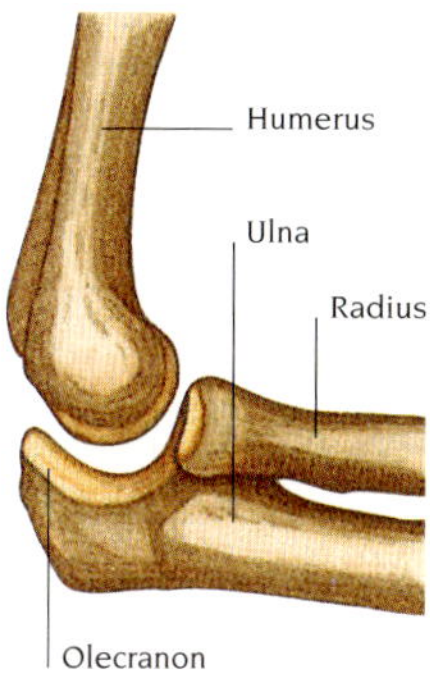

Bruch des E. ist meist Folge eines Sturzes. Sind die Knochenenden nicht verschoben, wird der Arm bei rechtwinkligem E. im Gips ruhiggestellt. Sind sie aber verschoben, werden sie wieder eingerichtet und mit einer Metallschraube fixiert.

Ellenbruch Medizinisch Ulnafraktur; Bruch eines Unterarmknochens. Der typische E. tritt am Knochenschaft oder am Ellenbogen auf. Eine Schaftfraktur erfolgt i.d.R. durch direkten Schlag auf den Unterarm oder einen Sturz auf die Hand. Manchmal bricht der Radius gleichzeitig (→ *Speichenbruch*). Eine Operation ist i.d.R. zur Reposition und Fixierung der Bruchenden entweder mit Platte und Schrauben oder einem sog. Kirschner-Draht im Inneren des Knochens erforderlich. Der Arm wird mit rechtwinkligem Ellenbogen im Gipsverband ruhiggestellt, bis der Bruch abgeheilt ist.

Embolektomie Operative Entfernung eines *Embolus*, der eine Arterie (→ *Embolie*) verschließt. Es gibt 2 Methoden: Entweder wird ein Schnitt in die betroffene Arterie gemacht und der Embolus abgesaugt, oder es wird ein *Ballonkatheter* in das betroffene Gefäß eingeführt.

Embolie Verschluss einer *Arterie* durch einen *Embolus*. Meist haben sich Blutgerinnsel aus einem größeren Gerinnsel an anderer Stelle des Kreislaufs gelöst. Ursache der *Lungenembolie* ist oft ein Fragment einer tiefen *Venenthrombose*, das über das Herz in eine Arterie verschleppt wurde, dort die Blutzufuhr zur Lunge blockiert und häufig zum plötzlichen Tod führt. Nach einem *Herzinfarkt* können sich Blutgerinnsel an der Auskleidung des Herzens oder bei *Vorhofflimmern* in den Herzvorkammern bilden, zum Gehirn wandern und eine Hirnembolie, eine häufige Ursache des *Schlaganfalls*, auslösen. Selten ist eine *Luftembolie*, bei der eine kleine Arterie durch eine Luftblase verlegt wird. Fettembolie, d.h., Blutgefäße werden von Fetttropfen verstopft, kann als Komplikation bei Frakturen der Gliedmaßen auftreten.

Symptome einer E. sind vom Ort des Embolus anhängig. Lungen-E. kann zu Atemnot und Schmerzen im Brustkorb führen. Ein Embolus im Gehirn löst einen Schlaganfall aus, der Sprache, Sehkraft und Bewegung beeinträchtigt. Blockiert ein Embolus eine Beinarterie, schmerzt das Bein und verfärbt sich weiß oder blau. Unbehandelt kann sich bei schwerer Fettembolie eine *Gangrän* entwickeln, Herz- und Atemfrequenz steigen dramatisch an, der Pat. ist unruhig, verwirrt und benommen.

Evtl. wird eine *Embolektomie* (operative Entfernung des Embolus) durchgeführt; falls nicht, werden *Fibrinolytika* u. *Blutgerinnungshemmstoffe* gegeben.

Embolisation, therapeutische Künstlicher Verschluss von Blutgefäßen, um eine innere Blutung zu stoppen oder die Blutversorgung eines Tumors zu unterbinden. Im Fall eines Tumors kann die t. E. Schmerzen lindern und den Tumor schrumpfen lassen, sodass die OP erleichtert wird, oder die Ausbreitung des Tumors verhindern. Mit einer t. E. lässt sich auch der Blutfluss durch anomale Gefäße, wie bei *Hämangiomen* der Haut und innerer Organe, verhindern.

Ein *Katheter* wird in ein Blutgefäß, das nahe dem erkrankten liegt, eingeführt, und der *Embolus*, der das Gefäß verstopfen soll, wird durch den Katheter freigesetzt. Künstliche Emboli bestehen aus Blutgerinnungssubstanzen oder *Silikon*.

Embolus Fragment eines Blutgerinnsels, das im Blutstrom wandert und eine *Arterie* verstopft. Ein E. ist lebensbedrohlich, wenn er den Blutstrom durch eine lebenswichtige Arterie verhindert (→ *Embolie*).

Embryo Ungeborenes Kind in den ersten 12 Wochen nach der *Befruchtung*. In der restlichen Zeit der Schwangerschaft heißt es *Fötus*.

Der E. entwickelt sich aus einer Eizelle, die von einer Samenzelle (→ *künstliche Befruchtung*) befruchtet wurde. Der E. beginnt als einzelne Zelle, die sich während des Durchgangs durch den *Eileiter* in die *Gebärmutter* mehrmals teilt und eine kugelförmige Zellmasse bildet. Etwa 6 Tage nach der Befruchtung nistet sich diese Zellmasse in die Gebärmutterschleimhaut ein. An der Stelle der Einnistung wird die äußere Zellschicht vom mütterlichen Blut ernährt; dieser Teil wird später zur *Plazenta*. In der Zellmasse bildet sich eine flache Scheibe aus Zellschichten, aus denen die kindlichen Gewebe entstehen werden. Um den Embryo herum bildet sich die *Fruchtblase*.

Zu Beginn der 3. Woche entsteht der Kopf des E., und das Neuralrohr, das später *Gehirn* und *Rückenmark* bildet, entwickelt sich entlang dem Rücken des E. In der 4. Woche verlängert sich das Neuralrohr bis in den Kopf, in dem jetzt eine Falte, die später das Gehirn aufnehmen wird, zu sehen ist. Die Ohren beginnen als Gruben, die Augen als Stiele. Im Inneren des Embryos bilden sich Gewebeknospen, aus denen Lun-

EMBRYO

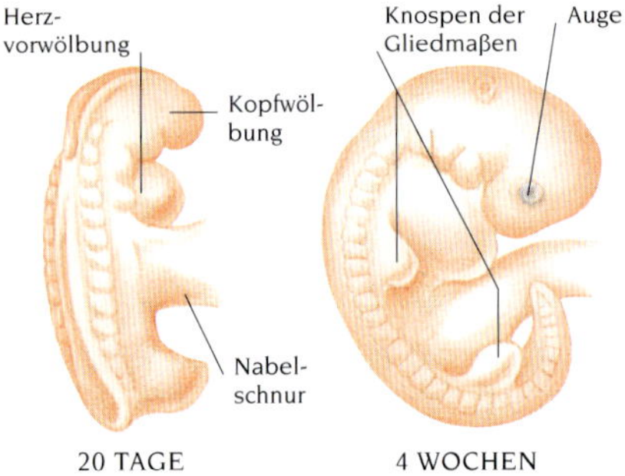

gen, Bauchspeicheldrüse, Leber und Gallenblase entstehen. Das Herz ist als Schlauch angelegt. In den äußeren Zellschichten des E. entstehen Gewebeknospen, aus denen die Gliedmaßen hervorgehen.

Im Lauf der 5. Woche werden die äußeren Ohren sichtbar, Gruben markieren die Lage der Nase, die Kiefer bilden sich und die Knospen für die Gliedmaße werden größer. Durch Verschmelzen von Gewebefalten entstehen die vordere Wand des Brustkorbs und der Bauch. Es entwickelt sich die *Nabelschnur*.

In der 6. bis 8. Woche wird ein menschliches Gesicht erkennbar, es bilden sich der Hals und die Extremitätengelenke, es erscheinen Finger und Zehen. Nach 8 Wochen sind die meisten inneren Organe und alle äußeren Merkmale vorhanden.

Embryologie Lehre von der Entwicklung des *Embryos* und später des *Fötus* von der *Befruchtung* bis zur Geburt.

Embryonentransfer Abk. engl. ZIFT; zygote intrafallopian transfer; Phase nach *In-vitro-Fertilisation*, bei der außerhalb des Körpers befruchtete Eizellen in den Eileiter statt in die *Gebärmutter* eingebracht werden.

Emesis Med. Fachausdruck für *Erbrechen*.

Emetikum Brechmittel; Substanz, die zum Erbrechen führt. Wird bei Vergiftungen und Medikamentenüberdosierung eingesetzt. Die bekannteste ist Ipecacuanha.

EMG Abk. für Elektromyogramm, d. h. Aufzeichnung der elektrischen Aktivität in den *Muskeln*. Dient der Diagnose von Muskelerkr., wie *Muskeldystrophie*, oder Störungen der Nervenversorgung der Muskeln, wie *Polyneuropathie* oder *Radikulopathie*.

Die elektrische Aktivität wird während der Muskelkontraktion in Ruhe gemessen. Es werden entweder kleine Scheibenelektroden auf der Haut über dem Muskel befestigt oder Nadelelektroden in den Muskel eingeführt. Die Impulse werden auf einem Bildschirm angezeigt.

Emission, otoakustische Vom Innenohr ausgesendetes Echo als Reaktion auf Geräusche. Die o. E. wird nur bei normal funktionierendem Ohr erzeugt und bei Tests zur Aufdeckung von Hörstörungen aufgezeichnet.

EMLA-Pflaster Englische Abk. für eutectic mixture of local anaesthetics. Es handelt sich um eine Salbe, die auf die Haut aufgetragen wird, um eine lokale Betäubung zu bewirken (→ *Lokalanästhesie*). Wird zur Schmerzlinderung vor einer intravenösen Injektion und *Venenpunktion* besonders bei Kindern sowie bei Hauttransplantationen angewendet.

Emolliens Substanz, wie Lanolin oder Vaseline, mit beruhigender und weichmachender Wirkung auf Haut, Augen und *Schleimhaut*. Emollienzien sind in Salben, Cremes, Nasensprays und Zäpfchen enthalten.

Empfängnis *Befruchtung* der *Eizelle* einer Frau durch das *Spermium* eines Mannes, woraus sich die *Blastozyste* bildet. Diese nistet sich in der Schleimhaut der *Gebärmutter* ein, womit die *Schwangerschaft* beginnt (→ *Empfängnisverhütung*).

Empfängnis, unterstützte Behandlung von *Unfruchtbarkeit* mit Verfahren, die die Befruchtung u. Einnistung der Eizelle fördern.

Empfängnisverhütung Kontrollmaßnahmen zur Verhinderung einer *Schwangerschaft*. Die Methoden dazu verhindern entweder den *Eisprung* oder verhüten, dass ein *Spermium* mit einer *Eizelle* im *Eileiter* zusammentrifft (wodurch die *Befruchtung* verhindert wird), oder verhindern die Einnistung einer befruchteten Eizelle in der *Gebärmutter*.

Zur E.-Verhütung kann man sich des Geschlechtsverkehrs völlig oder zeitweise enthalten (→ *Empfängnisverhütung, natürliche*), Barrieremethoden (→ *Empfängnisverhütung, Barrieremethoden*) oder Spirale anwenden. Man kann den Geschlechtsverkehr abbrechen (→ *Geschlechtsverkehr, abgebrochener*), Hormone verwenden (→ *Empfängnisverhütung, hormonale*) einschließlich der Verwendung von *oralen Kontrazeptiva, Kontrazeptivimplantaten* oder *Kontrazeptivinjektionen*. Ferner kann man Maßnahmen nach dem Geschlechtsverkehr ergreifen (→ *Empfängnisverhütung, Notfallmaßnahmen*) oder die Sterilisation des Mannes (→ *Vasektomie*) oder der Frau (→ *Sterilisation der Frau*) durchführen lassen.

Empfängnisverhütungsmittel Mittel, das die Wahrscheinlichkeit einer *Empfängnis* verringert (→ *Empfängnisverhütung*), bezeichnet man als E.

Empfängnisverhütung, Barrieremethoden Benutzung einer Vorrichtung und/oder eines chemischen Wirkstoffs, um zu verhindern, dass ein *Spermium* eine *Eizelle* erreichen kann, wodurch *Befruchtung* und Schwangerschaft verhütet wird.

Das *Präservativ* (Kondom) ist eine der meistbenutzten Barrieremethoden. Das *Kondom für die Frau* (Femidom) ist dem Präservativ ähnlich, jedoch größer.

Eine weitere, von der Frau anzuwendende Barrieremethode ist das *Scheidendiaphragma*, eine halbkugelförmige Haube, die vor die Öffnung des *Gebärmutterhalses* platziert wird; es besteht aus dünnem Gummi mit einer Metallfeder im Rand, die ihm in der Scheide Halt gibt, und wird zusammen mit einem *Spermizid* angewendet. Eine *Portiokappe* ist eine Alternative zum Diaphragma.

Spermizide in Form von Schaumovula, Cremes, Salben oder Gels werden kurz vor dem *Geschlechtsverkehr* so nah wie möglich am *Gebärmutterhals* eingebracht. Einige Spermizide sollten nicht mit Hilfsmitteln aus Gummi verwendet werden. Spermizide alleine sind wenig effektiv, zusammen mit mechanischen Mitteln, korrekt angewandt, können sie bei der E. effektiv sein.

EMPFÄNGNISVERHÜTUNG

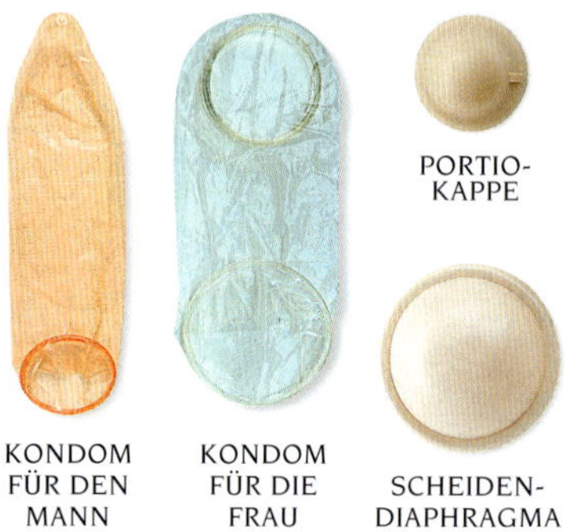

Von allen Barrieremethoden tragen aber nur das Präservativ und das Femidom, korrekt angewandt, zum Schutz vor *sexuell übertragbaren Krankheiten* wie *Aids, Herpes genitalis* und Virushepatitis bei.

Empfängnisverhütung, hormonale Verwendung von synthetischen *Gestagenen*, oft in Kombination mit synthetischen *Östrogenen*, zur Schwangerschaftsverhütung durch die Frau. Diese Wirkstoffe unterdrücken den *Eisprung* u. machen den Schleim des Gebärmutterhalses dick u. für Spermien undurchlässig. Sie verursachen auch ein Dünnerwerden der *Gebärmutterschleimhaut*, was die Einnistung einer befruchteten Eizelle erschwert od. verhindert. Die bekannteste h. E. ist die Pille (→ *Kontrazeptiva, orale*). Die Hormone können auch als *Kontrazeptivimplantat* unter der Haut od. als *Kontrazeptivinjektion* verabreicht od. von *Pessaren* freigesetzt werden.

Empfängnisverhütung, natürliche Methoden zur Empfängnisverhütung, die auf dem Versuch basieren, die fruchtbaren Tage einer Frau um die Zeit des *Eisprungs* genau festzustellen, um sich an diesen Tagen des Geschlechtsverkehrs zu enthalten. Bei der *Kalendermethode* wird davon ausgegangen, dass der Eisprung etwa 14 Tage vor der Regelblutung erfolgt. Wegen der hohen Unzuverlässigkeit ist diese Methode weitestgehend durch andere ersetzt worden. Die Temperaturmethode stützt sich auf den normalen Anstieg der Temperatur des weiblichen Körpers in der 2. Hälfte des Regelblutungszyklus, nachdem der Eisprung erfolgt ist. Die Temperatur wird täglich mit einem Spezialthermometer gemessen. Erst wenn an 3 Tagen hintereinander die Temperatur hoch geblieben ist, lässt sich annehmen, dass die fruchtbaren Tage vorüber sind.

Bei der *Zervixschleimmethode* wird versucht, die fruchtbaren Tage damit festzustellen, dass Menge u. Beschaffenheit des Schleims während des Regelblutungszyklus beobachtet u. notiert werden. Die Konsistenz des Schleims ändert sich vor u. oft beim Eisprung. Die symptothermale Methode kombiniert Temperatur- u. Zervixschleimmethode.

Empfängnisverhütung, Notfallmaßnahmen Auch „Pille danach"; Maßnahmen zur *Empfängnisverhütung* nach ungeschütztem Geschlechtsverkehr. Es gibt 2 Hauptmethoden: die hormonale u. die physikalische. Bei der ersten werden orale Kontrazeptiva (sogenannte Pille danach) in hoher Dosis binnen 24 bis 36 Stunden nach ungeschütztem Geschlechtsverkehr eingenommen; eine zweite Dosis 12 Stunden später. Die Pille kann entweder nur *Progesteron* od. eine Kombination von *Östrogen* u. *Progesteron* enthalten. Bei der physikalischen Methode wird vom Arzt ein *Pessar* bis zu 5 Tage nach ungeschütztem Geschlechtsverkehr in die Gebärmutter eingelegt.

Emphysem Erkr., bei der die *Lungenbläschen* immer weiter zerstört werden, sodass immer weniger Lungenoberfläche für den Gasaustausch verfügbar ist. Ein E. entwickelt sich meist bei chronischer *Bronchitis* und führt zur *chronisch-obstruktiven Lungenerkr.* Fast immer wird ein E. durch Rauchen verursacht, selten durch einen angeborenen *Alpha-1-Antitrypsinmangel*, der zu Gewebeschäden bes. in Lunge und Leber führt. Mit fortschreitender Krankheit und Zerstörung der Alveolen leidet der Patient an immer stärkerer Atemnot. Ist der Lungenschaden erst einmal eingetreten, ist er nicht rückführbar. Wenn der Pat. mit dem Rauchen aufhört, kann er die Lungenzerstörung verzögern.

Empyem Ansammlung von *Eiter* in einer Körperhöhle oder bestimmten Organen. Kann als seltene Komplikation einer Infektion, wie *Lungenentzündung* oder *Brustfellentzündung* an der Lunge auftreten. Hauptsymptome sind Schmerzen im Brustkorb, Atemnot und Fieber. Behandelt wird mit Punktion des Eiters und *Antibiotika*injektionen oder durch Eröffnung des Brustkorbs und Eiterableitung. Ein E. der *Gallenblase* kommt als Komplikation bei Cholezystitis vor mit Bauchschmerzen, Fieber und *Gelbsucht*. Die Therapie besteht in der operativen Entfernung der Gallenblase.

Enalapril *ACE-Hemmer* zur Behandlung von *Bluthochdruck* und von *Herzinsuffizienz*.

Encephalitis lethargica Epidemische Form der *Gehirnentzündung*; tritt seit den 1920er-Jahren nur noch sporadisch auf. Viele Überlebende der großen Epidemien leiden an postenzephalitischem *Parkinson-Syndrom*.

Enchondromatose Ollier Seltene Erkr., auch multiple Enchondromatose genannt, die angeboren und durch multiple Tumoren des Knorpelgewebes in Extremitätenknochen gekennzeichnet ist. Sie wird durch Fehler bei der Knochenentwicklung aus dem Knorpel verursacht. Die Knochen sind verkürzt und deformiert. Selten wird ein Tumor bösartig (Chondrosarkom).

Endarteriektomie OP, bei der die Auskleidung einer von *Arteriosklerose* geschädigten Arterie entfernt wird, um den Blutstrom zu normalisieren. E. ist eine Therapie bei einer Hirn- und peripheren Gefäßerkr.; wird endoskopisch durchgeführt (→ *Endoskopie*) oder als offener Eingriff.

In der Arterie bildet sich innerhalb weniger Wochen nach der OP eine neue Auskleidung. Bei einer sehr weitgehenden Verengung kommt ein rekonstruktiver gefäßchirurgischer Eingriff an der Arterie infrage.

EMPHYSEM

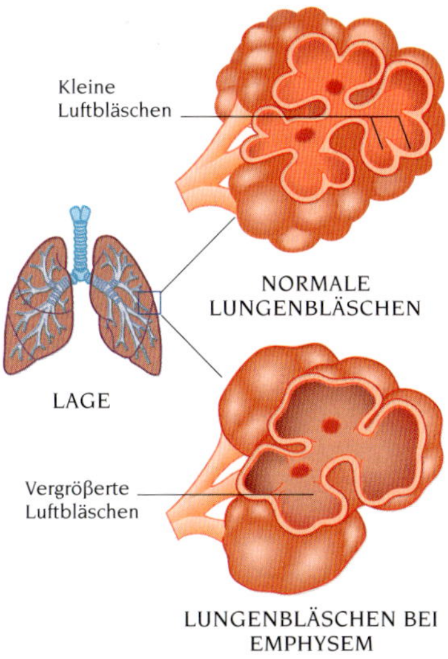

E

Enddarm, Blutung Austritt von Blut aus *Mastdarm* oder *After*. Das Blut ist rot, dunkelbraun oder schwarz. Es ist dem Stuhl beigemengt oder liegt auf dem Stuhl auf oder es tritt separat aus und ist mit Schmerzen verbunden.

Hämorrhoiden sind die häufigste Ursache für solche Blutungen. Kleine Mengen hellroten Bluts erscheinen auf dem Stuhl oder im Toilettenpapier. Auch *Analfissuren, Analfisteln, Mastdarmentzündungen*, oder *Mastdarmvorfall* können Blutungen verursachen.

Dickdarm- oder Mastdarmkrebs oder Darm-*Polypen* können ebenfalls Blutungen hervorrufen. Dickdarmerkr. wie *Divertikulose* sind mit dunkelrotem Stuhl verbunden. Schwarzer Stuhl (Teerstuhl) hat seine Ursache in Blutungen im oberen Magen-Darm-Trakt. Blutiger Durchfall kommt bei *Colitis ulzerosa, Amöbenruhr* oder *Bakterienruhr* vor. Die Diagnose erfolgt durch *Enddarmuntersuchung, Proktoskopie, Sigmoidoskopie*, durch *Dickdarmspiegelung* oder *Barium-Röntgenuntersuchung*.

Enddarmuntersuchung Untersuchung von *After* und *Mastdarm* als Teil einer allgemeinen körperlichen Untersuchung (→ *Untersuchung, körperliche*), um Schmerzen oder Änderungen der Darmtätigkeit abzuklären und um das evtl. Vorliegen von *Tumoren* des *Mastdarms* oder der *Prostata* zu prüfen.

endemisch Bezeichnung für eine Krankheit oder Störung, die in einer bestimmten Region oder Bevölkerungsgruppe ständig vorkommt. *Aids* z. B. ist endemisch in Afrika (→ *Epidemie*).

Endodontie Zweig der Zahnmedizin, der sich mit Ursachen, Verhütung, Diagnose und Behandlung der Erkr. und Verletzungen der Zahnpulpa und der periapikalen Gewebe beschäftigt.

Die häufigsten endodontischen Therapien sind *Wurzelkanalbehandlung* und *Pulpotomie*.

endogen Krankheit oder Störung, die im Körper selbst entsteht und nicht von äußeren Faktoren verursacht wird (→ *exogen*).

Endokarditis Entzündung des Endokards (innerste Herzwandschicht), besonders der *Herzklappen*. Geht meist auf eine Infektion mit *Bakterien*, Pilzen oder anderen Erregern zurück, die bei einer OP oder *Injektion* mit einer kontaminierten Nadel in den Blutkreislauf gelangt sind. Patienten mit vorgeschädigtem Endokard sind besonders anfällig für E., ebenso wie Drogenabhängige, die sich spritzen, und Menschen mit unterdrücktem *Immunsystem*. E. kann auch (selten) ein Zeichen bestimmter Krebsarten sein.

E. ist entweder *subakut* oder *akut*. Bei der subakuten E. sind die Symptome allgemeiner Art und nicht spezifisch, auch wenn eine *Herzklappe* schwer geschädigt werden kann. Der Betroffene klagt über Müdigkeit, Fieber und vage Schmerzen und Beschwerden. Bei einer *körperlichen Untersuchung* ist die einzig erkennbare Anomalie evtl. nur ein *Herzgeräusch*. Die weniger häufige akute E. bricht plötzlich aus mit Schüttelfrost, hohem Fieber, Atemnot und schnellem oder unregelmäßigem Puls. Die Infektion breitet sich rasch aus und kann die Herzklappen zerstören, sodass es zur *Herzinsuffizienz* kommt.

Die Diagnostik besteht aus einer körperlichen Untersuchung und Bluttest, evtl. *EKG, Echokardiographie* und *Angiographie*. Die Therapie besteht in hochdosierten, meist i.v. verabreichten *Antibiotika*. Geschädigte Herzklappen werden operativ ersetzt.

Endokrine Drüse Drüse, die *Hormone* direkt (nicht über einen Gang) in das Gefäßsystem abgibt, wie z. B. *Schilddrüse, Hirnanhangsdrüse, Eierstöcke, Hoden* und *Nebennieren* (→ *exokrine Drüse*).

Endokrines System Alle Drüsen im Körper, die *Hormone* produzieren, nämlich die *Schilddrüse, Bauchspeicheldrüse, Hoden, Eierstöcke* und *Nebennieren*. Ihre Hormone steuern zahlreiche Körperprozesse, wie Wachstum, Stoffwechsel, Entwicklung und Funktionen der Geschlechtsorgane und die Reaktion auf Stress. Jede Zu- oder Abnahme eines spezifischen Hormons greift in den von ihm gesteuerten Prozess ein. Um eine Unter- oder Überproduktion zu vermeiden, wird die Hormonsekretion vieler endokriner Drüsen von der *Hirnanhangsdrüse* reguliert, die ihrerseits vom *Hypothalamus* im Gehirn aufgrund eines *Rückkopplung*smechanismus beeinflusst wird.

Endokrinologie Lehre vom *endokrinen System*, seinen Störungen und deren Behandlung.

Endometriose Zustand, bei dem Teile der Gebärmutterschleimhaut in anderen Teilen des Körpers, meist im Becken, zu finden sind.

E. tritt bevorzugt bei Frauen im Alter von 25 bis 40 Jahren auf und kann zur *Unfruchtbarkeit* führen. Die Ursache der E. ist unklar. Es wird vermutet, dass Fragmente des *Endometriums*, die bei der *Menstruation* abgestoßen werden, den Körper nicht verlassen, sondern in die Eileiter und das Becken gelangen, wo sie an ein Beckenorgan anwachsen. Dieses verschleppte Endometriumgewebe reagiert weiterhin auf die im Menstruationszyklus gebildeten Hormone und blutet jeden Monat. Das Blut fließt jedoch nicht ab und führt zur Bildung von Zysten, die schmerzhaft sein können und manchmal die Größe einer Grapefruit erreichen.

Die Symptome der E. variieren sehr, wobei anomale oder starke Menstruationsblutungen am häufigsten vorkommen. Es kommt während der Blutung zu starkem Bauchschmerz oder Rückenschmerz. Andere Symptome sind *Geschlechtsverkehr, schmerzhafter*, Durchfall, *Verstopfung* und Schmerz beim Stuhlgang. Selten kommt es zur Blutung aus dem *Mastdarm*. Gelegentlich bleibt die E. ohne Symptome.

Die *Laparoskopie* bestätigt die Diagnose. Arzneimittel (u.a. *Danazol*, *Gestagene*, *Gonadorelin-Agonisten* oder Kombinations„pillen" (→ *Kontrazeptiva, orale*) können die Menstruation verhindern. In einigen Fällen wird die Gebärmutterschleimhautansiedlung mithilfe eines *Lasers* oder eines *Elektrokauters* in der Laparoskopie entfernt. Ist die Frau nicht unfruchtbar, führt oft eine Schwangerschaft zu einer bedeutenden Verbesserung der E. Falls die Pat. keinen Kinderwunsch hat, wird die *Hysterektomie* empfohlen.

Endometritis Entzündung der *Gebärmutterschleimhaut* aufgrund einer Infektion. E. ist Merkmal der *Adnexitis*. Sie ist auch eine Komplikation bei Fehlgeburt oder Geburt, tritt nach Einsetzen eines *IUP* auf oder infolge einer *sexuell übertragbaren Krankheit*. Symptome sind Fieber, Scheidenausfluss und Unterleibsschmerz. Die Therapie umfasst Entfernung eines Fremdkörpers (z. B. IUP oder Plazentarestgewebe) und *Antibiotika*.

Endometrium → *Gebärmutterschleimhaut*

Endometriumablation → *Gebärmutterschleimhautausschabung*

Endometriumkarzinom → *Gebärmutterschleimhaut*krebs

Endorphine Vom Körper gebildete *Protein*moleküle, die Schmerz durch Aktivierung von *Opiat*rezeptoren im Nervensystem lindern. E. haben eine ähnliche chemische Struktur wie das Schmerzmittel *Morphin*. Außerdem vermutet man, dass E. an der Reaktion auf Stress beteiligt sind sowie bei der Kontrolle der Darmkontraktionen, der Stimmungslage und der Kontrolle der Freisetzung bestimmter *Hypophysen*hormone (→ *Enkephaline*).

Endoskop Röhrenförmiges Sichtinstrument, das in eine Körperhöhle eingeführt wird, um Erkr. zu untersuchen oder zu behandeln. E. sind flexibel oder starr, je nach Körperteil, das untersucht werden soll. Ein flexibles Fiberoptik-E. ist ein Bündel aus lichtleitenden Fasern. An seinem Kopf sind Okular, Steuervorrichtung und Stromquelle; an der Spitze ist die Lichtquelle, eine Linse und Auslass für Luft oder Wasser und gelegentlich eine Kamera, die das Bild auf einen Bildschirm überträgt. Nebenöffnungen sind für chirurgische Instrumente gedacht, die mit dem Endoskop hinuntergeführt werden. Ein starres E. ist ein gerades Rohr mit einer Lichtquelle.

Endoskopie Untersuchung von Körperhöhlen zur Diagnose oder Therapie mittels eines *Endoskops*. E. benutzt sowohl Fiberoptik als auch Videotechnik und ist für nahezu alle hohlen Körperstrukturen direkt zugänglich. Das Endoskop wird durch die natürliche Öffnung, z. B. Mund oder Scheide, oder durch einen kleinen Einschnitt eingeführt. Der Untersucher inspiziert und photographiert das Organ und führt eine *Biopsie* aus. Viele Vorgänge kön-

ENDOSKOP

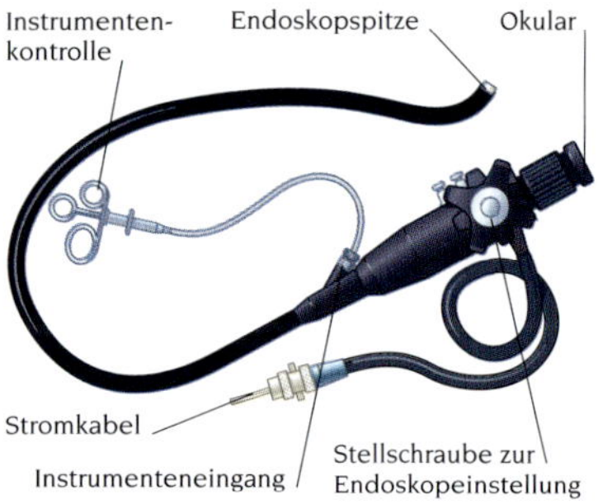

FLEXIBLES ENDOSKOP

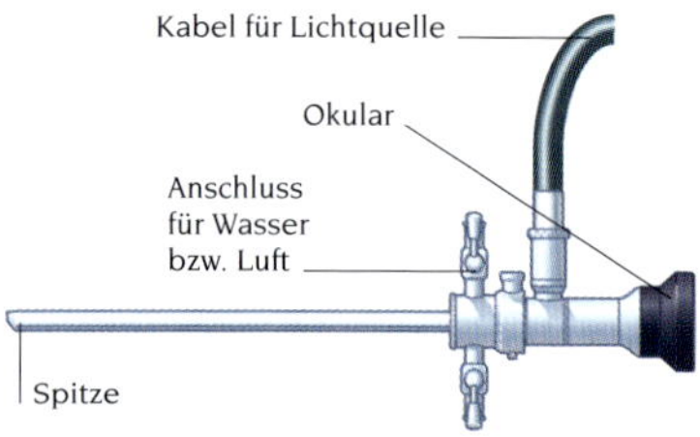

STARRES ENDOSKOP

nen erfolgen, indem chirurgische Instrumente das Endoskop hinuntergeschoben werden (→ *Minimalinvasive Chirurgie*).

Endothel Zellschicht, die Herz, Blutgefäße und Lymphwege auskleidet (→ *System, lymphatisches*). Die Zellen sind Platten (dünn und flach) und bieten eine glatte Oberfläche, die dazu beiträgt, dass das Blut oder die Lymphe fließen und dass keine Blutgerinnsel auftreten (→ *Epithel*).

Endotoxin Gift, das durch bestimmte *Bakterien* produziert und erst dann freigesetzt wird, wenn das Bakterium abstirbt. E., die in einem infizierten Patienten freigesetzt werden, verursachen Fieber. Sie machen auch die *Kapillar*wände durchlässig und führen zum Flüssigkeitsaustritt in das umgebende Gewebe, gelegentlich zum Blutdruckabfall, eine Erkr., die als Endotoxinschock (→ *Enterotoxin*, *Exotoxin*) bezeichnet wird.

Endotrachealtubus → *Beatmungstubus*

Energie Fähigkeit, Arbeit zu verrichten oder eine physikalische Änderung zu bewirken. Ernährungswissenschaftler meinen den Brennwert eines Lebensmittels mit E.

Es gibt viele Arten der E., z. B. Licht, Töne, Wärme, chemische, elektrische und kinetische E., und die meisten spielen eine Rolle im Körper. Die *Netzhaut* z. B. verwandelt Lichtenergie in elektrische Nervenimpulse und macht damit das Sehen möglich. *Muskeln* benutzen chemische Energie aus der Nahrung, um kinetische Energie, Bewegung und Wärme zu produzieren.

E. wird in Einheiten, den *Kalorien* od. *Joule* gemessen. Da diese Einheiten extrem klein sind, werden in der *Diätetik* praktische Einheiten wie Kilokalorien (kcal, 1000 Kalorien) und Kilojoule (kJ, 1000 Joules) benutzt. *Kohlenhydrate* und Proteine liefern 4 kcal pro Gramm (g), *Fette* liefern 9 kcal pro g (→ *Stoffwechsel*). Allgemein wird die E., die aus dem Nahrungsabbau stammt, als chemische Energie in *ATP*-Molekülen gespeichert. Die E. dieser Moleküle ist dann für Vorgänge verfügbar, die Energie verbrauchen, z. B. Muskelkontraktion.

Energiebedarf Energiemenge, die von einer Person für Zellstoffwechsel, Muskeltätigkeit und Wachstum benötigt wird. Diese Energie wird durch Abbau von *Kohlenhydraten*, *Fetten* und Proteinen bereitgestellt, die aus der Nahrung stammen, und durch gespeicherte *Nährstoffe* in der Leber, in Muskeln und Fettgewebe.

Energie wird benötigt, um Herzschlag, Lungenfunktion und konstante Körpertemperatur zu erhalten. Die Rate, mit der diese Prozesse Energie verbrauchen, wird Grundumsatz genannt. Jede Form der Bewegung erhöht den Energieverbrauch über den Grundumsatz hinaus. Der Grundumsatz einer Person steigt in Phasen des Wachstums und in der *Schwangerschaft* und während des *Stillens* an. Wenn mehr Energie durch die Nahrung aufgenommen wird als verbraucht wird, wird der Überschuss gespeichert und es kommt i.d.R. zu einer Gewichtszunahme. Wenn weniger Energie aufgenommen wird als verbraucht wird, nimmt man ab, da die

Speicher angegriffen werden (→ *Fettsucht*).

Energiedosis Verschiedene international vereinbarte Einheiten (nach Système Internationale d'Unités: SI-Einheiten) dienen als Strahlungsmessgrößen zur Messung ionisierender Strahlung, z.B. Röntgen (R) für die Menge der Strahlung in der Luft u. Becquerel (Bq) als SI-Einheit für spontane Aktivität einer radioaktiven Quelle wie Uran. Für medizinische Zwecke sind die am häufigsten verwendeten Einheiten Gray (Gy) u. Sievert (Sv).

Gray ist die SI-Einheit der Strahlung, die von einem Gewebe od. einer Substanz als Ergebnis einer Strahleneinwirkung tatsächlich aufgenommen wird. 1 Gy ist die Absorption von 1 *Joule* an Energie (von Gammastrahlen od. *Röntgenstrahlen*) pro Kilogramm des bestrahlten Gegenstands. Gy ersetzt die ältere Einheit, *Rad* (1 Gy = 100 Rad).

Da einige Arten von Strahlung Organismen mehr als andere beeinflussen, bezeichnet die Maßeinheit Sievert den Einfluss einer Energiedosis. Zusätzliche Faktoren, wie Art od. Energie der Strahlung, werden mitberechnet, um die Effekte von gleichwertigen Mengen verschiedener Arten aufgenommener Strahlen auf den Körper zu berechnen. Sievert ersetzt die ältere Einheit Rem (1 Sv =100 Rem).

Enfluran Flüssigkeit, mit Sauerstoff gemischt und als Dampf inhaliert, um die Allgemeinanästhesie einzuleiten und zu erhalten (→ *Anästhesie, Allgemein-*). Selten führt E. zu *Herzrhythmusstörungen*.

Enkephaline Kleine Protein*moleküle*, die im *Gehirn* und von Nervenendigungen an anderen Orten gebildet werden. E. haben eine schmerzstillende Wirkung u. sollen auch die Stimmung beeinflussen. E. ähneln den *Endorphinen*, aber sind etwas anders in der chemischen Zusammensetzung und werden von anderen Nervenendigungen freigesetzt.

Enkopresis Form des *Einkotens*, bei der Kinder, die alt genug sind, um die Darmtätigkeit zu steuern, ihren normalen Stuhl an dafür ungeeigneten Stellen abgeben. Ursache hierfür ist meist eine Verhaltensstörung.

Enophthalmus Zurücksinken des Auges in die Augenhöhle. E. wird meist bei einem *Bruch* der Augenhöhle oder Schrumpfung des Auges durch Narbengewebe nach OP verursacht.

Entbindung, vaginale → *Geburt, natürliche*

Enteritis Entzündung des Dünndarms. Die E. ist Folge einer Infektion, bes. *Giardia-Infektion* und *Tuberkulose*, oder *Crohn-Krankheit*. E. verursacht i.d.R. Durchfall (→ *Magen-Darm-Infekt, Dickdarmentzündung*).

Enteritis regionalis Auch Ileitis terminalis, frühere Bezeichnung für *Crohn-Krankheit*.

Enterobiasis Häufige Infektion mit *ENTEROBIUS VERMICULARIS* (Madenwurm), einem Darmparasit. Madenwürmer befallen vorwiegend Kinder. Erwachsene weibliche Würmer sind weiß und ca. 1 cm lang (also sichtbar). Sie legen ihre Eier in der Haut um den *After* ab, und ihre Bewegungen verursachen, oft nachts, Juckreiz im Analbereich. Die Eier gelangen über die Finger in den Mund und es kommt zur erneuten Infektion, oder sie werden auf Spielzeug oder Decken und so auf andere Kinder übertragen. Die verschluckten Wurmeier reifen 2 bis 6 Wochen im Darm aus. Die Diagnose erfolgt bei Entdeckung der Würmer oder mit einem Klebeband, das im Afterbereich befestigt wird, um die Eier oder Würmer einzufangen. Therapie mit *Wurmmittel*.

Enterostomie Eingriff, bei dem ein Teil des Dünn- oder Dickdarms mit einem anderen Teil des Magen-Darm-Trakts oder der Bauchwand, z.B. bei *Kolostomie* oder *Ileostomie*, verbunden wird.

Enterotoxin *Toxin*-Art, die von bestimmten Darmbakterien gebildet wird. E. verursachen Symptome der *Lebensmittelvergiftung* durch Staphylokokken (→ *Staphylokokken-Infektionen*) und *Cholera* (→ *Endotoxin, Exotoxin*).

Enthaarungsmittel oder Epilatorium; chemischer Haarentferner, wie Bariumsulfid, das in Form von Creme oder Paste zu kosmetischen Zwecken oder zur Behandlung des *Hirsutismus* verwendet wird.

Entmarkung Abbau der fetthaltigen Markscheide, die Nervenfasern umgibt und elektrisch isoliert. Die Scheiden liefern Nährstoffe für die Nerven und sind lebenswichtig für die Weiterleitung elektrischer Impulse. E. „schließt die Funktion des Nervs kurz", führt zu Verlust von Sensibilität, Koordination und Kraft in bestimmten Bereichen. Die betroffenen Nerven liegen im Zentral- (ZNS) od. im peripheren Nervensystem.

Bezirke mit E. sind in der *Kernspintomographie* des Gehirns bei *multipler Sklerose* sichtbar. Die Ursache der E. ist nicht bekannt. In vielen Fällen wechseln sich E.-Phasen mit Zeiten teilweiser oder kompletter Erholung der Nervenfunktion ab. Bei der *Enzephalomyelitis* kommt es zur Entzündung von Nervenzellen im ZNS und gelegentlichen Gebieten mit E.

Entropium Einwärtskippen der Lidränder, sodass die Wimpern gegen *Hornhaut* und *Bindehaut* reiben. E. ist gelegentlich angeboren, besonders bei zu schweren Kindern. Es kommt auch bei älteren Menschen aufgrund Schwäche der Muskeln um den unteren Augenrand häufig vor. E. des Ober- oder Unterlids führt zur Narbenbildung, z. B. aufgrund eines *Trachoms*.

Das E. bei Säuglingen stört das Auge nicht und verschwindet i.d.R. nach wenigen Monaten. Später im Leben verursacht das E. Reizung, *Bindehautentzündung*, Schädigung der Hornhaut oder Sehstörungen. Die OP zur Korrektur des E. verhindert solche Erkr.

Entspannungstechniken Methoden zum bewussten Abbau körperlicher Spannungen, um so zu geistiger Ruhe zu kommen. E. dienen dem Abbau von *Angst*-Symptomen oder Stress, der Senkung des Bluthochdrucks und helfen Schwangeren, die Geburtswehen besser zu ertragen (→ *Geburt, natürliche*).

Aktive E. bestehen aus abwechselndem Anspannen und Entspannen jedes Muskels. Passive E. heißt, geistig abschalten und sich auf entspannende Worte oder Klänge konzentrieren. Atemübungen beeinflussen positiv die *Hyperventilation*, die Beklemmungen verursacht oder verschlimmert. Traditionelle Konzentrationsmethoden, wie *Yoga* und Meditation, benutzen ähnliche Techniken.

Entwicklung Wachstumsprozess; Veränderung, durch die ein Individuum körperlich, mental, emotional und sozial reift. E. tritt in Hauptphasen auf: in den ersten 3 Monaten der Schwangerschaft (→ *Embryo*), in geringerem Maße in der übrigen Schwangerschaft (→ *Fötus*), in den ersten 5 Lebensjahren (→ *Kindesentwicklung*) und in *Pubertät* und Jugend.

Entwicklungsstörung Begriff dafür, dass ein Säugling oder Kleinkind neue Fähigkeiten nicht in der normalen Zeit erreicht. I.d.R. werden neue Fähigkeiten und Verhaltensmuster in einem bestimmten Alter erreicht und bestehende Verhaltensmuster ändern sich oder verschwinden (→ *Kindesentwicklung*).

E. variieren in der Schwere und können die Hand-Augen-Koordination, Gehen, Zuhören, Sprachverständnis, Sprechen oder soziale Interaktion betreffen. E. werden zuerst von den Eltern oder im Rahmen einer Routinevorsorgeuntersuchung entdeckt.

Es gibt viele Ursachen der E. Ein Kind, das in den meisten Teilen der Entwicklung zu spät ist, hat i.d.R. ein allgemeines Problem. Dies kann ein schwerer Seh- oder Hörschaden, begrenzte intellektuelle Fähigkeiten (→ *Lernschwierigkeiten*) oder Hirnschaden vor, während oder nach der Geburt sein.

Spezielle Aspekte der E. treten bei Bewegung und Gehen auf. Oft gibt es keine schwere Ursache. Aber spezielle Ursachen sind *Muskeldystrophie* und *Spina bifida*. Entwicklungsstörung bei manueller Geschicklichkeit beruht oft auf einem Mangel an Anregung oder neurologischen Problemen.

Eine fehlende Reaktion auf Töne beruht auf *Taubheit*. *Autismus* ist eine seltene Ursache der fehlenden Reaktion auf die menschliche Stimme, obwohl das Gehör normal ist. Ein Hörproblem kann zu verzögertem Sprechen führen. Zwillinge lernen oft spät sprechen. Jede generalisierte Schwierigkeit mit der Muskelkontrolle kann das Hervorbringen von Sprache betreffen, dies tritt bei Kindern mit *Zerebralparese* auf. Schädigung oder Defekte von Sprechmuskeln, Larynx (Kehlkopf) oder Mund bewirken Sprechprobleme, wie viele andere Erkr., die das Sprachzentrum im Gehirn betreffen (→ *Aphasie, Dysarthrie, Dysphonie, Sprachstörungen*). E. bei Blasen- und Darmkontrolle hat viele mögliche Ursachen (→ *Einkoten, Enuresis*).

Ein Kind, das eine E. zeigt, sollte gründlich vom Kinderarzt untersucht werden.

Entzündung Rötung, Schwellung, Hitze- und Schmerzgefühl im Gewebe aufgrund von Verletzung oder Infektion. Wenn Gewebe beschädigt wird, setzen *Mastzellen* Histamin und andere chemische Substanzen frei. Histamin erhöht den Blutfluss zum geschädigten Gewebe und lässt die Blutgefäße porös werden. Flüssigkeit sickert dann ins Gewebe und verursacht eine lokale Schwellung. Schmerz wird durch den Reiz der Nervenendigungen durch die chemischen Substanzen verursacht.

Im Bereich der E. nimmt die Anzahl weißer Blutkörperchen i.d.R. zu. Diese helfen bei der Zerstörung eindringender Erreger und sind an der Reparatur des beschädigten Gewebes beteiligt. Andere E. (wie *rheumatoide Arthritis* und andere *Autoimmunkrankheiten*) können mit *Kortikosteroiden* oder *nichtsteroidalen Antirheumatika* unterdrückt werden.

Entzugssymptome Unangenehme geistige und körperliche Symptome, die jemand beim Absetzen einer Substanz empfindet, von der er abhängig ist (→ *Drogenabhängigkeit*). E. treten meist bei *Alkoholabhängigkeit* oder Opioidabhängigkeit auf, bei Rauchern und bei Menschen, die gewohnheitsmäßig *Tranquilizer, Amphetamine*, Kokain, Marihuana und *Koffein* konsumieren.

Alkoholentzugssymptome beginnen 6 bis 8 Std. nach Beendigung des Konsums und können 7 Tage andauern. Zu den E. zählen Zittern der Hände, Übelkeit und Erbrechen, Schwitzen, Verkrampfung, Angst und u.U. Krampfanfälle. (→ *Verwirrtheit, Delirium tremens, Halluzinationen*)

Opioidentzugssymptome beginnen nach 8 bis 12 Std. und können 7 bis 10 Tage dauern, u.a. Ruhelosigkeit, Schwitzen, tränende Augen und Nasenausfluss, Gähnen, Durchfall, Erbrechen, Bauchkrämpfe, erweiterte Pupillen, Appetitverlust, Reizbarkeit, Schwäche, Tremor und Depression. E. bei Barbituraten und Meprobamat setzen nach 12 bis 24 Stunden ein mit Tremor, Angst, Ruhelosigkeit und Schwäche, gelegentlich anschließend Delirium, Halluzinationen und auch Krampfanfälle. 3 bis 8 Tage nach dem Beginn der E. kommt es zu einer Phase anhaltenden Schlafs.

Entzugssymptome bei Benzodiazepinen setzen sehr langsam ein und sind u.U. lebensbedrohlich.

E. von Nikotin entwickeln sich allmählich in 24 bis 48 Std. und umfassen Reizbarkeit, Konzentrationsstörungen, Frustration, Kopfschmerz und Angst.

Absetzen von Kokain oder Amphetaminen führt zu extremer Müdigkeit, Lethargie und Schwindel. Kokainentzug führt u.U. auch zu Tremor, schwerer Depression und Schwitzen.

E. bei Marihuana sind u.a. Tremor, Übelkeit, Erbrechen, Diarrhoe, Schwitzen, Reizbarkeit und Schlafstörungen. Koffeinentzug kann Müdigkeit, Kopfschmerz und Reizbarkeit bewirken.

ENTZÜNDUNG

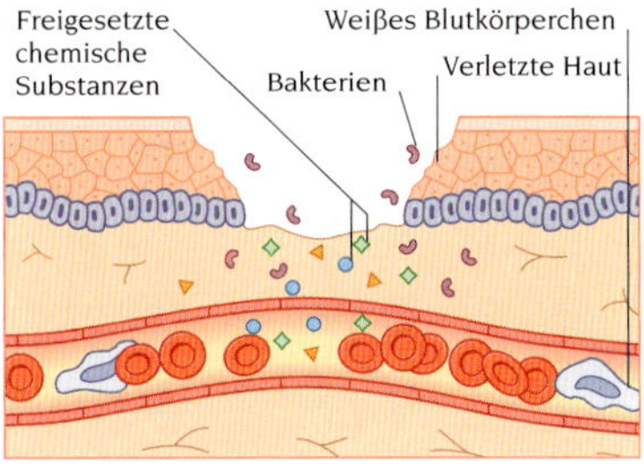

VERLETZTES GEWEBE

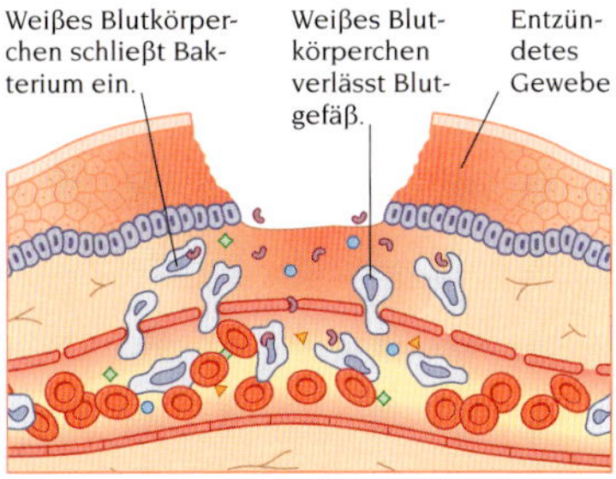

ENTZÜNDUNG AUFGRUND VON VERLETZUNG

Schwere E. erfordern medizinische Therapie. Die Symptome lassen sich unterdrücken, indem man dem Pat. kleine Mengen der fraglichen Substanz gibt. Häufiger verabreicht man eine Ersatzdroge, z. B. Methadon bei *Opioiden* oder Diazepam bei Alkoholentzug. Die Dosis der Droge wird dann allmählich verringert.

E

Enuresis Med. Begriff für das Einnässen oder Bettnässen. Meist kommt es bei Kindern vor und befällt Jungen etwas mehr als Mädchen. I.d.R. ist die E. Folge einer langsamen Reifung der Nervenfunktionen, die die Blasenkontrolle betreffen. Es entwickelt sich auch durch psychischen Stress. Bei einer kleinen Zahl von Bettnässen liegt eine körperliche Ursache vor, wie z. B. eine *Harnwegsinfektion*.

Falls ein Kind ständig einnässt, werden Tests, einschl. einer *Harnuntersuchung* durchgeführt, um eine körperliche Ursache auszuschließen. Bei E., die nicht durch Erkr. bedingt ist, beginnt die Therapie mit der Übung, dass das Kind regelmäßig über den Tag Urin lässt. Man schickt das Kind direkt vor dem Schlafengehen zur Toilette.

Alarmsysteme stehen zur Verfügung, bei denen feuchtigkeitsempfindliche Pads ins Kinderbett gelegt werden. Das Kind erwacht durch den Alarm, wenn der Urin fließt, und lernt evtl., vor dem Harnlassen aufzuwachen.

Enzephalitis → *Gehirnentzündung*

Enzephalomyelitis Entzündung des Gehirns und Rückenmarks, die das Nervensystem schädigt. E. ist eine seltene Komplikation bei *Masern* oder sehr selten bei anderen Virusinfektionen, wie *Windpocken*, *Röteln* oder *Pfeiffersches Drüsenfieber*. Symptome sind Fieber, Kopfschmerzen, Benommenheit, Krämpfe, teilweise *Lähmung* oder Gefühllosigkeit und in einigen Fällen *Koma*. Diagnostik wie bei *Gehirnentzündung*. Es gibt keine Heilung; mit *Kortikosteroiden* wird die Entzündung bekämpft und Antiepileptika werden gegen die Krämpfe gegeben. Die Krankheit endet oft tödlich. Pat., die sie überleben, können irreversible Schäden des Nervensystems erleiden.

Enzephalopathie Erkr., die das *Gehirn* betrifft, bes. chronische Verschleißerkr.

Die Wernicke-Enzephalopathie ist eine Verschleißerkr. des Gehirns infolge eines Vitamin-B_1-Mangels oder Alkoholmissbrauchs (→ *Wernicke-Enzephalopathie*).

Die hepatische E. wird von der Wirkung toxischer Substanzen auf das Gehirn (→ *Toxin*), die sich infolge einer *Leber*insuffizienz im Blut angesammelt haben, verursacht und kann zu Bewusstseinstrübung, Gedächtnisstörung, Persönlichkeitsveränderungen, Tremor und *Krämpfen* führen.

Die bovine spongiforme Enzephalopathie, BSE, (→ *Rinderwahnsinn*) bricht bei Rindern aus, wenn sie Futter mit Bestandteilen von Schafen oder Rindern bekommen. Die Ursache ist vermutlich ein Infektionserreger, ein sog. *Prion*. In einigen Fällen mit der neuen Variante der *Creutzfeldt-Jakob-Krankheit* beim Menschen wird eine Infektion mit den BSE auslösenden Prionen angenommen, die wahrscheinlich über Fleischprodukte weitergegeben wurden.

Enzephalozele *Neuralrohrdefekt*, der z zu Hirnschäden, jedoch nicht zu Rückenmarksschäden, wie *Spina bifida* (Spaltwirbel), führt.

Enzym Protein, das die Rate einer chemischen Reaktion im Körper reguliert. Es gibt Tausende von E., jedes von unterschiedlicher chemischer Struktur. Genau dieser Aufbau bestimmt die spezielle Reaktion, die vom E. kontrolliert wird. Unterschiedliche E. kommen in verschiedenen Geweben vor, was ihre Spezialfunktion widerspiegelt. Für eine gute Funktion benötigen viele Enzyme zusätzliche Komponenten, sog. Koenzyme, die oft von einem *Vitamin* oder *Mineralstoff* abstammen. E.-Aktivität wird von vielen Faktoren beeinflusst und durch Arzneimittel gesteigert oder gehemmt.

Die Messung des E.-Spiegels im Blut ist eine nützliche Diagnosehilfe bei bestimmten Erkr. Der Spiegel der Herzmuskelenzyme ist z. B. nach *Herzinfarkt* durch Schädigung des Herzmuskels erhöht, der die Enyzme ins Blut freigibt. Viele unterschiedliche angeborene Stoffwechselanomalien, wie *Phenylketonurie*, *Galaktoseintoleranz* und Glukose-6-Phosphat-Dehydrogenasemangel, werden durch Defekte von bzw.

einem Mangel an speziellen Enzymen bewirkt.

E. sind wertvoll in der Therapie von Erkr. *Pankreatin* wird als Verdauungshilfe bei pankreasbedingter *Malabsorption* gegeben. E. wie *Streptokinase* und *Gewebeplasminogen-Aktivator* werden zur Behandlung der akuten *Thrombose* und *Embolie* eingesetzt.

Eosinophile Granulozyten Untergruppe der Leukozyten (weiße *Blutkörperchen*), die eine Rolle bei der allergischen Reaktion und der Bekämpfung von Parasiten spielt.

Ependymom Seltener *Hirntumor* vom Gliomtyp, der meist bei Kindern auftritt.

Ephedrin(hydrochlorid) Arzneimittel, das die Freisetzung des Neurotransmitters *Noradrenalin* stimuliert. Es wird als *nasenschleimhautabschwellendes Mittel* zur Behandlung der *Nasenverstopfung* angewendet.

Epidemiologie Zweig der Medizin, der sich mit Auftreten und Verteilung von Krankheiten, u.a. in infektiöse und nicht infektiöse Erkr. (wie Krebs), befasst.

Bei epidemiologischen Studien werden die Mitglieder einer Bevölkerungsgruppe gezählt und bzgl. Variablen wie Ethnie, Geschlecht, Alter, Gesellschaftsschicht, Beruf und Familienstand beschrieben. Dann werden *Inzidenz* und *Prävalenz* der fraglichen Erkr. bestimmt. Diese Beobachtungen wiederholen sich in regelmäßigen Abständen, um Änderungen im Zeitverlauf festzustellen. Das Ergebnis ist ein statistischer Bericht, der den Zusammenhang zwischen bestimmten Variablen und Krankheitsverteilung erkennen lässt.

Bei der komparativen E. werden zwei oder mehr Gruppen ausgewählt. Bei einer Studie zum Zusammenhang zwischen Rauchen und Lungenkrebs werden z. B. eine Gruppe von Rauchern und eine von Nichtrauchern ausgewählt, um die Anteile mit Krebs in jeder Gruppe zu errechnen.

epidemisch Bezieht sich auf eine Erkr., die meist in einer Bevölkerung selten ist, aber sich plötzlich rasch ausbreitet und eine große Zahl von Menschen befällt. Epidemien mit neuen Grippevirenstämmen kommen häufig vor (→ *endemisch*).

Epidermis Dünne äußerste Schicht der *Haut*.

Epidermolysis bullosa hereditaria Gruppe seltener vererbter Erkr., die in der Stärke variieren und bei denen Blasen auf der Haut nach geringer Verletzung oder spontan auftreten. Die Erkr. wird durch *Hautbiopsie* diagnostiziert. Es gibt keine spezifische Therapie. Die Prognose schwankt von schrittweiser Besserung in leichten Fällen zur fortschreitenden schweren Erkr. in den schwersten Fällen.

Epididymitis → *Hoden-/Nebenhodenentzündung*

Epiduralanästhesie Methode der Schmerzkontrolle, bei der ein Lokalanästhetikum in den Epiduralraum (den Spalt um die das Rückenmark umhüllenden Membranen) im mittleren oder unteren Rücken injiziert wird, um die Nerven zu betäuben, die Brust und Unterleib versorgen. Die E. wird zur Schmerzkontrolle während oder nach OP und bei der Geburt benutzt.

Epidurales Hämatom (→ *Hämatom, epidurales*).

epigastrisch Oberbauchgegend, zwischen Rippenbögen und Schwertfortsatz des Brustbeins.

Epiglottis → *Kehldeckel*

Epiglottitis → *Kehldeckel*entzündung

Epikanthus Sichelförmige Hautfalte am inneren Augenwinkel. Der E. ist bei Menschen im Fernen Osten verbreitet, außerdem bei Säuglingen, bei denen die Hautfalte i.d.R. während der Nasenentwicklung verschwindet. Ein auffallender E. ist Merkmal des *Down-Syndroms*.

Epikondylus Knochenfortsatz, an den *Sehnen* ansetzend (z. B. am unteren Ende des *Oberarmknochens* im Oberarm, wo er Teil des *Ellenbogen*gelenks ist). Überlastung der Muskeln, die zur wiederholten Zerrung der Sehnen führt, kann Schmerzen und Entzündung des E. verursachen.

Epikutantest Methode zur Entdeckung auslösender Substanzen des *Kontaktekzems*. Bei diesem Test werden eine Auswahl möglicher *Allergene* auf ein Pflaster gebracht und auf die Haut geklebt. Eine Hautreaktion zeigt die Empfindlichkeit gegenüber einem bestimmten Allergen an.

E

Epilepsie Neigung zu wiederholten Krampfanfällen. Bei vielen Patienten ist die Ursache unklar, obwohl ein genetischer Faktor beteiligt sein kann. In anderen Fällen sind die Anfälle Ergebnis eines Hirnschadens nach Schädelhirntrauma, Geburtstrauma, Hirninfektion (wie *Hirnhautentzündung* oder *Gehirnentzündung*), *Hirntumor*, *Schlaganfall*, *Medikamentenvergiftung* oder *Stoffwechselanomalien*.

Viele Patienten haben keine Symptome zwischen den Anfällen. Manche erleben eine Aura kurz vorher. Bei einigen löst ein Reiz wie Blitzlicht den Anfall aus. Die epileptischen Anfälle treten in Zeiten von Krankheit oder Stress häufiger auf.

Die Anfälle werden in zwei Gruppen eingeteilt: generalisierte und partielle. Generalisierte Anfälle verursachen Bewusstlosigkeit und können alle Hirnareale betreffen. Es gibt zwei Typen: Grand-mal- und Abscence-Anfälle (Petit mal). Bei den Grand-mal-Anfällen ist evtl. eine Aura zu Beginn vorhanden, dann wird der Körper steif und das Bewusstsein schwindet, die Atmung wird unregelmäßig oder hört kurz auf, dann zuckt der Körper unkontrolliert. Der Pat. ist Stunden danach desorientiert und hat keine Erinnerung an den Vorfall. Längere Grand-mal-Anfälle sind potenziell lebensbedrohlich. Absence-Anfälle treten hauptsächlich bei Kindern auf; Phasen mit verändertem Bewusstsein dauern nur wenige Sekunden und es gibt keine krankhaften Körperbewegungen. Diese Form des Anfalls tritt bis zu 100-mal am Tag auf.

Partielle Anfälle werden durch krankhafte elektrische Aktivität in einem umschriebenen Hirnareal verursacht. Sie sind einfach oder komplex. Bei einfachen partiellen Anfällen geht das Bewusstsein nicht verloren und eine anomale windende Bewegung, stechendes Gefühl oder Halluzination von Geruch, Vision oder Geschmack tritt ein; der Anfall dauert einige Minuten. Bei komplexen partiellen Anfällen, auch *Schläfenlappenepilepsie* genannt, wird der bewusste Kontakt mit der Umgebung unterbrochen. Die Patienten sind benommen und benehmen sich oft auffällig. Typischerweise erinnert sich der Pat. wenig oder kaum an den Vorfall.

Die Diagnose wird durch Untersuchung des Nervensystems und ein *EEG* gestellt. *Computertomographie* oder *Kernspintomographie* des Gehirns und *Bluttests* werden ebenfalls durchgeführt. Antiepileptika stoppen die Anfälle oder verringern deren Zahl. Eine OP wird in Betracht gezogen, wenn ein einzelnes geschädigtes Hirnareal die Anfälle verursacht. E., die in der Kindheit entsteht, verschwindet u.U. bei Erreichen des Erwachsenenalters.

Epiphyse 1. → *Zirbeldrüse* 2. Endabschnitt eines Röhrenknochens. In Kindheit und Jugend besteht die E.-Fuge aus Knorpel und wird erst allmählich durch Knochen ersetzt.

Epiphyseolysis capitis femoris Verschiebung der oberen *Epiphyse*, dem Ende des *Oberschenkelknochens* an der Wachstumsfuge. Sie ist selten, betrifft Kinder zwischen 11 und 16 Jahren, häufiger Knaben und übergewichtige Kinder, auch familiär gehäuft. Während des normalen Wachstums ist die Epiphyse vom Knochenschaft durch eine knorpelige Platte getrennt. Sie stellt eine relative Schwachstelle dar, sodass ein Sturz oder eine andere Verletzung zu einer Verschiebung der Epiphyse führen kann. Die Betroffenen humpeln und haben Hüft-, Knie- oder Leistenschmerzen. Das Bein steht eher nach außen gedreht, die Hüftbeweglichkeit ist eingeschränkt.

Die Epiphyse wird operativ wieder fixiert, dies i.d.R. erfolgreich. In einigen Fällen muss die andere Hüfte ebenfalls stabilisiert werden.

Episiotomie → *Dammschnitt*

Episkleritis Umschriebene entzündliche Stelle, welche die äußersten Schichten der *Lederhaut* (das Weiße des Auges) direkt unterhalb der *Bindehaut* befällt. Die Erkr. tritt i.d.R. ohne bekannte Ursache auf, befällt hauptsächlich Männer im mittleren Alter. Gelegentlich ist eine Komplikation wie *rheumatoide Arthritis* vorhanden. Die Entzündung erzeugt einen dumpfen, bohrenden Schmerz und es kommt zur *Lichtscheu*. Die Erkr. verschwindet meist von selbst in 1 Woche, kann aber wiederkommen. Symptome werden durch Augentropfen oder -salbe mit *Kortikosteroiden* gelindert.

Epithel Zellschicht; die Epithelzellen variieren in der Form je nach ihrer Funktion. Es gibt 3 Grundformen von Zellen, Plattenepithel (dünn und flach), kuboide und säulenförmige Zellen. Die meisten inneren Organe, die mit E. ausgekleidet sind, sind durch nur eine Schicht von Zellen bedeckt, aber die Haut, die mehr Einflüssen ausgesetzt ist, hat mehrere Schichten.

Epoetin Gentechnologisch hergestelltes Präparat des *Hormons* Erythropoetin, das von spezialisierten Nierenzellen hergestellt wird und das *Knochenmark* zur Bildung roter Blutkörperchen anregt. E. wird zur Behandlung der *Anämie* durch Mangel an E. eingesetzt, die bei *Niereninsuffizienz* vorkommt. Es wird auch bei *Anämie* durch chronische Erkr. wie *rheumatoide Arthritis* angewendet.

Epstein-Barr-Virus Virus, das das *Pfeiffersche Drüsenfieber* hervorruft; es wird auch mit dem Burkitt-Lymphom und *Nasenrachenraumkrebs* in Zusammenhang gebracht.

Erbgut, menschliches auch Genom; Gesamtheit des menschliches Erbguts aus 23 *Chromosomen*, die insgesamt etwa 30 000 Gene enthalten. Die Körperzellen enthalten jeweils zwei Sätze der 23 Gene, einen vom Vater und einen von der Mutter. 1990 wurde ein internationales Forschungsprojekt, das Human Genome Project, mit dem Ziel der Entschlüsselung des gesamten menschlichen Genoms begonnen. Sie ist inzwischen abgeschlossen.

Erbgutveränderung Mutation; Veränderung des Erbmaterials einer Zelle. Viele E. sind harmlos, einige aber führen zu Krebs, Geburtsfehlern und erblichen Erkr. Sehr selten ist eine E. vorteilhaft.

Eine E. wird durch eine fehlerhafte Reduplikation der DNA bei der Zellteilung verursacht. Die Tochterzelle erhält eine fehlerhafte DNA, und bei jeder Zellteilung wiederholt sich der Fehler, sodass eine Zellpopulation mit veränderter DNA entsteht.

Einige E. treten zufällig auf. Jede Substanz, die die E. fördert, heißt *Mutagen*.

Es gibt verschiedene Arten der E. Punktmutationen betreffen nur ein einzelnes *Gen* und können die Bildung defekter *Enzyme* oder anderer Proteine zur Folge haben. Bei anderen E. werden *Chromosomen* ganz oder teilweise verkürzt, neu gebildet oder ausgetauscht. Solche E. haben stärkere negative Folgen als Punktmutationen.

Ist die mutierte Zelle eine Körperzelle, kann sie im schlimmsten Fall bei der Teilung eine Gruppe kranker Zellen bilden, die oft absterben, vom *Immunsystem* zerstört werden oder nur geringe Auswirkungen haben. Manchmal jedoch entwickeln sie sich zu einem *Tumor*.

Die E. einer Keimzelle (unreife Ei- oder Samenzelle) kann auf ein Kind übertragen werden, das dann die E. in allen seinen Zellen hat und einen Geburtsfehler oder eine Anomalie der chemischen Abläufe im Körper aufweist. Die E. kann auch den Kindern des Kindes weitergegeben werden. Genetisch bedingte Erkr., wie *Bluterkrankheit* oder *Knorpelbildungsstörung* (Störung der Knorpelbildung), sind die Folge von Punktmutationen in der Keimzelle eines Eltern- oder Großelternteils oder sogar weiter entfernten Verwandten. *Chromosomenabweichungen* (z. B. *Down-Syndrom*) gehen meist auf E. bei der Entstehung der elterlichen Ei- oder Samenzelle zurück.

Erblichkeit oder Heridität; Maß für den Grad der Weitergabe einer Krankheit oder Störung als Ergebnis von Erbfaktoren im Vergleich zu Umwelteinflüssen wie Nahrung und Klima. Bestimmte Erkr. (wie *Bluterkrankheit* oder *zystische Fibrose*) sind als gänzlich genetisch bedingt bekannt. Andere werden durch Umweltfaktoren verursacht. Zwischen diesen Extremen finden sich Erkr. wie *Schizophrenie*, bei der sowohl Vererbung als auch Umwelt eine Rolle spielen können.

Eine grobe Schätzung der E. ergibt der Vergleich der bekannten Inzidenz einer Krankheit bei Verwandten I. Grads eines Betroffenen und der Inzidenz in einer Bevölkerungsgruppe, die vergleichbaren Umwelteinflüssen ausgesetzt ist. Die E.-Schätzung ist für die genetische Beratung wichtig (→ *Genetisch bedingte Krankheiten*).

Erbrechen Unfreiwilliges, kräftiges Ausstoßen von Mageninhalt durch den Mund. E. geht meist mit Übelkeit, Blässe, Schwitzen, vermehrtem Speichelfluss und verlangsamtem Puls einher. Es kommt zum E., wenn das Brechzentrum im Hirnstamm durch Signale aus 3 möglichen Körperregionen aktiviert wird: aus dem Verdauungstrakt, dem Gleichgewichtsorgan im Innenohr oder durch das Gehirn selbst, entweder durch Gedanken und Emotionen oder durch einen Hirnanteil, der auf Gifte im Körper anspricht. Das Brechzentrum sendet Botschaften sowohl zum Zwerchfell, das sich unterhalb des Magens zusammenzieht, und zur Bauchwand, die sich nach innen presst und dadurch Mageninhalt nach oben durch die Speiseröhre ausstößt.

E. kann durch übermäßigen Genuss von Nahrung oder Alkohol entstehen, ist häufige Nebenwirkung vieler Arzneimittel und kann nach Vollnarkose auftreten. E. ist auch häufig bei Magen-Darm-Erkr., wie *Magengeschwür*, akute *Appendizitis, Magen-Darm-Infekt* und Nahrungsmittelvergiftung. Seltener kommt es durch eine Verengung (→ *Pylorusstenose*, *Darmeinstülpung*) oder einen Tumor im Verdauungssystem zum E. Auch eine Entzündung (*Hepatitis*; *Bauchspeicheldrüsenentzündung*; *Gallenblasenentzündung*) kann Ursache sein.

Andere mögliche Ursachen sind erhöhter Schädelinnendruck (→ *Gehirnentzündung*, *Hydrozephalus*; *Hirntumor*, *Schädelhirntrauma*, *Migräne*), Erkr. mit Beteiligung des Gleichgewichtsorgans im Ohr (→ *Menière-Krankheit*, *Innenohrentzündung*; *Bewegungskr.*) und Hormonstörungen (→ *Addison-Krankheit*).

E. ist auch Zeichen einer *Ketoazidose* bei schlecht eingestelltem *Diabetes mellitus*. Außerdem weist es auf emotionale Probleme hin oder ist Symptom der *Magersucht* oder *Bulimie*.

Ständiges Erbrechen erfordert die Abklärung durch den Arzt. Die Therapie richtet sich nach der Ursache. Es können *Antiemetika* verabreicht werden (→ *Bluterbrechen*).

Erbrechen in der Schwangerschaft Übelkeit und Erbrechen sind in der frühen Schwangerschaft häufig und meist auf Hormonschwankungen zurückzuführen. Das Erbrechen in der Schwangerschaft kommt am häufigsten morgens vor, kann aber zu jeder Zeit auftreten. Gelegentlich wird es durch Stress, Reisen oder bestimmte Speisen ausgelöst.

In seltenen Fällen ist das E. stark und anhaltend. Dies kann *Austrockung*, Nährstoffmangel, Änderungen des Blutsäuregehalts und Gewichtsverlust hervorrufen. Sofortige Krankenhausaufnahme ist dann erforderlich, um verlorene Flüssigkeit und Substanzen durch i.v. Infusion zu ersetzen, schwere Grundkrankheiten auszuschließen und das E. zu bekämpfen.

ERCP Abk. für endoskopische retrograde Cholangiopankreatographie, eine Röntgentechnik, zur Untersuchung des *Gallensystems* und des *Bauchspeicheldrüsen*gangs.

Ein *Endoskop* wird in die Speiseröhre durch den Magen und in den *Zwölffingerdarm* vorgeschoben. Ein *Katheter* wird durch das Endoskop in den Hauptgallengang und den Bauchspeicheldrüsengang eingeführt. Kontrastmittel wird durch den Katheter gespritzt, um den Bauchspeicheldrüsengang und die Gänge des Gallensystems im Röntgenbild sichtbar zu machen. Gelegentlich ist es möglich, die Verlegung durch einen *Gallenstein* durch das Verfahren zu beseitigen.

Erdnussöl Wird meist bei *Einläufen* zum Weichmachen des Stuhls u. zur Erleichterung des Stuhlgangs verwendet. Kann aber auch nach der Haarwäsche auf die Kopfhaut gegen Milchschorf aufgetragen werden.

Erektion Verhärtung, Schwellung und Aufrichtung des Penis, die sich als Reaktion auf sexuelle Erregung oder physikalische Reizung entwickeln. Das erektile Gewebe des Penis füllt sich mit Blut, während sich die Blutgefäße erweitern. Die Gefäßmuskeln kontrahieren sich, halten das Blut im Penis und so die E. aufrecht.

Erektionsstörungen Erkr., bei denen der normale Vorgang der *Erektion* des *Penis* unterbunden ist. Dazu gehören totaler oder teilweiser Ausfall der Entwicklung oder Erhaltung der Erektion

(→ *Impotenz*), dauernde Erektion bei fehlendem Geschlechtstrieb (→ *Priapismus*) und Verkrümmung des Penis bei der Erektion (→ *Peniskrümmung*).

Erfrierung Verletzung durch extrem niedrige Temperaturen. E. können überall vorkommen, am häufigsten aber sind Nase, Ohren, Finger oder Zehen betroffen. Zunächst werden nadelstichartige Schmerzen empfunden, dann folgt die Taubheit. Die Haut ist zunächst weiß, kalt und fest, später kommt es zu einer Rötung und Schwellung. Wenn sich die E. auf die Haut und die unmittelbar darunter gelegenen Schichten beschränkt, heilt sie folgenlos aus. Wenn Blutgefäße betroffen sind, kann sich eine *Gangrän* entwickeln, eventuell muss amputiert werden (→ *Hypothermie*).

Ergocalciferol Anderer Name für Vitamin D_2 (→ *Vitamin D*).

Ergometer Maschine, die die Menge der körperlichen Arbeit und die Körperreaktion auf die kontrollierte Belastung misst und aufzeichnet. Ein E. macht fortlaufende Aufzeichnungen während und nach der Aktivität: von Herzschlag und -ryhthmus (mithilfe eines *EKG*), *Blutdruck*, Atemfrequenz und Menge des verbrauchten Sauerstoffs.

Ergometrin Arzneimittel, das nach *Geburt*, *Fehlgeburt* oder *Schwangerschaftsabbruch* zur Verminderung des Blutverlusts aus der Gebärmutter gegeben wird. Es bewirkt, dass sich die Blutgefäße der Gebärmutterwand zusammenziehen.

Ergotamin Wirkstoff, der zur Vorbeugung und Behandlung der *Migräne* eingesetzt wird.

Erguss Austritt von Flüssigkeit; bezeichnet auch eine erhöhte Ansammlung von Flüssigkeiten, wie Blut, *Eiter* oder *Plasma*, in Geweben und Körperhöhlen. Ein E. kann die Folge von Störungen der Blutdruckverhältnisse oder der Blutzusammensetzung sein, wie etwa beim *nephrotischen Syndrom*. Ein E. tritt meist im Bereich der Lunge (→ *Pleuraerguss*), des Herzens (Perikarderguss) oder in Gelenken mit anschließender Schwellung auf.

Erkältung Häufige Virusinfektion, die zur Entzündung der Schleimhäute von Nase und Rachen führt. Die Symptome umfassen verstopfte od. laufende Nase, Halsschmerzen, Kopfschmerz und Husten. Sie verstärken sich meist binnen 24 bis 48 Stunden im Gegensatz zur *Grippe*, die plötzlich einsetzt und sich in wenigen Stunden verschlimmert.

ERCP

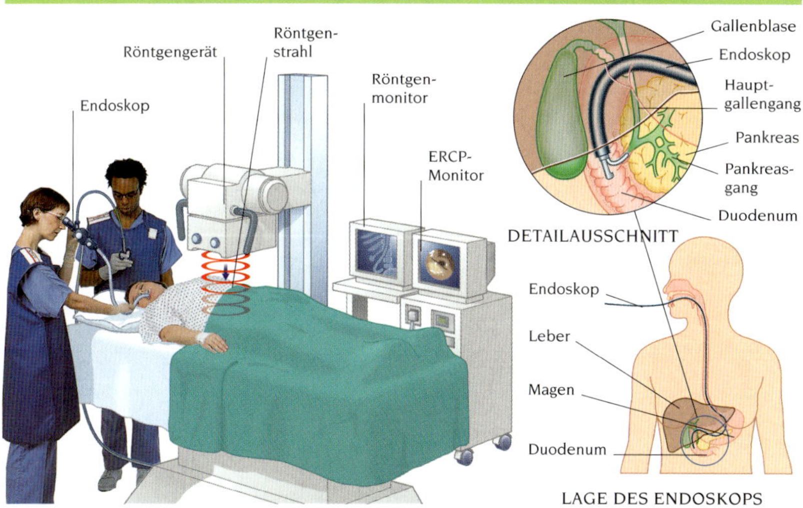

Es gibt mindestens 200 hoch ansteckende *Viren*, die als Erreger der E. bekannt sind. Sie sind in kleinsten Tröpfchen enthalten, die beim Husten oder Niesen von Infizierten ausgestoßen werden, und werden über die Luft übertragen. Vielfach werden die Viren auch durch Hand-zu-Hand-Kontakt mit der infizierten Person oder durch infizierte Gegenstände auf Nase und Rachen übertragen.

Die meisten E. klingen in etwa 1 Woche ab. Manchmal dehnt sich die Infektion aus u. führt zu *Kehlkopfentzündung, Luftröhren*entzündung, akuter *Bronchitis, Sinusitis* od. *Mittelohrentzündung*. In diesen Fällen kann eine ernste sekundäre bakterielle Infektion folgen, dann können *Antibiotika* nötig sein.

Erkältungsmittel Medikamente zur Linderung von Erkältungssymptomen (→ *Erkältung*). Hauptbestandteil ist meist ein leichtes *Schmerzmittel* wie *Paracetamol* oder *Acetylsalicylsäure*. Weitere häufige Bestandteile sind *Antihistaminika* und andere abschwellende Mittel (→ *Nasenschleimhautabschwellende Mittel*), *Koffein*, das als leichtes Stimulans wirkt, und *Vitamin C*.

Erkrankungen des motorischen Neurons Störungen mit Untergang der *Nerven* im *Zentralnervensystem*, die die Muskelaktivität steuern. Führt zu Muskelschwäche und Muskelschwund. Die Ursache ist unbekannt.

Die häufigste Form der E. d. m. N. ist die amyotrophische *Lateral*sklerose (ALS). Sie betrifft meist Menschen über 50 Jahren und mehr Männer als Frauen. Es gibt auch familiäre Veranlagung. Symptome beginnen mit Schwäche in den Händen, Armen und Beinen und Muskelschwund, manchmal mit Kontraktionen und Krämpfen oder Steifigkeit der Muskeln. Bald schon sind alle 4 Extremitäten betroffen.

Fortschreitender Muskelschwund und Lähmungen beginnen mit Muskelschwäche, die sich zunächst von derjenigen der ALS unterscheidet, aber sich dahin entwickelt.

Es gibt 2 Formen der E. d. m. N., die zuerst in der Kindheit oder Jugend auftreten. Meist ist die Erkr. ererbt. Die spinale *Muskelatrophie* betrifft Kinder bei der Geburt oder bald danach. Fast immer führt die fortschreitende Muskelschwäche zum Tod innerhalb weniger Jahre. Die chronische Muskelatrophie beginnt in der Kindheit oder Jugend und führt zu fortschreitender Schwäche, aber nicht immer zu schweren Behinderungen.

Es gibt für die E. d. m. N. keine spezifischen Tests. Die Diagnose erfolgt aufgrund einer sorgfältigen neurologischen Untersuchung, unterstützt von *EMG*, Muskelbiopsie, *Bluttests*, *Myelographie*, *Computertomographie* od. *Kernspintomographie*.

Die Erkr. befällt allmählich die Atmungs- und Schluckmuskeln und führt innerhalb von 2 bis 4 Jahren zum Tod. Allerdings leben etwa 10% der Patienten 10 Jahre lang mit der Krankheit.

Die Nervendegeneration kann nicht beeinflusst werden, *Physiotherapie* und einige Hilfsmittel können aber Linderung bringen. Das Medikament Riluzol wirkt lebensverlängernd (beziehungsweise verlängert es die Zeit bis zur *künstlichen Beatmung*).

Ermüdungsbruch Med. Bruch (Fraktur) infolge fortgesetzter starker mechanischer Beanspruchung eines Knochens; besonders betroffen sind Mittelfußknochen (→ *Marschfraktur*), Schienbein, Wadenbein, Oberschenkelhals und die Lendenwirbelsäule. Hauptsymptome: Schmerz an der Bruchstelle. Diagnose erfolgt mittels eines bildgebenden Verfahrens zur Darstellung des Knochens. Der betroffene Knochen wird für 4 bis 6 Wochen ruhiggestellt.

Ernährung Eine ausgewogene Ernährung liefert angemessene, aber nicht übergroße Mengen an *Proteinen, Kohlenhydraten*, Fetten, *Vitaminen, Mineralstoffen, Ballaststoffen* u. Wasser. Die tägliche Nahrung sollte Anteile aller 4 Nahrungsgruppen enthalten: Milch und Milchprodukte; Gemüse und Obst; Brot und Getreideprodukte; Fleisch, Eier, und Hülsenfrüchte.

Der individuelle Bedarf an *Nährstoffen* und Energie variiert, abhängig von Körpergröße, Alter, Geschlecht und Lebensstil. Eine Frau braucht z. B. durchschnittlich über 2000 kcal (8400 kJ) täglich, verglichen mit über 2750 kcal (11550 kJ) bei einem Mann (→ *Energiebedarf*).

Ernährungswissenschaft ist die wissenschaftliche Lehre von Lebensmitteln und der Prozesse, durch die sie verdaut und verarbeitet werden.

Ernährung, künstliche Nahrungszufuhr nicht auf normalem Wege durch den Mund, meist über eine Sonde durch die Nase in Magen oder Dünndarm. Ist eine längerfristige k. E. abzusehen, wird die Sonde endoskopisch durch die Haut direkt in Magen oder Dünndarm gelegt. Ist der Magen-Darm-Trakt nicht funktionsfähig, müssen die Nährstoffe direkt in die Blutbahn (*parenteral*) gegeben werden.

Sondenkost ist bei Patienten mit Erkrankungen des Magen-Darm-Trakts (z. B. Erkrankungen mit *Malabsorption*), des Zentralnervensystems oder der Nieren erforderlich. Wenn bei Frühgeborenen der Schluckreflex noch unausgereift ist, kann eine Sondenernährung erforderlich werden, ebenso bei Schwerkranken aufgrund des erhöhten Bedarfs. Eine parenterale Ernährung wird meist dann durchgeführt, wenn weite Teile des Dünndarms erkrankt sind oder entfernt werden mussten.

Ernährungsmedizin Eine Reihe von Erkr. sind mit der Ernährung verbunden. Mangelerkr. sind in Industrieländern selten, aber viele Erkr. entstehen durch übermäßigen Konsum bestimmter Lebensmittel. Eine fettreiche Kost trägt zur *Arteriosklerose* und Herzkrankheit bei. Eine solche Kost kann auch mit *Dickdarmkrebs* und *Brustkrebs* in Zusammenhang stehen. *Fettsucht* steigert das Risiko vieler Erkr. wie *Diabetes mellitus* und *Schlaganfall*.

Übermäßiger Alkoholkonsum führt zu verschiedenen alkoholbedingten Krankheiten. Eine salzreiche Kost trägt zum *Bluthochdruck* bei. Einige Bestandteile der Nahrung schützen vor Krankheiten, wie etwa Ballaststoffe vor *Divertikulose*, chronischer *Verstopfung* und *Hämorrhoiden*.

Viele Menschen nehmen in der Nahrung zu wenige natürliche Vitamine zu sich. Schwangere benötigen hohe Folsäuregaben, um das Risiko des *Neuralrohrdefekts* zu verringern.

Obwohl viele Krankheiten häufig auf *Lebensmittelallergie* zurückgeführt werden, ist ein solcher Zusammenhang nur selten nachzuweisen (→ *Ernährungsstörungen*).

Ernährungsstörungen Die E. können durch einen Mangel, aber auch einen Überschuss eines oder mehrerer *Nährstoffe* oder durch das Vorhandensein einer giftigen Substanz in der Nahrung auftreten.

Eine kohlenhydratarme Ernährung ist fast zwangsläufig auch arm an Protein u. führt somit zur Entwicklung eines Protein-Energie-Mangelsyndroms, das meist die Folge von Armut u. Hunger ist (→ *Mangelernährung; Marasmus*).

Mangel an speziellen Nährstoffen ist häufig mit Erkr. des Verdauungssystems, wie *Zöliakie*, *Crohn-Krankheit* od. *Vitamin-B_{12}-Mangelkrankheit* (→ *Anämie, megaloblastäre*) verbunden.

Unzureichende Protein- u. Energiezufuhr kann auch bei Menschen auftreten, die entweder ihre Ernährung übermäßig einschränken, um abzunehmen (→ *Magersucht*), an einen falschen Zusammenhang zwischen Diät u. Gesundheit glauben, od. die durch Alkohol- od. Drogenabhängigkeit an Appetitverlust leiden.

Fettsucht resultiert daraus, dass mehr Energie aufgenommen als verbraucht wird. Eine E. entwickelt sich auch aus übertriebener Aufnahme von Mineralstoffen u. Vitaminen. Eine übermäßige Zufuhr von gesättigten Fettsäuren steht im Verdacht, Mitschuld an koronaren Herzkrankheiten (→ *KHK*) u. einigen Formen von Krebs (→ *Krebserkrankungen*) zu tragen.

In der Natur vorkommende *Toxine* können die Verdauung, Resorption u./od. Verarbeitung von Nährstoffen beeinträchtigen od. spezifische Störungen aufgrund ihrer toxischen Effekte verursachen, z. B. der *Mutterkorn*-Pilz, den man auf Roggen findet u. der Vergiftungserscheinungen auslösen kann (sogenannter Ergotismus).

Erosion Ein Verlust von Haut oder *Schleimhaut* (Oberhaut), der ohne Narben abheilt u. typischerweise nicht blutet. E. können zum Beispiel beim Abheilen von *Bläschen* u. *Pusteln* entstehen.

E

ERP → *Pankreatographie*

Errechneter Termin Abk. ET; erwarteter Geburtstermin. Der E. T. ist 40 Wochen ab dem ersten Tag der letzten Periode (→ *Menstruations*blutung). In Wirklichkeit werden sehr wenige Kinder genau an diesem Termin geboren.

Erregung Auch innere Unruhe, Agitiertheit, Ruhelosigkeit; Unvermögen, Ruhe zu finden, i.d.R. als Folge von *Angst* od. Anspannung. Agitierte Menschen neigen zu ziellosen, sich wiederholenden Handlungen. Ständige Erregung gehört zu den *Angststörungen*, besonders wenn eine körperliche Ursache wie Alkoholentzug zugrunde liegt. Auch *Depressionen* können von Erregung begleitet sein.

Erröten Kurzes Rotwerden des Gesichts, manchmal auch des Halses, infolge der Weitstellung der Blutgefäße dicht unter der Hautoberfläche. E. ist meist eine unwillkürliche Reaktion auf Verlegenheit. Bei manchen Frauen ist es ein Merkmal von *Hitzewallungen* in den *Wechseljahren*. Gesichtsrötung tritt in Verbindung mit dem *Karzinoidsyndrom* auf.

Erste Hilfe Sofortige Behandlung von Verletzung oder akuten Erkrankungen, bevor professionelle Hilfe zur Verfügung steht. Meistens handelt es sich um kleinere Verletzungen, *Verbrennungen* und *Knochenbrüche*.

Die Ziele der E. H. im Notfall sind Leben zu retten, den Betroffenen vor weiterem Schaden zu bewahren, ihn zu beruhigen, es ihm bequem zu machen, medizinische Hilfe zu holen, und so viel wie möglich über die näheren Umstände des Unfalls oder der Verletzung herauszufinden. Hierzu können verschiedene Techniken eingesetzt werden. Die *stabile Seitenlage* hilft, die Atemwege bei selbst atmenden, aber bewusstlosen Patienten freizuhalten, wenn jemand nicht atmet, ist eine *Mund-zu-Mund-Beatmung* erforderlich. Sind weder Atmung noch Herzschlag feststellbar, muss eine *Herz-Lungen-Wiederbelebung* erfolgen. Eine starke Blutung kann zum *Schock* führen, kann aber durch Druck auf geeignete *Druckpunkte* beherrscht werden.

Ersticken, drohendes Med. Asphyxie; Atemstillstand, der durch Verlegung der Atemwege verursacht werden kann, gewöhnlich durch einen Fremdkörper, od. durch Sauerstoffmangel in der Atemluft, wenn z.B. eine Plastiktüte über den Kopf gezogen worden ist, od. durch Vergiftung infolge eines Gases wie Kohlenmonoxid, das die Sauerstoffaufnahme ins Blut verhindert. Erste Hilfe erfolgt durch *Mund-zu-Mund-Beatmung*, nachdem die Atemwege freigelegt worden sind. Ohne Behandlung tritt der Tod in wenigen Minuten ein.

Erstickung Sauerstoffmangel infolge Verlegung des Luftwegs in die Lunge (→ *Ersticken, drohendes*, *Atemwegverlegung*, *Strangulation*).

Ertrinken Tod durch *Erstickung* und *Sauerstoff*mangel aufgrund von Eintauchen in Flüssigkeit. Am häufigsten atmet der Betroffene Flüssigkeit in die Lunge ein. Gelegentlich kommt gar keine Flüssigkeit in die Lunge, dann wird von einem „trockenen Ertrinken" gesprochen.

Zu Beginn setzt eine automatische Kontraktion des Muskels am Eingang zur Luftröhre ein, der sog. Kehlkopfreflex, wodurch Wasser von der Lunge ferngehalten wird. Stattdessen dringt es in *Speiseröhre* und Magen ein. Aber der Kehlkopfreflex schwächt die Atmung und kann schnell zu Sauerstoffmangel und zur Bewusstlosigkeit führen. Wenn der Betroffene mit dem Gesicht nach oben treibt, sind Überlebenschancen vorhanden, da der Kehlkopfreflex nachlässt und die normale Atmung wieder einsetzt.

Rettungsdienst rufen und den Zustand des Opfers feststellen. Wenn Atmung und Puls fehlen, Lebensrettungsmaßnahmen starten (→ *künstliche Beatmung*, *Herz-Lungen-Wiederbelebung*) fortführen, bis der Notarzt kommt. Opfer können u.U. trotz längerer Zeit in kaltem Wasser (das den Sauerstoffbedarf senkt) wiederbelebt werden. Bei erfolgreicher Wiederbelebung muss der Betroffene ins Krankenhaus.

Ertrinken, trockenes Form des *Ertrinkens*, bei dem keine Flüssigkeit in die Lunge gelangt. Einige tödlich endende Fälle erfolgen „trocken". Die Opfer haben einen bes. starken Kehlkopfreflex, der das Wasser in den Magen lenkt, aber zur gleichen Zeit die Atmung unmöglich macht.

Erysipel Infektion, die Entzündung und Blasenbildung im Gesicht hervorruft und mit hohem Fieber und Krankheitsgefühl einhergeht. Durch *Streptokokken-Infektion* hervorgerufen, treffen E. meist kleine Kinder und ältere Menschen. Die Behandlung erfolgt mit *Penizillinen* (→ *Cellulitis*).

Erysipelas gangraenosum Seltene schwere Streptokokken-Entzündung des Untergewebes (→ *Streptokokken-Infektion*). E. g. tritt meist als Komplikation nach einer Operation auf. Erste Symptome sind Entzündung und Blasenbildung der Haut. Die Infektion breitet sich sehr schnell aus, und die Bakterien setzen *Enzyme* und Gifte frei, die tiefer gelegene Gewebe und innere Organe schwer schädigen können. Sofortige Behandlung mit *Antibiotika* und die Entfernung aller infizierten Gewebe ist wichtig, da die Infektion lebensbedrohlich ist.

Erythema ab igne Rote, gefleckte, trockene und juckende Haut durch Einwirkung starker direkter Hitze, z. B. wenn man zu nah am Feuer sitzt. Die Erkr. ist am häufigsten bei älteren Frauen. Trockenheit und Juckreiz werden durch ein die Haut erweichendes Mittel gelindert. Die Hautrötung wird meist blasser.

Erythema exsudativum multiforme Akute Haut- und gelegentlich Schleimhautentzündung; tritt als Reaktion auf bestimmte Wirkstoffe auf oder geht mit Virusinfektionen wie *Herpes simplex* oder bakteriellen Infektionen wie *Streptokokken-Infektion* einher. Andere Ursachen sind Schwangerschaft, Impfung und *Strahlentherapie*. Die Hälfte aller Fälle kommt ohne klare Ursache vor.

Ein symmetrischer Ausschlag mit roten, oft juckenden Flecken bricht an Gliedmaßen und u.U. Gesicht und dem übrigen Körper aus. Die Stellen bilden Blasen oder erhabene Quaddeln mit blassem Zentrum. Betroffene haben Fieber, Halsschmerzen, Kopfschmerzen und Durchfall. Bei der schweren Form der E. e. m., dem sog. *Stevens-Johnson-Syndrom*, sind die Schleimhäute von Mund, Augen und Geschlechtsorganen betroffen und bilden Geschwüre.

Kortikosteroide werden zur Bekämpfung der Entzündung gegeben. Pat. mit einem Stevens-Johnson-Syndrom erhalten auch *Schmerzmittel* und sie benötigen eine intensive Pflege.

Erythema infectiosum acutum → *Ringelröteln*

Erythema neonatorum Häufige harmlose Hauterkrankung, auch toxisches Erythem genannt, die Neugeborene befällt. Fleckiger Ausschlag, bei dem sich erhabene weiße oder gelbe Knötchen, umgeben von unscharfen roten entzündlichen Bezirken, hauptsächlich im Gesicht, an Rumpf, Armen und Oberschenkeln bilden. Die Ursache ist unbekannt. Der Ausschlag verschwindet i.d.R. von selbst.

Erythema nodosum → *Knotenrose*

Erythrasma Hautinfektion durch *CORYNEBACTERIUM*, die Leisten, Achselhöhlen und Haut zwischen den Zehen befällt. Es erscheinen an den betroffenen Stellen erhabene, unregelmäßig geformte, verfärbte Flecken. Das E. ist häufiger bei Pat. mit *Diabetes mellitus*. Es verschwindet i.d.R. durch Behandlung mit Erythromycin.

Erythrodermie → *Dermatitis, exfoliative*

Erythromycin *Antibiotikum*, das bei Infektionen der Haut, der unteren Atemwege, des Rachens und der Ohren eingesetzt wird. E. ist wirksam bei *Keuchhusten* und *Legionärskrankheit*. Nebenwirkungen sind Übelkeit, *Durchfall* und juckender Ausschlag.

Erythrozyt Anderer Name für rotes *Blutkörperchen*.

Escherichia coli Bakterium, das normalerweise im Darm gefunden wird. Dringt es durch die Harnröhre in die Harnblase ein, ist es häufig Ursache einer *Harnweginfektion*. Arten von E. c. sind oft Auslöser des Reisedurchfalls, der i.d.R. eine leichte Erkrankung darstellt. Einige Stämme von E. c. verursachen allerdings schwere Lebensmittelinfektionen.

Esmarch-Binde Breite Gummibandage, die um die angehobene Extremität eines Pat. gewickelt wird, um das Blut aus den Blutgefäßen in Richtung Herz herauszupressen; dies bildet eine sog. „Blutleere", die Operationen in diesem Bereich erleichtert.

E

Esotropie Anderer Name für Einwärtsschielen.

Essstörungen Erkr., deren Merkmal die zwanghafte Konzentration auf Gewicht und Körperbild ist. Am häufigsten sind heranwachsende Frauen, aber auch Männer, davon betroffen. Bei *Magersucht* halten sich die Patienten für zu dick und hungern, obgleich sie extrem dünn sind. Fressanfälle und anschließendes selbstinduziertes Erbrechen sind die Hauptmerkmale der *Bulimie*, obgleich bei dieser Störung das Gewicht normal sein kann. Beide Störungen können zusammen auftreten. Bei der krankhaften *Fettsucht* besteht der dauernde Wunsch viel zu essen.

Estradiol Wichtigstes *Östrogen*, das für die normale Funktion der weiblichen Fortpflanzungsorgane und für die Brustentwicklung essenziell ist. In synthetischer Form wird E. zur Behandlung von Symptomen und Komplikationen nach der *Menopause* (→ *Hormonersatztherapie*) und zur Stimulation der Geschlechtsentwicklung bei weiblichem *Hypogonadismus* eingesetzt.

Estriol Östrogen; E. ist ein vorherrschendes Östrogen, dass in der Schwangerschaft gebildet wird. Synthetisches E. wird zur Behandlung von Symptomen und Komplikationen nach der *Menopause* (→ *Hormonersatztherapie*) und zur Stimulation der Geschlechtsentwicklung bei weiblichem *Hypogonadismus* eingesetzt.

Etanercept Ein Arzneimittel, das die Aktivität des *Immunsystems* beeinflusst. E. kann zur Behandlung der *rheumatoiden Arthritis*, schwerer *Schuppenflechte*, des schweren *Bechterew* und mancher Fälle der juvenilen Arthritis (→ *Arthritis, juvenile chronische*) eingesetzt werden. E. kann eine Reihe von *Nebenwirkungen* auslösen, wie etwa *Übelkeit*, *Bauchschmerzen*, *Allergie*-ähnliche Reaktionen, *Fieber*, *Depressionen*, *Blutveränderungen* und eine Verschlimmerung einer *Herzinsuffizienz*. E. sollte nicht bei Menschen mit einer akuten *Infektion* gegeben werden.

Ethambutol Wirkstoff, der zusammen mit anderen Stoffen zur Behandlung von *Tuberkulose* eingesetzt wird. E. verursacht selten Nebenwirkungen, obwohl es gelegentlich zur Entzündung der Sehnerven und damit Verschwommensehen führt.

Ethanol Chemischer Name des *Alkohols* in alkoholischen Getränken.

Ether Farblose Flüssigkeit, die beim Inhalieren Bewusstlosigkeit hervorruft. E., genau Diethylether, war das erste Mittel zur Vollnarkose.

Ethinylestradiol Synthetische Form des weiblichen Geschlechtshormons *Estradiol*. Es wird meist in *oralen Kontrazeptiva* benutzt, wo es mit einem *Gestagen* kombiniert wird. Seltener dient es zur *Hormonersatztherapie*.

Ethosuximid *Antiepileptikum* zur Behandlung von Absence-Anfällen (→ *Epilepsie*). E. verursacht Übelkeit und Erbrechen und hemmt in seltenen Fällen die Bildung von Blutzellen im Knochenmark (→ *Anämie, aplastische*).

Ethylchlorid Farblose schmerzstillende Flüssigkeit; E. als Spray wird auf die Haut aufgebracht, um die Stelle für einen kleineren Eingriff gefühllos zu machen od. Muskelschmerz zu lindern.

Etomidate E. ist ein Medikament, das zum Einschlafen bei einer *Narkose* verwendet wird. Besonders bei Menschen mit schweren *Herzkrankheiten* hat es Vorteile gegenüber z. B. *Propofol*.

Eukalyptusöl Aus den Blättern des Eukalyptusbaums destillierte Substanz. Aufgrund seines aromatischen Geruchs und erfrischenden Geschmacks wird es als Aromastoff und – in Form von Einreibung, als Inhalationsmittel oder in Tablettenform – als Husten- und Erkältungsmittel angewendet. Es gibt wenige Beweise seiner heilenden Wirkung, aber es kann Symptome lindern.

Euphorie Zustand eines zuversichtlichen Wohlgefühls. E. ist eine normale Reaktion auf persönlichen Erfolg, kann aber auch durch Wirkstoffe hervorgerufen werden, z. B. langfristiger Anwendung von *Kortikosteroiden*. E. ohne rationale Ursache ist Zeichen einer *Manie* oder eines Hirnschadens durch *Schädelhirntrauma*, *Demenz*, *Hirntumoren* oder *multiple Sklerose*.

Eustachi-Röhre Durchgang, der vom Mittel*ohr* in die hintere Nasenhöhle gerade oberhalb des weichen *Gaumens* läuft. Die E.-R. wirkt als Dränage-Kanal vom Mittelohr und erhält das Gehör aufrecht, indem es sich periodisch zur Regulation des Luftdrucks öffnet. Das untere Ende der Röhre öffnet sich beim Schlucken und Gähnen und lässt dabei Luft hoch zum Mittelohr strömen, wodurch der Luftdruck auf beiden Seiten des *Trommelfells* ausgeglichen wird.

Wenn eine Virusinfektion wie Erkältung die E.-R. blockiert, kann dieser Ausgleich nicht stattfinden, es kommt zu starkem Schmerz und zeitweise eingeschränktem Gehör. Ein Mensch mit blockierter E.-R., der raschen Druckschwankungen ausgesetzt ist, kann ein Barotrauma erleiden. Der *chronische Mittelohrerguss* oder die chronische *Mittelohrentzündung* treten auf, wenn die Röhre blockiert ist, wodurch die ausreichende Dränage des Mittelohrs verhindert wird. Diese Erkr., die oft zu teilweisem Gehörverlust führt, ist bei Kindern häufig. Sie beruht z.T. darauf, dass die Rachenmandeln größer sind und eher die Blockade verursachen, wenn sie infiziert sind, und außerdem, weil die E.-R. bei Kindern kürzer als bei Erwachsenen ist.

Evidenz-basierte Medizin Gesundheitspflege aufgrund der wissenschaftlichen Erkenntnisse von Fachleuten in Forschung und Praxis, aus denen sich logisch schließen lässt, dass eine bestimmte Behandlung für einen bestimmten Pat. die richtige ist.

Evozierte Potenziale Aufzeichnen elektrischer Aktivität im Gehirn als Reaktion auf spezifische äußere Reize. Das Verfahren ist dem des *EEG* ähnlich.

Die Technik wird angewandt, um die Funktionsweise verschiedener sensorischer Systeme (wie Sehen, Hören oder Berührung) zu testen. Die Informationen können dazu benutzt werden, um Anomalien durch *Entzündung*, Druck durch einen *Tumor* oder andere Erkr. zu entdecken sowie die Diagnose einer *multiplen Sklerose* zu bestätigten.

Ewing-Sarkom Seltener bösartiger *Knochenkrebs*. Es entsteht in einem großen Knochen, i.d.R. in *Oberschenkelknochen*, *Schienbein*, *Oberarmknochen* oder einem Beckenknochen und streut im Frühstadium in andere Gebiete. Die Erkr. kommt meist bei Kindern im Alter von 10 bis 15 Jahren vor. Der betroffene Knochen ist schmerzhaft und empfindlich. Er ist auch geschwächt und bricht leicht. Andere Symptome sind Gewichtsverlust, Fieber und *Anämie*.

Das E.-S. wird durch Röntgenaufnahme und *Biopsie* diagnostiziert. Ist es gefunden, wird das gesamte Skelett mit Röntgenaufnahmen und *Szintigraphie* und die Lunge mittels *Computertomographie* untersucht, um festzustellen, ob und wie weit der Krebs gestreut hat. Die Therapie erfolgt mit *Strahlentherapie* und *Zytostatika*. Hat das E.-S. noch nicht gestreut, ist die Prognose relativ gut.

Excimer-Laser *Laserbehandlung* zur Korrektur einer *Kurzsichtigkeit* oder *Übersichtigkeit* durch Entfernen sehr dünner Gewebsschichten von der Hornhautoberfläche (→ *LASIK*; *Photorefraktäre Keratektomie*).

Exenatid Leitsubstanz einer neuen Gruppe von *Antidiabetika*. E. muss gespritzt werden, stimuliert die *Insulin*-Produktion der *Bauchspeicheldrüse* und verlangsamt die *Magen*entleerung, wodurch der Anstieg des *Blutzuckers* nach einer Mahlzeit geglättet wird. Mögliche *Nebenwirkungen* sind *Übelkeit*, *Erbrechen* und *Durchfall*, ferner verminderter *Appetit*, *Gewichtsverlust* und *Unterzuckerung*.

Exenteration Sog. „Ausweidung"; operative Entfernung von Organen und Weichteilen in Körperhöhlen (meist des kleinen Beckens), um einen Krebs zu stoppen. E. erfolgt gelegentlich in der *Ophthalmologie*, wenn das Auge bzw. der Inhalt der Augenhöhle entfernt werden.

EUSTACHI-RÖHRE

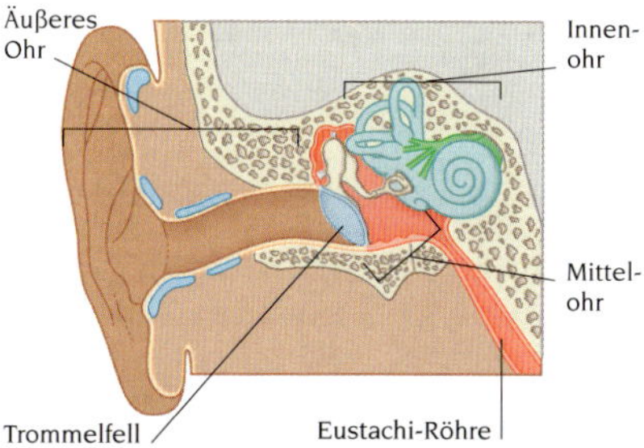

E

Exfoliatio Abschilferung, Schuppung oder Abschälung der oberflächlichen Hautschuppen oder dünnen Schichten, wie bei *Dermatitis, exfoliative*.

Exkoriation Verletzung der Haut- oder Schleimhautoberfläche durch physikalisches Abschaben, z. B. Kratzen.

exogen Von außen stammend; Krankheit, deren Ursache außerhalb des Körpers liegt, z. B. Infektion, Vergiftung oder Verletzung (→ *endogen*).

Exokrine Drüse *Drüse*, die eine Substanz durch einen Gang an die Innenfläche eines Organs oder auf die Körperoberfläche abgibt. Beispiele sind *Speicheldrüsen* und Schweißdrüsen. Die Freisetzung des Sekrets wird durch ein *Hormon* oder einen *Neurotransmitter* gesteuert (→ *endokrine Drüse*).

Exophthalmus Hervortreten einer oder beider Augen durch Gewebsschwellung in der Augenhöhle. E. ist meist gekoppelt mit einer *Schilddrüsenüberfunktion*. Andere mögliche Gründe sind Augentumor, -entzündung oder *Aneurysma* hinter dem Auge. Ein E. kann die Augenbewegung einschränken und *Doppeltsehen* verursachen. In schweren Fällen behindert der zunehmende Druck in der Augenhöhle die Blutzufuhr zu den Sehnerven und führt zur Erblindung. Manchmal schließen die Augenlider nicht mehr und die Sicht wird verschwommen durch die Trockenheit der Hornhaut.

E., der bei einer Schilddrüsenerkr. auftritt, geht nach Behandlung der Ursache u.U. zurück, bleibt aber bei *Basedow-Krankheit* meist erhalten, auch wenn die Schilddrüse wieder normal funktioniert. Baldige Behandlung der Erkr. normalisiert das Sehvermögen wieder. Gelegentlich ist eine Operation nötig, um den Druck von Auge und Sehnerv zu nehmen.

Exostose oder Hyperostose; Verbreitetste Form eines gutartigen Knochentumors, bei dem es zu einer Knochenvorwölbung nach außen kommt. Eine E. tritt i.d.R. an den Enden von Oberschenkelknochen und Schienbein auf. Ihr Auftreten ist entweder erbbedingt oder Folge von lang anhaltenden Drucks auf den Knochen.

Meist ist eine E. ohne Symptome. E. wird erst nach einer Verletzung bemerkt, wenn es als harte Schwellung erscheint. In manchen Fällen drückt der Tumor auf einen Nerv und verursacht Schmerzen oder Schwäche im betroffenen Bereich. Die Diagnose erfolgt durch Röntgen. Die operative Behandlung sollte dann erfolgen, wenn der Tumor Symptome verursacht oder wenn er kosmetisch störend ist.

Exotoxin *Toxin*, das von verschiedenen Bakterienarten in den Blutkreislauf abgegeben wird, von wo es Wirkungen im ganzen Körper verursacht. E. gehören zu den giftigsten bekannten Substanzen. Infektionen wie *Tetanus*, *Diphtherie* und andere lebensbedrohliche Erkr. können durch Schutzimpfung vermieden werden. Die Behandlung einer solchen Infektion beinhaltet i.d.R. die Gabe eines *Antibiotikums* und eines *Antitoxins* (→ *Endotoxin*, *Enterotoxin*).

Exotropie Anderer Name für Auswärtsschielen.

Expektoranzien *Hustenmittel*, die das Abhusten von *Sputum* fördern.

Exsudation Abgabe von Flüssigkeit durch Blutgefäße in umliegendes Gewebe; Ursache der E. ist meist eine Entzündung. Die Flüssigkeit enthält Zellen (meist weiße Blutkörperchen) und Protein.

Extensionsbehandlung Verfahren, bei dem Zug auf ein Körperteil ausgeübt wird, um die Anordnung von 2 benachbarten Strukturen zu korrigieren und zu stabilisieren. Wird bei *Brüchen* angewandt, bei denen die Knochenenden durch dort ansetzende Muskeln aus ihrer korrekten Lage gebracht werden.

Extrasystole Kontraktion des Herzmuskels außerhalb des normalen Rhythmus. Eine E. tritt kurz nach einem normalen Schlag auf und verlängert das Intervall bis zum nächsten.

Sie kann ohne Symptome in einem ansonsten gesunden Herzen auftreten. Mehrfache E. verursachen *Herzklopfen*. Nach *Herzinfarkt* sind mehrfache E. das Zeichen für einen geschädigten Herzmuskel. Eine E. kann auch *Kammerflimmern* auslösen, d.h. schnelle, unkoordinierte Herzschläge, die tödlich sein können.

Mehrfache E. mit Herzklopfen oder nach einem *Herzinfarkt* werden oft mit

Antiarrhythmika (→ *Herzrhythmusstörungen*) behandelt.

Extrasystolen, ventrikuläre *Herzrhythmusstörung*, bei der elektrische Impulse in den Kammern des Herzens überzählige Herzschläge auslösen. Im gesunden Herzen werden die Schläge vom *Sinusknoten* im rechten Vorhof ausgelöst.

V. E. lassen sich im *EKG* erkennen. Treten sie häufig auf und rufen Symptome hervor bzw. kommt es zu v. E., die in mehr als einem Zentrum in den Ventrikeln entstehen, ist die Behandlung mit einem *Antiarrhythmikum* notwendig.

Extrauterinschwangerschaft Eine *Schwangerschaft* außerhalb der Gebärmutter, meist im *Eileiter*, manchmal aber auch im *Eierstock*, in der Bauchhöhle oder im Gebärmutterhals. Im Verlauf der Schwangerschaft kann es zu Gewebeschäden und starken Blutungen kommen, die lebensbedrohlich sind und einen Notfall darstellen.

Eine E. tritt häufiger bei Frauen auf, die eine *Adnexitis* hatten, bestimmte Intrauterinpessare (→ *IUP*) oder ausschließlich Gestagen als orales *Kontrazeptivum* benutzen.

Die meisten E. werden in den ersten 2 Monaten entdeckt, oft bevor die Frau weiß, dass sie schwanger ist. Symptome sind starke Schmerzen im Unterbauch und Scheidenblutungen. Innere Blutungen können Symptome wie *Blässe*, Schwitzen und Mattigkeit verursachen.

Die Diagnose erfolgt mit einer *Ultraschalluntersuchung* der Scheide und zur Bestätigung evtl. mittels einer *Laparoskopie*. Bei frühzeitiger Diagnose werden Medikamente, wie *Methotrexat*, gegeben. Meist wird die Schwangerschaft operativ durch *minimalinvasive Chirurgie* beendet. Bei starkem Blutverlust sind *Bluttransfusionen* erforderlich. Kann der beschädigte Eileiter nicht repariert werden, ist er zu entfernen.

Exzision Operatives Herausschneiden kranken Gewebes, z. B. eines Brustknotens, aus dem umgebenden gesunden Gewebe.

F

Facelifting Kosmetische *Operation* zur Straffung der Gesichtshaut. Der Effekt hält bis zu 10 Jahre vor. Heute wird häufig statt eines Eingriffs *Botulinumtoxin* gespritzt.

Fadenpilzerkrankung Med. Trichophytie; Pilzinfektion der Haut. F. verursacht ringförmige, gerötete, schuppige od. blasige Flecken auf der Haut (→ *Pilz*erkrankung).

Faktor V Einer der Bluteiweißstoffe, die das Gleichgewicht zwischen zu schneller und zu langsamer Blutgerinnung nach einer Verletzung aufrechterhalten. 5% der Bevölkerung haben eine Erbgutveränderung des Gens, das die Produktion von F. V steuert, die F.-V-Leiden-Mutation. Bei ihnen besteht ein erhöhtes *Thrombose*risiko (→ *Thrombophilie*), bes. bei Einnahme hormoneller *Kontrazeptiva* oder auf Langstreckenflügen.

Faktor VIII Einer der Bluteiweißstoffe, die an der *Blutgerinnung* beteiligt sind. Bei Menschen, die an der *Bluterkrankheit* leiden, ist der F.-VIII-Spiegel im Blut erniedrigt, was zu abnormen und verlängerten Blutungen nach Verletzungen führt.

Faktor IX Ein Eiweißstoff im Blut, der bei der Blutgerinnung eine wichtige Rolle spielt. Ein Mangel an F. IX ist die Ursache der seltenen *Blutgerinnungsstörung Christmas-Krankheit*.

Fallhand Unfähigkeit, das Handgelenk zu strecken, sodass der Handrücken nicht auf eine Linie mit der Unterarmaußenseite gebracht werden kann. Dies führt zu Schwäche des Handgriffs, da die Handmuskeln nur wirksam funktionieren können, wenn das Handgelenk gerade gehalten wird.

Die F. wird durch Schädigung des Nervus radialis verursacht, entweder durch längeren Druck in der Achsel (→ *Krückenlähmung*) oder durch *Oberarmbruch*. Die Behandlung umfasst Ruhigstellung in gerader Position durch eine Schiene. Besteht der Nervus-radialis-Schaden dauerhaft, wird der Handgelenkknochen in gerader Stellung operativ versteift.

Fallot-Tetralogie *Angeborener Herzfehler*, bei dem das Herz 4 Anomalien hat: Verlagerung der Aorta, Verengung der Pulmonalklappe, ein Loch in der Kammerscheidewand des Herzens und eine Verdickung (Hypertrophie) der rechten Herzkammerwand. Die F.-T. führt zu schlechter Sauerstoffversorgung über das Blut mit resultierender *Blausucht* und Atemnot. F.-T. kommt bei 1 von 1000 Neugeborenen vor.

Die Kinder erscheinen bei der Geburt normal, in schweren Fällen treten Zyanose und Atemnot schon früh auf. Weitere Symptome sind eine mangelnde Gewichtszunahme sowie eine verzögerte Entwicklung.

Zur Diagnose und Beurteilung des Schweregrads der F.-T. werden *EKG*, *Echokardiographie* sowie *Herzkatheterisierung* vorgenommen. Therapie: Operation am offenen Herzen.

Falte Hautfurche; F. sind natürliches Merkmal des Alterns und werden durch Verlust der Hautelastizität hervorgerufen. Vorzeitige tiefe F. beruhen i.d.R. auf übermäßiger UV-Strahlenbelastung (Sonnenlicht) und auf Rauchen.

Keine Therapie kann auf Dauer die Elastizität der Haut wiederherstellen, obwohl von einigen Vitamin-A-Derivaten angenommen wird, dass sie F. verringern. Ein Face-lifting glättet F. durch Dehnen der Haut, doch hält der Effekt nur ca. 10 Jahre an. Heute wird häufig auch *Botulinumtoxin* gespritzt.

Familiäres Mittelmeerfieber Eine vererbte Erkrankung unbekannter Ursache, die in einigen sephardischen, armenischen und arabischen Familien auftritt. Die Symptome treten erstmals zwischen dem 5. und dem 15. Lebensjahr auf; es kommt zu Fieberschüben, Bauch- und Brustschmerzen und Gelenkentzündungen. Hautrötungen und -schwellungen kommen ebenfalls vor, einige Betroffene haben psychische Probleme. Die Anfälle dauern 24 bis 48 Std. oder länger, dazwischen haben die Betroffenen i.d.R. keine Beschwerden.

Eine spezifische Therapie gibt es nicht, bei manchen führt die Einnahme von *Colchicin* zu einem selteneren Auftreten der Anfälle. Eine Komplikation, die *Amyloidose*, kann tödlich verlaufen.

Familienplanung Die gezielte Begrenzung oder die zeitliche Platzierung von Geburten. Hierzu gehören die ganz verschiedenen *Empfängnisverhütungs*methoden. (→ *Geburtenregelung*).

Famotidin Ein *H2-Rezeptorenblocker*, der durch Hemmung der Magensäureproduktion die Abheilung von *Magengeschwüren* und *Speiseröhrenentzündung* fördert. Nebenwirkungen wie Kopfschmerzen und Schwindel sind selten.

Fanconi-Anämie Seltene vererbte *aplastische Anämie* durch erheblich verminderte Produktion sämtlicher Blutzellen im Knochenmark.

Fanconi-Syndrom Seltene, meist kindliche Nierenerkrankung. Verschiedene wichtige Substanzen, wie Aminosäuren, Phosphat, Kalzium und Kalium gehen über den Urin verloren, was zu Gedeihstörungen, vermindertem Längenwachstum und Knochenerkrankungen wie *Rachitis* führt. Zu den möglichen Ursachen gehören seltene erbliche Stoffwechselstörungen und Medikamentennebenwirkungen.

Wenn die zugrunde liegende Stoffwechselstörung behoben ist, kann ein normales Wachstum erreicht werden. Alternativ kommt eine *Nierentransplantation* infrage.

Fantasieren Bezeichnet den Prozess, Objekte oder Ereignisse wahrzunehmen oder sich vorzustellen, die nicht real vorhanden sind. Fantasieren kann die Illusion erzeugen, dass Wünsche erfüllt worden sind. In diesem Sinne kann Fantasieren durch die Überzeugung, dass die Trugbilder Wirklichkeit sind, Befriedigung erzeugen und helfen, schwierige Situationen zu verarbeiten, wenn die tatsächliche Wirklichkeit belastend ist. F. kann auch die Kreativität fördern.

Fantasieren wird dann problematisch, wenn die Grenze zwischen der Wirklichkeit und der Fantasie verschwimmt oder aufgehoben wird. Unter anderem beschäftigt sich auch die *Psychoanalyse* mit Fantasien.

Farbenblindheit → *Farbenfehlsichtigkeit*

Farbenfehlsichtigkeit Jede Anomalie im *Farbensehen,* die zu Schwierigkeiten beim Unterscheiden zwischen bestimmten Farben führt. Das völlige Fehlen des Farbensehens (Monochromasie) ist selten. Die häufigste Form von einer F. ist die verringerte Unterscheidungsfähigkeit von Rot u. Grün. Meist wird dies durch Defekte der lichtsensiblen Zellen der *Netzhaut* verursacht. Diese Defekte sind meist erblich, zuweilen allerdings durch Erkr. od. Verletzung von Netzhaut od. Sehnerv bewirkt. Die vererbten Defekte sind anscheinend geschlechtsgebunden (→ *genetisch bedingte Erkr.*), d. h. die Mehrzahl der Betroffenen sind Männer. Wer eine schwere F. für Grün hat, kann Schattierungen von Orange, Grün, Braun u. Rosa nicht unterscheiden. Bei schwerer Rot-F. erscheinen alle Rottöne stumpf. Viel seltener ist eine F., bei der Blau nicht unterschieden wird; sie kann vererbt od. Folge einer Degeneration von Netzhaut od. Sehnerv sein.

Farbensehen Fähigkeit, unterschiedliche Teile des Farbenspektrums zu erkennen. Das vom menschlichen Auge wahrgenommene Licht enthält elektromagnetische Wellen (Energiewellen) mit einem Spektrum unterschiedlicher Wellenlängen zwischen etwa 400 u. 700 Nanometern. Unterschiedliche Wellenlängen bringen Sinneseindrücke der Farben Lila, Indigoblau, Blau, Grün, Gelb, Orange u. Rot hervor, wenn sie auf die *Netzhaut* treffen u. Nervensignale anregen, die vom Gehirn verarbeitet werden.

Wenn Licht auf die Netzhaut fällt, trifft es lichtempfindliche Zellen, und zwar Stäbchen u. Zapfen. Stäbchen können alles sichtbare Licht erkennen, doch nur Zapfen können Farben unterscheiden. Es gibt 3 Arten von Zapfen: rotsensible, blau-sensible u. grün-sensible. Jede spricht stärker auf einen bestimmten Teil des Lichtspektrums an. Da die Zapfen in einem zentralen Bereich der Netzhaut, Grübchen genannt, dichter sitzen, ist das F. für direkt anvisierte Objekte am genauesten und am Rande des Gesichtsfelds weniger ausgeprägt. Wenn Licht auf eine *Zapfenzelle* trifft, sendet sie ein

F

elektrisches Signal aus, das über den Sehnerv das Gehirn erreicht. Die Farbenwahrnehmung benötigt ein Mindestmaß an Licht; andernfalls wird alles grauschattiert gesehen (→ *Farbenfehlsichtigkeit; Auge; Sehschärfe*).

Farmerlunge Die F. ist eine (Berufs-) Krankheit, die z.B. Landwirte, Vogelzüchter und Drescher befällt. Es handelt sich dabei um eine Form der allergischen *Lungenbläschenentzündung*, bei der betroffene Menschen eine *Hypersensibilität* gegen typischerweise *Schimmelpilz*sporen entwickeln, die auf Heu, Körnern oder Stroh wachsen. Auch Vogelfederanteile und Eiweiße von anderen Tieren sind als Auslöser möglich. Ca. 6 Stunden nach Kontakt zu Stäuben mit entsprechenden Krankheitserregern treten *Symptome* wie Atemnot, *Kopfschmerzen*, *Fieber* und Muskelschmerzen auf. Im akuten Anfall dauern die *Symptome* ungefähr einen Tag an. Bei wiederholtem oder dauerhaftem Kontakt mit den Erregern kann eine chronische Form der Krankheit auftreten, die zu bleibender Vernarbung von *Lunge*ngewebe führt.

Die *Diagnose* wird beispielsweise durch *bildgebende Verfahren* und *Bronchoskopie*, *Lungenfunktions-* und *Bluttests* gestellt. *Kortikosteroide* lindern die *Symptome*. Als Behandlung soll der Kontakt zu den auslösenden Sporen vermieden werden.

Fasten Enthaltung von jeglicher Nahrungsaufnahme außer Wasser. Bei gemäßigten Temperaturen und leichter körperlicher Aktivität kann man allein von Wasser länger als 2 Monate überleben, ohne Flüssigkeit tritt der Tod jedoch i.d.R. innerhalb von 10 Tagen ein.

Etwa 6 Stunden nach der letzten Mahlzeit wird Glykogen verbraucht, ein Kohlenhydrat, das in Leber und Muskeln gespeichert ist. Nach etwa 24 Stunden gewinnt der Körper Energie aus Speicherfett und Muskeleiweiß. Wird das Fasten fortgesetzt, verlangsamt sich der Stoffwechsel, um Energie zu sparen; die Vorräte von Fett und Eiweiß werden langsamer verbraucht.

Anfangs kommt es zu einem raschen Gewichtsverlust, der sich später verlangsamt, weil der Stoffwechsel verlangsamt wird und der Körper weniger Salze ausscheidet, was zu einer Wassereinlagerung führt. Nach längerem Fasten od. *Hungern* kann die Verdauung erschwert sein, da keine Verdauungssäfte produziert werden. Andauerndes Fasten vermindert auch die Produktion von Sexualhormonen, was zum Ausbleiben der Regelblutung führen kann (→ *Menstruation, ausbleibende*).

Faszie Faseriges Bindegewebe, das viele Strukturen des Körpers umhüllt. Eine Schicht, die oberflächliche Faszie, umgibt den gesamten Körper knapp unter der Haut. Eine weitere Schicht, die tiefe Faszie, umhüllt die Muskulatur und bündelt die einzelnen Muskeln. Außerdem hält sie weiche Organe, wie die Nieren, an ihrer Stelle. Die dicken Faszien an Handflächen und Fußsohlen haben eine stoßdämpfende und schützende Funktion.

Fasziitis Entzündung einer *Faszie* (faseriges Bindegewebe) mit Schmerzen und Berührungsempfindlichkeit. Meist ist eine F. die Folge einer Zerrung oder Verletzung einer Muskelfaszie, meist an der Fußsohle. Eine F. tritt auch bei Patienten mit *Bechterew-Strümpell-Marie-Krankheit* oder *Reiter-Krankheit* auf.

Zur Behandlung gehören Ruhigstellung und Polsterung der betroffenen Bereiche, gelegentlich werden lokal *Kortikosteroide* gespritzt. Ist die F. Symptom einer allgemeinen Gelenkerkrankung, bessert sie sich i.d.R. bei deren Behandlung.

Faszikulation → *Muskelzittern*

Fasziotomie Operation zur Druckentlastung eines Muskels durch Einschneiden der umgebenden bindegewebigen *Faszie*. Sie wird i.d.R. bei einem *Kompartmentsyndrom* durchgeführt, bei dem Muskelkonstriktionen zu einer schmerzhaften Unterbindung der Blutzufuhr geführt haben, sowie als Notfalleingriff, wenn es durch eine Verletzung zu Schwellungen und Blutungen innerhalb einer Muskelgruppe gekommen ist.

Favismus Eine Erkrankung, bei der eine Überempfindlichkeit gegen VICIA FABA, die Favabohne, besteht. Eine chemische Substanz dieser Bohne führt bei den Betroffenen zu einer raschen Zerstörung roter Blutkörperchen und damit zu einer schweren Anämie (→ *Anämie, hämolytische*).

Der F. ist außer in einigen Mittelmeerländern sehr selten, er wird durch eine geschlechtsgebundene *genetisch bedingte Erkrankung* verursacht.

Kinder mit F. in der Familie können auf F. untersucht werden. Bei positivem Befund müssen sie Favabohnen und bestimmte *Medikamente* meiden.

Fehlbildungen Meist entwicklungsbedingte Deformität oder Missbildung (→ *Geburt, angeborene Fehlbildungen*).

Fehlgeburt Med. Spontanabort; Verlust des Fötus vor der 22. Schwangerschaftswoche oder vor seiner Lebensfähigkeit (der Fähigkeit, ohne Hilfe außerhalb der Gebärmutter zu überleben). Die meisten F. treten in den ersten 12 Schwangerschaftswochen auf und können als verspätete Monatsblutung missdeutet werden.

F. werden durch *Chromosomenabweichung* oder Entwicklungsstörung des Fötus, einer schweren Erkr., Vergiftung oder *Autoimmunkrankheit* der Mutter verursacht. Späte F. können von *genetisch bedingten Erkr.*, *Gebärmutterhalsschwäche*, einem Defekt der Gebärmutter oder ausgedehnten *Leiomyomen* der Gebärmutter ausgelöst werden.

Symptome sind starke Blutung mit Krämpfen. Geringer Blutverlust bei starken Schmerzen kann auf eine drohende F. oder eine *Extrauterinschwangerschaft* hinweisen.

Medizinisch werden F. in verschiedene Formen unterteilt. Bei drohender Fehlgeburt bleibt der Fötus in der Gebärmutter am Leben. Bei unvermeidlicher Fehlgeburt stirbt der Fötus ab und wird aus der Gebärmutter ausgestoßen. Bei einer verhaltenen Fehlgeburt stirbt der Fötus ab, bleibt aber in der Gebärmutter.

Die Schwangerschaft kann mit *gynäkologischer Untersuchung* und *Ultraschall* beurteilt werden. Wird der gesamte Inhalt der Gebärmutter abgestoßen, ist keine weitere Behandlung notwendig, andernfalls wird eine *Kürettage* durchgeführt. Ein verhaltener Abort erfordert eine Kürretage oder *Weheneinleitung*, je nach Schwangerschaftsdauer. Rh-negative Frauen erhalten Anti-D-Immunglobulin, um Komplikationen aufgrund einer *Rhesusunverträglichkeit* bei zukünftigen Schwangerschaften zu vermeiden.

Fehllage des Kindes im Uterus Zustand, bei dem das Kind nicht in der zur *Entbindung* normalen Lage, d.h. Schädellage, ist, sondern in Beckenendlage (der Steiß erscheint zuerst), Gesichtslage und Schulterlage (das Kind liegt quer in der Gebärmutter). Beckenendlage ist die häufigste Fehllage. Die Geburt wird als *Steißgeburt* oder durch *Kaiserschnitt* durchgeführt. Bei Schulterlage ist meist ein Kaiserschnitt erforderlich.

Fehlstellung Zustand, bei dem die Stellung der *Zähne* im Kiefer von oben oder unten betrachtet keinen gleichmäßigen Zahnbogen bildet (→ *Schlussbissstellung, fehlerhafte*). F. kann sich auch auf einen *Bruch* beziehen, bei der sich die Knochenenden nicht achsengerecht gegenüberstehen.

Feminisierung, testikuläre Seltene erbl. Störung, bei der ein genetischer Mann mit Hoden das äußere Erscheinungsbild einer Frau hat. Die t. F. zählt zur Intersexualität und ist häufigste Form des männlichen *Pseudohermaphroditismus*. Ursache ist ein Defekt in der Reaktion der Körpergewebe auf *Testosteron*. Die verantwortlichen Gene liegen auf dem X-Chromosom, sodass Frauen den Defekt weitergeben können. Die Betroffenen erscheinen in der Kindheit als Mädchen, entwickeln in der Pubertät männliche sekundäre Geschlechtsmerkmale. Die *Chromosomenbestimmung* zeigt männliche Chromosomen und Bluttests männliche Testosteronspiegel. Die t. F. wird operativ behandelt; die Hoden werden entfernt, um späteren Krebsveränderungen vorzubeugen; *Östrogene* werden verabreicht. Die Betroffenen sind unfruchtbar, können aber normal wie Frauen leben.

Fentanyl *Opioid*schmerzmittel, das während *Operationen* in *Narkose* zur Schmerzstillung gespritzt wird (→ *Anästhesie, Allgemein~*). F. wird auch als Hautpflaster, Nasenspray oder Lutschtablette bei schweren chronischen Schmerzen, wie bei Krebserkrankungen, eingesetzt. Die Nebenwirkungen sind, wie bei anderen Opioiden auch, Atemdepression, Verstopfung, Übelkeit und Erbrechen. Die Pflaster können zu Hautreizungen führen.

F

Ferritin Komplex aus *Eisen* und Protein, der sich hauptsächlich in Leber und Milz befindet und die Hauptspeicherform von Eisen im Körper darstellt.

Fersenbein Der größte Knochen der Fußwurzel (→ *Fuß*), der die Ferse bildet. An seiner Rückseite ist die *Achillessehne* befestigt.

Fersenschmerz Med. Tarsalgie; Schmerzen im hinteren Teil des Fußes, meist bei *Plattfuß*.

Fetoskopie Ein Eingriff zur direkten Beobachtung des Ungeborenen mit einem Fetoskop, einem besonderen *Endoskop*. Die F. wird zur Diagnose verschiedener angeborener Erkrankungen vor der Geburt durchgeführt. Da die Technik Risiken birgt, wird sie nur eingesetzt, wenn bei anderen Untersuchungen, wie Ultraschall, Auffälligkeiten festgestellt worden sind. Mithilfe von Zusatzgeräten können dabei Blut- oder Gewebeproben des Ungeborenen entnommen und einige Störungen chirurgisch korrigiert werden (→ *Fruchtwasseruntersuchung, Chorionzottenbiopsie*).

Fettabsaugung Med. Liposuktion; Form der kosmetischen Chirurgie, bei der übermäßig angelagertes Fett durch kleine Hautschnitte abgesaugt wird.

Fette und Öle Nährstoffe, die den Körper mit hochkonzentrierter Energie versorgen. Fette (auch „Lipide") bestehen aus Kohlenstoff- und Wasserstoffketten und sehr wenig Sauerstoff. Chemisch bestehen sie zum Großteil aus *Fettsäuren* mit *Glyzerin*. Es gibt zwei Hauptgruppen, gesättigte und ungesättigte Fette, abhängig vom Wasserstoffgehalt. Sind sämtliche Bindungsstellen der Fettsäure mit Kohlenstoff besetzt, ist sie gesättigt. Sind einige Bindungsstellen frei, spricht man von ungesättigten, sind viele Stellen frei, von mehrfach ungesättigten Fettsäuren. Einfach ungesättigte Fettsäuren sind Fettsäuren, bei denen nur noch eine Kohlenstoffbindungstelle frei ist. Tierische Fette, wie in Fleisch und Milchprodukten, sind meist gesättigt, pflanzliche Fette sind meist ungesättigt.

Fette sind bei Raumtemperatur i.d.R. fest, Öle flüssig. Menge und Art der Fette in der Nahrung sind für die Gesundheit von großer Bedeutung. Viel und besonders gesättigtes Fett in der Nahrung erhöht das *Arteriosklerose*-Risiko und damit die Gefahr, Herzinfarkte und Schlaganfälle zu erleiden.

Einige Fette in der Nahrung, besonders Triglyzeride (Glyzerin mit 3 Fettsäuren), sind die Quelle der fettlöslichen Vitamine A, D, E und K und essenzieller Fettsäuren. Triglyzeride sind die Hauptspeicherform von Fett im Körper. Diese Speicher dienen als Energiereserve, zur Isolierung und zum Schutz empfindlicher Organe. Phospholipide sind die Strukturfette der Zellwand. Sterole, wie Cholesterin, finden sich sowohl in tierischem als auch pflanzlichem Gewebe, sie erfüllen unterschiedliche Zwecke.

Fette in der Nahrung werden zunächst durch die Galle emulgiert und dann durch die Lipase, ein Enzym der Bauchspeicheldrüse, zerlegt. Nach Aufnahme durch das Lymphsystem werden sie schließlich dem Blut zugeführt.

Lipide werden im Blut an Eiweiße gebunden transportiert, man nennt sie nun Lipoproteine. Hiervon gibt es vier Klassen: Lipoproteine mit sehr geringer Dichte (VLDL), mit geringer Dichte (LDL), mit hoher Dichte (HDL) und Chylomikrone. LDL und VLDL enthalten große Mengen an Cholesterin, das sie über die Blutbahn im Gewebe verteilen. HDL transportiert es zur weiteren Verarbeitung und Ausscheidung wieder zur Leber zurück. Hohe LDL-Spiegel stehen in Zusammenhang mit Arteriosklerose, HDL hat dagegen einen schützenden Effekt. (→ *Ernährung*).

Fettgewebe Fettschicht unter der Haut od. um einige innere Organe. Wird aus Fett aufgebaut, das infolge überschüssiger Fettaufnahme über die Nahrung im Gewebe eingelagert wird u. einen Energiespeicher darstellt (→ *Fettsucht*). F. isoliert gegen Wärmeverlust und fängt Stöße ab.

Bei Männern bildet sich Oberflächen-F. an Schultern, Taille u. Bauch, bei Frauen an Brust, Hüften u. Oberschenkeln.

Fettsäuren Organische Säuren, die Kohlenstoff, Wasserstoff und Sauerstoff enthalten; sie sind Bestandteil von *Fetten und Ölen*. Es gibt über 40 verschiedene natürliche F., die sich durch ihre

Anzahl von Wasser- und Kohlenstoffatomen voneinander unterscheiden.

Manche F., wie Linolsäure, Linolensäure und Arachidonsäure, können im Körper nicht synthetisiert werden und müssen mit der Nahrung aufgenommen werden, man bezeichnet sie deshalb auch als essenzielle F. Streng genommen ist nur die Linolensäure essenziell, da der Organismus die anderen beiden F. aus ihr bilden kann (→ *Ernährung*).

Fettsäuren, mehrfach ungesättigte Fettsäuren (→ *Fette und Öle*) mit relativ wenig Wasserstoffatomen in ihrer chemischen Struktur. Mehrfach ungesättigte Fettsäuren können evtl. vor der Entstehung von *Herz-Kreislauf-Erkr.* schützen.

Fettsäuren, ungesättigte → *Fette und Öle*

Fettstoffwechselstörungen *Stoffwechselanomalien*, die krankhaft veränderte *Lipid*werte (Fette) im Körper erzeugen. Die häufigsten F. sind die *Hyperlipidämien*, die durch erhöhte Lipidwerte im Blut gekennzeichnet sind und *Arteriosklerose* und *Bauchspeicheldrüsenentzündung* begünstigen. Es gibt auch sehr seltene F. allein aufgrund einer erblichen Anomalie, wie das *Tay-Sachs-Syndrom*.

Fettsucht Med. Adipositas oder Obesitas. *Ernährungs-* und *Stoffwechsel*erkrankung mit übermäßiger Vermehrung des Körperfetts. In Deutschland sind ca. 24 % der Erwachsenen fettleibig. Ein Erwachsener mit einem *BMI* zwischen 25 und 29,9 gilt als übergewichtig, ab einem *BMI* von 30 als fettleibig.

Fettsucht entsteht, wenn mehr *Kalorien* aufgenommen als verbraucht werden. Der *Energiebedarf* eines Menschen ergibt sich aus dem Grundumsatz (→ *Stoffwechsel*) und dem Ausmaß körperlicher Aktivität. Eine familiäre Häufung der Fettsucht tritt oft auf, jedoch ist die Ursache meist in ungesunder *Ernährung* und Lebensstil der Familie zu finden. Bestimmte genetische Varianten, *Hormonstörungen* und *Medikamente* (z. B. *Kortikosteroide*) können auch zu Gewichtszunahme führen, jedoch sind diese Ursachen eher selten.

F. erhöht das Risiko von *Bluthochdruck*, *Schlaganfall* und *Diabetes mellitus* Typ 2. Koronare Herzkrankheiten (→ *KHK*) kommen vermehrt, besonders bei fettleibigen Männern unter 40, vor. F. ist bei Männern auch mit einem erhöhten Krebsrisiko an *Dickdarm*, *Enddarm* und *Prostata*, bei Frauen an der *Brust* und *Gebärmutter* verbunden. Hohes Gewicht kann auch z. B. eine *Arthrose* verschlimmern.

Die primäre Therapie ist Gesundheits- und Ernährungsberatung sowie regelmäßige Bewegung (→ *Gewichtsreduktion*). *Medikamente* allein lösen kaum das grundlegende Problem und werden aufgrund ihrer *Nebenwirkungen* selten eingesetzt. Operative Therapien wie Magenbändchen oder Magenbypass werden evtl. durchgeführt, wenn die F. ein gesundheitsgefährdendes Stadium erreicht hat.

Fiberoptik Die Übertragung von Bildern durch Bündel dünner, flexibler Glas- oder Plastikfäden, die Licht durch vollständige innere Reflexion leiten. Das heißt, dass alles Licht von einer starken äußeren Quelle die F. ohne Intensitätsverlust durchläuft. F. haben die Entwicklung von *Endoskopen* ermöglicht, mit denen Strukturen im Inneren des Körpers direkt sichtbar gemacht werden können.

Fibrillation Lokalisierte spontane schnelle Kontraktionen einzelner Muskelfasern. Im Gegensatz zu *Muskelzittern* ist eine F. nicht durch die Haut sichtbar. Am Skelettmuskel werden F. im *EMG*, am Herzmuskel im *EKG* sichtbar.

Zu einer F. kommt es bei Zerstörung des Nervs, der den Muskel versorgt; dieser wird daraufhin schwächer u. dünner. F. am Herzmuskel wird durch Störung der Erregungsausbreitung durch die muskuläre Wand der Herzkammern ausgelöst (→ *Vorhofflimmern, Kammerflimmern*).

Fibrin Substanz, die während der *Blutgerinnung* im Blut gebildet wird. Lösliches Eiweiß, das Fibrinogen, wird zu Fibrin umgewandelt. Es bildet lange Fasern, die Klumpen von *Blutplättchen* und anderen Zellen binden und so einen Pfropf zum Verschluss der Blutung bilden.

Fibrinolyse Abbau von *Fibrin*, dem Hauptbestandteil jedes Blutgerinnsels. Fibrin ist ein faserförmiger Eiweißstoff, der im Blut als Endprodukt der *Blutgerinnung* vorkommt. Es gibt im Blut ein fibrinolytisches System, das bei der Verletzung eines Blutgefäßes parallel zum Gerinnungsystem aktiviert wird. Es verhindert in unbeschädigten Blutgefäßen die Bildung von Blutgerinnseln und damit eine Blockierung und löst einen Pfropf nach Abheilung der Verletzung wieder auf. *Thrombosen* (krankhafte Bildung von Blutgerinnseln) entstehen bei Störung des Gleichgewichts zwischen Blutgerinnung und F.

Fibrinolytikum Gerinnsel auflösendes Mittel,das zur Behandlung der *Thrombose*, des Blutgerinnsels und des *Herzinfarkts* eingesetzt wird. Unerwünschte Wirkungen sind u.a. Blutungsneigung und allergische Reaktion.

Fibroadenom Gutartiger Tumor des Bindegewebes meist in der Brustdrüse. F. der Brust sind nicht schmerzhafte, feste, runde Knoten, die meist 1 cm bis 5 cm groß und verschiebbar sind. Sie treten am häufigsten bei schwarzen Frauen und vor dem 30. Lebensjahr auf. Es kann zu mehrfachen Knotenbildungen auf beiden Seiten kommen.

Die Knoten werden chirurgisch entfernt und zur Bestätigung der Diagnose feingeweblich untersucht.

Fibroadenose Veralteter Ausdruck für eine knotige Grundstruktur der Brust, die bei manchen Frauen normal ist. Zyklusbedingte hormonelle Veränderungen führen oft zum Auftreten von Knoten, die kurz vor der Menstruation am ausgeprägtesten sind. Knotiges Brustgewebe erhöht das Brustkrebsrisiko nicht. Ein neu aufgetretener einzelner schmerzloser Knoten in der Brust sollte zum Ausschluss von Brustkrebs ärztlich untersucht werden.

Fibromyalgie Allgemeine Schmerzhaftigkeit und Steife der Muskulatur an Rumpf, Hüften und Schultern. Teile der betroffenen Muskulatur sind druckempfindlich, z. B. an der Schädelbasis und in der Muskulatur an den Schulterblättern. F. tritt gewöhnlich in stressreichen Phasen auf und kann einen chronischen Verlauf nehmen.

Die Behandlung erfolgt unter anderem mit Wärme, Massagen, *Medikamenten*, kognitiver *Verhaltenstherapie* und multimodaler Schmerztherapie.

Fibroplasie, retrolentale Auch als Retinopathia praematurorum bezeichnet; Erkr., die hauptsächlich die Augen von Frühgeborenen befällt. Ursache ist i.d.R. die hohe *Sauerstoff*-Konzentration, die als Therapie beim *Atemnotsyndrom* gegeben wird. Dieser überhöhte Sauerstoff führt dazu, dass die Gewebe am Rand der *Netzhaut* Blutgefäße verschließen. Wenn sich die Sauerstoffwerte wieder normalisieren, wachsen neue Gefäße u. fibröses Narbengewebe in die *Glaskörpergallerte* hinein. Die Sehkraft wird geschwächt u. es kommt zur *Netzhautablösung*. Eine *Laserbehandlung* ist erforderlich.

Fibrosarkom Seltener bösartiger Tumor aus Zellen des *Bindegewebes*. Ein F. kann sich aus einem Fibrom entwickeln oder von Anfang an bösartig wachsen. Die Behandlung besteht aus der operativen Entfernung und/oder einer Strahlentherapie.

Fibrose Übermäßiges Wachstum von Narben- oder Bindegewebe. Fibröses Gewebe entsteht bei überzogener Wundheilung nach Infektionen, Entzündungen oder Verletzungen. Eine Fibrose kann sich auch bei Sauerstoffmangel in einem Gewebe, meist bei unzureichender Durchblutung, entwickeln (z. B. im Herzmuskel nach einem *Herzinfarkt*). Im Verlauf einer F. werden spezialisierte Zellen (wie z. B. Nieren- oder Muskelzellen) durch fibröses Bindegewebe ersetzt, was zu Funktionseinbußen des betroffenen Organs führt.

Fieber Erhöhung der Körpertemperatur. Die normale Temperatur liegt im Mund bei 37 °C und in der Achselhöhle um 0,6 °C niedriger. Bei F. können Begleitsymptome wie Zittern, Kopfweh, Schwitzen, Durst, beschleunigte Atmung und Gesichtsrötung auftreten. Gelegentlich kommt es, besonders bei älteren Menschen, zu *Verwirrtheit* und Delirium. Kinder unter 5 Jahren können bei hohem Fieber Krämpfe oder ein *Koma* erleiden (→ *Fieberkrampf*).

Meist entsteht F. durch bakterielle Infektionen, wie *Mandelentzündungen* oder Virusinfekte, wie *Grippe*. F. kann auch ohne Infektion bei *Austrocknung*, *Schilddrüsenüberfunktion*, *Lymphomen* und einem *Herzinfarkt* vorkommen.

Medikamente wie *Acetylsalicylsäure*, nichtsteroidale *Antirheumatika* oder

Paracetamol werden zur Senkung des F. bei Infektionen gegeben. Ansonsten zielt die Therapie auf die Behandlung der Grunderkrankung (z.B. *Antibiotika* bei bakteriellen Infekten).

Fieberbläschen Kleines Hautbläschen, meist am Mundrand, auch als Herpesbläschen bezeichnet, da es häufig durch einen Stamm des Herpes-simplex-Virus, HSV1 genannt (Herpes-simplex-Virus Typ 1), verursacht (→ *Herpes simplex*) wird. Der Erstbefall kann symptomlos sein od. eine grippeähnliche Erkr. mit Mundschleimhaut- und *Zahnfleischentzündung* hervorrufen. Danach ruht das Virus in den Nervenzellen. Es kann jedoch zuweilen wieder aktiviert werden und weitere F. verursachen, z.B. nach Einwirkung von heißem Sonnenlicht od. kaltem Wind, während einer Erkältung od. anderen Infektionen od. bei Frauen um die Zeit ihrer Regelblutung. Lang dauernder Befall kann bei geschwächter Immunität gegenüber Infektionen aufgrund von Krankheit oder einer Behandlung mit *Immunsuppressiva* vorkommen.

Vielfach geht dem Ausbruch von F. ein Kribbeln in den Lippen voran, worauf die Bildung kleiner Bläschen folgt, die sich vergrößern, jucken u. schmerzen. Nach wenigen Tagen platzen sie u. verschorfen. Die meisten verschwinden in einer Woche. Das Virostatikum *Aciclovir* in Cremeform, beim ersten Anzeichen von Kribbeln angewandt, kann F. vorbeugen.

Fieberkrampf Zuckende od. ruckhafte Bewegungen der Gliedmaßen mit Verlust des Bewusstseins nach schnellem Temperaturanstieg bei einem Kind. F. treten häufig u. v.a. bei Kindern zwischen 6 Monaten u. 5 Jahren auf. Ursache ist ein noch nicht ausgereifter Mechanismus des Gehirns zur Temperatursenkung, wodurch die Temperatur bei Infektionen wie *Masern* od. *Grippe* zu schnell ansteigt. Die Behandlung zielt auf Temperatursenkung, indem man Gesicht u. Körper des Kindes mit lauwarmem Wasser wäscht u. einen Ventilator aufstellt. Bei anfälligen Kindern kann man F. oft durch die Gabe von *Paracetamol* beim ersten Anzeichen für Fieber vorbeugen. F. wirken meist nicht schädigend. Das Risiko, *Epilepsie* zu entwickeln, ist sehr gering, jedoch bei den Kindern erhöht, bei denen bereits eine Anomalie des Gehirns od. des Nervensystems vorliegt, od. wenn in der Familienvorgeschichte Epilepsie vorkommt.

Filariose Gruppe von Tropenkrankheiten, die von verschiedenen parasitären Würmern oder ihren Larven verursacht werden, die durch Insektenstiche auf den Menschen übertragen werden.

Einige Wurmarten leben in den Lymphgefäßen. Frühsymptome sind geschwollene *Lymphknoten* und Fieberschübe. Die Entzündung der Lymphgefäße führt zu lokalisierten Ansammlungen von *Gewebeflüssigkeit*. Bei wiederholten Infektionen vergrößert sich der betroffene Bereich, meist Arm, Bein oder *Hodensack*. Die Haut wird dick, rau und rissig; diesen Zustand nennt man *Elephantiasis*. Die Larven einer anderen Wurmart befallen das Auge und führen zur Erblindung. Eine dritte Art, die man manchmal unter der Haut sehen und fühlen kann, verursacht die Liasis mit juckenden, gelegentlich schmerzenden Schwellungen, Kalabar-Beulen genannt.

Die Diagnose einer F. wird durch mikroskopische Blutuntersuchung gestellt. Die *Wurmmittel* Diethylcarbamazepin oder Ivermectin heilen die Infektion i.d.R., Nebenwirkungen sind Fieber, Übelkeit, Muskelschmerzen und verstärkter Juckreiz.

Diethylcarbamazepin kann vorbeugend gegeben werden; Insektizide und Schutzkleidung schützen vor Insektenstichen (→ *Rundwürmer*, *Insekten*, *übertragbare Krankheiten*).

Filzlaus PHTHIRUS PUBIS; kleines, flügelloses Insekt, das im Schamhaar lebt und sich von Blut ernährt. F. werden i.d.R. durch Sexualkontakte verbreitet. Die weiblichen F. legen Eier (Nissen) in das Haar, wo sie nach 8 Tagen ausschlüpfen. Bei Männern können die F. auch im Bereich der Haare um den *After*, an den Beinen, am Rumpf und sogar in Bart oder Augenbrauen gefunden werden. Die Bisse bewirken gelegentlich Juckreiz. Kinder können durch Übertragung durch ihre Eltern betroffen sein, und die F. kann sogar an den Augenlidern überleben. Eine Insektizid-Lotion bekämpft Läuse und Nissen.

Finasterid Medikament zur Hemmung des *Enzyms*, das *Testosteron* in das stärkere männliche Hormon Dihydrotestosteron umwandelt. Es wird zur Behandlung der gutartigen *Prostatavergrößerung* zur Verbesserung des Urinabflusses eingesetzt. Nebenwirkungen von F. sind *Impotenz* und Abnahme von Libido und Ejakulatmenge.

F

Finger Eines der 5 Endglieder der *Hand*. Jeder F. (außer dem zweigliedrigen Daumen) hat drei Glieder (Knochen), die an Scharniergelenken miteinander verbunden sind, die von Muskelsehnen bewegt werden. An beiden Seiten verlaufen jeweils eine Arterie, eine Vene und ein Nerv. Er ist mit Haut umhüllt und trägt an der Spitze einen *Nagel*.

Häufige Verletzungen sind Risswunden, *Knochenbrüche*, Sehnenrisse und der Hammerfinger. Es kann zu einer *Nagelfalzentzündung* kommen; Entzündungen der Beugesehnen führen zum *schnellenden Finger*. Zu den angeborenen Erkrankungen der F. gehören die *Syndaktylie*, die *Polydaktylie*, fehlende Finger oder eine Haut zwischen den Fingern. Weitere Erkrankungen, die die F. betreffen, sind die *rheumatoide Arthritis*, *Arthrose*, *Raynaud-Syndrom* und die schmerzhafte Schwellung bei *Sichelzellenanämie*. Trommelschlägelfinger weisen auf chronische Lungenerkrankungen oder bestimmte angeborene Herzerkrankungen hin. Tumore an den F. sind selten, wie etwa bei einer *Chondromatose*.

Finger, schnellender Med. Tendovaginitis stenosans; Blockade eines oder mehrerer Finger in gebeugter Stellung infolge *Sehnenscheidenentzündung*. Der F. schmerzt am Grundgelenk und ist über der Sehne leicht geschwollen. Behandlung: lokale Injektion von Kortikoiden od. Operation.

Fingerabdruck Abdruck der feinen geschwungenen Linien auf der Haut der Fingerspitzen. Es gibt vier verschiedene Muster: Schleifen, Bögen, Wirbel und Mischbilder. Keine zwei Menschen, nicht einmal eineiige Zwillinge, haben identische Fingerabdrücke (→ *genetischer Fingerabdruck*).

Fingergelenkendoprothese Eingriff, bei dem künstliche Gelenke aus Metall, Kunststoff oder Silikon durch Krankheit zerstörte Fingergelenke ersetzen, z. B. bei *rheumatoider Arthritis* oder *Arthrose*. Die Operation verringert meist die Schmerzen u. ermöglicht es dem Pat., seine Hände eingeschränkt wieder zu gebrauchen.

Fingerstrecksehnenabriss Verletzung der Sehne oder des Knochens an der Fingerspitze, sodass sie gebeugt gehalten wird. Häufige Sportverletzung, z. B. wenn ein Ball auf den Finger prallt. Wird mit Schiene oder temporärer Verdrahtung des Knochens behandelt, um den Finger gerade zu richten. Heilung innerhalb von 2 bis 3 Monaten.

Fischschuppenkrankheit Med. Ichthyose; seltene, erbliche Erkr., bei der die Haut durch krankhafte Kreatinbildung trocken, verdickt, schuppig und dunkler als normal ist. Die F. tritt i.d.R. bei oder kurz nach der Geburt auf und kann sich während der Kindheit verbessern. Häufig betroffene Bereiche sind Schenkel, Arme und die Handrücken. Das Einmassieren von Salben sowie Ölbäder sind hilfreich.

Fistel Anomale Gangverbindung zwischen einem inneren Organ und der Haut oder zwischen zwei Organen. F. können angeboren oder durch Gewebezerstörung entstanden sein. Zu den angeborenen F. gehören Bronchialfisteln und F. an Schilddrüse oder Zunge. Erworbene F. entstehen bei Verletzungen, Infektionen oder bösartigen Tumoren. Bei *Crohn-Krankheit* kann es zu F. zwischen dem Darm und der Haut kommen. Einige Arten von *arteriovenösen Fisteln* (zwischen einer Arterie und einer Vene) werden operativ zur Erleichterung der *Dialyse* angelegt. Einige Fistelarten verschließen sich von allein, jedoch müssen die meisten operiert werden.

Fistel, arteriovenöse Abnorme direkte Verbindung zwischen einer Arterie u. einer Vene. Sie kann angeboren od. verletzungsbedingt sein, doch auch zwecks leichteren Zugangs zum Blutstrom bei *Dialyse* operativ angelegt werden (→ *Shunt*).

Fitnesstest Übungsreihe zur Bemessung bes. des Herz-Kreislauf-Systems und der Muskelleistung. F. werden oft vor Aufnahme des Trainings durchgeführt, um vorab Sicherheit und Eignung der Übungen und später den Trainingserfolg bestimmen zu können.

I.d.R. wird eine körperliche Untersuchung inkl. Messung von Körperfett, Größe und Gewicht durchgeführt. Blut- und Urinwerte können erhoben werden, einschließlich des *Cholesterin*werts. Die Herzleistung wird durch Pulszählung vor, während und nach dem Training überwacht. Andere Tests beurteilen die Gesamtleistung mit standardisierten Übungen (→ *Training*).

Flaschenernährung Ernährung von Säuglingen mit einer Milchaufbereitung, meist auf der Grundlage modifizierter Kuhmilch. Künstliche Säuglingsmilch enthält Eiweiß, Fett, Laktose (Milchzucker) u. Mineralien im ähnlichen Verhältnis wie bei Muttermilch, jedoch nicht ihre schützenden Antikörper. Vitamine werden zugesetzt. Bei F. besteht für die Säuglinge ein höheres Risiko, an Magen-Darm-Infektionen zu erkranken als beim Stillen, u. die Wahrscheinlichkeit allergischer Erkr. ist größer (→ *Säuglingsernährung*).

Flatulenz Unwohlsein u. Völlegefühl im Bauchraum, das sich durch das Ablassen von Winden od. *Rülpsen* bessert. Die F. kommt bei vielen Erkrankungen des Magen-Darm-Trakts vor, wie dem *Reizdarm* oder Erkr. der *Gallenblase*.

Flatus Luft, auch „Winde" genannt, die durch den *After* austritt. Sie entsteht im Dickdarm durch bakteriellen Abbau von Kohlenhydraten und Aminosäuren der Nahrung. Größere Luftmengen führen zu Unwohlsein (→ *Flatulenz*), das sich durch den Abgang von Winden oder Stuhlgang bessert.

Flecainid *Antiarrhythmikum* zur Behandlung von *Tachykardien*, *Vorhofflimmern* und Störungen wie dem WPW-Syndrom (angeborene Herzrhythmusstörung). Nebenwirkungen sind Schwindel, Sehstörungen und Rhythmusstörungen.

Fliegenmadenkrankheit Med. Myiasis; fast ausschließlich in tropischen Ländern. Zur Vorbeugung sollten Nahrungsmittel und offene Wunden vor Fliegen geschützt und Kleidung, die im Freien getrocknet wurde, gebügelt werden.

Fliesenleger-Knie Med. Bursitis praepatellaris; Entzündung des Schleimbeutels (Bursa), der als Polster über der Kniescheibe (Patella) liegt. Die Entzündung wird i.d.R. durch längeres Knien verursacht, entwickelt sich aber auch nach Schlag oder Sturz auf die Knievorderseite (→ *Schleimbeutelentzündung*).

Flimmerhaare Anat. Zilie; haarförmige Fädchen auf der Fläche mancher Zellen des *Epithels*. Man findet sie v.a. in der Schleimhaut der Atemwege, wo sie Staub u. Schleim abfangen und nach außen befördern.

Flohstiche → *Insektenstiche und -bisse*

Floppy infant Neugeborenes mit Verringerung von Muskeltonus oder -spannung (→ Hypotonie des Säuglings).

Flucloxacillin Penizillinpräparat bei *Staphylokokken-Infektionen*.

Fluconazol *Antimykotikum* bei Hefepilzbefall, meist an der Vagina oder im Mund. Nebenwirkungen sind Übelkeit oder Durchfall.

Flüssigkeitsersatztherapie Behandlung einer *Austrocknung* (Dehydratation) durch Zufuhr von Flüssigkeit u. Salzen durch den Mund (orale Rehydratation) od. durch intravenöse Infusion. Die erforderliche Flüssigkeitsmenge hängt von Alter, Gewicht u. Grad der Austrocknung ab. Leichte Austrocknung wird i.d.R. zu Hause mit Lösungen in Form von Sprudeltabletten od. Pulver behandelt. In schweren Fällen od. wenn der Patient wegen Übelkeit keine Flüssigkeit aufnehmen kann, ist eine Infusion mit Kochsalz- beziehungsweise Glukoselösung im Krankenhaus notwendig.

Flüssigkeitsstau Med. Ödem. Krankhafte Flüssigkeitsansammlung in Geweben, entweder lokal (wie bei Schwellung durch Verletzung) oder generalisiert (bei *Herzinsuffizienz*). Symptome eines generalisierten F., wie Schwellung um die Wirbelsäulenbasis und an den Knöcheln, treten bei um 15% vermehrter Körperflüssigkeit auf. In schweren Fällen sammelt sich Flüssigkeit in großen Körperhöhlen, wie in der Bauchhöhle bei *Bauchwassersucht* oder in der Pleurahöhle beim *Pleuraerguss*. Bei einem *Lungenödem* sammelt sich Flüssigkeit in den Lungen.

Die Ursachen sind Herzinsuffizienz, *Niereninsuffizienz* und *nephrotisches Syndrom*. Oft ist die Ursache der F.-Bildung nicht heilbar. Die Therapie zielt auf Steigerung der Urinmenge durch Salzentzug u. Anwendung von *Diuretika*.

Flüssigkeitszufuhr, orale → *Flüssigkeitsersatztherapie*

Flugmedizin Medizinisches Fachgebiet, das sich mit den physiologischen Auswirkungen des Fliegens u. mit Ursachen u. Behandlung medizinischer Probleme beschäftigt, die beim Fliegen auftreten können.

fluktuierend Beschreibt die Bewegung innerhalb einer Schwellung bei Berührung. Sie zeigt, dass die Schwellung Flüssigkeit enthält, wie z. B. bei einem Abszess.

Flunitrazepam Schlafmittel der *Benzodiazepingruppe* (→ *Schlaflosigkeit*). Die Wirkung von F. kann bis in den nächsten Tag hinein anhalten; längerer Gebrauch führt zur Abhängigkeit.

Fluor Mineral, das die Widerstandskraft des Zahnschmelzes (→ *Zähne*) gegenüber Säuren erhöht und damit hilft, *Zahnkaries* zu verhindern. F. kann auch die Säureproduktion von Bakterien im *Zahnbelag* verringern. F. kann im Rahmen einer Zahnbehandlung direkt auf den Zahn aufgetragen werden oder in Form von Mundwasser oder Zahnpasta angewendet werden. Bei übermäßiger Zufuhr von F. während der Zahnentwicklung kann es zu einer *Fluorose* kommen. In einigen Ländern wird F. direkt ins Trinkwasser gemischt, in Deutschland allerdings nicht.

FÖTALER BLUTKREISLAUF

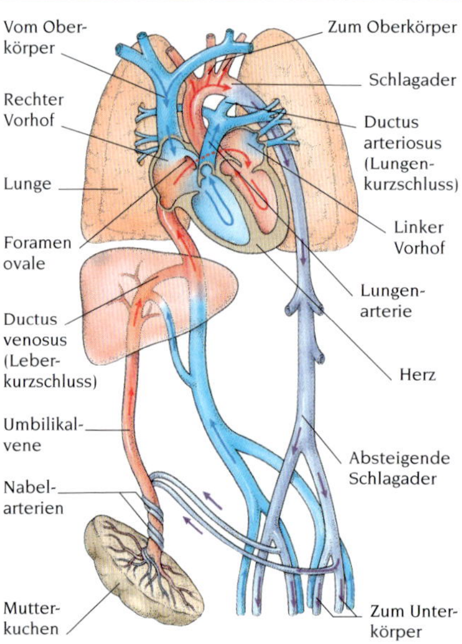

Fluorose Flecken im Zahnschmelz bei übermäßiger Zufuhr von *Fluor* während der Entwicklung der *Zähne*. In schweren Fällen bilden sich braune Verfärbungen. F. kommen meist vor, wenn die Fluormenge im Trinkwasser zu hoch ist oder zusätzlich Fluor eingenommen wird.

Flurazepam Schlafmittel aus der Gruppe der *Benzodiazepine*. Die Wirkung kann bis in den nächsten Tag hinein anhalten. Die längerfristige Einahme von F. führt zu Abhängigkeit.

Flush Rötung von Gesicht (und Hals) durch Weitstellung der Blutgefäße der Haut. Sie kommt bei *Fieber* vor oder peinlichen Situationen. *Hitzewallungen* sind in den *Wechseljahren* häufig.

Flussblindheit → *Onchozerkose*

Fötaler Blutkreislauf Der Blutkreislauf des Ungeborenen unterscheidet sich vom normalen Kreislauf nach der Geburt (→ *Herz-Kreislauf-System*). Da der Fötus weder atmet noch isst, werden Sauerstoff und Nährstoffe über die *Plazenta* zugeführt und Abfallprodukte, wie Kohlendioxid, auf dem selben Wege entsorgt. Das fötale Blut strömt durch die Gefäße der *Nabelschnur* zur Plazenta. Die Blutkreisläufe von Mutter und Kind sind durch eine dünne Membran in der Plazenta voneinander getrennt, die den Austausch von Nährstoffen und Abfallprodukten erlaubt. Der andere fundamentale Unterschied ist der Lungenkurzschluss, das meiste Blut fließt durch zwei Kanäle im kindlichen Herzen an den Lungen vorbei. Durch das *Foramen* ovale fließt Blut direkt vom rechten in den linken *Herzvorhof*. Ein anderer Weg, der Ductus arteriosus, lässt das Blut von der Lungenarterie in die Aorta (Körperschlagader) fließen. Beide Kanäle schließen sich nach der Geburt, bleibt dieser Verschluss aus, liegt ein *Herzfehler, angeborener* vor.

Fötus Ungeborenes Kind ab dem Ende der 12. Woche nach der Befruchtung bis zur Geburt. In den ersten 12 Wochen spricht man von einem *Embryo*.

Fötale Notsituation Körperliche Belastungen unter der Geburt, wenn die Sauerstoffzufuhr nicht ausreichend ist. Während einer Wehe zieht sich die Gebärmutter zusammen, die Sauerstoffzufuhr von der Plazenta zum Kind wird reduziert. Treten weitere Probleme auf, wie Druck auf die Nabelschnur oder Blutverlust der Mutter, reicht die Sauerstoffmenge für das Kind nicht mehr aus.

Diese f. N. führt zu einer Verlangsamung oder unzureichenden Schwankung der Herzfrequenz des Kindes, was sich im Wehenschreiber zeigt (→ *Herztonüberwachung, Ungeborenes*). Eine *Azidose* (Übersäuerung), die sich aus einer Blutprobe aus der Kopfhaut zeigt, weist auf eine unzureichende Sauerstoffversorgung des Kindes hin. Der Nachweis von *Kindspech* im Fruchtwasser kann ebenfalls auf eine f. N. hinweisen.

Eine fötale Notsituation ist manchmal vorübergehend, doch muss bei einer schweren Azidose das Kind schnellstens per *Kaiserschnitt, Saugglocken-Entbindung* oder *Zangengeburt* geholt werden (→ *Geburt*).

Follikulitis Entzündung einer oder mehrerer Haarfollikel bei *Staphylokokken-Infektion*. Tritt überall an der Haut auf, meist jedoch an Nacken, Oberschenkeln, Gesäß oder in den Achselhöhlen und verursacht *Eiterbeulen*. Im behaarten Gesicht entstehen Pusteln (→ *Bartflechte*). Behandelt wird die F. mit *Antibiotika*.

Folsäure *Vitamin*, dass zur Produktion roter *Blutkörperchen* im *Knochenmark* benötigt wird. F. ist in ausgewogener Kost i.d.R. ausreichend enthalten, besonders in Leber und rohem Gemüse.

Während der Schwangerschaft ist F. für das Wachstum und die Entwicklung von Nervensystem und roten Blutkörperchen wichtig. Die Inzidenz von *Neuralrohrdefekten* verringert sich, wenn die Mutter von 4 Wochen vor der Empfängnis bis zur 12. Schwangerschaftswoche zusätzlich F. einnimmt.

F.-Mangel verursacht eine megaloblastäre *Anämie*, die zu Kopfschmerzen, Müdigkeit und Blässe führt. Er kann bei jeder schweren Erkrankung oder unzureichender Zufuhr auftreten.

Fontanelle Eine der beiden membranbedeckten Flächen zwischen den Schädelknochen eines Säuglings. Bei der Geburt sind die Schädelknochen noch nicht vollständig miteinander verwachsen, zwei weiche Stellen können durch die Kopfhaut getastet werden. Die vordere F. ist rautenförmig und schließt sich im Alter von etwa 18 Monaten, die hintere ist dreieckig und schließt sich im 2. Lebensmonat. Eine Anspannung und Vorwölbung ist bei einem schreienden Kind normal, besteht die Anspannung jedoch weiter, kann dies auf eine Fehlbildung, wie z.B. einen *Hydrozephalus* hinweisen. Eine eingesunkene F. spricht für eine *Austrocknung*. Ist die F. abnorm groß oder schließt sie sich erst spät, kann eine Missbildung des Gehirns oder eine *Rachitis* zugrunde liegen. Ein zu früher Verschluss führt zu einer *Kraniosynostose*, einer Kopffehlbildung.

FONTANELLE

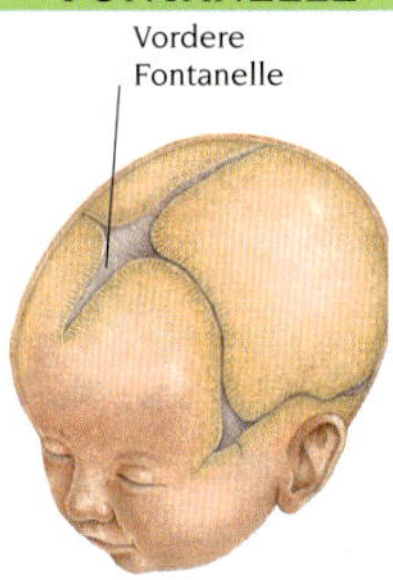

Foramen Natürliche Öffnung in einem Knochen oder einer anderen Körperstruktur, durch die meist Nerven und Blutgefäße ziehen. Das Foramen magnum ist z.B. das Loch in der Schädelbasis, durch das das Rückenmark zieht.

Formatio reticularis Gebiet mit netzartig verlaufenden Nervenfasern im *Hirnstamm*.

Formel, chemische Beschreibung der Zusammensetzung eines chemischen Stoffs durch Zahlen und Symbole. Die ch. F. von Wasser lautet z.B. H_2O, jedes Molekül besteht also aus zwei Wasserstoff- (H_2) und einem Sauerstoff- (O) Atom.

Fortpflanzung, geschlechtliche Entstehung von Nachkommen durch die Verschmelzung von 2 Zellen verschiedengeschlechtlicher Einzelwesen, beim Menschen durch die Verschmelzung von einer Samenzelle mit einer Eizelle. Diese Verschmelzung (Befruchtung) wird durch Geschlechtsverkehr od. *künstliche Befruchtung* erreicht.

F

Fovea Bereich der *Netzhaut* des Auges mit der höchsten Dichte lichtempfindlicher Zellen. Sie ist für die Erkennung von Details verantwortlich (→ *Farbensehen*).

Fraktur → *Knochenbruch*

Frambösie Med. Framboesia tropica; Infektionserkr. vornehmlich in den Tropen und Subtropen mit ärmerer Bevölkerung; F. wird verursacht durch eine *Spirochäte*, ein spiralförmiges Bakterium, und verbreitet sich i.d.R. unter schlechten Hygienebedingungen. F. wird fast immer in der Kindheit erworben und befällt hauptsächlich Haut und Knochen.

Die Erreger dringen durch eine Schürfwunde ein. 3 bis 4 Wochen nach Infektion erscheint am Ort der Infektion eine juckende, himbeerartige Wucherung, vorher gelegentlich Fieber und Schmerzen. Durch Kratzen breitet sich die Infektion aus und verursacht weitere Läsionen an anderer Stelle. Unbehandelt heilen die Bezirke langsam über 6 Monate, doch sind Rückfalle häufig. In ca. 10% der unbehandelten Fälle tritt u.U. ein weitreichender Gewebsverlust auf. Dies kann zu großen Zerstörungen von Haut, Knochen, Beingelenken, Nase, Gaumen und Oberkiefer führen.

F. wird durch eine große i.m. injizierte Einzeldosis eines *Penizillins* geheilt.

Freie Radikale Moleküle, die sich an Körperzellen anlagern und diese zerstören. Sie können von außen einwirken, wie in Rauch, Sonnenlicht oder Nahrungsmitteln, meist entstehen sie jedoch im Körper selbst durch chemische Reaktionen.

Fremdkörper Gegenstand in einem Organ oder einer Körperöffnung, der dort nicht hin gehört; meist in Atemwegen (→ *Atemwegverlegung*), Ohren (→ *Ohr, Fremdkörper*), Augen (→ *Auge, Fremdkörper*), Enddarm und Vagina.

Frösteln Erschauern, das von Zähneklappern, Blässe, Gänsehaut u. Frieren begleitet wird. Meist ist F. ein Vorbote von Fieber. Wiederholtes od. starkes F. lässt auf eine ernsthafte Erkr. schließen.

Frostbeule Juckende, purpurrote Schwellung, meist an Finger od. Zehe, verursacht durch das extreme Sichzusammenziehen kleiner Blutgefäße unter der Hautoberfläche bei Kälte. F. kommen bei Menschen jedes Alters und häufiger bei Frauen vor, heilen i.d.R. ohne Behandlung, lokales Kortison kann den Juckreiz lindern.

Fruchtbarkeit Die Fähigkeit, Nachwuchs zu bekommen.

Die F. des Mannes hängt von der Produktion normaler Mengen gesunder *Spermien* in den *Hoden* ab, diese wiederum hängt von der adäquaten Produktion von *Gonadotropinen* in der Hirnanhangsdrüse ab. Die männliche F. hängt außerdem von der Fähigkeit ab, eine *Erektion* zu haben und *Samenflüssigkeit* während des Geschlechtsverkehrs in die Vagina zu ejakulieren. Männer werden in der Pubertät fruchtbar und bleiben es meist, wenn auch in abnehmendem Maße, bis ins höhere Alter.

Die F. der Frau hängt ab von einem normalen *Eisprung* und der ungehinderten Passage des Eis durch den Eileiter zur Gebärmutter; von der Verflüssigung des Zervixschleims, damit die Spermien eindringen können und von Veränderungen der Innenauskleidung der Gebärmutter zur Vorbereitung der Einnistung des befruchteten Eis. Diese Vorgänge sind wiederum von einer normalen Produktion von Gonadotropinen in der Hirnanhangsdrüse und von den Sexualhormonen *Östrogen* und *Progesteron* in den Eierstöcken abhängig. Frauen werden in der Pubertät fruchtbar und bleiben es bis zu den *Wechseljahren* zwischen 50 und 55 Jahren (→ *Unfruchtbarkeit*).

Fruchtblase Von den Eihäuten gebildeter Sack, der den *Fötus* umgibt u. mit Fortschreiten der Schwangerschaft mit *Fruchtwasser* gefüllt wird.

Fruchtwasser Klare, wässrige Flüssigkeit, die den *Fötus* in der *Gebärmutter* umgibt. F. ist Inhalt der *Fruchtblase*, polstert den Fötus ab u. ermöglicht ihm Bewegungsfreiheit.

F. wird von Zellen der Innenschicht der Fruchtblase abgesondert u. ständig ausgetauscht. Es erscheint in der 1. Woche nach der Empfängnis u. nimmt bis zur 10. Woche allmählich u. dann rasch an Menge zu. Zuweilen bildet sich zu viel F. (→ *Polyhydramnion*), seltener zu wenig (→ *Oligohydramnion*).

Fruchtwasseruntersuchung Med. Amniozentese; diagnostisches Verfahren, bei dem der *Fruchtblase* mittels einer Spritze u. unter Ultraschallsicht

FRUCHTWASSERUNTERSUCHUNG

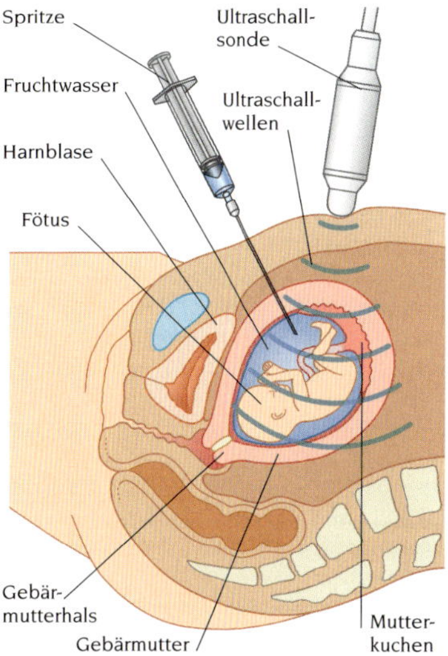

etwas *Fruchtwasser* entnommen wird. Es enthält Fötuszellen, die der *Chromosomenbestimmung* zur Erkennung von Chromosomenfehlbildungen wie des *Down-Syndroms* od. einer Genanalyse zur Erkennung *genetisch bedingter Erkrankungen* wie *Bluterkrankheit, zystischer Fibrose* u. *Tay-Sachs-Syndrom* unterzogen werden können. Durch chemische Analyse des Fruchtwassers lassen sich Entwicklungsstörungen wie *Spina bifida* feststellen. *Rhesusunverträglichkeit* u. fötale Lungenreife können ebenfalls geprüft werden.

I.d.R. wird die F. in der 14.-18. Schwangerschaftswoche durchgeführt. Sie erhöht das Risiko von *Fehlgeburt* oder vorzeitigem Blasensprung etwas und wird nur empfohlen, wenn für den Fötus erhöhte Missbildungsgefahr besteht (→ *Schwangerenvorsorge; Chorionzottenbiopsie*).

Früherkennungsmaßnahmen Untersuchungen anscheinend gesunder Menschen mit dem Ziel, Erkr. in einem frühen, noch behandelbaren Stadium zu erkennen (→ *Krebsfrüherkennung*).

Frühgeburt Geburt eines Kindes vor der 37. Schwangerschaftswoche. Das Frühgeborene ist nicht ausreichend entwickelt, um außerhalb des Mutterleibs unabhängig zu leben, und benötigt besondere Pflege. Etwa 5 bis 10% der Kinder werden zu früh geboren. Etwa 40% der F. haben keine bekannte Ursache. Die Übrigen sind Folge von *Gestose*, *Bluthochdruck*, *Diabetes mellitus*, chronischer Nierenerkr. oder Herzkrankheiten. Andere Ursachen sind Blutungen vor der Geburt, intrauterine Infektion oder vorzeitiger Riss der Fruchtblase. Häufig kommt eine F. bei *Mehrlingsschwangerschaften* vor.

Das Frühgeborene ist kleiner als ein ausgereiftes Kind, es fehlt ihm an Unterhautfettgewebe, es ist mit weichen Härchen (*Lanugo*-Behaarung) bedeckt und hat eine sehr dünne Haut. Die inneren Organe sind noch unausgereift. Die Hauptkomplikation liegt in einem respiratorischen Stresssyndrom. Es besteht das erhöhte Risiko einer Hirnblutung, *Gelbsucht* und *Unterzuckerung*. Das Kind hat nur begrenzte Fähigkeit zum Saugen und zur Aufrechterhaltung der Körpertemperatur und es ist infektionsanfällig. Je früher ein Kind geboren wird, umso wahrscheinlicher kommt es zu Komplikationen.

Frühgeborene werden in Spezialsäuglingsstationen betreut, die über Intensivpflegeeinrichtungen verfügen. Das Kind wird in einen *Brutkasten* gelegt und u.U. künstlich beatmet, durch einen Magenschlauch oder über eine Vene künstlich ernährt und mit *Antibiotika*, Eisen- und Vitaminpräparaten versorgt. Mit modernen Techniken können Frühgeborene auch überleben, wenn sie vor der 24. Schwangerschaftswoche geboren sind.

Fütterspritze Spritze, um flüssige Medikamente in den Mund einzubringen, besonders bei Kleinkindern. Klei-

FÜTTERSPRITZE

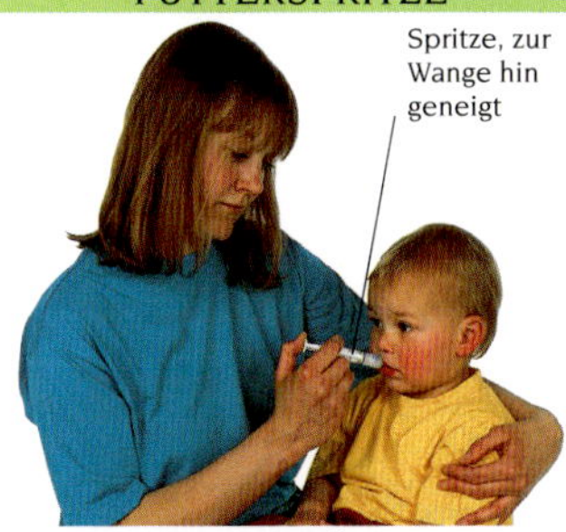

GEBRAUCH EINER FÜTTERSPRITZE

ne, genau bemessene Dosierungen werden in die F. aufgezogen u. an die Wangeninnenseite gegeben.

fulminant Bezeichnung für den raschen und schweren Verlauf einer Erkrankung nach plötzlichem Beginn. Oft werden virulente Infektionen, schwere Arthritiden oder schnell metastasierende Krebserkrankungen als f. bezeichnet.

Fundus Bezeichnung für den Anteil eines Hohlorgans, wie etwa des Magens, der am weitesten vom Eingang entfernt ist. Der Augenfundus ist der Anteil der Netzhaut, der bei einer ophthalmoskopischen Untersuchung sichtbar ist.

fungizid Pilztötend (→ *Antimykotika*).

Furosemid *Diuretikum* zur Behandlung von Gewebswasser und *Herzinsuffizienz*. In Spritzenform besonders schnell wirksam.

Furunkel → *Eiterbeule*

Fusidinsäure *Antibiotikum* bei Infektionen durch Bakterien, die gegen *Penizillin* resistent sind. F. wird häufig in Hautsalben oder Augentropfen angewandt.

Fuß Der F. hat zwei Hauptaufgaben: Er trägt das Körpergewicht beim Stehen und Gehen und wirkt als Hebel zur Vorwärtsbewegung des Körpers.

Der größte Knochen des F., das *Fersenbein*, bildet mit dem Sprungbein (Talus) ein Gelenk. Davor liegen die fünf Fußwurzelknochen, an die sich die fünf Mittelfußknochen anschließen. Die Phalangen sind die Zehenknochen; die Großzehe hat zwei, die Übrigen je drei.

Um die Knöchel verlaufen die Sehnen der Muskeln, die den F. bewegen. Die großen Blutgefäße und Nerven verlaufen vor und hinter den Sprunggelenken.

FUSS

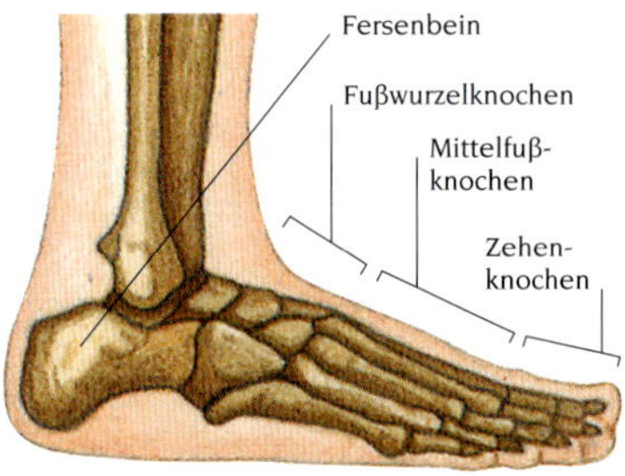

KNOCHEN DES FUSSES

Die Unterseite des F. bildet normalerweise ein Gewölbe, das durch Bänder und Muskeln gestützt wird. Die Fußsohle wird durch eine Faszie (Fasergewebe) und Fett gebildet, die von einer dicken Hautschicht bedeckt sind.

Verletzungen des F. sind am häufigsten *Knochenbrüche* von Mittelfußknochen und Zehen. Angeborene Fußmissbildungen sind nicht selten, wie z.B. der *Klumpfuß* und der *Klauenfuß*. Bei einem Ballen befindet sich ein chronisch entzündeter flüssigkeitsgefüllter Schleimbeutel am Großzehengrundgelenk. *Hühneraugen* sind kleine Bereiche verdickter Haut, meist die Folge zu engen Schuhwerks. Dornwarzen entstehen an der Fußsohle. *Fußpilz* entwickelt sich meist zwischen den Zehen. Die *Gicht* befällt i.d.R. das Großzehengrundgelenk. Ein *eingewachsener Zehennagel* kommt oft an der Großzehe vor und kann zu einer Entzündung des umliegenden Gewebes führen. Eine Fußheberschwäche ist die Unfähigkeit, den F. beim Gehen anzuheben und ist durch einen Nervenschaden verursacht.

Fußpflege Untersuchung, Diagnose, Behandlung u. Vorbeugung von Erkr. u. Funktionsstörungen des Fußes.

Fußpilz Häufige Erkrankung, bei der die Haut zwischen den Zehen juckt u. wund wird. Sie kann aufspringen, sich schälen od. blasig werden. Ursache ist Pilzbefall. Da Pilze nur in feuchter Umgebung gedeihen, kommt F. häufiger bei Schweißfüßen vor u. wird durch Schuhe und Strümpfe aus Synthetikfasern, die keine Feuchtigkeit aufsaugen können, begünstigt. Eine Selbstbehandlung mit örtlich anzuwendenden *Antimykotika* in Kombination mit sorgfältigem Waschen u. Abtrocknen der Füße ist i.d.R. erfolgreich.

Fußwurzel Anat. Tarsus; 7 Knochen, die Fußrücken und Knöchel bilden.

G

G6PD(H)-Mangel → *Favismus*

Gabapentin *Antikonvulsivum*, das entweder allein oder in Kombination mit anderen Antikonvulsiva zur Behandlung einiger Formen der *Epilepsie* und bestimmter Schmerzzustände eingesetzt wird. Häufige Nebenwirkungen sind Schwindel, Gangunsicherheit und Müdigkeit.

Gähnen Reflexreaktion, i.d.R. mit Schläfrigkeit oder Langeweile verbunden; der Mund öffnet sich weit und langsam und die Atemluft wird tief in die Lungen eingeatmet und langsam wieder ausgeatmet. G. wird begleitet von kurzzeitiger Pulsbeschleunigung und, in vielen Fällen, tränenden Augen.

Der Zweck des G. ist unbekannt, doch lautet eine Theorie, dass es durch erhöhte Kohlendioxidspiegel im Blut ausgelöst wird und so dazu dienen könnte, das Kohlendioxid zu verringern und dafür den Blutsauerstoff zu erhöhen.

Galaktoseintoleranz Seltene Erbkrankheit, bei der der Körper aufgrund eines fehlenden Leberenzyms außerstande ist, den Zucker Galaktose in *Glukose* zu verwandeln. Bei Geburt bestehen keine Symptome, doch bald zeigen sich *Gelbsucht*, Durchfall, Erbrechen und unzureichende Gewichtszunahme. Unbehandelt kommt es zu Leberversagen, *grauem Star* und *Lernschwierigkeiten*. Die Diagnose wird durch Blut- und Urinuntersuchungen gestellt. Die Hauptquelle von Galaktose ist der Milchzucker Laktose; er muss lebenslang gemieden werden

Gallenbeschwerden Störung, bei der Gallenflüssigkeit aus dem Magen in den Mund gelangt (→ *Gallensystem*).

Gallenblase Kleiner, birnenförmiger Sack unterhalb der Leber, der die *Gallenflüssigkeit* speichert. Diese wird in der Leber gebildet und gelangt über die Leber- und Gallenwege in die G. Über den Gallengang fließt sie in den Darm.

GALLENBLASE

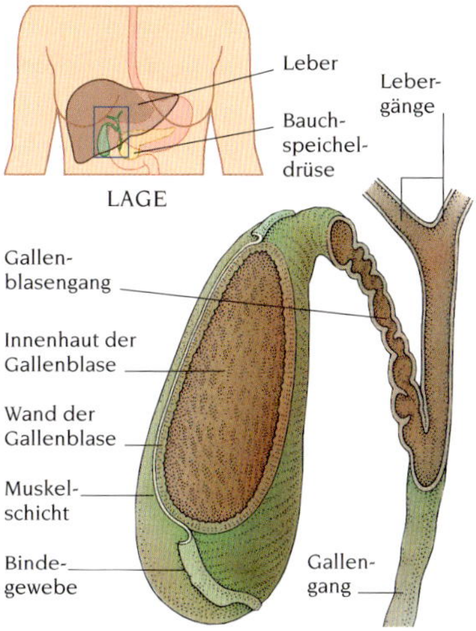

Gallenblase, Röntgenkontrastdarstellung Röntgenverfahren (→ *Röntgenuntersuchung*), bei dem ein *Kontrastmittel* zur Untersuchung der *Gallenblase* u. des Haupt-*Gallengangs*, meist auf *Gallensteine*, eingespritzt wird. Das Verfahren ist weitgehend durch die *Ultraschalluntersuchung* der Gallenblase ersetzt worden.

Gallenblasenentfernung Operative od. laparoskopische Entfernung der *Gallenblase*, meist im Zusammenhang mit *Gallensteinen*. G. wird auch bei akuter *Gallenblasenentzündung* u. als Notoperation bei der durchdringenden Verletzungen der Gallenblase od. bei *Empyem* durchgeführt. Heutzutage wird das Verfahren der *minimalinvasiven Chirurgie* häufiger als das der konventionellen Chirurgie angewandt.

Gallenblasenentzündung Akute od. chronische Entzündung der Gallenblase mit der Folge starker Bauchschmerzen. Akute G. wird meist durch den Verschluss des Gallenblasenausgangs durch einen Gallenstein verursacht. Die gestaute Gallenflüssigkeit ruft eine Reizung der Gallenblasenwände hervor u. kann durch Bakterien infiziert werden. Das Hauptsymptom besteht in starken, anhaltenden Schmerzen im rechten

Oberbauch unterhalb der Rippen, begleitet von Fieber u. manchmal Gelbsucht. Die Behandlung erfolgt meist mit Schmerzmitteln, Antibiotika u. der intravenösen Infusion von Nährstoffen u. Flüssigkeiten. In manchen Fällen treten Komplikationen auf, z. B. Bauchfellentzündung, wenn die Gallenblase reißt, od. ein *Empyem*. Beide erfordern einen chirurgischen Eingriff.

Wiederholte leichte Anfälle von G. können zur chronischen Form führen, bei der die Gallenblase schrumpft, ihre Wände verdicken u. keine Gallenflüssigkeit mehr gespeichert wird. Die Symptome (Verdauungsstörungen, Schmerzen im Oberbauch, Übelkeit u. Aufstoßen) können durch fettreiche Nahrung verstärkt werden. Übliche Behandlungsform ist die *Gallenblasenentfernung*.

Gallenblasenerkrankungen Wichtigste Erkrankung der *Gallenblase* sind *Gallensteine*, die häufig und oft symptomfrei sind. Beim Versuch der Gallenblase, die Steine auszustossen, kann es zu *Gallenkoliken* kommen. Bleibt ein Stein am Gallenblasenausgang stecken, kann sich eine *Gallenblasenentzündung* entwickeln, gelegentlich sogar ein schmerzhaftes *Empyem* der Gallenblase. Ist die Gallenblase zum Zeitpunkt der Verlegung des Ausgangs leer, kann sie sich mit Schleim füllen (→ *Schleimzyste*). Gallenblasenkrebs ist selten.

GALLENGANG

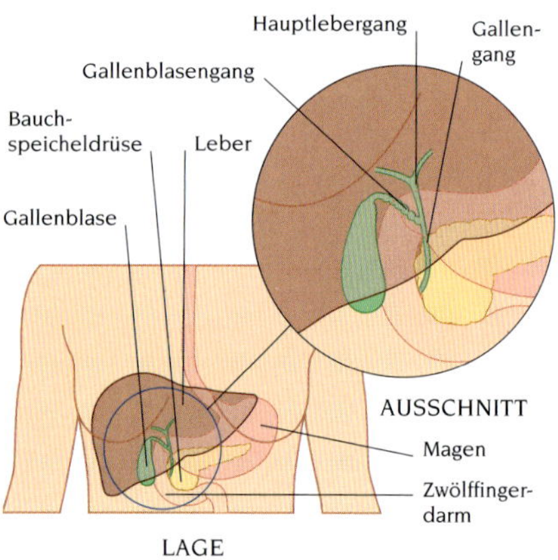

Gallenblasenkrebs Seltene *Krebserkrankung* unbekannter Ursache, meist bei älteren Menschen. Es kann zu *Gelbsucht* und Druckempfindlichkeit des Bauchs kommen, manchmal gibt es gar keine Symptome. Ein Gallenblasenkrebs wird i.d.R. durch eine *Ultraschalluntersuchung* festgestellt. Die Behandlung besteht aus der chirurgischen Entfernung des Tumors, doch ist es zum Zeitpunkt der Diagnosestellung meist schon zu einer Metastasierung in die Leber gekommen, was die Prognose sehr verschlechtert.

Gallenflüssigkeit Grün-braune, alkalische, von der *Leber* gebildete Flüssigkeit. Mit ihr werden in der Leber gebildete Abbauprodukte weggeleitet und im Dünndarm Fette zwecks Verdauung aufgespalten.

Zu den Abbauprodukten in der G. zählen die Farbstoffe *Bilirubin* u. Biliverdin, die der G. ihre Farbe geben, Salze, die bei Aufspaltung u. Aufnahme von Fetten helfen, sowie *Cholesterin*. Die G. verlässt die Leber durch die *Gallengänge* u. wird dann in der Gallenblase eingedickt u. gesammelt. Nach einer Mahlzeit wird G. von dort dem Zwölffingerdarm (dem ersten Abschnitt des Dünndarms) durch den Hauptgallengang zugeführt. Die meisten Gallensalze werden später wieder in das Blut aufgenommen u. in der Leber von Neuem zu G. verarbeitet. Gallenfarbstoffe werden mit dem Stuhl ausgeschieden (→ *Gallensystem; Colestyramin*).

Gallengang Jeder Gang, durch den *Gallenflüssigkeit* von der Leber weggeleitet wird, u. zwar zunächst in die Gallenblase u. dann in den Zwölffingerdarm (1. Abschnitt des Dünndarms). Das Gallengangsystem bildet ein Netz von Kanälen. Winzige Kanäle umgeben die Leberzellen u. nehmen die Gallenflüssigkeit auf. Sie münden in größere Gänge, die sich zu noch größeren vereinigen. Zwei Lebergänge verlassen schließlich die Leber, vereinigen sich knapp außerhalb der Leber u. bilden den Hauptlebergang. Von ihm zweigt der Gallenblasengang zur Gallenblase ab; von dieser Stelle ab heißt der Hauptlebergang Hauptgallengang; er führt zum Zwölffingerdarm (→ *Gallensystem*).

Gallengangatresie Seltene angeborene Erkr., bei der einige od. alle *Gallengänge* fehlen od. fehlentwickelt sind. Infolgedessen kann die *Gallenflüssigkeit* nicht aus der Leber abfließen (→ *Gallenstauung*). Sofern G. nicht behandlungsfähig ist, entwickelt sich sekundäre biliäre Zirrhose (→ *Zirrhose, biliäre*), die tödlich verlaufen kann. Symptome: sich vertiefende *Gelbsucht*, die meist eine Woche nach der Geburt einsetzt, u. die Ausscheidung von dunklem Harn u. hellem Stuhl. Behandelt wird durch eine Operation zur Umgehung der Gänge. Wenn dies fehlschlägt od. erneut Gelbsucht auftritt, ist *Lebertransplantation* die einzig mögliche Behandlungsform.

Gallengangkrebs Krebs in einem der *Gallengänge*, der Gelbsucht und Gewichtsabnahme verursacht.

Gallengangverschluss Blockierung od. Verengung eines Gallengangs (→ *Gallensystem*) mit der Folge von Stau der Gallenflüssigkeit in der Leber (→ *Gallenstauung*) u. *Gelbsucht* aufgrund der Erhöhung von *Bilirubin* im Blut. Ein lang dauernder Verschluss kann zur sekundären biliären Zirrhose (→ *Zirrhose, biliäre*) führen. Meist sind *Gallensteine* die Verschlussursache. Andere Ursachen sind evtl. ein Bauchspeicheldrüsentumor (→ *Bauchspeicheldrüsenkrebs*) dort, wo der Gallengang passiert, od. ein Krebs, der sich von einer anderen Körperregion hierhin ausgebreitet hat. *Gallengangkrebs* ist eine sehr seltene Ursache. Ein G. ist selten auf die Nebenwirkung bestimmter Wirkstoffe zurückzuführen. Er kann auch durch *Cholangitis* verursacht sein, durch Verletzung, z.B. bei einer Operation, u. (selten) durch Leber-Egel od. Würmer.

Ein G. verursacht Verschlussgelbsucht, für die blasser Stuhl, dunkler Harn u. gelbe Hautfarbe Kennzeichen sind. Auch Juckreiz ist möglich. Ferner können Bauchschmerzen (bei Gallensteinen) od. Gewichtsverlust (bei Krebs) auftreten. Die Behandlung richtet sich nach der Grunderkr., doch evtl. ist eine Operation erforderlich. Gallensteine können mit einem Endoskop entfernt werden.

Gallenkolik Heftige Schmerzen im rechten Oberbauch meist infolge der Versuche der Gallenblase, *Gallensteine* auszustoßen, od. der Bewegung eines Steins in einem Gallengang. Der Schmerz kann auch in die rechte Schulter (→ *Schmerz, projizierter*) od. in die Rückenmitte ausstrahlen. G. dauern oft mehrere Stunden u. können sich wiederholen, besonders nach Mahlzeiten.

Spritzen eines *Schmerzmittels* u. eines *Antispasmodikums* können die G. lindern. Durch Röntgen (→ *Gallenblase, Röntgenkontrastdarstellung*) od. *Ultraschall* lässt sich das Vorhandensein von Gallensteinen absichern, worauf eine *Gallenblasenentfernung* folgen kann.

Gallenstauung Stauung der *Gallenflüssigkeit* in den kleinen *Gallengängen* in der Leber mit der Folge von *Gelbsucht* u. Lebererkr. Das Hindernis für den Gallenabfluss kann intrahepatisch (innerhalb der Leber) od. extrahepatisch (in den Gallengängen außerhalb der Leber) liegen. Die intrahepatische G. kann infolge einer virenbedingten Leberentzündung (→ Virus*hepatitis*) od. als Nebenwirkung einer Reihe von Wirkstoffen auftreten. Der Gallenabfluss bessert sich nach u. nach in dem Maße, wie die Leberentzündung abklingt od. der Wirkstoff abgesetzt wird. Die Gallengänge außerhalb der Leber können z. B. durch Gallensteine od. *Tumoren* (Gallengangverschluss) verlegt sein; in seltenen Fällen fehlen die Gallengänge von Geburt an (→ *Gallengangatresie*). *Gallengangverschluss* u. Gallengangatresie werden meist operativ behandelt.

Gallensteine Feste Klumpen, die sich in Gallenblase oder -gang entwickeln können. Sie bestehen meist aus *Cholesterin* u. Gallenfarbstoffen vom Abbau roter Blutkörperchen bei einem Ungleichgewicht der chemischen Zusammensetzung der Gallenflüssigkeit.

G. sind im Kindesalter selten, die Häufigkeit nimmt mit zunehmendem Alter zu. Frauen sind häufiger betroffen als Männer. Weitere Risikofaktoren sind fettreiche Ernährung und Übergewicht.

Die meisten G. verursachen keine Symptome. Falls doch, dann kommt es durch Steckenbleiben eines G. im Gallengang zu einer *Gallenkolik* und Übelkeit. Gallensteine können auch Verdauungsstörungen und *Blähungen* hervorrufen. Mögliche Komplikationen

G

sind die *Gallenblasenentzündung* und der Gallengangverschluss.

Die Diagnose wird durch eine *Ultraschalluntersuchung*, eine Röntgenkontrastdarstellung der Gallenblase (→ *Gallenblase, Röntgenkontrastdarstellung*) oder der Gallenwege gestellt. Symptomlose Steine werden belassen. Ansonsten werden Blase und Steine entfernt (*Gallenblasenentfernung*). Gelegentlich werden Stoßwellen zur Zertrümmerung eingesetzt (*Steinzertrümmerung*), die Stücke werden über den Darm ausgeschieden. Einige Steine können durch eine längerfristige Einnahme von *Chenodesoxycholsäure* oder Ursodesoxycholsäure aufgelöst werden.

G

Gallensystem Die Organe u. Gänge, mittels derer *Gallenflüssigkeit* gebildet, eingedickt u. aus der *Leber* dem Zwölffingerdarm (1. Dünndarmabschnitt) zugeführt wird. Gallenflüssigkeit wird von den Leberzellen gebildet u. von einem Netz von *Gallengängen* gesammelt, die die Gallenflüssigkeit über den Lebergang aus der Leber leiten. Ein Gallenblasengang genannter Kanal zweigt vom Lebergang ab u. führt zur Gallenblase, wo die Gallenflüssigkeit eingedickt u. gespeichert wird. Jenseits dieser Abzweigung wird der Lebergang Hauptgallengang genannt; er öffnet sich in den Zwölffingerdarm an einer Mündung, die Vater-Ampulle heißt. Das Vorhandensein von Fett im Zwölffingerdarm nach einer Mahlzeit löst die Bildung eines Hormons aus, das die Öffnung der Vater-Ampulle u. die Kontraktion der Gallenblase auslöst, sodass die gespeicherte Gallenflüssigkeit in den Zwölffingerdarm ausgestoßen wird.

Die wichtigsten, das G. betreffenden Erkr. sind *Gallensteine*, angeborene *Gallengangatresie* u. *Gallengangverschluss* (→ *Gallenblasenerkr.*).

Gallium Metallisches Element, dient als Radionuklid (→ *Radionuklid-Szintigraphie)* zur Auffindung von entzündlichen Herden, wie bei *Tumoren*, *Eitergeschwüren*, *Knochenmark-* und *Knochenentzündungen* und der *Sarkoidose*.

Gamet Geschlechtszelle; entweder Spermium des Mannes od. Eizelle der Frau.

Gammaaminobuttersäure Abkürzung GABA; die G. ist ein *Überträgerstoff* im Nervensystem. Sie kontrolliert die Weiterleitung von Nervenimpulsen durch Hemmung fördernder Stoffe, wie *Noradrenalin* und *Dopamin*. Die Aktivität der G. wird durch *Benzodiazepine* und *Antikonvulsiva* gesteigert.

Gammaglobulin Frühere Bezeichnung für *Immunglobulin*.

Ganciclovir *Virostatikum* bei schweren Infektionen durch das *Zytomegalie-Virus* od. *prophylaktisch* bei Immunschwäche (z. B. *Aids*, nach *Transplantationen*). Nebenwirkungen sind Übelkeit, Durchfall, Bauchschmerzen, Schwäche und Beeinträchtigung des Knochenmarks.

Ganglion 1. Gruppe von *Nerven*zellen mit gemeinsamer Funktion, wie die *Basalganglien* im Gehirn, die für Muskelbewegungen verantwortlich sind. 2. Der Ausdruck wird auch für eine flüssigkeitsgefüllte Schwellung an einer Sehnenscheide verwendet.

Gangrän Gewebstod, meist die Folge unterbrochener Blutversorgung. Eine G. kann eine kleine Stelle oder den Großteil einer Extremität betreffen. Das absterbende Gewebe schmerzt noch, nach dem Gewebstod nicht mehr, der betroffene Bereich wird schwarz. Es gibt eine trockene und eine feuchte G. Bei der trockenen G. liegt meist keine Infektion vor, das Gewebe stirbt wegen unzureichender Blutversorgung ab. Sie breitet sich nicht aus und ist durch *Arteriosklerose*, *Diabetes mellitus*, *Thrombose*, Erfrierung oder eine *Embolie* verursacht. Eine feuchte G. entwickelt sich bei Infektion einer trockenen G. oder einer Wunde mit *Bakterien*. Sie breitet sich aus und ist übelriechend, es kann zu Rötung, Schwellung und Eiterausfluss an den Rändern kommen. Eine besonders virulente Art (Gasgangrän) wird durch ein Bakterium verursacht, das die Muskulatur zerstört und ein faulig riechendes Gas produziert.

Bei trockener G. wird therapeutisch versucht, die Durchblutung der betroffenen Bereiche zu verbessern, bevor das Gewebe abstirbt. *Antibiotika* können die Entwicklung einer feuchten G. verhindern. Eine *Amputation* des betroffenen Bereichs und des umgebenden Gewebes sind erforderlich.

Ganser-Syndrom Auch Pseudode*menz* oder Pseudodebilität genannt.

Früher wurde vermutet, dass es sich um eine vorgetäuschte Erkrankung handelt, bei der andere Personen über den Geisteszustand getäuscht werden. Derzeit wird davon ausgegangen, dass dieser Status bewusst oder unbewusst eingenommen wird. Die Erkrankung wird mittels *Psychotherapie* behandelt.

Gardnerella vaginalis *Bakterium*, oft im vaginalen Ausfluss von Frauen mit unspezifischer *Scheidenentzündung*.

Gastrin *Hormon* der *Magen*schleimhaut. Es regt die Magensäureproduktion an und unterstützt die Darmpassage (→ *Hormone des Magen-Darm-Trakts*).

Gastritis → *Magenschleimhautentzündung*

Gastrointestinaltrakt → *Magen-Darm-Trakt*; *Verdauungssystem*

Gastroösophagealer Reflux Rückfluss von Magensäure in die *Speiseröhre* aufgrund der Schwäche des Schließmuskels am unteren Ende der Speiseröhre. Heute auch als GERD (engl. gastro-esophageal reflux disease) bekannt. G. R. kann zur *Speiseröhrenentzündung* u. damit zu *Sodbrennen* führen. Er kommt gehäuft in der Schwangerschaft vor u. betrifft häufig Übergewichtige.

Gastroskopie → *Magenspiegelung*

Gastrostomie, perkutane endoskopische Abk: PEG; chirurgisch angelegte Öffnung im *Magen*, meist um eine Ernährungssonde durch die Haut in Magen oder Dünndarm vorzuschieben. Eine p. e. G. wird bei Patienten mit Schluckstörungen aufgrund von *Ösophaguskarzinom* oder einem *Schlaganfall* durchgeführt (→ *Ernährung, künstliche*).

Gaumen Dach der Mundhöhle, mit Schleimhaut bedeckt, das die Mundhöhle von der Nasenhöhle abgrenzt. Vorn findet sich der harte Gaumen, eine Knochenplatte, die einen Teil des Oberkiefers bildet. Hinten findet sich der weiche Gaumen, ein Segel, das aus Muskel- und Bindegewebe besteht, und das in den *Rachen* hineinragt (→ *Lippen- u. Gaumenspalte*).

Gaze Saugfähiger locker gewebter Stoff, meist aus Baumwolle. Sterile G. wird für Wundverbände verwendet.

Gebärmutter Anat. Uterus; Hohlmuskel des weiblichen Fortpflanzungssytems, in dem sich die befruchtete Eizelle (Ovum) einnistet und sich Embryo bzw. Fötus entwickeln. Die G. liegt im kleinen Becken hinter der *Harnblase* und vor dem *Mastdarm*.

In nicht schwangerem Zustand ist die G. 7,5 bis 10 cm lang und wiegt 60-90 g. Der untere Teil (Gebärmutterhals od. Zervix) öffnet sich in die Scheide; der obere Teil hat Verbindung zu den Eileitern. Innen findet sich die G.schleimhaut. Die G. vergrößert sich während einer Schwangerschaft, um sich dem wachsenden Kind anzupassen. Am Ende der Schwangerschaft drücken die kräftigen G.muskeln das Kind durch den Geburtskanal (→ *Entbindung*). Nach der *Menopause* verkümmert die G.schleimhaut, Muskulatur und Bindegewebe werden reduziert.

Erkr. der G. sind u.a. angeborene Störungen, wie Fehlbildung oder gänzliches Fehlen der G., auch Tumoren, Polypen, *Leiomyome* und Krebs der G.schleimhaut (*Gebärmutterkrebs*); Infektionen, die *Endometritis* hervorrufen, und Hormonstörungen (→ *Gebärmuttersenkung*, *Retroversio uteri*).

Gebärmutterhals Auch Zervix; Schmales, zylindrisches Organ, das den unteren Teil u. den Hals der *Gebärmutter* umfasst u. den Körper u. die Höhle der Gebärmutter von der *Scheide* trennt. Das faserhaltige u. glatte Muskelgewebe des G. bildet eine Art Schließmuskel, der sich während Schwangerschaft u. Geburt dehnen kann.

Durch den G. verläuft der Gebärmutterhalskanal, der den Blutabfluss während der *Menstruation* u. das Aufstei-

GEBÄRMUTTER

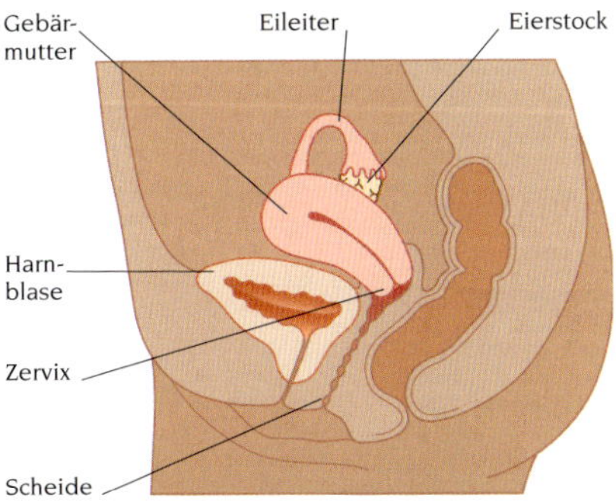

G

gen von *Spermien* aus der Scheide in die Gebärmutter ermöglicht. Bei einer Geburt stellt er auch einen Teil des Geburtskanals dar. Nach der Pubertät wird von den Drüsenzellen im Kanal Schleim abgesondert, der Spermien den Aufstieg in die obere Gebärmutter erleichtert.

Gebärmutterhalsentzündung Der G. liegt meist eine Infektion zugrunde, z. B. *Tripper, Chlamydien-Infektion* od. *Herpes genitalis*. Die Infektion erfolgt manchmal nach Verletzung des Gebärmutterhalses infolge von Entbindung od. Operation. Die akute Form von G. ist oft symptomlos, allerdings kann sich Ausfluss vom entzündeten Gebärmutterhals zeigen. Die chronische Form kann Scheidenausfluss, unregelmäßige vaginale Blutungen u. Schmerzen im Unterbauch hervorrufen. Unbehandelt kann sich die G. ausbreiten u. *Endometritis, Eileiterentzündung* od. *Unterleibsentzündung* verursachen. Liegt eine G. bei einer Gebärenden vor, kann das Kind bei der Geburt angesteckt werden, was zu *Augenentzündung* der Neugeborenen od. weniger häufig zu *Lungenentzündung* infolge Chlamydien-Infektion führen kann.

Die Behandlung erfolgt mit *Antibiotika* oder *Virostatika*. Bei anhaltenden Symptomen kann die entzündete Region des Gebärmutterhalses mit *Elektrokoagulation, Kältebehandlung* oder einer *Laserbehandlung* kauterisiert werden (→ *Kauterisation*).

Gebärmutterhalserkrankungen Der *Gebärmutterhals* ist anfällig für Verletzungen, Infektionen, *Tumoren* u. andere Krankheiten. Kleinere Verletzungen können bei der Geburt entstehen, v.a. wenn die Wehen sehr lange dauern. Bleibende Schäden der Muskelfasern infolge Verletzung kann zu *Gebärmutterhalsschwäche* führen. *Portioerosion* ist eine Erkr., bei der sich schleimbildende Zellen auf der Außenseite des Gebärmutterhalses bilden.

Die meisten Infektionen des Gebärmutterhalses werden sexuell übertragen, z. B. *Tripper, Chlamydien-Infektion* u. *Trichomonaden-Infektion*. Zu den Virusinfektionen des Gebärmutterhalses zählen die auf dem humanen *Papillomavirus* u. dem Herpes-simplex-Virus beruhenden (→ *Warzen, anogenitale; Herpes genitalis*).

Polypen sind gutartige Gewächse auf dem Gebärmutterhals. Bösartige Geschwulste (→ *Gebärmutterhalskrebs*) haben Vorstufen in Veränderungen der Oberflächenzellen (→ *Zervixdysplasie*), die sich mittels *Zervixabstrich* feststellen lassen.

Gebärmutterhalskrebs Eine der weltweit häufigsten Krebsformen bei Frauen. G. hat eindeutig klassifizierte Krebsvorstufen (→ *Zervixdysplasie*), die sich mittels *Zervixabstrich* feststellen lassen, wodurch in vielen Fällen frühzeitige Behandlung u. komplette Heilung möglich sind. Ohne Behandlung breitet sich der G. auf die *Becken*-Organe aus.

Es gibt 2 Formen von G.: Die schuppige Form ist die häufigste; bei ihr geht man von einem Zusammenhang mit dem humanen *Papillomavirus* aus, der bei Geschlechtsverkehr übertragen wurde. Faktoren, die diese Krebsform begünstigen, sind *Rauchen*, früh begonnener Sex od. Sex mit vielen Partnern. Die zweite, seltenere Form von G., das *Adenokarzinom*, tritt manchmal bei Frauen auf, die nie Geschlechtsverkehr hatten. Seine Ursachen sind unklar.

Symptome finden sich erst im fortgeschrittenen Krebsstadium, wenn vaginale Blutungen od. blutiger Ausfluss außerhalb der Regelblutung u. Schmerzen aufgrund der Ausdehnung des Krebses im Becken auftreten.

Zur Diagnose kann im Anschluss an ein auffälliges Ergebnis im Zervixabstrich *Dickdarmspiegelung* od. *Konus-*

GEBÄRMUTTERHALS

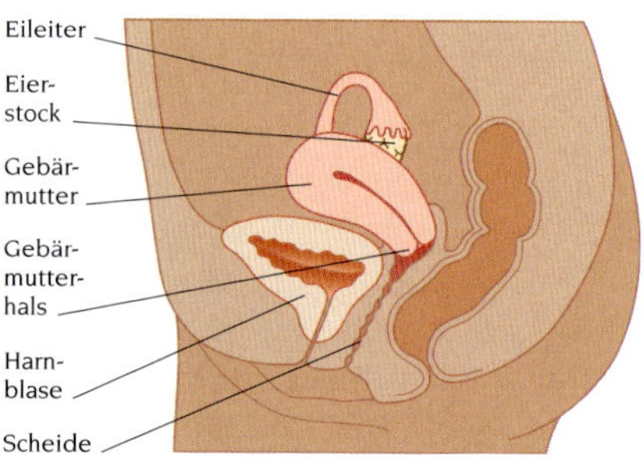

biopsie erfolgen. Ein oberflächlicher u. begrenzter Krebs kann mittels *Elektrokoagulation, Wärmetherapie*, Laserbehandlung od. *Kältechirurgie* zerstört werden. Hat er sich bereits auf den Gebärmutterhalskanal ausgedehnt, kann eine *Konusbiopsie* (Konisation) zur Entfernung des gesamten erkrankten Gewebes ausreichen. In fortgeschritteneren Fällen, die die Beckenorgane betreffen, erfolgt meist *Strahlentherapie*. In bestimmten Fällen ist eine Radikaloperation zu empfehlen, bei der Harnblase, Scheide, Gebärmutterhals, Gebärmutter u. Mastdarm entfernt werden.

Gebärmutterhalsschwäche Außergewöhnliche Schwäche des *Gebärmutterhalses*, die wiederholte *spontane Fehlgeburten* zur Folge haben kann. Unter dem Gewicht des Fötus kann sich ein schwacher Gebärmutterhals etwa ab der 12. Schwangerschaftswoche weiten od. sich im 2. Drittel plötzlich öffnen. Die Erkr. wird durch innere Untersuchung od. *Ultraschall* festgestellt.

Die Behandlung besteht im Anlegen einer ringförmigen Tabaksbeutelnaht um den Gebärmutterhals im 4. Schwangerschaftsmonat. Die Naht verbleibt, bis das Schwangerschaftsende erreicht oder fast erreicht ist, und wird dann aufgetrennt, sodass die Mutter normal gebären kann.

Gebärmutterkrebs Med. Uteruskarzinom; bösartige Geschwulst der Gewebe der Gebärmutter. G. betrifft hauptsächlich den Gebärmutterhals (*Gebärmutterhalskrebs*) und die *Gebärmutterschleimhaut*. In seltenen Fällen ist die Gebärmuttermuskulatur Ausgangspunkt für einen Krebs, das Leiomyosarkom. Mit der Bezeichnung G. bezieht man sich meist auf den Krebs der *Gebärmutterschleimhaut*, des Endometriums.

Risikofaktoren des Endometriumkarzinoms umfassen alle Erkr., die den Östrogenspiegel im Körper erhöhen, wie Fettsucht, Ovulationsstörungen in der Vorgeschichte oder dauernde Einnahme von Östrogenen, wenn nicht gleichzeitig mit Gestagenen gegengesteuert wird. Dieser G. ist häufiger bei Frauen, die wenige oder keine Kinder geboren haben.

Vor der *Menopause* ist das erste Zeichen eines G. *starke Menstruation* oder Blutungen zwischen dem Monatszyklus oder nach Geschlechtsverkehr; nach der Menopause zeigt sich der G. durch blutigen Scheidenausfluss. Die Diagnose erfolgt durch *Hysteroskopie* und *Biopsie*.

In sehr frühem Stadium des G. erfolgt die Gebärmutterentfernung mit Entfernung der Eileiter und Eierstöcke. Hat sich der G. ausgebreitet, wird außerdem eine *Strahlentherapie* und eine *Zytostatika*-Therapie durchgeführt. In Deutschland wird eine Impfung gegen bestimmte Typen des humanen Papillomavirus allen Mädchen zwischen 12 und 17 Jahren empfohlen.

Gebärmutterschleimhautausschabung Therapie bei anhaltender *starker Menstruation*, bestehend aus der endoskopischen Untersuchung der *Gebärmutter* (→ *Endoskopie*) und Entfernung der *Gebärmutterschleimhaut* mittels *Hochfrequenztherapie* oder Laser.

Gebärmutterschleimhaut Med. Endometrium; Auskleidung der *Gebärmutter*. Die G. besteht aus zahlreichen Drüsen und nimmt allmählich während des Monatszyklus (→ *Menstruation*) bis zum *Eisprung* an Dicke zu. Die oberflächlichen Schichten bluten in der Menstruation ab, falls es nicht zur *Befruchtung* kommt.

Gebärmuttersenkung Med. Descensus uteri; Senkung der Gebärmutter aus ihrer normalen Stellung in Richtung Scheide. Der Grad der G. variiert von einer leichten Senkung bis hin zur außerhalb der Vulva sichtbaren Gebärmutter (schwerster Grad, Prolaps uteri).

Dehnung der *Bänder*, die die Gebärmutter unterstützen (z. B. bei der Entbindung), ist die häufigste Ursache für eine Senkung der Gebärmutter. Sie wird durch Fettsucht verschlimmert.

Oft kommt es zu keinen Symptomen, aber manchmal wird ein ziehendes Gefühl im Unterleib gespürt. Die Diagnose erfolgt durch eine körperliche Untersuchung.

Beckenbodengymnastik stärkt die Muskeln der Scheide und vermindert so das Risiko eines Vorfalls; besonders nach Entbindung. Die Therapie umfasst bei schwerer G. und Prolaps i.d.R. einen operativen Eingriff. Falls die Operation abgelehnt wird oder nicht angezeigt ist oder in leichteren Fällen wird ein ringförmiges Kunststoffpessar in die Vagina eingeführt, um die Gebärmutter in der richtigen Lage zu halten.

Gebiss Med. Dentition; Anordnung, Zahl und Art der Zähne im Mund. Bei kleinen Kindern hat das Milch-G. 20 Zähne (Schneide-, Eck- und Backenzähne). Diese Zähne werden im Alter von 7 bis 13 Jahren durch die bleibenden Zähne ersetzt. Das bleibende G. umfasst 32 Zähne (Schneide-, Eck-, Backen- und Mahlzähne). Der 3. Molar (Weisheitszahn) bricht erst mit ca. 18 bis 21 J. durch (→ *Zahndurchbruch*).

GEBISS

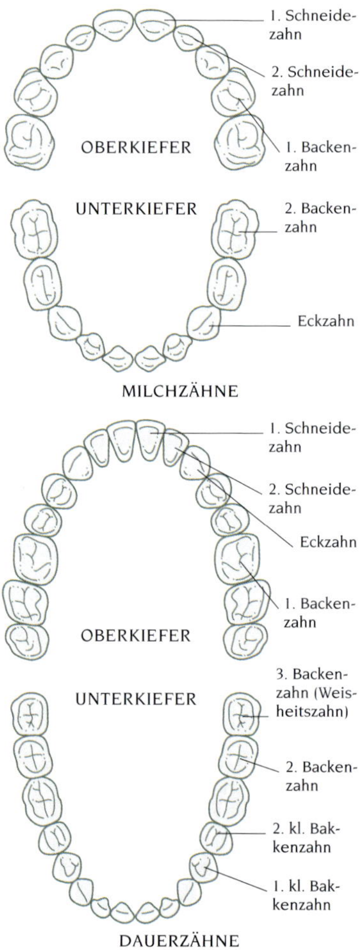

Geburt Vorgang, bei dem ein Kind die *Gebärmutter* verlässt u. nach draußen gelangt. Die Geburt unter Wehentätigkeit tritt normalerweise zwischen der 38. u. der 42. Schwangerschaftswoche ein u. verläuft in 3 Phasen.

Der Beginn der 1. Phase ist durch regelmäßige Wehen gekennzeichnet, die an Schmerzhaftigkeit zunehmen u. in immer kürzeren Abständen auftreten. Der Gebärmutterhals, der sog. Muttermund, wird dünner u. weicher u. beginnt schließlich, sich mit jeder Wehe zu erweitern. In dieser Phase kann sich das sog. Zeichnen ereignen, d. h. ein Schleimpfropf, der den Muttermund während der Schwangerschaft verschlossen hat, wird als bluthaltiger Ausfluss ausgestoßen. Danach erfolgt der Blasensprung, d. h. das Reißen der *Fruchtblase*, deren Fruchtwasser langsam aussickern od. plötzlich in einem Schwall abfließen kann. Der Muttermund ist vollständig erweitert, wenn sich der Gebärmutterhals auf ca. 10 cm Durchmesser geöffnet hat. Beim ersten Kind kann dies 12 Stunden od. mehr dauern, bei späteren Kindern nur wenige Stunden.

In der 2. Phase verspürt die Frau bei jeder Wehe den starken Drang zu pressen. Wenn der Kopf des Kindes in die *Scheide* tritt, dreht das Kind sein Gesicht zum Rücken der Mutter. Der *Damm* wird in dieser Phase gedehnt, u. evtl. erfolgt ein *Dammschnitt*, damit er nicht reißt. Sobald der Kopf des Kindes geboren ist, folgt der Körper mit der nächsten Wehe. Nach der Entbindung wird die *Nabelschnur* durchtrennt.

In der 3. Phase wird der Mutterkuchen ausgestoßen.

Die unterschiedlichen Schmerzmittel, die bei normalem Ablauf gegeben werden können, umfassen opioide *Schmerzmittel, Epiduralanästhesie* und *Pudendus-Block*.

Geburt, angeborene Fehlbildungen Abweichungen vom Gesunden, die bei Geburt vorhanden od. früh erkennbar sind, auch kongenitale Fehlbildungen genannt. Sie umfassen sowohl geringfügigere Anomalien wie *Muttermale* als auch schwere Erkr. wie *Spina bifida*.

Ursachen: *Chromosomenabweichungen*, genetische Defekte, in der Schwangerschaft eingenommene Medikamente, Strahlenbelastung u. Infektionen. In manchen Fällen ist die Ursache nicht bekannt. Zu den a. F. infolge Chromosomenabweichungen zählt das *Down-Syndrom*. Andere a. F. wie *Knorpelbildungsstörung* u. *Albinismus* sind meist von einem od. beiden Elternteilen geerbt (→ *Gen; genetisch bedingte Erkr.*). Bestimmte Wirkstoffe und Chemikalien, sog. *Teratogene*, können den Fötus schädigen, wenn die Mutter sie in der frühen Schwangerschaft einnimmt od. ihnen ausgesetzt ist. Teratogene Wirkstoffe sind z. B. Thalidomid, das heute nur noch selten verschrieben wird, u. *Isotretinoin*, das bei schwerer *Akne* angewandt wird. Alkohol kann die Entwicklung von Gehirn u. Gesicht beeinträchtigen (→ *Alkoholembryopathie*).

Durch Strahlenbelastung des Embryos in der frühen Schwangerschaft kann es zu a. F. kommen. Schon sehr geringe Strahlendosen erhöhen die Gefahr, dass das Kind später *Leukämie* bekommt (→ *Strahlenrisiken*).

Bestimmte Erkr. wie *Röteln* u. *Toxoplasmose* können a. F. verursachen, wenn die Ansteckung in der Schwangerschaft erfolgt.

Hirn- und Rückenmarkdefekte wie Spina bifida und *Hydrozephalus* sowie angeborene Herzerkrankungen (→ *Herzfehler, angeborener*) rühren von einer Entwicklungsstörung bestimmter Zellgruppen her. Weitere häufige a. F. sind *Lippen- u. Gaumenspalte*.

Mit *Ultraschall* u. Blutuntersuchungen lassen sich hohe Fehlbildungsrisiken während der Schwangerschaft feststellen. Dann können auch *Chorionzottenbiopsie, Fruchtwasseruntersuchung* od. *Fetoskopie* erfolgen.

Geburt, natürliche Einsatz von Entspannungstechniken u. anderen Methoden zur Schmerzlinderung mit dem Ziel, den Einsatz von Medikamenten u. ärztliches Eingreifen während der Geburt möglichst auszuschalten.

Geburtenrate Messung der Anzahl der Geburten in einem Jahr im Verhältnis zur Bevölkerungszahl.

Geburtenregelung Beschränkung der Anzahl von Geburten für eine Person oder Bevölkerung(sgruppe). Bei der *Familienplanung* entscheiden Männer und Frauen, ob und wann sie Kinder haben wollen; *Empfängnisverhütungsmittel* können ungewollte Schwangerschaften verhindern.

Geburtsgewicht Gewicht eines Kindes bei der Geburt, meist zwischen 2,5 bis 4,5 kg. Es hängt von einer Reihe von Faktoren ab, z. B. Größe u. ethnischem Ursprung der Eltern. Kinder mit einem G. unter 2,5 kg werden als untergewichtig bezeichnet. Ursachen dafür sind u. a. Unreife u. Unterernährung in der Gebärmutter, z. B. wenn die Mutter unter *Gestose* gelitten hat. Ein außergewöhnlich hohes G. kann seine Ursache in nicht erkanntem od. schlecht einge-

GEBURT

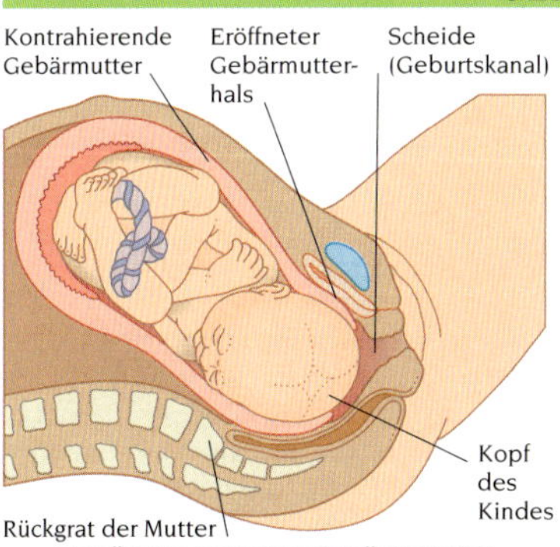

GEBÄRMUTTERHALSERÖFFNUNG

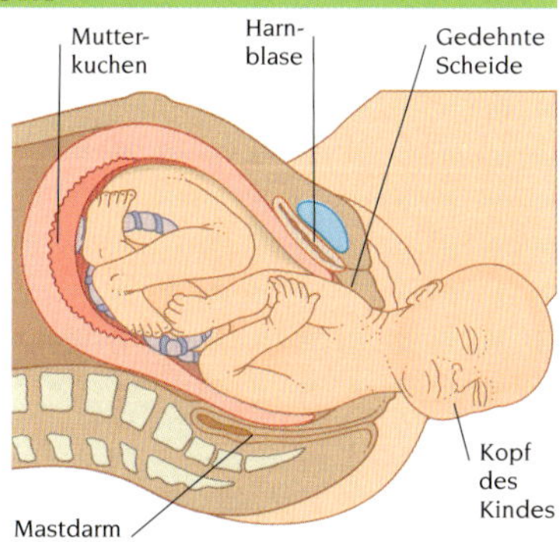

DURCHTRITT DES KOPFS

stelltem *Diabetes mellitus* der Mutter haben.

Geburtshilfe Zweig der Medizin, der sich mit *Schwangerschaft, Schwangerenvorsorge, Entbindung* und postnataler Versorgung befasst. Sie beinhaltet auch die Lehre von Struktur und Funktion der *weiblichen Geschlechtsorgane* (→ *Gynäkologie*).

Geburtskanal Kanal, den das Kind während der *Geburt* passiert, bestehend aus Becken, Gebärmutterhals, Scheide u. Scham.

G

Geburtskomplikationen Schwierigkeiten u. Probleme, die nach Einsetzen der Wehen auftreten. Manche sind evtl. lebensbedrohlich, besonders wenn sie die Sauerstoffversorgung des Kindes beeinträchtigen (→ *Fötus, Notsituation*). Die Geburt kann zu früh erfolgen, sodass das Kind noch klein u. nicht ausgereift ist (→ *Frühgeburt*). Ein vorzeitiger Sprung der *Fruchtblase* kann zu einer Entzündung der *Gebärmutter* führen, was die sofortige Entbindung u. Behandlung mit *Antibiotika* erfordert.

Ein langsamer Verlauf der 1. Phase aufgrund nicht ausreichender Kontraktionen der Gebärmutter kann meist mit *intravenös* injiziertem, synthetischem *Oxytocin* behandelt werden. Wenn die Mutter nicht stark genug pressen kann od. die Wehen in der 2. Geburtsphase nicht stark genug sind, wird das Kind u.U. per *Zangengeburt, Saugglocken-Entbindung* od. *Kaiserschnitt* geholt. Nur selten hat eine Frau während der Geburt *Eklampsie*, was eine Behandlung mit *Antikonvulsiva* u. Sauerstoff notwendig macht sowie *Weheneinleitung* od. Kaiserschnitt.

Eine Blutung vor der Geburt od. während der Wehen kann auf vorzeitiger Ablösung der *Plazenta* von der Gebärmutterwand od. (seltener) auf einer *Placenta praevia* beruhen, bei der der Mutterkuchen vor der Öffnung des Gebärmutterhalses liegt. Blutverlust nach der Entbindung (→ *Nachgeburtsblutungen*) ist meist auf eine Schwäche der Gebärmutter zurückzuführen, sich nach der Geburt zusammenzuziehen, od. auf einen Teil des Mutterkuchens, der in der Gebärmutter zurückgeblieben ist. Bei einer Steißlage des Kindes (→ *Steißgeburt*) kann ein *Kaiserschnitt* nötig sein. Bei *Mehrlingsschwangerschaften* besteht ein erhöhtes Frühgeburts- u. G.-Risiko. Wenn das Becken der Mutter im Verhältnis zur Kopfgröße des Kindes zu schmal ist, wird ein Kaiserschnitt notwendig.

Geburtsverletzung des Kindes Während der Geburt erlittene Schädigung. Geringfügigere Schäden wie Blutergüsse u. Schwellung der Kopfhaut beim Durchtritt durch die Scheide (→ *Kephalhämatom*) sind häufig. Schwerwiegendere Schäden können besonders dann auftreten, wenn das Kind sehr groß ist u. Schwierigkeiten beim Passieren des Geburtskanals hat. Eine *Steißgeburt* kann zu Schäden in den Schulternerven u. zeitweiliger Armlähmung führen. Eine vorübergehende Gesichtslähmung kann durch die Verletzung des Gesichtsnervs durch eine Geburtszange entstehen. Bei schwierigen Geburten sind ferner Knochenbrüche möglich, die i.d.R. leicht heilen (→ *Geburt, angeborene Fehlbildungen; Gehirnschaden*).

Geburtszange Instrument zum Holen des kindlichen Kopfs bei *Zangengeburt*. Sie besteht aus zwei Branchen, die verhakt werden können und das Köpfchen des Kindes umfassen.

Gedächtnis Erinnerungsvermögen; es gibt 3 Phasen: aufnehmen, speichern und (ins G.) zurückrufen. Bei der Aufnahme wird die Information wahrgenommen, verstanden und im Kurzzeit-G, gespeichert. Ohne ständige Wiederholung gehen die Inhalte des Kurzzeit-G. innerhalb von Minuten verloren. Dank der Merkfähigkeit werden wichtige Informationen in das Langzeit-G. übertragen und gespeichert. Zurückrufen bedeutet, die Information willkürlich ins Bewusstsein holen.

Viele Faktoren bestimmen, wie gut man sich an etwas erinnert, z. B. das Maß an Vertrautheit des betreffenden Inhalts und die Aufmerksamkeit, die man ihm gegeben hat.

An welcher Stelle im Gehirn der Erinnerungsprozess abläuft, ist unbekannt. Wahrscheinlich sind Schläfenlappen und *limbisches System* daran beteiligt. Auch die Mechanismen der Speicherung im G. sind unbekannt.

Die meisten G.-Störungen gehen auf Fehler in der Aufnahme- und Rückholphase (→ *Gedächtnisstörung*) zurück. Manchmal tritt das Problem auch bei der Speicherung auf. Patienten mit *Schläfenlappenepilepsie* haben unkontrollierbare Rückblenden längst vergangener Ereignisse. Die häufigste Störung ist die normale G.-Schwäche, die im Alter auftritt. Schwerer G.-Verlust kann ein Zeichen von *Demenz* sein.

Gedächtnisstörung Beeinträchtigung der Fähigkeit, Informationen zu behalten und/oder sich an im Gedächtnis gespeicherte Informationen zu erinnern. Mögliche Ursachen sind: *Schädelhirntrauma*, degenerative Erkrankungen wie die *Alzheimer-Krankheit* und andere *Demenz*-Formen, Infektionen wie *Gehirnentzündung*, Thiaminmangel bei Alkoholikern mit der Folge der *Wernicke-Enzephalopathie, Hirntumoren, Schlaganfälle* und *Subarachnoidalblutungen*. G. kann auch bei einigen psychiatrischen Störungen vorkommen.

Retrograde G.: Unvermögen, sich an den Zeitraum vor Ausbruch der Erkrankung zu erinnern. Anterograde G.: neue Informationen aus der Zeit nach Ausbruch der Krankheit können nicht gespeichert werden.

Gedeihstörung Verminderte Wachstumsrate bei Säuglingen und Kleinkindern; die Gewichtszunahme des Kindes wird mit standardisierten Wachstumstabellen verglichen. Eine unerkannte Erkrankung, wie etwa ein Harnwegsinfekt, kann sie verursachen. Auch seelische oder körperliche Vernachlässigung kann zu einer G. führen. Bei Kindern mit einer G. muss nach der Ursache gesucht werden.

Gefäßchirurgie Operation zur Wiederherstellung von *Arterien*, die verengt, blockiert od. geschwächt sind. Meist erfolgt sie zur Korrektur von durch *Arteriosklerose* verengten Arterien, doch auch zur Beseitigung von *Aneurysmen* u. zur Reparatur verletzter Arterien (→ *Angioplastie, Ballon-; Bypass-Operation; Endarteriektomie*).

Gefäßentzündung Führt i.d.R. zur Schädigung der Gefäßwand mit Einengung oder Verschluss, wodurch der Blutstrom behindert oder gänzlich blockiert wird. In der Folge kommt es in den Geweben, die durch die erkrankten Gefäße versorgt werden, aufgrund der *Minderdurchblutung* zur Gewebsschädigung oder zum Zelltod.

Die G. wird vermutlich meist durch Vorliegen winziger Körperchen, sog. Immunkomplexe, im Kreislauf verursacht. Immunkomplexe (an *Antikörper* gebundene *Antigene*) werden i.d.R. durch weiße Blutkörperchen vernichtet, setzen sich aber auch an Gefäßwänden ab, wo sie Entzündungen verursachen. In einigen Fälle sind *Viren* die Antigene. G. ist die Ausgangsbasis einer Reihe von Erkr., wie *Panarteriitis nodosa, Knotenrose*, Schoenlein-Henoch-Syndrom, *Serumkrankheit, Arteriitis temporalis* und Thrombangiitis obliterans.

Gefrierschnitt Technik zur Aufbereitung einer Gewebeprobe zur mikroskopischen Untersuchung, wenn schnell festgestellt werden muss, ob Bösartigkeit vorliegt oder nicht (z. B. bei *Brustkrebs*). Ein G. kann während einer Operation durchgeführt werden; die Ergebnisse bestimmen das weitere chirurgische Vorgehen.

Gegenanzeige oder Kontraindikation; bestimmte Faktoren im Zustand von Erkrankten, angesichts derer es unklug wäre, bestimmte Verfahren oder Mittel bei bestimmten Krankheiten anzuwenden; auch als Kontraindikation bezeichnet.

Gegengift Substanz, die die Wirkungen eines Gifts neutralisiert od. ihnen entgegenwirkt, z. B. ein spezieller Wirkstoff gegen Bisse od. Stiche giftiger Tiere, wie Schlangen, Spinnen od. Skorpione. G. werden intravenös injiziert u. können allergische Reaktionen hervorrufen.

Gehapparat Gerät aus dem Bereich der *Orthopädie*, dadurch wird eine Beindeformation korrigiert od. beherrscht od. ein Bein mit durch Erkr. geschwächter Muskulatur gestützt, sodass Stehen u. Gehen möglich werden.

Gehen Körperbewegungen mit abwechselndem Heben und Senken eines Fußes auf den Boden, bevor sich der andere Fuß vom Boden abhebt. Der Gang einer Person ist bestimmt durch Körperform, -größe und -haltung. Das Alter, in dem Kinder laufen lernen, schwankt stark.

G

Das G. wird durch Nervensignale aus der motorischen Hirnrinde, den *Basalganglien* und dem *Kleinhirn* kontrolliert, die durch das Rückenmark zu den Muskeln geleitet werden. Gestörtes G. kann verursacht werden durch Gelenksteifigkeit, durch von Erkr. wie *Poliomyelitis* (Kinderlähmung) herrührende Muskelschwäche sowie durch *Muskeldystrophie* oder Skelettveränderungen (z.B. *Klumpfuß*, angeborene *Hüftdysplasie*; *Skoliose*; *Knochentumor*; *Arthritis*). Kinder entwickeln u.U. X- oder O-Beine; eine *Synovitis* des Hüftgelenks und die *Perthes-Calvé-Legg-Krankheit* sind ebenfalls verbreitet. Jugendliche zeigen ein schmerzhaftes Hinken aufgrund einer Epiphyseolyse *(Epiphyseolysis capitis femoris)* oder durch einen Bruch oder Erkr. von *Schienbein*, *Wadenbein* oder *Oberschenkelknochen*.

Eine Gangstörung ist auch Folge neurologischer Krankheiten, wie *Schlaganfall* (in der Folge häufig Halbseitenlähmung), *Parkinson-Syndrom*, periphere *Nervenentzündung*, *multiple Sklerose*, verschiedene Formen von *Knochenmarkentzündung* und Chorea. Die Menière-Krankheit führt zu starkem Gleichgewichts- und Stabilitätsverlust.

Gehhilfen Ausrüstung zur Steigerung der Mobilität in Fällen, in denen eine Erkr. die Gehfähigkeit einschränkt. G. sind Gehstöcke, Unterarmgehstützen und Laufgestelle.

Gehirn Das Hauptorgan des *Nervensystems*, im *Kranium* (Schädel) gelegen. Das G. empfängt, sortiert u. deutet die Sinneswahrnehmungen der Nerven, die sich vom *Zentralnervensystem* (G. u. Rückenmark) zum übrigen Körper erstrecken; es sendet u. koordiniert die Nervensignale, die bei Aktivitäten wie Sprache, Motorik, Denken u. Fühlen beteiligt sind.

Das G. von Erwachsenen wiegt ca. 1,4 kg u. besteht aus 3 Hauptteilen: aus dem größten Teil, dem *Großhirn* mit linker u. rechter G.-Hälfte, dem *Hirnstamm* u. dem *Kleinhirn*. Jede G.-Hälfte des Großhirns ist von einer Außenschicht, dem *Kortex* (Rinde) umgeben; er besteht aus grauer Substanz, ist reich an Nervenzellkörpern u. stellt den Hauptbereich für bewusstes Denken, Fühlen u. Motorik dar. Unter dem Kortex befinden sich Stränge von Nervenfasern, weiße Substanz genannt, u. tiefer in den Hälften die *Basalganglien*. Die Oberfläche jeder G.-Hälfte wird durch Furchen (Sulci) u. Windungen (Gyri) in Lappen (Lobi) genannte Bereiche unterteilt (Hinterhaupt-, Stirn-, Scheitel- u. Schläfenlappen), die ihren Namen nach den über ihnen liegenden Knochen tragen. Ein dickes Band von Nervenfasern, Corpus callosum od. Balken genannt, verbindet die G.-Hälften miteinander.

Das Großhirn umschließt eine zentral gelegene Gruppe von G.-Anteilen, zu der der *Thalamus* u. der *Hypothalamus* gehören, der in enger Beziehung zur *Hirnanhangsdrüse* steht. Um den Thalamus ist ein Komplex von Nervenzentren angeordnet, das *limbische System*. Diese Gebilde dienen als Verbindungen zwischen Teilen des Großhirns u. dem Hirnstamm, der unter dem Thalamus liegt.

Funktion des Hirnstamms ist v.a. die Steuerung lebenswichtiger Funktionen wie Atmung u. Blutdruck. Das Kleinhirn im hinteren Gebiet des G. steuert Gleichgewicht, Haltung u. Muskelkoordination. Die Arbeit beider G.-Anteile erfolgt auf unbewusster Ebene.

G. u. Rückenmark sind von 3 Meningen (*Hirn- und Rückenmarkshäuten*) umgeben. Die *Gehirn- und Rückenmarksflüssigkeit* zirkuliert zwischen diesen Schichten u. in den 4 Hauptkammern (Ventrikeln) des G. Sie trägt zur Ernährung des G. u. zu seiner Polsterung bei. Das G. erhält ca. 20 % des arteriellen Bluts.

Gehirn, bildgebende Verfahren Verfahren, die Bilder vom Gehirn liefern; sie werden zur Feststellung von Verletzungen od. Erkr. angewandt u. umfassen *Röntgenuntersuchung, Angiographie, Computertomographie, Kernspintomographie, Positronenemissionstomographie* u. *SPECT*. Röntgenaufnahmen können Veränderungen des Schädels zeigen, die durch einen Bruch od. (selten) durch *Hirntumor* od. *Aneurysma* verursacht wurden. Bei der Angiographie werden die Blutgefäße im Gehirn dargestellt u. *Subarachnoidalblutungen*, Aneurysmen, Auffälligkeiten bei Blutgefäßen u. andere Gefäßerkr. untersucht.

Computertomographie liefert Bilder der Gehirnsubstanz; die Gehirnkammern

GEHIRN

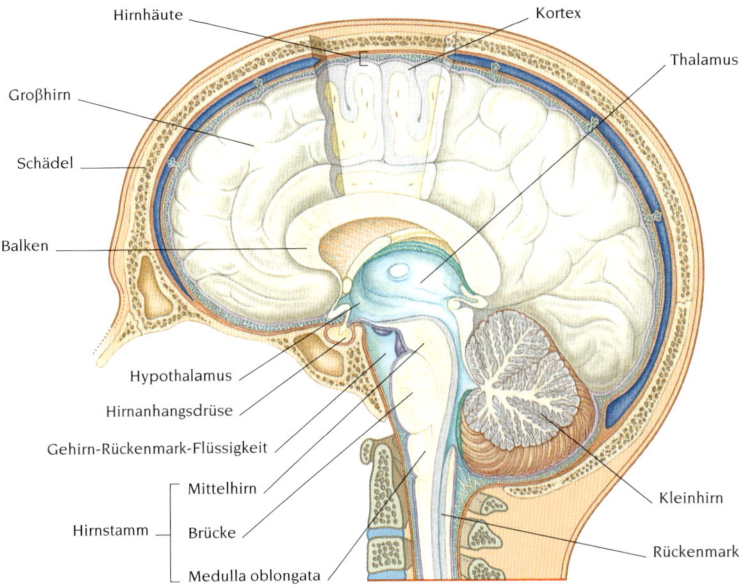

werden deutlich dargestellt, u. *Tumoren*, Blutgerinnsel, Schlaganfälle, Aneurysmen u. Abszesse können erkannt werden. Kernspintomographie ist für die Darstellung von Tumoren der hinteren Schädelgrube besonders geeignet. PET u. SPECT sind Sonderformen der *Radionuklid-Szintigraphie*, bei denen kleine Mengen radioaktiven Materials verwendet werden, um Auskünfte über Gehirnfunktion u. -struktur zu erhalten. Mit ihnen lassen sich Blutzirkulation u. Stoffwechselaktivität im Gehirn messen.

Ultraschall wird nur bei Frühgeborenen od. sehr jungen Säuglingen angewandt, da er die Knochen des ausgereiften Schädels nicht durchdringen kann.

Gehirn- und Rückenmarksflüssigkeit Med. Liquor cerebrospinalis; klare, wässrige Flüssigkeit, die zwischen den Ventrikeln (Kammern) des *Gehirns*, dem zentralen Kanal des *Rückenmarks* u. ihren schützenden Häuten (→ *Hirnhäute*) zirkuliert. Sie dient als Stoßdämpfer u. trägt so dazu bei, eine Schädigung von Gehirn u. Rückenmark durch einen Stoß auf Kopf od. Rücken zu verhindern od. doch abzuschwächen. Sie enthält *Glukose*, Proteine, Salze u. weiße Blutkörperchen. Die Untersuchung der G. u. R., meist mittels rückenmarknaher Punktion (→ *Lumbalpunktion*), dient der Diagnose von Erkr. wie *Hirnhautentzündung*.

Gehirnentzündung Med. Enzephalitis. Betrifft *Gehirn* und evtl. auch *Hirn-/Rückenmarkshäute*, meist als Folge einer Virusinfektion. G. hat unterschiedliche Schweregrade von leicht mit kaum wahrnehmbaren Symptomen bis schwer und potenziell lebensbedrohlich. Leichte Formen können vom *Pfeifferschen Drüsenfieber* ausgelöst werden oder als Komplikation einer Kinderkrankheit, wie *Mumps* oder *Masern*, auftreten. Die häufigste Ursache einer lebensbedrohlichen G. ist *Herpes simplex*, besonders bei *HIV*-Pat.

Leichte Fälle entstehen meist im Lauf mehrerer Tage und verursachen nur erhöhte Temperatur und leichte Kopfschmerzen. In schweren Fällen entwickeln sich die Symptome schnell und bestehen aus Schwäche oder *Lähmung*, Sprach-, Gedächtnis- und Hörproblemen und dem allmählichen Verlust des Bewusstseins. Auch *Koma* und *Krämpfe* treten auf, wenn die Hirn- oder Rückenmarkshäute entzündet sind; weitere Symptome sind steifer Nacken und krankhafte Lichtempfindlichkeit.

Die Diagnose erfolgt aufgrund von Bluttests, *Computertomographie*, *Kernspintomographie*, *EEG*, *Lumbalpunktion* und (selten) einer Gehirnbiopsie. Eine auf Herpes simplex zurückgehende G. wird mit i.v. Infusionen des Virostatikums *Aciclovir* behandelt; gegen eine durch andere Viren hervorgerufene G. ist keine Therapie bekannt.

Gehirnerkrankungen Defekte u. Erkr. des Gehirns. Ursachen können z.B. sein: Infektion, Verletzung, *Hirntumor* od. Blut- od. Sauerstoffmangel (*Hypoxie*). Da das Gehirn im Schädel eingeschlossen ist, führt jeder raumgreifende Prozess wie *Tumor*, *Hirnabszess* od. *Hämatom* zu Druckerhöhung, wodurch die Funktionsfähigkeit des gesamten Gehirns beeinträchtigt wird. G., die sich auf einen kleinen Bereich beschränken, können eine spezifische Gehirnfunktion stören, z.B. die Sprache (→ *Aphasie*). Öfter sind die Schadensgrenzen unbestimmt, u. die Symptome können unterschiedlicher Art u. zahlreich sein.

Einige G. sind *angeboren*; ihnen liegen genetisch bedingte Erkr. od. Chromosomenabweichungen zugrunde wie beim *Down-Syndrom*. Zu den Fehlbildungen während der Entwicklung des Fötus gehören *Hydrozephalus* u. *Anenzephalie*.

Eine verringerte Sauerstoffversorgung während der Geburt kann zu zerebraler Kinderlähmung führen (→ *Zerebralparese, infantile*). Später kann eine zerebrale Hypoxie Folge eines Erstickungsanfalls oder Atem- oder Herzstillstands sein. Ab Lebensmitte ist eine zerebrale Durchblutungsstörung die häufigste Ursache für eine G. Wird eine Arterie im Gehirn blockiert oder reißt sie und verursacht eine Blutung, führt dies zu *Schlaganfall*. Das Gehirn kann auch durch einen Schlag auf den Kopf geschädigt werden (→ *Schädelhirntrauma*).

Eine Infektion im Gehirn (*Gehirnentzündung*) kann virenbedingt sein. Eine Infektion der das Gehirn umgebenden Hirnhäute (*Hirnhautentzündung*) ist meist bakterienbedingt. Bei der *Creutzfeldt-Jakob-Krankheit* handelt es sich um eine seltene, tödliche G., die mit einem Prion genannten infektiösen Partikel zusammenhängt, bei dem man in einigen Fällen von einer Verbindung mit BSE (*Rinderwahnsinn*) ausgeht.

Multiple Sklerose ist eine fortschreitende G.- u. Rückenmarkserkrankung. Zu den degenerativen G. gehören *Alzheimer-Krankheit* und *Parkinson-Syndrom*. Emotionale od. Verhaltensstörungen werden i.Allg. unter die psychischen Störungen eingeordnet, doch ist eine Unterscheidung zwischen neurologischen u. psychischen Erkr. heute sehr viel weniger eindeutig.

Gehirnerschütterung Nach einem heftigen Stoß od. Schlag gegen Kopf od. Nacken auftretende kurze Bewusstseinsstörungen, von leichter Benommenheit bis hin zu *Bewusstlosigkeit* infolge der Störung der elektrischen Aktivität im Gehirn. Übliche Symptome nach einer G. sind Verwirrtheit, Unvermögen, sich an Ereignisse kurz vor der Verletzung zu erinnern, Schwindel, unscharfes Sehen u. Erbrechen. Wenn die Symptome andauern od. neue hinzutreten, z.B. Benommenheit, Atembeschwerden, wiederholtes Erbrechen od. Sehstörungen, könnte dies auf Hirnschäden od. *epidurales Hämatom* hinweisen. Wiederholte G. kann zur *Boxerenzephalopathie* führen (→ *Schädelhirntrauma*).

Gehirnschaden Untergang od. Tod von Nervenzellen od. -strängen im Gehirn, auf einen bestimmten Gehirnbereich beschränkt od. mit unbestimmten Grenzen. Letzteres liegt meist nach längerer *Hypoxie* des Gehirns vor, die z.B. bei einem Säugling während einer schwierigen Geburt auftreten kann, bei *Herzstillstand, Atemstillstand*, Vergiftung od. Status epilepticus. Die Schädigung kann auch allmählich eintreten, u. zwar infolge Umweltbelastung durch Blei- oder Quecksilberverbindungen (→*Quecksilbervergiftung*), od. es sammeln sich im Gehirn Nervenzellgifte an wie bei unbehandelter Fölling-Krankheit. Weitere mögliche Ursachen: Gehirninfektionen, z.B. *Gehirnentzündung*.

Örtlich begrenzte G. können infolge *Schädelhirntrauma*, *Schlaganfall*, *Hirn-*

tumor od. *Hirnabszess* eintreten. Ein erhöhter Bilirubinspiegel bei der Geburt (bei *Morbus haemolyticus neonatorum*) schädigt die *Basalganglien* in der Tiefe des Gehirns. Dies führt zu *Kernikterus*. Vor, während u. nach der Geburt entstehender G. kann infantile *Zerebralparese* zur Folge haben.

Ein G. kann Behinderungen wie *Lernschwierigkeiten* od. Störungen von Motorik od. Sprache u. Sprechen verursachen. Nervenzellen und -stränge können nicht regenerieren, wenn sie einmal geschädigt sind, jedoch ist die Rückkehr einer gewissen Funktionsfähigkeit nicht ausgeschlossen.

Gehirnthrombose Bildung eines Gerinnsels in einer Arterie oder Vene des Gehirns. Das Gerinnsel kann die Arterie bzw. Vene blockieren, die Zufuhr von Blut, Sauerstoff u. Nährstoffen zu dieser Gehirnregion unterbrechen u. zu *Schlaganfall* führen.

Gehör Sinn, mit dem die Wahrnehmung von Tönen möglich wird. Das Ohr wandelt die aufgenommenen Schallwellen in Nervenimpulse um, die zum Gehirn weitergegeben werden.

Das Ohr hat 3 getrennte Bereiche: das äußere, Mittel- und Innenohr. Schallwellen gelangen durch den Gehörgang ins Mittelohr, von wo ein komplexes Membransystem und winzige Knöchelchen die Schwingungen zum Innenohr leiten. Die Schwingungen werden in der Schnecke zu Nervenimpulsen umgewandelt, die mit dem Hörnerv zum Gehirn gelangen. Von dort aus wandern sie über den Thalamus zum oberen Schläfenlappen, Teil der Hirnrinde, die mit der Klangwahrnehmung zu tun hat (→ *Taubheit*).

Gehörknöchelchen Anat. Ossiculum; einer von 3 winzigen Knochen im Mittel*ohr* (Hammer, Amboss, Steigbügel), die die Töne vom Trommelfell aus in das Innenohr leiten.

Gehör, Messung Auch Audiometrie; Messung der Hörfähigkeit. Der Begriff bezieht sich oft auf *Hörprüfungen*, bei denen ein Gerät Töne in einer festgelegten Intensität u. Frequenz erzeugt u. das Gehör auf jedem Ohr über die volle Bandbreite der normalerweise hörbaren Töne gemessen wird.

Gehörgangentzündung Med. Otitis externa diffusa; Entzündung im Bereich des äußeren Ohrs, die i.d.R. Schwellung, eitrigen Ausfluss und, in einigen Fällen, Ekzeme rund um die Gehörgangöffnung verursacht. Das Ohr juckt und schmerzt und ist oft mit Eiter verstopft, was zur Taubheit führt.

Entzündungen des Gehörgangs und manchmal der Ohrmuschel entstehen durch pilzbedingte oder bakterielle Infektion. Das Ohr ist gelegentl. entzündet im Rahmen einer Hauterkr., wie atopische oder seborrhoische *Hautentzündung*. Oft ist die einzig notwendige Behandlung einer G. die sorgfältige Reinigung und das Trockenhalten des Ohrs bis zum Abklingen der G. Lokale Anwendung von *Antibiotika*, *Antimykotika* oder *Kortikosteroiden* ist angezeigt. Orale Antibiotika werden zur Behandlung schwerer bakterieller Infektionen verabreicht.

Geisteskrankheit Allgemeiner Ausdruck für jede Art psychiatrischer Erkr.

Gel Eine geleeartige Aufschlämmung aus kleinen unlöslichen Teilchen, die fein in Flüssigkeit verteilt sind. Gele kommen im Körper von Natur aus vor, zum Beispiel in der *Glaskörpergallerte* des *Auges*. Viele örtlich anzuwendende Arzneimittel gibt es in der Zubereitungsform eines Gels. Der Vorteil eines Gels liegt darin, dass es nicht schmiert.

Gelbfieber Auch Ochropyra; kurz dauernde Infektionserkrankung verschiedener Schweregrade, die durch ein Virus hervorgerufen und über Mückenstiche

G

GEHÖRKNÖCHELCHEN

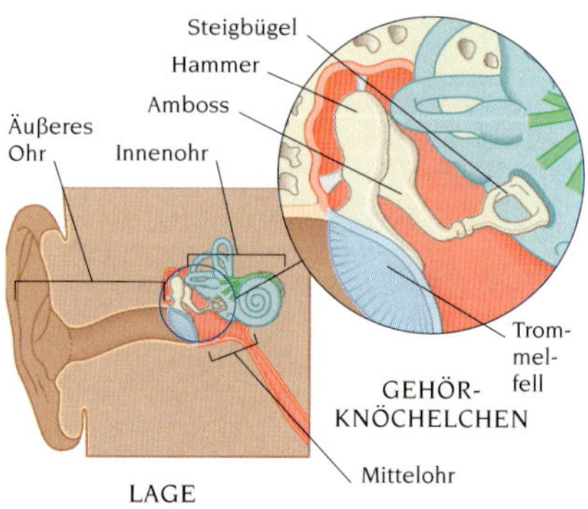

übertragen wird. In schweren Fällen verfärbt sich die Haut gelb durch *Gelbsucht*, durch die der Name G. entstand. Das G. kann in Waldgebieten über verschiedene Stechmückenarten vom Affen auf den Menschen, in städtischen Gebieten von Mensch zu Mensch durch die Mücke *AEDES AEGYPTI* übertragen werden. Heute ist G. beschränkt auf Mittelamerika, Teile Südamerikas und große Gebiete Afrikas. Die Ausrottung der verursachenden Stechmückenart in bewohnten Gebieten hat das Vorkommen beträchtlich reduziert. Gelbsucht ist charakterisiert durch einen plötzlichen Ausbruch von Fieber und Kopfschmerzen, oft mit Übelkeit und Nasenbluten verbunden, und, trotz des hohen Fiebers, einer sehr niedrigen Pulsfrequenz. In schweren Fällen ist das Fieber höher, verbunden mit starken Schmerzen in Nacken, Rücken und Beinen. Rasch treten Leber- und Nierenschäden auf, es kommt zu Gelbsucht und *Niereninsuffizienz*. Darauf können starke Unruhe, *Meningitis*, *Blutungen* und Delirium folgen, die ein *Koma* und den Tod herbeiführen.

Die G.-Impfung bewirkt lang anhaltende Immunität und sollte immer vor einer Reise in betroffene Gebiete durchgeführt werden. Eine Einzelinjektion der Impfung gibt Schutz für wenigstens 10 Jahre. Reaktionen auf die Impfung sind selten und zumeist banal, jedoch sollten Kinder unter 1 Jahr nicht geimpft werden.

Bei G.-Seuche ist die Diagnose durch Bluttests einfach.

GELBKÖRPER

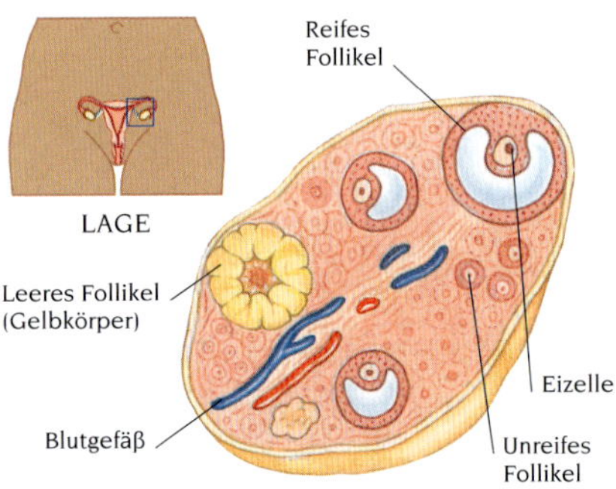

STRUKTUR EINES EIERSTOCKS

Kein Medikament wirkt gegen das G.-Virus. Die Therapie richtet sich auf den Erhalt des Blutvolumens. Flüssigkeitsinfusionen sind oft notwendig. Viele Pat. erholen sich in ca. 3 Tagen und es gibt in leichten und mäßig schweren Fällen nur wenig Komplikationen. Rückfälle treten nicht auf, denn eine G.-Attacke erzeugt lebenslange Immunität. Allgemein sterben aber 10 % der Betroffenen.

Gelbkörper Kleine Gewebemasse im *Eierstock*, die sich aus einem gesprungenen Ei-Follikel nach dem *Eisprung* entwickelt. Der G. bildet das weibliche Geschlechtshormon *Progesteron*, das die Zunahme der Schleimhaut in der *Gebärmutter* zur Vorbereitung auf die Einnistung einer befruchteten Eizelle auslöst. Bei fehlender Befruchtung bildet sich der G. zurück u. stirbt ab.

Gelbsucht Med. Ikterus; Gelbfärbung der Haut und der Bindehaut der Augen aufgrund einer Erhöhung des *Bilirubins* in Blut und Gewebe. G. ist Hauptmerkmal vieler Erkr. der *Leber* und des *Gallensystems*. Viele Neugeborene entwickeln G. bald nach der Geburt (→ *Neugeborenengelbsucht*).

Bilirubin entsteht aus *Hämoglobin*, wenn verbrauchte rote Blutkörperchen hauptsächlich in der *Milz* abgebaut werden. Es wird von der Leber aufgenommen, wo es wasserlöslich gemacht und in die *Gallenflüssigkeit* ausgeschieden wird.

Es gibt 3 Hauptformen der G., die hämolytische, hepatozelluläre und obstruktive G. Bei der hämolytischen G. entsteht zu viel Bilirubin, als dass die Leber dieses noch verarbeiten könnte. Sie entsteht durch stark vermehrte Hämolyse der roten Blutkörperchen, die zahlreiche Ursachen haben kann (→ *Anämie, hämolytische*).

Bei der hepatozellulären G. sammelt sich Bilirubin an, da die Weitergabe aus den Leberzellen in die Gallenflüssigkeit behindert ist, i.d.R. durch eine akute *Hepatitis* oder eine Leberinsuffizienz.

Bei der obstruktiven G., auch Verschlussikterus, kann die Gallenflüssigkeit aufgrund einer Gallengangverengung nicht die Leber verlassen. Die obstruktive G. tritt auch auf, wenn die Gallengänge nicht angelegt sind (→ *Gallengangatresie*) oder wenn sie durch

Krankheit zerstört sind. Es kommt zur Cholestase und das Bilirubin wird ins Blut zurückgestaut. Bei allen G.-Formen erfolgt die Therapie der Grundkrankheit.

Gelenk Verbindung zwischen 2 oder mehr Knochen. Viele G. sind gut beweglich, andere wieder fixiert bzw. erlauben nur kleine Bewegungen.

Die Knochenplatten des Schädels sind fest durch Fasergewebe verbundene Nähte. Die Knochenflächen der beweglichen G. sind zur Vermeidung von Reibung mit glattem *Knorpel* überzogen. Ein G. ist von einer widerstandsfähigen Faserkapsel mit *Synovialmembran*-Auskleidung, die G.-Schmiere produziert, umhüllt. Jedes G. ist von starken *Kreuzbändern* umgeben, die es stützen und übermäßige Bewegung verhindern. Die Bewegung wird durch Muskeln kontrolliert, die über *Sehnen* am Knochen beidseits des G. befestigt sind. Die mobilsten Gelenke haben wenigstens 1 *Schleimbeutel* im Gelenkbereich, der Druckpunkte abpolstert.

Es gibt mehrere G.-Formen: Das Scharnier-G. ist das einfachste, es erlaubt Beugen und Strecken, z. B. der Finger. Das Knie- und Ellenbogen-G. sind modifizierte Scharnier-G., die auch eine gewisse Rotation zulassen. Rad- od. Zapfen-G., wie das zwischen 1. und 2. *Wirbel,* erlauben nur eine Rotation. Ellipsoid- od. Ei-G. wie das Hand-G. erlauben alle Arten von Bewegung außer Drehung. Kugel-G. sind die Hüft- und Schulter-G. Diese haben den größten Bewegungsradius (rück- und vorwärts, seitwärts und Drehung).

Häufige G.-Verletzungen sind Zerrungen, Knorpelschäden, Bänderrisse und Riss der G.-Kapsel. Die G.-*Luxation* wird i.d.R. durch Verletzung hervorgerufen, kann aber auch angeboren sein. Eine weniger schwere Verletzung führt zur Subluxation (Teil-Luxation). Selten werden Knochenenden gebrochen, was zur *G.-Blutung* oder zum G.-Erguss (Ansammlung von Flüssigkeit im G.) aufgrund einer *Synovitis* (Entzündung der G.-Auskleidung) führt. G. erkranken häufig an einer *Arthritis*. Die *Schleimbeutelentzündung* ist Ergebnis örtlicher Reizung oder Überlastung.

Gelenkblutung Med. Hämarthros; Blutung, die zur Anschwellung der Gelenkkapsel und zu Schmerz und Steifigkeit führt. Eine G. beruht i.d.R. auf einer schweren Gelenkverletzung. Seltenere Ursachen sind *Blutgerinnungsstörungen* (z. B. *Bluterkrankheit*) und eine Überdosierung von *Blutgerinnungshemmstoffen*.

Eispackungen vermindern Schwellung und Schmerz. Die Flüssigkeit wird zur Schmerzlinderung u. Diagnose abgesaugt. Bei Störungen der *Blutgerinnung* können z. B. entsprechende Gerinnungsfaktoren gegeben werden. Weitere G. kann Ruhigstellung mit Hochlagerung des Gelenks verhindern. Wiederholte G. schädigen die Gelenkflächen u. verursachen Arthrose.

Gelenkentzündung → *Arthritis*

Gelenkerguss Flüssigkeitsansammlung in einem Gelenkspalt mit Schwellung, eingeschränkter Beweglichkeit und meist Schmerzen. Ein Gelenk ist von einer Kapsel umgeben, die von der sog. *Synovialmembran* ausgekleidet ist. I.d.R.

GELENKE

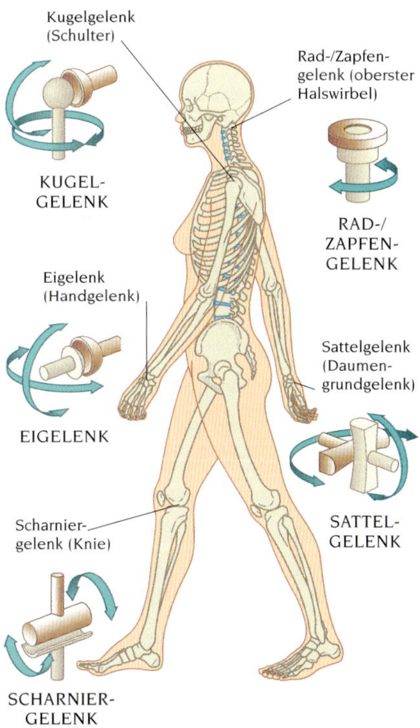

scheidet die Synovialmembran kleine Mengen Flüssigkeit ab, um das Gelenk zu „schmieren“, wenn es jedoch beschädigt oder entzündet ist (z. B. durch *Arthritis*), produziert es zu viel Flüssigkeit.

Schmerz und Entzündung können mit *Schmerzmitteln, nichtsteroidalen Antirheumatika* und *Kortikosteroid*injektionen gelindert werden. Ruhe, ein fester Verband, Eisbeutel und Hochlagerung des Gelenks führen meist zum Abklingen der Schwellung. Die Flüssigkeit wird u.U. auch mit einer Kanüle abgesaugt.

G

Gelenkerkrankung → *Gelenk*

Gelenkersatz Austausch eines Gelenks od. Gelenkteils durch Metall- oder Kunststoffteile. Eine der häufigsten Operationen dieser Art sind Hüftgelenkersatz (→ *Totalendoprothese*) u. *Kniegelenkersatz*. Auch der Ersatz anderer Gelenke wie die von Finger (→ *Fingergelenkendoprothese*), Schulter und Ellenbogen erfolgt häufig.

Gelenkkörper, freie Frei in einem Gelenk vorhandene Knochen-, Knorpel- oder Gelenkhautpartikel. F. G. treten auf, wenn es zu einem Gelenkschaden z. B. durch Verletzung, *Arthrose* oder *Osteochondrosis dissecans* gekommen ist. Die Fragmente können eine Gelenksperre erzeugen und verursachen starken Schmerz. Vorsichtige Manipulation stellt u.U. die Beweglichkeit wieder her. Wenn es häufig zu f. G. kommt, werden diese bei einer *Gelenkspiegelung* oder OP entfernt.

Gelenkprothese → *Gelenkersatz*

Gelenkschmerz Er kann in allen od. nur in einem Gelenk auftreten (→ *Arthritis; Gelenk*).

Gelenkspiegelung Med. Arthroskopie; Betrachtung des Gelenkinneren durch ein *Endoskop*, das Arthroskop. Meist zur Diagnose von Kniegelenkerkrankungen, aber auch bei anderen Gelenken wie Schulter, Hüfte od. Hand. Dabei lassen sich Knochenoberfläche, Kreuzbänder, Knorpel u. Gelenkschleimhaut untersuchen. Es können auch Proben entnommen werden. Einige Eingriffe wie Entfernung geschädigter Knorpel, Wiederherstellung verletzter *Bänder* u. Knorpelglättung hinter der *Kniescheibe* werden gewöhnlich unter Gelenkspiegelung durchgeführt.

Gelenkversteifung, operative Operationstechnik, bei der die 2 Knochen eines erkrankten Gelenks miteinander verbunden werden, um dem Gelenk die Beweglichkeit zu nehmen u. so eine Schmerzlinderung herbeizuführen. Die o. G. wird durchgeführt, wenn ein Gelenk schmerzt od. instabil ist u. andere Therapien wie Medikamente oder *Gelenkersatz* nicht infrage kommen.

Gemfibrozil Medikament zur Senkung erhöhter Blutfettwerte für Patienten mit einer *Hyperlipidämie*, bei denen diätetische Maßnahmen nicht zur Fettsenkung ausreichen. G. kann Übelkeit und Durchfall verursachen und darf bei Erkrankungen von Nieren oder Leber nicht eingenommen werden.

Gemütsbewegung Med. Affekt; Begriff zur Beschreibung der Stimmung eines Menschen. Sie kennt zwei Extreme: Hochstimmung u. Niedergeschlagenheit. Extremen Stimmungen od. Stimmungsschwankungen kann eine *Gemütskrankheit* zugrunde liegen. Flache od. reduzierte G. kann ein Anzeichen für *Schizophrenie* sein od. für ein *hirnorganisches Psychosyndrom*.

Gemütskrankheiten Med. Affektive Störungen; Psychische Störungen, deren Hauptkennzeichen ausgeprägte Änderungen der *Gemütsbewegung* sind. Die Stimmung kann über gewisse Zeiträume zwischen *Manie* (extremer Hochstimmung) u. schwerer *Depression* wechseln (→ *manisch-depressive Erkr.*).

Gen Einheit des Erbguts; ein G. ist ein bestimmter Abschnitt DNA innerhalb eines *Chromosoms*. Auf 23 Paar Chromosomen befinden sich etwa 30 000 verschiedene G. Sie kontrollieren Entwicklung und Funktion von Organen und Körpersystemen und fungieren als eine Art „Betriebsanleitung“ für Wachstum, Überleben, Fortpflanzung und möglicherweise auch für Altern und Tod eines Individuums. G. bestimmen auch, zusammen mit Umweltfaktoren, Intelligenz, Persönlichkeit und Verhalten eines Menschen.

Sie tun dies durch Steuerung der Produktion von *Proteinen*. Viele Proteine haben strukturelle oder katalytische Funktionen. Andere schalten G. an oder ab; diese regulierenden Proteine werden von Kontrollgenen produziert. Ihre Aktivität bestimmt die Spezialisierung von Zellen: in jeder Zelle sind einige Gene aktiv und andere nicht, abhängig von der jeweiligen Funktion. Funktionieren die Kontrollgene nicht, verlieren die Zellen ihre Spezialisierung und vermehren sich unkontrolliert. Dies könnte einer der Mechanismen der Krebsentstehung sein (→ *Krebsentstehung, Onkogene*).

Jede Körperzelle eines Menschen enthält dieselben G., da sie sich alle durch Zellteilung aus einer einzigen befruchteten Eizelle entwickelt haben. Bei jeder Teilung werden die G. kopiert (→ *Mitose; Reifeteilung*). Gelegentlich läuft eine Teilung fehlerhaft ab, es entsteht eine *Erbgutveränderung*. Die G. auf allen Chromosomen können in verschiedenen Variationen vorhanden sein, *Allele* genannt. Wenn die Wirkung eines Allels die des anderen auf dem Partner-G. überdeckt, nennt man es *dominant*, das andere ist dann *rezessiv* (→ *Genetischer Code; Vererbung*).

Generikum Medikament, das unter seinem wissenschaftlichen (generischen) und nicht einem patentierten Markennamen verkauft wird.

Genesung Phase der Wiederherstellung der Gesundheit nach einer Erkrankung oder Operation bis zur Rückkehr zum normalen Alltagsleben.

Genetik Die Lehre von der *Vererbung*, der chemischen Grundlage der Ausprägung von Merkmalen und von der Ursache von Ähnlichkeiten und Unterschieden zwischen Individuen einer Art bzw. zwischen verschiedenen Arten. Zweige der Humangenetik sind die Populationsgenetik, bei der die relative Häufigkeit verschiedener *Gene* in unterschiedlichen Rassen untersucht wird; die Molekulargenetik, die sich mit Struktur, Funktion und Vervielfältigung der *DNA* beschäftigt; und die klinische Genetik, die sich mit der Untersuchung und Vermeidung *genetisch bedingter Erkrankungen* befasst.

Genetisch bedingte Erkrankungen Jede Erkrankung, die ganz oder zum Teil durch einen oder mehrere Fehler im Erbgut verursacht ist. Viele sind *erblich*.

Zu einer G. kann es auf zwei Weisen kommen: Ein oder beide Elternteile haben einen Defekt in ihrem eigenen genetischen Material, den sie weitervererben oder es kommt während der Entstehung einer *Eizelle* oder eines *Spermiums* zu einer *Erbgutveränderung*.

Es gibt drei Kategorien von g. b. E.: *Chromosomenabweichungen*, uni- und multifaktorielle Defekte. Bei Ersteren wird das Kind mit einer abweichenden Anzahl ganzer *Chromosomen* (wie z. B. beim *Down-Syndrom*) oder mit zusätzlichen oder fehlenden Stücken geboren.

Unifaktorielle Defekte sind selten, sie werden von einem einzelnen defekten Gen oder Genpaar verursacht. Sie können geschlechtsgebunden (das defekte Gen befindet sich auf einem der Geschlechtschromosomen) od. autosomal (es befindet sich auf einem der anderen 44 Chromosomen) sein. X-chromosomal gebundene rezessive Störungen sind die häufigsten geschlechtsgebundenen g. b. E. Hierbei trägt eines der X-Chromosomen den Defekt. Frauen haben zwei X-Chromosomen, Männer nur eines, das sie von der Mutter geerbt haben. Erbt eine Frau ein defektes Gen, wird der Effekt vom normalen Gen auf ihrem anderen X-Chromosom überdeckt, es wird keine Störung sichtbar. Sie kann jedoch dieses Gen als Überträgerin an ihre Kinder weitergeben. Die Hälfte ihrer Söhne erkrankt, die Hälfte der Töchter sind ebenfalls Überträgerinnen. Erbt ein Junge das defekte Gen seiner Mutter, hat er kein anderes X-Chromosom, das den Effekt überdecken könnte, er ist betroffen. Es gibt daher weit mehr betroffene Männer als Frauen. Sie geben das defekte Gen nicht an ihre Söhne, aber an ihre Töchter weiter, die alle Überträgerinnen sind. Die *Bluterkrankheit* ist hierfür ein Beispiel.

Multifaktoriell bedingte Erkrankungen, wie das *Asthma*, werden durch mehrere Störungen an verschiedenen Genen und Umweltfaktoren verursacht; der Erbgang ist weniger eindeutig.

Genetische Beratung Medizinische Beratung für Paare mit Kinderwunsch; die Wahrscheinlichkeit einer *genetisch bedingten Erkrankung* bei einem zukünftigen Kind wird beurteilt. Die Basis sind die individuellen und famili-

G

ären Krankengeschichten und in einigen Fällen die Ergebnisse von *Chromosomenbestimmungen* und *Gensonden*. Mithilfe der g. B. können die Betroffenen Entscheidungen treffen, wie etwa die *In-vitro*-Fertilisation, um die Chancen auf ein gesundes Kind zu optimieren.

Genetischer Code In den *Genen* ererbte Anweisungen, die die Aktivitäten der einzelnen Zellen festlegen und damit die Entwicklung und Funktion des gesamten Körpers. Jedes Gen in einem *Chromosom* enthält die kodierte Anweisung zur Produktion eines bestimmten Proteins, das eine strukturelle oder katalytische Funktion im Körper übernimmt.

Die DNA, aus der die Gene bestehen, baut sich aus zwei langen, umeinander gewundenen Strängen auf, jeder besteht aus einer Sequenz aus 4 verschiedenen Substanzen, den Nukleotidbasen. Es sind dies Adenosin, Thymin, Cytosin und Guanin (A, T, C und G). Die Reihenfolge dieser Basen an den DNA-Strängen macht den genetischen Code aus.

Genetischer Fingerabdruck Technik zur Darstellung der Verwandtschaft von Personen untereinander (z. B. bei *Vaterschaftstest*) oder bei forensischer Untersuchung zur Identifikation eines Verdächtigen. Die *DNA* enthält einen *genetischen Code*, der für jeden Menschen (mit Ausnahme eineiiger Zwillinge) einzigartig ist. Die DNA kann aus Körperflüssigkeiten wie Blut oder Sperma gewonnen und analysiert werden: der „genetische Fingerabdruck".

Gensonde Spezieller Abschnitt der DNA, der zur Feststellung bestimmter genetischer Defekte in der DNA einer Person untersucht wird. G. werden meist zur *pränatalen* und familiären Diagnostik *genetisch bedingter Erkrankungen* sowie zur schnellen Identifikation bestimmter *Infektionserreger* benutzt.

Gentamycin Intravenöses *Antibiotikum* zur Behandlung schwerer Infektionen, wie der *Hirnhautentzündung* oder einer *Blutvergiftung*. Bei Überdosierung kann es leicht zu Nieren- und Innenohrschäden kommen. Bei der Anwendung als Augen- oder Ohrentropfen ist die Gefahr schwerwiegender Nebenwirkungen gering.

Gentechnologie Teilgebiet der Genetik, in dem durch Modifikation des genetischen Materials eines Lebewesens seine Merkmale verändert werden sollen. In der Praxis wird die G. im wesentlichen zur Massenproduktion verschiedener medizinisch interessanter Substanzen eingesetzt. Das für die Produktion eines nützlichen Proteins verantwortliche Gen wird identifiziert und in eine andere Zelle eingefügt, meist ein Bakterium oder eine Hefezelle. Sie vermehrt sich rasch und produziert das gewünschte Protein in großen Mengen. So werden manche menschliche Hormone (besonders *Insulin* und das *Wachstumshormon*) und Proteine wie Faktor VIII (zur Behandlung der *Bluterkrankheit*) hergestellt.

Gentherapie Behandlungsmethode bei einigen *genetisch bedingten Erkrankungen* wie der *zystischen Fibrose* und bestimmten *Krebs*erkrankungen. Hierbei werden mithilfe der *Gentechnologie* Kopien eines normalen *Gens* in das Erbgut eingefügt, um die Effekte des fehlerhaften Gens auszugleichen oder um Substanzen zu produzieren, die den Krebs bekämpfen.

Gentianaviolett Violette Substanz zur Färbung von Bakterien unter dem Mikroskop, wurde früher auch als *Antiseptikum* verwendet.

Genu valgum → *X-Beine*

Genu varum → *O-Beine*

Geräusch Unharmonisches, unregelmäßiges und unerwünschtes Gemisch aus Tönen, welches das Hörvermögen beeinträchtigt. Kann auch als Lärm auftreten, d. h. Schall, der stört, belästigt od. gefährdet (→ *Schwerhörigkeit, lärmbedingte*).

Geriatrie Altersheilkunde; ältere Menschen benötigen spezielle Behandlung, da sie auf Erkrankungen und ihre Therapie anders reagieren als jüngere. Der körperliche und geistige Abbau im Rahmen des Alterungsprozesses kann zu schwereren Krankheitsverläufen führen. Da die Leberfunktion im Alter nachlässt, müssen Medikamente sorgfältig dosiert werden, um gefährliche Nebenwirkungen zu vermeiden. Geriater helfen älteren Menschen auch, im Alltag zurechtzukommen (→ *Physiotherapie und Rehabilitation*).

Gerichtsmedizin Fachrichtung, die sich mit juristischen und besonders strafrechtlichen Aspekten beschäftigt. Der forensische Pathologe obduziert Verstorbene bei Verdacht auf eine nicht natürliche Todesursache. Gerichtsmediziner untersuchen auch Patienten nach vermuteten sexuellen Übergriffen sowie laborchemisch Körperflüssigkeiten wie Blut oder Sperma, die an oder neben den Opfern gefunden werden. Sie können ballistische Untersuchungen und Identifikationen von Fasern von Kleidungsstücken durchführen, sowie im Rahmen von polizeilichen Untersuchungen Gutachten zu *Blutgruppen* und *genetischen Fingerabdrücken* erstellen.

Gerstenkorn Med. Hordeolum; kleiner *Abszess* an einem Augenlid infolge einer Infektion.

Geruchssinn Einer der 5 Sinne; in der Nasenschleimhaut befinden sich haarförmige Ausstülpungen der Geruchsrezeptorzellen. Werden die Rezeptoren durch bestimmte Moleküle angeregt, leiten sie Impulse über die Geruchsnerven in die Geruchszentren des *limbischen Systems* und der vorderen Hirnlappen, wo Geruch wahrgenommen wird.

Eine bei gewöhnlichen *Erkältungen* auftretende Nasenschleimhautentzündung, Rauchen, *Schnupfen* mit geschwollener Nasenschleimhaut und Blockierung der Geruchsnervenenden, atrophische Rhinitis mit Untergang der Geruchsnerven, Kopfverletzungen mit Nervenschädigungen oder ein Tumor der Hirnhäute oder des Nasenrachenraums können zum Verlust des G. führen. Die Wahrnehmung eingebildeter unangenehmer Gerüche kann ein Zeichen von *Depression*, *Schizophrenie*, bestimmten Formen der *Epilepsie* oder Alkoholentzug sein.

Geschlechtsbestimmung Faktoren, die das biologische Geschlecht bestimmen. Ihnen liegen die *Geschlechtschromosomen* zugrunde, die zur Differenzierung der Keimdrüsen im *Embryo* führen. Beim Mann bilden die Hoden Hormone für die Ausbildung der männlichen Fortpflanzungsorgane. Sind diese Hormone nicht vorhanden, entwickeln sich weibliche Fortpflanzungsorgane. In der *Pubertät* führt ein weiterer Hormonschub zur Ausbildung der sekundären *Geschlechtsmerkmale*.

Chromosomen-Anomalien oder hormonelle Störungen können zum *Zwitter* führen, echter *Hermaphroditismus* ist selten.

Geschlechtschromosomen Chromosomenpaar, das das Geschlecht eines Menschen bestimmt. Alle menschlichen Zellen (außer Ei- und Samenzellen) enthalten 2 Geschlechtschromosomen zusätzlich zu 22 anderen Chromosomenpaaren, den sog. Autosomen. Die Frau hat 2 ähnliche G., die *X-Chromosomen*, der Mann hat 1 X- und 1 *Y-Chromosom*. Die Gene auf dem Y-Chromosom dienen ausschließlich der Geschlechtsbestimmung: Beim Mann sind sie vorhanden, bei der Frau fehlen sie. Das X-Chromosom trägt Gene, die für allgemeine Entwicklung und Funktionen lebenswichtig sind.

Geschlechtshormone Steuern die Entwicklung der primären und sekundären *Geschlechtsmerkmale* und regulieren geschlechtsbezogene Funktionen, wie den Menstruationszyklus. Man unterscheidet drei Haupttypen: *Androgene*, *Östrogene* und *Gestagene*.

Geschlechtskrankheiten → *Sexuell übertragbare Krankheiten*

Geschlechtsmerkmale, sekundäre In der Pubertät auftretende körperliche Merkmale, die den Beginn des Erwachsenenalters und der Fortpflanzungsfähigkeit anzeigen; bei Mädchen zuerst die Vergrößerung der Brust. Kurz danach wachsen Scham- und Achselhaare, und an Hüften, Bauch und Ober-

GESCHLECHTSCHROMOSOMEN

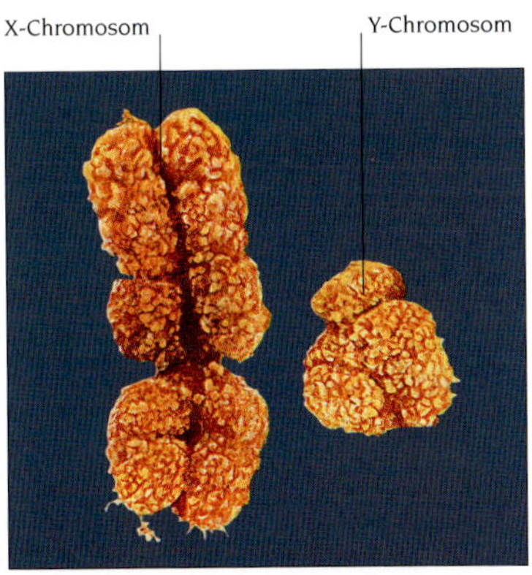

schenkeln bildet sich Fettgewebe. Bei Jungen vergrößern sich zuerst die Hoden, dann wird die Hodensackhaut dünner und der Penis wächst. In der Schamgegend, im Gesicht, in den Achselhöhlen und an anderen Körperstellen wachsen Haare. Die Stimme wird tiefer, Muskelmasse und Knochengröße nehmen zu.

Geschlechtsorgane Innere und äußere Organe zur Reproduktion, besonders die äußeren. Zu den männlichen G. gehören *Penis*, *Hoden* (im *Hodensack*), *Prostata*, Samenbläschen und die dazugehörigen Gänge, wie *Nebenhoden* und *Samenleiter*. Zu den weiblichen G. gehören *Eierstöcke*, *Eileiter*, *Gebärmutter*, *Scheide*, *Kitzler*, *Schamlippen* und *Bartholin-Drüsen*.

Geschlechtsorgane, männliche Organe des Mannes, die an der Produktion von *Spermien* u. am Geschlechtsverkehr beteiligt sind. Spermien u. männliche Geschlechtshormone (*Androgene*) werden im *Hoden* produziert. Von jedem Hoden wandern die Spermien in einen *Nebenhoden*, wo sie reifen u. gespeichert werden. Kurz vor dem *Samenerguss* werden sie in eine Röhre, den *Samenleiter* gedrückt; dieser leitet die Spermien zu den Samenbläschen hinter der *Harnblase*. Diese 2 Drüsen erzeugen eine Flüssigkeit, die den Spermien zugefügt wird, um die eigentliche *Samenflüssigkeit* zu bilden.

Sie läuft durch 2 Schläuche in die *Harnröhre*. Die Schläuche verlaufen durch die *Prostata*, die Sekret erzeugt, das der Samenflüssigkeit hinzugefügt wird. Beim *Orgasmus* wird die Samenflüssigkeit durch die Harnröhre im aufgerichteten *Penis* (der sich während des Geschlechtsverkehrs in der weiblichen *Scheide* befindet) ausgestoßen.

Geschlechtsorgane, mehrdeutige Verschiedene Zustände, bei denen die äußeren Geschlechtsmerkmale nicht eindeutig männlich oder weiblich sind oder dem genetischen Geschlecht nicht entsprechen. Dies kann durch einen Defekt der Geschlechtschromosomen oder eine Hormonstörung verursacht werden (→ *Hermaphroditismus; Geschlechtsbestimmung*).

Geschlechtsorgane, weibliche Organe der Frau, die am *Eisprung*, Geschlechtsverkehr, Versorgung einer befruchteten *Eizelle* bis zur Entwicklung eines ausgereiften *Fötus* u. *Entbindung* beteiligt sind. Mit Ausnahme der *Vulva*, die die Scheidenöffnung schützt, liegen die Organe innerhalb des Beckens.

Eizellen werden in monatlichem Rhythmus von den 2 *Eierstöcken* freigegeben, die auch *Östrogene* u. *Progesterone* zur Kontrolle des weiblichen Zyklus bilden. Die Eizelle wandert durch den *Eileiter* zur *Gebärmutter*. Zur *Befruchtung* kommt es, wenn *Spermien* während des Geschlechtsverkehrs in die Scheide gelangen, durch den *Gebärmutterhals* u. Gebärmutter wandern u. eine der Samenzellen in die Eizelle eindringt, während sie sich im Eileiter befindet.

Geschlechtsumwandlung Radikale, i.d.R. mit Hormontherapie kombinierte Operation zur Veränderung des anatomischen Geschlechts. Operationen zur G. werden an Transsexuellen (→ *Trans-*

GESCHLECHTSORGANE, MÄNNLICHE

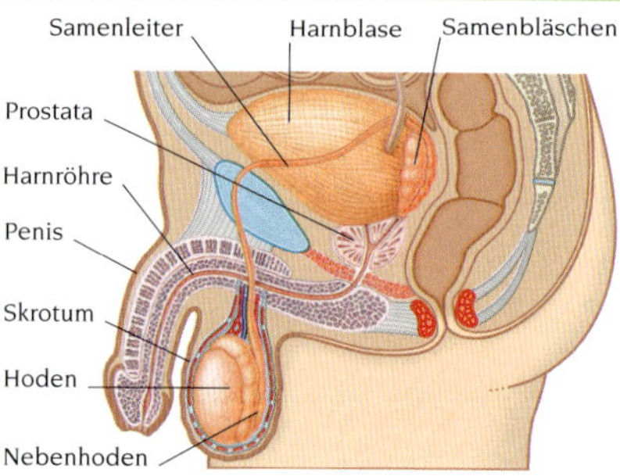

GESCHLECHTSORGANE, WEIBLICHE

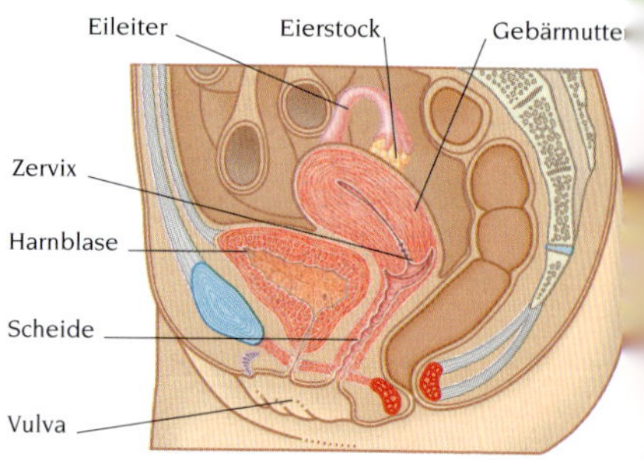

GESCHMACKSKNOSPE

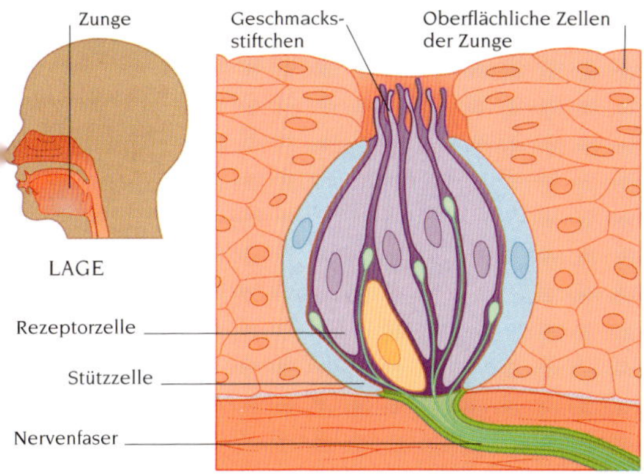

sexualität) und an Kindern, deren äußere Geschlechtsorgane weder eindeutig männlich noch eindeutig weiblich sind (→ *Zwitter*), durchgeführt.

Geschlechtsverkehr, abgebrochener Med. Coitus interruptus. Empfängnisverhütungsmethode, bei der der Mann den Penis vor dem Samenerguss aus der Scheide zurückzieht. Die Methode ist nicht zuverlässig, da Samenflüssigkeit bereits vor dem Samenerguss austreten kann, u. kann zu psychosexuellen Funktionsstörungen sowohl beim Mann als auch bei der Frau führen.

Geschlechtsverkehr, schmerzhafter Schmerzen beim Geschlechtsverkehr, med. Dyspareunie, kann Männer und Frauen betreffen. Der Schmerz ist entweder oberflächlich (im Bereich der äußeren Geschlechtsorgane) oder tiefer (im Unterleib).

Bei Männern rührt oberflächlicher Schmerz von anatomischen Anomalien wie *Peniskrümmung* oder *Phimose* (Vorhautverengung). Die *Prostatitis* verursacht ausgedehnten Schmerz im Unterleib, ein Brennen im Penis und Schmerz bei der Ejakulation.

Vernarbung (z.B. nach einer Geburt) und fehlende Scheidenflüssigkeit bes. nach der *Menopause* können zu s. G. bei Frauen führen. Psychosexuelle Funktionsstörungen führen auch zu s. G. *Scheidenkrampf*, eine Erkr., bei der die Scheidenmuskel verkrampfen, ist i.d.R. psychischen Ursprungs. Tiefer Schmerz wird häufig durch Unterleibserkr. (wie Leiomyome, *Endometriose*, *Extrauterinschwangerschaft* oder Unterleibsentzündungen durch sexuell übertragbare Infektionen), Erkr. des *Eierstocks* (z. B. *Ovarialzysten*) und Erkr. des *Gebärmutterhalses* hervorgerufen. Andere Ursachen sind *Harnblasenentzündung* und Harnwegsinfektionen.

Die Therapie richtet sich nach der Grundursache des Schmerzes. Wenn das Missempfinden psychisch bedingt ist, ist eine Spezialberatung erforderlich (→ *Sexualtherapie*).

Geschlechtszugehörigkeit Inneres Gefühl, weiblich oder männlich zu sein. Die G. entspricht nicht notwendigerweise dem biologischen Geschlecht. Sie wird in den ersten 2 bis 3 Jahren fixiert und in der Pubertät bestätigt; sie kann dann nicht mehr ohne Weiteres geändert werden. Schwierigkeiten bei der G., wie die *Transsexualität,* treten auf, wenn jemand anhaltend mit seiner G. unzufrieden ist.

Geschmacksknospen Lateinisch Caliculi gustatorii; etwa 10000 hauptsächlich auf der *Zunge*, aber auch im hinteren Teil des Rachens und Gaumens gelegene Strukturen. Jede G. enthält etwa 25 sensorische Rezeptoren mit winzigen Geschmacksstiftchen, die auf Speisen und Getränke reagieren. G. auf verschiedenen Zungenteilen nehmen die 4 Geschmacksqualitäten wahr: sauer, salzig, süß, bitter.

Geschmacksverlust Verlust des Geschmackssinns, meist nach Verlust des *Geruchssinns*. Die häufigste Ursachen sind eine Entzündung der Nasenluftwege, aber auch Zustände, die zu *Mundtrockenheit* führen, ferner natürlicher Untergang oder Schädigung der *Geschmacksknospen* infolge von Mundschleimhautentzündung, *Mundkrebs*, Strahlentherapie des Munds sowie Schädigung der Nerven, die Geschmacksempfindungen wahrnehmen.

Geschwür Lat. Ulcus; offene Haut- od. Schleimhautwunde, durch Zerstörung des Oberflächengewebes. G. sind flach oder tief und kraterartig und i.d.R. entzündet und schmerzhaft.

Haut-G. treten zumeist am Bein auf, normalerweise infolge einer unzureichenden Blutzufuhr zur oder Abfluss von der Gliedmaße. In einigen Fällen kann ein *Hautkrebs*, bes. *Basalzell-* oder *Plattenepithelkarzinom* geschwürartig verändert (ulzeriert) sein. Selten entwickelt sich ein Krebs in der Haut unterhalb eines länger bestehenden G.

Die meisten Formen von Schleimhaut-G. sind *Mundgeschwüre*, *Magengeschwüre* und solche, die bei *Colitis ulzerosa* auftreten.

G. können auch Haut oder Schleimhäute im Genitalbereich betreffen (→ *Ulcus genitalis*). Die meisten Genital-G. werden durch sexuellen Kontakt übertragen. Beispiele sind u.a. *harter Schanker*, der sich im I. Syphilis-Stadium entwickelt, und der *weiche Schanker* (Ulcus molle). Zusätzlich kommen Geschwüre auf der Hornhaut des Auges vor (→ *Ulcus corneae*).

Geschwürbildung Bildung bzw. Vorhandensein eines oder mehrerer Geschwüre.

Gesichtsfeld Gesamtbereich der visuellen Wahrnehmung, der einer Person beim Geradeausblick möglich ist. Das G. geht i.d.R. über einen Winkel von ca. 90° auf jeder Seite der Mittellinie des Gesichts hinaus, ist aber nach oben und unten etwas eingeschränkter, bes. wenn die Augen tief liegen oder die Augenbrauen überstehen. Die G. beider Augen überlagern sich stark und ermöglichen so das binokulare Sehen. Teilweiser G.-ausfall kommt bei *grünem Star* oder *Schlaganfall* vor.

Gesichtsfeldausfall Umschriebenes Skotom; Bereich mit anomaler Sicht innerhalb des optischen Wahrnehmungsbereichs (Gesichtsfelds).

Gesichtslähmung Schwäche der Gesichtsmuskulatur bei Entzündung oder Verletzung des 7. *Hirnnervs* (Facialisnerv). Die Lähmung ist meist vorübergehend und einseitig.

Am häufigsten handelt es sich um eine *Bell-Lähmung* unbekannter Ursache. Seltener kommt es im Rahmen eines Herpes zoster an Ohr und Gesichtsnerv zu einer G. Sie kann auch durch chirurgische Verletzung oder durch Kompression des Nervs aufgrund eines Tumors entstehen.

Eine G. beginnt i.d.R. plötzlich. Lid und Mundwinkel hängen einseitig, es kann zu Ohrenschmerzen kommen. Der Geschmackssinn kann beeinträchtigt sein oder Laute werden abnorm laut wahrgenommen.

In vielen Fällen vergeht die G. ohne Behandlung. *Schmerzmittel* verschaffen Erleichterung, Übungen für die Gesichtsmuskulatur beschleunigen die Rückbildung. Bei einer Bell-Lähmung werden *Kortikosteroide* zur Entzündungshemmung und Beschleunigung der Rückbildung verabreicht. Bei verletzungs- oder tumorbedingten G. helfen ein Rerouting od. Transplantation von Nervengewebe.

Gesichtsschmerz Verschiedene Ursachen, offensichtlich sind Verletzungen. G. tritt aber auch bei Infektionen wie *Sinusitis* und *Mumps* auf, bei Erkrankungen an Zähnen und Kiefer, wie schwere Karies (→ *Zahnkaries*), Abszess (→ *Zahngeschwür*), impaktierte Weisheitszähne (s. *Zahnimpaktion*) oder die partielle Kiefergelenksdislokation. Die Schädigung eines Gesichtsnervs kann sehr schmerzhaft sein, wie z.B. die stechenden Schmerzen bei Herpes zoster oder die einschießenden Schmerzen der *Trigeminusneuralgie*.

Andere Erkrankungen führen zu Schmerzen im Gesicht, z.B. am Kiefer bei *Angina pectoris* oder auf einer Gesichtshälfte bei *Migräne*. G. ohne erkennbaren Grund können Ausdruck einer Depression sein.

Schmerzmittel können vorübergehend helfen, schwerer oder hartnäckiger G. muss ärztlich behandelt werden.

Gesichtszucken Seltene Störung mit häufigen Zuckungen der Gesichtsmuskulatur, die vom VII. *Hirnnerv* versorgt wird. Das G. betrifft vorwiegend Frauen im mittleren Alter, die Ursache ist unbekannt.

Gestagene Substanzgruppe ähnlich den *Progesteronen*.

GESICHTSLÄHMUN

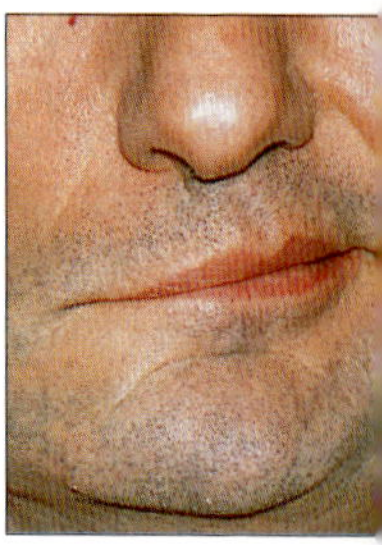

G. werden in Form von oralen *Kontrazeptiva* und zur Behandlung von Menstruationsproblemen eingesetzt (→ *Menstruation*) und zählen zur *Hormonersatztherapie* (HRT, hormone replacement therapy). G. werden ebenfalls zur Behandlung des *prämenstruellen Syndroms*, der *Endometriose* und des *Hypogonadismus* angewendet, gelegentlich auch als Mittel gegen Krebs. Unerwünschte Wirkungen der G. sind Gewichtszunahme, *Flüssigkeitsstau*, Kopfschmerz, Schwindel, Hautausschlag, unregelmäßige Periode, Empfindlichkeit der Brust und Ovarial*zysten* (in der Gebärmutter).

Gestoden Synthetisches *Gestagen*, das zusammen mit dem Östrogen *Ethinylestradiol* in niedrig dosierten oralen *Kontrazeptiva* eingesetzt wird. Das Risiko, unter G. eine *Thromboembolie* zu erleiden, soll etwas höher liegen als bei älteren Präparaten.

Gestose Schwere Erkr., bei der es im letzten Drittel der Schwangerschaft zu Bluthochdruck, *Flüssigkeitsstau* und *Proteinurie* kommt. Wenn die G. schwer ist, folgen Symptome, wie Kopfschmerz, Übelkeit und Erbrechen, außerdem Bauchschmerz und Sehstörungen. Die G. ist häufiger bei Erstschwangerschaften sowie bei *Diabetes mellitus, Bluthochdruck* oder Nierenerkr. Die unbehandelte G. kann zur *Eklampsie* führen. Für einige Fälle von G. besteht die Therapie in Bettruhe und *Antihypertensiva*. In der späten Schwangerschaft und in schweren Fällen wird die Geburt eingeleitet oder ein *Kaiserschnitt* durchgeführt.

Gesundheit In der einfachsten Umschreibung ist G. die Abwesenheit von körperlicher und geistiger Krankheit. In weiterem, von der Weltgesundheitsorganisation propagierten Sinn, bedeutet G., dass alle Menschen die Möglichkeit haben sollten, ihr Erbpotenzial voll auszuschöpfen. Dazu gehört die Fähigkeit, sich ohne Störungen wie Mangelernährung, Umweltverschmutzung od. Infektionskrankheiten zu entwickeln (→ *Ernährungsmedizin, Gesundheitsrisiken*).

Gesundheitsrecht Überschneidung medizinischer und rechtlicher Aspekte; Experten im Bereich G. beraten über Recht auf Schadensersatz infolge ärztlicher Versäumnisse oder Kunstfehler, zivilrechtliche Beweise zum Ausmaß der Schädigung, Umgang mit Vaterschaftstests, Geisteszustand des Verfassers eines Testaments und Einschränkungen geistig Behinderter.

G.-Aspekte beinhalten das Recht des Einzelnen auf seinen Tod (→ *Hirntod, Sterbehilfe, Patientenverfügung*), die Forderung nach schriftlicher Einwilligung mit Information vor jedem chirurgischen Eingriff, die rechtlichen Aspekte der *künstlichen Befruchtung*, *In-vitro*-Fertilisation und *Leihmutterschaft* sowie das Recht des Pat. auf Vertraulichkeit bzgl. seiner Krankheit (zu den medizinischen Aspekten des Strafrechts → *Gerichtsmedizin*).

Gesundheitsrisiken Umweltbedingte Faktoren, die eine bekannte Ursache einer Krankheit sind oder als solche verdächtigt werden. Hauptrisikofaktoren sind: *Infektionskrankheiten* (→ *Bakterien; Pilzinfektionen; Insekten, übertragbare Krankheiten; Viren; Zoonosen*), Nahrungs- und Wassermangel bzw. Kontaminierung von Lebensmitteln und Wasser (→ *Nahrungsmittelzusätze,* durch Nahrungsmittel übertragene Krankheiten, *Lebensmittelvergiftung*); berufsbedingte Gefahren (→ *Berufskrankheiten* und -unfälle), Gefahren in Verbindung mit häuslichem und gesellschaftlichem Leben, Rauchen und Alkohol sowie globale umweltbedingte Gefahren (→ *Strahlenrisiken, Hitzeschäden*).

Gesundheitswesen, öffentliches Bereich der Medizin, der sich mit der Prävention von Krankheiten durch Gesundheitserziehung, Versorgung mit reinem Trinkwasser, Abfallbeseitigung, gesunde Arbeitsbedingungen, Infektionskontrolle, *Impfung* und der Sorge um Schwangere und Kinder befasst. Die Aufgaben des ö. G. werden von vielen Menschen und Institutionen erfüllt, wie z. B. Gesundheitsämtern oder Umweltbeauftragten.

Gewebe Ansammlung von *Zellen*, die auf eine bestimmte Funktion spezialisiert sind.

Gewebeflüssigkeit Wässrige Flüssigkeit in den winzigen Spalten zwischen den Körperzellen, auch interstitielle Körperflüssigkeit genannt.

Gewebeplasminogen-Aktivator Von den Innenwänden der Blutgefäße gebildete Substanz, die gesteigerte *Blutge-*

G

rinnung verhindert, auch TPA (tissue plasminogen activator) genannt. TPA wird künstlich als *Fibrinolytikum* mit der Bezeichnung Alteplase hergestellt und in der Behandlung des *Herzinfarkts*, der schweren *Angina pectoris* und arterieller Embolie einschl. *Lungenembolie* angewendet. Nebenwirkungen sind u.a. Blutungen oder Bildung eines *Hämatoms* an der Einstichstelle und allergische Reaktionen (→ *Fibrinolyse*).

Gewebetypisierung Klassifizierung bestimmter Merkmale der *Gewebe* von potenziellen Organspendern und -empfängern bei Transplantationen. Senkt das Risiko der Abstoßung eines Spenderorgans durch das *Immunsystem* des Empfängers.

Die G. erfolgt unter dem Gesichtspunkt der *Histokompatibilitäts-Antigene*, deren wichtigste die menschlichen Leukozytenantigene (HLA) auf der Zelloberfläche sind. Die HLA-Gruppe eines Menschen ist ererbt und einmalig (außer bei eineiigen Zwillingen, die dieselbe Gruppe haben). Nahe Verwandte haben allerdings oft sehr ähnliche HLA-Typen. Die G. basiert auf Labortests an den Zellen einer Blutprobe. Bei einer Methode wird ein Antiserum, das *Antikörper* eines bestimmten HLA enthält, der Blutprobe hinzugefügt. Wenn das HLA vorhanden ist, kann es durch eine farbliche oder andere Veränderung nachgewiesen werden.

Gewebstod, lokaler Zelltod infolge *Minderdurchblutung*, die zu *Gangrän* führen kann; aufgrund Infektionen wie *Tuberkulose* oder Schädigung durch extreme Kälte od. Wärme, giftige Chemikalien od. überdosierte *Röntgenstrahlen* oder andere Strahlen.

Tritt l.G. bei Tuberkulose auf, ist das tote Gewebe weich, trocken u. käsig. Fettgewebe unter der Haut, das infolge einer Schädigung od. Infektion abgestorben ist, wird zu hartem Narbengewebe u. bildet einen festen Knoten.

Gewichtsreduktion Vorgang des Abbaus von überschüssigem Körperfett; ein Pat. mit schwerem Übergewicht (→ *Fettsucht*) hat ein höheres Risiko für verschiedene Erkr., wie *Diabetes mellitus*, *Bluthochdruck* und Herzkrankheiten.

Der wirksamste Weg zur G. ist die Aufnahme von täglich 500 bis 1000 kcal (2100 bis 2400 kJ) weniger, als es der Energiebedarf des Körpers erfordert. Bewegung ist ein extrem wichtiger Teil eines G.programms; sie verbrennt überschüssige Energie und baut Muskeln auf.

Zumeist spielen Medikamente nur eine geringe Rolle bei der Gewichtsreduktion, doch *Sibutramin* und *Orlistat* können eine sinnvolle Diätunterstützung sein und sind evtl. geeignet für einige Pat. mit hohem BMI (→ *Körpermassenindex*). Appetitzügler auf Grundlage von Amphetaminen sind nicht zu empfehlen.

Gewichtsverlust Tritt immer auf, wenn die Energieaufnahme im Vergleich zum Energieverbrauch zu gering ist. Diese Verminderung entsteht durch eine gewollte *Gewichtsreduktion* oder eine Umstellung der Ernährung bzw. des Aktivitätsgrads. G. kann auch ein Krankheitssymptom sein. Unklarer Gewichtsverlust muss immer ärztlich untersucht werden.

Viele Erkr. erzeugen Appetitmangel, der zum G. führen kann. *Depressionen* schwächen die Motivation zum Essen, ein *Magengeschwür* verursacht Schmerzen und evtl. Abneigung gegen Speisen, und einige Nierenerkr. verursachen Appetitverlust als Effekt der *Urämie*. Bei *Magersucht* und *Bulimie* beeinflussen komplexe psychische Faktoren das Essverhalten des Einzelnen.

Magen-Darm-Erkr. wie *Magen-Darm-Infekt* führen zu G. durch Erbrechen. *Ösophaguskarzinom* und *Magenkarzinom* bewirken G. ebenso wie *Malabsorption* der Nahrung bei bestimmten Erkr. des Darms oder der *Bauchspeicheldrüse*.

Manche Erkr. führen zum G. durch den Anstieg der Stoffwechselaktivität in den Zellen. Beispiele sind alle Formen von *Krebs*, chronische Infektionen wie *Tuberkulose* und *Schilddrüsenüberfunktion*. Unbehandelter *Diabetes mellitus* verursacht aus vielen Gründen G.

Giardia-Infektion Dünndarmentzündung durch das Protozoon *Giardia lamblia*. Sie wird durch verunreinigte Lebensmittel oder Wasser oder durch den direkten Kontakt mit einem Infizierten übertragen.

In den meisten Fällen treten keine Symptome auf; wenn, dann kommt es 1 bis 3 Tage nach der Infektion zu Durchfall und Blähungen. Der Stuhlgang ist extrem übelriechend, fettig und schwimmt. Es können auch Schmerzen, Krämpfe und Schwellungen des Bauchs, sowie Appetitlosigkeit und Übelkeit auftreten. In einigen Fällen verläuft die G.-I. *chronisch*.

Die Diagnose wird durch Untersuchung des Stuhls oder eine Duodenumbiopsie gestellt. Eine akute G.-I. vergeht von selbst nach einigen Tagen, doch die Gabe von Metronidazol lindert die Beschwerden rasch und verhindert eine weitere Ausbreitung.

Gicht Häufige *Stoffwechselanomalie* mit anfallartigen Gelenkentzündungen, meist an einem einzelnen Gelenk (oft dem Großzehengrundgelenk). Die G. wird durch einen hohen Harnsäurespiegel im Blut verursacht (→ *Hyperurikämie*), die Entzündung kommt von der Ablagerung von Harnsäurekristallen. Das betroffene Gelenk ist rot, geschwollen und schmerzhaft. Die Attacken dauern einige Tage und kehren oft wieder, manchmal mit Fieber.

Die G. kann in Zusammenhang mit *Harnsteinen* stehen, sie befällt Männer 10-mal häufiger als Frauen. Bei Männern tritt sie nach der *Pubertät* auf, bei Frauen i.d.R. nach den *Wechseljahren*. Die Neigung ist erblich.

Die Diagnose wird durch Bestimmung der Harnsäurewerte in Blut oder Flüssigkeit aus den betroffenen Gelenken gestellt. Schmerzen und Schwellung werden mit *nichtsteroidalen Antirheumatika* und *Colchicin* behandelt. Wirken sie nicht, können *Kortikosteroide* in das betroffene Gelenk gespritzt werden. Eine Dauertherapie mit *Allopurinol* od. *Probenecid* kann die Attacken verhindern oder die Abstände zwischen den Attacken vergrößern.

Gichtknoten Gichttophus; Ansammlung von *Harnsäure*kristallen im Gewebe, bes. an den Gelenken, aber auch an den Ohren.

ARDIA-INFEKTION

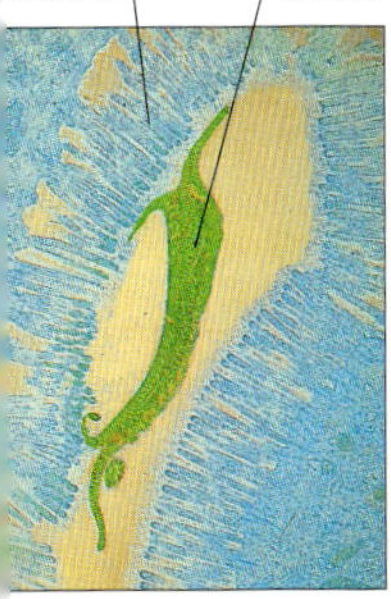

GIARDIA LAMBLIA

GICHT

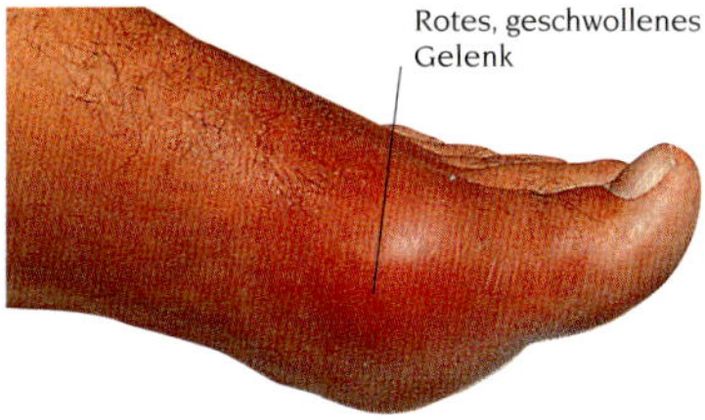

Anzeichen von *Hyperurikämie* in Verbindung mit *Gicht*.

Giemen Durch Atemwegsverengung verursachtes hohes, pfeifendes Geräusch; Merkmal bei *Asthma*, *Bronchitis*, *Bronchiolitis* und *Lungenödem*. Einatmen eines Fremdkörpers kann u.U. auch G. hervorrufen (→ *Atembeschwerden*).

GIFT Engl. Abk. für gamete intrafallopian transfer (Transfer von Keimzellen in den Eileiter), Technik der künstlichen *Befruchtung* (→ *Unfruchtbarkeit*), die nur bei gesunden *Eileitern* durchgeführt werden kann. Im Rahmen einer Bauchspiegelung werden Eizellen aus den *Eierstöcken* entnommen, mit Spermien vermischt und in den Eileiter eingebracht. Ein befruchtetes Ei kann sich dann in der *Gebärmutter* einnisten.

Giftpflanzen Mehrere Arten von Pflanzen, z. B. Fingerhut, Stechpalme, Tollkirsche und Goldregen sind giftig. Nesseln, Bärenklau, Giftefeu und Primel verursachen Hautreaktionen, z. B. Ausschlag und Juckreiz bei Kontakt. Kleine Kinder sind am häufigsten betroffen. Symptome der Vergiftung können je nach Pflanze variieren, häufig sind Bauchschmerz, Erbrechen, Hautrötung, Atemstörungen, Delirium und *Koma,* und sie erfordern eine dringende medizinische Betreuung. Die Hautreaktionen können durch Alkoholanwendung oder zinkhaltige Lotion behandelt werden; *Kortikosteroide* können bei schweren Reaktionen verordnet werden. Die Vergiftung erfordert gewöhnlich eine Magenspülung. Eine tödliche Vergiftung ist selten (→ *Pilzvergiftung*).

Gingiva → *Zahnfleisch*

Gingivahyperplasie → *Zahnfleischwucherung*

GINKGO

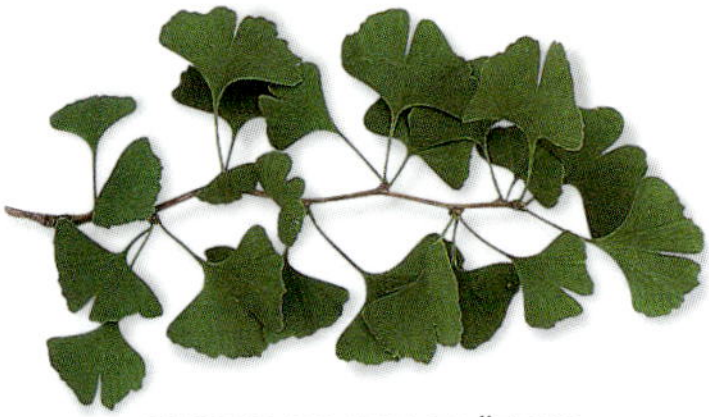

GINKGO-BILOBA-BLÄTTER

G

Ginkgo-biloba-Extrakt Extrakt des Fächerblattbaums *GINKGO BILOBA*, der bei Kreislaufstörungen, verminderter Hirndurchblutung, seniler *Demenz*, *Depression* und *prämenstruellem Syndrom* helfen soll. Als Nebenwirkung können Krämpfe auftreten.

Gingivitis → *Zahnfleischentzündung*

Gips Kalziumverbindung, die mit Wasser gemischt eine Paste bildet, die sich vor dem Erhärten formen lässt. G. wird benutzt, um Gipsverbände anzulegen sowie Zahnmodelle zu erstellen (→ *Zahnabdruck*).

Gipsverband Starre Ummantelung, die an Gliedmaße od. Körperteil angebracht wird, um einen gebrochenen Knochen od. ein verrenktes Gelenk während der Heilung in Position zu halten. Die meisten G. bestehen aus gipsgetränkten *Bandagen*, die nass angelegt werden u. beim Trocknen härten, Kunststoffverbände sind ebenfalls möglich.

Glashaut Anat. Zona pellucida; dicke, durchsichtige, nichtzelluläre Schicht, die die sich entwickelnde Eizelle im *Eierstockfollikel* (Ovar) umgibt. Bei der Befruchtung wird die G. von mindestens 1 Samenzelle (→ *Spermien*) durchbrochen.

Glasknochenkrankheit Angeborene Erkr., die durch krankhaft brüchige *Knochen* gekennzeichnet ist, die ungewöhnlich anfällig für *Brüche* sind. Die G. wird durch einen Erbfehler des *Bindegewebes* verursacht, das das Basismaterial der Knochen bildet. Schwer erkrankte Kleinkinder werden mit mehreren Brüchen und einem weichen Schädel geboren; sie überleben i.d.R. nicht. Andere haben viele Brüche im Säuglingsalter und der Kindheit, oft infolge normaler Tätigkeiten, und es ist u.U. schwierig, die Erkrankung von Kindesmisshandlung zu unterscheiden. Ein typisches Symptom ist eine anomal dünne Bindehaut des Auges, sodass diese blau erscheint. Die Pat. sind oft auch taub aufgrund einer *Otosklerose*. Sehr leichte Fälle bleiben oft bis ins Jugendalter oder danach unbemerkt.

Es gibt keine spezifische Therapie. Brüche werden ruhiggestellt und heilen i.d.R. schnell, aber sie können zu Verkürzung und Deformierung der Gliedmaßen und daher zu anomalem, verkrüppeltem Wachstum führen. Schädelfrakturen führen zu einem Hirnschaden oder zum Tod. Die Eltern sollten eine *genetische Beratung* in Anspruch nehmen, um das Risiko bei späteren Kindern zu kennen. Schwere Fälle werden in der Pränataldiagnostik durch *Ultraschalluntersuchung* erkannt.

Glaskörperblutung Blutung in die *Glaskörpergallerte*; häufige Ursache ist die *Netzhautgefäßerkrankung* des Diabetikers. Die G. beeinträchtigt oft das Sehvermögen, wobei eine größere Blutung Sehstörungen nach sich zieht, bis das Blut rückresorbiert wurde. Dies kann, wenn es eintritt, mehrere Monate dauern.

Glaskörpergallerte Transparenter, gelähnlicher Körper, der den hinteren Anteil des Auges zwischen Linse und Netzhaut ausfüllt. Die G. besteht fast gänzlich aus Wasser.

Glastest Untersuchungsmethode bei Verdacht auf *Hirnhautentzündung*. Bleibt ein Hautausschlag durch ein aufgedrücktes durchsichtiges Glas hindurch sichtbar, handelt es sich um eine Form der *Purpura*, wie sie bei einer Hirnhautentzündung auftreten kann.

GLASTEST

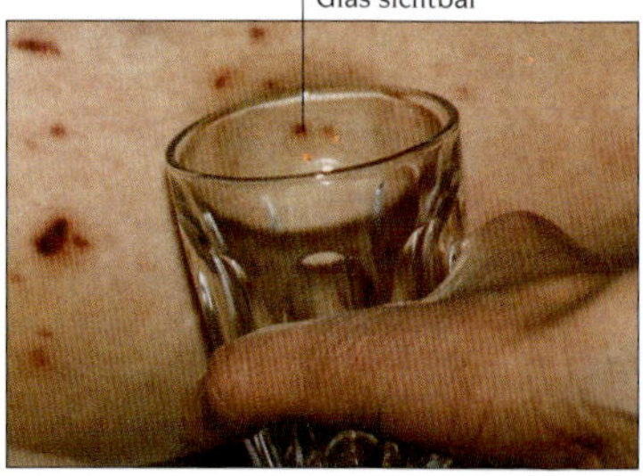

Glaukom → *Grüner Star*

Glaukom, kindliches Vergrößerter, vorstehender Augapfel beim Kleinkind infolge erhöhten Augeninnendrucks aufgrund angeborenen *grünen Stars*. Meist muss der Druck operativ korrigiert werden; andernfalls wird das Sehvermögen des Kindes fortschreitend geschädigt.

Gleichgewicht Die Fähigkeit aufrecht stehen oder sich bewegen zu können, ohne umzufallen. Die Informationen über die Körperstellung werden dem Gehirn von vielen Körperteilen gesendet: den Augen, spezifischen Sinneszellen für Stellung u. Bewegung in Haut, Muskeln, Gelenken u. vom *Labyrinth* im Innenohr. Das *Kleinhirn* verarbeitet diese Informationen u. sendet Impulse an die entsprechenden Körperteile, damit Berichtigungen zur Aufrechterhaltung des Gleichgewichts vorgenommen werden.

Erkr. von Ohr, Gehirn od. Rückenmark beeinträchtigen meist auch das Gleichgewicht. Zu den Ohrenerkr. zählen *Innenohrentzündung* u. *Menière-Krankheit*, seltener eine *Mittelohrentzündung*.

Schäden der Rückenmarknervenbahnen, die Informationen von den Stellungssensoren in Gelenken u. Muskeln leiten, können ebenfalls das Gleichgewicht stören. Ursachen: Rückenmarktumoren, Kreislauferkr., Nervendegeneration infolge Vitamin-B_{12}-Mangels od. (selten) Rückenmarkschwindsucht, eine Komplikation bei *Syphilis*. Ein das Kleinhirn betreffender *Tumor* od. *Schlaganfall* können Unsicherheit in Armen u. Beinen u. andere Beeinträchtigungen der Muskelkoordination verursachen.

Gliclazid Orales *Antidiabetikum* zur Behandlung von Typ 2 *Diabetes mellitus* in Zusammenhang mit einer Diät, Nebenwirkungen sind geringfügig.

Glioblastoma multiforme Schnellwachsender hoch*maligner* primärer *Hirntumor*. Diese Gliomart entsteht oft im *Großhirn*, die Ursache ist allerdings unbekannt. Zur Behandlung gehören Operationen, *Strahlentherapie* und/oder *Chemotherapie*.

Gliom *Hirntumor*, der aus dem Bindegewebe (Gliazellen) im Gehirn entsteht. Dazu gehören *Astrozytome*, *Glioblastoma multiforme*, *Ependymom*, *Medulloblastome* und *Oligodendrogliom*. Symptome, Diagnosestellung und Therapie entsprechen denen anderer Hirntumore.

Globulin Gruppe von Proteinen, die in Salzlösungen löslich sind, in Wasser jedoch nicht. Es gibt verschiedene G. im Blut, wie etwa die *Immunglobuline*, auch Antikörper genannnt.

Globussymptom Unangenehmes Kloßgefühl im Hals; Schlucken und Atmung sind subjektiv beeinträchtigt, obwohl es keinen objektiven Grund dafür gibt. In schweren Fällen kommt es zu *Hyperventilation* und den Symptomen einer *Panikattacke*. Ein G. tritt meist bei Patienten mit Angststörungen oder Depressionen auf. Die Behandlung besteht aus Beruhigung, Atemgymnastik oder *Psychotherapie*.

Glomerulonephritis → *Nierenkörperchenentzündung*

Glomerulosklerose Vernarbung geschädigter *Nierenkörperchen*. Eine leichte G. ist eine normale Alterserscheinung. Sie kann auch nach schweren *Nierenkörperchenentzündungen* auftreten. Oft ist eine G. mit *Diabetes mellitus*, *Bluthochdruck*, *Aids* oder *Medikamentenmissbrauch* assoziiert.

Glomustumor Hier: peripherer G.; kleine bläuliche Schwellung in der Haut, meist an Fingern oder Zehen oder unter den Nägeln, die druckschmerzhaft ist; bei Wärme oder Kälte verstärkt. Ursache ist ein übermäßiges Wachstum der Nerven, die Durchblutung und Temperatur der Haut kontrollieren. Die Tumore sind harmlos, sie werden aber trotzdem chirurgisch entfernt.

Glossitis → *Lungenentzündung*

Glottis Teil des Kehlkopfs: umfasst die *Stimmbänder* und die zwischen ihnen befindliche Stimmritze.

Glucosamin G. ist ein im menschlichen Körper natürlich vorkommender Aminozucker, der Bestandteil verschiedener Substanzen ist, darunter Kollagen. G. wird auch als Nahrungsergänzungsmittel verkauft. Es gibt Hinweise darauf, dass Symptome der Arthrose durch G. gelindert werden können.

Glukagon *Hormon*, das den Abbau von gespeichertem Glykogen zu *Glukose* steuert. Es wird bei niedrigen Blutzuckerspiegeln aus der *Bauchspeicheldrüse* freigesetzt.

Glukagon wird als Notfallmedikament gespritzt. Nebenwirkungen sind gelegentlich Übelkeit und Erbrechen.

Glukokortikoide *Hormone* der Nebennierenrinde, die den Kohlehydratstoffwechsel durch Anhebung des Blutzuckerspiegels beeinflussen und für Stressreaktionen des Körpers mitverantwortlich sind. Wichtigster Vertreter ist das *Hydrokortison*.

Glukose Einfacher Zucker, der natürlicherweise in Obst vorkommt und ein Endprodukt der Verdauung von Stärke und Saccharose ist. G. ist die Hauptenergiequelle des Körpers und wird im Blut an alle Organe transportiert. Der Ausdruck Blutzucker bezieht sich auf den Glukosegehalt im Blut.

Der Blutzuckerspiegel wird durch verschiedene *Hormone* weitgehend konstant gehalten, besonders *Insulin*, *Glukagon*, *Adrenalin*, *Kortikosteroide* und das *Wachstumshormon*. Bei krankhaft erhöhten Blutzuckerspiegeln (*Überzuckerung*) wird G. über den Urin ausgeschieden. Einen abnorm niedrigen Blutzuckerspiegel nennt man *Unterzuckerung*.

Glukosurie → *Harnzucker*

Glutaeus maximus Der große und starke formgebende Gesäßmuskel, er ist für die Seit- und Rückwärtsbewegung des Oberschenkels verantwortlich.

Glykosyliertes Hämoglobin Eine *Hämoglobin*form, die an Glukose gebunden ist. Bei den meisten Menschen sind 3-8 % des Hämoglobins glykosyliert. Bei Patienten mit *Diabetes mellitus* kann dieser Wert („HbA1c") erhöht sein, wenn die Behandlung nicht ausgereicht hat, um die Blutzuckerspiegel im Normbereich zu halten oder Diätfehler begangen wurden. Der Anteil an g. H. gibt Auskunft über die Blutzuckerspiegel der letzten drei Monate.

Glyzerin Farblose zähflüssige, süß schmeckende Flüssigkeit, die aus *Fetten und Ölen* gewonnen wird; es ist ein wesentlicher Bestandteil der Triglyzeride (einfache Fette).

In *Zäpfchen* hilft G. gegen *Verstopfung* durch Aufweichung harten Stuhlgangs; G. wird in Feuchtigkeitscremes verwendet, in Ohrentropfen zur Aufweichung von Ohrenschmalz, sowie in *Hustenmitteln* zur Beruhigung von Reizhusten.

Gold *Antirheumatikum* zur Therapie schwerer *rheumatoider Arthritis* und gelegentlich der Arthritis bei *Schuppenflechte*. Es wird entweder regelmäßig gespritzt oder als Tablette gegeben (→ *Auranofin*). Häufige Nebenwirkung ist die *Hautentzündung*. Gold kann Nieren, Leber und Knochenmark schädigen und zu Appetitlosigkeit, Übelkeit und Durchfall führen.

Golferellenbogen Schmerzhafte Entzündung des *Epikondylus* des Knochenvorsprungs am inneren *Ellenbogen*, wo einige Muskeln des Unterarms ansetzen. Ein G. entsteht durch Überlastung dieser Muskeln, die Handgelenk und Finger beugen, wie etwa durch Arbeit mit dem Schraubenzieher oder unsachgemäßes Golfspiel. Die Behandlung besteht aus Ruhigstellung, Kühlung und der Einahme von *Schmerzmitteln*. Bei starken oder hartnäckigen Schmerzen kann die Injektion von *Kortikosteroiden* an den Ellenbogen hilfreich sein.

Gonadorelin auch synthetisches GnRH; Hormon des *Hypothalamus*, identisch mit luteinisierendem Hormon-Releasing-Hormon (LH-RH), das die *Hirnanhangsdrüse* dazu stimuliert, die *Gonadotropine* follikelstimulierendes Hormon (FSH) und *luteinisierendes Hormon (LH)* freizusetzen.

G. kann als Spritze zur Untersuchung von Erkrankungen der Hirnanhangsdrüse und zur Stimulierung der *Eierstöcke* bei der Sterilitätsbehandlung gegeben werden. Synthetische G. (GnRH-Agonisten) werden zur Behandlung der *Endometriose* und hormonsensiblen Tumoren, wie *Brust-* und *Prostatakarzinom* eingesetzt.

Gonadotropin *Hormone* zur Stimulation der Zellaktivität in *Eierstöcken* und *Hoden*. Sie sind für die Fruchtbarkeit unerlässlich. Die beiden wichtigsten G. sind das follikelstimulierende Hormon (FSH) und das *luteinisierende Hormon* (LH) aus der *Hirnanhangsdrüse*. Ein anderes G., das HCG (→ *humanes Chorion-Gonadotropin*) wird während der Schwangerschaft von der *Plazenta* produziert. Manche G. werden zur Behandlung der Unfruchtbarkeit gegeben.

Gonorrhoe → *Tripper*

Goodpasture-Syndrom Seltene *Autoimmunkrankheit* mit *Entzündung* von

Nierenkörperchen und *Lungenbläschen*, sowie einer *Anämie*. Die Erkrankung ist schwerwiegend und unbehandelt kann es zu lebensbedrohlichen Lungenblutungen und einer fortschreitenden *Niereninsuffizienz* kommen. Sie ist bei jungen Männern am häufigsten, kann aber in jedem Alter und auch bei Frauen auftreten. Manchmal spricht eine Behandlung mit *Immunsuppressiva* oder *Plasmapherese* an. Patienten mit schweren oder wiederholten Anfällen werden *Dialyse*-pflichtig und benötigen eine *Nierentransplantation*.

Goserelin Synthetischer GnRH-Agonist. Es wird zur Behandlung von *Brustkrebs*, *Prostatakarzinom*, *Leiomyomen* der *Gebärmutter*, Unfruchtbarkeit und *Endometriose* eingesetzt. Zu den Nebenwirkungen gehört eine Verringerung der Knochendichte nach einer längerfristigen Einnahme.

Graefe-Zeichen Zurückbleiben des oberen Lids beim Bewegen des Auges nach unten. Das G. ist charakteristisches Merkmal der *Schilddrüsenüberfunktion* und kommt zusammen mit *Exophthalmus* vor.

Grand mal Epileptischer Anfall (→ *Epilepsie*), bei der der Betroffene das Bewusstsein verliert und heftige Muskelzuckungen hat. Der Krampf kann einige Minuten währen, nach dem Erwachen besteht meist keine Erinnerung an das Geschehen.

Granulationsgewebe Rotes, feuchtes, körniges Gewebe, das sich im Lauf des Heilungsprozesses in einem *Geschwür* oder einer offenen *Wunde* bildet.

Granulom Ansammlung von Zellen bei chronischen *Entzündungen*. Sie sind meist die Reaktion auf bestimmte Infektionen, wie die *Tuberkulose*, oder auf Fremdkörper, wie etwa eine Naht. Sie können aber auch ohne klare Ursache entstehen, wie etwa bei der *Sarkoidose*.

Ein pyogenes G. ist übermäßiges Wachstum von Granulationsgewebe an einer Verletzung von Haut oder Schleimhaut (→ *Granuloma anulare*, *Granuloma inguinale*).

Granuloma anulare Harmlose Hauterkrankung, bei der sich ein runder erhabener Hautausschlag ringförmig ausbreitet. Es tritt am häufigsten bei Kindern auf, meist an den Händen. Die Ursache ist unbekannt, eine Therapie nicht erforderlich. In den meisten Fällen heilt die betroffene Haut innerhalb einiger Monate oder Jahre vollständig aus.

Granuloma inguinale *Sexuell übertragbare Krankheit*, die Genitalgeschwüre verursacht. Der Erreger ist das *KLEBSIELLA GRANULOMATIS* („Donovan-Körperchen"). Das G. i. ist in einigen tropischen Ländern verbreitet, in entwickelten Ländern jedoch selten. Die Antibiotika *Tetracyclin* und *Erythromycin* sind gut wirksam.

Graue Substanz Lat. Substantia grisea; Bereiche des *Zentralnervensystems*, die hauptsächlich aus dicht aneinanderliegenden und miteinander verbundenen *Nerven*zellkörpern bestehen. Ihre fadenförmigen *Axone* machen die *weiße Substanz* aus. Die g. S. befindet sich meist in den äußeren Schichten des Großhirns (dem Hauptbestandteil des *Gehirns* und verantwortlich für höhere geistige Funktionen) und in tieferen Bereichen, wie den Basalganglien. Der zentrale Strang des Rückenmarks besteht ebenfalls aus grauer Substanz.

Grauer Star Med. Katarakt. Trübung der durchsichtigen *Linse* des Auges infolge Veränderungen ihrer zarten Proteinfasern. Im fortgeschrittenen Stadium wird der vordere Linsenteil sehr lichtundurchlässig, jedoch verursacht g. S. nie komplette *Blindheit*.

Fast jeder Mensch über 65 Jahren hat zu einem gewissen Grad g. S. Regel-

GRAUE SUBSTANZ

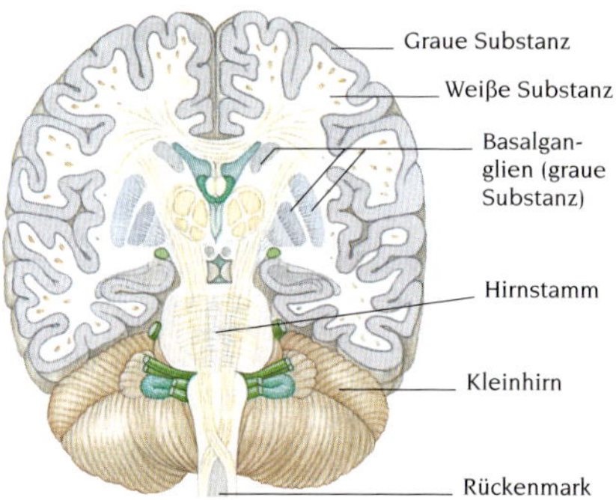

SCHNITT DURCH DAS GEHIRN

mäßige Bestrahlung mit *Ultraviolettlicht* erhöht das Risiko. Weitere Ursache kann eine Augenverletzung sein, besonders wenn ein Fremdkörper in die Linse eindringt. g. S. kommt häufig bei *Diabetes mellitus* vor. Die Langzeitverwendung von *Kortikosteroiden* begünstigen ebenfalls die Entstehung von g. S. *Angeborener* g. S. ist manchmal die Folge einer Infektion der Mutter in der frühen Schwangerschaft (insbesondere mit *Röteln*), oder der toxischen Wirkungen bestimmter Medikamente während der Schwangerschaft od. kann mit dem *Down-Syndrom* od. *Galaktoseintoleranz* zusammenhängen.

G. S. beginnt fast unmerklich; allerdings kann das Autofahren bei Nacht schon sehr früh beeinträchtigt sein. Der Verlust der Sehschärfe schreitet langsam voran. Kurzsichtigkeit u. Störungen beim *Farbensehen* können auftreten. Die Behandlung ist meist eine Staroperation in Frühstadien der Erkrankung.

Gravida Medizinischer Begriff für eine schwangere Frau. Er wird oft durch ein Präfix ergänzt, das die Gesamtanzahl der Schwangerschaften einschließlich dieser anzeigt. So ist eine Primigravida eine Frau, die zum ersten Mal schwanger ist.

Gray Abk. Gy; SI-Einheit für die Strahlendosis (→ *Energiedosis*).

Griff Fähigkeit der *Hand*, Gegenstände festzuhalten. Die Hand ist auf das Greifen spezialisiert, mit einem opponierenden Daumen (der alle anderen Finger berühren kann), besonderer Haut an Handfläche und Fingern zur Verbesserung der Haftung und einem komplexen System aus Muskeln, Sehnen, Gelenken und Nerven, das präzise *Bewegungen* der Finger ermöglicht.

Die Greiffähigkeit kann durch jede Krankheit, die die Muskelkraft oder die Sensibilität von Handfläche und Fingern schwächt, beinträchtigt sein (z. B. *Schlaganfall* oder *Nervenverletzung*), oder durch Erkrankungen von Knochen oder Gelenken von Hand und Handgelenk, wie etwa *Arthritis* oder ein *Knochenbruch*.

Grippe Auch Influenza; Virusinfektion der Atemwege, die Fieber, Kopfschmerzen, Muskelschmerzen und Schwäche verursacht. Die Infektion erfolgt durch Tröpfchen beim Niesen oder Husten entweder durch Einatmen oder nach Berührung von Tröpfchen und nachfolgendem Kontakt zu Mund oder Nase. Die G. tritt i.d.R. in einer Reihe von Einzelfällen auf, alle paar Jahre aber *epidemisch*. Es gibt 3 Hauptgruppen des Grippevirus: A, B und C. Eine Person, die eine Erkr. mit Virus Typ C hinter sich hat, hat Antikörper, die für lebenslange Immunität gegen Virus C sorgen. Eine Infektion mit Typ A oder B führt zur Immunität allein gegen dieses spezielle Virus. Die beiden G.-Viren A und B sind aber fähig, sich zu verändern und neue Stämme zu erzeugen. Typ A war Verursacher *pandemischer Grippen*. In einigen Fällen können Virus-Subtypen, die primär Tiere befallen, auch den Menschen infizieren (z. B. bei Schweinegrippe od. Vogelgrippe).

Die Typen A und B erzeugen klassische G.-Symptome; Typ C verursacht eine leichte Erkrankung, die sich kaum von einer *Erkältung* unterscheidet und selten länger als 7 bis 10 Tage anhält. Vereinzelt kommt es innerhalb von 1 bis 2 Tagen zu einer schweren Erkr., die auch bei jungen gesunden Erwachsenen akute *Lungenentzündung* verursachen kann. Typ-B-Infektionen verursachen bei Kindern die Symptome einer *Appendizitis* und sind auch mit dem *Reye-Syndrom* in Verbindung gebracht worden. Bei älteren Menschen und solchen mit Lungen- oder Herzleiden kann auf eine G. eine bakterielle Infektion wie *Bronchitis* oder Lungenentzündung folgen.

Schmerzmittel helfen, starke Schmerzen zu lindern und Fieber zu senken. Das *Virostatikum* Amantadin kann einem älteren oder lungenkranken Pat. gegeben werden. *Antibiotika* sind zur Bekämpfung einer sekundären bakteriellen Infektion angezeigt.

G.-Impfstoffe mit abgetöteten Stämmen der aktuell im Umlauf befindlichen Typen A und B sind verfügbar, aber haben nur eine Erfolgsquote von 60 bis 70%. Die Immunität ist kurzzeitig und die Impfung (empfohlen für ältere Leute und Menschen mit Atem- oder Kreislaufproblemen) muss jährlich wiederholt werden.

Grippe, Vogel- Korrekter aviäre Influenza. Aviäre Influenza ist eine hoch infektiöse Erkrankung, die primär Vögel, im Speziellen Geflügel, befällt und in einzelnen Fällen auf Menschen, die in engem Kontakt mit infizierten Tieren stehen, übertragbar ist. Meist bezeichnet der Begriff Vogelgrippe eine Infektion mit den Grippe-(Influenza-A-)Viren H5N1 und H7N9, die seit 1997 bzw. 2013 gehäuft auf den Menschen übergegangen sind. Mit diesen Viren angesteckte Menschen können Krankheitszeichen wie Fieber, Kratzen im Hals, Muskel-, Kopf- und Gliederschmerzen, Atemnot und Brustschmerzen entwickeln. In wenigen Fällen kann die Erkrankung tödlich verlaufen. Die „normale“ Grippeimpfung wirkt nicht direkt auf neu entdeckte Erreger, kann aber die Infektionsrate insgesamt zu senken helfen.

Griseofulvin Medikament, das als Tablette bei bestimmten *Pilzinfektionen* gegeben wird, besonders, wenn behaarte Kopfhaut, Bart, Handflächen, Fußsohlen und Nägel betroffen sind. Häufige Nebenwirkungen sind Kopfweh, trockener Mund, Bauchschmerzen und *Photosensibilität*. Eine Dauerbehandlung kann zu Leber- und Knochenmarkschäden führen.

Großhirn Größter u. meistentwickelter Teil des *Gehirns*, Ort der meisten bewussten u. intelligenten Aktivitäten. Seine Hauptteile sind die 2 Gehirnhälften, die ihren Ausgang vom oberen Teil des *Hirnstamms* nehmen. Ihre Oberfläche besteht aus einer Reihe von Windungen, Gyri genannt, die durch Furchen, Sulci genannt, voneinander getrennt sind, mit einer tiefen Längsfurche, die die 2 Hälften trennt. Die 4 Hauptbezirke der Oberfläche (Stirn-, Scheitel-, Schläfen- u. Hinterhauptlappen) tragen ihren Namen nach den über ihnen liegenden Knochen. Jede Gehirnhälfte besitzt einen zentralen Hohlraum, Ventrikel genannt, der mit *Gehirn- und Rückenmarksflüssigkeit* gefüllt ist. Dieser Bereich ist von einer Innenschicht umgeben, in der Nervenzellgruppen, die *Basalganglien*, liegen. Eine mittlere Schicht, die „weiße Substanz“, besteht v.a. aus Nervenfasern, die Informationen zwischen bestimmten Bereichen des Kortex u. anderen Bereichen des Kortex, des Mittelhirns u. des Hirnstamms vermitteln. Ein dicker Strang aus Nervenfasern, Corpus callosum oder Balken genannt, leitet die Informationen zwischen den 2 Gehirnhälften.

Die Außenschicht jeder Gehirnhälfte ist der Kortex, die „graue Substanz“, wo viele der Sinneswahrnehmungen von Organen wie Augen u. Ohren verarbeitet werden. Spezifische sensorische Verarbeitungen finden in getrennten Bereichen statt. So befindet sich der Ort für die optische Wahrnehmung in einem Bereich des Hinterhauptlappens, Sehrinde genannt.

Der Kortex enthält auch Felder für die Motorik; von ihnen gehen Signale für die Motorik der Skelettmuskulatur aus. Mit den sensorischen u. motorischen Zentren des Kortex sind die Assoziationsfelder verbunden, welche die Informationen der Sinnesorgane zusammenfügen u. außerdem Funktionen wie Verstehen u. Erkennen, Gedächtnisspeicherung u. Erinnern, Denken u. Entscheiden erfüllen. Einige dieser Kortexfunktionen liegen in einer „dominanten“ Gehirnhälfte (es ist die linke bei fast allen Rechtshändern u. bei vielen Linkshändern). Zwei deutlich voneinander unterschiedene Zentren in der dominanten Gehirnhälfte sind das Wernicke-Zentrum für das Verstehen von Wörtern u. das Broca-Zentrum für den sprachlichen Ausdruck.

Großzehenballen, Verdickung Vergrößerter Gewebeballen od. flüssigkeitsgefüllte Tasche über einem deformierten Großzehengelenk. Zugrunde

G

GROSSHIRN

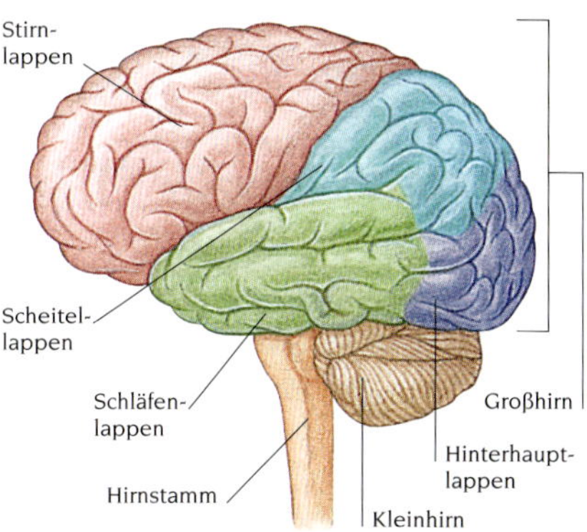

liegende Ursache ist eine Auswärtsknickung des Großzehengelenks, *Hallux valgus* genannt. Kleine G.-V. können durch das Tragen gutsitzender Schuhe u. einer speziellen Einlage zur Streckung der Großzehe korrigiert werden. Große G.-V. können eine Operation zu Gelenkkorrektur u. Schmerzbehebung erforderlich machen.

Großzehenreflex Auch Babinski-Zeichen; Reflex, bei dem sich die Großzehe nach oben streckt, wenn der äußere Fußsohlenrand bestrichen wird. Bei Erwachsenen ist der G. ein Hinweis auf Schädigung od. Erkr. von Gehirn od. Rückenmark, bei Säuglingen dagegen ein normaler Reflex.

Großzehenversteifung Bewegungsverlust im Grundgelenk der Großzehe infolge einer *Arthrose*. Das Gelenk ist i.d.R. schmerzempfindlich und geschwollen. Die Therapie der G. besteht in Ruhigstellung der Zehe und Einsatz einer orthopädischen Einlage in den Schuh, u.U. ist eine Operation erforderlich.

Grüner Star Med. Glaukom; krankhafte Erhöhung des Augeninnendrucks, die zum Zusammendrücken und Abdrücken der kleinen Blutgefäße führt, die die *Netzhaut* versorgen. Dies kann zu einer Zerstörung von Nervenfasern und teilweisem Sehverlust führen.

Die häufigste Form ist das chronische einfache Weitwinkelglaukom, das selten vor dem 40. Lebensjahr auftritt und oft erst bei fortgeschrittenem Visusverlust erkannt wird. Ursache ist eine langsam zunehmende Blockade des Abflusses des *Kammerwassers*, was zu einer langsamen Drucksteigerung führt. Der g. S. ist oft erblich.

Bei einem akuten Engwinkelglaukom kommt es zu einer plötzlichen vollständigen Blockierung des Kammerwasserabflusses, der Druck steigt rasch an. Dies führt zu heftigem Druckschmerz in und über dem Auge, verschwommenem Sehen und der Wahrnehmung von Ringen um Lichtquellen. Es kann auch zu Übelkeit und Erbrechen kommen, das Auge ist gerötet und die Pupille weit.

Der angeborene g. S. wird durch veränderte Kammerwinkel im Auge vor der Geburt verursacht. Auch bei Verletzungen oder schweren Augenerkrankungen, wie einer *Uveitis* oder einer Linsenluxation, kann sich ein g. S. entwickeln.

Mittels der Applanationstonometrie wird der Augeninnendruck gemessen. Mit dem *Augenspiegel* sieht man die Verformung am Ende des Sehnervs durch den erhöhten Druck. Durch Messung des Gesichtsfelds kann festgestellt werden, ob bereits eine Schädigung vorliegt, denn ein lange bestehender oder schwerer g. S. kann zum Verlust des äußeren Gesichtsfelds führen (→ *Tunnelblick*).

Zur Vermeidung eines Verlustes der Sehkraft ist eine rasche Behandlung erforderlich. Der chronische einfache g. S. wird durch Augentropfen (z. B. *Timolol*) oder Tabletten behandelt, die den Augeninnendruck reduzieren. Wirken die Medikamente nicht, muss der Abfluss operativ erweitert oder ein künstlicher Abfluss geschaffen werden. Das akute Glaukom muss notfallmäßig medikamentös behandelt werden, i.d.R. im Krankenhaus. Zur Vermeidung erneuter Anfälle muss meist operiert werden (→ *Iridektomie*).

Grünholzfraktur *Knochenbruch* im Kindesalter, bei dem die noch sehr kräftige und elastische Knochenhaut nicht zerreißt, sondern die Bruchstelle teilweise oder ganz umschließt. Behandlung: Ruhigstellung für ca. 2 bis 4 Wochen.

Grützbeutel Med. Atherom; harmloses, glattes Knötchen in der Haut, meist an Kopf, Gesicht, Ohr und Genitalien. Der G. enthält eine gelbliche, käsige Substanz; er kann groß, bakteriell infiziert und schmerzend sein. Große oder infizierte G. werden operativ entfernt.

Gruppentherapie Jede Behandlung psychologischer Probleme, bei der eine Gruppe sich regelmäßig mit einem Therapeuten trifft. Die Interaktion der Gruppenmitglieder untereinander ist Teil der Therapie. G. ist bei Patienten mit Persönlichkeitsproblemen, *Alkoholabhängigkeit*, *Drogenabhängigkeit*, *Angststörungen* und *Essstörungen* geeignet.

Gürtelrose oder Zoster; Infektion bestimmter Hautbezirke versorgender Nerven, die durch einen schmerzhaften Ausschlag gekennzeichnet ist. Zoster betrifft besonders ältere Menschen. Er befällt i.d.R. nur eine Körperseite. Gelegentl.

findet sich die Erkr. in Gesicht und Auge und wird dann Z. ophthalmicus genannt.

G. wird durch das *Varicella-Zoster-Virus* hervorgerufen, der auch Erreger der Windpocken ist. Nach einer Windpockeninfektion überleben manche Viren und liegen inaktiv viele Jahre lang im Organismus vor. Bei manchen Menschen lässt eine Schwächung des *Immunsystems*, bes. im Alter oder bei Krankheit, das Virus wieder aufleben und die G. hervorrufen. G. ist bei solchen Menschen häufig, deren Immunsystem durch Stress, *Kortikosteroide* od. *Zytostatika* geschwächt ist.

Der erste Hinweis auf G. ist eine außerordentliche Empfindlichkeit der Haut, gefolgt von Schmerz. Nach ca. 5 Tagen erscheint ein Ausschlag mit kleinen, erhabenen, roten Flecken, die sich bald in Blasen verwandeln. Diese trocknen, zeigen Krusten, die abfallen, und gelegentl. lassen sie kleine grübchenartige Narben zurück.

Das schwere Merkmal ist Schmerz nach dem Schub (die postzosterische Neuralgie), der durch Nervenschäden hervorgerufen wird, die Monate und Jahre bestehen können. Der Zoster ophthalmicus kann zum Hornhautgeschwür oder zur *Uveitis* führen.

Wenn die Therapie rasch genug nach Auftauchen des Ausschlags begonnen wird, können *Virostatika* wie *Aciclovir* die Schwere der Symptome und Nervenschäden minimal halten. *Schmerzmittel* sind ebenfalls notwendig.

Guillain-Barré-Syndrom Seltene Erkrankung des *peripheren Nervensystems* mit Schwäche der Glieder. Die Ursache ist wohl eine allergische Reaktion auf einen Virusinfekt; die Nerven werden durch Ablagerung von *Antikörpern*, die der Körper zur Abwehr der Infektion produziert, geschädigt. Meist beginnt die Erkrankung 2 oder 3 Wochen nach Beginn der Infektion mit Schwäche, Taubheit und Kribbeln in den Beinen und breitet sich auf die Arme aus. Die Schwäche kann sich bis hin zu einer Lähmung verschlimmern. Die Gesichtsmuskeln sowie die Muskulatur zur Kontrolle von Atmung, Schlucken und Sprechen können ebenfalls betroffen sein.

Die Diagnose wird durch Messung der Nervenleitgeschwindigkeit gestellt oder durch *Lumbalpunktion*. Meistens kommt es nur mit unterstützenden Maßnahmen zu einer vollständigen Heilung. In schweren Fällen kann jedoch eine Therapie mit *Plasmapherese* oder *Immunglobulinen* nötig sein. Wenn *Zwerchfell* oder die Atemmuskulatur schwer betroffen sind, muss eine *künstliche Beatmung* durchgeführt werden. Bei manchen Betroffenen verbleibt eine dauerhafte Schwäche der betroffenen Bereiche und/oder sie erleiden wiederholte Schübe.

gutartig Relative Ungefährlichkeit einer Erkr. Auf *Tumoren* bezogen bezeichnet man mit g. einen Tumor, der kein Krebs ist, d. h. er dringt nicht in Gewebe ein, zerstört sie nicht u. breitet sich nicht auf andere Körperbereiche aus.

Guthrie-Test Untersuchung auf die angeborene Erkrankung *Phenylketonurie*. Sie wird routinemäßig bei jedem Baby zwischen dem 8. und dem 14. Lebenstag aus einem Tropfen Fersenblut durchgeführt.

Gynäkologie Fachgebiet der Medizin, das sich mit den weiblichen Fortpflanzungsorganen sowie mit *Empfängnisverhütung*, der Untersuchung und Behandlung von *Menstruationsstörungen*, *sexuellen Problemen*, *Unfruchtbarkeit*, Problemen bei den *Wechseljahren* und Erkrankungen wie Gebärmutter*myomen* und *Eierstock*zysten beschäftigt. Die G. behandelt auch Probleme der Frühschwangerschaft, wie etwa wiederholte *Fehlgeburten*.

Gynäkomastie → *Brustdrüsenvergrößerung*

GUTHRIE-TEST

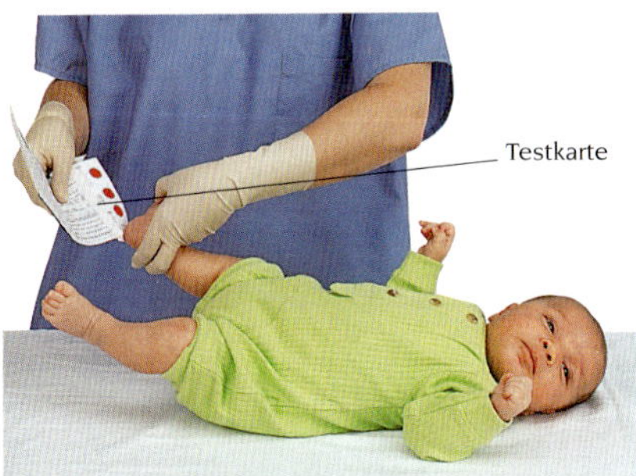

BLUTABNAHME FÜR DEN GUTHRIE-TEST

H

H_2-Rezeptorenblocker Gebräuchliche Abkürzung für Histamin$_2$-Rezeptorenblocker, eine Gruppe von *Ulkus*mitteln (→ *Cimetidin*, *Ranitidin*, *Famotidin*).

H1N1-Virus *Influenza*-A-Virus der *Schweinegrippe*.

H5N1-Virus *Influenza*-A-Virus der *Vogelgrippe*.

Haar Fadenförmige Struktur, die aus *keratin*haltigen abgestorbenen Zellen zusammengesetzt ist. Jede H.wurzel ist in eine winzige Grube (Follikel) in der unteren Hautschicht (Dermis) eingebettet. Der H.schaft besteht aus einem schwammigen, halb hohlen Kern (dem Mark), einer Lage langer, dünner Fasern (die Rinde) und, an der Außenseite, mehreren Schichten überlappender Zellen (die Cuticula). Während des H.wachstums ist die Wurzel durch Gewebe (die Zwiebel) eingeschlossen, die das Haar mit Keratin versorgt. Sobald das Haar sein Wachstum beendet, zieht sich die Zwiebel von der Wurzel zurück und das Haar fällt schließlich aus.

HAAR

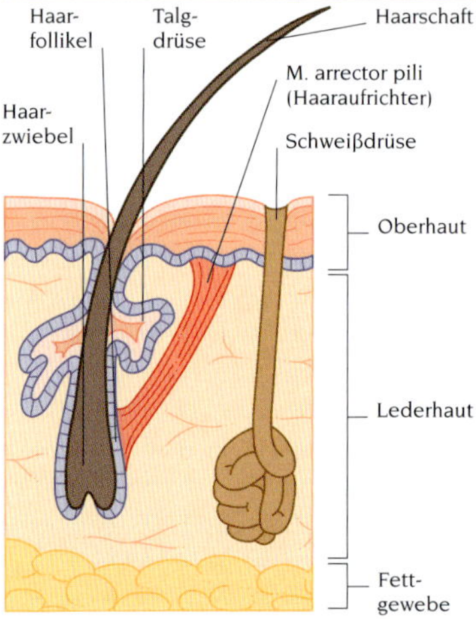

Das H. ist an der Regulierung der Körpertemperatur beteiligt. Wird der Körper zu kalt, ziehen sich Muskeln in der Haut (Haaraufrichter) zusammen und stellen die H. senkrecht (Gänsehaut). Die aufgerichteten H. bilden direkt über der Haut eine Isolierschicht aus Luft.

Sprödes H. kann durch übertriebenes „Styling", *Schilddrüsenunterfunktion* od. schweren Vitamin- oder Mineralstoffmangel entstehen, sehr trockenes H. durch Unterernährung. Zu eingewachsenen Haaren, die eine Entzündung hervorrufen können, kommt es dann, wenn H.spitzen nahe dem Follikel in die Haut eindringen (→ *Hirsutismus*, *Hypertrichose*).

Haarausfall Ausfall oder Fehlen der Haare, kann auf jeder behaarten Körperfläche auftreten, wird jedoch gewöhnlich nur auf der Kopfhaut bemerkt.

Glatzenbildung, die häufigste Form, ist erblich und betrifft meistens Männer. Das Haar fällt zunächst an den Schläfen u. am Scheitel aus u. wird durch feinen Haarflaum ersetzt; die betroffene Fläche vergrößert sich allmählich. Andere erbliche Formen sind selten. Sie sind u.U. auf das Fehlen von Haarwurzeln od. auf Fehlbildungen des Haarschafts zurückzuführen.

Beim generalisierten H. fällt das Haar in großen Mengen aus, verursacht durch Stress wie Operation, lange Krankheit od. Entbindung. Viele *antineoplastische* Wirkstoffe verursachen vorübergehend H.

Örtlicher H. wird u.a. durch bleibende Hautschäden hervorgerufen, z. B. durch Verbrennungen bei *Strahlentherapie* od. Verletzung der Haarwurzeln beim Frisieren od. seltener durch *Trichotillomanie*, bei der sich die Betroffenen die Haare ausreißen. Haufigste Form des lokal begrenzten H.: kreisrunder Haarausfall, eine *Autoimmunkrankheit*. Eine besondere Behandlung gibt es nicht, doch wächst das Haar i.d.R. nach. Es gibt auch eine sehr seltene Form des kreisrunden Haarausfalls mit bleibendem Verlust der gesamten Körperbehaarung einschließlich Wimpern u. Augenbrauen. Hauterkrankungen wie Kopfhautflechte (→ *Pilz*), Knötchenflechte, *Lupus erythematodes* u. *Hauttumoren* können auch örtlichen H. herbeiführen.

Zur Behandlung der männlichen Glatze zählen u.a. Haartransplantation od. Medikamente mit *Minoxidil* od. *Finasterid*.

Haarball Med. Trichobezoar; Knäuel aus Nahrung und Schleim, Pflanzenfasern, Haaren od. anderem unverdaulichem Material im Magen. Ein nur aus Haaren bestehender Ball kann sich bei Kindern od. emotional gestörten Erwachsenen bilden, die an ihren Haaren knabbern, sie ausreißen u. schlucken. Symptome: Appetitlosigkeit, Verstopfung, Übelkeit, Erbrechen u. Bauchschmerzen. Einmal im Darm angelangt, kann er *Darmverschluss* verursachen. Er kann unter *Endoskopie* od. chirurgisch entfernt werden.

Haarentfernung Meist aus kosmetischen Gründen. Es kann aber auch vor einer Operation die Umgebung des Schnitts rasiert werden. Methoden der temporären H. sind: Rasieren, Wachs und *Enthaarungsmittel*. Therapeutische Elektrolyse ist die einzige Methode zur dauerhaften H.

Haartransplantation Kosmetische Operation zur Behandlung von *Haarausfall*, bei der behaarte Kopfstellen entfernt und in unbehaarte Bezirke verpflanzt werden. Verschiedene Techniken:

Bei der Streifentransplantation wird ein Streifen von behaarter Haut, i.d.R. am Hinterkopf oder hinter den Ohren, entnommen. Die entfernten Haare und ihre Follikel werden dann in zahlreiche Einschnitte in einen kahlen Bereich, dem Transplantationsgebiet, eingepflanzt. Die verpflanzten Haare fallen bald danach aus, aber nach 3 bis 12 Wochen wachsen neue Haare aus den Follikeln nach.

Andere Techniken sind: Die Stanzplastik (dabei werden kleine Hautinseln aus der Glatze herausgestanzt und durch Inseln behaarter Haut ersetzt), die Lappenplastik (bei der Lappen behaarter Haut abgehoben, gedreht und zum Ersatz haarloser Bezirke angenäht werden) und die Veränderung des männlichen Glatzentyps, indem Glatzenbezirke herausgeschnitten und andere behaarte Bezirke in der Umgebung zum Ersatz der Lücken gedehnt werden.

Häm Eisen enthaltende Verbindung, die sich mit Globin zu *Hämoglobin* verbindet. Steht auch für die Vorsilbe mit der Bedeutung „Blut".

Hämangioblastom Seltener, aus Blutgefäßzellen zusammengesetzter Gehirntumor; entwickelt sich, oft im Kleinhirn, langsamer als Zysten und ist meist gutartig. Symptome sind Kopfschmerzen, Erbrechen, *Nystagmus* und, wenn sich das H. im Kleinhirn befindet, *Bewegungskoordination, mangelnde*. Er kann meist operativ entfernt werden.

Hämangiom Muttermal, verursacht durch pathologische Ansammlung von

HAARTRANSPLANTATION

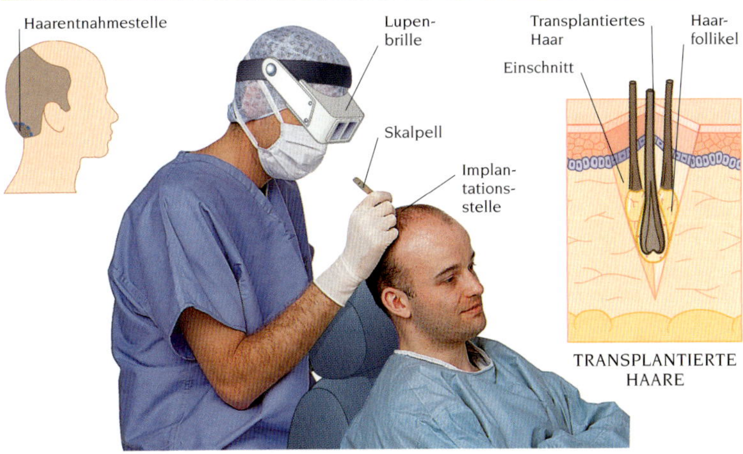

TRANSPLANTIERTE HAARE

STREIFENTRANSPLANTATION

HÄMATOM, SUBDURALES

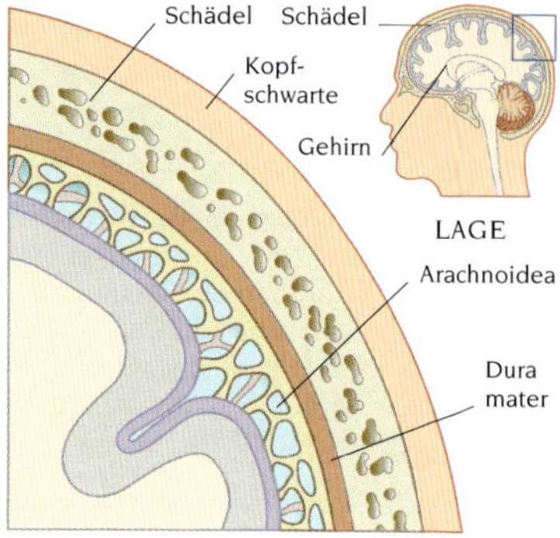

NORMALZUSTAND

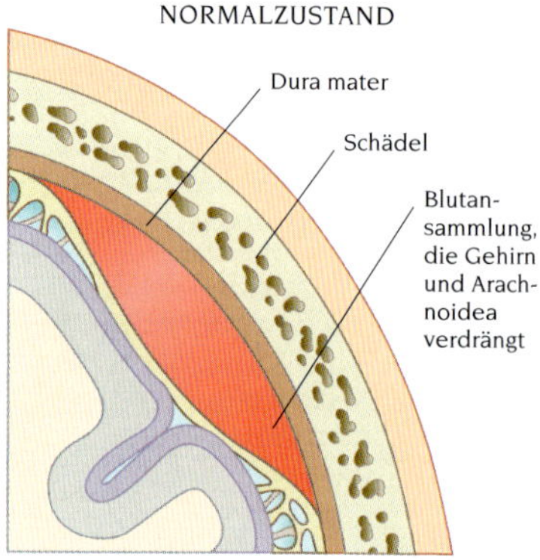

SUBDURALES HÄMATOM

Blutgefäßen; Formen des H. sind: *Portweinflecken*, *Storchenbiss* und *Blutschwamm*. Sie verschwinden i.d.R., ohne Narben zu hinterlassen, im 5. bis 7. Lebensjahr.

H. erfordern gewöhnlich keine Behandlung. Ein ständig blutendes oder entstellendes H. wird mittels *Laserbehandlung*, *Kältechirurgie*, *Strahlentherapie*, *therapeutischer Embolisation* oder *plastischer Chirurgie* entfernt.

Hämatologie Lehre von Blut und Blutbildung sowie die Untersuchung und Behandlung von Erkrankungen des Bluts und des Knochenmarks.

Hämatom Bluterguss; umschriebene Ansammlung von Blut (i.d.R. geronnen) infolge Blutung aus einem geschädigten Blutgefäß. H. können fast überall im Körper auftreten und variieren von geringgradigem bis zu potenziell lebensbedrohlichem H.

Spezielle H. sind auch H. unter den Nägeln oder im Gewebe des äußeren Ohrs (→ *Othämatom)*. Die meisten H. verschwinden ohne Behandlung nach wenigen Tagen, wenn sie aber Schmerzen bereiten, müssen sie dräniert werden. Potenziell gefährlich sind epidurale und subdurale H., die auf das Gehirn drücken (→ *Hämatom, subdurales; Hämatom, epidurales*).

Hämatom, epidurales Blutung in den Spalt zwischen innerer Schädelfläche und *Dura mater*, der Außenschicht der Meningen (→ *Hirn-/Rückenmarkshäute*). Das e. H. entsteht i.d.R. aus einem Schlag auf die Kopfseite, sodass der Schädel bricht und eine über die Dura verlaufende Arterie reißt. Ein Hämatom (Ansammlung von geronnenem Blut) bildet sich, wird größer und führt zum Druckanstieg im Schädel und zu Symptomen, die auch einige Stunden oder sogar Tage nach der Verletzung auftreten. Symptome sind Kopfschmerzen, Benommenheit, Erbrechen, Lähmung auf einer Körperseite und Krampfanfälle. Unbehandelt ist ein e. H. lebensbedrohlich.

Hämatom, subdurales Blutung in den Raum zwischen äußerer (Dura mater) und mittlerer (Arachnoidea) Schicht der Hirnhäute, meist nach *Schädelhirntrauma*. Das eingeschlossene Blut bildet einen großen Pfropf im Schädel, der auf das Hirngewebe drückt. Symptome sind Kopfschmerzen, Verwirrtheit, Schläfrigkeit, halbseitige Schwäche oder Lähmung. Zwischen der Verletzung und dem Auftreten der Symptome können Tage oder Monate liegen.

Die Diagnose erfolgt durch Szintigramm oder *Kernspintomographie*. Oft ist eine Operation erforderlich, bei der Löcher in den Schädel gebohrt werden (→ *Kraniotomie*), um das Blut abzulassen und beschädigte Blutgefäße zu reparieren. Erfolgt die Behandlung früh genug, erholt sich der Patient meist vollständig. Eine kleine Gehirnblutung mit geringen Symptomen kann oft unbehandelt bleiben. Es werden regelmäßig Szintigramme gemacht, und der Blutpfropf kann sich von selbst auflösen (→ *Hämatom, epidurales*).

Hämatothorax Ansammlung von Blut in der Pleurahöhle (→ *Brustfell*). Ein H. entsteht häufig durch Brustverletzungen, kann aber auch spontan bei Defekten der Blutgerinnung oder infolge von Krebs auftreten. Symptome sind Schmerz in der betroffenen Brustseite, im Oberbauch und Atemnot. Ist der H. ausgedehnt, kann es zum Lungenkollaps kommen. Blut in der Pleurahöhle wird mit einer Kanüle abgesaugt.

Hämochromatose → *Eisenspeicherkrankheit*

Hämodialyse Eine der 2 Arten der *Dialyse* (Blutwäsche) zur Behandlung bei *Niereninsuffizienz*.

Hämoglobin Sauerstoffbindendes Protein in den roten Blutkörperchen; H.-Moleküle werden vom *Knochenmark* erzeugt. Sie bestehen aus 4 Proteinketten (2 Alpha- und 2 Betaglobine) und 4 Häm (rotes, Eisen enthaltendes Pigment).

Sauerstoff aus der Lunge dringt in die roten Blutkörperchen im Kreislauf ein. Er verbindet sich dann mit dem Häm innerhalb des Hämoglobins zu Oxyhämoglobin, das dem arteriellen Blut seine unverwechselbare hellrote Farbe gibt und das im ganzen Körper verteilt wird. Wo Bedarf an Sauerstoff besteht, spaltet sich der Sauerstoff ab und das Hämoglobin wird im venösen Blut zurückgepumpt; dieses hat dann wieder die deutlich dunklere Farbe.

Einige Defekte in der Hämoglobinbildung ergeben sich aus einer *genetisch bedingten Erkr.* Sie lassen sich unterteilen in Fehler der Hämbildung, z. B. als *Porphyrien* bekannt, und jene der Globinproduktion, bekannt als *Hämoglobinopathien*. Andere Defekte, wie einige *Anämie*formen, haben keine genetische Ursache.

HÄMOGLOBIN

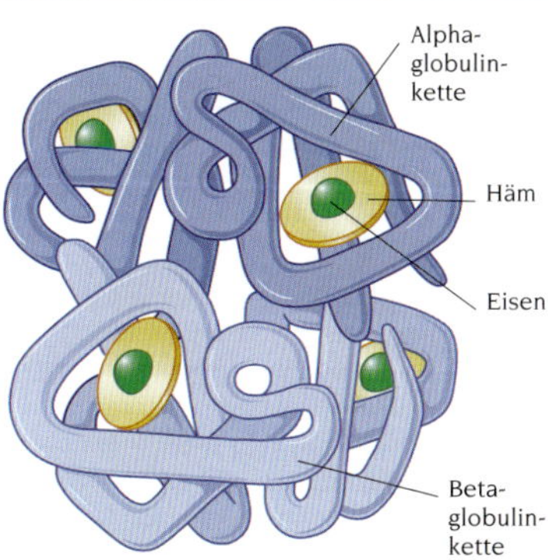

STRUKTUR DES HÄMOGLOBINS

Hämoglobinopathie Begriff für *genetisch bedingte Erkr.*, bei denen ein Fehler in der Produktion der Globinketten des *Hämoglobins* vorliegt, z. B. *Sichelzellenanämie* und *Thalassämie*.

Hämoglobinurie Vorliegen von *Hämoglobin* im Urin. Hämoglobin kommt hauptsächlich in den rotem Blutkörperchen vor, doch ein kleiner Teil ist frei im Blutplasma enthalten. Ein erhöhter Abbau roter Blutkörperchen, der etwa bei starker körperlicher Belastung, bei Kälte, *Malaria tropica* oder *hämolytischer Anämie* auftritt, erhöht den Spiegel des freien Hämoglobins im Plasma. Der überschüssige Anteil Hämoglobin wird über den Urin ausgeschieden.

Hämolyse Zerstörung roter Blutkörperchen; normaler Vorgang, durch den alte rote Blutkörperchen hauptsächlich in der *Milz* vernichtet werden. *Bilirubin*, ein Abfallprodukt der H., wird durch die Leber in die *Gallenflüssigkeit* abgegeben. Eine anomale H. mit zu früher Zerstörung der roten Blutkörperchen kann Anämie und Gelbsucht verursachen (→ *Anämie, hämolytische*).

hämolytische Anämie → *Anämie, hämolytische*

Hämophilie A → *Bluterkrankheit*

Hämophilie B → *Christmas-Krankheit*

Haemophilus influenzae Bakterium (→ *Bakterien*), das für die häufigen Fälle der Infektionskrankheiten *Kehldeckelentzündung* und *Hirnhautentzündung* verantwortlich ist.

Hämorrhagie, zerebrale Blutung inerhalb oder am Rand des Gehirns infolge Verletzung oder spontanen Reißens eines Blutgefäßes. Es gibt 4 Formen von z. H.: *Subarachnoidalblutung, epirudales* bzw. *subdurales Hämatom* u. *zerebrale Hämorrhagie*. Epidurales und subdurales Hämatom sind meist Folge eines Schlags auf den Kopf (→ *Schädelhirntrauma*). Subarachnoidalblutung u. intrazerebrale Hämorrhagie treten meist spontan infolge Reißens eines

H

Aneurysmas od. kleinen Blutgefäßes im Gehirn auf.

Hämorrhoidektomie Operative Entfernung von *Hämorrhoiden*. Das Verfahren wird bei großen prolabierenden od. blutenden Hämorrhoiden eingesetzt.

Hämorrhoiden Erweiterte Venen in der Afterschleimhaut; gelegentlich werden diese Venen aus dem After nach außen gedrückt und dann als prolabierende (vorfallende) H. bezeichnet. Wiederholte Anstrengung beim Herauspressen von hartem Stuhl sind die Hauptursache der H. Häufig treten sie während einer Schwangerschaft und unmittelbar nach einer Entbindung auf.

Blutungen aus dem Enddarm und Schmerzen nach dem Stuhlgang sind die häufigsten Symptome. Prolabierende H. erzeugen oft schleimiges Sekret und Juckreiz im Bereich des *Afters*. Komplikationen des Prolaps ist *Thrombose*; dies kann extrem starken Schmerz verursachen.

Die Diagnose erfolgt i.d.R. durch Proktoskopie (Analkanal- und Mastdarmspiegelung). Leichte Fälle werden mit ausreichend Flüssigkeit, ballaststoffreicher Kost und Sorge für regelmäßigen Stuhlgang beherrscht. Kortikoidhaltige Rektal-Zäpfchen und -Cremes mit Zusatz von Lokalanästhetika vermindern Schmerz und Schwellung.

Sehr starke H.-Beschwerden werden mit *Sklerotherapie* oder *Kältechirurgie*, alternativ mit einer Gummibandligatur behandelt, bei der die H. mit einem Band abgebunden werden, wodurch sie absterben und abfallen.

Eine *Hämorrhoidektomie* ist im Allgemeinen bei vorgefallenen Hämorrhoiden erforderlich.

Hämosiderose Allgemeine Zunahme der Eisenspeicher im Körper; kann nach wiederholter Bluttransfusion oder, in seltenen Fällen, nach erhöhter Einnahme von Eisenpräparaten auftreten.

Hämospermie Medizinischer Begriff für Blutbeimengung in der Samenflüssigkeit. Kleine Mengen Blut im Samen sind meist harmlos. Gelegentlich muss die Ursache, wie Infektion oder (selten) Krebs, behandelt werden. Nach einer Prostata-Biopsie kann sich Blut im Samen befinden.

Hämostatika Gruppe von Arzneimitteln zur Behandlung von Blutgerinnungsstörungen und zur Kontrolle von Blutungen. H., die die Blutgerinnung unterstützen, werden bei Mangel an natürlichen Gerinnungsfaktoren gegeben, z. B. wird *Faktor VIII* zur Behandlung der Bluterkrankheit eingesetzt. Medikamente, die den Abbau von Fibrin in Gerinnseln verhindern, wie Tranexamsäure, können ebenfalls die Hämostase (*Blutstillung*) verbessern.

Händigkeit Bevorzugte Benutzung der rechten oder linken Hand (Rechts-, Links-H.). Gut 90% der Erwachsenen benutzen zum Schreiben die rechte Hand; 2/3 ziehen die rechte Hand für die meisten Tätigkeiten, die Koordination und Geschick verlangen, vor. Die Übrigen sind entweder links- oder beidhändig (d. h. mit beiden Händen gleich geschickt).

H. hat mit der Aufteilung des Gehirns in 2 Hemisphären zu tun, die je die Bewegung und Sinneswahrnehmung der jeweils anderen Körperseite steuert. Bei den meisten Rechtshändern findet sich das Sprachzentrum in der linken Hirnhälfte. Vererbung ist der bestimmende Faktor bei H.

Hagelkorn Runde, schmerzlose Schwellung am Ober- od. Unterlid infolge des Verschlusses einer der Meibom-Drüsen, die die Lidränder fetten. H. kommen besonders bei Menschen vor, die an *Akne* od. *Kupferfinne, Kupferrose* od. *Hautentzündung* bzw. *Seborrhoe* leiden. Wenn sich das H. entzündet, schwillt das Lid stärker an, wird rot u. schmerzhaft. Eine große Schwellung, die auf die *Hornhaut* am vorderen Auge drückt, kann unscharfes Sehen bewirken. Etwa ein Drittel aller H. verschwinden ohne Behandlung, doch große H. müssen u.U. chirurgisch entfernt werden.

Hakenwurmkrankheit Med. Ankylostomiasis; Infektion durch kleine, runde Blut saugende Würmer der Spezies *NECATOR AMERICANUS* oder *ANKYLOSTOMA DUODENALE*. Die H. kommt hauptsächlich in den Tropen vor.

Die Diagnose erfolgt durch mikroskopische Untersuchung des Stuhls auf Wurmeier. *Wurmmittel* töten die Würmer (→ *Larva migrans*).

Halbwertszeit Zeit, in der die Hälfte der Aktivität einer Substanz (bezogen auf die ursprüngliche Aktivität) abnimmt. Bezeichnet den Zeitraum, den ein radioaktiver Stoff braucht, um die Hälfte seiner Strahlung abzubauen. Dieses Modell ist in der *Strahlentherapie* nützlich, um veranschlagen zu können, wie lange ein Material im Körper radioaktiv bleibt. H. bezeichnet auch die Zeitspanne, die der Körper benötigt, um die Hälfte eines Wirkstoffs abzubauen.

Hallux rigidus Steifer Zeh.

Hallux valgus Deformität der Großzehe, bei der das Großzehengrundgelenk seitlich heraussteht, während der Zeh zur Kleinzehenseite hin abknickt und die obere Fläche der Großzehe einwärts zeigt. Der H. v. kommt bei Frauen vermehrt vor, da er sich durch das Tragen schmaler, spitzer, hochhackiger Schuhe entwickelt; es kann aber auch eine erbl. Schwäche des Gelenks vorhanden sein. Ein H. v. führt oft zu einer Entzündung des Ballens oder zur Arthrose im Gelenk, die Schmerz und Bewegungseinschränkung des Fußes hervorruft. Eine schwere Deformität kann durch Knochendurchtrennung oder *operative Gelenkversteifung* korrigiert werden.

Halluzination Wahrnehmung, die ohne äußeren Anlass auftritt. Akustische H. (das Hören von Stimmen) sind ein Hauptmerkmal der Schizophrenie, können aber auch durch *manisch-depressive Erkrankungen* und bei bestimmten Hirnerkr. auftreten. Optische H. erscheinen oft in Stadien des Deliriums, die durch eine körperliche Krankheit wie Lungenentzündung oder durch Alkoholentzug (*Delirium tremens*) hervorgerufen werden. *Halluzinogene* sind weitere mögliche Ursachen. Geruchs-H. (olfaktorische H.) gehen mit einer *Schläfenlappenepilepsie* einher. Berührungs- und Geschmacks-H. sind selten und treten hauptsächlich bei Schizophrenie auf. Menschen mit *sensorischer Deprivation* oder starkem körperlichem Stress leiden manchmal an vorübergehenden H.

Halluzinogene Substanzen, die Halluzinationen auslösen; auch bestimmte Drogen wie LSD, Marihuana, Mescalin und Psilocybin. Einige rezeptpflichtige Medikamente, darunter *Anticholinergika* und *Levodopa*, sind Ursachen von *Halluzinationen*.

Haloperidol *Neuroleptikum*, das zur Behandlung geistiger Erkrankungen wie *Schizophrenie* und *Manie* eingesetzt wird. H. hilft auch, die Symptome des *Tourette-Syndroms* unter Kontrolle zu halten und, in kleinen Dosen, zur Beruhigung aggressiver Patienten aufgrund einer *Demenz*. Nebenwirkungen sind u.a. Benommenheit, Lethargie, eine Gewichtszunahme, Schwindel und *Parkinson-Syndrom*.

Halothan Farblose Flüssigkeit, die als Dampf zur *Allgemeinanästhesie* inhaliert wird.

Hals Der H. trägt den Kopf u. ist die Verbindung zwischen dem Kopf mit dem Gehirn u. dem Rumpf.

Der H. enthält wichtige Körperbestandteile, wie *Rückenmark* (leitet Nervenimpulse zum u. vom Gehirn), *Luftröhre, Kehlkopf, Speiseröhre, Schilddrüse* u. *Nebenschilddrüsen, Lymphknoten* u. mehrere große *Blutgefäße*. Die ersten 7 Wirbel der Wirbelsäule liegen im Nacken u. sind durch ein komplexes Muskelsystem verbunden, das Schlüsselbein, obere Rippen u. Unterkiefer umfasst.

H.-Erkr. sind u.a. *Schiefhals* (der Hals ist zu einer Seite verdreht), *Knochenbrüche* u. Verrenkungen der Nackenwirbel und das Peitschenschlagphänomen, das das Rückenmark verletzen u. zu *Lähmung* od. sogar zum Tod führen kann (→ *Rückenmarkverletzung*). Jeder Zustand, der zu einer H.-Schwellung führt, kann Atmung oder Schlucken behindern.

Zervikalosteoarthritis bringt eine Degeneration der Gelenke zwischen den Halswirbeln mit sich mit ähnlichen Symptomen wie bei *Bandscheibenvorfall*. Bei der *Bechterew-Strümpell-Marie-Krankheit* kann die Verschmelzung der Wirbelkörper zu bleibender Nackenversteifung führen. Eine *Halsrippe*, d. h. eine kleine zusätzliche Rippe am Hals, ist ein seltener angeborener Defekt.

Nackenschmerzen unbekannter Ursache sind häufig. Wenn keine neurologischen Symptome (wie Sensibilitätsverlust od. Muskelschwäche) auftreten, sind sie meist nicht ernsthafter Natur u. vergehen nach wenigen Wochen.

Hals-Nasen-Ohren-Heilkunde Abk. HNO-Heilkunde; med. Fachgebiet, das sich mit Erkr. des *Ohrs*, der *Nase* und des *Rachens* befasst. HNO-Ärzte behandeln Nasennebenhöhlen-Erkr., *Mittelohrentzündungen, chronischen Mittelohrerguss, Mandelentzündung,* Hörstörungen, *Otosklerose, Menière-Krankheit,* Atemwegerkr. bei Kindern, nicht beherrschbares Nasenbluten und Krebserkr. des *Kehlkopfs* und der Nebenhöhlen (*Sinus, Kiefer- und Nasennebenhöhlen*).

Halsentzündung Auch Angina; raue oder wunde Stelle an der Rachenhinterwand, die bes. beim Schlucken Beschwerden verursacht.

Die H. ist ein häufiges Symptom bei *Pharyngitis* und gelegentl. bei Mandelentzündung. Häufig erstes Symptom einer *Erkältung, Grippe, Kehlkopfentzündung,* bei *Pfeifferschem Drüsenfieber* (sog. Monozytenangina) und vielen virusbedingten Kinderkrankheiten, wie *Windpocken, Masern* und *Mumps*.

Eine Halsentzündung wird durch Gurgeln mit Salzwasser gelindert. Bei einer bakteriellen Infektion sind *Antibiotika* wirksam (→ *Streptokokken-Angina*).

Halskrause Vorrichtung aus Schaumstoff od. mit Versteifung, die zur Behandlung von Schmerzen od. Instabilität der Halswirbelsäule getragen wird.

Halsrippe *Angeborene* Fehlbildung, bei der sich der unterste der 7 *Wirbel* des Halses zu einer zusätzlichen *Rippe* oberhalb der 1. normalen Rippe u. parallel zu ihr entwickelt hat. Symptome können auftreten, wenn die H. auf die Nerven des unteren *Armplexus* drückt u. Schmerzen, Taubheit u. Nadelstechen in Unterarm u. Hand verursacht. Gymnastik zur Stärkung der Schultermuskulatur u. zur Haltungsverbesserung kann Linderung bringen. Schwere od. hartnäckige Symptome machen u.U. die operative Entfernung der H. erforderlich.

Halswirbel, oberster Oberster *Wirbel* der menschlichen *Wirbelsäule*. Er ist am Schädel befestigt u. trägt ihn. Ein Zapfengelenk ohne Wirbelkörper, das den o. H. mit dem zweiten Halswirbel (→ *Halswirbel, zweiter*) verbindet, ermöglichen dem H. und damit dem Kopf Drehbewegungen zur Seite.

Halswirbel, zweiter Zweitoberster *Wirbel* der menschlichen *Wirbelsäule*. Er ist durch ein Zapfengelenk mit dem ersten, obersten Halswirbel (→ *Halswirbel, oberster*) verbunden, der seinerseits mit der Schädelbasis verbunden ist. Das Zapfengelenk ermöglicht dem Kopf Drehbewegungen zur Seite.

Halswirbelsäulensyndrom → *Zervikalosteoarthritis*

Halszysten Angeborene Defekte, bei denen sich der Schilddrüsenzungengang während der Embryonalentwicklung nicht zurückbildet und vollständig oder teilweise als Zyste erhalten bleibt. Die Zyste infiziert sich, schwillt an und kann eine *Fistel* bilden. Therapie: Die Zyste und alle Reste des Gangs werden entfernt.

Haltung Relative Position verschiedener Körperteile in Ruhe oder Bewegung. Die „gute Haltung" besteht darin, das Gewicht im Körperschwerpunkt im unteren Rücken und im Beckenbereich zu balancieren. Die Aufrechterhaltung einer guten Haltung hilft bei der Vorbeugung von Nacken- sowie von Rückenschmerzen.

Hamartom Gutartige tumorartige Wucherung aus Gewebe, das auch normalerweise an der betroffenen Stelle vorkommt. H. sind häufig in der Haut (am bekanntesten das *Hämangiom*), können aber auch in Lunge, Herz oder Nieren auftreten.

Hammer Einer der 3 Gehörknöchelchen im Mittelohr. Hammer, *Amboss* und *Steigbügel* übertragen die Schallwellen vom Trommelfell ins Innenohr.

Hand Die H. besteht aus Handgelenk, Handfläche und Fingern. H.-Bewegungen werden hauptsächlich durch Sehnen ermöglicht, die die Muskeln des Unterarms mit den Knochen (die Handwurzel-, Mittelhand- und Fingerknochen) der Hand verbinden, oder durch kurze Muskeln in der Handfläche.

Die H. ist anfällig gegen Verletzung. *Hautentzündung* ist ebenfalls häufig, ebenfalls *Dupuytren-* od. *Volkmann-Kontraktur*. Untergang einer Sehnenscheide auf der Oberseite des Handgelenks verursacht eine harmlose Schwellung, das sog. *Ganglion*. *Arthrose* betrifft häufig das Daumengrundgelenk. *Rheumatoide Arthritis* führt zu Deformitäten der Hand.

Hand-Fuß-Mund-Krankheit Infektionskrankheit, die hauptsächlich Kleinkinder betrifft. Sie wird verursacht durch das *Coxsackie-Virus*. Die H.-F.-M.-K. kann in begrenzten Epidemien auftreten, gewöhnlich im Sommer. Sie ist i.d.R. leicht und dauert nur wenige Tage. Symptome sind Bläschenbildung an Handflächen, Fußsohlen und im Mund sowie und leichtes Fieber. Die einzige Therapie ist die Gabe leichter *Schmerzmittel*. Die H.-F.-M.-K. ist nicht mit der Maul- und Klauenseuche der Tiere verwandt.

Handgelenk Gelenk zwischen Hand und Unterarm, das Beugen und Strecken der Hand im Verhältnis zum Arm und auch Bewegung nach beiden Seiten erlaubt.

Das H. besteht aus 8 Knochen (zusammen als Handwurzel bekannt), die in 2 Reihen angeordnet sind; eine Reihe, die mit den Knochen des Unterarms in Kontakt steht, die andere mit den Knochen der Mittelhand. Sehnen verbinden die Unterarmmuskeln mit Fingern und Daumen, und Arterien und Nerven versorgen Muskeln, Knochen und Haut an Händen und Fingern.

H.verletzungen führen zu einer starken Behinderung durch eingeschränkte Handbewegung. Eine häufige Verletzung der Erwachsenen ist die *Colles-Fraktur*, bei der der untere Teil der Speiche gebrochen ist und Handgelenk und Hand zum Handrücken hin verschoben sind. Bei kleinen Kindern ergibt sich eine ähnliche Verschiebung durch eine Fraktur durch die Epiphyse (Wachstumsfuge) der Speiche hindurch. Eine Verstauchung kann Bänder des Handgelenks betreffen, aber die meisten H.-Zerrungen sind nur leicht. (→ *Karpaltunnelsyndrom*, *Fallhand*, *Sehnenentzündung* und *Arthrose*).

Handwurzel Begriff für die 8 Knochen des *Handgelenks*.

Hantavirus-Erkrankung Virusinfektion, die durch Urin, Speichel oder Fäkalien infizierter Nagetiere, z. B. Ratten, auf den Menschen übertragen wird. Die Symptome reichen von gering, wie bei einer grippeähnlichen Erkr. (mit Kopf- und Halsschmerz), bis zu hohem Fieber, Übelkeit, Erbrechen und Blutungsneigung. Einige Hantavirus-Stämme können schwere Infektionen hervorrufen, die zu *Niereninsuffzienz*, schwerem Lungenschaden und Tod führen (→ *virusbedingtes hämorrhagisches Fieber*).

HANDGELENK

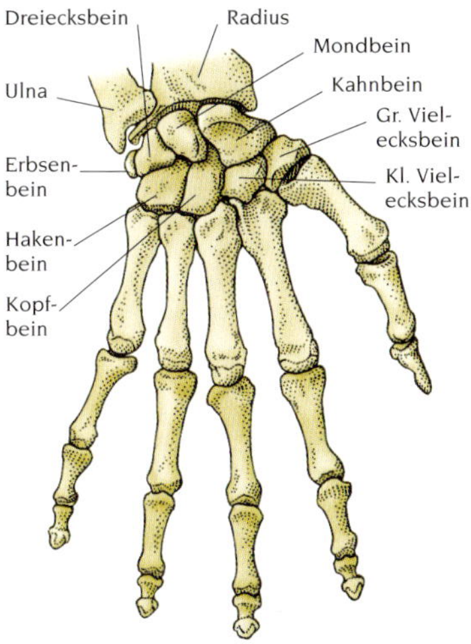

KNOCHEN DES HANDGELENKS

HAND

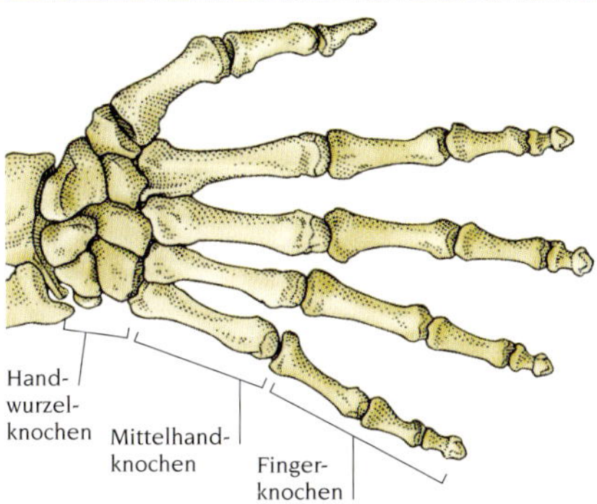

KNOCHEN DER HAND

Harnableitung, künstliche Operation, um – vorübergehend oder auf Dauer – einen Harnabfluss zu ermöglichen, wenn der normale Weg über Blase und Harnröhre verengt bzw. nicht vorhanden ist, z. B. wenn die Blase operativ entfernt wurde.

Eine zeitweise k. H. ist manchmal notwendig, wenn die Urinpassage durch die Vergrößerung der Prostata oder durch eine Harnröhrenverengung versperrt ist. Vorübergehend ist die k. H. auch nach bestimmten urologischen Eingriffen erforderlich.

K. H. auf Dauer ist erforderlich, wenn die Blase operativ entfernt wurde, die neurale (nervliche) Blasenkontrolle schwer gestört ist, wie z. B. nach schwerer Rückenmarkverletzung, oder wenn bei einer Patientin eine inoperable *Fistel* zwischen Blase oder Harnröhre und Scheide besteht.

Harnabsonderung, ausbleibende Ursache kann eine schwere Funktionsstörung der Nieren sein, häufiger jedoch ist eine komplette Blockierung des Harnabflusses durch *Prostata*vergrößerung, *Harnblasentumoren* od. *Harnstein*. Die fehlende Ausscheidung durch die Nieren kann auf einer Sauerstoffunterversorgung aufgrund verminderter Durchblutung der Nieren beruhen wie bei *Schock* od. auf schweren Nierenschäden durch eine Erkrankung wie die *Nierenkörperchenentzündung*. A. H. bedarf dringend der medizinischen Abklärung. Die Behandlung der Ursache kann die Harnbildung wiederherstellen. Eine Verzögerung kann zu bleibenden Nierenschäden mit der Folge der *Urämie* führen.

Harnblase Muskulöses Hohlorgan im Unterbauch, das als Harnreservoir dient. Sie liegt in dem sie schützenden Becken. Die H. eines Erwachsenen kann ca. 0,5 l Harn fassen, bevor Harndrang auftritt.

Die H.-Wände bestehen aus Muskeln und innerer Schleimhaut. Zwei Harnleiter leiten den Harn von den Nieren zur Harnblase. Am tiefsten Punkt der H. liegt die Mündung in die Harnröhre, auch H.-Hals genannt. Diese wird i.d.R. durch einen ringförmigen Schließmuskel verschlossen gehalten. Eine gestörte Blasenfunktion, die zu Problemen wie Blasenschwäche (→ *Inkontinenz, Harn*) und *Harnverhalt* führt, kann eine Reihe von Ursachen haben (→ *Harnblasenerkrankungen; Enuresis*).

Harnblasenentzündung Entzündung der Schleimhaut der *Harnblase*, meist aufgrund einer bakteriellen Infektion. Die Hauptsymptome sind häufiger Harndrang und brennende Schmerzen beim Wasserlassen. Der Harn ist u.U. übelriechend oder enthält Blut. Fieber, Schüttelfrost und Unterbauchbeschwerden sind möglich.

Eine Harnblasenentzündung tritt häufig bei Frauen auf, da deren *Harnröhre* kürzer ist, was den Aufstieg von *Bakterien* in die Blase erleichtert. Ein *Harnstein*, ein *Harnblasentumor* oder eine *Harnröhrenverengung* können den Harnabfluss behindern und das Infektionsrisiko erhöhen. Bei Männern ist eine H. selten; sie tritt meist auf, wenn eine Behinderung wie eine vergrößerte

HARNBLASE

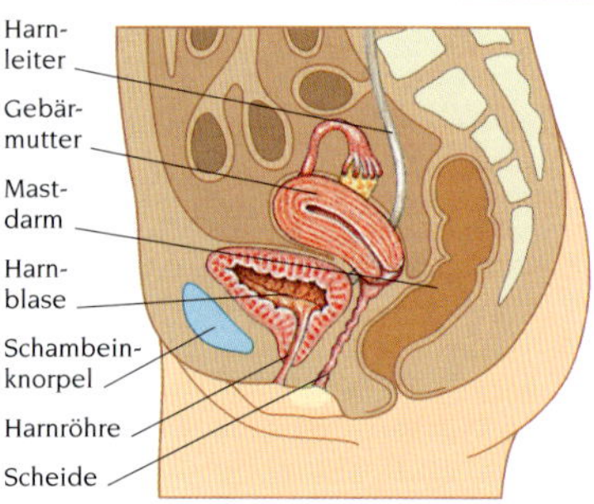

BEI DER FRAU

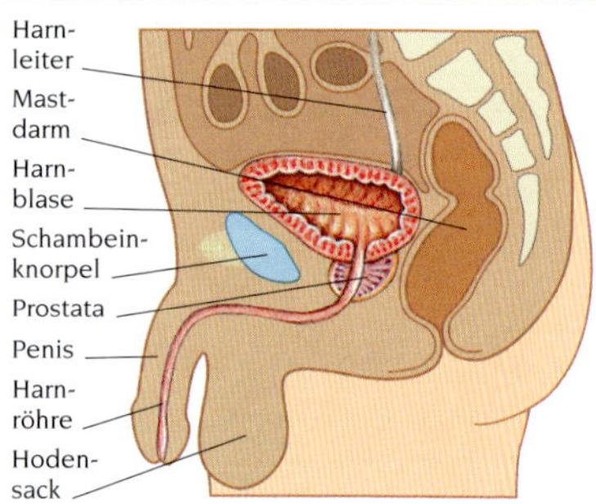

BEIM MANN

Prostata (→ *Prostata, vergrößerte*) die Harnröhre verengt. Eine H. bei Kindern wird oft mit einer Fehlbildung der *Harnleiter* in Zusammenhang gebracht, wodurch ein *Reflux* (Rückfluss) des Harns entsteht. Die Verwendung von Kathetern (→ *Blasenkatheterisierung*) birgt ebenfalls eine Infektionsgefahr in sich. Diabetiker sind besonders anfällig für Harnwegsinfektionen.

Die Symptome einer leichten H. können durch das Trinken von 1/2 Liter Wasser alle 4 Stunden gemildert werden. Eine Infektion wird mit *Antibiotika* behandelt.

Harnblasenerkrankungen Zu H. zählen *Harnblasenentzündung*, meist infolge bakterieller Infektion, Steinchen (→ *Steinbildung*), unzureichender Nervenversorgung u. *Tumoren*. Bei Männern kann eine Behinderung des Harnflusses durch eine vergrößerte Prostata zu *Harnverhalt* führen. Tumoren od. Verletzung des Rückenmarks können die Nerven schädigen, die die Harnblase steuern u. Harnverhalt od. Blasenschwäche (→ *Inkontinenz, Harn*) hervorrufen. Blasensteine entstehen durch Ausfällung von im Harn vorhandenen Substanzen. Eine Verletzung der Blase kommt selten vor, kann jedoch eintreten, wenn es z. B. bei voller Blase zu einem Beckenbruch kommt.

Störungen der Blasenkontrolle können auch aufgrund einer Nervendegeneration bei Erkr. wie *Diabetes mellitus, multipler Sklerose* od. *Demenz* auftreten. Eine instabile od. *Reizblase* ist häufig u. hängt zuweilen mit einer *Harnwegsinfektion* od. einer Gebärmuttersenkung zusammen. Anspannung od. *Angst* können häufiges Wasserlassen bewirken. Bei Kindern ist ein später Erwerb der Blasenbeherrschung (→ *Enuresis*) meist Folge einer späten Ausreifung des Nervensystems.

Harnblasentumore H. nehmen ihren Ausgang von der inneren Blasenschleimhaut. Viele sind *Papillome*, die wiederholt auftreten können u. schließlich bösartig werden. Andere bösartigere H. dehnen sich nicht nur im Blasenraum aus, sondern durchwachsen die Blasenwand und benachbarte Organe wie Dickdarm, Mastdarm, Prostata od. Gebärmutter.

Bei Nikotinkonsum u. Arbeit in der Farben- u. Gummiindustrie treten H. häufiger auf. *Blut im Urin* ist das Hauptsymptom von Blasenkrebs. Ein *Tumor* kann die Mündung eines Harnleiters in die Blase verlegen, Rückstau u. Schmerzen in der Nierengegend hervorrufen, den Abfluss durch die Harnröhre behindern u. Schwierigkeiten beim Wasserlassen bereiten bzw. kompletten Harnverhalt bewirken.

H. lassen sich mit *Blasenspiegelung* u. *Biopsie* des abnormalen Bereichs erkennen. Solange sie klein sind, können sie mit einer Blasenspiegelung mit Hitze od. operativ entfernt werden. Sie neigen zum wiederholten Auftreten am selben Ort od. woanders in der Blase, sodass Nachkontrollen unter Spiegelung notwendig sind. H., die sich bereits durch die Blasenwand ausgebreitet haben, können mit *Strahlentherapie* od. durch Teil- od. Totaloperation der Harnblase behandelt werden.

Harndrang, nächtlicher Störung des Nachtschlafs durch fortgesetzten Harndrang. Häufige Ursache ist bei Männern eine Vergrößerung der *Prostata*, die den normalen Harnabfluss u. somit die vollständige Blasenentleerung verhindert. Bei Frauen ist es meist eine *Harnblasenentzündung*, die die Blasenwände so empfindlich macht, dass bereits geringe Mengen Flüssigkeit das Bedürfnis zum Harnlassen auslösen. Andere Gründe für n. H. können *Diabetes mellitus*, Herzschwäche, chronische *Niereninsuffizienz* u. *Diabetes insipidus* sein.

Harnleiter Anat. Ureter; beidseits von der *Niere* zur *Harnblase* führende Harntransportröhre. Ein H. ist 25 bis 30 cm lang mit 3 Wandschichten. Urin fließt die Harnleiter herunter, teilweise durch die Schwerkraft, aber hauptsächlich infolge der *Peristaltik*. Einige Menschen haben von Geburt auf einer oder beiden Seiten doppelt angelegte H. Diese führen u.U. zum *Reflux* von Harn, zu *Inkontinenz* oder Infektionen.

Harnorgane → *Nieren und Harnwege*

Harnröhre Anat. Urethra; Röhre, durch die der Urin aus der Harnblase abfließt. Bei Frauen ist sie kurz und mündet vor dem Scheideneingang. Deutlich länger bei Männern, wird sie im oberen Teil von der *Prostata* umschlossen und verläuft als Kanal durch den Penis.

Harnröhrenaufweitung Med. Dilatation oder Bougierung; Methode, mit der eine *Harnröhrenverengung* beim Mann durch Einführen eines dünnen, abgerundeten Instruments in die Harnröhrenöffnung an der Penisspitze aufgeweitet wird.

Harnröhrenausfluss Aus der Harnröhre fließendes Sekret; kommt in einigen Fällen bei Harnröhrenentzündung (Urethritis) aufgrund einer Infektion vor.

Harnröhrendivertikel Anatomische Anomalie bei Frauen, die durch Gewebsschwäche in der vorderen Vaginalwand entsteht. Die Harnröhre stülpt sich nach hinten und unten in der *Scheide* aus. Ein H. kann angeboren sein, entwickelt sich aber häufig nach einer Entbindung.

Harnröhrenentzündung Med. Urethritis; gewöhnlich aufgrund einer Infektion, gelegentl. auch anderer Ursache.

Die H. wird durch verschiedene Erreger hervorgerufen, u.a. das *Tripper* verursachende Bakterium. Die nichtgonorrhoische H. wird durch zahlreiche unterschiedliche Mikroorganismen hervorgerufen. Die H. kann ebenso Folge einer Verletzung durch einen Unfall od. durch *Katheter* oder Zystoskop sein. Weitere mögliche Ursachen sind chemische Reizstoffe, wie *Antiseptika* und einige *Spermizide*. Die Behandlung der Infektion erfolgt durch *Antibiotika*.

Harnröhrenentzündung, unspezifische → *Unspezifische nichtgonorrhoische Urethritis*

Harnröhrenspalte Med. Epispadie; seltene angeborene Fehlbildung, bei der die Harnröhrenöffnung nicht in die Eichel des *Penis* mündet, sondern auf der Penisoberseite liegt. In einigen Fällen ist der Penis auch nach oben gekrümmt. Die OP wird im Säuglingsalter ausgeführt, indem man Teile der *Vorhaut* zur Rekonstruktion der Harnröhre verwendet (→ *Hypospadie*).

Harnröhrenverengung Durch Schrumpfung oder Vernarbung der Harnröhrenwand. Zur Narbenbildung kommt es nach Harnröhrenverletzung oder nach hartnäckiger Harnröhrenentzündung. Die H. kann das Harnlassen oder den Samenerguss erschweren bzw. zu Schmerzen dabei führen, auch kann sich eine Penisdeformierung bei der *Erektion* entwickeln. Die Therapie erfolgt i.d.R. durch Harnröhrenaufweitung.

Harnsäure Abfallprodukt des *Nukleinsäure*abbaus der Körperzellen. Ein kleiner Teil entsteht auch durch Verdauung von Speisen, die reich an Nukleinsäuren sind, z.B. Leber, Niere und andere Innereien. Die meiste im Körper entstehende H. gelangt zu den Nieren, die sie mit dem Harn ausscheiden, ein gewisser Teil in den Darm, wo die H. zu einzelnen chemischen Verbindungen aufgespalten und mit dem Stuhl ausgeschieden wird.

Wenn die H.-Ausscheidung z.B. durch eine Nierenerkr. unterbrochen ist, kann es zur *Hyperurikämie* kommen.

Harnstauungsniere Med. Hydronephrose; Erkr., bei der eine *Niere* durch Urinansammlung als Folge einer Obstruktion im Harntrakt anschwillt. Viele Pat. mit H. haben eine angeborene Einengung der *Harnleiter*. Die Obstruktion der Harnleiter wird durch *Harnstein*, einen Nierentumor oder ein Blutgerinnsel verursacht. Gelegentlich entsteht die H. durch Obstruktion am Blasenausgang infolge *Prostatavergrößerung*.

Die akute H. mit plötzlicher Blockade der Harnleiter führt zu starkem Flankenschmerz. Die chronische H., bei der sich die Verengung langsam entwickelt, kann u.U. keine Symptome hervorrufen, bis die komplette Verlegung zur Niereninsuffizienz führt. Wird die Blockade operativ aufgehoben, wird die Niere wahrscheinlich wieder normal arbeiten. Manchmal aber ist die Niere so stark geschädigt, dass sie insgesamt entfernt werden muss (→ *Nierenentfernung*).

Harnstein Stein in Nieren, Harnleiter od. Harnblase aus Substanzen im Harn.

Sie bestehen aus Salzen, die aus dem Harn kristallisiert sind. Am häufigsten sind Kalziumoxalat-Steine. Dies kann mit einer an Oxalsäure reichen Ernährung (Vorkommen in Blattgemüse u. Kaffee) od. einem hohen *Kalzium*-Spiegel im Blut bei *Hyperparathyreoidismus* od. chronischer Austrocknung zusammenhängen. Andere Steinarten werden mit *Gicht* u. einigen Krebsformen in

Zusammenhang gebracht. Ein infektiöser H. ist meist Folge einer chronischen *Harnwegsinfektion*.

In Ländern der Dritten Welt treten Blasensteine meist infolge Ernährungsmängeln auf. In Industrieländern beruhen sie meist auf Verlegung des Blasenabflusses u./od. langzeitiger Harnwegsinfektion.

Häufigstes Symptom eines Steins in Niere od. Harnleiter ist eine Nierenkolik (starke Schmerzen in der Nierengegend), die Übelkeit u. Erbrechen verursachen kann. *Blut im Urin* ist möglich. Ein Blasenstein bereitet meist Schwierigkeiten beim Wasserlassen. Der Sitz des Steins lässt sich i.d.R. durch retrograde od. intravenöse *Urographie* feststellen.

Eine Nierenkolik wird mit Bettruhe u. einem krampflösenden *Schmerzmittel* behandelt. Bei genügend Flüssigkeitszufuhr können kleine Steine meist problemlos mit dem Harn ausgeschieden werden. Die Behandlung größerer Steine besteht zunächst in *Steinzertrümmerung* mit Ultraschall od. Schockwellen. Als Alternative kommt eine *Blasenspiegelung* in Betracht, mit der Steine in Blase u. unterem Harnleiter zertrümmert u. beseitigt werden können. In einigen Fällen ist eine Operation erforderlich.

Harnstoff Abfallprodukt des Proteinabbaus in der Leber, der zu den Nieren gelangt und dort mit dem Harn ausgeschieden wird. H. entsteht auch im Körper bei Abbau von Zellproteinen. Niereninsuffizienz führt zur *Urämie*; Messung des Harnstoffspiegels im Blut ist ein routinemäßig durchgeführter Nierenfunktionstest. H. wird in verschiedenen Cremes und Salben zur Behandlung von Hauterkr. wie *Schuppenflechte* angewendet.

Harnuntersuchung Urintests, einschl. Messungen physikalischer Merkmale (wie Farbe, Trübung und Konzentration des Urins), mikroskopische Untersuchung und chemische Prüfung durch Teststreifen. Dazu wird ein Teststreifen in eine Urinprobe getaucht; chemisch imprägnierte Quadrate auf dem Streifen ändern daraufhin ihre Farbe. Die Intensität der Farbänderung zeigt die Menge der Substanz an, die sich im Harn befindet. Die H. dient zur Kontrolle der Nierenfunktion und der Suche bzw. Diagnose von Erkr. der Harnwege oder auch anderer Organe.

Harnverhalt Unfähigkeit oder Schwierigkeiten, die Blase zu entleeren; dieser kann vollständig (der Harn kann überhaupt nicht ohne fremde Hilfe entleert werden) oder unvollständig sein (die Blase lässt sich nicht vollständig entleeren). Bei Männern kommen als Ursachen eine *Phimose, Harnröhrenverengung, Prostataentzündung, Harnstein* und *Prostatavergrößerung* od. *Prostatakarzinom* infrage. Bei Frauen sind Druck auf die Harnröhre durch Gebärmuttermyome oder in der Schwangerschaft durch den Fötus Ursachen. Bei beiden Geschlechtern ist ein *Harnblasentumor* mögliche Ursache.

H. kann auch auf einer nervösen Funktionsstörung etwa nach Operationen beruhen.

H. führt zur Nierenschädigung und häufig zu einer Harnwegsinfektion.

Die Behandlung des H. erfolgt durch *Blasenkatheterisierung*; anschließend

HARNUNTERSUCHUNG

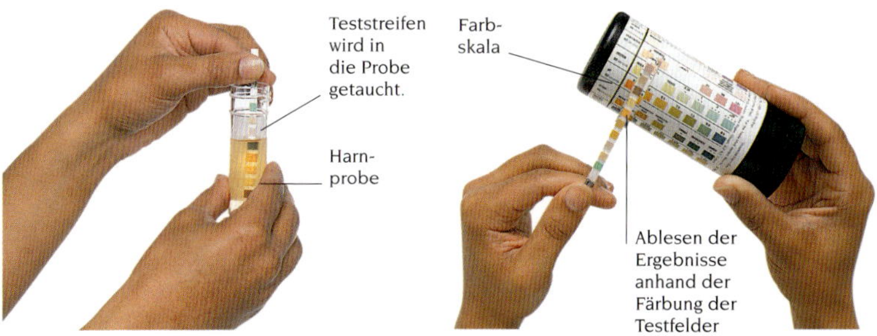

HARNUNTERSUCHUNG MITHILFE EINES TESTSTREIFENS

H

wird die Ursache gesucht. Eine Einengung kann i.d.R. behoben werden; liegt eine Nervenverletzung vor, ist auch eine dauerhafte oder zeitweise Katheterisierung notwendig.

Harnwegsinfektionen Infektionen in einem Abschnitt der Harnwege, die je nach betroffenem Abschnitt unterschiedliche Symptome verursacht: Eine *Harnröhrenentzündung* führt zu Brennen beim Harnlassen, die Harnblasenentzündung zu häufigem Harndrang, Unterleibsschmerz, *Blut im Urin* und oft allgemeinem Krankheitsgefühl mit leichtem Fieber. Eine akute *Nierenbeckenentzündung* geht mit Fieber und Schmerz in den Flanken unterhalb der Rippen einher.

Infektionen der Harnröhre sind bei Männern häufiger, solche in oberen Harnwegabschnitten bei Frauen. Bei Männern stellt die vergrößerte *Prostata* einen vorbestimmenden Faktor dar, bei Frauen die Schwangerschaft.

Bei Männern wie Frauen werden H. durch *Harnstein*, Blasentumoren, angeborene Anomalien des Harntrakts oder Störung der Blasenentleerung infolge einer *Spina bifida* oder einer Rückenmarkschädigung verursacht. Das Risiko einer H. lässt sich durch sorgfältige persönliche Hygiene, Trinken größerer Flüssigkeitsmengen und regelmäßige Blasenentleerung verringern.

Eine H. wird durch Analyse der Urinkultur festgestellt, außerdem sind oft eine *Urographie* oder *Ultraschalluntersuchung* notwendig. Die meisten H. werden mit *Antibiotika* behandelt.

Harnzucker *Glukose* im Urin. Ursache ist das Unvermögen der *Nieren*, die Glukose nach der Filterung wieder in die Blutbahn abzugeben. Dies tritt bei einer *Überzuckerung*, wie beim *Diabetes mellitus*, oder einer Schädigung der Nierenkanälchen ein. H. ist nur in Zusammenhang mit erhöhtem Blutzucker von Bedeutung. Er kann oft in der Schwangerschaft bei normalen Blutzuckerwerten vorkommen. Er wird durch eine *Harnuntersuchung* festgestellt; die Behandlung richtet sich nach der Ursache.

Hartspann der Rückenmuskulatur Übermäßige schmerzhafte Verhärtung der Muskeln, die die untere Wirbelsäule umgeben und stützen. Die Therapie erfolgt mit *Schmerzmitteln* und *Muskelrelaxanzien*.

Hasenscharte Lippenspalte; umgangssprachl. für einen Geburtsfehler, bei dem sich die 2 Oberlippenanteile während der kindlichen Entwicklung nicht vollständig vereinigt haben. Eine H. tritt oft gemeinsam mit ähnlichen Veränderungen im Gaumenbereich auf (→ *Lippen- u. Gaumenspalte*).

Hashimoto-Thyreoiditis Auch Struma lymphomatosa Hashimoto; Schilddrüsenentzündung durch *Autoimmunkrankheit*, bei der das Immunsystem Antikörper gegen eigene Schilddrüsenzellen bildet.

In der Folge produziert die Schilddrüse zu wenig Schilddrüsenhormone, was als *Schilddrüsenunterfunktion* bezeichnet wird. Hauptsymptome der H.-Th. sind Müdigkeit, Muskelschwäche und Gewichtszunahme; außerdem vergrößert sich die Schilddrüse.

Die Diagnose wird durch Bluttests bestätigt. Als Behandlung erfolgt die lebenslange Ersatztherapie mit Schilddrüsenhormonen.

Haut Äußere Körperhülle, die die inneren Organe schützt. Die Haut hat 2 Schichten: die äußere Epidermis (Oberhaut) und die innere Dermis (Lederhaut).

Die obere Epidermisschicht besteht aus abgestorbenen Zellen und dem Protein *Keratin*. Die Zellen schilfern ab und werden aus tieferen Epidermisschichten durch neue ersetzt. Einige Epidermiszellen bilden das Pigment *Melanin*, das den Körper vor dem *Ultraviolettlicht* schützt.

Die Dermis besteht aus *Bindegewebe*, das mit Haarfollikeln, Schweiß- und Talgdrüsen, Blut- und Lymphgefäßen sowie Rezeptoren für Druck, Temperatur und Schmerz durchsetzt ist.

Haut, aufgesprungene Wunde, rissige, raue Haut meist von Händen, Gesicht u. besonders Lippen infolge Trockenheit. Die Trockenheit beruht auf Mangel od. Entfernung der natürlichen Fette, die die Haut geschmeidig halten. A. H. kommt häufig bei kaltem Wetter vor, wenn die Talgdrüsen weniger aktiv sind, od. nach wiederholtem Waschen od. Anfeuchten. Die Behandlung erfolgt mit einer Lanolin-Creme.

Haut, Krebs der Basalzellen Form von Hautkrebs, auch knotiges Basaliom od. Basalzellkarzinom genannt, der meist an Hals u. Gesicht auftritt. Er beginnt mit einem flachen Knötchen, wächst langsam u. bildet schließlich ein flaches Geschwür mit erhabenem perlartigem Saum. Ursache ist ein Hautschaden durch ultraviolette Strahlen im Sonnenlicht. Hellhäutige Menschen über 50 Jahre sind am meisten betroffen; dunkelhäutige sind durch den größeren Gehalt ihrer Haut am Hautpigment *Melanin* geschützt. Das Krebsrisiko lässt sich verringern, wenn man sich starkem Sonnenlicht nicht zu lange aussetzt, Sonnencremes, schützende Bekleidung u. Sonnenhut verwendet (→ *Sonnenschutz*). Ohne Behandlung dringt der Krebs allmählich ins Gewebe ein u. zerstört es, breitet sich jedoch nur sehr selten in andere Körperbereiche aus. Meist besteht die Behandlung in der operativen Entfernung, manchmal *Strahlentherapie*, u. ist oft völlig heilbar. Abhängig von Größe u. Lage des *Tumors* kann plastische Chirurgie angebracht sein. Wer diesen Hautkrebs bereits einmal hatte, kann neue Tumoren entwickeln u. sollte auf jede Hautveränderung achten (→ *Melanom, malignes; Plattenepithelkarzinom; Ultraviolettlicht*).

HAUT, KREBS DER BASALZELLEN

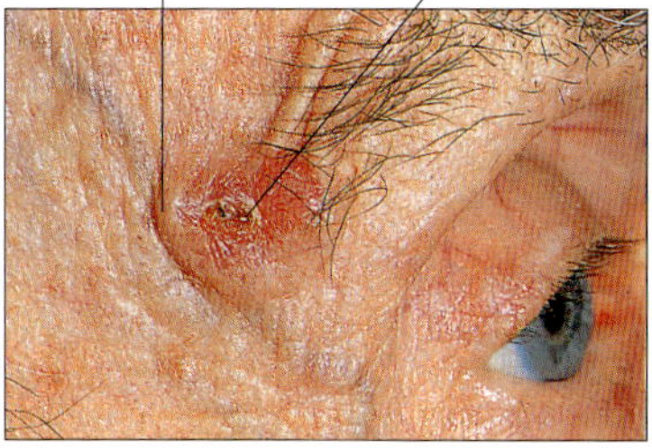

Haut und Nerven, Erkrankungen Erkr., die von *Anomalien* der Haut u. Nerven bzw. des *Zentralnervensystems* gekennzeichnet sind.

Am bekanntesten ist die *Recklinghausen-Krankheit* mit braunen Flecken auf der Haut und zahlreichen Knötchen an Haut und Nerven. Auch die tuberöse Sklerose (→ *Sklerose, tuberöse*) gehört dazu; ihr typisches Merkmal sind kleine hautfarbene Schwellungen an Wangen und Nase, *mentale Retardierung* und *Epilepsie*.

Hautallergie Hautreizung nach Kontakt mit Substanzen, die eine unangemessene oder gesteigerte Reaktion des

HAUT

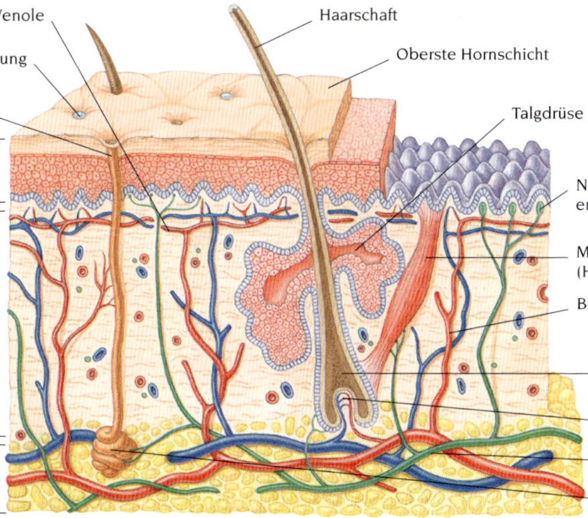

Immunsystems hervorrufen. Es gibt 2 Hauptarten der allergischen Hautreaktion: Bei *Kontaktekzem* entstehen rote, juckende Flecken wenige Stunden bis 2 Tage nach dem Kontakt mit dem Allergen. Bei Kontakt*urtikaria* bilden sich wenige Minuten nach dem Hautkontakt rote, erhabene Bereiche. In einigen Fällen muss durch Hauttests geklärt werden, um welches Allergen es sich handelt, damit der Kontakt mit ihm so weit wie möglich vermieden werden kann (→ *Neurodermitis*).

Hautatmung Produktion und Ausscheidung von Schweiß über die Schweißdrüsen. Die H. ist damit ein anderer Name für Schwitzen oder Perspiratio sensibilis.

Hautausschlag Gruppierte Stellen od. Flächen roter, entzündeter Haut. Ein H. ist i.d.R. vorübergehend u. nur selten Symptom einer zugrunde liegenden schweren Erkr. H. wird meist von Juckreiz od. Fieber begleitet.

Man unterscheidet nach Verbreitung lokalisierten (nur ein kleiner Hautbezirk ist betroffen) od. generalisierten H. (der ganze Körper ist betroffen) beziehungsweise nach Art des H. Ein bullöser H. weist große Blasen auf, ein vesikulärer H. kleine Blasen u. ein pustulöser ist durch eitergefüllte Blasen gekennzeichnet. Ein makulärer H. besteht aus fleckigen Stellen, bei der sich die umgebende Haut deutlich in Farbe u. Konsistenz abgrenzt. Knotiger u. papulöser H. besteht aus kleinen, erhabenen Beulen.

H. ist das Hauptanzeichen vieler Infektionskrankheiten (wie *Windpocken*) u. auch Symptom vieler Hauterkr., wie *Ekzem* u. *Schuppenflechte*. Er kann ein zugrunde liegendes medizinisches Problem anzeigen, wie H. bei *Skorbut* od. *Pellagra*, die beide durch Vitaminmangel verursacht werden. Der H. von *Nesselsucht* od. *Kontaktekzem* wird durch allergische Reaktion hervorgerufen. Arzneimittelreaktionen, insbesondere auf *Antibiotika*, sind häufig die Ursache für H.

Die Diagnose erfolgt nach Erscheinungsbild u. Verteilung des H., das Vorliegen evtl. begleitender Symptome u. allergischer Reaktionen (z.B. auf Medikamente). Eine Grundkrankheit wird möglichst behandelt. Juckender H. kann durch eine zinkhaltige Lotion od. ein *Antihistaminikum* gelindert werden.

Hautbiopsie Entfernung eines Hautpartikels, das im Labor untersucht wird, um eine Hauterkr. festzustellen.

Hautblutung Med. Ekchymose; Begriff für eine kleine, fleckförmig umschriebene Blutung, beispielsweise eine *Quetschwunde*, die durch die Haut hindurch sichtbar ist.

Hautentzündung Gelegentl. aufgrund einer *Allergie*. H. ist gleichbedeutend mit *Ekzem*.

Die seborrhoische H. ist ein roter, schuppiger, juckender Ausschlag im Gesicht, auf der Kopfhaut, auf Brust und Rücken. Der Ausschlag entsteht oft in Zeiten von Stress und wird offensichtlich durch übermäßiges Wachstum von Hefepilzen auf der Haut bewirkt. *Kortikosteroide* bzw. Stoffe, die die Erreger abtöten, helfen. Die Kontakt-H. ergibt sich als Reaktion auf manche Substanzen, mit denen die Haut in Kontakt kommt. Häufige Ursachen sind Tenside, Nickel, bestimmte Pflanzen und Kosmetika. Sie wird mit lokalen Kortikosteroiden behandelt. Ein Pflastertest (→ *Hauttestung*) wird durchgeführt, um die Ursache zu finden. Die Photodermatitis tritt bei Menschen auf, deren Haut übermäßig empfindlich auf Licht reagiert. Eine Anhäufung von Flecken und Blasen tritt an Körperstellen unter Sonneneinstrahlung auf (→ *Photosensibilität*).

Hauterkrankungen Zu den H. gehören etwa Muttermale oder andere *Nävi*, Virusinfektionen (Lippenherpes oder Warzen), bakterielle Infektionen (*Cellulitis*) oder *Pilzinfektionen* (wie Fußpilz), Ausschlag infolge eines Vitaminmangels oder als Nebenwirkung von Medikamenten, sowie *Tumoren* (kanzeröse und nicht kanzeröse). *Akne* tritt häufig bei Heranwachsenden auf und hängt z.T. mit der Wirkung der Androgene zusammen. *Hautentzündungen* treten auf bei *Ekzem* und *Hautallergien*. Verletzungen der Haut sind z.B. *Verbrennungen*, Schnitt- und Bisswunden (→ *Tierbisse; Insektenstiche und -bisse*).

Hautgrieß Med. Milien; kleine, harte, harmlose Flecken, die gehäuft bei Neu-

HAUTPFLASTER, TRANSDERMALES

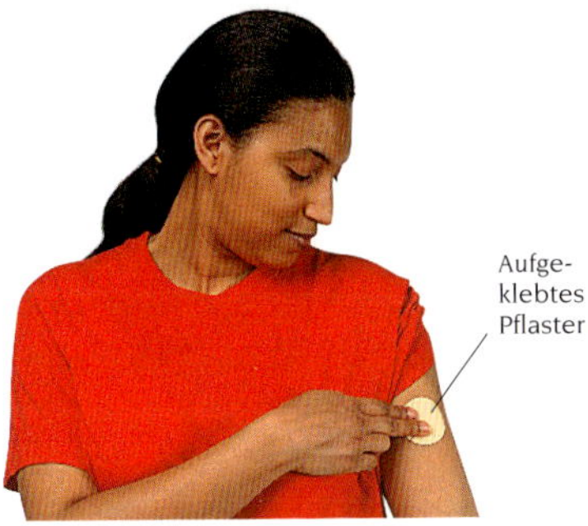

geborenen und jungen Erwachsenen an der Nase und den oberen Wangenpartien auftreten.

Hautjucken Eine intensive Irritation oder seltsame Wahrnehmung in der *Haut*. Allgemeines Hautjucken kann z.B. nach exzessivem Baden entstehen, wenn die natürlichen Fette der Haut abgewaschen werden und die Haut stark ausgetrocknet ist. Manche Menschen spüren Jucken am ganzen Körper nach bestimmten *Medikamenten* oder Nahrungsmitteln. Viele ältere Menschen leiden unter trockener, juckender Haut, besonders am Rücken. Einige Hautveränderungen, wie z.B. *Windpocken* oder *Allergien*, produzieren einen juckenden Hautausschlag. Ein Ganzkörper-Hautjucken kann auch durch *Diabetes mellitus*, *Nierenversagen*, *Gelbsucht* und *Schilddrüsenerkrankungen* entstehen. Jucken um den *After* herum kann durch *Hämorrhoiden* und *Analfissuren* ausgelöst werden. Insgesamt gibt es vielfältige Zustände der Haut und des Körpers, die zu Hautjucken führen können.

Hautkrebs Bösartiger Tumor der Haut. *Basalzellkarzinom*, *Plattenepithelkarzinom* und das *maligne Melanom* sind häufige Formen, die bei übermäßigem Kontakt mit Sonneneinstrahlung auftreten. Die *Bowen-Krankheit*, eine seltene zu Krebs führende Erkr., ist auch oft darauf zurückzuführen. Selten sind *Paget-Krebs* der Brust und *Mycosis fungoides*. Das *Kaposi-Sarkom* tritt meist bei *Aids*-Patienten auf. Die meisten H.arten können bei Früherkennung geheilt werden.

Hautlappen Chirurgische Technik, bei der ein Gewebestrang mit Haut- und Unterhaut-, manchmal auch Muskelgewebe, zur Deckung eines Hautdefekts durch Verletzung, Erkr. oder Operation eingesetzt wird. Im Gegensatz zum *Hauttransplantat* bleibt die Blutversorgung beim H. erhalten.

Hautpflaster, transdermales Darreichungsweg eines Wirkstoffs durch die Haut hindurch; dieser wird über eine bestimmte Zeit vom t. H. freigesetzt und von der Haut aufgenommen.

Hautpore Eine winzige Öffnung in der Hautoberfläche.

Hautsegment Entspricht einem Paar Rückenmarknerven (aus den Zervikalwurzeln C2-C8, Thoraxwurzeln T1-T12, Lumbalwurzeln L1-L5 und Sakralwurzeln S1-S5). Die gesamte Körperfläche ist ein sich ergänzendes Muster von H., die bei jedem Menschen ähnlich sind. Anomale Empfindungen in einem H. bedeuten Schädigung an einer

HAUTSEGMENT

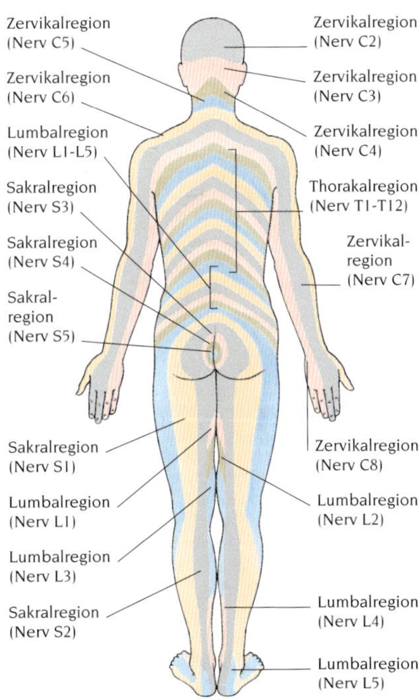

HAUTTRANSPLANTATION

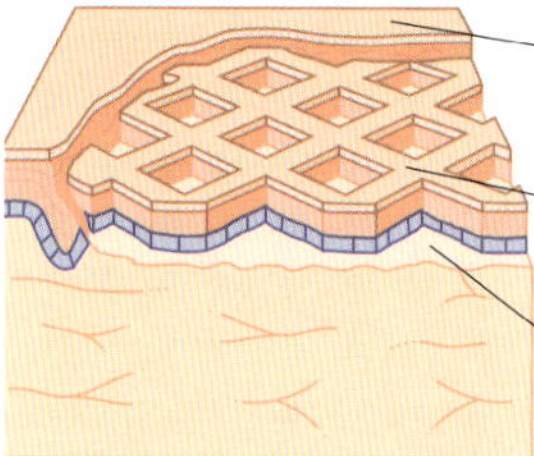

NETZTRANSPLANTAT (MESH GRAFT)

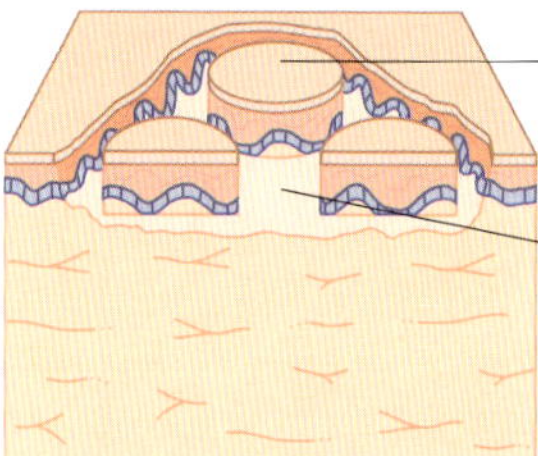

HAUTINSELN (REVERDIN-PLASTIK)

bestimmten Nervenwurzel, meist aufgrund eines *Bandscheibenvorfalls*.

Hauttestung Verfahren, mit dem die Reaktionen des Körpers auf Substanzen ermittelt wird. Kleinste Substanzmengen werden unter die Haut gespritzt oder auf die Haut (meist als Pflaster) aufgebracht. Pflaster werden für die Diagnose eines allergischen *Kontaktekzems* verwendet oder um die Immunität gegen verschiedene Infektionskrankheiten zu testen (z. B. *Tuberkulintest*).

Hauttransplantation Technik zur Rekonstruktion verloren gegangener oder verletzter Haut, die wegen ihrer Größe nicht mehr oder nur sehr langsam auf natürliche Weise heilen oder entstellende Narben hinterlassen würden. H. werden oft bei Verbrennungen oder nicht heilenden Geschwüren eingesetzt. Ein gesundes Hautareal wird an einer Stelle des Körpers entnommen und auf das betroffene Gebiet übertragen. Vom Transplantat aus wachsen neue Hautzellen und bedecken den erkrankten Bereich. Bei Netztransplantat (Mesh graft) wird die entnommene Haut zu einem Netz geschnitten, das auf die Größe der Empfängerstelle gedehnt wird; in die Netzöffnungen wachsen neue Hautzellen ein. Bei Reverdin-Technik werden mehrere kleinste Hautinseln abgehoben und entfernt. Sie werden auf die Empfängerstelle gelegt, breiten sich allmählich aus und bilden eine neue Schicht gesunder Haut (→ *Hautlappen*).

Hauttumoren Wucherung auf oder in der Haut, die kanzerös (→ *Hautkrebs*) oder nicht kanzerös sein können. *Keratose* und *Papillom* sind häufige Formen eines nicht kanzerösen Tumors; andere Formen sind Talgzyste, Hauthorn, *Keratoakanthom* und *Hämangiom*.

HDL Abk. für *High-density-Lipoprotein* (Lipoproteine hoher Dichte).

Hefen Pilzgattung, bei dem der Pilzkörper aus Einzelzellen zusammengesetzt ist, die sich entweder einzeln, in Paaren oder in Ketten anordnen. Bestimmte H. rufen Infektionen der Haut oder der Schleimhäute hervor; die wichtigste dieser pathogenen H. ist *CANDIDA ALBICANS*, der Erreger der *Soor*.

Hegar-Stift Instrument zur Dehnung und *Dilatation* einer verengten Höhle, Röhre oder Öffnung des Körpers.

Heilung Vorgang, mit dem der Körper Knochen, Gewebe oder Organschäden repariert, die durch Verletzung, Infektion oder Erkr. verursacht wurden.

Die ersten H.-Stadien sind in allen Körperbereichen dieselben. Nach Verletzung bilden sich in den betroffenen Geweben Blutgerinnsel. Weiße Blutkörperchen, Enzyme, Histamin, andere Substanzen und Proteine, aus denen neue Zellen gebildet werden, sammeln sich am Ort der Schädigung an. Fasergewebe wird innerhalb des Blutgerinnsels

HEFEN

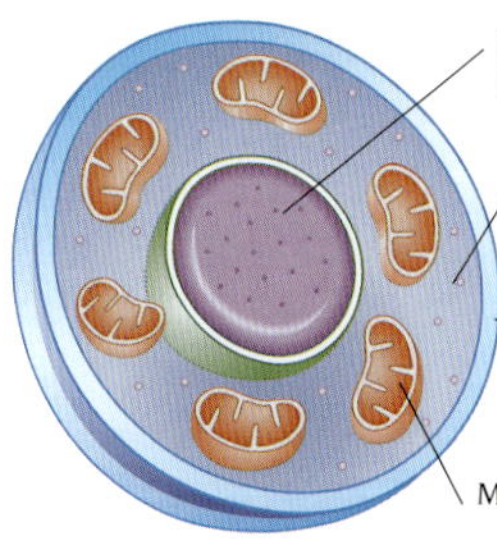

ZELLE EINES HEFEPILZES

als Stützstruktur angelegt, und alle toten Zellen werden durch weiße Blutkörperchen abgebaut und aufgenommen. Einige Gewebe wie z. B. Knochen und Haut sind durch Zellvermehrung um den verletzten Bezirk herum zur Regeneration fähig. Bei Hautverletzungen schrumpft Fasergewebe zusammen, während sich darunter neue Haut bildet. Das Gewebe verhärtet sich und bildet Schorf, der nach abgeschlossener Neubildung der Haut abfällt. Es kann eine Narbe zurückbleiben.

Ungenügende Blutversorgung, länger andauernde *Infektion* oder Unterernährung behindern die Regeneration, wobei einige Gewebe, wie z. B. Nervengewebe, gar nicht zur Regeneration befähigt sind. In diesen Fällen wandelt sich Fasergewebe in zähe Narben um, die das Gewebe zwar intakt halten, dabei aber die Funktion beeinträchtigen.

HEIMLICH-HANDGRIFF

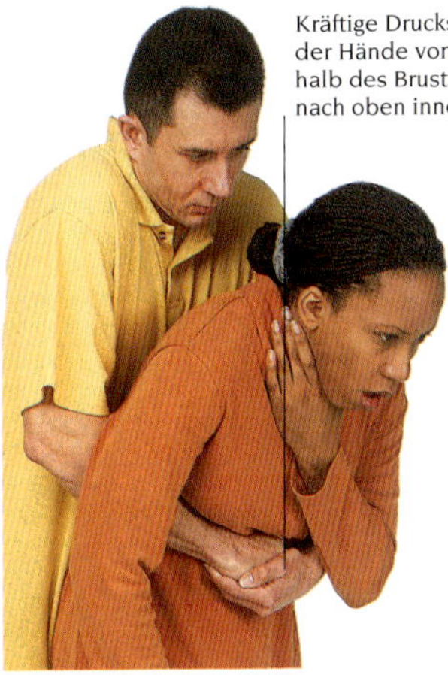

Kräftige Druckstöße der Hände von unterhalb des Brustkorbs nach oben innen

Heilverfahren Zur Wiederherstellung der normalen Gesundheit nach Erkr. Man denkt hierbei gewöhnlich an das Verschwinden einer Erkr., nicht an das Aufhalten ihrer Weiterentwicklung.

Heimlich-Handgriff Erste-Hilfe-Maßnahme bei *drohendem Ersticken* durch verschluckten Fremdkörper. Der H.-H. darf nur angewendet werden, wenn 5 kräftige Schläge zwischen die *Schulterblätter* erfolglos waren. Einziges Ziel des H.-H. ist es, das blockierende Material zu entfernen, indem man eine Faust, die von der anderen Hand umfasst wird, direkt unterhalb des Brustkorbs des Betroffenen plaziert und einen plötzlichen starken Druckstoß nach hinten aufwärts ausführt, um einen erhöhten Druck im Bauchraum aufzubauen.

Heiserkeit Eine raue, heisere oder kratzende Stimme; kurz dauernde H. entsteht oft bei Überbeanspruchung der Stimme, womit die Muskeln des Kehlkopfs gezerrt werden. Sie wird häufig durch Entzündung der Stimmbänder bei der akuten *Kehlkopfentzündung* verursacht. Dauernde H. beruht auf chronischer Reizung des Kehlkopfs, die bei Rauchen, starkem Alkoholkonsum, chronischer Bronchitis und ständigem Nasenschleimfluss aus den Nasenhöhlen auftritt. Polypen der Stimmbänder verursachen ebenfalls H. Bei *Schilddrüsenunterfunktion* ergibt sich die H. durch die Gewebsbildung der Stimmbänder. Bei Kleinkindern kann H. ein Symptom von *Krupp* sein. Gelegentlich hat dauerhafte H. bei Erwachsenen eine ernste Ursache, z. B. *Kehlkopfkrebs*, *Schilddrüsen-* oder *Lungenkrebs*.

Stimmruhe hilft in Fällen, die auf Überanstrengung oder Kehlkopfentzündung zurückgehen. Dauert die H. über 2 Wochen an, sollte ein Arzt konsultiert werden. Eine *Kehlkopfspiegelung* kann schwere Grundleiden ausschließen.

Helicobacter pylori Bakterium, das heute als Ursache der meisten *Magengeschwüre* und als Faktor bei *Magenkarzinom* bekannt ist. Das H. p. schädigt offenbar die Schleimschicht des Magens und *Zwölffingerdarms* und ermöglicht so die Geschwürbildung durch die Magensäure. Die Behandlung mit *Antibiotika* (sog. Eradikation) zur Beseitigung der Infektion hat sich zur Erlangung einer langfristigen Heilung eines Magengeschwürs als erfolgreich erwiesen.

Hemianopsie Verlust einer *Gesichtsfeldhälfte*; auch homonym (dieselbe Seite wird bei beiden Augen beeinträchtigt) oder heteronym (der Gesichtsfeldverlust ist jedem Auge entgegengesetzt). Der

Verlust des Sehvermögens ist entweder vorübergehend oder dauerhaft.

Die Hemianopsie beruht nicht auf einer Erkr. der Augen selbst, sondern auf einer Schädigung der Sehnerven oder des Gehirns. Die vorübergehende homonyme H. wird bei jungen Menschen i.d.R. durch *Migräne* verursacht. Bei älteren Pat. tritt sie bei einer *transitorisch-ischämischen Attacke* auf. Die permanente homonyme H. wird i.d.R. durch Schlaganfall hervorgerufen, kann aber auch durch Hirnschädigung infolge Tumor, Verletzung oder Infektion verursacht sein. Eine H.-Ursache ist der Druck auf den Sehnerven durch einen *Hypophysentumor*.

Hemiballismus oder einseitiger Ballismus; unregelmäßige und unkontrollierbare schleudernde Bewegungen von Arm und Bein auf einer Körperseite; Ursache ist eine Erkr. der *Basalganglien* (→ *Athetose*).

Hemiplegie → *Lähmung, halbseitige*

Heparin *Blutgerinnungshemmstoff*, der zur Vorbeugung und Behandlung einer anomalen Blutgerinnung gegeben wird. H. wird gespritzt (injiziert) und dient der Soforttherapie der tiefen *Venenthrombose* oder der *Lungenembolie*. Neu entwickelte „niedermolekulare Heparine", z. B. Tinzaparin, die nur 1-mal täglich injiziert werden müssen, sind heute sehr verbreitet und werden in der häuslichen Behandlung vom Pat. selbst angewendet.

Nebenwirkungen des H. sind Hautausschlag, Knochenschmerzen und pathologische Blutung in unterschiedlichen Körperteilen. Die Dauerbehandlung kann zu *Osteoporose* führen.

Hepatektomie, partielle Operative Entfernung von Teilen der Leber; dies ist erforderlich, um einen geschädigten Leberbezirk nach Verletzung oder gutartige Lebertumoren und *Hydatidenzysten* zu entfernen. Selten wird *Leberkrebs* auf diese Weise behandelt.

hepatisch Die Leber betreffend.

Hepatitis Leberentzündung; geht mit Schädigung der Leberzellen einher. Die Erkr. ist akut (→ *Hepatitis, akute*) oder chronisch (→ *Hepatitis, chronisch*) und hat unterschiedliche Ursachen (→ *Hepatitis A*; *Hepatitis B*; *Hepatitis C*; *Hepatitis D*; *Hepatitis E*; *Virushepatitis*).

Hepatitis A Auch Hepatitis epidemica; wird hervorgerufen durch das Hepatitis-A-Virus, das durch kontaminierte Speisen oder Getränke übertragen wird. Die Inkubationszeit beträgt 15 bis 40 Tage, wonach sich Übelkeit, Fieber und *Gelbsucht* entwickeln. Die Erholung tritt i.d.R. innerhalb von 3 Wochen ein. Schwere Komplikationen sind selten. Die aktive *Impfung* liefert den besten Schutz gegen Hepatitis A und durch Viruskontakt wird Immunität erreicht.

Hepatitis, akute Kurz dauernde Leberentzündung, die i.d.R. nach 1 bis 2 Monaten ausgeheilt ist. In einigen Fällen kann die a. H. in eine *chronische Hepatitis* übergehen, doch führt sie selten zur akuten Leberinsuffizienz.

Die a. H. ist recht häufig. Die häufigste Infektionsursache ist ein Hepatitis-Virus (→ *Virushepatitis*), aber sie kann auch durch andere Erreger, wie etwa das *Zytomegalie-Virus* und die Monocytenangina, nach Überdosis von z. B. *Halothan* oder *Paracetamol* sowie Kontakt mit toxischen Substanzen inkl. Alkohol (→ *Alkohollebersyndrom*) ausgelöst werden. Die Symptome reichen von wenigen leichten bis zu schweren mit Schmerz, Fieber und *Gelbsucht*. Bluttest mit Leberfunktionsprüfungen werden zur Diagnose benötigt. In den meisten Fällen einer a. H. kommt es zur Erholung innerhalb weniger Wochen. Falls die Erkr. durch Einwirkung einer chemischen Substanz oder eines Arzneimittels erfolgt ist, ist eine Entgiftung mithilfe eines *Gegengifts* möglich. Intensivpflege ist erforderlich, wenn die Leber schwer geschädigt ist. Selten bietet sich als letzter Ausweg die *Lebertransplantation* an, um das Leben des Pat. zu retten. In jedem Fall muss Alkohol gemieden werden.

Hepatitis B Früher auch Serumhepatitis; verursacht durch das Hepatitis-B-Virus, das durch infiziertes Blut oder Blutprodukte, durch andere Körperflüssigkeiten, oft durch Kontakt mit gebrauchten Kanülen, Bluttransfusionen oder sexuellen Kontakt übertragen wird. Nach einer Inkubationszeit von 1 bis 6 Monaten kommt es plötzlich zu Symptomen, wie Kopfschmerzen, Fieber und *Gelbsucht*. Die meisten Patienten erholen sich, aber die H. B kann zum Tod führen. Ein Impfstoff steht zur Verfügung.

In ca. 5% der Fälle unterhält das Virus weiter die Entzündung und wird noch 6 Monate nach der Infektion im Blut festgestellt. Bei fortbestehender Infektion ergeben sich langfristige Risiken eines *Leberkrebses* oder einer *Zirrhose*, die mit Interferon behandelt werden können.

Hepatitis C Durch Hepatitis-C-Virus verursachte, früher als „Non-A/non-B"-Hepatitis bekannte Hepatitis, die oft über gemeinsam benutztes Spritzbesteck verbreitet wird. Wegen der genauen Testreihen stellt die Bluttransfusion kein bedeutendes Risiko mehr dar (1:200 000).

H. C hat eine Inkubationszeit von 6 bis 12 Monaten und beginnt als leichte Erkr., die oft unentdeckt bleibt. Bei ca. 3 von 4 Pat. entwickelt sich eine *chronische Hepatitis*, die zu *Leberzirrhose* und dem erhöhten Risiko eines Hepatoms (→ *Leberkrebs*) führen kann.

Hepatitis, chronische Über längere Zeit fortdauernde Leberentzündung; u.U. bildet sich Narbengewebe und eine *Leberzirrhose* entsteht.

Die c. H. entwickelt sich nach einer *akuten Hepatitis*. Sie kann auch infolge einer *Autoimmunkrankheit*, einer *Virushepatitis*, einer Reaktion auf bestimmte Arzneimittel oder, seltener, bei *Stoffwechsel*erkr. wie *Eisenspeicherkrankheit* oder *Wilson-Krankheit*, auftreten.

Die c. H. verursacht leichte Müdigkeit oder gar keine Symptome. Sie wird durch *Leberbiopsie* festgestellt. Die autoimmune Hepatitis wird mit *Kortikosteroiden* und *Immunsuppressiva* behandelt. Die Virusinfektionen sprechen oft auf Interferon an. Beim toxischen Typ aufgrund von Medikamenten führt u.U. das Absetzen des Medikaments zur Heilung. Bei Stoffwechselstörungen erfolgt die Behandlung der Grundkrankheit.

Hepatitis D Infektion der Leber durch Hepatitis-D-Virus, die nur bei vorliegender Hepatitis-B-Infektion auftritt. Pat. mit Hepatitis D leiden i.d.R. an einer schweren chronischen Lebererkr.

Hepatitis E Hepatitisart, die durch das Hepatitis-E-Virus über kontaminierte Speisen und Getränke hervorgerufen wird. H. E ist der Hepatitis A ähnlich.

Hepatomegalie Vergrößerung der Leber infolge einer Lebererkrankung (→ *Lebererkrankungen*).

Hermaphroditismus Angeborene *Zwitter*bildung, bei der Keimdrüsen beider Geschlechter vorhanden und die äußeren Geschlechtsorgane nicht eindeutig männlich oder weiblich sind. Der H. verus (oder echter H.) ist äußerst selten, seine Ursache unbekannt. Häufiger ist der Pseudo-H., bei dem Keimdrüsen nur eines Geschlechts vorhanden, aber die äußeren Geschlechtsorgane nicht eindeutig männlich oder weiblich sind.

Hernie → *Bruch*

Hernioplastik → *Bruchoperation*

Herpangina Halsinfektion durch *Coxsackie-Viren*; am häufigsten bei Kleinkindern. Das Virus wird i.d.R. durch ansteckende Tröpfchen durch Husten od. Niesen od. fäkal-oral übertragen. Es gibt viele Träger des Virus, doch haben nicht alle Symptome. Dazu zählen Fieber, Halsschmerzen, Kopfschmerzen, Bauchbeschwerden und Muskelschmerzen. Der Rachen ist gerötet und es erscheinen einige Bläschen, die sich vergrößern und platzen. Die Symptome verschwinden ohne besondere Therapie in einer Woche.

Herpes Vielzahl von Erkr., die durch gruppierte kleine, i.d.R. schmerzhafte Hautbläschen gekennzeichnet sind. H. bezieht sich i.d.R. auf eine Infektion mit dem Herpes-simplex-Virus. Die Virustypen sind u.a. für *Fieberbläschen* und *Herpes genitalis* verantwortlich.

Ein nahe verwandtes Virus, das Varicella-Zoster-Virus, verursacht 2 andere Erkr. mit Hautbläschen, die *Windpocken* und die *Gürtelrose*.

Herpes corneae, oberflächlicher oder Keratitis dendritica; Art des Hornhautgeschwürs am Auge, häufig bei Infektion mit Herpes-simplex-Virus.

Herpes genitalis Sexuell übertragbare Infektion durch eine Form des Herpes-simplex-Virus, dem sog. HSV2. Nach einer Inkubationszeit von ca. 1 Woche bewirkt das Virus Schmerz, Brennen, Jucken und kleine Bläschen im Genitalbereich. Die Bläschen zerplatzen rasch und lassen kleine schmerzende Geschwüre zurück, die in 10 bis 21 Tagen abheilen. Die Leistenlymphknoten sind u.U. vergrößert und schmerzhaft, der Betroffene hat Kopfschmerzen und Fieber.

H. g. ist nicht heilbar, doch vermindert die Therapie die Schwere der Symptome. *Virostatika* wie *Aciclovir* verringern den Schmerz der Geschwüre und unterstützen die Heilung. Andere Maßnahmen sind *Schmerzmittel* und Baden in Salzlösung.

Ist das Virus in den Körper eingedrungen, bleibt es dort bis zum Tod des Wirts. Es kommt zu wiederholten Schüben, i.d.R. in Zeiten, in denen der Betroffene sich ausgelaugt, ängstlich oder deprimiert fühlt sowie vor der Menstruation und nach dem Geschlechtsverkehr. Das Virus wird durch Sexualkontakt auf andere übertragen, auch wenn Symptome fehlen. Die Schübe werden im Lauf der Zeit seltener und weniger schwer.

Der H. g. kann bei der Entbindung von der Mutter auf das Kind übertragen werden.

Herpes gestationis Seltene Schwangerschaftsdermatose (Hauterkr. in der Schwangerschaft), die im Bereich von Beinen und Bauch Bläschen ausbildet. Die Ursache ist nicht bekannt.

Starker H. g. wird mit kortikoidhaltigen Tabletten behandelt und erfordert u.U. eine stationäre Aufnahme. Die Erkr. verschwindet nach der Geburt meist vollständig, neigt aber zum Rückfall in nachfolgenden Schwangerschaften.

Herpes simplex Häufige Virusinfektion, die durch kleine, flüssigkeitsgefüllte Bläschen gekennzeichnet ist. H.-s.-Infektionen breiten sich i.d.R. durch direkten Kontakt aus. Das Virus kommt in 2 Formen vor, HSV1 (Herpes-simplex-Virus Typ 1) und HSV2 (Typ 2).

Die meisten Menschen werden zu irgendeinem Zeitpunkt, i.d.R. in der Kindheit, mit HSV1 infiziert. Die Erstinfektion kann ohne Symptom verlaufen oder es kommt zu einer grippeähnlichen Erkr. mit Mundgeschwüren. Danach bleibt das Virus inaktiv in Nervenzellen der Gesichtsregion. In vielen Fällen wird es von Zeit zu Zeit reaktiviert und führt zu *Fieberbläschen*. Selten infiziert das Virus die Finger und bringt dann schmerzhaften Ausschlag, das sog. Herpes-Panaritium. HSV1 kann bei vorbestehender Hauterkr., wie *Ekzem*, ein Ekzema herpeticatum (ausgedehnten Ausschlag mit Hautbläschen) verursachen. Das Ekzema herpeticatum erfordert die stationäre Aufnahme. Wenn das Virus in ein Auge gelangt, verursacht es *Bindehautentzündung* oder ein *Hornhaut*geschwür. Selten breitet sich HSV1 im Gehirn aus und führt zur *Hirnhautentzündung*. Das Virus kann potenziell tödliche generalisierte Infektionen bei Immundefekten oder bei Behandlung mit *Immunsuppressiva* hervorrufen. HSV2 ist der übliche Erreger des sexuell übertragbaren *Herpes genitalis*.

Die Therapie des H. s. hängt von Typ, Ort und Schweregrad ab. *Virostatika*, wie *Aciclovir*, können bei frühzeitigem Einsatz helfen.

Herz Muskelpumpe inmitten des Brustkorbs, die kontinuierlich und rhythmisch Blut zur Lunge und zum restlichen Körper pumpt. Große Anteile des H. bestehen aus Myokard (Herz-

HERZ

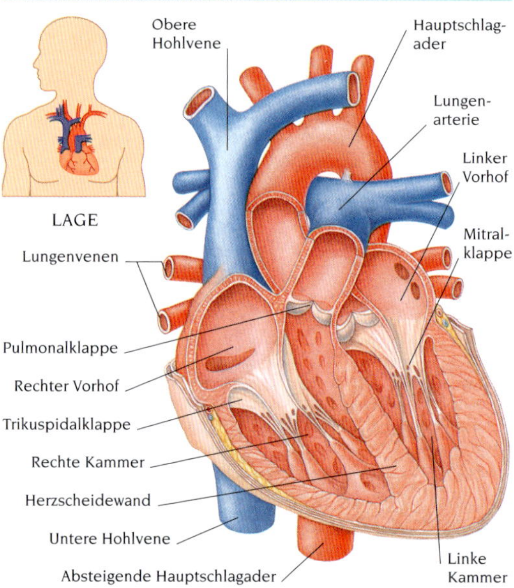

muskel), einer speziellen Muskulatur. Der H.muskel wird durch die 2 Koronararterien (Herzkranzarterien) mit Sauerstoff und Nährstoffen versorgt.

Innen ist das H. mit einer glatten Membran, dem Endokard, ausgekleidet, und ist insgesamt von einem robusten Gewebe, dem *Herzbeutel*, umhüllt. Innen enthält das H. Höhlen; eine dicke mittlere Muskelwand, das Septum (Scheidewand), teilt das H. in eine rechte und eine linke Hälfte. Jede besteht aus einer oben gelegenen Höhle, dem Vorhof, und einer größeren darunter gelegenen Höhle, der Kammer (Ventrikel).

Der rechte Vorhof empfängt das sauerstoffarme Blut aus dem gesamten Körper über die große Hohlvene, V. cava. Dieses Blut gelangt in die rechte Kammer, von wo es über die Lungenarterie zur Lunge gepumpt wird. Dort gibt es Kohlendioxid ab und nimmt Sauerstoff auf. Der linke Vorhof empfängt über die Lungenvenen das sauerstoffreiche Blut aus der Lunge, das dann zur linken Kammer gelangt und von dort in alle Gewebe des Körpers gepumpt wird. Klappen finden sich an den Ausgängen der Kammern; diese sorgen dafür, dass das Blut nur in einer Richtung fließt (→ *Herzklappe*).

Da der Widerstand gegen den Blutstrom im großen Körperkreislauf viel größer ist als derjenige in der Lunge, muss die linke Hälfte des H. kräftiger als die rechte arbeiten und hat daher die größere Muskelmasse.

Herz, bildgebende Verfahren Techniken, mit denen Bilder vom Aufbau des Herzens geliefert werden. Mit ihrer Hilfe sollen Erkrankungen und Anomalien gezeigt werden.

Die einfachste und am häufigsten eingesetzte Methode (→ *Brustkorb, Röntgenaufnahme*) zeigt Herzgröße und -form und das Vorliegen von krankhaften Verkalkungen. *Lungenödem* und Erweiterung der Herz und Lunge verbindenden Gefäße sind i.d.R. auch feststellbar.

Die *Echokardiographie* ist hilfreich, um *angeborene Herzfehler* und Anomalien von Klappen oder Herzwand zu entdecken. Eine *Ultraschalluntersuchung* mit *Doppler-Effekt* erlaubt die Messung des Blutstroms durch die Klappen. *Radionuklid-Szintigraphie* und *Computertomographie* liefern Informationen über die Leistungsfähigkeit des Herzens und seine Funktion. Die *Angiographie* erlaubt die Abbildung der Herzhöhlen und die Diagnose von Erkr. der Herzkranzarterien und der Herzklappen. Hochwertige Bilder des Herzens erhält man auch durch die *Kernspintomographie*.

Herz-Kreislauf-Erkrankungen Erkr. des Herzens, der *Blutgefäße* u. des Blutkreislaufs (→ *Herzkrankheiten; Arteriopathien; Venenerkr.*).

Herz-Kreislauf-System *Herz* u. *Blutgefäße*, die zusammen die ständige Durchströmung des Körpers mit Blut

HERZ-KREISLAUF-SYSTEM

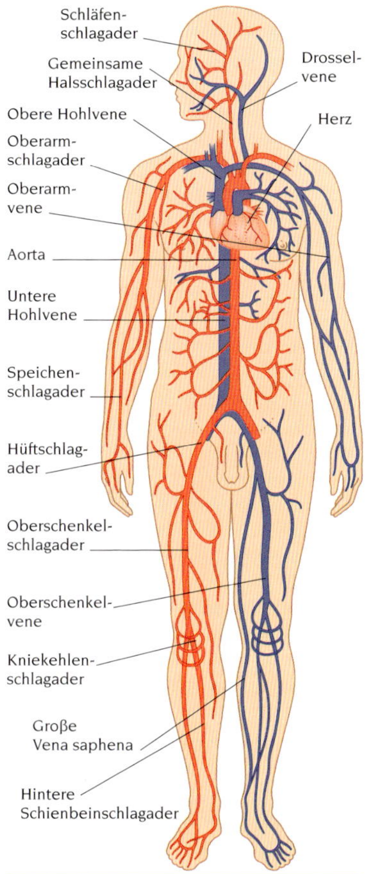

aufrechterhalten. Das H.-K.-S. versorgt die Gewebe mit Sauerstoff und Nährstoffen u. leitet Abbauprodukte weg. Es besteht aus 2 Teilen: dem großen od. Körperkreislauf, der dem ganzen Körper mit Ausnahme der Lungen Blut liefert, u. dem kleinen od. Lungenkreislauf zu den Lungen. Im Körperkreislauf existiert ein Nebensystem, der Pfortaderkreislauf, mit dem nährstoffreiches Blut von Magen, Darm u. anderen Verdauungsorganen zwecks Verarbeitung, Speicherung od. Wiedereintritt in den allgemeinen Kreislauf zur Leber geleitet wird.

Im Körperkreislauf wird sauerstoffreiches Blut unter hohem Druck aus dem Lungenkreislauf in die linke Herzkammer und dann in die *Aorta* gepumpt, von wo es durch *Arterien* u. kleinere *Arteriolen* in alle Körperteile geleitet wird. In den Körpergeweben verzweigen sich die Arteriolen in Netze von feinen Blutgefäßen, *Kapillaren* genannt. Durch die dünnen Kapillarwände treten Sauerstoff u. andere Nährstoffe aus dem Blut in die Gewebe; umgekehrt werden Kohlendioxid u. Abbauprodukte ins Blut aufgenommen. Sauerstoffarmes Blut wird durch Venolen (kleinsten Venen), *Venen* u. Hohlvenen zum Herzen zurückgeleitet.

Das venöse Blut kehrt in die rechte Herzkammer u. in den Lungenkreislauf zurück; dabei fließt es von der rechten Herzkammer durch die Lungenarterie in die Lungen, wo Kohlendioxid gegen Sauerstoff ausgetauscht wird. Das so wieder mit Sauerstoff angereicherte Blut kehrt dann durch die Lungenvenen zum Herzen zurück u. gelangt wieder in den Körperkreislauf.

Herz-Lungen-Maschine Maschine, die zeitweilig die Funktion von Herz und Lunge übernimmt, wodurch Eingriffe, wie *Operationen am offenen Herzen*, Herz- und *Herz-Lungen-Transplantationen* ermöglicht werden.

Eine H.-L.-M. besteht aus einer Pumpe (zur Ausübung der Herzfunktion) und einem Sauerstoffgerät (zur Ausübung der Lungenfunktion). Damit werden Herz und Lunge umgangen, das Herz kann angehalten werden.

Der Einsatz einer H.-L.-M. führt u.U. zur Schädigung der Blutzellen und zu Blutgerinnseln. Diese Probleme lassen sich aber durch vorherige Gabe von

HERZ-LUNGEN-MASCHINE

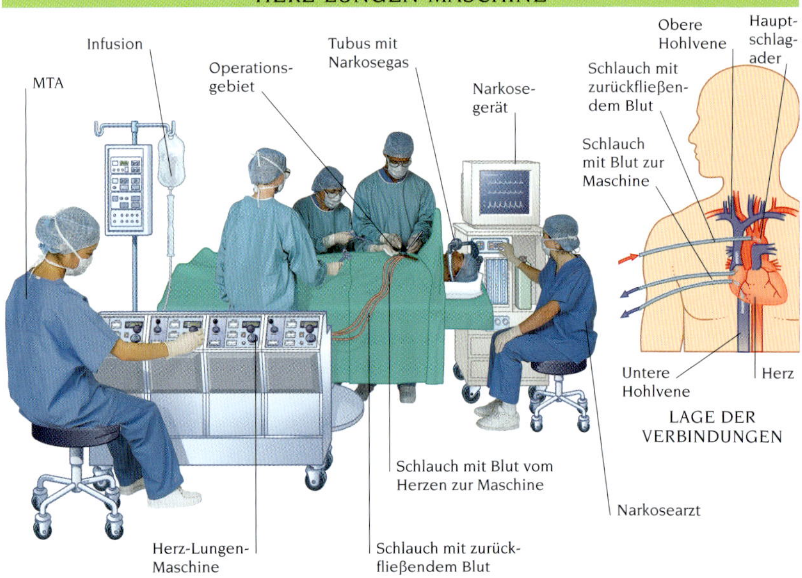

Heparin, einem *Blutgerinnungshemmstoff*, minimieren.

Herz-Lungen-Transplantation Operation, bei der Herz und Lunge eines Pat. entfernt und durch Spenderorgane ersetzt werden. Diese Operation wird zur Behandlung von Krankheiten eingesetzt, bei der ein Lungenschaden das Herz mit betroffen hat bzw. umgekehrt. Solche Erkr. sind *zystische Fibrose*, fibrosierende *Lungenbläschenentzündung* und einige schwere *angeborene Herzfehler*. Eine Herz-Lungen-Maschine wird während des Eingriffs zur Ausübung der Herz- und Lungenfunktion benutzt. Die H.-L.-T. ist etwa so gefährlich wie die *Herztransplantation*.

Herz-Lungen-Wiederbelebung Lebensrettungsmaßnahmen bei *Herzstillstand*. Bei Herzstillstand steht auch die Atmung still, u. *Puls* od. Herzschlag sind nicht mehr tastbar. Nach dem Notruf (112) und evtl. Freimachen der *Atemwege* wird sofort mit *Herzdruckmassage* begonnen, die mit dem Handballen in der Mitte des *Brustbeins* fest, tief und möglichst ohne Pause 100-mal pro Minute durchgeführt wird, bis geschulte Rettungskräfte eintreffen. Mit dieser Maßnahme soll die Blutversorgung des Körpers aufrechterhalten werden. Eine Gehirnschädigung tritt ein, wenn das Gehirn länger als 3 bis 4 Minuten ohne Sauerstoff ist.

Herzasthma Atembeschwerden, bei denen ein *Bronchospasmus* u. Keuchen durch eine Flüssigkeitsansammlung in den Lungen (*Lungenödem*) verursacht werden. Dies beruht gewöhnlich auf einer verringerten Pumpleistung der linken Herzseite (→ *Herzinsuffizienz*) u. ist kein echtes Asthma. Behandelt wird mit *Diuretika*.

Herzbeutel Bindegewebige Umhüllung des *Herzens* und der wichtigen Blutgefäßabgänge. Im Spalt zwischen den 2 Schichten des H. findet sich ein Flüssigkeitsfilm, durch den die ungehinderte Bewegung des Herzens innerhalb des H. ermöglicht wird.

Herzbeutelentzündung Ruft Brustschmerz und Fieber hervor, und es kommt ebenso zu vermehrter Flüssigkeit (Erguss) im *Herzbeutel*, was zur Einengung des Herzens führt. Die lang dauernde H. kann sich zur konstriktiven H. entwickeln, bei der der Herzbeutel vernarbt, sich verdickt und zusammenzieht und so die Herzaktion behindert.

Gründe einer H. sind Infektion, *Herzinfarkt*, Krebs, der gestreut hat, sowie eine Verletzung des Brustfells, ggf. Medikamente. Die H. kann zusammen mit einer *rheumatoiden Arthritis*, einem *Lupus erythematodes* und *Niereninsuffizienz* auftreten. Eine H. verursacht Schmerzen hinter dem Brustbein und manchmal in Hals und Schultern. Fieber kann auftreten. Die konstriktive H. führt zu *Flüssigkeitsstau* in den Beinen und im Bauchraum.

Die Diagnose erfolgt über die *körperliche Untersuchung* und ein *EKG* oder *Echokardiographie* (auch → *Brustkorb, Röntgenaufnahme*). Wenn möglich, soll die Therapie die Ursache ausschalten. Dazu werden auch Schmerzmittel oder *Antirheumatika* verabreicht. Liegt ein Erguss vor, wird die Flüssigkeit mit einer Kanüle abgesaugt. Bei der konstriktiven H. wird u.U. ein Teil des Herzbeutels entfernt.

Herzblock Häufige Veränderung des Herzschlags aufgrund einer Unterbrechung der Impulsweitergabe durch das Erregungsleitungssystem des Herzens.

Es gibt mehrere Schweregrade des H., von der leichten Verzögerung zwischen den Vorhof- und den Kammerkontraktionen (sog. verlängertes P-R-Intervall)

HERZBEUTEL (PERIKARD)

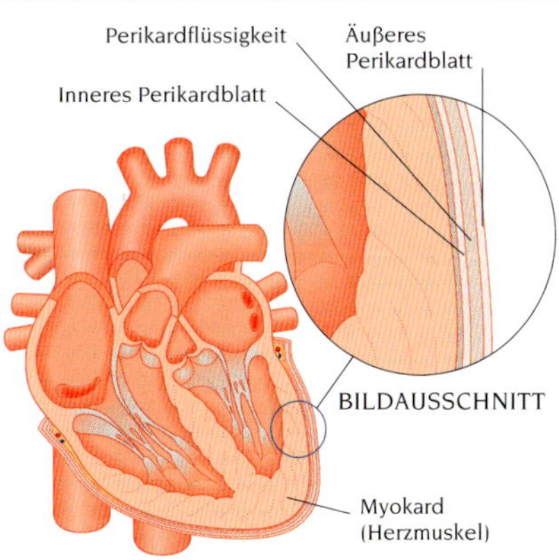

AUFBAU DES HERZENS

bis zum kompletten H., bei dem Vorhöfe und Kammern unabhängig voneinander schlagen. Ein H. kann sich bei *KHK*, *Herzmuskelentzündung*, *Digitalisglykosid*-Überdosierung oder bei *rheumatischem Fieber* entwickeln.

Ein verlängertes P-R-Intervall ist symptomlos. Bei schwererem H. erhöht sich als Reaktion auf Belastung nicht die Frequenz der Kammerkontraktionen. Dies verursacht Atemnot als Folge der *Herzinsuffizienz*, Brustschmerzen oder Bewusstlosigkeit aufgrund einer *Angina pectoris*. Wenn die Kammerfrequenz sehr langsam wird oder sogar für einige Sekunden unterbrochen wird, entstehen Bewusstlosigkeit und Krampfanfall aufgrund ungenügender Hirndurchblutung. Dehnt sich diese Pause aus, kann sich ein Schlaganfall entwickeln.

Ein symptomloser H. bedarf keiner Behandlung. Ein H. mit Symptomen wird i.d.R. durch Einsetzen eines künstlichen *Herzschrittmachers* behandelt. Arzneimittel wie *Isoprenalin*, die Herzfrequenz und Stärke der Kontraktionen erhöhen, werden als vorübergehende Maßnahmen verordnet.

Herzchirurgie Bereich der Chirurgie, der sich mit *Herz* und *Blutgefäßen* befasst und der Operationen zur Verhinderung oder zur Reparatur von Schäden durchführt, die z.B. durch angeborene Herzkrankheit (→ *Herzfehler, angeborener*), *Arteriosklerose* oder *Herzinfarkt* verursacht werden. Zu den Verfahren zählen *Herzklappenoperation*, koronarer Bypass (→ *Bypass, koronarer*) und *Herztransplantation*.

Herzdruckmassage, Wiederbelebung Auch als Thoraxkompression bezeichnet (→ *Herz-Lungen-Wiederbelebung*).

Herzentzündung Allgemeinbegriff für eine Entzündung eines Teils des *Herzens* oder seiner Schichten. Es werden 3 Formen von H. unterschieden: *Herzmuskelentzündung*, meist durch eine Virusinfektion verursacht, *Endokarditis* (Entzündung der innersten Herzwandschicht), die meist auf einer bakteriellen Infektion beruht, und *Herzbeutelentzündung*, der meist eine Infektion durch *Viren* oder *Bakterien* zugrunde liegt, doch auch mit einem *Herzinfarkt* oder einer *Autoimmunkrankheit* wie bei systemischem *Lupus erythematodes* zusammenhängen kann.

Herzfehler, angeborener Bei Geburt vorhandene Anomalie des Herzens, die Herzkammern, -klappen oder die großen Gefäße betreffen kann. Wichtige Anomalien sind *Koarktationssyndrom*, *Transposition der großen Arterien*, *offener Ductus Botalli*, Fallot-Tetralogie, *Pulmonalstenose* und Aorten*stenose*. (→ *Herzscheidewand, Defekt*).

Entwicklungsstörungen führen zu Defekten schon früh im Leben des Embryos. Ursache meist nicht bekannt. *Röteln* der Mutter ist die häufigste bekannte Ursache.

Beginn und Schwere der Symptome hängen vom einzelnen a. H. ab. Einige Anomalien verursachen Zyanose und Atemnot, andere können auch unentdeckt bleiben. Mögliche Komplikationen eines unbehandelten a. H. sind geringeres Körperwachstum, *Lungenentzündung* infolge einer leichten Atemwegsinfektion, rasche Ermüdung bei Belastung und *Eisenmenger-Komplex*.

Eine Diagnose vor der Geburt mithilfe besonderer Ultraschalluntersuchung ist bei den meisten a. H. möglich. Nach der Geburt wird ein fraglicher a. H. mit *EKG* oder *Echokardiographie* (auch → *Brustkorb, Röntgenaufnahme*) untersucht.

Sauerstoff und verschiedene Medikamente können die Symptome eines Herzblocks lindern. Einige Erkr. wie kleine *Septumdefekte* oder ein offener Ductus Botalli werden kleiner oder verschwinden von selbst. Andere a. H. erfordern die operative Korrektur. Verengte Herzklappen werden oft mit Ballon*valvuloplastie* behandelt. In anderen Fällen ist eine Operation am offenen Herzen oder eine *Herztransplantation* notwendig.

Kinder mit a. H. haben ein erhöhtes Risiko für eine bakterielle *Endokarditis*, zu deren Vorbeugung vor bestimmten ausgewählten operativen Eingriffen, *Antibiotika* gegeben werden.

Herzfrequenz Frequenz oder Häufigkeit, mit der sich das Herz kontrahiert, um Blut in den übrigen Körper zu pumpen. Die meisten Menschen haben in Ruhe eine H. von 60 bis 80 Schlägen pro Minute. Diese H. ist in der Kindheit höher und mit zunehmendem Alter niedriger. Sehr gut trainierte Personen können einen Ruhepuls von weniger als 60 pro Minute aufweisen.

Der Herzmuskel reagiert auf jede Zunahme der Blutmenge, die von aktiven Muskeln zurückfließt, automatisch mit Erhöhung der Auswurfmenge. Während extremer Belastung erhöht sich die H. auf 200 Kontraktionen pro Minute, die Auswurfmenge auf 250 ml pro Schlag.

Die H. wird auch durch das *vegetative Nervensystem* gesteuert. Neben Sympathikus und Parasympathikus sind Kerne mit Nervenzellen im Hirnstamm, die Kreislaufzentren, für die Herzaktion verantwortlich.

In Ruhe bewirken die Parasympathikus-Nerven (besonders der *Nervus vagus*) dass der Sinusknoten eine langsame H. aufrechterhält. Während bzw. in Erwartung einer Muskelaktion wird diese Hemmung schwächer und die H. erhöht sich. Die Sympathikus-Nerven setzen Noradrenaline frei, die weiter die H. und die Kontraktionskraft erhöhen. Die Aktivität des Sympathikus wird durch Angst oder Zorn, durch niedrigen Blutdruck (→ *Blutdruck, niedriger*) od. Absinken des Sauerstoffspiegels im Blut ausgelöst.

Die Freisetzung von Adrenalin und Noradrenalin durch die Nebennieren trägt auch zur Erhöhung der H. bei.

H. und Herzrhythmus lassen sich durch Fühlen des *Pulses* oder durch Abhören mit einem *Stethoskop* bestimmen; eine genauere Aufzeichnung bietet ein EKG.

Die Ruhe-H. von über 100 Schlägen pro Minute wird als Tachykardie, eine H. unter 60 Schlägen als Bradykardie bezeichnet (→ *Herzrhythmusstörungen*).

Herzgeräusch Von einer Blutturbulenz im Herzen erzeugtes Geräusch, das mit dem *Stethoskop* hörbar ist.

H. gelten als Zeichen möglicher Anomalien des Blutstroms. Neben „harmlosen" H. ist die häufigste Ursache für Turbulenzen ein *Herzklappen*fehler. Auch einige *angeborene Herzfehler* können Geräusche verursachen oder (selten) ein *Myxom* in der Herzkammer.

Herzinfarkt Auch Myokardinfarkt; plötzliches Absterben eines Teils des Herzmuskels infolge Mangeldurchblutung. Typisch ist starker, anhaltender Schmerz im Brustkorb. In den Industrieländern ist der H. die häufigste Todesursache.

Männer sind stärker gefährdet als Frauen, Raucher tragen ein besonders hohes Risiko. Andere Risikofaktoren für einen H. sind Alter, ungesunde Ernährung, Übergewicht, Bluthochdruck und *Diabetes mellitus*, auch *Arteriosklerose* der *Koronararterien*.

Symptome sind akuter Schmerz in der Brustkorbmitte (u.U. Ausstrahlung in Hals, Arm, Oberbauch), Atemnot, Unruhe, feucht-kalte Haut, Übelkeit und/ oder Erbrechen oder Ohnmacht. Ein H. kann zu sofortigem Herzversagen od. *Herzrhythmusstörungen* führen.

Die Diagnose erfolgt anhand Anamnese und Untersuchungen, wie *EKG* u. Messung der vom geschädigten Herzmuskel ins Blut ausgeschütteten *Enzyme*.

H. ist ein medizinischer Notfall. Als Sofortbehandlung können *Acetylsalicylsäure*, *Fibrinolytika*, *Schmerzmittel* und *Sauerstoff* verabreicht werden, auch *Diuretika*, intravenöse Infusionen, *Antiarrhythmika* und *Betablocker*, bei schweren Rhythmusstörungen *Defibrillation*, allgemein sofortige *Herzkatheteruntersuchung* und/oder -behandlung.

Nach der Erholung sind vorbeugende Maßnahmen, wie körperliche Betätigung, Gewichtsreduktion, Einstellen des Rauchens, Ernährungsumstellung, erforderlich. Zur Senkung des Risikos weiterer *Infarkte* können Medikamente wie z. B. *Statine*, *Acetylsalicylsäure*, *Betablocker* gegeben werden.

Herzinsuffizienz oder Herzmuskelschwäche; Unfähigkeit des Herzens, seine Arbeitsbelastung zu erfüllen. Die H. kann primär das rechte oder linke Herz betreffen, obwohl es meist beide Seiten beeinflusst; in dem Fall wird es als kongestive oder chronische H. bezeichnet.

Die Links-H. wird verursacht durch *Bluthochdruck*, *Anämie*, *Schilddrüsenüberfunktion*, einen Herzklappenfehler (z. B. Aorten*stenose*, *Aorteninsuffizienz* oder *Mitralklappeninsuffizienz*) oder einen *angeborenen Herzfehler*. Andere Gründe für eine Links-H. sind *Herzinfarkt*, *Herzrhythmusstörungen* und *Kardiomyopathie*.

Die linke Herzseite kann sich bei jeder Kontraktion nicht vollständig entleeren oder hat Schwierigkeiten, das aus der Lunge zurückfließende Blut aufzunehmen. Das zurückgehaltene Blut baut einen Rückstau in die Lunge auf und führt zum *Lungenödem*.

Die Rechts-H. ist meist die Folge einer *pulmonalen Hypertension*, die selbst wiederum durch Links-H. oder eine Lungenkrankheit (wie z.B. *chronisch-obstruktive Lungenerkrankung*) verursacht wird. Rechts-H. beruht auch auf einem Klappenfehler, wie etwa *Trikuspidalinsuffizienz*, oder einen angeborenen Herzfehler.

Es kommt innerhalb des Venensystems zu einem Rückstau des Kreislaufs, der zu erweiterten Halsvenen, Leververgrößerung und *Flüssigkeitsstau*, bes. an Unterschenkeln und Knöcheln, führt.

Die Behandlung hängt von der Ursache der H. ab, kann sitzende Lagerung, *Diuretika*, *ACE-Hemmer*, *Digitalis*, *Betablocker* und *Sauerstoff* umfassen. Akutes Linksherzversagen ist ein lebensbedrohlicher Notfall. Krankenhausbehandlung ist dringend erforderlich.

Herzkatheterisierung Untersuchungstechnik, bei der ein dünner, steriler *Katheter* durch die Blutgefäße ins Herz eingeführt wird. Sie dient der Diagnose, Schweregradbeurteilung und ggf. Therapie angeborener Herzfehler (→ *Herzfehler, angeborener*), Erkrankung der Herzkranzgefäße (→ *KHK*) sowie einiger Erkrankungen der Herzklappen (→ *Valvuloplastie*). Während der H. kann man den Druck in *Herz* und *Kreislauf* messen, Proben entnehmen und eine *strahlenundurchlässige* Substanz injizieren, um die Durchgängigkeit und den Verlauf der Gefäße sowie die Hohlräume des Herzens in Röntgenaufnahmen darstellen zu können.

Herzklappe Struktur an dem Ausgang einer Herzhöhle, die den Ausstrom des Bluts aus dieser Höhle erlaubt, aber den Rückstrom verhindert. Es gibt 4 H., die Aorten-, Pulmonal-, Mitral- und Trikuspidalklappe. Ihr Öffnen und Schließen während jedes Herzzyklus erzeugt die *Herztöne*.

Eine Herzklappe kann von einer Stenose (Verengung) betroffen sein, die dem Herzen stärkere Arbeit abverlangt, um das Blut durch die Klappe zu pumpen, bzw. von einer Insuffizienz (mangelnder Schluss bzw. Restöffnung), wodurch die H. nicht mehr in der Lage ist, den Rückstrom von Blut zu verhindern. Diese Fehler verursachen charakteristische *Herzgeräusche*.

H.-Fehler sind bei der Geburt vorhanden (→ *Herzfehler, angeborener*) oder werden im späteren Leben erworben. Die häufigsten angeborenen H.-Fehler sind Aorten- und Pulmonalstenose. Eine erworbene H.-Erkr. ist i.d.R. die Folge von degenerativen Veränderungen oder einer *Minderdurchblutung*, die einen Teil des Herzens betrifft und zur Aortenstenose oder Mitralinsuffizienz führt. Das *rheumatische Fieber* kann zur Mitralstenose, Mitralinsuffizienz, zu Aortenklappenfehlern, zur Trikuspidalstenose oder -insuffizienz führen. Die H. werden auch bei der bakteriellen *Endokarditis* geschädigt.

H.-Erkr. verursachen häufig Herzinsuffizienz, Herzrhythmusstörungen oder Symptome aufgrund der verminderten Blutversorgung der Körpergewebe.

Sie werden durch *Auskultation*, *EKG* oder *Echokardiographie* diagnostiziert (auch → *Brustkorb, Röntgenaufnahme*) und durch *Herzklappenoperation* korrigiert.

Herzklappenoperation Operation zur Korrektur eines *Herzklappen*fehlers oder zur Entfernung einer erkrankten Klappe. Eine Herzklappe wird repariert, erweitert oder ersetzt, wenn sie entweder insuffizient (durchlässig) oder stenotisch (verengt) ist. Zur Aufweitung einer Klappe werden *Valvulotomie* oder *Valvuloplastik* durchgeführt. Eine erkrankte Klappe wird durch eine mechanische (aus Metall und Kunststoff hergestellt), eine Klappe aus menschlichem Gewebe, eine Klappe vom Schwein oder eine Spenderklappe eines Verstorbenen ersetzt. Die Herz-Lungen-Maschine wird beim Eingriff benötigt.

Nach der H. können Symptome wie Atemnot einige Wochen bis zur Besserung benötigen, und eine Dauerbehandlung mit Medikamenten ist erforderlich. Einige Pat. brauchen eine langfristige Therapie mit *Blutgerinnungshemmstoffen*, um die Bildung von Blutgerinnseln im Bereich der neuen Klappe zu verhindern.

Herzklopfen Empfinden des *Herzschlags* oder Gefühl eines schnellen, starken Herzschlags. H. bemerkt man gewöhnlich in Spannungssituationen oder nach großer Belastung oder bei *Angst*. Tritt H. in Ruhe auf, handelt es sich meist um *Extrasystolen*, die als Flattern oder Pochen in der Brust auftreten. H. kommt auch bei *Herzrhythmusstörungen* und bei *Schilddrüsenüberfunktion* vor. Wiederholtes H. oder solches zusammen mit Brustschmerz, Atemnot oder Benommenheit wird mit einem *Langzeit-EKG* und Schilddrüsentests untersucht. Die Therapie richtet sich nach der Ursache.

Herzkrankheiten Großes Spektrum an Störungen, die die Herzaktion beeinträchtigen. Im Allgemeinen spielen Erbfaktoren keine große Rolle bei den Ursachen von H., aber sie tragen zu *Hyperlipidämien* bei, die jemanden etwa für die *Arteriosklerose* anfällig machen. Strukturanomalien des Herzens gehören zu den häufigsten Geburtsfehlern (→ *Herzfehler, angeborener*).

Infektionen nach der Geburt führen zur *Endokarditis* oder *Herzmuskelentzündung*. Tumoren, die von Herzgeweben ausgehen, sind selten. Es finden sich hierunter gutartige *Myxome* und bösartige *Sarkome*.

Der Herzmuskel kann infolge Protein- und Kalorienmangel dünn und schlaff werden. Thiamin-(Vitamin-B-) Mangel, häufig bei Alkoholikern, verursacht *Kardiomyopathie*. Über viele Jahre andauernde Alkoholvergiftung verursacht eine Form der Kardiomyopathie. Die Fettsucht trägt stark zu H. bei, wahrscheinlich durch ihre Auswirkung auf andere Risikofaktoren, wie *Bluthochdruck*, *Diabetes* und erhöhtes *Cholesterin*.

Die Koronararterien werden aufgrund einer Arteriosklerose verengt und enthalten damit dem Herzmuskel Sauerstoff vor (→ *Angina pectoris* oder *Herzinfarkt*).

Einige Medikamente, wie z. B. das Zytostatikum *Doxorubicin*, außerdem trizyklische *Antidepressiva* und sogar Substanzen zur Behandlung von H. können die Herzaktion stören und den Herzmuskel schädigen.

Viele häufige und schwere H. sind die Komplikation einer grundlegenden Erkr., wie Kardiomyopathie oder angeborener Herzfehler. Hierzu zählen *Herzrhythmusstörungen*, einige Fälle von *Herzblock* und *Herzinsuffizienz*. Das *Cor pulmonale* ist ein Versagen der rechten Herzhälfte infolge einer Lungenerkrankung.

Herzkranzgefäße, Erkrankungen → *KHK*

Herzminutenvolumen Gemessenes Volumen des vom Herzen pro Minute ausgeworfenen Bluts, mit dem die Leistungsfähigkeit des Herzens beurteilt wird. In Ruhe wirft das Herz eines Erwachsenen etwa bis 5 l pro Minute aus, bei Trainierten sogar bis zu 30 l pro Minute. Ein geringes H. bei Belastung weist auf eine Schädigung des Herzmuskels hin od. auf größeren Blutverlust.

Herzmuskelentzündung Med. Myokarditis; meist infolge einer Infektion mit *Coxsackie-Viren*. H. ist typisch für *rheumatisches Fieber*.

Oft ohne Symptome; selten treten schwere Störungen des Herzschlags, Atemnot, Schmerzen im Brustkorb und *Herzinsuffizienz* auf. Bei schwerer H. kann ein Herz-Kreislauf-Stillstand zum Tod führen.

H. wird aufgrund der *Anamnese* und der *körperlichen Untersuchung* vermutet. Das *EKG* zeigt typische Herzschlag-Anomalien. Auch *Echokardiographie* und *Bluttests* dienen der Diagnose.

Es gibt keine spezifische Therapie. Bettruhe und *Kortikosteroide* sind empfehlenswert.

Herzneurose Große *Angst* um den Zustand des Herzens, meist nach *Herzinfarkt*, Herzanfall od. Herzoperation, doch manchmal auch ohne vorherige Herzprobleme. Die Betroffenen spüren Symptome wie Atemnot u. Schmerzen im Brustraum, die für eine Herzerkr. typisch sind, u. schrecken evtl. aus Angst vor einem Anfall vor Sport od. Arbeit zurück. Die ärztliche Abklärung ergibt keine körperliche Ursache. *Psychotherapie* kann Hilfe bringen.

Herzrhythmusstörung Med. Arrythmie; die Unregelmäßigkeit von Rhythmus od. Geschwindigkeit des *Herzschlags* wird durch eine Störung der elektrischen

Impulse im *Herzen* verursacht u. lässt sich in 2 Hauptgruppen einteilen: *Tachykardien*, bei denen die Geschwindigkeit schneller als normal ist, u. *Bradykardien*, bei der sie langsamer ist.

Bei der *Sinustachykardie* ist der Herzschlag schneller, der Rhythmus regelmäßig, u. der Schlag geht vom Sinusknoten aus, dem physiologischen Schrittmacher des Herzens (→ *Herzschrittmacher*). Die supraventrikuläre *Tachykardie* ist schneller u. der Rhythmus regelmäßig. Sie kann auch durch eine im Herzen kreisende Erregung verursacht sein. Rasche Herzschläge aus den Kammern nennt man Kammertachykardien. Beim Vorhofflattern schlagen die *Herzvorhöfe* regelmäßig u. sehr schnell, doch nicht jeder Impuls erreicht die Herzkammern, die deshalb langsamer schlagen. Unkoordiniertes, sehr schnelles Schlagen der Herzvorhöfe wird *Vorhofflimmern* genannt u. bewirkt völlig unregelmäßige Herzschläge. *Kammerflimmern* ist eine Art von *Herzstillstand*, bei der die Muskelfasern sehr schnell dysorganisiert beben, aber kein Blut gepumpt wird.

HERZRHYTHMUSSTÖRUNG

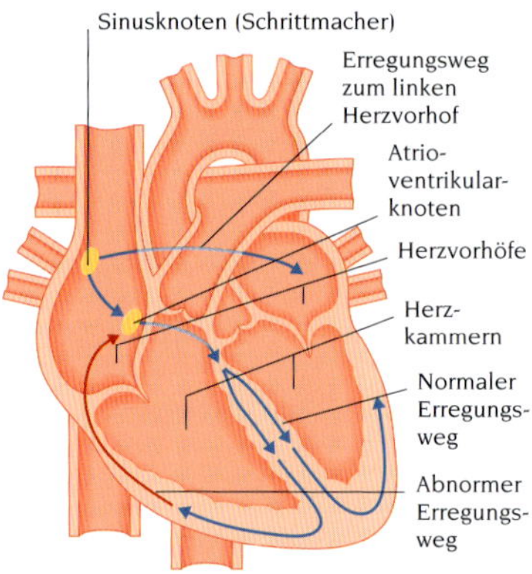

SUPRAVENTRIKULÄRE TACHYKARDIE

Ein langsamer und regelmäßiger Herzschlag wird Sinusbradykardie genannt. Beim *Herzblock* ist die Leitung elektrischer Impulse durch den Herzmuskel teilweise od. komplett blockiert, sodass ein langsamer, unregelmäßiger Herzschlag entsteht. Episoden von Bradykardien können mit Episoden von Tachykardie abwechseln, was auf einer fehlerhaften Impulsbildung beruht (→ *Sinusknotensyndrom*).

Häufige Ursache der H. ist eine Herzkranzgefäßerkr. (→ *KHK*), besonders nach *Herzinfarkt*. Einige Tachykardien beruhen auf einem angeborenen Defekt im Leitungssystem des Herzens. *Koffein* kann bei manchen Menschen Tachykardie bewirken. *Amitriptylin* u. einige andere *Antidepressiva* können ernste H. hervorrufen, wenn sie in hohen Dosen genommen werden.

Eine H. kann sich als Herzklopfen bemerkbar machen, doch manchmal führt sie auch zu Ohnmacht, Schwindel, Schmerzen im Brustkorb u. Atemlosigkeit, die die Frühsymptome sein können.

Im *EKG* lassen sich H. erkennen; treten sie in Abständen auf, kann ein Langzeit-EKG erforderlich sein (→ *EKG-Gerät, tragbares*).

Zur Behandlung von H. können Antiarrhythmika eingesetzt werden. Bei einer plötzlich einsetzenden H. kann der normale Herzschlag durch einen Elektroschock wiederhergestellt werden (→ *Defibrillation*). Abnorme Erregungswege im Herzen können durch Hochfrequenz-*Ablatio* bei *Herzkatheterisierung* behandelt werden. Zuweilen kann ein Herzschrittmacher eingesetzt werden, der den gesunden Herzschlag wiederherstellt, indem er den ungesunden überspielt. Alternativ kann ein ICD (implantierbarer Kardioverter-Defibrillator) eingesetzt werden. Dieses Gerät kontrolliert die Herzfrequenz und gibt, wenn erforderlich, einen kleinen Elektroschock ab, um den Herzrhythmus wieder zu normalisieren.

Herzscheidewand, Defekt Septumdefekt; *angeborener Herzfehler*; Loch in der Scheidewand zwischen linker und rechter Herzkammer oder (seltener) zwischen linkem und rechtem Vorhof. Die Ursache ist meist unbekannt. Das Loch führt dazu, dass sich frisches sauerstoffreiches mit sauerstoffarmem Blut im Herzen vermischt.

Ein kleiner Defekt hat geringe oder keine Wirkung. Ein großes Loch in der Herzkammer kann 6 bis 8 Wochen nach der Geburt zu *Herzinsuffizienz* und damit zu Atemnot und Ernährungsproblemen führen. Ein großer Vorhofdefekt verursacht zwar keine Herzinsuffizienz, aber schnelle Ermüdung bei körperlicher Anstrengung. Bei beiden Defekten kann es zur *pulmonalen Hypertension* kommen.

Diagnose: Sicherung durch *Thoraxröntgen, EKG, Echokardiographie* od. *Angiographie*. Vorhofdefekte werden chirurgisch behoben, wenn sie Symptome oder Komplikationen verursachen. Im Zuge des Wachstums ziehen sich kleinere Herzkammerdefekte oft von selbst zusammen oder schließen sich sogar ganz. Ein Herzkammerdefekt, der zu Herzinsuffizienz führt, wird mit *Diuretika* und *Digitalisglykosiden* behandelt. Wenn sich das Loch nicht spontan schließt, muss es durch eine *Operation* oder *minimalinvasiv* behoben werden.

Herzschlag Kontraktion des Herzens, wodurch Blut zur Lunge und in den übrigen Körper gepumpt wird. Die verschiedenen Teile des Herzens ziehen sich in genauer Abfolge zusammen, welche durch elektrische Impulse erzeugt wird, die vom Sinusknoten oben im rechten Vorhof ausgehen. Es gibt 4 Phasen eines H.-Zyklus, die Diastole (Entspannungsphase), die Vorhofsystole (Zusammenziehen der Vorhöfe), die Kammerdiastole und die Kammersystole. Die Frequenz der Kontraktionen wird *Herzfrequenz* od. *Puls*frequenz genannt. Dabei bezieht sich Puls auf den Charakter und die Frequenz des H., die an bestimmten Körperstellen (z. B. am Handgelenk) fühlbar ist.

Herzschrittmacher Gerät, das zur Aufrechterhaltung eines regelmäßigen Herzschlags elektrische Impulse ans Herz gibt. Ein H. wird implantiert, wenn z. B. der Sinusknoten des Herzens gestört oder die Erregungsleitung eingeschränkt ist (→ *Herzblock*; *Sinusknotensyndrom*).

H. sind Festfrequenz-H. (mit einstellbarer fester Impulsfrequenz) oder Bedarfs-H. (Impulse werden nur bei verlangsamter oder fehlender Eigenaktion des Herzens abgeben). H. können extern (zum vorübergehenden Einsatz) oder dauerhaft implantiert sein. Einige Typen erhöhen die Herzfrequenz bei Belastung oder korrigieren gestörte Rhythmen. Ein spezieller H. ist der implantierbare Kardioverter-Defibrillator (ICD).

Herzschwäche → *Herzinsuffizienz*

Herzspitzenstoß Gesunder Herzschlag, der durch die Brustwand zu fühlen ist. Wenn sich das Herz zusammenzieht, berührt sein *Apex* (Spitze) die Brustwand u. kann zwischen der 5. u. 6. Rippe der linken Brustkorbseite gespürt werden. Bei Herzvergrößerung ist der H. verlagert.

Herzstillstand Aufhören der Pumptätigkeit des Herzens, das eintritt, wenn die rhythmische Muskelarbeit aufhört. Häufigste Ursache ist *Herzinfarkt*. Weitere Ursachen können *Atemstillstand, Elektrounfall*, Blutverlust, *Hyperthermie*, Medikamenten- oder Drogenüberdosis sowie *anaphylaktischer Schock* sein. H. führt zu plötzlichem Zusammenbruch, Bewusstlosigkeit u. Fehlen von Puls u. Atmung.

Die Diagnose wird durch Beobachtung der elektrischen Herztätigkeit mittels *EKG* abgesichert. Dabei wird zwischen Kammerflimmern u. Asystolie unterschieden, den 2 Störungen, die zu H. führen. Kammerflimmern kann durch *Defibrillation* behoben werden. Die Asystolie, d. h. das komplette Fehlen der Herzmuskeltätigkeit, ist schwerer rückgängig zu machen, kann jedoch auf die Injektion von *Adrenalin* ansprechen.

Herztöne Durch das Herz während jedes Herzschlags erzeugte Töne; pro Herzzyklus sind 2 wesentliche H. mit einem Stethoskop deutlich zu unterscheiden. Der erste ist ein tieferer Ton;

HERZSCHRITTMACHER

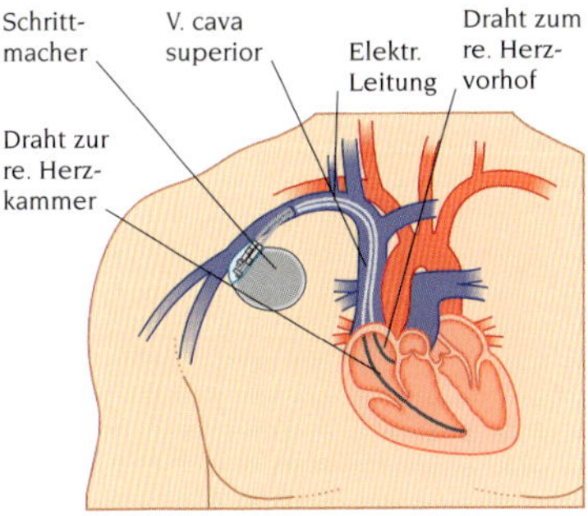

LAGE DES IMPLANTIERTEN SCHRITTMACHERS

HERZTONÜBERWACHUNG BEIM UNGEBORENEN

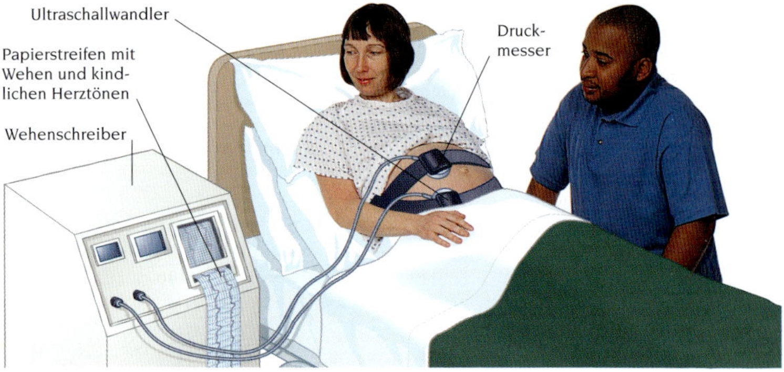

EXTERNE ÜBERWACHUNG KINDLICHER HERZTÖNE

er ergibt sich durch Schluss der Trikuspidal- und Mitralklappe am Ausgang der Vorhöfe in dem Moment, wenn das Herz beginnt, das Blut herauszupumpen. Der 2. H. ist etwas höher und wird durch Schluss der Pulmonal- und Aortenklappe erzeugt, wenn der Pumpvorgang der Kammern beendet ist.

Abweichende H. können Zeichen verschiedener Erkr. sein. Ein höheres Geräusch oder „Klicken" beruhen auf plötzlichem Stopp der Klappenöffnung, wie er bei Pat. mit bestimmten Herzklappenfehlern auftritt. *Herzgeräusche* sind krankhafte Töne, die durch Turbulenzen im Blutstrom erzeugt werden. Sie beruhen auf *Herzklappen*fehlern oder *angeborenen Herzfehlern*.

HERZTRANSPLANTATION

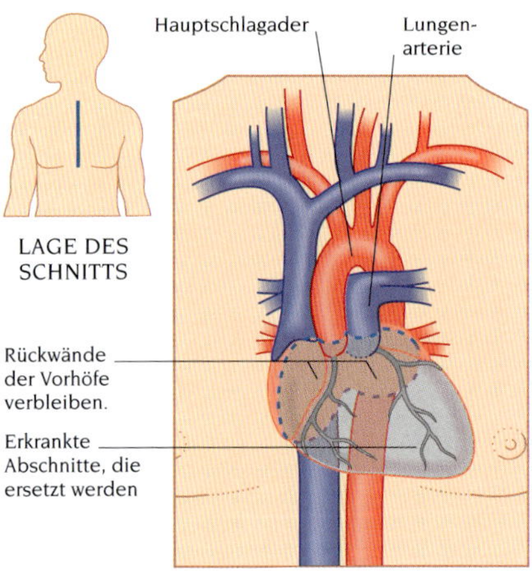

Herztonüberwachung, Ungeborenes Med. Kardiotokographie; Einsatz eines Geräts zur Dokumentation bzw. Anzeige kindlicher Herztöne während Schwangerschaft und Geburt. Die Aufzeichnung wird während der Schwangerschaft in regelmäßigen Abständen durchgeführt, wenn Untersuchungen zeigen, dass die Plazenta nicht richtig arbeitet. Während der Geburt kann sie eine Notsituation aufzeigen, in der der Sauerstoffmangel zu krankhaften Veränderungen der kindlichen Herzfrequenz führt (→ *Fötus, Notsituation*).

Die einfachste Methode zur H. bei U. ist der Einsatz eines besonderen Hörrohrs. Die Kardiotokographie, die aufwendigere elektronische Variante, zeichnet die Herztöne und die Wehentätigkeit auf einem Papierstreifen auf. Die Herztöne werden entweder von außen über einen *Ultraschall*kopf an einem Gurt um den Leib der Mutter aufgezeichnet oder alternativ unter der Geburt von innen durch eine Kopfhautelektrode durch Vagina u. Muttermund.

Herztransplantation Ersatz eines geschädigten oder kranken Herzens durch ein gesundes Spenderherz zur Zeit des Todes des Spenders. I.d.R. haben Transplantatempfänger eine fortgeschrittene koronare Herzkrankheit oder eine *Kardiomyopathie*. Während der Operation wird die Funktion des Herzens von einer Herz-Lungen-Maschine übernommen.

Der größte Teil des kranken Herzens wird entfernt, doch die Rückwände der Vorhöfe werden an Ort und Stelle gelassen. Die Kammern werden dann mit den verbleibenden Bereichen des Empfängerherzens verbunden. Wenn die direkte postoperative Phase überstanden ist, ergibt sich eine gute Prognose. Die Pat. müssen nun mit den langfristigen Problemen wie bei anderen *Transplantationen* auch zurechtkommen (→ *Herz-Lungen-Transplantation*).

Herzvergrößerung H. kann sich in Form von *Hypertrophie* (Verdickung) des Herzmuskels od. von Dilatation (Erweiterung, also Umfangvergrößerung) von einer oder beider Herzkammern zeigen. Eine Hypertrophie tritt bei Erkr. auf, bei denen das Herz angestrengter als normal arbeiten muss, um das Blut überallhin zu pumpen. Zu ihnen zählen *Bluthochdruck, pulmonale Hypertension* u. eine Form der *Kardiomyopathie*. Eine Herzerweiterung kann auf einer Herzklappenschwäche beruhen (Unvermögen der Herzklappen, nach einer Kontraktion richtig zu schließen), wie sie bei *Aortenklappeninsuffizienz* vorliegt.

Evtl. treten Symptome erst auf, wenn das Herz sich derart erweitert hat, dass es zusätzliche Anstrengungen nicht mehr bewältigen kann. Seine verringerte Pumpleistung führt zu *Herzinsuffizienz*, deren Symptome Kurzatmigkeit u. Knöchelschwellung sind. H. wird durch körperliche Untersuchung, Brustkorbröntgen (→ *Brustkorb, Röntgenaufnahme*) u. *EKG* festgestellt. Die Behandlung erfolgt je nach Grunderkrankung.

HERZVORHOF

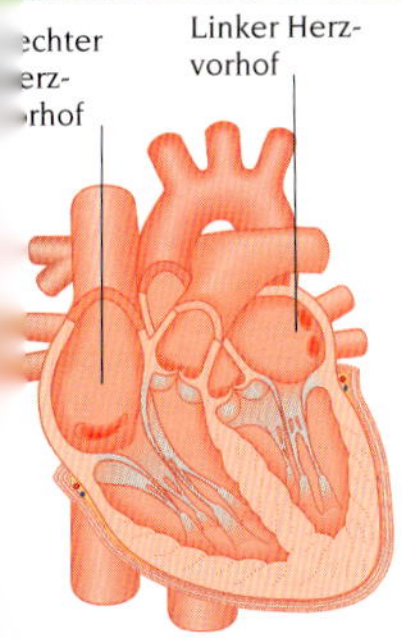

BAU DES HERZENS

Herzvorhof Eine der 2 (linken und rechten) oberen Hohlräume des *Herzens*, die Blut aus dem Körper bzw. den Lungen aufnehmen. Die Herzvorhöfe öffnen sich direkt zu den Herzkammern.

Herzzyklus Abfolge von Tätigkeiten in weniger als 1 Sekunde, die bei jedem Herzschlag geschieht. Der Herzschlag besteht aus 4 Phasen: Bei der Diastole erschlafft das Herz, während der Vorhofsystole ziehen sich die *Herzvorhöfe* zusammen, bei der Kammerdiastole entspannen sich die Herzkammern u. bei der Kammersystole ziehen sie sich zusammen. Der *Sinusknoten* (der Schrittmacher des Herzens) reguliert den Zeitpunkt der Phasen, indem er elektrische Impulse an die Herzvorhöfe u. -kammern schickt.

heterozygot Beschreibung für eine Person, deren Zellen 2 verschiedene *Allele* zur Regulierung eines speziellen Erbmerkmals enthalten. Ein homozygoter Mensch hat identische Allele für ein Merkmal (→ *Vererbung; genetische bedingte Erkr.*).

Heuschnupfen Entzündung der Nasenschleimhaut aufgrund von *Allergie* gegen Pollen, Staub od. andere in der Luft vorhandene Stoffe; auch als allergische Rhinitis bezeichnet. H. führt zu Niesen, Nasenausfluss, u. Nasenverstopfung. *Antihistaminika* u. lokal wirkende *Kortikosteroide* werden in leichten Fällen eingesetzt. Eine regelmäßige Inhalation von Cromoglycinsäure während der gesamten Pollensaison kann helfen, Schübe zu verhindern. Dauerhafte Linderung der Symptome wird gelegentlich durch *Hyposensibilisierung* gegen Pollen-*Allergene* mit mehreren Injektionen erreicht.

Hexenmilch Lat. Lac neonatorum; dünner, weißer Ausfluss aus der Brustwarze eines Neugeborenen; Grund sind die mütterlichen Hormone, die durch die Plazenta in den Kreislauf des Kindes gelangen. H. kommt sehr häufig vor. Sie geht i.d.R. mit der Vergrößerung einer oder beider Brüste des Neugeborenen einher. Die Erkr. ist harmlos und verschwindet normalerweise spontan in wenigen Wochen.

Hexenschuss oder Lumbago; Schmerz im unteren Rückenbereich. H. beruht u.U. auf einem *Bandscheibenvorfall*, evtl. ist auch die *Synovialmembran* zwischen den Flächen der kleinen Wirbelgelenke eingeklemmt oder es ist zur teilweisen Verrenkung des Zwischenwirbelgelenks mit Bänderzerrung gekommen. In vielen Fällen liegt aber keine klare Ursache vor. Die Therapie besteht in *Schmerzmittel* und vorsichtiger körperlicher Übung (→ *Hartspann der Rückenmuskulatur*).

Hiatushernie → *Zwerchfellbruch*

Hib-Vakzine Impfstoff, der routinemäßig im 3., 4. und 5. Lebensmonat zum Schutz vor dem Erreger *HAEMOPHILUS INFLUENZA* Typ b (Abk. Hib) empfohlen wird. Bevor der Schutzstoff allgemein verfügbar war, war Hib-Ansteckung häufige Ursache der bakteriellen *Hirnhautentzündung* und *Kehldeckelentzündung* bei Kindern.

High-density-Lipoprotein Lipoprotein hoher Dichte (HDL); zählt zur Gruppe von Proteinen, die *Lipide* (Fettstoffe) im Blut transportieren. Hohe Werte von H. können vor *Arteriosklerose* schützen (→ *Fette und Öle*; *Low-density-Lipoprotein*).

Hinken Abweichendes Gehmuster, bei dem sich Bewegungen eines Beins (oder einer Hüfte) von denen des anderen unterscheiden. H. beim Kind sollte innerhalb 24 Stunden untersucht werden, da evtl. ein Hüftgelenkproblem Therapie erfordert.

Hinterhaupt Anat. Occiput; unterer hinterer Teil des Kopfs am Übergang zum Nacken.

Hippocampus Struktur im *limbischen System* des Gehirns. Der aus einem Band *grauer Substanz* bestehende H. ist an Lernprozessen und am Langzeitgedächtnis beteiligt.

HIRNHÄUTE

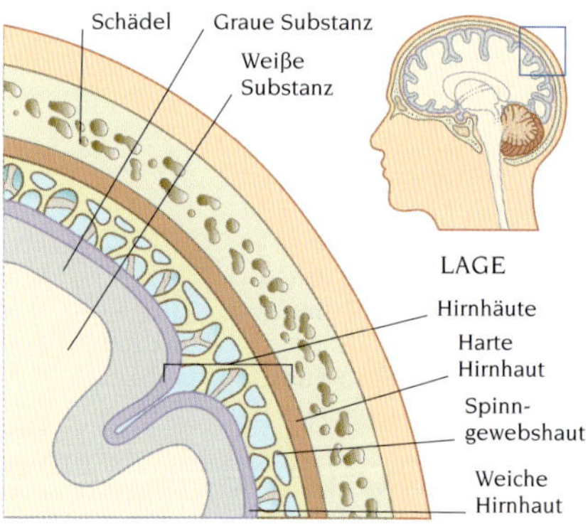

Hippokratischer Eid Sammlung ethischer Grundsätze, die den Schriften des griechischen Arztes Hippokrates entlehnt sind und die sich mit der ärztlichen Pflicht befassen, die Tätigkeit zum Wohl des Patienten auszuüben.

Hirn-/Rückenmarkshäute Anat. Meningen; 3 Membranen, die *Gehirn* und *Rückenmark* schützen. Die äußere Membran, die Dura mater (harte Hirnhaut), ist hart und fibrös; sie kleidet die Innenseite des Schädels aus und bildet eine lockere Scheide um das Rückenmark herum. Die mittlere Membran, die Arachnoidea mater (Spinnwebenhaut), ist elastisch und netzartig. Die innere Membran, die Pia mater (gefäßführender Teil der weichen Hirnhaut) liegt direkt am Gehirn und ist von der Arachnoidea durch den Subarachnoidalraum, der *Gehirn- und Rückenmarksflüssigkeit* enthält, getrennt.

Hirnabszess Von entzündetem Gewebe umgebene Eiteransammlung im Gehirn od. an seiner Oberfläche. Am häufigsten sind Stirn- u. Schläfenlappen des *Großhirns* im vorderen Gehirnbereich betroffen.

H. können nach einer Kopfverletzung auftreten, bilden sich jedoch meist infolge einer sich von anderer Stelle im Körper ausbreitenden Infektion, z. B. Mittelohr od. Nebenhöhlen. Eine andere Ursache kann eine Infektion nach einer penetrierenden Hirnverletzung sein. Mehrfache H. können auf einer durch das Blut übertragenen Infektion beruhen, meist bei Herzklappeninfektion (→ *Endokarditis*). Zu den Symptomen gehören Kopfschmerz, Benommenheit, Erbrechen, Sehstörunen, Fieber, Krampfanfälle sowie Symptome, die auf örtlichem Druck beruhen, z. B. *Sprachstörungen*. Die Behandlung erfolgt mit *Antibiotika* u. Operation. Evtl. ist eine *Kraniotomie* zum Öffnen u. Ableiten des H. erforderlich. Unbehandelt können H. bleibende Schäden bewirken od. tödlich verlaufen. Trotz einer Behandlung kann es manchmal durch die Vernarbung zu *Epilepsie* kommen.

Hirnanhangsdrüse Anat. Hypophyse; vielleicht die wichtigste *endokrine Drüse* des Körpers. Sie regelt u. kontrolliert die Funktionen anderer endokriner Drüsen und zahlreiche Vorgänge im

HIRNANHANGSDRÜSE

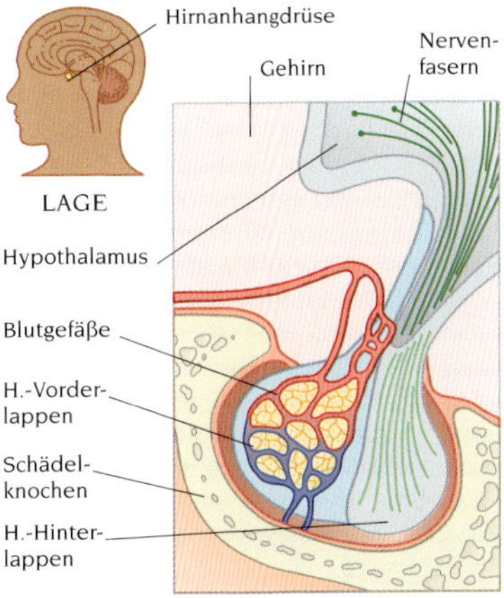

Organismus. Die H. ist ein erbsengroßes Organ, das über einen Stiel aus Nervenfasern mit dem *Hypothalamus* verbunden ist. Der H.-Vorderlappen produziert Wachstumshormon, *Prolaktin*, *ACTH*, TSH (Thyreoid-stimulierendes Hormon), das die Produktion der Schilddrüsenhormone stimuliert, das *Gonadotropin* FSH (follikelstimulierendes Hormon) und LH (*luteinisierendes Hormon*) sowie das MSH (Melanozytenstimulierendes Hormon), das für die Bräunung der Haut verantwortlich ist. Der H.-Hinterlappen setzt *ADH* und *Oxytocin* frei.

Hirnarterien-Aneurysma Abnorme Ausbuchtung an den das Gehirn versorgenden *Arterien*, insbesondere an ihren Verzweigungsstellen. H.-A., die sehr häufig auf *angeborener* Schwäche der Arterienwand beruhen, aber auch in Folge von *Arteriosklerose* erworben werden, können manchmal reißen u. eine *Subarachnoidalblutung* bzw. Hirnblutung auslösen (→ *Berry-Aneurysma*).

Hirnhautentzündung Med. Meningitis. *Hirn-/Rückenmarkshäute* sind meist infolge einer Infektion betroffen. Die Virus-H. tritt epidemisch oft im Winter auf und verläuft relativ leicht. Die bakterielle H. ist lebensbedrohlich. Sie wird i.d.R. durch *HAEMOPHILUS INFLUENZAE* und *MENINGOCOCCUS* Typ B und C verursacht.

Meist geht die Infektion von anderer Körperstelle aus und erreicht die Hirnhäute über die Blutbahn. Seltener tritt sie durch Schädelhöhlen ein, z.B. infolge eines infizierten Ohrs oder *Sinus*, oder über die Luft nach einem *Schädelbruch*.

Hauptsymptome sind Fieber, heftige Kopfschmerzen, Übelkeit und Erbrechen, Lichtscheu und steifer Nacken. Bei Virus-H. sind die Symptome leicht und ähnlich einer Grippe. Bei der bakteriellen H. können die Symptome innerhalb weniger Stunden auftreten und zu Müdigkeit und Bewusstlosigkeit führen. Bei etwa 50% aller Meningokokken-H. erscheint ein Ausschlag unter der Haut, der bei Druck nicht verschwindet (→ *Glastest*). Der Ausschlag beginnt mit stecknadelkopfgroßen Punkten, die sich zu größeren Flächen vereinigen können und wie Prellungen aussehen.

Für die Diagnose wird eine *Lumbalpunktion* durchgeführt. Die Virus-H. erfordert keine Therapie und geht meist in 1 bis 2 Wochen ohne Nachwirkungen zurück. Die bakterielle H. ist ein medizinischer Notfall. Sie wird mit i.v. verabreichten *Antibiotika* behandelt. Bei sofortiger Behandlung kann der Pat. völlig gesunden. Jedoch treten in einigen Fällen Hirnschäden und tödliche Verläufe auf.

Heute werden Kinder gegen 2 der häufigsten Arten der bakteriellen H. geimpft, nämlich gegen die von *Haemophilus influenzae* und *MENINGOCOCCUS, TYP C VERURSACHTE* (→ *Schutzimpfung*). Bei anderen Arten der bakteriellen H. werden Antibiotika zum Schutz an Kontaktpersonen verabreicht.

Hirnhauttumor Med. Meningeom; seltener, langsam wachsender gutartiger Tumor der Hirnhäute, der von der Arachnoidea mater (Spinnwebenhaut, mittlere Schicht) ausgeht und sich meist an die Dura mater (äußere Schicht) anlagert. Der Tumor kann beim Auftreten von Symptomen schon sehr groß sein. Symptome sind u.a. Kopfschmerzen, Erbrechen und Einschränkung der geistigen Funktionen, ebenso Sprachverlust oder Sehstörungen. Wenn der Tumor in die Schädelknochen eindringt, entstehen Schwellungen und Wucherungen am Schädel.

H. können durch Röntgenbild, *Computertomographie* oder *Kernspintomographie* des Schädels erkannt und meist chirurgisch vollständig entfernt werden. Die unblutige Behandlung besteht aus *Strahlentherapie*.

Hirnnerven Zwölf *Nerven*paare, die direkt an der Unterseite des *Gehirns* heraustreten. Jeder der Nerven besitzt eine Nummer und einen Namen. Die Nummerierung gibt die Reihenfolge an, in der die Nerven aus dem Gehirn heraustreten.

Die Hauptfunktion einiger H. besteht in der Leitung von Sinneswahrnehmungen von Ohren, Nase u. Augen zum Gehirn. Dies sind der VIII. H. (Gehör u. Gleichgewicht), der Riechnerv (I. H.) u. der Sehnerv (II. H.). Andere H. leiten Impulse zur Bewegung von Muskeln des Kopf- u. Halsbereichs. Dies sind der III., IV. u. VI. H. (Augenbewegungen), der XI. H. (Kopf- u. Schulterbewegungen) u. der XII. H. (Zungenbewegung).

Einige H. besitzen sowohl sensorische als auch motorische Funktionen. Dies sind der VII. H. (Mimik, Geschmack u. Absonderung von Tränen u. Speichel), der V. H. (Sinneswahrnehmung des Gesichts u. Kieferbewegungen) u. der IX. H. (Geschmack u. Schluckbewegungen). Der Vagusnerv (X. H.) verzweigt zu den Hauptverdauungsorganen, dem Herzen u. den Lungen u. ist der Hauptbestandteil des *Parasympathikus*, dessen Funktion die Aufrechterhaltung der automatischen Körperfunktionen ist.

HIRNNERVEN

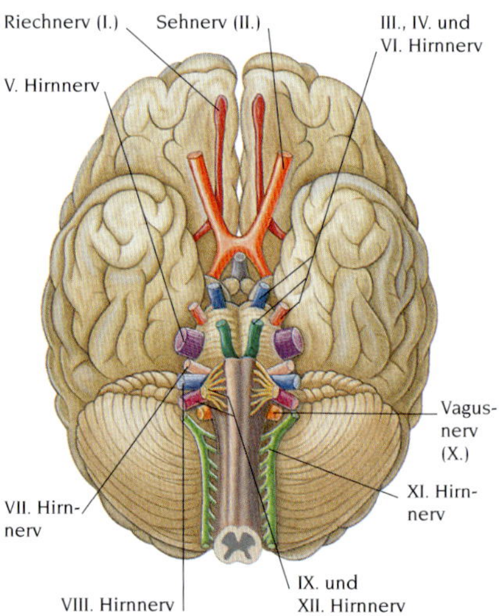

GEHIRN VON UNTEN

Alle H. bis auf den II. H. entspringen in den Nuklei des *Hirnstamms* (der I. H. und der Sehnerv sind direkt mit Teilen des Großhirns verbunden). Die Nerven treten durch Öffnungen des *Kraniums* heraus und verzweigen sich bald darauf in Äste.

Hirnorganisches Psychosyndrom Abk. HOPS; Störungen von Bewusstsein, Geist od. geistiger Funktionsfähigkeit mit organischer (physischer), nicht psychischer Ursache. Zu den Auslösern zählen degenerative Erkr. wie *Alzheimer-Krankheit*, Infektionen, bestimmte Wirkstoffe od. die Auswirkungen von Verletzung, *Schlaganfall* od. *Tumor*. Die Symptome reichen von leichter Verwirrtheit bis zu Stupor od. *Koma*. Auch *Desorientiertheit*, Gedächtnisstörungen, Wahnvorstellungen und *Wahn* können auftreten. Die chronische Form ist durch fortschreitenden Verfall von Intellekt, Gedächtnis u. Verhalten (→ *Demenz*) gekennzeichnet. Bei der akuten Form ist ein Behandlungserfolg wahrscheinlicher. In chronischen Fällen sind u.U. bereits nicht rückgängig machbare Schäden entstanden (→ *Psychose*).

Hirnstamm Stielförmiges Nervengewebe, das den untersten Teil des Gehirns bildet u. die Verbindung zum Rückenmark darstellt. Der H. fungiert z.T. als Bahn für Botschaften, die zwischen anderen Gehirnanteilen u. dem Rückenmark ausgetauscht werden. Ferner ist er mit 10 der 12 paarigen *Hirnnerven* verbunden, die das Gehirn an der Hirnbasis verlassen, und steuert grundlegende Funktionen wie Atmung, Erbrechen u. Augenreflexe. Die Hirnstammarbeit erfolgt auf unbewusster Ebene u. hauptsächlich automatisch.

Der H. besteht aus 3 Teilen: Mittelhirn, Brücke u. Medulla oblongata. Das Mittelhirn enthält die Nuklei (Kerne) des III. u. IV. Hirnnervs. Ferner enthält es Zellgruppen, die bei der reibungslosen Koordination der Gliedmaßenbewe-

HIRNSTAMM

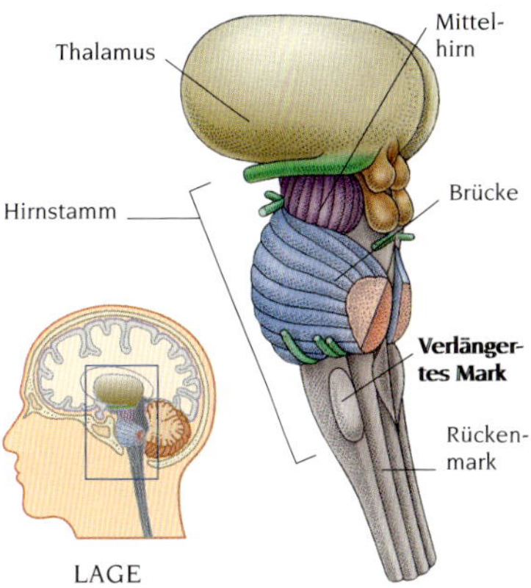

gungen beteiligt sind. Die Brücke enthält Nervenfasern, die es mit dem *Kleinhirn* verbinden. Sie beherbergt außerdem die Nuklei von Hirnnerv V-VIII. Die Medulla oblongata enthält die Nuklei von Hirnnerv IX-XII, ferner die Zentren für die Vitalfunktionen (Nervenzellgruppen, die Herzschlag, Atmung, Blutdruck u. Verdauung steuern; Informationen darüber werden über den X. Hirnnerv (→ *Nervus vagus*) geleitet. Nervenzellgruppen im Hirnstamm mit dem Sammelnamen *Formatio reticularis* übertragen den höheren Hirnzentren Sinnesreize, die eine bewusste Reaktion erfordern können. Unser Schlaf- u. Wachzyklus wird von der Formatio reticularis gesteuert.

Der H. ist gegenüber den gleichen Störungen empfindlich wie das übrige Zentralnervensystem (→ *Gehirnerkr.*). Eine Schädigung der Vitalzentren der Medulla oblongata kann schnell zum Tod führen, die Schädigung der Formatio reticularis zum *Koma*. Die Schädigung der Nuklei spezifischer Hirnnerven hat u.U. spezifische Auswirkungen, z.B. die des VII. Hirnnervs (Gesichtsnervs) hat eine *Gesichtslähmung* zur Folge. Beim *Parkinson-Syndrom* geht man von der Degeneration der grauen Substanz im Mittelhirn als Ursache aus.

Hirntod Unumkehrbarer Ausfall aller Funktionen des Gehirns einschl. des Hirnstamms (→ *Tod*).

Hirntumor Abnormales Wachstum im Gehirn od. auf seiner Oberfläche. Es kann sich um primären H. handeln, der direkt im Gehirngewebe entsteht, od. um eine Tochtergeschwulst (sekundären H.), die durch Ausbreitung eines *Tumors* von anderer Stelle im Körper entsteht. Die Ursache für primäre H. ist nicht bekannt. Etwa 60% sind Gliome (häufig bösartig), die vom Gehirngewebe ausgehen. Weitere primäre H. sind *Hirnhauttumor, Akustikusneurinom* und *Hypophysentumoren*. Die meisten von ihnen sind gutartig, doch ihre Größe kann örtlich Schäden verursachen. Bestimmte Formen von primären H. betreffen v.a. Kinder. Dazu zählen 2 Gliom-Formen: Medulloblastom u. *Astrozytom* des Kleinhirns. Primäre H. streuen (metastasieren) praktisch nie außerhalb des *Zentralnervensystems*.

Zu den Symptomen gehören Muskelschwäche, Verlust des Sehvermögens od. andere Störungen der Sinnesorgane, Sprachstörungen u. epileptische Anfälle. Die Druckerhöhung im Schädel kann Kopfschmerz, Sehstörungen, Erbrechen u. Störungen der geistigen Funktionsfähigkeit hervorrufen. Es kann zu *Hydrozephalus* kommen.

Falls möglich werden primäre H. nach Schädeleröffnung (→ *Kraniotomie*) operativ entfernt. Können sie nicht völlig entfernt werden, wird immerhin so viel wie möglich weggeschnitten, damit sich der Druck verringert. Ferner sind zur Behandlung primärer u. sekundärer H. *Strahlentherapie* od. *Zytostatika* möglich. Oft werden vorübergehend *Kortikosteroide* verschrieben, um die Größe eines H. u. die damit verbundene Hirnschwellung zu verringern.

Hirsutismus Vermehrte Behaarung von Frauen; das Haar ist rau und erscheint wie beim männlichen Behaarungstyp im Gesicht, am Rumpf und an den Gliedmaßen. H. ist ein Symptom bestimmter Erkr., wie des *polyzystischen Ovarialsyndroms* und des *adrenogenitalen Syndroms*, bei dem der Blutspiegel an männlichen Hormonen sehr hoch ist. H. kann sich auch nach Einnahme von *Anabolika* entwickeln. Häufiger aber ist der H. nicht Zeichen einer Erkrankung; er kommt bei vielen

H

gesunden Frauen, besonders nach den *Wechseljahren* vor.

Histamin Chemische Substanz, die überall im Körper, hauptsächlich in *Mastzellen*, vorhanden ist und die während einer allergischen Reaktion (→ *Allergie*) freigesetzt wird. H. aktiviert 2 Rezeptortypen, H1 und H2. Die H1-Aktivierung ist für Schwellung und Rötung bei einer *Entzündung* verantwortlich. Sie stellt auch die Atemwege in der Lunge eng und verursacht Juckreiz. Die H2-Aktivierung regt die Säureproduktion im Magen an. Diese Wirkungen werden durch *Antihistaminika* aufgehoben.

Histokompatibilitäts-Antigene Gruppe von Proteinen, die im *Immunsystem* eine Rolle spielen. Bestimmte Arten H.-A. sind für die Abwehrfunktion von „Killer"-Zellen (T-Zellen; → *Lymphozyten*) essenziell. Die *Antigene* fungieren als Führer der T-Zellen, damit diese die anomalen oder fremden Zellen erkennen und töten können.

Die Hauptgruppe der H.-A. ist das „human leukocyte antigen"-(HLA-)System, das aus mehreren Antigenreihen besteht. Der Gewebetyp einer Person (der spezielle Satz von HLA in den Körpergeweben) ist einzigartig, außer bei eineiigen Zwillingen, die einen identischen HLA-Satz haben.

Die HLA-Analyse hat einige nützliche Anwendungen: Ein Vergleich der HLA-Typen zeigt die Verwandtschaft zweier Menschen an und wird beim *Vaterschaftstest* benutzt. Das HLA-System wird auch verwendet, um vor einer Transplantation Empfänger- und Spendergewebe möglichst anzupassen. Einzelne HLA-Typen kommen häufiger bei Menschen mit Erkrankungen wie *Diabetes mellitus Typ I*, *MS*, *Zöliakie* und *Bechterew* vor. HLA-Tests helfen bei der Bestätigung solcher Erkr. und um Menschen mit entsprechendem Risiko zu erkennen.

Histologie Lehre von Geweben sowie ihrer Zellstruktur und Funktion. Die medizinische Hauptanwendung der H. ist die mikroskopische Diagnose von Krankheiten.

Histopathologie Zweig der *Histologie*, der sich mit der Auswirkung von Krankheiten auf die mikroskopische Gewebsstruktur befasst.

Histoplasma-Mykose Infektion durch Einatmen der Sporen des Pilzes *HISTOPLASMA CAPSULATUM*, der in Erde zu finden ist, die durch Vogel- oder Fledermausexkremente verschmutzt ist. H.-M. kommt in Nord- und Südamerika, im Mittleren Osten und in Afrika vor.

Hitzeerschöpfung Zum Kollaps führende Erschöpfung, die durch übermäßige Hitzeeinwirkung entsteht. Es gibt 3 Hauptursachen der H.: zu wenig Wasseraufnahme, ungenügende Salzaufnahme und Flüssigkeitsmangel durch verstärkte Schweißbildung. Neben Ermüdung zählen zu den Symptomen Mattigkeit, Schwindel, Übelkeit und Erbrechen, Kopfschmerzen, und, wenn der Salzverlust stark ist, *Hitzekrämpfe*. Die Haut ist i.d.R. blass und schweißig, die Atmung ist schnell und flach und der Puls beschleunigt und schwach. Erfolgt keine Behandlung, kann die H. zum *Hitzschlag* führen.

Zur Behandlung der H. wird Ruhe und Aufenthalt im Schatten empfohlen und verlorenes Wasser und Salz ersetzt. Die Vorbeugung erfolgt i.d.R. durch allmähliches Anpassen an die heiße Umgebungstemperatur und eine ausreichende Flüssigkeitszufuhr.

Hitzekrämpfe Schmerzhafte Muskelkontraktionen, die durch erheblichen Salzverlust infolge zu starken Schwitzens verursacht werden. H. entstehen i.d.R. bei anstrengender Tätigkeit in extremer Hitze. Die H. können isoliert auftreten oder sind gelegentl. Symptom einer *Hitzeerschöpfung* oder von *Hitzschlag*. Vorbeugung und Behandlung bestehen in der Einnahme von Salztabletten oder im Trinken einer schwachen Salzlösung.

Hitzeschäden Körperfunktionen laufen am effektivsten bei 37 °C, und jede größere Temperaturabweichung unterbricht die Abläufe. Fehlfunktion oder Überlastung von Körperabläufen, die die Temperatur konstant halten sollen, kann zu einem H. führen.

Die Mechanismen, mit denen der Körper Wärme verliert, werden durch den Hypothalamus im Gehirn reguliert. Wenn die Bluttemperatur steigt, sendet der Hypothalamus Nervenimpulse aus, um die Schweißdrüsen zu stimulieren und Blutgefäße der Haut zu erweitern; dadurch kühlt der Körper ab. Aber außergewöhnliches Schwitzen führt zu einem Ungleichgewicht von Salz und Flüssigkeit im Körper, das zu *Hitzekrämpfen* oder *Hitzeerschöpfung* führt. Wird der Hypothalamus ausgeschaltet (z. B. bei Fieber), überhitzt sich der Körper und es kommt zum *Hitzschlag*. Extreme äußere Hitze führt zu *Miliaria*.

Die meisten H. können durch allmähliche Anpassung an heiße Umgebungstemperatur und die Einnahme von Salztabletten oder -lösung verhindert werden. Eine leichte Kost und häufiges kühles Baden oder Duschen sind ebenfalls hilfreich. Alkohol und anstrengende Belastung sollte vermieden werden. Hellhäutige Menschen sind bes. anfällig. Kurzfristige starke Sonneneinstrahlung verursacht *Sonnenbrand* und kann bei großer Hitze zu Hitzeerschöpfung oder Hitzschlag führen. Wiederholte lang andauernde Sonneneinstrahlung kann zu frühzeitiger Alterung der Haut und Sonnenkeratose führen, sie erhöht das *Hautkrebs*risiko. *Sonnenschutzmittel* helfen solche Schäden zu vermeiden. *Photosensibilität* ist eine gesteigerte Empfindlichkeit gegenüber Sonnenlicht, die einen Ausschlag auslöst.

Sonnenlichteinstrahlung kann zu Augenschäden, besonders Bindehautreizung, aktinischer strahlenbedingter *Keratose* oder *Pterygium*, führen. Gute Sonnenbrillen können Augenschäden verhindern helfen.

Hitzewallungen Vorübergehendes Erröten von Gesicht, Hals und oberem Brustkorb in Verbindung mit Hitzegefühl und oft Schwitzen. H. entstehen i.d.R. durch verminderte *Östrogen*produktion um die *Menopause*, treten manchmal auch nach Entfernung der Eierstöcke (→ *Oophorektomie*) auf. H. werden durch Gabe einer *Hormonersatztherapie* (HRT) gelindert.

Hitzschlag Lebensbedrohliche Erkr., bei der übermäßige Hitzeeinwirkung mit dem Ausfall der die Temperatur regulierenden Mechanismen gekoppelt ist; dadurch wird der Körper gefährlich überhitzt.

H. entsteht meist durch längere, ungewohnte Sonneneinstrahlung in heißem Klima. Anstrengende Tätigkeit, ungeeignete Bekleidung, übermäßiges Essen und Trinken und zu viel Alkohol tragen gelegentl. dazu bei.

Dem H. geht oft die *Hitzeerschöpfung* voraus, bei der Erschöpfung und übermäßiges Schwitzen im Vordergrund stehen. Bei Einsetzen des H. wird das Schwitzen geringer und stoppt schließlich ganz. Die Haut wird heiß und trocken, die Atmung flach und der Puls schnell und schwach. Die Körpertemperatur steigt dramatisch an, und ohne Behandlung kann der Pat. das Bewusstsein verlieren und sogar versterben.

Als Vorbeugung des H. erfolgt eine allmähliche Anpassung an die heiße Umgebungstemperatur. Wenn sich ein H. einstellt, ist eine Notfallbehandlung erforderlich. Sie besteht in Abkühlung und Einwickeln des Pat. in kalte, feuchte Tücher, Luftkühlung, Abwaschen mit nassem Schwamm oder Gabe von Salzlösung.

HIV Abk. für „human immunodeficiency virus". HIV ist ein *Retrovirus* und Verursacher von *Aids*. Es gibt 2 nah verwandte Viren: HIV-l, die weltweit häufigste Ursache von Aids und HIV-2, der weitestgehend auf Westafrika begrenzt ist.

HIV gelangt in den Körper durch verseuchte Bluttransfusionen, unsterile Kanülen oder Geschlechtsverkehr. Ein Fötus kann über die Plazenta infiziert werden. HIV hat eine Affinität zu *T-Zellen*, in denen sich das Virus vermehrt und, in

HIV

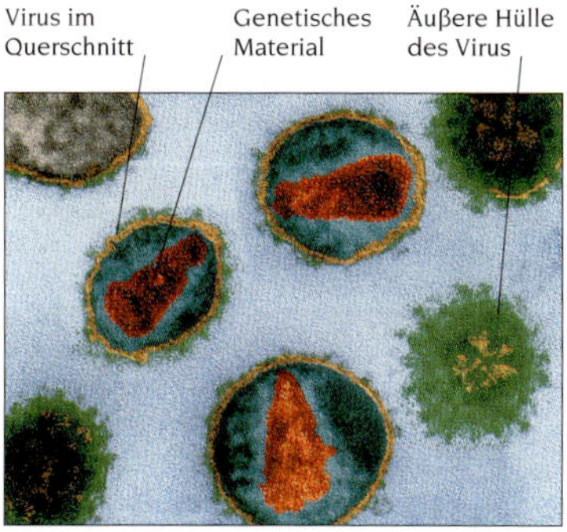

HI-VIREN

einigen Fällen, die Zellfunktion zerstört. HIV-Infizierte sollten regelmäßig überwacht werden, um festzustellen, wann spezielle Therapien, wie z. B. *antiretrovirale Wirkstoffe*, notwendig sind.

HLA Abk. für human leukocyte antigen.

HLA-Typen → *Histokompatibilitäts-Antigene*

HNO → *Hals-Nasen-Ohren-Heilkunde*

HNO-Heilkunde → *Hals-Nasen-Ohren-Heilkunde*

Hochdrucksterilisator oder Autoklav; Gerät, das in einem dichten Kessel Hochdruckdampf erzeugt. Er wird in Krankenhäusern zur Sterilisierung der chirurgischen Ausrüstung benutzt (→ *Sterilisation*).

Hochfrequenztherapie Diathermie; Erzeugung von Wärme in einem Körperteil mit Hochfrequenzstrom oder Mikrowellen. Die H. wird eingesetzt zur Stärkung der Durchblutung und zur Linderung von tief sitzendem Schmerz. Als *Elektrokoagulation* dient die H. zur blutungsfreien Zerstörung von *Tumoren* oder erkrankten Gewebsteilen. Ein Thermokauter als Messer wird von Chirurgen zum Verschluss blutender Gefäße oder zum Trennen von Gewebe mit gleichzeitiger Blutstillung benutzt.

Hoden Paariges männliches Geschlechtsorgan, das Samenzellen und das Hormon *Testosteron* bildet. H. entwickeln sich im Bauchraum des Fötus und sinken bei der Geburt oder kurz danach in den Hodensack. Jeder H. enthält Samenkanälchen, in denen die Samenzellen gebildet werden. Die Zellen zwischen den Samenkanälchen produzieren *Testosteron*. Jeder H. hängt an einem Samenstrang, der aus *Samenleiter*, Blutgefäßen und Nerven besteht (→ *Hodenhochstand*).

Hoden-/Nebenhodenentzündung Akute Entzündung eines *Hodens* mit begleitender Nebenhodenentzündung. Die H. verursacht starken Schmerz u. Schwellung an der Hodenrückseite und in schweren Fällen Schwellung und Rötung des *Hodensacks*.

Die H. wird u.a. durch Infektion hervorgerufen. Oft gibt es keine offensichtliche Ursache der Infektion, doch gelegentl. ist eine bakterielle *Harnwegsinfektion*, die sich über den *Samenleiter* zum Nebenhoden ausgebreitet hat, vorhanden. Die Therapie erfolgt mit *Antibiotika*. Falls eine Harnwegsinfektion vorliegt, wird die Ursache geklärt (→ *Harnwegsinfektion*).

Hodenektopie Nicht im Hodensack befindlicher, sondern an eine falsche Stelle gewanderter *Hoden*; meist in die Leistengegend oder an die Peniswurzel. H. wird gewöhnlich bei einer Routineuntersuchung nach der Geburt diagnostiziert und durch *Hodenfixation* behandelt (→ *Hodenhochstand*).

HODEN

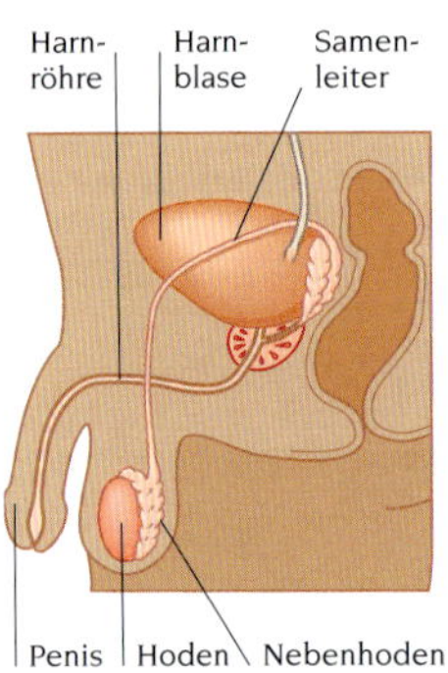

LAGE

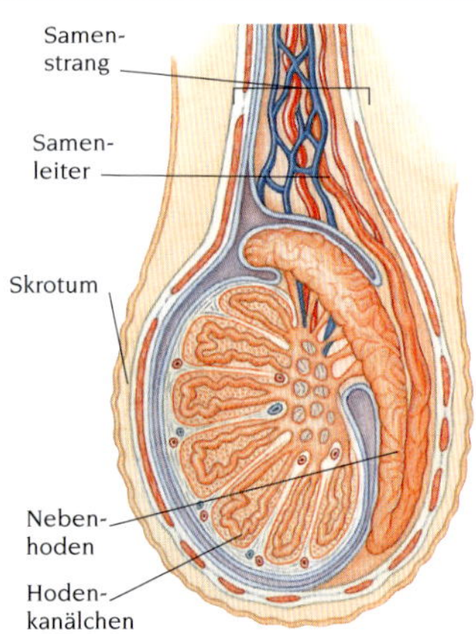

AUFBAU EINES HODENS

Hodenentfernung Med. Orchidektomie; operative Entfernung eines oder beider Hoden. Die H. ist notwendig aufgrund einer Krebserkr. (→ *Hodenkarzinom*) oder *Gangrän* nach *Hodentorsion* oder um die Bildung von Testosteron bei der Behandlung des *Prostatakarzinoms* zu verringern. Die Entfernung nur eines Hodens beeinflusst weder Sexualtrieb noch Zeugungskraft.

Hodenentzündung Med. Orchitis, Ursache v.a. *sexuell übertragbare Krankheiten*, Harnwegsinfekte oder selten *Mumps*. Symptome sind Schwellung und starker

Schmerz im betroffenen Hoden zusammen mit hohem Fieber. Bei der *Hoden-/Nebenhodenentzündung* ist auch der Kanal, der den Samen vom Hoden weg transportiert, entzündet.

Die Behandlung erfolgt mit *Schmerzmitteln* und *Eisbeutel*, um die Schwellung zu verringern; *Antibiotika* können gegeben werden, aber nicht bei Mumps-H. Die Symptome gehen i.d.R. innerhalb von 7 Tagen zurück; nur gelegentl. kommt es zu einer Schrumpfung des Hodens.

Hodenfixation Med. Orchidopexie; Eingriff zur Fixierung eines hochstehenden Hoden (→ *Hodenhochstand*) im Hodensack. Eine Hodenfixation wird i.d.R. im Alter von 2 bis 5 Jahren durchgeführt, um das Risiko einer späteren *Unfruchtbarkeit* oder eines *Hodenkarzinoms* zu verringern.

Hodenhochstand Nicht aus dem Bauchraum in den Hodensack gewanderte Hoden; meist einseitig bei etwa 1 % der voll ausgetragenen und 10 % der frühgeborenen männlichen Neugeborenen. Oft wandert der Hoden innerhalb weniger Monate nach der Geburt nach unten, danach aber selten.

Ein hochstehender Hoden entwickelt sich nicht normal, kann keine gesunden Samenzellen bilden und bedeutet erhöhtes *Hodenkarzinomrisiko*. Sind beide Hoden betroffen, besteht Unfruchtbarkeit.

Die Diagnose erfolgt bei einer körperlichen Untersuchung nach der Geburt oder im späteren Säuglingsalter. Die Behandlung besteht in einer *Hodenfixation*, die das Unfruchtbarkeits- oder Hodenkrebsrisiko vermindert. Ein unterentwickelter hochstehender Hoden kann entfernt werden, wenn der andere gesund ist.

Hodenkarzinom Seltener bösartiger Tumor der *Hoden*. Tritt bevorzugt im jungen und mittleren Lebensalter auf; bes. bei Männern mit Hodenhochstand. Die häufigsten H.-formen sind das Seminom, das nur aus einem Zelltyp besteht, und das *Teratom*. Entsteht meist als feste, schmerzlose Hodenschwellung, die auch entzündet und schmerzhaft sein kann. *Biopsie* mit anschließender *Hodenentfernung*, evtl. kombiniert mit *Chemotherapie*. In der Regel sprechen H. gut auf die Therapie an.

Hodensack Lat. Skrotum. Bindegewebssack, der hinter dem Penis hängt und die *Hoden* enthält. Besteht aus einer Außenschicht mit dünner, faltiger Haut über einer Schicht Muskelgewebe. Anschwellen des H. kann von *Leistenbruch*, geschwollenen Hoden, *Wasserbruch* oder Flüssigkeitsansammlung aufgrund einer *Herzinsuffizienz* verursacht werden.

Hodenschmerzen H. können durch geringfügige Verletzung, einen Riss der Hodenwand nach Schlag oder Stoß, *Hodenentzündung*, *Hoden-/Nebenhodenentzündung* und *Hodentorsion* verursacht werden.

Hodenschwellung Schwellung des Hodens oder des umgebenden Hodensackgewebes; harmlos und schmerzlos sind *Nebenhodenzysten*, *Wasserbruch*, *Krampfaderbruch* und *Samenbruch*.

Hodenkarzinom ist selten, kann aber Ursache einer schmerzlosen Schwellung sein. Eine schmerzhafte Schwellung wird durch Stoß oder Schlag gegen die Hoden, *Hodentorsion*, *Hodenentzündung*, *Hoden-/Nebenhodenentzündung* oder in sehr seltenen Fällen *Hodenkarzinom* verursacht. Jede H. muss sofort abgeklärt werden.

Hodentorsion Verdrehung des *Samenstrangs*, verursacht starke Schmerzen und *Hodenschwellung*. Wird die H. nicht innerhalb weniger Stunden behandelt, entsteht irreversibler Schaden. Die Verdrehung wird chirurgisch korrigiert und der Hoden mit kleinen Nähten im Hodensack verankert. Ist die Schädi-

HODENTORSION

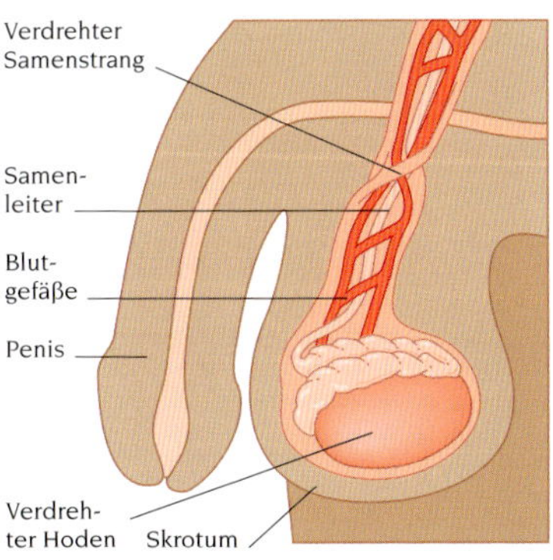

H

gung eingetreten, wird eine Hodenentfernung vorgenommen. Der andere Hoden wird vorbeugend im Hodensack verankert. Bei sofortiger Behandlung heilt der Hoden vollständig.

Hodgkin-Krankheit → *Lymphogranulomatose*

Höhenkrankheit Befällt Menschen, die sehr rasch auf Höhen von über 2400 bis 3000 m aufgestiegen sind. Wird vom niedrigen Luftdruck und Sauerstoffangebot in großen Höhen verursacht.

Hörgeräte Elektronische Geräte zur Verbesserung des Gehörs bei Patienten mit bestimmten Formen von Schwerhörigkeit. Ein H. besteht aus einem winzigen Mikrofon (zur Tonaufnahme), einem Verstärker (zur Erhöhung der Lautstärke) und einem Lautsprecher (zur Übermittlung der Töne) → *Innenohrprothese*.

Hörprüfungen H. werden zur Bestimmung des Gehörs eingesetzt. Sie sind Teil von Routinemaßnahmen während der *Kindesentwicklung* und bei vermuteter Hörstörung. Gelegentlich finden sie bei einer allgemeinen ärztlichen Untersuchung statt. H. dienen auch zur Aufklärung von *Tinnitus* oder *Schwindel*.

Mit einem Audiometer wird das Hörvermögen einer Person bezüglich verschiedener Frequenzen und Lautstärken getestet. Die niedrigste Stufe, bei der Wörter gehört und wiedergegeben werden können (die Sprachwahrnehmungsschwelle) sowie die Fähigkeit, Wörter deutlich zu hören (Sprachverständlichkeitstest), werden bestimmt. Die Art der Hörstörung wird mit einem Stimmgabeltest bestimmt.

Hörstörung Verschlechterung der Fähigkeit, Töne wahrzunehmen (→ *Schwerhörigkeit, lärmbedingte*).

Hof 1. Warzenhof oder Areola mammae; pigmentierter kreisförmiger Bezirk um die Brustwarze. 2. Pustelhof; das Entzündungsgebiet um eine *Pustel*.

Hohlnagel oder Löffelnagel; Erkr. der *Nägel*, die trocken, brüchig und dünn sind, außerdem u.U. eine Löffelform aufweisen. Dies kann durch Verletzung des Nagels entstehen oder als Merkmal von *Eisenmangelanämie* oder *Lichen planus* auftreten.

Hohlwarze oder Schlupfwarze; Einziehung der Brustwarze, die schon länger bestehen oder später im Leben durch Brustveränderung entstehen kann. Ursachen sind normale Veränderungen wie Alterung oder auch ein Krebs der Brustdrüse.

Homocystinurie Seltener vererbter Enzymmangel; H. ist eine angeborene *Stoffwechselanomalie*, bei der vermehrt Homocystein (eine *Aminosäure*) in Blut und Urin vorliegt. Betroffene sind groß, haben lange Gliedmaßen und Finger. Einige zeigen Skelettdeformitäten und Anomalien der Augenlinse. Die Erkrankung ist nicht heilbar, lässt sich aber durch Spezialdiät bessern.

Homöopathie Konzept der alternativen Medizin, begründet von Samuel Hahnemann; H. beinhaltet die Gabe von meist winzigen Wirkstoffmengen, die in größerer Dosis bei Gesunden den Krankheitserscheinungen ähnliche Symptome auslösen können, die behandelt werden sollen. Daduch sollen die Selbstheilungskräfte des Körpers angeregt werden.

Homöostase Selbstständig ablaufende Prozesse, mit denen der Körper ein konstantes inneres Milieu trotz äußerer Veränderungen aufrechterhält. Die H. reguliert Parameter wie Temperatur u. Säurehaushalt durch negative *Rückkopplung*.

HÖRPRÜFUNGEN

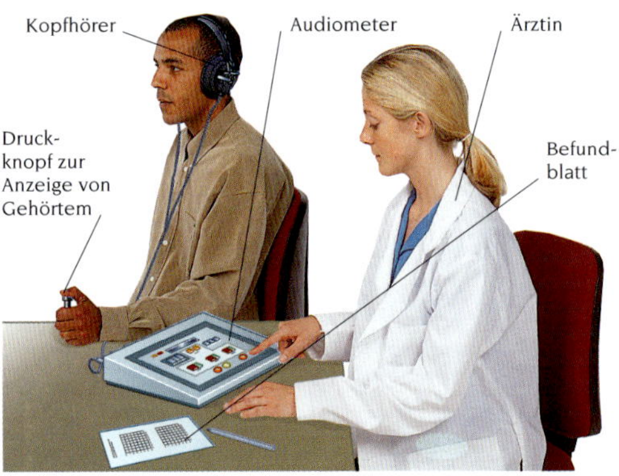

AUDIOMETRIE

So wird z.B. bei Überwärmung des Körpers das Schwitzen angeregt, bis die Temperatur wieder im Normbereich ist. Die H. ist auch an der Kontrolle von *Blutdruck* u. *Blutzucker*spiegel beteiligt.

homozygot Beschreibung für eine Person, deren Zellen 2 identische *Allele* zur Regulierung eines speziellen Erbmerkmals enthalten. Ein *heterozygoter* Mensch hat unterschiedliche Allele für ein Merkmal (→ *Vererbung*; *genetisch bedingte Krankheiten*).

HOPS → *Hirnorganisches Psychosyndrom*

Hormon Chemische Substanz, die durch eine Drüse oder ein Gewebe in den Kreislauf freigesetzt wird und eine spezifische Wirkung auf Gewebe an anderer Stelle im Körper hat.

Viele Hormone werden von *endokrinen Drüsen* produziert. Hormone entstehen auch in anderen Organen, beispielsweise in Gehirn, Nieren, Darm und, bei Schwangeren, in der Plazenta. Sie kontrollieren zahlreiche Körperfunktionen, wie den Zellstoffwechsel, das Wachstum, die Geschlechtsentwicklung und die Reaktion des Körpers auf Stress oder eine Krankheit.

Hormon-Antagonist Arzneimittel, das die Funktion eines *Hormons* blockiert.

Hormone des Magen-Darm-Trakts Gruppe von *Hormonen*, die von spezialisierten Zellen in *Magen*, *Bauchspeicheldrüse* und *Darm* produziert werden und verschiedene Funktionen der Verdauungsorgane steuern. Die wichtigsten sind neben *Gastrin* und *Sekretin* das *Cholezystokinin*.

Hormonersatztherapie Abk. HRT (engl. hormone replacement therapy); Einsatz eines synthetischen oder natürlichen Hormons zur Behandlung eines Hormonmangels.

Am häufigsten ist mit der H. die Anwendung weiblicher Hormone gemeint, um Symptome in Verbindung mit den *Wechseljahren*, wie Hitzewallungen und Trockenheit der Scheide, zu behandeln. Die H. senkt auch das Risiko der langfristigen Auswirkungen des niedrigen Östrogenspiegels, wie z.B. die *Osteoporose*.

Ein *Östrogen* wird i.d.R. zusammen mit einem *Gestagen* gekoppelt. Die Hormone können eingenommen oder z.B. aus *Implantaten*, Pflastern, Gel, *Nasenspray*, Vaginalring od. *IUP* in die Blutbahn freigesetzt werden.

Leichtere Nebenwirkungen der H. sind Übelkeit, Empfindlichkeit der Brust, *Flüssigkeitsstau* oder Wadenkrämpfe. Langfristiger Einsatz der Östrogentherapie kann eine erhöhte Blutgerinnungsneigung hervorrufen und das Brustkrebsrisiko erhöhen.

Hormonstörungen Erkr., die durch Funktionsstörung einer *endokrinen Drüse* verursacht wird.

Horner-Syndrom Reihe von körperlichen Befunden (Verengung der Pupille, Herabhängen des Oberlids sowie Zurücksinken des Augapfels in die Augenhöhle), die auf eine Gesichtshälfte begrenzt ist und auf eine Schädigung eines Sympathikus-Anteils hinweist (→ *vegetatives Nervensystem*).

Hornhaut, Auge Med. Cornea; durchsichtige, dünnwandige Wölbung, die die Vorderseite des Auges bildet. Die H. d. A. ist an den Rändern mit der *Lederhaut* verbunden, u. die schwarze Pupille u. die farbige *Regenbogenhaut* sind unter ihr sichtbar. Ihre Hauptfunktionen sind die Brechung des Lichts auf der *Netzhaut* u. der Schutz des vorderen Auges. Sie wird durch die vom *Tränenapparat* gebildeten Tränen u. von den schleim- u. flüssigkeitsabsondernden Zellen in den Lidern u. der *Bindehaut* feucht gehalten.

Hornhauterkrankungen Es gibt eine Vielzahl von Hornhauterkr. des Auges. Die *Verblitzung* ist eine schmerzhafte Veränderung, bei der die Außenschicht der Hornhaut durch *Ultraviolettlicht* geschädigt ist. Die Keratitis elagoph-

HORNHAUT, AUGE

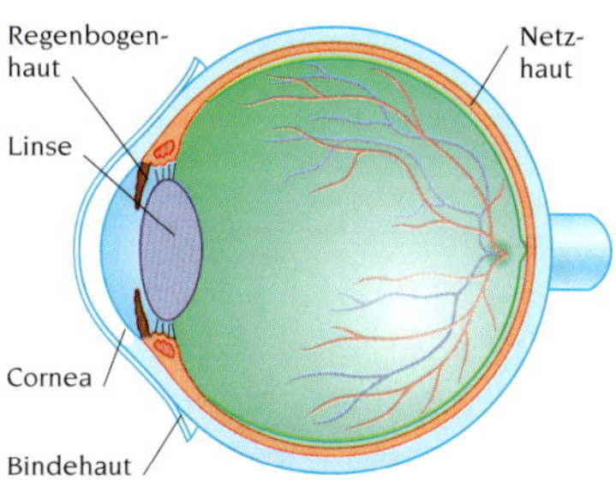

H

thalmo ist eine H. durch Verlust des Schutzes, der durch Tränenfilm und Blinkreflex erfolgt. Dies kann bei Erkr. vorkommen, bei denen das Augenlid nur unvollständig die Hornhaut bedeckt, u.a. bei starkem *Exophthalmus*, bei *Gesichtslähmung* und *Ektropium*.

Hospiz Stationäre Einrichtung, in der die ganzheitliche Betreuung von schwerstkranken oder sterbenden Patienten im Mittelpunkt steht (→ *Sterbebegleitung*). Auch teilweise in Krankenhäusern, z. B. als *Palliativtherapie*-Station, verfügbar.

Hüftdysplasie Angeborene Erkr., bei der der Oberschenkelkopf (Femurkopf) nicht korrekt in die Gelenkpfanne des Beckens passt. Eine oder beide Hüften können befallen sein.

Die Ursache der H. ist nicht bekannt, obwohl es häufiger bei Mädchen, bes. bei Kindern nach Steißgeburt oder nach Schwangerschaften mit geringem Fruchtwasser vorkommt.

Wenn die H. früh beim Säugling entdeckt wird, werden Spreizhosen angepasst, um den Kopf in die Gelenkpfanne zu bringen und in dieser Position zu halten. Die Hose wird etwa 3 Monate getragen und korrigiert i.d.R. die H. Der Fortschritt wird durch *Ultraschall* oder Röntgenaufnahmen überwacht. Eine korrigierende OP ist u.U. erforderlich.

Wenn die Therapie verspätet beginnt, können lebenslange Probleme beim Gehen entstehen. Ohne Therapie führt die H. oft zu einer Verkürzung des Beins, zum Hinken und zu früher Arthrose des Gelenks.

Hüfte, schnappende Med. Coxa saltans; recht verbreitete Erkr. des Erwachsenen, bei der bei bestimmten Bewegungen im Hüftgelenk ein charakteristisches Schnappen zu hören und zu fühlen ist.

Die s. H. wird durch eine Sehne verursacht, die über den knöchernen Vorsprung an der Außenseite des Oberschenkelknochens gleitet, und ist kein Hinweis auf eine Krankheit. Das Schnappen lässt sich auch bei der Untersuchung von Neugeborenen hören, wo es auf angeborene Verrenkung der Hüfte hinweist.

Hüftgelenk Gelenk zwischen Becken und oberem Ende des *Oberschenkelknochens*. Das H. ist ein Kugelgelenk; der glatte, runde Femurkopf passt exakt in die Hüftpfanne, eine pfannenartige Aushöhlung des Beckens. Starke Bänder verbinden den Oberschenkelknochen mit dem Becken, stabilisieren das Gelenk und geben ihm die notwendige Stärke, um das Körpergewicht zu tragen und die Spannung durch die Beinbewegungen zu nehmen. Der Aufbau des Hüftgelenks erlaubt ein beträchtliches Maß an Beinbewegung.

Hühnerauge Kleiner Bereich mit verdickter Haut, der durch andauernden Druck schlecht sitzenden Schuhwerks auf knochennahe Haut entstanden ist. Die Behandlung des H. erfolgt durch Druckentlastung des H. mit Hühneraugenpflaster, oder durch Abschälen des H. von der Fußpflege.

Hufeisenniere Form der Verschmelzungsniere; angeborene Anomalie, bei der die 2 Nieren am unteren Pol verschmolzen sind und eine Hufeisenform bilden. Die fehlgebildete Niere arbeitet i.d.R. normal, es können aber auch angeborene Nierenanomalien vorhanden sein.

Human leukocyte antigen (HLA) Protein-Typ, der der Gruppe der *Histokompatibilitäts-Antigene* angehört, die eine Rolle im Immunsystem spielen.

Humanes Chorion-Gonadotropin Abk.: HCG; Hormon der *Plazenta* in der Frühschwangerschaft. Das HCG regt die *Eierstöcke* zur Produktion von *Östrogen* und *Progesteron* an, die für eine gesunde Schwangerschaft nötig sind. HCG wird über den Urin ausgeschieden. Es dient als Basis für einen Schwangerschaftstests.

Humanes Menopausengonadotropin → *Menopausengonadotropin, humanes*

Humerus → *Oberarmknochen*

Humerusfraktur → *Oberarmbruch*

Hunde, übertragbare Krankheiten Infektiöse oder parasitäre Erkr., die durch Kontakt mit Hunden erworben werden. Sie werden durch Viren, Bakterien, Pilze, Protozoen, Würmer, Insekten oder Milben verursacht, die in oder auf einem Hund leben. Viele Parasiten, die beim Hund vorhanden sind, können auf Menschen übertragen werden. Die schwerste Erkr. des Hunds ist die *Toll-*

wut. Hundebisse können stark bluten, Schock erzeugen und sich infizieren. Die *Toxokariasis* und *Hydatidenzyste* sind potenziell schwere Erkr. durch Aufnahme von Wurmeiern des Hunds. In den Tropen kann das Barfußlaufen auf Boden, der mit Hundefäkalien verschmutzt ist, zu einer Hunde-Hakenwurmerkrankung führen.

Bisse von Hundeflöhen sind gelegentl. lästig. Zecken und Milben von Hunden, darunter die Hundeabart der Räudemilbe, stellen andere häufige Probleme dar. Die Pilze, die *Tinea* beim Hund verursachen, können auch auf den Menschen gelangen.

Einige Menchen haben *Allergien* gegenüber *Tierschuppen* (winzige Schuppen aus dem Fell oder von der Haut). Sie können z.B. *Asthma* oder *Nesselsucht* bekommen, wenn ein Hund im Haus ist (→ *Zoonosen*).

Hunger Unangenehmes Gefühl durch das Bedürfnis der Nahrungsaufnahme. H. tritt ein, wenn der Magen leer und der Blutzuckerspiegel, oft nach anstrengender Belastung, niedrig ist. Als Reaktion auf diese Reize werden Botschaften vom *Hypothalamus* ausgesandt, die rhythmisches Zusammenziehen der Magenwand verursachen. Diese Kontraktionen werden, wenn sie stark sind, als Schmerz empfunden.

Hunger aufgrund eines niedrigen Blutzuckerspiegels tritt auch bei *Schilddrüsenüberfunktion* und bei *Diabetes mellitus* auf, wenn ein Ungleichgewicht zwischen Insulin und Kohlenhydrataufnahme eine *Unterzuckerung* erzeugt.

Hungern Durch anhaltenden Nahrungsmangel hervorgerufener Zustand; führt zu Gewichtsverlust, Veränderungen des *Stoffwechsels* (→ *Magersucht*; *Fasten*; *Ernährungsstörungen*).

Huntington-Chorea oder Chorea major; seltene Erkr., die zur Beeinträchtigung der *Basalganglien* und *Demenz* führt. Die Symptome erscheinen i.d.R. nicht vor dem 35.-50. Lebensjahr. Die Erkr. beruht auf einem defekten Gen und wird autosomal-dominant vererbt (→ *Genetisch bedingte Erkrankungen*).

Die Chorea befällt das Gesicht, Arme und Rumpf und führt zu spontanem Grimassieren, Verdrehungen und Schwerfälligkeit. Die Demenz tritt als Reizbarkeit, Persönlichkeits- und Verhaltensänderungen, Gedächtnisstörung und Apathie auf.

Bis heute gibt es keine Heilung der H.-C. Die Therapie zielt auf die Linderung der Symptome durch Medikamente.

Hurler-Pfaundler-Krankheit Seltene, vererbte Erkr. durch Enzymdefekt. Die H.-P.-K. ist eine Form von angeborener *Stoffwechselanomalie*, bei der es zu einer pathologischen Speicherung von Substanzen (sog. Mukopolysacchariden) in den Geweben kommt.

Erkrankte Kinder erscheinen bei der Geburt normal, entwickeln aber nach 6 bis 12 Monaten Herzfehler, *Nabelbruch*, Skelettdeformitäten und Vergrößerung von Zunge, Leber und Milz. Ihr Wachstum ist eingeschränkt und die geistige Entwicklung verlangsamt sich. Wird die H.-P.-K. im frühen Säuglingsalter festgestellt, kann eine *Knochenmarktransplantation* die Erkr. heilen.

Husten Willkürlich oder unwillkürlich ausgelöster *Reflex* zur Befreiung der Atemwege von Schleim, *Sputum*, Fremdkörpern od. anderen Reizstoffen und Blockierungen. Ein H. ist produktiv, wenn er Schleim od. Sputum herausbefördert, u. unproduktiv od. trocken, wenn er dies nicht tut. Ursachen können Reizungen der Atemwege durch Staub, Rauch (→ *Raucherhusten*) od. Virusinfektion der oberen Atemwege sein (→ *Erkältung; Kehlkopfentzündung; Pharyngitis*). Husten ist ein Merkmal von *Bronchitis, Asthma, Lungenentzündung* u. *Lungenkrebs*. *Hustenmittel* sind z.T. rezeptfrei erhältlich, doch lindern sie i.Allg. nur die Symptome. Eine spezifische Behandlung zielt auf die Beseitigung der Grunderkr.

Hustenmittel Z.T. rezeptfrei erhältliche Medikamente zur Behandlung von *Husten*. Es gibt eine Reihe von Präparaten, doch ist die Wirksamkeit meist unbewiesen. H. mit einem *Expektoranz* sollen den Auswurf von *Sputum* fördern. Zu sog. Hustensuppressiva, die den Hustenreflex unterdrücken, zählen einige *Antihistaminika* u. *Kodein*. Alle Hustensuppressiva können Benommenheit bewirken.

Hustensirup Eine angenehme, i.d.R. süße Mixtur, die eingenommen wird, um die Reizung bei einer Halsentzündung zu lindern. Einfacher H. enthält keinen Wirkstoff, sondern wird häufig als Grundlage für *Hustenmittel* verwendet.

Hydatidenzyste Große Zyste bei Echinokokkose, einer seltenen Erkr. durch die Finnen (Larvenstadium) des kleinen Hundebandwurms *ECHINOCOCCUS GRANULOSUS* (→ *Bandwurmbefall*).

Die Finnen siedeln sich zumeist in Leber, Lunge oder Muskeln an und bilden Zysten. In seltenen Fällen ist auch das Gehirn befallen.

Die Erkr. ist i.d.R. auf Hunde und Schafe begrenzt, sie kann aber auch durch zufällige Aufnahme der Wurmeier in Material, das mit Hundekot verseucht ist, auf den Menschen übergehen. Die Diagnose der H. erfolgt mit Sonographie, *Computer-* od. *Kernspintomographie*. Die Zysten werden i.d.R. abgesaugt oder operativ entfernt.

Hydralazin *Antihypertensivum*, das hauptsächlich zur Notfallbehandlung bei Bluthochdruck eingesetzt wird. H. verursacht Übelkeit, Kopfschmerzen, Schwindel, unregelmäßigen Herzschlag, Appetitlosigkeit, Ausschlag und Gelenkschmerz. Langfristig in hoher Dosierung genommen, kann es einen *Lupus erythematodes* verursachen.

Hydramnion → *Polyhydramnion*

Hydrocele → *Wasserbruch*

Hydrochlorothiazid *Diuretikum* aus der Klasse der Thiazide, das zur Behandlung von *Flüssigkeitsstau* bei *Herzinsuffizienz*, bei *nephrotischem Syndrom*, *Leberzirrhose* sowie *Bluthochdruck* eingesetzt wird. Nebenwirkungen sind Wadenkrämpfe, Schwindel, Ausschlag und *Impotenz*. H. führt selten zu Gicht und verschlimmert in seltenen Fällen einen *Diabetes mellitus*.

Hydrokortison Auch Cortisol; natürliches Hormon der *Nebennieren*. Synthetisches H. wird als *Kortikosteroid* zur Behandlung entzündlicher oder allergischer Erkr., wie z. B. *Colitis ulzerosa* oder *Hautentzündung*, eingesetzt. Übermäßig benutzt, bewirkt H.-Creme eine Verdünnung der Haut.

Hydronephrose → *Harnstauungsniere*

Hydrops → *Wassersucht*

Hydrotherapie Verwendung von Wasser für Unterwasserübungen zur Wiederherstellung nach Verletzung oder zur Verbesserung der Beweglichkeit. Kalte Bäder nach Verletzung können die Schwellung und Blutergüsse verringern (→ *Wärmetherapie*; *Eisbeutel*).

Hydroxocobalamin Lang wirkendes synthetisches Vitamin-B_{12}-Präparat, das als Injektion gegeben wird.

Hydrozephalus Übermäßige Ansammlung von *Gehirn- u. Rückenmarksflüssigkeit*, i.d.R. mit Druckanstieg innerhalb des Schädels; auch Wasserkopf genannt. Der H. kann bei der Geburt vorhanden sein, wo er oft mit anderen Anomalien, wie *Spina bifida*, auftritt, oder er entwickelt sich als Folge eines schweren *Schädelhirntraumas*, einer Hirnblutung, *Hirnhautentzündung* oder eines *Tumors*.

Bei angeborenem H. ist das Hauptmerkmal ein vergrößerter Kopf, der rasch weiter wächst. Andere Zeichen sind Steifigkeit der Beine, Erbrechen, *Epilepsie*, Reizbarkeit, Lethargie und fehlende normale Reflexe. Wenn keine Behandlung erfolgt, schreitet der H. zu einem schweren Hirnschaden fort, der innerhalb von Wochen zum Tod führt. Entwickelt sich die Erkr. später im Leben, kommt es zu Kopfschmerz, Erbrechen, Koordinationsverlust und Verschlechterung der geistigen Leistungsfähigkeit.

Behandlung durch Dränage der Flüssigkeit aus dem Gehirn in einen anderen Körperbereich, z. B. die Bauchhöhle, wo sie wieder aufgenommen wird.

Hygrom, zystisches *Lymphangiom*, das im Bereich von Kopf und Hals, Achselhöhlen oder Leiste vorkommt und klare Flüssigkeit enthält. Z. H. sind i.d.R. angeboren und verschwinden von selbst ab dem 2. Lebensjahr.

Hymen oder Jungfernhäutchen; dünne ringförmige Membran um den Scheideneingang. In der Mitte ist das H. durchgängig und wird i.d.R. durch Anwendung von Tampons oder beim ersten Geschlechtsverkehr gedehnt oder zerrissen.

Ein nicht perforiertes H. (hymenale Atresie) ist eine seltene Erkr. des H.; wobei sich zur Zeit der ersten Menstruation Blut in der Scheide sammelt und leichte Bauchschmerzen verursacht. Die Fehlbildung lässt sich leicht durch einen kleinen Eingriff korrigieren.

Hyoscin *Anticholinergikum*, das in 2 Darreichungsformen verordnet wird: Hyoscinbutylbromid wird zur Linderung bei *Reizdarm* gegeben. Hyoscinhydrobromid soll die Bewegungskrankheit kontrollieren und die Übelkeit bei Ménière-Krankheit vermindern. H. wird auch als Augentropfen benutzt, um vor einer Augenuntersuchung oder -operation die Pupille zu erweitern. Eine Injektion von Hyoscinhydrobromid wird häufig als Teil einer *Prämedikation* verabreicht, da es die Sekretion in Mund und Lunge ausschaltet. Mögliche Nebenwirkungen von beiden Formen sind *Mundtrockenheit*, Verschwommensehen, Benommenheit und Verstopfung.

Hyperacusis Gesteigertes Hörempfinden; die Einwirkung lauter Geräusche führt zu Schmerz und Missempfindung in den Ohren.

Hyperämika Auch Rubefacienzien; Substanzen, die durch Verstärkung der Durchblutung eine Rötung der Haut verursachen. H. sind in Salben zur Linderung von Muskelschmerzen enthalten. Sie erzeugen einen Gegenschmerz, indem sie die Nervenendigungen stimulieren u. ein oberflächliches Gefühl von Hitze od. Kälte erzeugen, wodurch das Gehirn vom eigentlichen Muskelschmerz abgelenkt wird. H. sind z. B. Methylsalicylat u. Menthol.

Hyperaktivität Verhaltensmuster, bei dem Kinder überaktiv sind und Konzentrationsschwierigkeiten zeigen. Gelegentliches Auftauchen der H. bei kleinen Kindern kann als normal gelten. Dauerhafte H. ist als *Aufmerksamkeitsdefizit-Hyperaktivitätsstörung* (englisch abgekürzt: ADHD) bekannt und erfordert Therapie.

Hyperaldosteronismus Stoffwechselstörung. Diese wird durch eine Überproduktion des Hormons Aldosteron der Nebenniere verursacht (→ *Aldosteronismus*).

Hyperalimentation Überernährung; Aufnahme zu großer Kalorienmengen mit der Nahrung, die bei intravenöser oder über die Magensonde zugeführter Ernährung vorkommen kann (→ *Ernährung, künstliche*).

Hyperchlorhydrie Auch Hyperazidität oder Salzsäureüberproduktion. Körperliche Veränderung, bei der zu viel Säure im Magen vorliegt. H. wird oft mit *gastroösophagealem Reflux* oder *übermäßigem Speichelfluss* verwechselt. Eine Hyperchlorhydrie tritt in Fällen mit *peptischem Ulkus* oder mit einem *Zollinger-Ellison-Syndrom* auf.

Hyperemesis Sehr starkes *Erbrechen*, das *Austrocknung* und Gewichtsverlust verursacht. Zeigt sich die H. in der Schwangerschaft, spricht man von Hyperemesis gravidarum (starkes Schwangerschaftserbrechen).

Hyperglykämie → *Überzuckerung*

Hypergonadismus Überaktivität der Keimdrüsen (*Hoden* oder *Eierstock*) infolge einer Überproduktion von *Androgenen* oder *Östrogenen*. H. beruht auf Erkr. der Keimdrüsen oder der *Hirnanhangsdrüse*, wodurch es zur Überproduktion von *Gonadotropinen* kommt. In der Kindheit verursacht der H. zu frühe Geschlechtsentwicklung und Wachstumsbeschleunigung.

Hyperhidrose Krankhaft verstärktes Schwitzen, das lokal begrenzt vorkommt (nur in Achselhöhlen, Füßen, Handflächen oder Gesicht) oder alle Bereiche mit Schweißdrüsen befällt.

H. wird durch Hitze, körperliche Anstrengung oder Angst verursacht. In manchen Fällen beruht es auf einer Infektion, einer *Schilddrüsenüberfunktion*, *Unterzuckerung* oder einer *Nervenerkr.* I.d.R. gibt es keine bekannte Ursache; die H. setzt in der Pubertät ein und hört in der Mitte des 2. oder zu Beginn des 3. Lebensjahrzehnts auf.

Wenn die H. bestehen bleibt und nicht mit *Antihidrotika* kontrolliert werden kann, erfolgt eine Operation zur Zerstörung der für die Schweißregulation zuständigen Nervenzentren.

Hyperkaliämie Überhöhter Kaliumblutspiegel, häufig aufgrund eines Versagens der Nieren bei der Kaliumausscheidung.

Hyperkalzämie Krankhaft hohe Kalziumkonzentration im Blut, häufig durch *Hyperparathyreoidismus*. Krebs kann auch eine H. verursachen, entweder durch Streuung in die Knochen oder Produktion anomaler Hormonmengen, die die Kalziumfreisetzung im Knochen bewirken. Weniger häufig ist die H. Ergebnis einer zu hohen Vitamin-D-Aufnahme oder einer bestimmten entzündlichen Erkr., z. B. *Sarkoidose*.

Die H. verursacht Übelkeit, Erbrechen, Lethargie, Depression, Durst und *Polyurie*. Höhere Kalziumblutwerte erzeugen Verwirrtheit, extreme Erschöpfung und Muskelschwäche. Ohne Behandlung führt die H. zu *Herzrhythmusstörungen*, *Niereninsuffizienz*, und auch Tod. Lang anhaltende H. hat eine *Nephrokalzinose* oder *Harnstein* zur Folge. Die Diagnose erfolgt mit Bluttests. Die Behandlung richtet sich nach der Grundkrankheit.

Hyperkapnie Übermäßige Kohlendioxidkonzentration im Blut durch Störung von Mechanismen, wie z. B. *Atemfrequenz*, die normalerweise die Kohlendioxidspiegel im Blut kontrollieren. Die H. führt zur respiratorischen *Azidose*.

Hyperkeratose Verdickung der äußeren Hautschicht durch vermehrtes *Keratin*. Die häufigsten Formen der H. betreffen kleine umschriebene Hautbezirke, wie *Cornu cutaneum*, *Schwielen* oder *Warzen*. Eine seltene erbl. Form befällt die Fußsohlen und Handflächen.

Mit H. kann auch eine Verdickung der Nägel gemeint sein.

Hyperlipidämien Stoffwechselstörungen, die durch hohe Lipidwerte im Blut gekennzeichnet sind. H. können vererbt sein oder mit anderen Erkr. einhergehen, z. B. *Schilddrüsenunterfunktion*, *Diabetes mellitus, Hypothyreose, Niereninsuffizienz* oder *Cushing-Syndrom*. Auch *Kortikosteroide* können H. bewirken. Die H. stehen mit der *Arteriosklerose* und koronaren Herzkrankheit (→ *KHK*) in Zusammenhang.

Die Symptome hängen vom Typ der H. ab und sind unter anderem Fettknötchen in der Haut oder an den Gelenken und ein weißer Ring um die Hornhaut des Auges. Die Diagnose erfolgt anhand von *Bluttests*.

Die Therapie hat die Senkung der Fettspiegel zum Ziel, i.d.R. durch fettarme Ernährung und *Lipidsenker*.

Hypermetropie → *Übersichtigkeit*

Hypernephrom Form des *Nierenkarzinoms*, das auch als Nierenzellkarzinom bezeichnet wird.

Hyperparathyreoidismus Überproduktion von Parathormon durch *Nebenschilddrüsen*, die zur Erhöhung des Kalziumwerts im Blut (→ *Hyperkalzämie*) durch Freisetzung von Knochenkalzium führt. Dies kann zu Knochenerkr. wie *Osteoporose* führen. Beim Versuch, den Kalziumspiegel zu korrigieren, scheiden die Nieren große Kalziummengen mit dem Urin aus, wodurch es zur *Harnstein*bildung kommt.

Der Hyperparathyreoidismus wird oft durch einen kleinen gutartigen *Tumor* in einer oder mehreren Nebenschilddrüsen verursacht. Es kommt auch zum H., wenn sich die Drüsen aus unbekannter Ursache vergrößern. Der H. entwickelt sich i.d.R. jenseits des 40. Lebensjahrs und ist bei Frauen doppelt so häufig wie bei Männern.

H. kann zu *Depression* und Bauchschmerz führen, oft zeigen sich nur Symptome, die durch Nierensteine hervorgerufen werden. Ist die Hyperkalzämie stark ausgeprägt, können Übelkeit, Ermüdung, *Polyurie*, Verwirrtheit und Muskelschwäche auftreten.

Die Erkr. wird durch *Röntgenuntersuchung* der Hand und des Schädels und durch *Bluttests* diagnostiziert. Die operative Entfernung des kranken Nebenschilddrüsengewebes heilt i.d.R. die H. Wenn das verbleibende Gewebe nicht genug Parathormon produzieren kann, ist eine Therapie des *Hypoparathyreoidismus* notwendig.

Hyperplasie Vergrößerung eines Organs oder Gewebes durch Zunahme der Zellzahl. Außer bei einem bösartigen Tumor sind die neu gebildeten Zellen gesund. Die H. ist i.d.R. Folge einer *Hormon*stimulation. Sie tritt natürlich auf (z. B. Vergrößerung der Brüste in der Schwangerschaft) oder ist Zeichen einer Erkr. (→ *Hypertrophie*).

Hyperpyrexie Begriff für äußerst hohes Fieber ab 41 °C.

Hypersensibilität → *Überempfindlichkeit*

Hypersplenismus Überfunktion der *Milz*, die eine Blutkrankheit erzeugt bzw. mit dieser einhergeht. Eine der Aufgaben der Milz ist der Abbau von

Blutkörperchen, wenn sie altern und verbraucht sind. Eine überaktive Milz beginnt, die Zellen ohne Unterschied zu zerstören und damit einen Mangel an den entsprechenden Blutzelltypen hervorzurufen. Meist ist die Milz auch vergrößert. Der H. kann primär sein, ohne bekannte Ursache, oder häufiger sekundär im Zusammenhang mit Erkr., die mit einer Milzvergrößerung einhergehen, z. B. *Lymphogranulomatose* oder *Malaria*.

Der H. führt zu *Anämie* und *Thrombopenie*; die Widerstandskraft gegen Infektionen ist geschwächt. Der primäre H. wird durch *Milzentfernung* behandelt. Die Therapie des sekundären H. hat die Kontrolle der Ursache zum Ziel.

Hyperthermie Med. Begriff für erhöhte Körpertemperatur.

Hyperthermie, maligne Bedeutung: Rascher Anstieg der Körpertemperatur auf einen gefährlich hohen Wert. Tritt bei Vollnarkose auf. Die Erkrankung ist selten. Meist wird die Anfälligkeit dafür vererbt. Patienten mit bestimmten Muskelerkrankungen haben ein m.-H.-Risiko. Die Temperatur des Paienten steigt bald nach der Narkose an. Neben Notfallbehandlung ist Intensivpflege notwendig.

Hyperthyreose → *Schilddrüsenüberfunktion*

Hypertonie → *Bluthochdruck*

Hypertrichose Übermäßiges Haarwachstum, oft an Stellen, an denen Haare normalerweise nicht vorhanden sind. H. tritt oft nach bestimmten Medikamenten (u.a. *Ciclosporin* und *Minoxidil*) auf. H. ist nicht mit *Hirsutismus* identisch, der sich durch erhöhte Spiegel männlicher Hormone entwickelt.

Hypertrophie Vergrößerung eines Organs oder Gewebes durch Zunahme der Größe der Zellen, nicht durch Erhöhung der Zellzahl. Skelettmuskeln vergrößern sich z. B. als Reaktion auf vermehrtes körperliches Training (→ *Hyperplasie*).

Hyperurikämie Krankhaft erhöhter *Harnsäure*spiegel im Blut; führt durch Ablagerung von Harnsäurekristallen in den Gelenken zur Gicht. Die H. verursacht auch Nierensteine (→ *Harnstein*) und *Gichtknoten*.

Die H. entwickelt sich durch eine angeborene *Stoffwechselanomalie*, durch rasche Zerstörung von Zellen bei Erkr. wie *Leukämie* oder durch Arzneimittel wie *Diuretika*, die die Harnsäureausscheidung in der Niere vermindern. Große Mengen *Purin* in der Nahrung können ebenfalls zur H. führen.

Substanzen wie *Allopurinol* oder Sulfinpyrazon werden lebenslang verordnet. Purinreiche Kost sollte vermieden werden.

Hyperventilation Anomal tiefe oder schnelle Atmung, die i.d.R. durch Angst ausgelöst wird. H. tritt auch bei schlecht eingestelltem *Diabetes mellitus*, Sauerstoffmangel, *Niereninsuffizienz* und bei einigen Lungenerkr. auf.

Durch H. kommt es zu vermehrtem Verlust von Kohlendioxid im Blut, was eine Alkaliämie nach sich zieht. Symptome sind Taubheit der Gliedmaßen, Ohnmacht, *Tetanie* und das Gefühl, nicht vollständig einatmen zu können. Atmen in einen Plastikbeutel hilft, die Symptome bei Menschen mit Angstzuständen zu vermindern.

Hyphaema Blut in der vorderen Augenkammer, i.d.R. durch eine Verletzung mit Ruptur (Riss) eines kleinen Blutgefäßes in der *Regenbogenhaut* oder im Ziliarkörper. Zu Beginn kommt es zu Verschwommensehen, doch verschwindet i.d.R. das Blut vollständig innerhalb weniger Tage, während man die Sehschärfe wiedergewinnt.

Hypnose Tranceähnlicher Zustand mit Bewusstseinsänderung, der mit extremer Beeinflussbarkeit verbunden ist.

HYPERTRICHOSE

Abnorm starker Haarwuchs

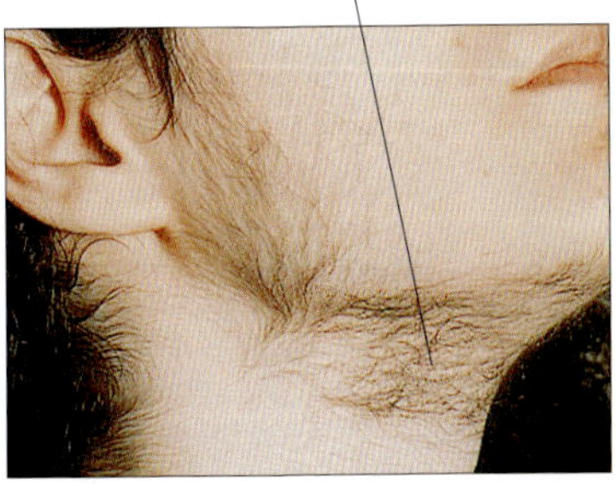

FRAU MIT HYPERTRICHOSE

Psychotherapeuten erzeugen H., damit sich die Patienten besser erinnern oder mit beunruhigenden Ereignissen abfinden können. Häufiger wird die H. eingesetzt, um die Entspannung der Patienten zu unterstützen. Sie kann bei *Angst*, *Panikattacken* oder *Phobien* ebenso wie bei Suchtverhalten hilfreich sein.

Hypnotika → *Schlafmittel*

Hypo- Vorangestellt mit der Bedeutung unter, darunter od. weniger als normal.

Hypoaldosteronismus Mangel an *Aldosteron*, das in den *Nebennieren* produziert wird. Die seltene Erkrankung wird durch Schädigung oder Erkrankung der Nebennieren verursacht. Der Hypoaldosteronismus führt zu Schwäche und wird mit Fludrocortison behandelt.

H

Hypochondrie oder Krankheitswahn; die realitätsfremde hartnäckige Überzeugung, dass, trotz Beruhigung durch den Arzt, eine schwere Krankheit vorliegt. Patienten mit Hypochondrie sind ständig in Sorge um ihre Gesundheit und deuten jedes noch so banale Symptom als Krankheitsbeweis.

H. ist u.U. eine Komplikation einer anderen psychischen Erkr., wie *Phobie*, *Zwangsstörung*, generalisierte *Angststörung* und Hirnerkr. wie *Demenz*. Andere Faktoren sind sozialer Stress und die Persönlichkeit. Wenn möglich, zielt die Behandlung auf die zugrunde liegende psychotische Störung. Eine Hypochondrie ohne Ursache lässt sich nur schwer behandeln.

Hypoglykämie → *Unterzuckerung*

Hypogonadismus Unterfunktion von *Hoden* oder *Eierstöcken*. Der H. wird durch Erkr. der Gonaden oder der *Hirnanhangsdrüse* verursacht, die zu einer Minderproduktion von *Gonadotropinen* führt. Bei Männern bewirkt der H. Zeichen des *Androgen-*, bei Frauen solche des *Östrogen*mangels.

Hypohidrose Verminderte Aktivität der Schweißdrüsen. Hypohidrose ist ein Merkmal der Ektodermaldysplasie-Syndrome, eine seltene, erbliche unheilbare Erkrankung, die durch eine verminderte Schweißsekretion gekennzeichnet ist und mit trockener, faltiger Haut, schütterem Haar, kleinen, brüchigen Nägeln und Tonnenzähnen einhergeht. Andere Ursachen dieser Erbkrankheit sind *exfoliative Dermatitis* und einige *Anticholinergika*.

Hypokaliämie Erniedrigung des Kaliums im Blut; i.d.R. durch erhöhten Flüssigkeitsverlust, z.B. bei schwerem Durchfall, aber auch als Folge einer Behandlung mit *Diuretika*.

Hypokalzämie Krankhaft verminderter Blutkalziumspiegel; am häufigsten durch *Vitamin-D*-Mangel. Seltenere Ursachen sind *Niereninsuffizienz* und *Hypoparathyreoidismus*. In leichten Fällen bleibt die H. ohne Symptome, in schweren Fällen kommt es zur *Tetanie*. H. bewirkt auch eine *Knochenerweichung*, die sich bei Kindern als *Rachitis* äußert.

Hypoparathyreoidismus Minderproduktion des Parathormons durch die *Nebenschilddrüsen*. Mangel an diesem Hormon führt zu erniedrigten Kalziumspiegeln im Blut (→ *Hypokalzämie*).

Die häufigste Ursache des H. ist eine Schädigung der Nebenschilddrüsen bei einer Operation. Gelegentlich fehlen die Drüsen bei der Geburt oder sie stellen ohne offensichtlichen Grund die Funktion ein.

Ein niedriger Kalziumblutspiegel kann *Tetanie* herbeiführen. Die *Krampfanfälle* ähneln denen bei einem epileptischen Anfall.

Der H. wird durch Bluttests festgestellt. Zur Bekämpfung der Tetanie-Anfälle wird langsam Kalzium intravenös injiziert. Zur Normalisierung der Kalziumwerte ist die lebenslange Gabe von Kalzium und *Vitamin-D*-Tabletten erforderlich.

Hypophyse → *Hirnanhangsdrüse*

Hypophysektomie Operative Entfernung oder – mittels radioaktivem Implantat – Zerstörung der *Hirnanhangsdrüse*. Sie wird zur Entfernung von *Hypophysentumoren* oder bei Krebsarten wie *Brustkrebs*, *Eierstockkrebs* oder *Prostatakarzinom* durchgeführt, deren Wachstum durch Hormone der Hirnanhangsdrüse angeregt werden.

Hypophysentumoren Gewebsneubildungen in der *Hirnanhangsdrüse*. H. sind selten und meist gutartig, doch das Tumorwachstum kann den Sehnerv komprimieren und zu Sehausfällen führen.

Ursachen sind unklar. H. können zu unzureichender Hormonbildung mit entsprechenden Problemen, wie z.B. dem Aussetzen der Menstruation oder einer verminderten Spermaproduktion, führen. Sie bewirken u.U. auch eine übermäßige Hormonproduktion der Drüse. Die Überproduktion des *Wachstumshormons* führt zu Gigantismus oder *Akromegalie*; zu viel TSH kann zur *Schilddrüsenüberfunktion* führen.

Diagnostische Untersuchungen: Bluttests, Röntgenaufnahmen, *Kernspintomographie* der Hirnanhangsdrüse, und gewöhnlich auch Sehtests. Die Therapie besteht in der operativen Entfernung des Tumors, einer *Strahlen-*, *Hormonersatztherapie* oder einer Kombination dieser Methoden. Das Medikament *Bromocriptin* ist in der Lage, die Bildung bestimmter Hormone einzuschränken, und einige Tumoren werden unter seiner Wirkung kleiner.

Hypophysenvorderlappeninsuffizienz Unterfunktion der *Hirnanhangsdrüse* durch unzureichende Bildung eines oder mehrerer Hypophysenhormone. Die Folgen hängen davon ab, welche *Hormone* betroffen sind. Mögliche Ursachen sind ein *Hypophysentumor*, eine Störung im *Hypothalamus* oder Verletzung der Hypophyse. Die H. kann auf eine Operation oder *Strahlentherapie* der Hypophyse folgen. Die Therapie besteht im Ersatz der fehlenden Hormone.

Hypoplasie Ausbleiben der vollständigen Organ- oder Gewebsentwicklung bzw. Nichterreichen der normalen Erwachsenengröße.

Hyposensibilisierung Vorbeugende Behandlung einer *Allergie* auf spezielle Substanzen wie Gräserpollen und Insektengifte. Die H. beinhaltet die Gabe von allmählich steigenden Dosen des Allergens, sodass das Immunsystem gegenüber der Substanz weniger empfindlich reagiert. Die Therapie, die man eine Zeit lang einmal jährlich wiederholen muss, birgt die Gefahr eines *anaphylaktischen Schocks*.

Hypospadie Angeborene Fehlbildung des *Penis*, bei der die Öffnung der Harnröhre an der Unterseite der Eichel oder des Schafts mündet. Manchmal ist der Penis nach unten verkrümmt, eine Erkr. die man als *Peniskrümmung* bezeichnet. Die H. lässt sich i.d.R. operativ beheben.

Hypothalamus Etwa kirschgroße Hirnregion, die hinter den Augen bzw. dem *Thalamus* liegt.

Der H. kontrolliert den Sympathikus (Teil des *vegetativen Nervensystems*). Als Reaktion auf plötzliche Angst oder Erregung werden von höheren Hirnzentren Signale zum H. gesendet, der eine Sympathikusaktivität auslöst. Dies verursacht schnelleren Herzschlag, Erweiterung der Pupillen und Anstieg von Atemfrequenz und Muskeldurchbutung.

Andere Nervenzellen im H. sind an der Kontrolle der Körpertemperatur, Durst und Hunger beteiligt. Der H. regelt auch Schlaf und Sexualtrieb und bestimmt Stimmung und Gefühle. Er kontrolliert indirekt durch seinen Einfluss auf die Hirnanhangsdrüse viele *endokrine Drüsen*.

Erkr. des H. beruhen i.d.R. auf einer Hirnblutung oder einem *Hypophysentumor*. Sie haben unterschiedliche Effekte, von Hormonverschiebungen zu Störungen der Temperaturregulation und gesteigertem bzw. geschwächtem Bedarf an Nahrung und Schlaf.

Hypothermie Absinken der Körpertemperatur auf unter 35 °C; tritt meist bei kranken älteren Pat. auf, die niedrigen Temperaturen ausgesetzt sind. Ihr Körper verliert mit dem Alter die Kälteempfindlichkeit und kann einen Temperaturabfall weniger gut ausgleichen. Säuglinge haben ein erhöhtes Hypothermie-Risiko, da sie rasch Wärme verlieren und dies nicht leicht kompensieren können.

Ein H.-Pat. ist i.d.R. blass und teilnahmslos. Die *Herzfrequenz* ist verlangsamt, der Körper kalt und das Opfer oft benommen und verwirrt. Bei schwerer H. wird die Atmung langsamer und flacher, die Muskeln steif und der Pat. wird bewusstlos; der Herzschlag hört auf.

H. ist ein medizinischer Notfall. Die Pat. werden i.d.R. allmählich erwärmt, indem man sie mit Schichten aus wärmereflektierendem Material bei Raumtemperatur von 25 °C zudeckt. Ist die H. lebensbedrohlich, werden die Pat. in der Intensivstation kontrolliert erwärmt. Dies erfolgt durch warme Infusionen oder Entnahme von Blut, dann Aufwärmen und erneutes Zurücktransfundieren des Bluts in den Körper (maschinell).

Hypothermie, kontrollierte Geplante Senkung der Körpertemperatur mit dem Ziel, die Zeit zu verlängern, in der lebende Organe ohne Gefahr von ihrer normalen Durchblutung bei einer *Operation am offenen Herzen* abgeschnitten sein können (Ischämietoleranz). Kälte setzt die Stoffwechselvorgänge im Gewebe herab und steigert so die Toleranz gegenüber Sauerstoffmangel. Die Kühlung erfolgt z. B. durch Infusion von ca. 4 °C kalter Kochsalzlösung in die offene Brusthöhle.

Hypothyreose → *Schilddrüsenunterfunktion*

Hypotonie → *Blutdruck, niedriger*

Hypotonie der Muskulatur Anomale Muskelschlaffheit. I.d.R. besitzt ein Muskel in Ruhe eine bestimmte Spannung (Ruhetonus), aber bei einigen Erkrankungen des Nervensystems (z. B. *Huntington-Chorea* ist diese natürliche Spannung herabgesetzt.

Hypotonie des Säuglings Sogenannte „Floppy infant"; extreme Muskelschlaffheit, bei der Säuglinge ihre Gliedmaßen nicht gegen die Schwerkraft halten können und mit flach ausgebreiteten Armen und Beinen liegen.

Die H. d. S. ist durch ein *Down-Syndrom* oder durch eine *Schilddrüsenunterfunkion* verursacht und kann auch frühes Zeichen einer infantilen *Zerebralparese* sein. Es tritt bei Rückenmarkserkr., wie der *spinalen Muskelatrophie*, auf und in Einzelfällen bei Kindern mit *Muskeldystrophie*.

Hypovitaminose Jede Erkankung, die sich aus unzureichender Versorgung mit einem oder mehreren *Vitaminen* entwickelt. Hypovitaminose beruht auf zu geringer Vitaminzufuhr mit der Nahrung oder einer Verdauungsstörung, die zur *Malabsorption* führt.

Hypovolämie Anomale, zu geringe Blutmenge innerhalb des Kreislaufs, i.d.R. durch Blutverlust bei Verletzung, innerer Blutung oder Operation. H. kann sich auch durch Flüssigkeitsverlust bei Durchfall und Erbrechen entwickeln. Unbehandelt führt die H. zum Schock.

Hypoxie Mangelhafte Sauerstoffversorgung von Geweben; eine vorübergehende H. ergibt sich bei anstrengender Tätigkeit. Schwerere Fälle stellen sich bei eingeschränkter Atmung (→ *Insuffizienz, respiratorische*), *Minderdurchblutung* und schwerer *Anämie* ein. Seltene Ursache ist die *Kohlenmonoxid*vergiftung. Schwere, länger dauernde H. kann zum Gewebstod führen.

Die H. der Muskeln zwingt die Muskelzellen, Energie *anaerob* zu produzieren, was zu Krämpfen führen kann. Die H. des Herzmuskels verursacht eine *Angina pectoris*. Die H. des Gehirns bewirkt Verwirrtheit, Schwindel und fehlende Koordination, wonach sich, wenn der Zustand andauert, Bewusstlosigkeit und Tod einstellen können.

H. wird mithilfe eines *Oximeters* bestimmt, mit dem man die Sauerstoffkonzentration im Blut bestimmt. Eine schwere H. erfordert eine *Sauerstofftherapie* oder *künstliche Beatmung*.

Hysterektomie Operative Entfernung der Gebärmutter zur Behandlung von *Myomen*, *Gebärmutterkrebs* oder *Gebärmutterhalskrebs*. Sie kann auch bei schweren Menstruationsblutungen oder *Endometriose* und zur Behebung einer *Gebärmuttersenkung* durchgeführt werden.

Die häufigste Technik ist die totale H., bei der Gebärmutter mit Gebärmutterhals entfernt werden. Gelegentl. werden auch Eileiter und Eierstöcke mit entfernt. Bei Gebärmutterhalskrebs führt man eine radikale H. durch, die Gebär-

HYSTEREKTOMIE

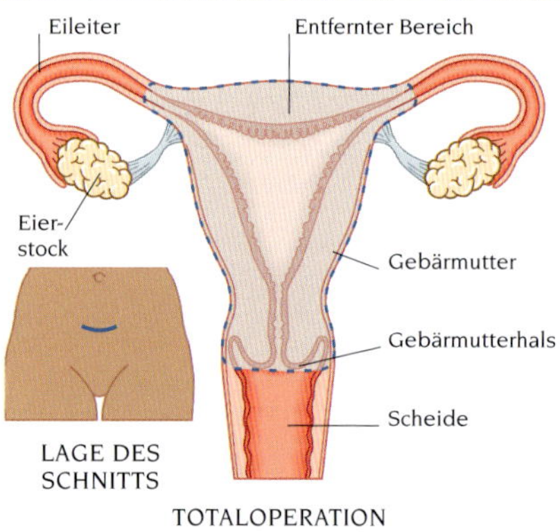

mutter mit Gebärmutterhals und Beckenlymphknoten umfasst. Die H. erfolgt entweder mittels einer *Laparoskopie* (Bauchspiegelung), durch die Scheide hindurch oder selten durch eine *Laparotomie* (Bauchschnitt).

Hysterie Veralteter Ausdruck für eine ganze Reihe körperlicher und geistiger Symptome, die auf psychischen Stress zurückgeführt werden. Früher mit H. bezeichnete Symptome finden sich nun in speziellen diagnostischen Kategorien der *Neurose*, *Somatisierungsstörung*, dissoziative Störung und Münchhausen-Syndrom. H. dient auch weiterhin zur vagen Beschreibung von „irrationalem Verhalten".

Hysterosalpingographie Röntgentechnik, bei der ein strahlendichtes Kontrastmittel durch den Gebärmutterhals in die Gebärmutterhöhle gegeben wird, um die Gebärmutter und die Durchgängigkeit der Eileiter auf Röntgenaufnahmen sichtbar zu machen. Die H. wird zur Abklärung der *Unfruchtbarkeit* eingesetzt.

Hysteroskopie Technik unter Einsatz eines Hysteroskops (→ *Endoskop*), um Erkr. wie Polypen in der Gebärmutter oder in den *Eileitern* zu diagnostizieren. Die H. wird unter *Lokalanästhesie* od. Narkose durchgeführt. Mit ihr können auch kleinere Eingriffe, wie Entfernung von *Leiomyomen*, erfolgen.

H

iatrogen Bedeutet: „durch ärztliche Einwirkung entstanden" und bezieht sich auf ungünstige Befunde oder Erkr., die aus ärztlicher Behandlung resultieren.

Ibuprofen *Nichtsteroidales Antirheumatikum* (NSAR), als Schmerzmittel zur Behandlung von Kopfschmerz, Regelschmerz und Verletzungen der Weichgewebe (Muskeln und *Bänder*). Der entzündungshemmende Effekt hilft, Schmerzen und Steifigkeit in Gelenken bei verschiedenen Formen der *Arthritis* zu vermindern. Nebenwirkungen von Ibuprofen sind u.a. Bauchschmerz aufgrund von Magenschleimhautentzündung, Übelkeit, Sodbrennen und Durchfall.

Ibuprofen sollte bei bekannter Unverträglichkeit gegen *nichtsteroidale Antirheumatika* (auch z. B. gegen *Acetylsalicylsäure*) oder der Vorgeschichte von Säuregeschwüren (*peptisches Ulkus*) nicht eingenommen werden. Auch in der Schwangerschaft ist das *nichtsteroidale Antirheumatikum* zu vermeiden.

Zur Reduktion von Nebenwirkungen sollte Ibuprofen in der niedrigsten wirksamen Dosis und für die kürzeste mögliche Zeit eingenommen werden.

ILEUM

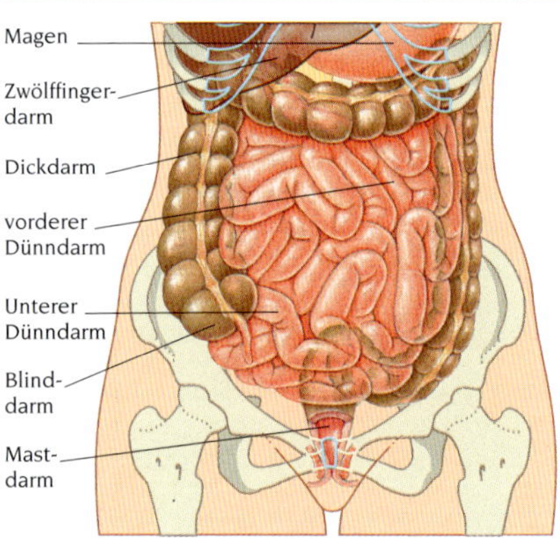

ICD Defibrillator, implantierbarer Kardioverter.

Auch: Internationaler Code zur Verschlüsselung von Krankheiten (Diseases).

Ichthyose → *Fischschuppenkrankheit*

ICSI → *Intraplasmatische Spermieninjektion*

idiopathisch Unbekannter Ursache; z. B. ist die Epilepsie ohne klare Ursache eine idiopathische Epilepsie.

Ikterus → *Gelbsucht*

Ileostomie OP, bei der das *Ileum* (unterer Teil des Dünndarms) abgetrennt, das freie Ende durch die Bauchwand gezogen und damit ein künstlicher Darmausgang, ein Stoma, gebildet wird. Der Stuhl, der durch diese Öffnung abgeht, wird in einem Beutel gesammelt oder in einen Beutel unter der Haut gesammelt, der aus dem Ende des Ileums geformt ist (ein Verfahren, das Kock-Pouch genannt wird). Beim Letzteren gelangt der Stuhl in diese Darmtasche, die regelmäßig mit einem weichen Katheter entleert wird. Eine I. kann permanent oder vorübergehend angelegt werden.

Die permanente I. wird i.d.R. bei schwerer, unkontrollierter *Colitis ulzerosa* durchgeführt. Die vorübergehende I. wird gelegentl. nach Entfernung eines Dickdarmteils durchgeführt, um den Dickdarm abheilen zu lassen, bevor die Abfallprodukte des Körpers erneut hindurchgehen. Sie kann auch als Notfallmaßnahme bei Darmverschluss notwendig sein. Das Stoma, das aus der Schlinge des Dünndarms gemacht wird, wird an die Oberfläche gehoben. (Dies wird später in einem Zweiteingriff wieder korrigiert.)

Während der Erholung macht man den Pat. mit der Stomapflege und der Entleerung des Kock-Pouch vertraut. Die komplette Erholung ab OP benötigt ca. 6 Wochen.

Ileum Abschließender, längster und engster Dünndarmabschnitt. An seinem oberen Ende schließt er an das Jejunum an, an seinem unteren Ende beginnt der Dickdarm (zu dem Caecum, *Dickdarm* und *Mastdarm* gehören). Die Funktion des I. ist die Aufnahme der

Nährstoffe aus der Nahrung, die im Magen und den ersten 2 Abschnitten (*Zwölffingerdarm* und *Jejunum*) verdaut worden sind.

Gelegentl. kommt es zu einem I.-Verschluss, z. B. wenn er sich durch eine Schwachstelle der Bauchwand schiebt (→ *Bruch*) oder durch Narbenbildung infolge einer Bauch-OP (→ *Adhäsion*). Andere mögliche I.-Erkrankungen sind das *Meckel-Divertikel* und Erkr., die die Nährstoffaufnahme beeinträchtigen, wie *Crohn-Krankheit*, *Zöliakie*, *tropische Sprue* und *Lymphom*.

Ileus → *Darmverschluss*

Iliosakral → *sakroiliakal*

Imipramin *Trizyklisches Antidepressivum*, manchmal bei *Depression* eingesetzt, heute meist ersetzt durch *selektive Serotoninwiederaufnahme-Hemmer*.

Immunassay Reihe von Labortests, die ELISA (enzyme-linked immunosorbent assay) und Radioimmunassay beinhalten und zur Diagnose von Infektionskrankheiten und *Allergien* und zur Messung von Bluthormonspiegeln eingesetzt werden.

Immunglobulin Auch Antikörper; Proteinart im Blut und in der Gewebeflüssigkeit. I. wird von den B-Lymphozyten (weiße Blutkörperchen) erzeugt und hat die Aufgabe, Fremdsubstanzen im Körper zu binden. Die Bindung ist entscheidend für die weitere Arbeit des Immunsystems. I. spielt auch eine Schlüsselrolle bei *Allergien* und *Überempfindlichkeits*reaktionen.

Immunglobulin G (IgG) ist der wichtigste der 5 I.-Typen im Blut (IgA, IgD, IgE, IgG und IgM). Sein Molekül besteht aus 2 Abschnitten: Einer bindet sich ans Antigen; der zweite an eine andere Zelle, die dann den Mikroorganismus, der das Antigen trägt, verschlingt.

I. können bei Menschen, die sich von bestimmten Infektionskrankheiten erholt haben, aus dem Blut gefiltert und zur passiven Schutzimpfung verwendet werden.

Immunglobulin-Injektion Anwendung von *Immunglobulin*-Präparaten (*Antikörper*) zur Vorbeugung oder Therapie von Infektionskrankheiten. Solche Präparate, auch Immunglobulin oder Gammaglobulin genannt, wirken dadurch, dass sie Antikörper aus dem Blut von Menschen liefern, die vorher dieser Krankheit ausgesetzt waren.

Hauptanwendung der I.-I. ist die Vorbeugung von Infektionskrankheiten, wie Windpocken bei Personen, die noch nicht dagegen immun sind oder ein bes. Infektionsrisiko haben (z. B. während einer Krebstherapie). Sie werden auch bei *Immunmangelkrankheiten* gegeben. Nebenwirkungen sind Ausschlag, Fieber, Schmerz und Empfindlichkeit an der Einstichstelle.

Immunität Schutz vor Krankheit durch Aktivität des Immunsystems. Angeborene I. ist von Geburt an vorhanden; erworbene Immunität entwickelt sich entweder durch Kontakt mit eindringenden Mikroorganismen oder durch Schutzimpfung.

Immunmangelkrankheiten Erkr., die zur Schwächung oder zum Ausfall des *Immunsystems* führen. Es kann sich sowohl um eine angeborene bzw. ererbte I. als auch um eine Schwächung aufgrund einer Infektion handeln. Die Folgen sind wiederkehrende Infektionen, z. B. durch Erreger, die bei intaktem Immunsystem nicht zu Erkr. führen würden, und eine übermäßige Anfälligkeit gegenüber bestimmten Krebsarten. Infektionen bei I. werden auch *opportunistische Infektionen* genannt; z. B. *Pneumocystis-carinii-Pneumonie*, *Pilzinfektionen* und vor allem *Herpes simplex*.

Angeborene oder erbliche I. können sowohl in der humoralen (den Flüssigkeitstransport betreffend) als auch zellulären (die Zellen betreffend) Abwehr auftreten. I. der humoralen Reaktion sind z. B. Hypogammaglobulinämie und *Agammaglobulinämie*. Während Erstere, abhängig von Schwere der I., wenige oder keine Symptome hervorrufen, kann Letztere tödlich sein, wenn keine Immunglobulin-Gabe erfolgt. Bei angeborenen I. der T-Zellen ist z. B. permanenter *Soor* (Candidose) weit verbreitet. Eine Schwäche der humoralen und zellulären Komponente des Immunsystems, der sog. schwere kombinierte Immundefekt (engl. Abk. SCID), ist im 1. Lebensjahr extrem gefährlich, außer es besteht die Möglichkeit einer *Knochenmarktransplantation*.

Erworbene I. sind entweder die Folge einer Erkr. (*HIV-Infektion*, die zu *Aids* führt) oder einer medikamentösen Unterdrückung des Immunsystems. Weitere Ursachen sind Unterernährung und mehrere Krebstumoren gleichzeitig. Eine leichte Immunschwäche ist bei älteren Menschen normal.

Immunologie Lehre vom Immunsystem. Sie erforscht die Funktionsweise des Immunsystems und behandelt die Erkr. des Immunsystems, z. B. *Allergien*, *Autoimmunkrankheiten* und *Immunmangelkrankheiten*, wie *Aids*. Die Immunologen suchen nach Wegen, das Immunsystem zur Erzielung der Immunität zu stimulieren. Auch in der Transplantationschirurgie spielen sie eine Rolle, indem sie vor der Operation die Übereinstimmungen zwischen Spenderorgan und Empfänger untersuchen und danach durch Unterdrückung des Empfänger-Immunsystems die Zahl der Abstoßungsreaktionen möglichst klein halten.

Immunreaktion Körpereigene Abwehrreaktion auf Mikroorganismen, Krebszellen, verpflanzte Gewebe und andere Materialien, die als nicht körpereigen erkannt werden. Die I. umfasst die Produktion von Zellen, den *Lymphozyten*, von Substanzen wie *Antikörpern*, *Immunglobulinen* und anderen Substanzen und Zellen, die das Fremdmaterial zerstören sollen (→ *Immunsystem*).

Immunstimulanzien Wirkstoffe zur Stärkung des Immunsystems. I. umfassen *Impfstoffe*, Interferon und Aldesleukin (Interleukin-2). Interferon wird zur Behandlung hartnäckiger Virusinfektionen wie *Hepatitis C* und einiger Formen der *multiplen Sklerose* benutzt, Interleukin-2 für einige Krebsarten.

Immunsuppressiva Wirkstoffe zur Unterdrückung des *Immunsystems*, z. B. *Azathioprin*, *Ciclosporin*, *Cyclophosphamid*, *Methotrexat* und Prednisolon (→ *Kortikosteroide*). I. werden zur Vermeidung einer Abstoßungsreaktion nach *Transplantation* und zur Verzögerung von *Autoimmunkrankheiten*, wie *rheumatoider Arthritis* und systemischer *Lupus erythematodes*, eingesetzt.

I. unterdrücken die Bildung und Aktivität der weißen Blutkörperchen (Lymphozyten). Nebenwirkungen variieren, aber ein erhöhtes Risiko für Infektionen und die Entwicklung bestimmter Krebsarten sind allen gemeinsam.

Immunsystem Gruppe von Zellen und Proteinen, die den Körper vor schädlichen Mikroorganismen, wie Bakterien, Viren und Pilze, schützen sollen. Das I. spielt auch eine Rolle in der Kontrolle von Krebsgewebe und ist verantwortlich für *Allergien*, *Überempfindlichkeit*, und *Abstoßungsreaktionen* nach *Transplantationen*.

Angeborene Immunität sind Schutzmechanismen, mit denen wir geboren sind, wie Haut und Schleimhäute des Munds, der Nase, der Kehle, Darm und Scheide. Sie umfasst auch die Abwehrstoffe oder *Immunglobuline* (schützende Proteine), die von der Mutter auf das Kind übertragen wurden. Wenn Erreger diesen Schutz durchdringen, treffen sie auf „Zellen verschlingende" weiße Blutkörperchen (*Phagozyt*) und andere Arten weißer Zellen, wie natürliche Zellen vernichtende (zytotoxische) Zellen. Erreger treffen auch auf natürlich gebildete Substanzen (wie Interferon) oder auf Blutproteine (sog. Komplementsystem), die sie zerstören.

Der zweite Teil des I., die erworbene Immunität, kommt ins Spiel, wenn der Körper auf Erreger trifft, die die angeborene Immunität überwinden. Dieser Teil des I. reagiert speziell auf diese eindringenden Organismen und behält eine Erinnerung zurück, sodass der Körper zukünftig sofort reagieren kann.

Dieser Teil des I. muss einen eindringenden Organismus (oder eine Tumorzelle) erst als Antigen (nicht körpereigenes Protein) erkennen. Es reagiert dann entweder humoral oder zellulär.

Die humorale Reaktion ist wichtig bei der Abwehr von Bakterien. Nach einem komplexen Erkennungsprozess vermehren sich bestimmte B-Lymphozyten und produzieren große Mengen von Antikörper, die sich an die Antigene binden. Die gebundenen Organismen werden dann mit Phagozyten überflutet. Die Bindung von Antikörper und Antigen kann das Komplementsystem aktivieren, welches die Leistungsfähigkeit der Phagozyten erhöht.

Die zelluläre Reaktion ist wichtig bei der Abwehr von Viren, einigen Arten von Parasiten, die sich in den Zellen verbergen, und Krebszellen. Sie beinhaltet 2 Arten von T-Zellen: Helferzellen, die eine Rolle bei der Erkennung von Antigenen spielen, u. die Killerzellen, die eingedrungene Zellen zerstören.

Erkr. des I. sind u.a. Immunschwächen, *Autoimmunkrankheiten* und *Allergien*.

Unter bestimmten Umständen, z. B. nach Transplantationen, werden *Immunsuppressiva* verordnet, Mittel, die das I. unterdrücken, um eine Abstoßung des fremden Gewebes zu vermeiden.

Immuntherapie Stimulation des Immunsystems zur Stärkung bei Krebs oder *Hyposensibilisierung* bei *Allergie*. Bei Krebs werden *Immunstimulanzien*, aber auch gentechnisch hergestellte monoklonale (geklonte) Antikörper gegeben, die auf die Zerstörung von Tumorzellen spezialisiert sind. Interferon oder giftige Chemikalien können mit diesen Antikörpern gekoppelt werden, um ihre Zerstörungskraft bei Tumorzellen zu erhöhen, ohne die gesunden Zellen zu schädigen.

Impedanzaudiometrie *Hörprüfung* zur Untersuchung des Mittelohrs bei Schallleitungsschwerhörigkeit.

Impetigo → *Eiterflechte*

Impfstoff Substanz, die zur Steigerung der Immunität gegen eine Infektionskrankheit verabreicht wird; meist enthalten I. die Erreger (oder z. B. Teile der Erreger od. inaktivierte *Toxine*), gegen die Schutz aufgebaut wird.

Die I. werden i.d.R. durch *Injektion* in den Oberarm gegeben, aber z. B. Poliomyelitis-I. werden oral verabreicht. Einige I. sind in mehreren Gaben, im Abstand von einigen Wochen, andere in einer Gabe zu verabreichen.

Impfung Form der Immunisierung, bei der dem Körper abgeschwächte Erreger oder inaktivierte bakterielle *Toxine* od. Bestandteile von Erregern i.d.R. durch *Injektion* verabreicht werden, um das *Immunsystem* zu sensibilisieren (→ *Impfstoff*). Dringen später Erreger oder Toxine desselben Typs in den Organismus ein, bildet das sensibilisierte Immunsystem rasch *Antikörper*, die diese zerstören.

Impingement-Syndrom Schmerzhafter Zustand beim seitlichen Anheben des Arms. Häufigste Ursache ist die Entzündung einer *Rotatorenmanschetten-Sehne* oder eines *Schleimbeutels*, die zwischen *Schulterblatt* u. *Oberarmknochen* eingeklemmt werden. Die Behandlung umfasst *Physiotherapie* und *Injektionen* von Kortikoiden.

Implantat Natürliches oder künstliches Material, das aus medizinischen oder kosmetischen Gründen in den Körper eingepflanzt wurde, z. B., künstliche Gelenke anstelle von kranken oder Brust-I., um das Erscheinungsbild zu verbessern. I. werden auch zur Aufrechterhaltung der Funktionsfähigkeit eines Organs, zur Behandlung von Erkr. oder zur Abgabe bestimmter Wirkstoffe eingesetzt.

Impotenz Zeugungsunfähigkeit, z. B. durch Unfähigkeit zur Erektion, gewöhnlich aus psychischen Gründen, wie z. B. Leistungsdruck oder Beziehungsprobleme. Nur in 1 von 10 Fällen ist die Ursache körperlich bedingt, wie bei *Diabetes mellitus* oder einer neurologischen Erkr., wie Rückenmarkschädigung. Bei einigen Medikamenten ist I. eine Nebenwirkung, die aber verschwindet, wenn das Medikament abgesetzt wird.

I.-Behandlung kann bei psychischen Ursachen als Beratung oder *Sexualtherapie* erfolgen. Der Wirkstoff *Sildenafil* wird sowohl bei organischen wie auch psychischen Ursachen eingesetzt, hat aber Nebenwirkungen. Andere Möglichkeiten sind Selbstinjektionen in den Penis oder ein Implantat, mit dem man eine Erektion erzeugen kann.

in situ „An der Stelle". „Carcinoma in situ" z. B. bedeutet Gewebe (insbesondere der Haut oder des Nackens), das nur an der Oberflächenschicht bösartige Zellen aufweist.

in vitro Ablauf eines biologischen Prozesses in einem Labor anstelle des Körpers. Der Ausdruck i.v. bedeutet wörtlich „im (Reagenz-)Glas".

in vivo Biologische Prozesse, die innerhalb des Körpers ablaufen (→ *in vitro*).

In-vitro-Fertilisation Abk. IVF; Behandlung der Unfruchtbarkeit, bei der die *Eizelle* operativ aus dem Eierstock entfernt und außerhalb des Körpers befruchtet wird.

I

Die Frau erhält eine Kur mit fertilitätsfördernden Mitteln, um die Freisetzung von Eizellen aus dem Eileiter anzuregen. Danach folgt eine *Ultraschalluntersuchung*, um die Eizellen zu prüfen, die mit dem Laparoskop sofort beim *Eisprung* entnommen werden. Sie werden mit dem Samen im Labor vermischt. Zwei oder manchmal mehr befruchtete Eier werden in die Gebärmutter eingeführt. Wenn sie sicher in der Uteruswand sitzen, läuft die Schwangerschaft i.d.R. normal weiter.

Nur etwa 1 von 10 Paaren erzielt bei der I.-v.-F. beim ersten Versuch eine Schwangerschaft, und viele Versuche sind erforderlich, um eine erfolgreiche Schwangerschaft zu erzielen. Varianten der Technik, wie der *Gametentransfer* (GIFT; gamete intrafallopian transfer), sind einfacher und billiger als die ursprüngliche Methode.

Indometacin *Nichtsteroidales Antirheumatikum* (NSAR) zur Behandlung von Schmerz, Steifigkeit und Entzündung von Gelenken, wie *Arthrose*, *rheumatoide Arthritis* und *Sehnenentzündung*. Es wird auch bei Verletzungen der Weichgewebe, wie z. B. Muskeln und *Bänder*, verordnet.

Nebenwirkungen sind Bauchschmerz, Übelkeit, Sodbrennen, Kopfschmerzen, Schwindel und erhöhtes Risiko für ein *peptisches Ulkus*.

Infarkt Absterben eines Gewebeteils aufgrund einer Ischämie (Mangel an Blutzufuhr). Bekannte Beispiele sind Herzinfarkt, auch „Herzanfall" genannt, und Lungeninfarkt, der durch eine Lungenembolie (Blutpfropfen, der in einem Gefäß die Blutzufuhr versperrt) ausgelöst wird (→ *Nekrose, avaskuläre*).

Infektiöse Mononukleose → *Pfeiffersches Drüsenfieber*

Infektion Ansammlung von Krankheitserregern (z. B. *Bakterien*, *Viren* oder *Pilze*) im Körper. Diese vermehren sich und lösen durch unmittelbare Schädigung der Zellen oder durch Freisetzung von Toxinen Krankheiten aus. Es erfolgt i.d.R. eine Reaktion des *Immunsystems*, die für viele bekannte Symptome verantwortlich ist. Eine I. beschränkt sich auf einen Bereich des Körpers oder Gewebes, wie z. B. ein *Furunkel*, oder breitet sich im Körper aus, wie eine *Grippe*. Schwäche, Gelenkschmerzen und Fieber sind Symptome einer I. Lokale I. entstehen durch Verbreitung von Erregern in Wunden oder während einer OP. Sie sind meist mit Schmerz, Rötung, Schwellung, Auftreten eines *Abszesses* an der I.-Stelle und Temperaturerhöhung verbunden.

Viele kleine I. werden vom Immunsystem bekämpft und bedürfen keiner spezifischen Behandlung. Schwere I. werden medikamentös mit *Antibiotika* oder *Virostatika* behandelt. Eine eitrige I. ist auch der chirurgischen Behandlung zugänglich.

Infektion, durch Nahrungsmittel übertragene Jede Infektionskrankheit, die durch den Genuss von Lebensmitteln entsteht, die mit *Viren*, *Bakterien*, Würmern oder anderen Organismen kontaminiert sind. Es gibt zwei Infektionswege. Zum einen können die Tiere, die zur Schlachtung gehalten oder gefangen werden, Erreger in Gewebe oder Organen tragen; wenn Fleisch oder Milch von diesen Tieren ohne gründliche Erhitzung oder Pasteurisierung genossen wird, infiziert sich der Mensch. Die einzige hier verbreitete Infektion auf diesem Weg ist die *Lebensmittelvergiftung*. Zum anderen können die Lebensmittel durch Erreger von infizierten Personen oder Tieren verunreinigt werden, meist durch Fliegen, die vorher an Fäkalien waren.

Gegen einige Infektionen durch Lebensmittel oder Trinkwasser, wie *Typhus* kann geimpft werden.

Infektion, durch Trinkwasser übertragene Erkr. infolge einer Infektion oder durch parasitäre Erreger, die durch Wasser übertragen werden. I. können entstehen, wenn kontaminiertes Trinkwasser aufgenommen wurde, Speisen damit vermischt werden oder Menschen darin schwimmen oder waten. Weltweit ist die Trinkwasserverschmutzung ein bedeutender Übertragungsweg für verschiedene Erkr. wie *Hepatitis A*, und für viele virus- und bakteriell bedingte Krankheiten wie *Durchfall*, *Typhus*, *Cholera*, *Amöbenruhr* und *Wurmerkr*.

Schwimmen in verschmutztem Wasser sollte vermieden werden weil das Schlucken des Wassers die Gefahr einer

d. T. ü. I. birgt. Auch wird eine Form der *Leptospirose* durch Kontakt mit durch Rattenurin verschmutztem Wasser hervorgerufen. In den Tropen besteht das Risiko der *Schistosomiasis* (früher Bilharziose), eine schwere Erkr. durch Saugwürmer, die sich durch die Haut eines Schwimmers bohren können.

Infektionskrankheit Erkr., die durch spezielle Erreger verursacht wird. Die wichtigsten *Mikroorganismen* sind *Viren*, *Bakterien*, wie *Rickettsien*, *Chlamydien*, *Mykoplasmen*, und *Pilze*, außerdem *Protozoen* und Würmer.

In Industrieländern sind I. heute meist weniger bedrohlich durch verbesserte Möglichkeiten der Eindämmung, z. B. verbesserte sanitäre Einrichtungen, hohe Wasserqualität, wirksame Medikamente, Schutzimpfung und bessere allgemeine Gesundheit und Ernährung.

Bei den meisten I. liegt eine Zeitspanne zwischen Aufnahme der Erreger in den Körper und Auftreten von Symptomen. Diese *Inkubationszeit*, in der eine infizierte Person auch Überträger sein kann, beträgt wenige Stunden, wenige Tage oder, in einigen Fällen, Monate.

Antibiotika sind die Grundlage einer Behandlung bei bakteriellen I. Bei einer Virus-I. ist eine medikamentöse Behandlung auf schwere Fälle beschränkt.

Infibulation → *Beschneidung der Frau*

Infiltrat Ansammlung von Substanzen oder Zellen innerhalb eines Gewebes, die dort i.d.R. nicht oder nur in geringer Konzentration vorkommen. Ein I. entsteht durch ein Medikament (z. B. eine lokale Betäubung), die in das Gewebe gespritzt wurde, oder durch Ansammlung einer Substanz in einem Organ (z. B. Fett in der Leber aufgrund von Alkoholmissbrauch). Radiologen benutzen den Ausdruck zum Hinweis auf Anomalien auf einem Röntgenbild, z. B. bei Lungenentzündung (→ *Brustkorb, Röntgenaufnahme*).

Influenza → *Grippe*

Influenza, aviäre → *Grippe, Vogel-*

Infrarot Teil des elektromagnetischen Spektrums, der direkt hinter dem roten Ende des sichtbaren Lichtspektrums liegt. I.-Licht erwärmt die Haut und das direkt darunter liegende Gewebe. Eine Infrarotlampe ist eine Form der *Wärmetherapie*.

Infusionspumpe Auch Perfusor; Gerät, mit dem eine beständig kontrollierte Menge eines Arzneimittels oder einer Flüssigkeit zugeführt werden kann.

Ingestion Aufnahme eines Stoffs in den Verdauungstrakt mit dem Trinkwasser oder der Nahrung.

Inhalation Vorgang des Einatmens (→ *Atmung*), verbunden mit der Aufnahme einer Substanz in Form von Gas, Dampf, Pulver oder als Aerosol.

Inhalationsanästhesie Die I. bezeichnet eine Form der *Narkose*, die durch sogenannte Narkosegase (verwendete Substanzen sind z. B. Sevofluran, Desfluran und Isofluran) aufrechterhalten wird.

Injektion Einführen einer Substanz aus einer Spritze in den Körper mittels einer Kanüle (Hohlnadel). I. können intravenös (i.v., in eine Vene), intramuskulär (i.m., in einen Muskel), intradermal (in die Haut), intraartikulär (i.a., in ein Gelenk) oder subkutan (s.c., unter die Haut) gegeben werden.

Inkontinenz, Harn Unfreiwilliger Harnabgang, oft aufgrund von Verletzung oder Erkr. der Harnwege. Stress-I. ist Harnabgang, sobald der Betroffene hustet, etwas Schweres hebt oder sich übermäßig bewegt. Dies kommt oft bei Frauen nach der Entbindung vor, wenn der Harnröhrenschließmuskel gedehnt wurde. Drang-I., auch Reizblase genannt, ist das dringende Bedürfnis zum Harnlassen in Verbindung mit der Unfähigkeit, die Blasenkontraktion zu kontrollieren. Sobald das Harnlassen begonnen wurde, ist es nicht mehr aufzuhalten. Totale H.-I. ist ein vollständiges Fehlen der Blasenkontrolle aufgrund der fehlenden Schließmuskelaktivität, die u.U. auf einen Rückenmarkschaden zurückzuführen ist. Die paradoxe H.-I. tritt auf, wenn lange Zeit nicht uriniert werden konnte, z. B. aufgrund einer *Prostatavergrößerung*. Die volle Blase führt dann zu konstantem Harntröpfeln (Überlaufblase).

H.-I. kommt aufgrund von Harnwegserkr. vor, wie z. B. Infektionen, Blasensteine, *Tumoren* oder Gebärmutter- oder Scheidenvorfall. Bei jungen Menschen tritt gelegentl. eine H.-I. durch Mangel an Kontrolle im Gehirn (→ *Enuresis*) auf, ebenso bei älteren Menschen und solchen mit geistiger Behinderung.

Wenn schwache Beckenmuskeln zu einer Stress-I. führen, kann Beckenboden-Gymnastik helfen. Manchmal ist eine OP zur Straffung der Beckenmuskeln oder Korrektur eines Vorfalls notwendig. *Anticholinergika* werden zur Entspannung der Blasenmuskulatur bei einer Reizblase gegeben.

Ist die normale Blasenfunktion nicht wieder herzustellen, werden I.-Einlagen getragen; Männer tragen ein Penisfutteral, das durch einen Schlauch mit einem Harnbeutel verbunden ist. Manche Betroffene können H.-I. durch Selbst-Katheterisierung (→ *Blasenkatheterisierung*) vermeiden. Dauerhafte Katheterisierung ist in einigen Fällen notwendig.

Inkontinenz, Stuhl Unfähigkeit, Stuhl bis zum geplanten Zeitpunkt im *Mastdarm* zurückzuhalten. Häufige Ursache ist eine Kotsteinbildung, oft infolge von lange bestehender Verstopfung. Das Rektum ist übervoll, wodurch es zum unfreiwilligen Abgang von Stuhlflüssigkeit und kleiner Stuhlpartikel kommt.

Vorübergehende S.-I. tritt auch bei schwerem Durchfall auf. Andere mögliche Gründe sind Verletzung der Analmuskeln (z.B. bei einer Entbindung), *Paraplegie*, und *Demenz*.

Ist die eigentliche Ursache der S.-I. Verstopfung, kann man einer Wiederholung durch ballaststoffreiche Ernährung vorbeugen. Glyzerinzäpfchen oder Abführmittel werden verabreicht. S.-I. bei Demenz oder Nervenerkrankung wird durch regelmäßige Verabreichung von Einläufen oder Zäpfchen zur Darmleerung vermieden.

Inkubationszeit Zeit zwischen dem Eindringen eines Krankheitserregers in den Körper und dem Auftreten der ersten Symptome. Infektionen haben unterschiedliche I.; z.B. 14 bis 21 Tage bei *Windpocken* und 7 bis 14 Tage bei *Masern*. Die I. für *Cholera* kann u.U. wenige Stunden betragen.

Inkubator → *Brutkasten*

Inlay Füllung aus Porzellan oder Gold zur Wiederherstellung eines geschädigten Zahns. Ein I. wird bei einem der Backenzähne erforderlich oder zum Schutz eines geschwächten Zahns.

Innenohrentzündung Entzündung des *Labyrinths*; fast immer durch bakterielle oder Vireninfektion. Die Virus-I. kann sich bei Erkr. wie Grippe entwickeln. Die bakterielle I. ist häufig Komplikation einer *Mittelohrentzündung*. Das Hauptsymptom ist Schwindel, manchmal mit Übelkeit, Erbrechen, *Nystagmus*, *Tinnitus* und Schwerhörigkeit. Die Virus-I. verschwindet von selbst wieder, doch werden die Beschwerden durch *Antihistaminika* gelindert. Die sofortige Therapie mit *Antibiotika* ist bei der bakteriellen Form notwendig, sonst drohen dauernde *Taubheit* oder eine *Hirnhautentzündung*.

Innenohrprothese Gerät zur Behandlung von tauben Menschen, denen durch Hörgeräte nicht geholfen werden kann. Eine I. besteht aus winzigen, operativ in die *Cochlea* tief im Innenohr eingepflanzten Elektroden u. einem Empfänger, der in den Schädel knapp hinter u. über dem Ohr eingesetzt wird. Ein Mikrofon, Prozessor u. Transmitter werden außen getragen. Eine I. stellt das normale Hören nicht wieder her, sondern ermöglicht das Erkennen von Schallmustern. Kombiniert mit Lippenlesen kann es zum Verstehen von gesprochener Sprache verhelfen.

inoperabel Erkr., die nicht durch eine OP geheilt werden kann; gilt insbesondere für Krebs.

Insekten, übertragbare Krankheiten Relativ wenige Insektenarten übertragen Krankheiten direkt auf den Menschen. Manche leben als *Schmarotzer* unter der Haut oder auf der Körperoberfläche (→ *Läuse*; *Sandmückenstiche*). Fliegende Insekten können Erreger von menschlichen oder tierischen Exkrementen an ihren Beinen tragen und Lebensmittel oder selbst Wunden verseuchen.

Einige schwere Krankheiten werden von stechenden bzw. beißenden Insekten verbreitet, so z.B. *Malaria* und *Filariose* (Stechmücken), *Schlafkrankheit* (Tsetsefliegen), *Leishmaniase* (Sandmücken), Fleckfieber (Läuse) und *Pest* (Ratten, Flöhe). Stechmücken, Sandmücken und Flöhe übertragen auch Krankheiten wie *Gelbfieber*, *Dengue-Fieber*, *Lyme-Borreliose*, und einige Formen der virusbedingten *Hirnhautentzündung*. Die Keime, die im Insekt überleben oder sich zu vermehren suchen, werden aufgenommen, wenn ein Insekt Blut von einem infizierten Tier oder der infizierten Person saugt. Später werden diese Keime an einen neuen menschlichen Wirt über Insektenspeichel oder -exkremente übertragen.

Die meisten von Insekten übertragenen Erkr. sind auf die Tropen und Subtropen beschränkt, obschon die durch Zecken übertragene Lyme-Borreliose auch in Europa vorkommt. Zur Vermeidung der Keimübertragung sollten Fliegen von Lebensmitteln ferngehalten werden, Insektenstichen durch passende Kleidung und insektenabweisende Hautmittel vorgebeugt werden und, dort, wo Malaria auftritt, Mückennetze, Fliegengitter, Pestizide und Malariamittel eingesetzt werden.

Insektenstiche und -bisse Stich oder Biss durch die Haut von Blut saugenden Insekten, wie Stechmücken, Flöhe oder Läuse, und nicht Blut saugenden wie Bienen oder Wespen. Die meisten I. verursachen nur vorübergehenden Schmerz oder Juckreiz, aber manche Menschen haben extreme Hautreaktionen. Stiche in den Mund oder die Kehle sind gefährlich, weil die Schwellung die Atemwege versperren kann. In den Tropen und Subtropen sind I. möglicherweise schlimmer, weil durch bestimmte Insekten Krankheiten übertragen werden können (→ *Insekten, übertragbare Krankheiten*).

Alle I. provozieren eine Hautreaktion auf die Substanzen des Insektenspeichels, -gifts oder der Ausscheidungen, die in oder an die Einstichstelle gelangen. Die Reaktionen variieren von leichter Rötung bis zu schmerzhafter Schwellung oder Ausschlag mit starkem Juckreiz; einige I. wie von Bienen und Wespen können schwere allergische Reaktionen auslösen. 1 von 200 Personen zeigt eine solche allergische Reaktion, die im Extremfall zu einem anaphylaktischen *Schock* führen kann. Wenn Symptome eines anaphylaktischen Schocks auftreten, ist sofortige ärztliche Behandlung notwendig. Jede Person, die weiß, dass sie auf Bienen- oder Wespenstiche entsprechend reagiert, sollte für den Notfall eine Spritze mit Adrenalin bei sich tragen. Eine Methode, die sog. *Hyposensibilisierung*, kann solchen Personen u.U. helfen.

Instinkt Angeborener (primitiver) Urtrieb. Das Bedürfnis nach Wärme, Nahrung, Zuneigung und Sexualität sind I., aber der sicherlich ausgeprägteste ist der Überlebensinstinkt.

Insuffizienz, respiratorische Erkr., bei der es zu einer Ansammlung von *Kohlendioxid* u. einem Mangel an *Sauerstoff* im Blut (→ *Hypoxie*) kommt. Mögliche Gründe sind Lungenerkr., z.B. schweres *Asthma*, ein *Emphysem*, chronische *Bronchitis* (→ *chronisch obstruktive Lungenerkr.*) od. Schädigung im Atemzentrum im Gehirn, z.B. durch eine Überdosis von *Opioiden*, einen *Schlaganfall* od. *Schädelhirntrauma*.

Die Therapie erfolgt mit *künstlicher Beatmung* u. Sauerstoffgabe, um die vordringlichste Gefahr für den Patienten zu beheben.

Insulin Hormon der *Bauchspeicheldrüse*, das den *Glukose*spiegel im Blut regelt. Es wird i.d.R. als Reaktion auf einen erhöhten Glukosespiegel (nach dem Essen) erzeugt und fördert die Glukoseaufnahme in Leber- und Muskelzellen (wo Glukose in Energie umgewandelt wird). I. verhindert so eine Anhäufung von Glukose und stellt sicher, dass das Gewebe ausreichend Glukose erhält. Ein Versagen der I.-Produktion ist der *Diabetes mellitus*. Ein Insulinom ist ein seltener *Tumor*, der I. im Übermaß produziert und zu Anfällen von *Unterzuckerung* führt.

I.-Ersatz durch häusliche Anwendung von Injektionen oder einer *Insulinpumpe*, wird bei der Behandlung von Diabetes mellitus durchgeführt. I. lässt sich nicht oral verabreichen, da es durch die Magensäure abgebaut wird. I.-Ersatz wird aus der Bauchspeicheldrüse von Schweinen oder Ochsen oder, häufiger, durch *Gentechnologie* gewonnen. Diese Therapie verhindert erhöhte Glukosespiegel im Blut (→ *Überzuckerung*) und eine *Ketoazidose* (Anhäufung bestimmter Säuren im Blut), die, in schweren Fällen, zum *Koma* führen.

Zuviel I. verursacht *Hypoglykämie*, die durch Aufnahme von Nahrung oder mit einem süßen Getränk ausbalanciert werden kann. Schwere Hypoglykämie führt zum Koma, bei dem eine Notfallbehandlung mit Glukose- oder Glukagoninjektion (ein Hormon, das dem I. entgegenwirkt) durchgeführt werden muss.

Insulinpumpe Eine Infusionspumpe, die einem Diabetiker kontinuierliche Insulindosen verabreicht. Die Geschwindigkeit der Gabe wird so eingestellt, dass der Blutzuckerspiegel konstant gehalten wird.

Intelligenz Fähigkeit, Zusammenhänge logisch zu verstehen. I. lässt sich in 3 Arten unterteilen: abstrakte I. (Verstehen von Gedanken und Symbolen), praktische I. (Verstehen praktischer Probleme wie das Reparieren von Maschinen) und soziale I. (vernünftiger Umgang in zwischenmenschlichen Beziehungen). Die I. nimmt bis zum 6. Lebensjahr zu, danach stabilisiert sie sich. Der Intelligenzquotient (IQ), gemessen durch *Intelligenztests*, steigt bis zum 26. Lebensjahr an, bleibt bis ungefähr zum 40. Lebensjahr stabil und fällt dann allmählich ab. I. ist teilweise vererbt, die Umwelt, körperliche Gesundheit und die eigene Persönlichkeit sind aber die Hauptfaktoren zur Entwicklung der I.

Die beiden Extreme der I. sind: *Lernschwierigkeiten* (definiert durch einen niedrigen IQ) und Hochbegabung (ein IQ über 140).

Intelligenzalter Maß für die intellektuelle Entwicklung eines Menschen im Vergleich zu seinem Lebensalter; z. B. hat ein 13-jähriges Kind mit *Lernschwierigkeiten* ein I. von 5 Jahren.

Intelligenzminderung Auch geistige Behinderung, geistige Retardierung, mentale Retardierung; Angeborene oder erworbene Verringerung der Intelligenz. Früher: Schwachsinn, Idiotie, Oligophrenie.

Ursächlich sind Chromosomenanomalien wie *Down-Syndrom*, *Turner-Syndrom*, Schädigungen durch Alkohol

INTENSIVBEHANDLUNG

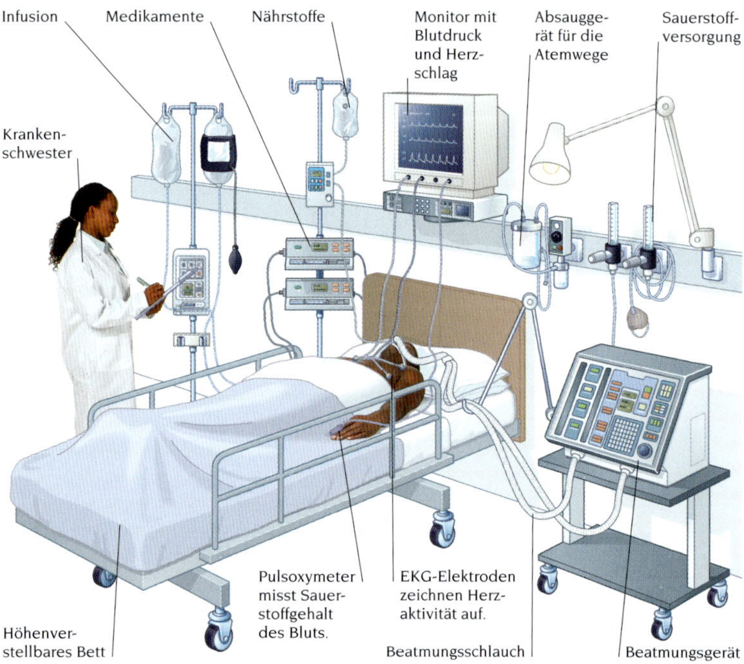

während der Schwangerschaft (*Alkoholembryopathie*) oder einige Erkrankungen vor dem 3. Lebensjahr. Durch heilpädagogisches Handeln sowie Frühförderung, *Logopädie* und Krankengymnastik kann den Betroffenen geholfen werden. Die I. wird unterschieden in leichte, mittelgradige, schwere und schwerste Intelligenzminderung.

Intelligenztests Prüfungen zur Ermittlung der geistigen Fähigkeiten eines Menschen. Der meistbenutzte Test ist der Hamburg-Wechsler-Test, von dem es 2 Grundarten gibt: den Test für Erwachsene (HAWIE) und für Kinder (HAWIK). Beide sind unterteilt in sprachliche Tests und Leistungstests, Tests zur Messung von technischen Fähigkeiten und der visuell-räumlichen Wahrnehmung (Interpretation von Formen). Ein anderer I. ist der Binet-Simon-Test, der hauptsächlich der Messung der akademischen Intelligenz dient.

Bei den meisten I. ist der Ergebniswert (der IQ) ein Quotient aus Intelligenzalter geteilt durch chronologisches Alter mal 100. Die Prüfungen sind konzipiert, um sicherzustellen, dass 3 von 4 Menschen einen IQ zwischen 80 und 120 haben. Sie sind standardisiert, sodass der Wert dieselben relativen Fähigkeiten in verschiedenen Altersstufen anzeigt.

Intelligenztests können auch zur Einschätzung der Begabung für Schule oder Arbeitsstelle angewendet werden. Sie stehen jedoch in der Kritik wegen Verschiebungen, die bezüglich Geschlecht und Rasse auftauchten.

Intensivbehandlung Konstante Überwachung und Versorgung eines schwer kranken Pat., die es ermöglicht, die Behandlung (auch kurzfristig) genau auf seine Bedürfnisse abzustimmen. Intensivstationen verfügen über elektronische Ausrüstung zur Überwachung der Vitalfunktionen wie Blutdruck, Herzfrequenz und -rhythmus. Häufig bedarf es bei einem Intensivpatienten auch *künstlicher Beatmung*, bei der eine Maschine die Atmung übernimmt oder sie unterstützt. Harnabgang, Flüssigkeitshaushalt und Blutbild werden regelmäßig aufgezeichnet. Flüssigkeit wird intravenös gegeben. Notwendige Nährstoffe werden über eine Sonde in den Magen gebracht. Auf einer Intensivstation gibt es hochspezialisiertes Personal (→ *kardiologische Wach-/Intensivstation*).

Intensivmedizin → *Intensivbehandlung*

inter- Vorangestellt mit der Bedeutung zwischen, z.B. interkostal (= zwischen den Rippen) (→ *intra-*).

interkostal Med. Ausdruck für zwischen den Rippen liegend, z.B. sind Interkostalmuskeln dünne Muskelschichten zwischen den Rippen.

interstitiell Lücken (Interstitium) zwischen Zellen, Gewebe oder anderen Körperstrukturen. Die Gewebsflüssigkeit zwischen den Körperzellen wird z.B. als interstitielle Flüssigkeit bezeichnet (→ *interstitielle Strahlentherapie*).

Intoxikation → *Vergiftung*

intra- Vorangestellt mit der Bedeutung innen oder in ... hinein, z.B. bei intramuskulär (= in einen Muskel hinein) (→ *inter-*).

intramuskulär Abk. i.m.; med. Begriff mit der Bedeutung „im Muskel". So wird bei einer i.m. Injektion der Wirkstoff tief in einen Muskel gespritzt.

Intraplasmatische Spermieninjektion Abk. ICSI; Behandlung der Unfruchtbarkeit des Mannes, bei der ein einzelnes *Spermium* der Samenflüssigkeit entnommen und zur In-vitro-Befruchtung einer *Eizelle* benutzt wird (→ *In-vitro-Fertilisation*). Dann wird die Eizelle in die Gebärmutter eingesetzt.

Intrauterinpessar → *IUP*

intravenös Abk. i.v.; med. Begriff mit der Bedeutung „innerhalb einer Vene", wie bei i.v. Infusion (langsames Eintropfen von Flüssigkeit in die Vene) und i.v. Injektion (schnelles Einspritzen einer Substanz in die Vene).

Intravenöse Infusion (i.v.) Langsames Eintropfen von Flüssigkeit in den Blutkreislauf über Stunden und Tage durch eine Kanüle (dünnes Plastikröhrchen), das in eine Vene eingeführt ist. Häufig auch als „Tropf" bezeichnet, wird eine i.v. I. bei einer *Bluttransfusion* benutzt oder, häufiger, um Flüssigkeit und wichtige Elektrolyte zu geben. Andere Anwendungen sind Gabe von

Nährstoffen an Menschen, die Nahrung nicht verdauen können (→ *Ernährung, künstliche*) und die Gabe bestimmter Medikamente.

Intravenöse Urographie Röntgenaufnahme zur Erstellung eines klaren Bilds von den Harnwegen. Zum Verfahren gehört eine *intravenöse Infusion* mit *Kontrastmittel* in eine Armvene. Das Mittel wird im Blut durch das Harnsystem getragen, wo es die Nieren, Harnleiter und Blase passiert, um dann mit dem Urin ausgeschieden zu werden. Die Röntgenbilder werden in zeitlichen Abständen aufgenommen, um die Konturen der Harnwege nachzuzeichnen.

Die i.v. Urographie entdeckt Veränderungen wie Tumoren oder Engstellen und Zeichen einer Nierenerkrankung.

Intrinsic-Faktor In der Magenschleimhaut produzierte chemische Substanz, die zur Resorption von Vitamin B_{12} notwendig ist.

Intubation Einführen eines *Beatmungstubus* in die Luftröhre (Trachea). Die Endotracheal-Intubation wird durchgeführt, wenn eine mechanische Beatmung notwendig ist, um Sauerstoff in die Lunge zu bringen. Der Tubus wird durch Mund oder Nase in den Rachen geschoben.

Invagination → *Darmeinstülpung*

Invalidität Messbare körperliche oder geistige Beeinträchtigung (→ *Rehabilitation*).

invasiv Eigenschaft, in andere Gewebe zu streuen; wird i.d.R. auf bösartige *Tumoren* oder schädliche Erreger angewandt. Bei einem i. Verfahren werden Gewebe mit einem Instrument durchstochen oder getrennt (→ *minimalinvasive Chirurgie*).

Inzest oder Blutschande; Geschlechtsverkehr mit engen Verwandten, wie Eltern, eigenen Kindern, Bruder oder Schwester, Onkel oder Tante, Neffe oder Nichte, Großeltern oder Enkeln. I. ist in den meisten Gesellschaften und in vielen Religionen unter Strafe gestellt bzw. tabuisiert.

Inzidenz Eine von 2 Messgrößen (→ *Prävalenz*) zur Darstellung der Verbreitung einer Krankheit in einer definierten Bevölkerung. Die I. einer Krankheit ist die Anzahl neuer Fälle, die während eines gegebenen Zeitraums auftreten (z. B. 17 neue Fälle pro 100000 Einwohner pro Jahr).

INTRAVENÖSE UROGRAFIE

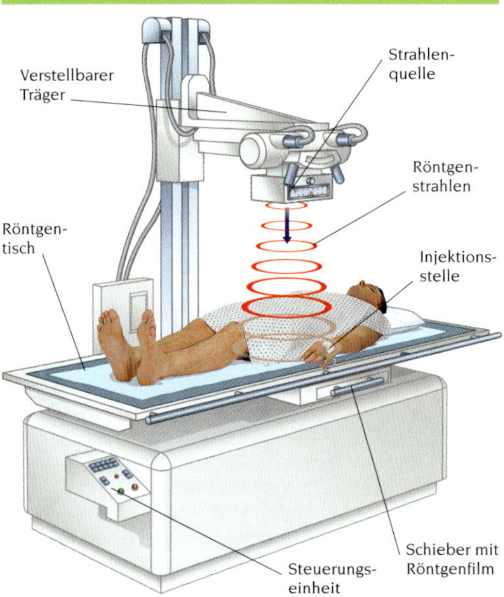

Inzision Einschnitt in das Körpergewebe mithilfe eines chirurgischen Messers (Skalpell). Die meisten I. werden gemacht, um Gewebe und Organe im Körper zwecks OP bei Erkr. oder Entfernung zu erreichen. Eine I. erfolgt auch, um Eiterabfluss aus einem *Abszess* oder einem Furunkel zu ermöglichen.

Ion Elektrisch geladenes Teilchen; positive I. werden Kationen, negative werden Anionen genannt. Viele lebenswichtige Körperprozesse, wie die Weitergabe von Nervenimpulsen, hängen von den I.-Bewegungen durch Zellmembranen ab. Natrium ist das wesentliche Kation in der Flüssigkeit, in der alle Zellen „schwimmen" (Extrazellulärflüssigkeit). Es beeinflusst den Wasserstrom in die bzw. aus den Zellen (→ *Osmose*) und so die Konzentration in Körperflüssigkeiten.

Der Säuregrad (Azidität) des Bluts und anderer Flüssigkeiten hängt vom Spiegel der Wasserstoffkationen ab, die in Stoffwechselprozessen entstehen. Um eine zu große Azidität zu verhindern, werden Wasserstoffkationen durch Bikarbonat-Anionen in der Extrazellulärflüssigkeit und im Blut sowie durch Phosphat-Anionen in den Zellen neutralisiert (→ *Säure-Basen-Haushalt*).

Ipratropiumbromid *Bronchospasmolytikum* zur Behandlung von Atemstörungen.

IQ Abk. für Intelligenzquotient; eine altersabhängige Messgröße für Intelligenz (→ *Intelligenztests*).

Iridektomie Verfahren zur Entfernung von Teilen der *Regenbogenhaut* am Auge. Die häufigste OP, die periphere I., wird i.d.R. zur Behandlung des akuten *grünen Stars* (Glaukom) durchgeführt. Es wird eine kleine Öffnung chirurgisch oder mit einem Laser nahe dem äußeren Rand der Iris angelegt, um einen Kanal zu bilden, durch den Kammerwasser abfließen kann.

Iridotomie Operatives Verfahren am Auge, bei dem mit einem Skalpell oder Laser ein Einschnitt in die *Regenbogenhaut* gemacht wird (→ *Iridektomie*).

Iridozyklitis Entzündung von *Regenbogenhaut* und Ziliarkörper. Die I. ist auch als „anteriore *Uveitis*" bekannt (→ *Augenerkrankungen*).

Iris → *Regenbogenhaut*

Ischämie → *Minderdurchblutung*

Ischiasnerv Längster Körpernerv sowie längster Beinnerv. Entspringt in Nervenwurzeln am Rückenmark.

ISCHIASNERV

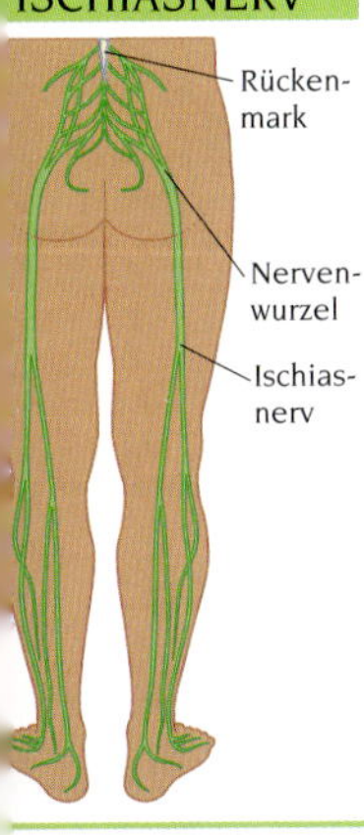

Ischiassyndrom Auch Ischialgie; Schmerz entlang des Ischiasnervs. Das I. betrifft i.d.R. das Gesäß und die Oberschenkel und strahlt manchmal das Bein entlang bis in den Fuß. In schweren Fällen geht der Schmerz mit Taubheitsgefühlen und/oder Schwäche in den betroffenen Regionen einher. Die häufigste Ursache ist ein *Bandscheibenvorfall*, wobei die Bandscheibe auf die Nervenwurzel drückt. Weitere Ursachen sind Muskelkrämpfe, langes Sitzen in unbequemer Stellung oder – seltener – Druck auf den Nerv durch einen *Tumor*. Manchmal ist die Ursache jedoch unbekannt.

Das I. wird mit *Schmerzmitteln* behandelt. Bei starkem Schmerz ist eine kurze Bettruhe zu empfehlen, allerdings kann zu lange Bettruhe den Zustand verschlimmern. *Physiotherapie*, die Therapieform *Osteopathie* oder *chiropraktische* Maßnahmen helfen gelegentlich. Wichtig ist eine gesunde Körperhaltung und Normalgewicht des Patienten.

Isolierung Pflegemaßnahmen zur Vorbeugung einer Infektion, i.d.R. im Einzelzimmer, von einem Pat. auf andere bzw. zum Schutz des Pat. vor Infektion.

Die strikte I. wird angewandt, wenn ein Pat. eine ansteckende Erkr. wie *Lassa-Fieber* hat, das durch direkten Kontakt und über die Luft übertragen werden kann. In diesem Fall wird Bettzeug, Geräte und Kleidung sterilisiert oder nach Gebrauch verbrannt. Die Standard-I. erfolgt, wenn die Erkr. etwas begrenzter, über Tröpfcheninfektion, wie bei *Tuberkulose*, übertragen wird.

Die protektive I. erfolgt, um einen Pat. zu schützen, dessen *Resistenz* gegen eine Infektion stark geschwächt ist durch eine Erkr. oder eine Therapie wie *Chemotherapie*. Die Luft für den Raum wird gefiltert. Personal und Besucher tragen Hauben, Kittel, Maske und Handschuhe. Gelegentl. wird langfristige protektive I. für Pat. mit schwerem kombiniertem Immunmangel (→ *Immunmangelkrankheiten*) benötigt.

isometrisch Trainingssystem ohne Körperbewegungen, bei dem Muskelkraft aufgebaut wird, indem gegen Widerstand gearbeitet wird, z. B. einen fixierten Gegenstand oder eine entgegengesetzt arbeitende Muskelgruppe.

Isoniazid *Antibiotikum* zur Behandlung der *Tuberkulose*. I. wird in Kombination mit anderen Tuberkulostatika wenigstens 6 Monate lang gegeben.

Isoprenalin *Bronchospasmolytikum* zur Erweiterung der Atemwege bei Erkrankungen wie *Asthma*, und als *Vasodilatator* zur Stimulierung des Herzens bei Erkrankungen wie *Herzblock*. Nebenwirkungen sind (z. B.) *Mundtrockenheit*,

Schwindel, Kopfschmerzen, *Herzklopfen*, und Brustschmerz.

Isosorbid-Nitrate Lang wirkende *Nitrate* und *Vasodilatatoren*. I.-N. werden zur Minderung des Schweregrads und der Häufigkeit von *Angina pectoris* eingesetzt. Sie werden auch bei schwerer *Herzinsuffizienz* verordnet. Nebenwirkungen sind Kopfschmerz, Hitzewallung und Schwindel.

isotonisch I. beschreibt Flüssigkeiten, wie etwa i.v. Flüssigkeiten oder Getränke, die denselben osmotischen Druck (→ *Osmose)* wie Blut haben.

Isotretinoin Vom Vitamin A stammender Wirkstoff, der zur Therapie schwerer *Akne* eingesetzt wird. I. wirkt durch Reduktion der Bildung von Talg (natürliche Hautöle) und Keratin (ein hartes Protein, das Hauptbestandteil der äußeren Hautschicht ist).

Nebenwirkungen sind Juckreiz, Trockenheit und Abschilfern der Haut und aufgesprungene Lippen. I. kann den ungeborenen Fötus schädigen, daher muss eine Schwangerschaft während der Behandlung und mindestens 3 Monate nach Absetzen des Medikaments verhütet werden. Regelmäßige Bluttests werden zur Sicherheit vor Komplikationen empfohlen.

-itis Nachgestellt, mit der Bedeutung Entzündung; praktisch jedes Organ oder Gewebe im Körper kann sich entzünden. Deshalb ist „itis" die wohl verbreitetste Wortendung in der Medizin. Beispiele wären: *Bronchitis* (Entzündung der Bronchien) und *Hepatitis* (Entzündung der Leber).

IUP

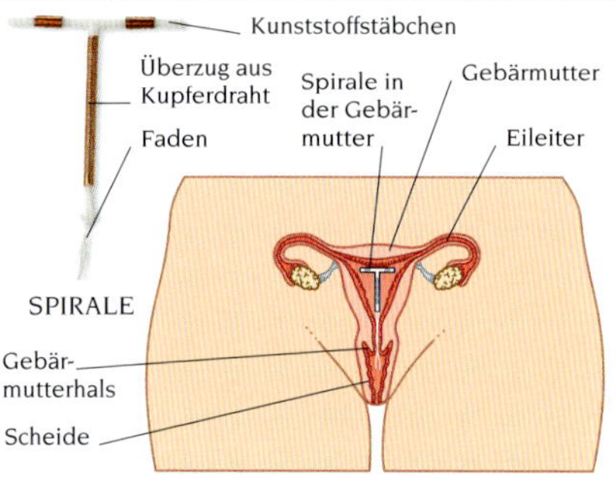

IUP Abk. für Intrauterinpessar (engl. Abk. IUD), auch als „Spirale" bekannt: Wird in die Gebärmutter zur *Empfängnisverhütung* eingesetzt. Die meisten IUP bestehen aus Kunststoff mit Kupfer oder Silber zur besseren Wirkung. Ein IUP-Typ setzt kleine Mengen des *Gestagens* Levonorgestrel frei. IUP sollen die Einnistung der befruchteten Eizelle in die Gebärmutterschleimhaut verhindern (→ *Einnistung*).

Ein IUP wird durch *Scheide* und *Gebärmutterhals* in die Gebärmutterhöhle eingeführt. Einmal in dieser Lage, bietet das IUP sofortigen Schutz. Die meisten IUP haben einen Kunststofffaden, damit sie leichter zu entfernen sind und auch, um zu sicherzustellen, dass sie an Ort und Stelle liegen. Das IUP muss alle 3 bis 8 Jahre ausgetauscht werden.

IUP werden i.d.R. Frauen mit *Leiomyomen* oder unregelmäßiger Uterushöhle nicht empfohlen. Wenn die Menstruation stark ist oder wenn in der Anamnese ein erhöhtes Risiko für Unterleibsinfektionen besteht, wird ein Gestagen-IUP empfohlen.

Im Einzelfall kommt es zu einer Schwangerschaft, aber das IUP macht selten Probleme und kann entfernt werden. Die IUP ohne Gestagen steigern das Risiko einer Infektion, die dann zu dauernder Unfruchtbarkeit führt. Eine seltene Komplikation des IUP ist die Perforation des Uterus, was am häufigsten beim Einsetzen des IUP vorkommt.

J

Jejunum oder Leerdarm; mittlerer Abschnitt des Dünndarms zwischen *Zwölffingerdarm* und *Ileum*. Aufgabe des J. ist die Verdauung der Nahrung und Resorption von Nährstoffen. Das J. kann an *Zöliakie*, *Crohn-Krankheit* und *Lymphomen* erkranken.

Jejunumbiopsie Entfernung eines kleinen Gewebestücks aus der Schleimhaut des *Jejunums* (Leerdarms) zur mikroskopischen Untersuchung. Hilfreich bei der Diagnose der *Crohn-Krankheit*, der *Zöliakie*, eines *Lymphoms* und anderer Ursachen einer *Malabsorption*. Die J. wird mit einem Endoskop entnommen, das durch Speiseröhre und Magen in den Dünndarm geschoben wird.

Jetlag Form der Dysrhythmie; Ermüdung und Unterbrechung des Schlaf-Wach-Rhythmus durch Störung des Biorhythmus des Körpers bei Flugreisen über mehrere Zeitzonen hinweg. Der J. ruft tagsüber Schläfrigkeit und nachts *Schlaflosigkeit* hervor. Andere Symptome sind verminderte körperliche und geistige Aktivität und Gedächtnisstörungen. Der J. ist schlimmer nach einem Flug nach Osten (bei dem der Tag des Reisenden kürzer wird) als nach Westen. Die Behandlung mit dem *Epiphysenhormon Melatonin* soll die Auswirkungen des J. abschwächen.

Jochbogen Auch Wangenknochen; knöcherner Bogen beidseits am Gesichtsschädel direkt unter den Augenhöhlen. Der J. wird von Jochbein und Schläfenbein gebildet.

Jod Element, das für die Bildung der Schilddrüsenhormone Trijodthyronin (T3) und Thyroxin (T4) wesentlich ist, die die Stoffwechselrate (innere Chemie) sowie Wachstum und Entwicklung kontrollieren. Nahrungsbedingter J.-Mangel führt zum *Kropf* oder zur *Schilddrüsenunterfunktion*. Der Mangel beim Neugeborenen verursacht unbehandelt *Kretinismus*. Minderversorgung ist in Industrieländern sehr selten durch das Speisesalz, das mit Jodid oder Jodat angereichert ist.

Radioaktives Jod wird benutzt, um die Aktivität der Schilddrüse in Fällen von einer *Schilddrüsenüberfunktion* zu senken, sowie als Therapie eines *Schilddrüsenkarzinoms*. Jodverbindungen werden als *Antiseptika* benutzt, als strahlendichtes Kontrastmedium bei manchen *bildgebenden Verfahren* und in einigen Hustenmitteln.

Jogging-Verletzungen Erkr., die sich infolge von Jogging od. Laufen für den Körper ergeben. Häufige J.-V. sind *Sehnenentzündung, Ermüdungsbrüche*, *Fasziitis* der Fußsohle, Riss der Oberschenkelbeugemuskeln, *Rückenschmerzen* und *Kompartmentsyndrom* am Schienbein.

Johanniskraut Pflanzliches Mittel aus *HYPERICON PERFORATUM*, das bei leichten Formen der Depression als Kapsel oder Infusion verabreicht wird. Auch in Salben gegen Verbrennungen, anderen Wunden und bei Gelenkschmerzen wird J. eingesetzt. J. reagiert mit vielen anderen Arzneimitteln; daher sollte Rücksprache mit dem Arzt oder Apotheker genommen werden.

Joule Internationale Einheit der Arbeit, Energie und Wärmemenge. 1 Joule entspricht rund 0,2 *Kalorien* (→ *Wärmemengenmessung; Stoffwechsel; Ernährungsmedizin*).

Juckreiz in der Scheide Med. Pruritus vaginae; Irritation der Scheide, oft mit Juckreiz im Bereich der *Vulva* verbunden. Meist ein Merkmal der *Scheidenentzündung*, die durch eine Infektion oder eine allergische Reaktion auf Hygieneprodukte bzw. *Spermizide* verursacht wird. J. i. d. Sch. ist, aufgrund des niedrigen Östrogenspiegels, nach der *Menopause* häufig. Abhängig von der Ursache erfolgt eine Behandlung mit *Antibiotika* oder *Hormonen*.

Juvenile (chronische) Arthritis → *Arthritis, juvenile chronische*

Juveniles Melanom → *Spitz-Tumor*

K

Kältebehandlung Einsatz von Kälte od. Temperaturen unter dem Gefrierpunkt zu Behandlungszwecken, z. B. Eisbeutel (→ *Kältechirurgie*).

Kältechirurgie Verwendung von Temperaturen weit unter dem Gefrierpunkt zur Gewebezerstörung od. zwecks *Adhäsion* zwischen einem Instrument u. Körpergewebe. K. verursacht nur minimale Vernarbungen und wird daher zur Behandlung bösartiger *Tumoren* an Stellen verwendet, deren starke Vernarbung lebenswichtige Öffnungen wie im *Gebärmutterhals*, in der Leber u. im Darm verschließen kann. K. kann bei Augenoperationen, z. B. bei *Staroperation*, od. zur Behandlung von *Netzhautablösung* eingesetzt werden. Ferner wird sie häufig zur Beseitigung von *Warzen, Stielwarzen,* einigen *Muttermalen,* Hautkrebsformen u. zur Behandlung von *Hämorrhoiden* benutzt.

Kältekonservierung Konservierung lebender Zellen durch Tiefkühlen. Das Verfahren wird zur Aufbewahrung von menschlichen Eizellen zur *In-vitro-Fertilisation*, von *Spermien* zur *künstlichen Befruchtung* oder von *Plasma* und Blut seltener *Blutgruppen* angewendet.

Kälteschaden Örtliche Gewebeschädigung infolge Auskühlung u. Beeinträchtigung der Blutgefäße, deren schwerste Form das Erfrieren ist. K. ist von *Hypothermie* zu unterscheiden, die sich auf die Auskühlung des gesamten Körpers bezieht.

Bei lokalen *Erfrierungen* wird ein umschriebener Bereich von Haut u. Fleisch infolge der Einwirkung sehr kalter, trockener Luft hart u. weiß. Zuweilen ist die Durchblutung der betroffenen Bereiche eingeschränkt. Eine andere Form von K., Schützengrabenfuß genannt, tritt auf, wenn Beine u. Füße stunden- od. tagelang kalt und feucht bleiben. Die Hauptgefahr bei beiden Leiden besteht im Gewebetod, wenn die Durchblutung zu stark herabgesetzt ist; die Folge kann *Gangrän* sein. Zu den weniger schweren K.-Formen zählen *Frostbeulen* und aufgesprungene Haut (→ *Haut, aufgesprungene*).

Käseschmiere Weißliche, käseartige Substanz, die ein Neugeborenes bedeckt. Die K. enthält Talgsekret und abgestorbene Zellen. Sie schützt die Haut, isoliert gegen Wärmeverlust vor der Geburt und lässt das Kind besser durch den Geburtskanal gleiten.

Kahnbein Anat. Os scaphoideum; Handwurzelknochen im *Handgelenk*. Es ist der äußerste Knochen auf der Daumenseite in der Reihe der näher zum Ellenbogen hin gelegenen Handgelenkknochen. Ein K.bruch ist eine häufige Handgelenksverletzung beim Sturz auf die ausgestreckte Hand. Charakteristisches Symptom ist Schmerzempfindlichkeit im Bereich zwischen den Sehnen an der Daumenbasis. Behandlung durch Ruhigstellung des Handgelenks in einem Gipsverband.

Kaiserschnitt Med. Sectio Caesarea; Operation, bei der das Kind durch einen Querschnitt oder (seltener) Längsschnitt der Bauchdecke und Eröffnung der Gebärmutter herausgeholt wird. Ein K. wird durchgeführt, wenn eine Entbindung durch den Geburtskanal schwierig oder riskant ist. Er erfolgt unter *Spinal-Epiduralanästhesie* oder allgemeiner Anästhesie (→ *Anästhesie, Allgemein-*).

Kalendermethode Methode zur *Empfängnisverhütung*, auch Rhythmusmethode genannt, durch Vermeidung des Geschlechtsverkehrs zur Zeit des *Eisprungs*, der von der Frau anhand ihres Regelblutungszyklus ausgerechnet wird. Die K. ist nicht zuverlässig, da der Zyklus schwanken kann (→ *Empfängnisverhütung, natürliche*).

Kalium Mineralstoff, der zur Aufrechterhaltung des normalen Herzrhythmus, Wasserhaushalts, der Leitung von Nervenimpulsen und der *Muskel*kontraktion notwendig ist. Nahrungsquellen von K. sind mageres Fleisch, Vollkorngetreide, grünes Blattgemüse, Bohnen und verschiedene Früchte, wie Aprikosen, Datteln und Pfirsiche.

KAISERSCHNITT

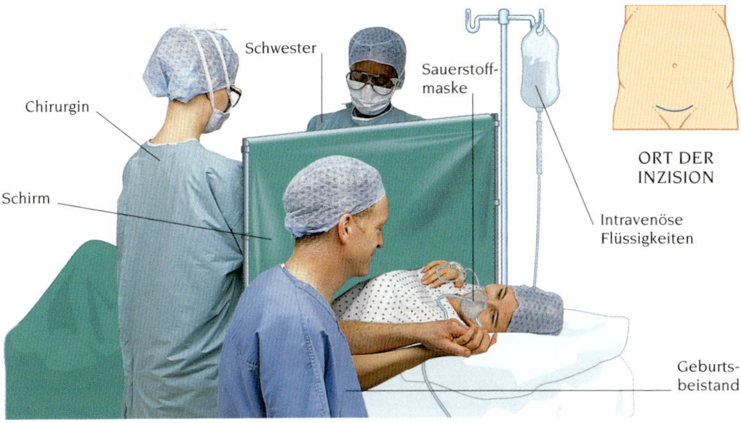

Eine zu geringe Menge K. im Blut wird als *Hypokaliämie* bezeichnet. Sie ist i.d.R. Folge eines Flüssigkeitsverlusts bei *Durchfall* oder Erbrechen und führt zu Erschöpfung, Benommenheit, Schwindel und Muskelschwäche. In schwereren Fällen kommt es zu *Herzrhythmusstörung* und Muskellähmung.

Erhöhtes K. im Blut heißt *Hyperkaliämie* und ist seltener als die Hypokaliämie. Sie kann durch überhöhte K.-Aufnahme, schwere *Niereninsuffizienz, Addison-Krankheit* oder längere Behandlung mit K. sparenden *Diuretika* entstehen. Effekte eines hohen K.blutspiegels sind u.a. Taubheit und Kribbeln, Herzrhythmusstörungen und Muskellähmung. In schweren Fällen kommt es zur Herzinsuffizienz.

Kaliumkanalöffner Gruppe von Medikamenten, die zur Prävention und Dauertherapie der *Angina pectoris* eingesetzt wird. Nicorandil ist ein K., der ähnlich wie Nitrate wirkt und sowohl Arterien als auch Venen erweitert. Mögliche Nebenwirkungen sind Hautrötung, Übelkeit, Erbrechen und Schwindel.

Kaliumpermanganat Substanz, die als *Antiseptikum* und *Adstringens* und zur Therapie einer *Hautentzündung* dient. Es kann gelegentlich eine Reizung sowie Flecken an Haut und Kleidung verursachen.

Kalksteinchen Ablagerung auf den Zähnen (→ *Zahnstein*) od. kleine, harte, kristalline Masse, die sich auch in einer Körperhöhle aus unterschiedlichen Flüssigkeitsmischungen wie Gallenflüssigkeit, Harn od. Speichel bildet. K. können in Gallenblase u. Gallengängen (→ *Gallensteine*), Nieren, Harnleitern oder Harnblase (→ *Harnstein*) oder in Speichelgängen auftreten.

Kallus, Knochen- Diffuses u. überschießendes Wachstum neuen, weichen Knochengewebes als Teil des Heilungsprozesses bei *Knochenbruch*. Mit fortschreitender Heilung wird der K.-K. durch härteres Knochengewebe ersetzt und die ursprüngliche Knochenform wiederhergestellt.

Kalorie Ältere Einheit der Energie. Eine K. bezeichnet die Energiemenge, die zur Erhitzung von 1 Gramm Wasser um 1 °C notwendig ist. Der Begriff wird noch häufig in Medizin u. *Diätetik* benutzt, jedoch als Kilokalorie, d.h. eine größere Einheit von 1000 K. Normalerweise bleibt das Körpergewicht bei richtigem Verhältnis von aufgenommenen K. und verbrauchter Energie konstant. Übersteigt die Aufnahme den Verbrauch, folgt Gewichtszunahme; übersteigt der Verbrauch die Aufnahme, kommt es zu Gewichtsabnahme. Generell enthalten Fette die meisten K. Als internationale Einheit ist K. inzwischen ersetzt durch *Joule*. 1 K. entspricht rund 4,2 Joule (→ *Wärmemengenmessung; Ernährungsmedizin*).

Kalzifikation Einlagerung von *Kalzium*-Salzen in Körpergeweben als normaler Teil der Knochen- und Zahnbildung und Knochenbruchheilung. Eine K. kommt auch bei Muskelverletzungen, von *Arteriosklerose* befallenen Arterien und Erhöhung des Kalziumspiegels im Blut durch Erkr. der *Nebenschilddrüsen* vor.

Kalzinose Abnormale Ablagerung von *Kalzium*-Salzen in Haut, Muskulatur oder *Bindegewebe* mit der Bildung von Knötchen (→ *Nodulus*). Kalzinose tritt u.a. bei Bindegewebserkr. wie *systemischer Sklerose* od. *Dermatomyositis* auf (→ *Kalzifikation*).

Kalzitonin Von der *Schilddrüse* gebildetes *Hormon*, das die Steuerung des *Kalzium*-Spiegels im Blut unterstützt, indem es den Abbau von Kalzium aus den Knochen bremst. Synthetisches K. wird bei der Behandlung der *Paget-Krankheit* angewandt u. zum Abbau eines hohen Kalziumspiegels bei *Hyperkalzämie* eingesetzt.

K

Kalzium Das im Körper am reichsten vorhandene Mineral, unverzichtbar für Zellarbeit, Muskelkontraktion, Übertragung von Nervenimpulsen sowie *Blutgerinnung*. K.-Phosphat ist der harte Grundbestandteil von Zähnen und Knochen. Kalzium kommt u.a. in Milchprodukten, Eiern, dunkelgrünem Gemüse, Nüssen und Mineralwasser vor. Seine Aufnahme aus der Nahrung wird durch *Vitamin D* erleichtert.

Der K.-Bestand im Körper unterliegt der Steuerung durch Parathormon und *Kalzitonin*. Ungewöhnlich hohe K.-Spiegel im Blut (→ *Hyperkalzämie*) od. ungewöhnlich niedrige Spiegel (→ *Hypokalzämie*) können die Zellarbeit stark beeinträchtigen, besonders in Muskulatur u. Nerven (→ *Mineralstoffe*).

Kalzium-Kanal-Blocker Wirkstoffe zur Behandlung von *Angina pectoris, Bluthochdruck* und Formen von *Herzrhythmusstörungen*. Nebenwirkungen wie Kopfschmerz, geschwollene Knöchel, Hitzewallungen u. Schwindel können vorkommen, verringern sich jedoch meist bei ständiger Einnahme.

Kammerflimmern Lebensbedrohliche *Herzrhythmusstörung*, die zum Herz-Kreislauf-Stillstand führt. Das Herz führt rasche, unkoordinierte und unwirksame Kontraktionen aus und pumpt kein Blut mehr. Grund sind *Extrasystolen*, die durch elektrische Impulse in den Herzkammern ausgelöst werden. Das Kammerflimmern ist häufig die Komplikation eines *Herzinfarkts* und wird auch durch Stromtod und Ertrinken ausgelöst.

Diagnose: *EKG*. Notfallbehandlung: *Defibrillation* und *Antiarrhythmika*.

Kammerscheidewanddefekt Med. Ventrikelseptumdefekt; bezeichnet eine Öffnung zwischen den zwei Herzkammern. Die Fehlbildung ist angeboren und in vielen Fällen so klein, dass sie sich ohne Behandlung von allein schließt. Bei größerem Defekt wird dieser operativ verschlossen; die Ergebnisse dieses Eingriffs sind i.d.R. gut.

KAMMERSCHEIDEWANDDEFEKT

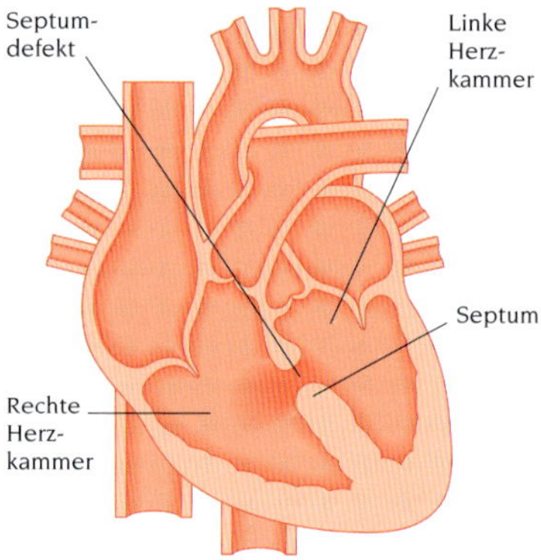

Kammertachykardie Schwere *Herzrhythmusstörung*, bei der jeder Herzschlag durch elektrischen Impuls aus den Herzkammern und nicht dem Sinusknoten im rechten Vorhof ausgelöst wird. Die Kammertachykardie wird durch pathologisch schnelle Herzfrequenz bei schwerer Herzkrankheit verursacht, wie z. B. *Herzinfarkt* oder *Kardiomyopathie*. Sie kann wenige Sekunden oder mehrere Tage andauern. Die Diagnose wird im *EKG* bestätigt. Die Notfallbehandlung besteht in *Kardioversion* und *Antiarrhythmika*, ggf. Radiofrequenz-Ablation.

Kammerwasser Wässerige Flüssigkeit, die die vordere Augenkammer hinter der *Hornhaut* füllt.

Kanüle Hohlnadel oder glattes, manchmal auch flexibles Rohr mit stumpfem Ende, das in Blut- oder Lymphgefäß oder Körperhöhle eingeführt wird, um Flüssigkeiten zu verabreichen oder zu entnehmen. K. werden z. B. für *Bluttransfusion* und Tropf sowie zur Ableitung von *Pleuraergüssen* verwendet. Sie können mehrere Tage vor Ort verbleiben, wenn ständige Untersuchungen von Flüssigkeiten oder Dauerinfusionen notwendig sind.

Kanülen, kostenfreie Abgabe Maßnahme der Gesundheitsvorsorge für Drogenabhängige (→ *Drogenabhängigkeit*). Gebrauchte K. werden gegen neue, sterile ausgetauscht. Damit soll das Risiko für Infektionen, wie *HIV* u. *Hepatitis*, aufgrund des gemeinsamen Gebrauchs des Spritzbestecks gesenkt werden.

Kanülenverletzung Unbeabsichtigter Stich mit einer infizierten Kanüle. Am stärksten sind Krankenhausmitarbeiter gefährdet. K. bergen ein hohes Risiko, sich z. B. mit *HIV* od. *Hepatitis* anzustecken u. sind sofort zu behandeln. Die Wunde muss gründlich gereinigt werden u. mit einer Blutanalyse ist festzustellen, ob eine Ansteckung stattgefunden hat.

Kaolin *Aluminium*-Verbindung, auch in Porzellanstaub vorhanden, die als Bestandteil einiger *Antidiarrhoika* dient. K. wird oral eingenommen und vergrößert die Stuhlmenge. Es soll *Bakterien*, *Viren* und *Toxine* im Darm adsorbieren und nach der Darmpassage mit dem Stuhl ausscheiden.

Kapillare Feinstes Blutgefäß, auch Haargefäß genannt, das eine Verbindung zwischen den *Arteriolen* u. den kleinsten Venen, den Venolen, darstellt (→ *Herz-Kreislauf-System*). K. bilden überall in den Organen u. Geweben ein feines Netz. Ihre dünnen Wände sind durchlässig u. ermöglichen den Austausch von Blutbestandteilen wie Sauerstoff, Glukose, Kohlendioxid und Wasser (→ *Zellatmung*). Kapillare öffnen u. schließen sich entsprechend den Anforderungen der einzelnen Organe. Über Öffnen und Schließen der Hautkapillaren wird auch die Regulierung der *Temperatur* erreicht.

Bei einem direkten Schlag oder Stoß auf den Körper können die zarten Kapillarwände reißen, sodass eine Blutung unter der Hautoberfläche entsteht, die Schwellung und Bluterguss bewirkt. Mit zunehmendem Alter, bei hohen Dosen von *Kortikosteroiden* und bei *Skorbut* werden die Kapillarwände brüchiger; es kann sich eine Neigung zu *Purpura* entwickeln.

KAPILLARE

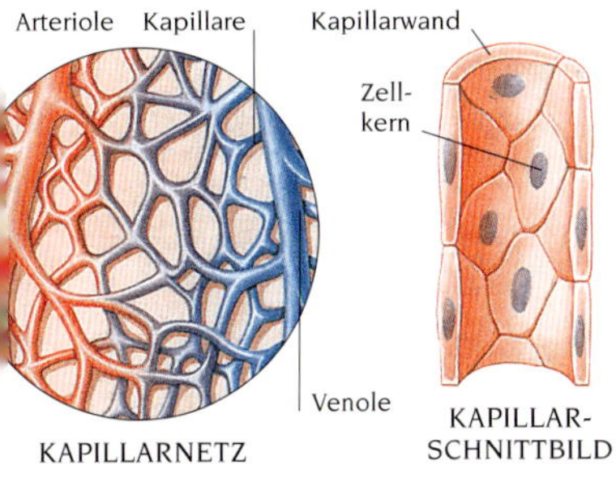

KAPOSI-SARKOM

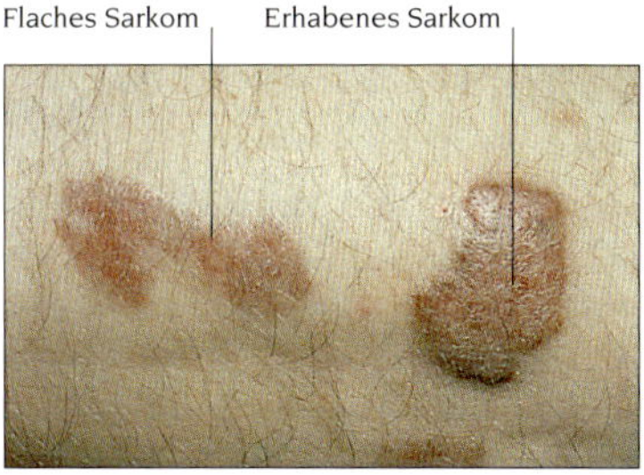

Kaposi-Sarkom Bösartiger *Tumor* aus Blutgefäßen, i.d.R. in der Haut. Das K.-S. betrifft nur Aids-Patienten. Die Tumoren, die aus rötlich braunen erhabenen Bezirken oder flachen Flecken bestehen, breiten sich rasch aus. Sie beginnen i.d.R. an Füßen und Knöcheln, verbreiten sich über die Unterschenkel und erscheinen dann an Händen und Armen.

Die K.-S. befallen auch den Magen-Darm- und Atemtrakt, wo sie schwere innere Blutungen hervorrufen. Die Hautläsionen werden mit *Strahlentherapie* behandelt. *Zytostatika* od. *Biolo-*

K

gika werden bei ausgedehnter Hauterkr. oder inneren K.-S.-Herden angewendet.

Kapsel → *Capsula*

Kapselentzündung Betroffen ist die *Capsula* um ein Organ od. Gelenk, z. B. bei *Schultersteife*.

Karbunkel Gruppen von miteinander verbundenen Furunkeln (→ *Eiterbeulen*), gewöhnlich durch das Bakterium *STAPHYLOCOCCUS AUREUS* verursacht. K. treten meist an Nacken u. Gesäß auf u. betreffen v.a. Menschen mit geschwächten Abwehrkräften, insbesondere an *Diabetes mellitus* Erkrankte. Die Behandlung erfolgt i.d.R. mit *Antibiotika* u. heißen *Kompressen*. Ein hartnäckiger K. muss u.U. operativ geöffnet und entleert werden.

Kardiologie Lehre von der Herzfunktion sowie Untersuchung, Diagnose u. medizinische Behandlung von Erkr. des Herzens u. der Blutgefäße.

Kardiologische Wach-/Intensivstation Fachärztlich betreute Station zur Pflege akut Kranker, die einen *Herzinfarkt* od. eine andere schwere Herz-Kreislauf-Erkr. haben od. hatten.

Kardiomyopathie Jede Erkr. des Herzmuskels, die die Kraft der Herzkontraktionen schwächt u. dadurch die Effektivität des Blutkreislaufs vermindert. K. kann ihre Ursache in Infektion, Stoffwechsel, Ernährung, *Toxinen*, *Autoimmunkrankheiten*, Vererbung oder Verschleiß haben, oft ist die Ursache jedoch nicht bekannt.

Es gibt 3 Hauptformen. Bei der hypertrophischen K., die meist erblich ist, hat sich der Herzmuskel verdickt. Bei der dilatativen K. ist der *Stoffwechsel* der Herzmuskelzellen abnormal und die Herzwände neigen dazu, sich unter Druck zu weiten. Die restriktive K. wird durch die Vernarbung des Endokards (der innersten Herzwandschicht) od. *Amyloidose* verursacht.

Zu den Symptomen der K. zählen Ermüdung, Schmerzen im Brustraum u. Herzklopfen. Die Erkr. kann zu *Herzinsuffizienz* führen, zu dessen Symptomen Atembeschwerden u. Ödem gehören. Zur Diagnose dienen *Echokardiographie*, *Herzkatheterisierung*, Röntgen (→ Brustkorb, Röntgenaufnahme) oder *MRT*. Mit *Biopsie* des Herzmuskels lassen sich die Veränderungen der Muskelzellen erkennen.

Die komplexe Behandlung kann *Medikamente* wie *ACE-Hemmer*, *Betablocker*, *Diuretika* und *Antiarrhythmika* sowie Schrittmacher und implantierbare Defibrillatoren umfassen. In vielen Fällen verschlechtert sich die Herzmuskelfunktion, u. die einzige verbleibende Option ist eine *Herztransplantation*.

Kardiopulmonaler Bypass Verfahren, mit dem die Blutzirkulation im Körper aufrechterhalten wird, während der Herzschlag bei einer Herzoperation angehalten wird. Um die Versorgung des Körpers mit sauerstoffreichem Blut sicherzustellen, wird eine *Herz-Lungen-Maschine* benutzt.

Kardiotokographie → *Herztonüberwachung, Ungeborenes*

kardiovaskulär *Herz* und *Blutgefäße* betreffend.

Kardioversion Sonderform der *Defibrillation*.

Karies → *Zahnkaries*

Karotis Kurzbezeichnung für Arteria carotis; eine der paarweise (beidseitig) angelegten Hauptarterien von Hals und Kopf. Sowohl die linke als auch die rechte K. haben einen Stamm (Carotis communis bzw. gemeinsame Karotis) und teilen sich in Kehlkopfhöhe in 2 Hauptäste, die äußere u. innere K.

KAROTIS

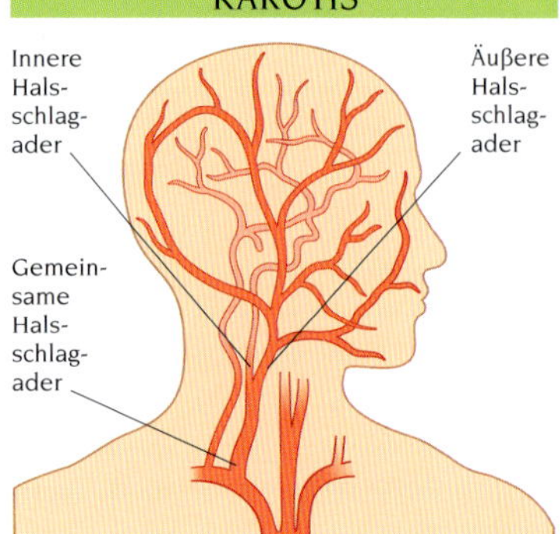

Die linke K. geht von der *Aorta* ab u. steigt im Hals an der linken Seite der *Luftröhre* auf. Die rechte K. entspringt aus der A. subclavia (unter dem Schlüsselbein; geht von der Aorta ab) u. folgt einem ähnlichen Weg auf der rechten Halsseite. Die äußeren Karotiden besitzen viele Äste, die die meisten Gewebe von Gesicht, Kopfhaut, Mund u. Kiefern versorgen; die inneren K. steigen in den Schädel auf und versorgen Gehirn u. Augen. An der Hirnbasis verbinden sich Äste der 2 inneren K. zu einem Ring, dem sog. Circulus arteriosus Willisii. Eine Verengung dieser Gefäße kann mit einer *transitorisch-ischämischen Attacke* zusammenhängen; ihre Verlegung führt zum *Schlaganfall*.

Karpaltunnelsyndrom Taubheit, Kribbeln u. Schmerzen in Daumen, Zeigefinger und Mittelfinger infolge Einengung des *Nervus medianus* am Handgelenk. Die Symptome können sich nachts verstärken. Das K. entsteht durch Druck auf den Nerv dort, wo er durch eine Lücke (den Karpaltunnel) unter einem *Kreuzband* an der Handgelenkvorderseite zur Hand gelangt. Es entsteht häufig bei andauerndem Schreiben auf einer Computertastatur, tritt jedoch auch ohne erkennbare Ursache öfter bei Frauen im mittleren Lebensalter auf u. wird mit Schwangerschaft, erster Einnahme *oraler Kontrazeptiva, prämenstruellem Syndrom, rheumatoider Arthritis, Myxödem* u. *Akromegalie* in Verbindung gebracht.

Das Karpaltunnelsyndrom verschwindet oft ohne Behandlung. Hartnäckige Symptome können mit *Kortikosteroiden* behandelt werden, die unter das Band gespritzt werden, oder das Band kann durchtrennt werden, um den Druck auf den Nerv zu verringern.

Karyotyp Charakteristika der *Chromosomen* nach Zahl, Größe und Aufbau beim einzelnen Menschen oder einer Spezies. Der Begriff K. kann auch auf ein Diagramm des Gesamt-Chromosomenbestands, das Karyogramm, angewandt werden, bei dem die Chromosomenpaare in korrekter numerischer Reihe angeordnet sind.

Karzinogen Substanz, die Krebs erzeugen kann. Chemikalien sind die größte Gruppe von K. Zu den Hauptarten gehören polyzyklische aromatische Kohlenwasserstoffe (PAK), die in Tabakrauch, Pech, Teerrauchgasen u. Ruß enthalten sind. Ein intensiver Kontakt mit PAK kann zu Krebs im *Atmungssystem* od. an der Haut führen. Bestimmte in der Chemie- u. Gummi-Industrie verwendete aromatische Amine verursachen nach langer Einwirkung in manchen Fällen Blasenkrebs.

Das bekannteste physikalische K. ist Hochenergiestrahlung wie bei radioaktiver u. Röntgenstrahlung. Sie kann bösartige Veränderungen in allen Zellen hervorrufen, v.a. in Zellen, die sich schnell teilen; z. B. verursachen Veränderungen in den Vorstufen der weißen Blutkörperchen des Knochenmarks *Leukämie*. Das Risiko hängt von Dosierung u. Einwirkungsdauer ab. Starke und ungefilterte ultraviolette Strahlen des Sonnenlichts können Hautkrebs zur Folge haben. Ein weiteres bekanntes physikalisches K. ist Asbest (→ *Asbestbedingte Erkrankung*).

Nur von wenigen biologischen Substanzen ist eine karzinogene Wirkung beim Menschen bekannt. *SCHISTOSOMA HAEMATOBIUM* z. B., einer der für *Schistosomiasis* verantwortlichen Adernegel, kann Blasenkrebs verursachen, u. *ASPERGILLUS FLAVUS*, ein Pilz, der in gelagerten Erdnüssen und Getreide das Gift *Aflatoxin* bildet, verursacht vermutlich Leberkrebs. Zu den Viren, die man in Zusammenhang mit Krebs bringt, zählen Stämme des humanen *Papillomavirus*, bei dem man von einem Zusammenhang mit Gebärmutterhalskrebs ausgeht, das *Hepatitis-B*-Virus, das man mit Leberkrebs verbindet, und eine Art des *Herpes*-Virus, das für die Entstehung des *Kaposi-Sarkoms* verantwortlich sein soll (→ *Krebserkr.*).

Karzinoidsyndrom Seltene Erkrankung, verursacht durch einen Darm- od. Lungentumor, Karzinoid genannt; dieser schüttet große Mengen von Hormon, z. B. *Serotonin* oder Prostaglandin, aus. Merkmale des K. sind Anfälle von Erröten, Durchfall u. Keuchen, doch meist treten Symptome erst auf, wenn der *Tumor* bereits auf die Leber übergegriffen hat od. in der Lunge entstanden ist. Manchmal werden Tumoren in Darm, Lunge u. (seltener) in der Leber operativ entfernt, doch meist ist ein Operationserfolg

K

unwahrscheinlich. Dann können die Symptome durch Wirkstoffe gelindert werden, die die Wirkung der Hormone hemmen.

Karzinom Krebs, der von Zellen in der Deckschicht od. in den Schleimhäuten eines Organs ausgeht. Die meisten Krebse von Lungen, Brust, Magen, Haut, Gebärmutterhals, Dickdarm u. Mastdarm sind K. (→ *Krebserkr.*).

Karzinose Verbreitung von Krebsgewebe an unterschiedliche Orte im Körper aufgrund der Streuung von Krebszellen eines primären (Ausgangs-) *Tumors* (→ *Krebserkr.*). Die Symptome hängen vom Ort der Tochtergeschwülste (Sekundärtumoren) ab. Die Diagnose auf K. kann durch Röntgen (→ *Röntgenuntersuchung*) od. *Radionuklid-Szintigraphie* der Knochen u. Lungen, durch biochemische Untersuchungen od. operativ abgesichert werden. Eine Besserung wird durch Entfernung des primären Tumors nicht erreicht, es sei denn, er schüttet Hormone aus, die das Wachstum von Tochtergeschwülsten anregen. *Antineoplastika* od. *Strahlentherapie* dienen der Behandlung der Tochtergeschwülste.

Kastration Entfernung der Hoden (→ *Hodenentfernung*) oder Eierstöcke (→ *Oophorektomie*) oder medikamentöse Blockade („chemische Kastration"). Eine K. wird durchgeführt, wenn die Organe erkrankt sind, od. um den Testosteron- od. Östrogen-Spiegel (→ *Testosteron; Östrogen*) bei bestimmten Krebsformen (→ *Krebserkr.*) zu senken, die durch diese *Hormone* angeregt werden.

Katalepsie Körperlicher Zustand, bei dem die Muskulatur von Gesicht, Rumpf u. Gliedmaßen minuten-, stunden- od. gar tagelang in einer halb erstarrten, standbildhaften Haltung verharrt. K. tritt bei *Schizophrenie* od. *Epilepsie* auf, kann jedoch auch durch eine *Gehirnerkrankung* oder manche Wirkstoffe verursacht sein.

Kataplexie Plötzlicher Verlust der Muskelspannung mit Folge eines unwillkürlichen Kollapses ohne Bewusstseinsverlust. K. wird durch eine starke Gefühlsregung, besonders Lachen, ausgelöst, u. tritt fast ausschließlich bei *Narkolepsie* u. anderen den Schlaf betreffenden Erkr. auf.

Katarakt → *Grauer Star*

Katarrh Übermäßige Schleimabsonderung durch die *Schleimhäute* der Nase (→ *Schnupfen*), der Nebenhöhlen (→ *Sinusitis*) oder der oberen Atemwege infolge Entzündung.

Katatonie Zustand, in dem ein Mensch verstummt od. eine seltsame, starre Positur einnimmt. K. kommt bei einer seltenen Form von *Schizophrenie* u. einigen Formen von *Gehirnerkr.* vor.

Katheter Biegsames Rohr, das zur Ab- od. Einleitung von Flüssigkeiten od. zwecks anderer Funktionen in den Körper eingeführt wird. Meist werden K. zur Entleerung der Harnblase benutzt (→ *Blasenkatheterisierung*). Andere Formen dienen z. B. zur Prüfung des Herzzustands (→ *Herzkatheterisierung*), zur Weitung verlegter Blutgefäße oder zur Beherrschung von Blutungen (→ *Ballonkatheter*).

Katzen, übertragbare Krankheiten Katzen können eine Reihe von Schmarotzern u. ansteckende Organismen auf den Menschen übertragen. Die schwerste Erkr. ist *Tollwut*. Die *Katzenkratzkrankheit* ist eine seltene, durch eine Bakterie ausgelöste Erkr. infolge einer durch eine Katze zugefügten Kratz- od. Bisswunde. Katzen sind häufig Träger der *Protozoe* *TOXOPLASMA GONDII*, die *Toxoplasmose* hervorruft. Eine Infektion, meist aufgrund Kontakts mit Katzenkot, ist nicht generell gefährlich, hat jedoch schwerwiegende Folgen bei einer Schwangeren. Katzenkot kann auch Eier des Katzenrundwurms enthalten, eine mögliche Ursache der *Toxokariasis*. Eine Larve eines mit der Nahrung aufgenommenen Rundwurmeis setzt sich in seltenen Fällen in einem Auge fest u. führt zur Sehverschlechterung u. manchmal sogar Blindheit. Kinder, die in Sand od. Erde gespielt haben, die mit Katzenkot verunreinigt sind, sind am häufigsten betroffen. Weitere, auf Katzen zurückzuführende Erkr. sind Pilzerkr. (→ *Fadenpilzerkrankung*), Hautpilzinfektionen, Bisse von Katzenflöhen u. allergische Reaktionen auf Schuppen, die *Asthma* od. *Nesselsucht* hervorrufen können. Mit guter Hygiene, tierärztlicher Versorgung kranker Tiere u. regelmäßiger Wurmkur u. Ungezieferbehandlung der Katzen lassen sich diese Erkr. verhindern.

Katzenkratzkrankheit Seltene Erkr. infolge einer durch eine Katze zugefügten Kratz- od. Bisswunde. In 75 % der Fälle sind Kinder betroffen. Auslöser dieser Infektionskrankheit ist das dabei übertragene Bakterium *BARTONELLA HENSELAE*. Nach 3 bis 10 Tagen schwillt nahe der Wunde ein *Lymphknoten* an, der schmerzhaft u. empfindlich werden kann. Evtl. bildet sich eine infizierte Blase an der Wunde. Fieber, Ausschlag u. Kopfschmerz können auftreten. Die Diagnose wird durch *Bluttests*, *bildgebende Verfahren*, selten *Lymphknoten-Biopsie* gestellt. *Schmerzmittel* können Fieber u. Kopfschmerz lindern.

Katzenschreisyndrom Seltene, *angeborene* Erkr. mit schwerer *mentaler Retardierung*, abnormalen Gesichtszügen, niedrigem Geburtsgewicht u. Minderwuchs, für die der katzenartige Schrei des Säuglings charakteristisch ist. Das K. wird durch eine *Chromosomenabweichung* verursacht. Eine Behandlungsmöglichkeit besteht nicht (→ *genetische Beratung*).

kaudal Das untere Ende der *Wirbelsäule* betreffend. K. bedeutet „zum Schwanz gehörend".

Kaudalanästhesie Eine Form von *Nervenblockade*, bei der ein Lokalanästhetikum (→ *Lokalanästhesie*) in den unteren Teil des Wirbelkanals gespritzt wird. Die K. kann für Verfahren bei der *Geburtshilfe* oder in der *Gynäkologie* durchgeführt werden.

Kausalgie Anhaltende, brennende Schmerzen, gewöhnlich in Arm od. Bein, meist infolge Nervenverletzung durch tiefen Schnitt, *Knochenbruch* einer Gliedmaße od. Schusswunde. Die Haut über dem schmerzenden Bereich kann rot u. empfindlich sein od. blau u. feuchtkalt. K. kann durch leichte Berührungen od. psychische Faktoren verschlimmert werden. Manchmal helfen *Antidepressiva* od. *Antikonvulsiva*, zuweilen eine *Sympathektomie*, bei der einige Nerven durchtrennt werden.

Kaustikum Bezeichnung einer Substanz, die eine ätzende Wirkung auf Körpergewebe oder einen ätzenden Geschmack besitzt. K. wie z. B. Silbernitrat werden zur Entfernung von Warzen benutzt.

Kauterisation Verwendung eines erhitzten Instruments zur Gewebszerstörung, zum Blutstillen od. zur Förderung der Heilung durch Veröden bei Erkr. wie *Hämorrhoiden* und *Portioerosion*. Die K. ist weitgehend durch *Elektrokoagulation* ersetzt worden.

Kavernosusthrombose Blockierung eines venösen *Sinus*, eines Kanals für venöses Blut hinter einer Augenhöhle, durch ein *Gerinnsel*. K. ist meist Folge der Komplikation einer bakteriellen Infektion in einem Bereich, der von den Venen versorgt wird, die im Sinus liegen. Zu diesen Infektionen können *Cellulitis* des Gesichts, Infektionen von Mund, Auge od. Mittelohr, *Sinusitis* u. *Blutvergiftung* zählen.

Symptome sind: starker Kopfschmerz, hohes Fieber, Schmerzen und Empfindungslosigkeit in u. über dem betroffenen Auge sowie *Proptose* (vorspringender Augapfel). Unscharfes Sehen u. Lähmung der Augenmuskulatur können infolge des Drucks auf den Sehnerv u. auf andere *Hirnnerven* auftreten. Die Behandlung mit *Antibiotika* u. *Blutgerinnungshemmstoffen* kann die Sehkraft retten. Ohne Behandlung führt K. zu Blindheit u. kann durch die Infektion lebensgefährlich werden.

Kawasaki-Syndrom Seltene akute Erkr. unbekannter Ursache. Das K.-S. ist gekennzeichnet durch 1 bis 2 Wochen dauerndes Fieber, *Bindehautentzündung*, trockene und rissige Lippen, geschwollene Halslymphknoten, Rötung von Handflächen und Fußsohlen und generalisierten Ausschlag. Am Ende der 2. Woche schält sich die Haut an den Finger- und Zehenkuppen; andere Symptome klingen ab. Herzmuskel und die *Koronararterien* sind in 1 von 5 Fällen betroffen. Hochdosiertes *Gammaglobulin* und *Acetylsalicylsäure* werden zur Vorbeugung von Herzkomplikationen gegeben. Die meisten Pat. gesunden vollständig.

Kehldeckel Anat. Epiglottis; Knorpelplatte, die hinter der Zunge und vor dem *Kehlkopf*eingang liegt. Der K. steht i.d.R. aufrecht, um Luft durch den Kehlkopf und in den übrigen Atmungstrakt

K

KEHLDECKEL

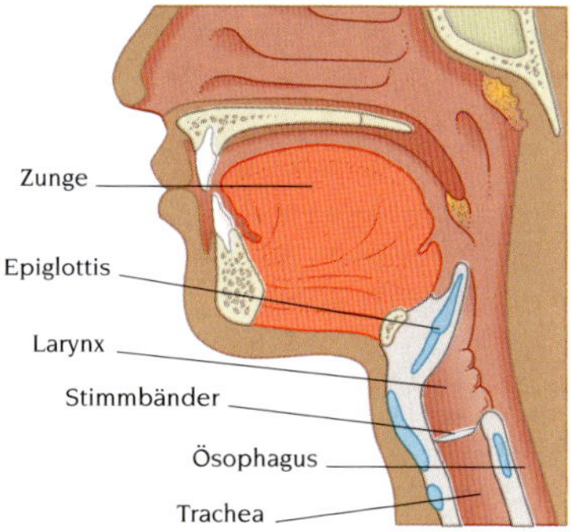

zu lassen. Beim Schlucken klappt er nach hinten und bedeckt den Kehlkopfeingang, verhindert so, dass Speisen und Getränke eingeatmet werden.

Kehldeckelentzündung Med. Epiglottitis; eine potenziell lebensbedrohliche Infektion, die zur Entzündung und Schwellung des *Kehldeckels* führt. Die K. ist heute durch die *Schutzimpfung* der Kinder gegen *HAEMOPHILUS INFLUENZAE*, dem Erreger der K., selten.

Kehlkopf Anat. Larynx; Rachenorgan, das für die Stimmbildung verantwortlich ist. Der Kehlkopf liegt zwischen *Rachen* und *Luftröhre*. Er besteht aus Knorpelteilen, dessen größtes der Schildknorpel ist, der den „Adamsapfel" formt. Unter diesem finden sich der Ringknorpel und 2 pyramidenförmige Stellknorpel.

Im K. vibrieren 2 Faserblätter, die Stimmbänder, und erzeugen so Klänge, wenn Luft aus der Lunge zwischen ihnen durchströmt. Die Vibrationen werden mit der Zunge, dem Mund und den Lippen beim *Sprechen* modifiziert.

Oben am Schildknorpel setzt ein blattartiges Knorpelstück an, der *Kehldeckel* (Epiglottis), der über den K. geklappt wird, damit Speisen beim Schlucken nicht in die Luftröhre gelangen können.

Kehlkopfentzündung Tritt akut, nur wenige Tage anhaltend, oder chronisch über längere Zeit auf. Die akute K. wird i.d.R. durch eine Virusinfektion, z.B. Erkältung, hervorgerufen, kann aber auch auf einer *Allergie* beruhen. Die chronische K. wird durch Überanstrengung der Stimme, heftigen Husten, Reizung durch Tabakrauch, anderen Rauch oder *Alkohol* bzw. durch Schädigung bei einer Operation hervorgerufen. *Heiserkeit* ist das häufigste Symptom und kann bis zur Stimmlosigkeit fortschreiten. Es kommt auch zu Halsschmerz oder -beschwerden und trockenem Reizhusten. Die K. aufgrund einer Virusinfektion geht oft mit Fieber und allgemeinem Krankheitsgefühl einher. Wenn Schleim ausgehustet wird oder wenn die Heiserkeit über 2 Wochen anhält, sollte ärztlicher Rat gesucht werden.

Kehlkopfkrankheiten Den Kehlkopf befallende Erkr. verursachen i.d.R. *Heiserkeit*, da sie die Funktion der Stimmbänder beeinträchtigen. Bei Erwachsenen ist die häufigste K. die *Kehlkopfentzündung*. Bei Kindern kommt der Pseudo*krupp* bis zum Alter von 4 Jahren am häufigsten vor. Viel seltener ist die *Kehldeckelentzündung*, eine lebensbedrohliche Erkrankung des Kleinkindes. Selten wird ein Kind mit einem weichen, schlaffen Kehlkopf, der sogenannten Laryngomalazie, geboren, die lautes Atmen beim Stillen erzeugt. Der Kehlkopf ist i.d.R. wieder im Alter von 2 Jahren gefestigt.

Verschiedene Kehlkopftumoren können sich auf den Stimmbändern entwickeln. Der häufigste ist ein Polyp (eine gutartige Schwellung durch Rauchen,

KEHLKOPF

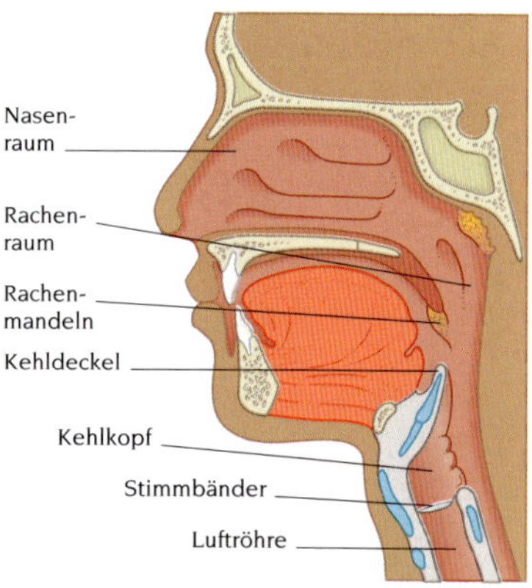

Infektion wie Grippe oder Anstrengung der Stimme). Warzen u. kleine gutartige Geschwülste, die *Sängerknötchen*, können auf den Stimmbändern erscheinen. Vom Kehlkopf kann auch ein bösartiger Tumor ausgehen (→ *Kehlkopfkrebs*).

Kehlkopfkrebs Krebsgeschwulst des Kehlkopfs; genaue Ursachen sind nicht bekannt, aber Rauchen und großer Alkoholkonsum können Risikofaktoren sein. Heiserkeit ist ein Hauptsymptom, bes. wenn der Tumor von den Stimmbändern ausgeht. Bei fortgeschrittenem Stadium kommen Atem- und Schluckstörungen sowie Aushusten von Blut hinzu.

Wenn sich bei der *Kehlkopfspiegelung* ein Tumor darstellt, wird eine *Biopsie* durchgeführt. Ist der K. klein, erfolgt eine *Strahlentherapie* oder *Laserbehandlung*. Bei nicht ansprechendem oder großem K. wird die partielle oder totale *Laryngektomie* in Erwägung gezogen.

Kehlkopfspiegelung Untersuchung des Kehlkopfs mit einem Spiegel, der gegen die Gaumenrückwand (indirekte K.) gehalten wird, oder mit einem starren oder flexiblen Sichtgerät, dem Laryngoskop (direkte K.).

Keilbein Anat. Os sphenoidale; Knochen mit Schmetterlingsform in der Mitte der Schädelbasis.

Keime Geläufiger Ausdruck für Krankheitserreger aller Art, wie *Viren* und *Bakterien* (→ *Keimzellen*).

Keimzellen *Zellen* des Embryos mit dem Potenzial, sich zu *Spermien* oder *Eizellen* weiterzuentwickeln; im reifen Zustand werden sie *Gameten* genannt. Mit K. werden auch Gameten oder Zellen in der Gametogenese (Entstehung von Gameten) bezeichnet.

Keimzelltumoren Tumoren aus unreifen *Spermien* im Hoden (→ *Hodenkarzinom*) od. unreifen *Eizellen* im Eierstock.

Keloid → *Wulstnarbe*

Kephalhämatom Ausgedehnte, weiche Schwellung auf der Kopfhaut eines Neugeborenen, verursacht durch eine Blutung in den Zwischenraum zwischen dem *Kranium* und der Knochenhaut, die aus faserigem Bindegewebe besteht. Ein Kephalhämatom entwickelt sich durch Druck des Kinderkopfs auf die Knochenhaut bei der Geburt. Die Schwellung ist nicht gefährlich und klingt allmählich ab.

kephalisch Auch: cephalisch oder zephalisch; den Kopf oder Schädel betreffend oder kopfwärts, wie beispielsweise bei *Kephalhämatom*.

Keratin Faserprotein, das den Hauptanteil der derben äußeren *Haut*schicht, der *Nägel* und *Haare* ausmacht.

Keratitis Entzündung der *Hornhaut* des Auges, oft in Form eines Hornhautgeschwürs. Entsteht nach Verletzung, Einwirkung von Chemikalien oder einer Infektion. Symptome der K. sind Schmerz und starkes Tränen des Auges, Verschwommensehen und *Lichtscheu*. Die nicht infektiöse K. wird durch Abdecken des betroffenen Auges behandelt. Antibiotika werden zur Therapie der infektiösen K. gegeben.

Keratoakanthom Auch Molluscum sebaceum; Form eines harmlosen Hautknotens bei älteren Menschen, oft im Gesicht oder am Arm. Die Ursache ist unbekannt, aber viele Jahre starker Sonneneinstrahlung oder dauernde Behandlung mit *Immunsuppressiva* sind Risikofaktoren.

Zu Anfang ähneln die Knoten kleinen Warzen, aber in ca. 8 Wochen wachsen sie auf 1 bis 2 cm Durchmesser heran. Obwohl die Knoten dann i.d.R. allmählich verschwinden, wird die operative Entfernung zur Vorbeugung der Narbenbildung empfohlen.

Keratoconjunctivitis sicca Syndrom des trockenen Auges; dauernde Trockenheit von Hornhaut und Bindehaut aufgrund mangelnder Tränenproduktion. Die Erkr. geht mit *Autoimmunkrankheiten* wie *rheumatoider Arthritis*, *Sjögren-Syndrom* und systemischem *Lupus erythematodes* einher. Die anhaltende Trockenheit führt zu Verschwommensehen, Juckreiz, Fremdkörpergefühl und in schweren Fällen der Bildung eines Hornhautgeschwürs. Die wirksamste Therapie ist häufige Anwendung von *Tränenersatzmitteln*.

Keratokonjunktivitis Entzündung von Hornhaut und Bindehaut des Auges; die häufigste Form, die Keratoconjunctivitis epidemica, wird durch ein Virus hervorgerufen und ist hochansteckend. Die Bindehautentzündung ist oft schwer und kann die Oberfläche der Bindehaut zerstören. Winzige trübe Flecken (Follikel) entstehen auf der Hornhaut, beeinträchtigen das Sehvermögen und dauern über Monate an. Es gibt keine spezifische Therapie, doch lassen sich die Hornhautfollikel durch Augentropfen mit *Kortikosteroiden* minimieren.

Keratokonus Erbl. Augenerkr., bei der sich die Hornhaut allmählich verdünnt und kegelförmig vorwölbt. Der K. betrifft beide Augen, erscheint i.d.R. in der Pubertät und ist mit zunehmender *Kurzsichtigkeit* und fortschreitendem verzerrten Sehen verbunden, wobei beides mit optischen Mitteln nicht mehr vollständig zu korrigieren ist. Harte Kontaktlinsen verbessern im frühen Stadium die Sehkraft, doch ist generell eine *Hornhaut*transplantation erforderlich, wenn sich die Sehschärfe stark verschlechtert hat und Kontaktlinsen nicht mehr helfen.

K

Keratolytika Mittel, die die harte äußere Hautschicht aufweichen und entfernen. K., z.B. Harnstoff- und Salicylsäure-Präparate, werden zur Behandlung von Haut- und Kopfhauterkr. wie *Warzen*, *Akne*, *Kopfschuppen* und *Schuppenflechte* angewendet.

Keratomalazie Fortschreitende Augenerkr. durch schweren *Vitamin-A*-Mangel, bei dem die *Hornhaut* lichtundurchlässig und geschwürig verändert ist. Häufig kommt es zum Durchbruch der Hornhaut, die zum Verlust des Auges durch Infektion führt. Die Erkrankung tritt i.d.R. nur bei stark unterernährten Kindern auf und ist in den Entwicklungsländern häufigste Ursache der Erblindung. In frühen Stadien kann der Schaden durch Behandlung mit großen Vitamin-A-Gaben korrigiert werden, aber unbehandelt ist die Erblindung unausweichlich.

KERATOKONUS

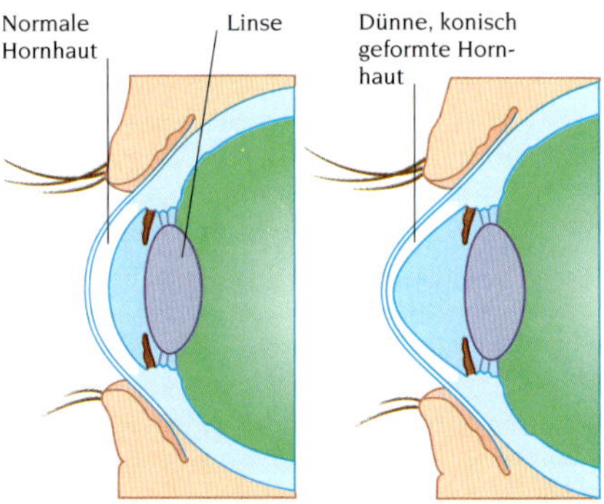

NORMALES AUGE HORNHAUTKEGEL

Keratoplastik *Hornhaut*transplantation.

Keratose Hautverdickung durch Überproduktion an *Keratin*. K. treten hauptsächlich bei älteren Menschen auf. Die seborrhoischen Keratosen sind harmlose Veränderungen, die i.d.R. am Rumpf auftreten. Die Neubildungen reichen von flachen, dunkelbraunen Flecken hin zu kleinen, warzenähnlichen Vorwölbungen. Außer aus kosmetischen Gründen benötigen sie keine Therapie.

Sonnenbedingte Keratosen sind kleine warzenähnliche rote oder fleischfarbene Verdickungen, die an exponierten Körperteilen nach jahrelanger zu starker Sonneneinstrahlung erscheinen. Selten können sie sich in einen Hautkrebs, i.d.R. ein *Plattenepithelkarzinom* umwandeln, das sofort operativ entfernt werden muss.

Keratotomie, radiäre Heute seltener Eingriff zur Behandlung einer *Kurzsichtigkeit*, mit strahlenförmigen Einschnitten in die *Hornhaut* (bis auf die innerste Schicht, aber nicht durch sie hindurch). Die r. K. wurde weitgehend durch Laserverfahren wie *LASIK* ersetzt, die weniger wahrscheinlich zu einem dauerhaften Schaden des Auges führt.

Kerion Rote, weiche pustuläre Schwellung, die sich als Reaktion auf eine Pilzinfektion, i.d.R. *Tinea* der Kopfhaut, entwickelt. Die Entzündung geht allmählich in 6 bis 8 Wochen zurück, kann aber, wenn die Infektion schwer ist, eine Narbe und permanente Haarlosigkeit des betroffenen Gebiets bewirken. Orale *Antimykotika* müssen mehrere Wochen lang eingenommen werden.

Kernikterus Seltene Veränderung, durch die Neugeborene und besonders Frühgeborene mit schwerer Gelbsucht einen Hirnschaden erleiden (→ *Neugeborenengelbsucht*).

Kernspintomographie Abk. MRT, Magnetresonanztomographie; diagnostische Technik, die 3-dimensionale Bilder oder Querschnittsbilder von Organen oder anderen Körperstrukturen erzeugt.

Hierbei liegt der Patient in einem Scanner, umgeben von einem starken Magneten. Der Empfängermagnet wird um den darzustellenden Teil des Körpers gelegt. Wenn ein großes Gebiet, z.B. der Bauch, untersucht werden soll, wird der Empfängermagnet im Scanner untergebracht, bei einem kleineren Gebiet, z.B. einem Gelenk, wird er um das betreffende Gebiet gelegt. Der Scanner baut ein starkes Magnetfeld auf, das die Atome im Körper dazu bringt, sich parallel zueinander anzuordnen. Kurze Radiowellenimpulse von einer Radiofrequenzquelle stoßen die Atome kurzzeitig aus ihrer Anordnung. Wenn diese sich wieder parallel ausrichten, senden sie Signale aus, die vom Empfängermagneten erfasst werden. Die Daten dieser Signale werden an einen Computer weitergeleitet, der gemäß der Stärke und dem Ausgangspunkt der Signale ein Bild aufbaut. Ein *Kontrastmittel* kann die Bilder verstärken, sodass bestimmte Körperstrukturen, wie *Tumoren* oder Blutgefäße, besonders deutlich dargestellt werden.

Die vom K.-Gerät erzeugten Bilder sind ähnlich wie eine *Computertomographie*, der Kontrast zwischen normalen und anomalen Geweben ist jedoch deutlicher. Die K. eignet sich für die Untersuchung von Gehirn und Rückenmark, inneren Strukturen des Auges und Ohrs, inneren Organen und Blutgefäßen.

Es sind keine Risiken oder Nebenwirkungen bekannt. Die K. gibt keine ionisierende Strahlung ab und kann mehrmals am selben Patienten eingesetzt werden, jedoch werden evtl. Herzschrittmacher, Hörgeräte und andere elektrische Geräte gestört bzw. verbieten u.U. eine Untersuchung.

Ketamin Mittel zur Vollnarkose, das injiziert wird. Es wird hauptsächlich Kindern vor schmerzhaften Eingriffen wie einer *Knochenmarkentnahme* gegeben. Wegen des stimulierenden Effekts kommt es häufig zum Missbrauch von K.

Ketoazidose Potenziell bedrohliche Erkr. mit erhöhten Mengen an *Ketonkörpern*. Diese sind normale Produkte des Lipidstoffwechsels, werden aber auch im Übermaß gebildet, wenn dem Körper keine *Glukose* als Energiequelle zur Verfügung steht, wie etwa bei Hunger oder schlecht eingestelltem *Diabetes mellitus*. Symptome sind süßlicher,

K

KERNSPINTOMOGRAPHIE

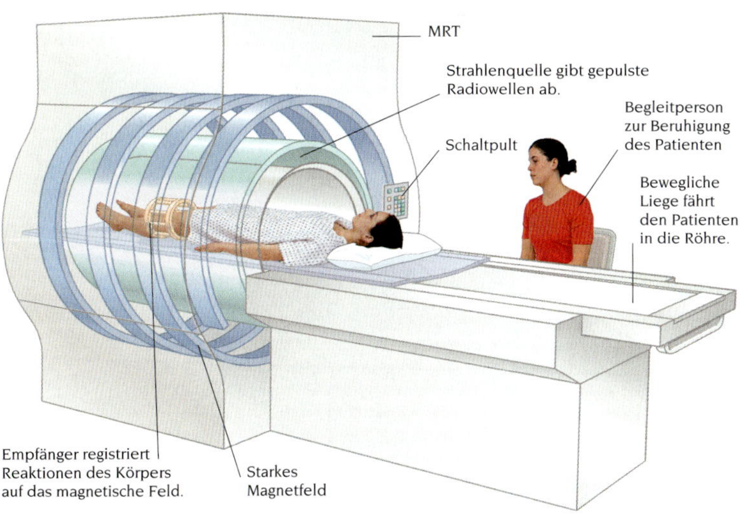

apfelartiger Atem, Appetitverlust, Übelkeit und Bauchschmerz. Unbehandelt führt die K. zu Verwirrtheit, Bewusstlosigkeit und Tod.

Ketoconazol *Antimykotikum* zur Behandlung von Pilzinfektionen des Darms, der Haut und Fingernägel sowie der Candidose (*Soor*) von Mund oder Scheide. K. kann auch als Shampoo zur Behandlung von Kopfschuppen angewendet werden. Nebenwirkungen sind Übelkeit und Ausschlag.

Ketonkörper Substanz aus einer Gruppe von Verbindungen, die dem Azeton verwandt sind und in Lösungsmitteln, wie z.B. Nagellackentferner, enthalten sind. Bestimmte K. entstehen während des Lipidstoffwechsels. Erhöhte Mengen an K. bewirken im Körper eine *Ketoazidose*.

K

Ketoprofen *Nichtsteroidales Antirheumatikum* (NSAR), das als *Schmerzmittel* bei Weichteilverletzung, z.B. von Muskeln und *Bändern*, verordnet wird. K. vermindert auch Gelenkschmerz und -steifigkeit bei einer *Arthritis*. Es kann Bauchschmerz, Übelkeit, Verdauungsstörungen und erhöhtes Risiko eines *peptischen Ulkus* hervorrufen.

Keuchhusten Hochgradig ansteckende Infektionskrankheit, die i.d.R. Säuglinge und Kleinkinder befällt. Wesentliche Merkmale sind Hustenanfälle, die oft mit einem charakteristischen Keuchen enden. Hauptursache ist die Infektion mit *BORDETELLA PERTUSSIS*, das sich über Tropfen in der Atemluft verbreitet (Tröpfcheninfektion).

Nach einer *Inkubationszeit* von 7 bis 10 Tagen kommt es zu leichtem Husten, Niesen, Schnupfen, Fieber und entzündeten Augen. Nach ein paar Tagen wird der Husten hartnäckiger und sehr stark, mit zähem Schaum, besonders nachts. Keuchen ist fast immer vorhanden. Bei Säuglingen besteht das Risiko einer vorübergehenden *Apnoe* mit anschließendem Hustenkrampf. Die Erkr. kann einige Wochen dauern. Mögliche Komplikationen: Nasenbluten, *Austrockung*, *Lungenentzündung*, *Pneumothorax*, Bronchiektasen, d.h. ständige Erweiterung der Luftwege (→ *Bronchien, erweiterte*) und Krampfanfälle. Unbehandelt kann K. auch zum Tod führen.

Der K. wird i.d.R. anhand der Symptome diagnostiziert. In frühen Stadien wird oft *Erythromycin* gegeben, um die Ansteckung durch das Kind zu vermindern. Die Therapie besteht darin, das Kind warm zu halten, häufige kleine Mahlzeiten und reichlich Flüssigkeit zu geben und es vor Reizen wie Rauch zu schützen, die Husten hervorrufen können. Wenn das Kind blau anläuft oder ständig nach dem Husten erbricht, ist eine Krankenhausaufnahme erforderlich.

In westlichen Industrienationen werden die meisten Säuglinge im 1. Lebensjahr gegen K. geimpft, i.d.R. als Teil der sog. *DPT-Impfung* im 2., 3., 4., 11.-14. Lebensmonat und 3 Auffrischungen im 5., 9.-17. Lebensjahr u. als Erwachsener. Nebenwirkungen: leichtes *Fieber*, Gereiztsein, selten Schreien und *Krampfanfälle*.

KHK Abk. für koronare Herzkrankheit; Sammelbegriff für verschiedene Herzerkrankungen, die durch Einengung oder Verschluss der Herzkranzarterien (Koronararterien) entstehen.

Durch Verengung der großen *Koronararterien* u./od. der kleinen Herzkranzgefäße, die das Herz mit Blut versorgen, kommt es zur Schädigung od. Funktionsstörung des Herzens. Die häufigsten Herzerkr. infolge KHK sind *Angina pectoris* u. *Herzinfarkt*.

Gewöhnlich wird die Arterienverengung durch *Arteriosklerose* verursacht, bei der sich fetthaltige Ablagerungen an den Arterienwänden bilden. Das Gefäß kann völlig verschlossen werden, wenn sich im Verengungsbereich ein Blutgerinnsel bildet od. festsetzt. Arteriosklerose hat viele, in Wechselbeziehung stehende Ursachen wie Rauchen, fettreiche Kost, mangelnde Bewegung, Übergewicht u. erhöhte Cholesterinwerte (→ *Cholesterin*) im Blut. Weitere Faktoren sind eine genetische Prädisposition und Erkrankungen wie *Diabetes mellitus* und *Bluthochdruck*.

Erstes Symptom einer KHK ist der Angina-Brustschmerz. Die Behandlung erfolgt mit Wirkstoffen wie *Nitroglycerol* u. anderen *Nitraten, Betablockern, Kalzium-Kanal-Blockern, Kaliumkanalöffnern* u. *Vasodilatatoren*. Verringern sich die Symptome dadurch nicht od. ist die

Verengung der Koronararterien sehr ausgeprägt, kann die Durchblutung durch eine Ballon-Angioplastie (→ *Angioplastie, Ballon-*) od. durch eine Bypass-Operation (→ *Bypass, koronarer*) verbessert werden.

Kiefer Knochen des Gesichts, Unterkiefer (anat. Mandibula), und Oberkiefer (Maxilla). Im Unterkieferkamm sitzen die unteren Zähne; der Unterkiefer ist mit der Schädelbasis über die K.-Gelenke verbunden. Am Unterkiefer ansetzende Muskeln erlauben die Bewegungen beim Kauen und Beißen sowie Bewegung zur Seite und nach unten.

Kiefer- und Nasennebenhöhlen Luftgefüllte Höhlen in den Knochen im Bereich der Nase. Es finden sich 2 Stirnhöhlen bzw. Nasennebenhöhlen im unteren Stirnanteil, Labyrinthus ethmoidalis zwischen den Augen, 2 Kieferhöhlen in den Wangenknochen, sowie der Sphenoidalsinus (Keilbeinhöhle) innerhalb des Schädels hinter der Nase. Aus jedem Sinus fließt über einen Kanal Schleim in die Nase ab. Die Infektion eines Sinus verursacht eine *Sinusitis*.

Kieferarthropathie Schmerz und andere Symptome im Kopf, Kiefer und Gesicht, vermutlich hervorgerufen durch das falsche Zusammenwirken von *Kiefergelenk*, Muskeln und *Bändern*. Ursachen sind u.a. Krämpfe der Kaumuskulatur, → *Schlussbissstellung, fehlerhafte*, Kiefer-, Nacken- oder Kopfverletzungen oder *Arthrose*. Symptome sind Kopfschmerzen, schmerzende Kiefermuskulatur und Gesichtsschmerz. Die Therapie besteht in der Korrektur vorhandener Anomalien, *Schmerzmitteln* od. *Kortikosteroid-Injektionen* in das Gelenk.

KIEFER

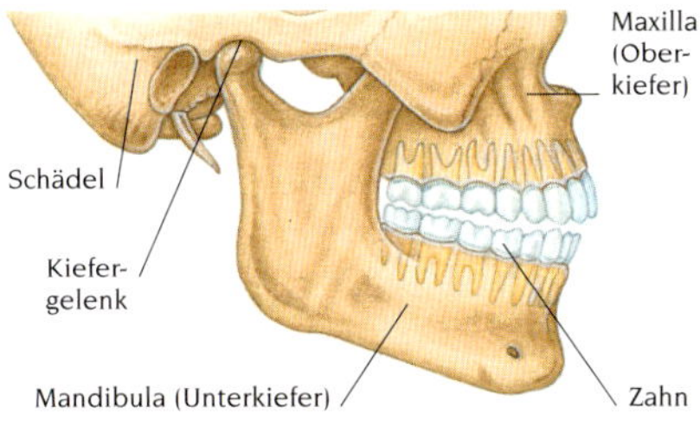

Kieferbruch Meist durch direkten Schlag. Ein geringgradiger K. kann Druckempfindlichkeit, Schmerz beim Beißen und Steifigkeit verursachen. In schweren Fällen sind Zähne gelockert oder beschädigt, die Kieferbewegung ist stark beeinträchtigt und es kommt zum Gefühlsverlust der Unterlippe. Geringe K. heilen i.d.R. von selbst. Bei schwerem K. werden die Knochen gerichtet und eine OP ist notwendig. Um die Knochenheilung zu ermöglichen, wird der Kiefer ruhiggestellt, i.d.R. durch feste Verbindung der oberen und unteren Zähne mittels Verdrahtung. Die Drähte werden nach etwa 6 Wochen entfernt.

Kiefergelenk Lat. Articulatio temporomandibularis; Gelenk zwischen Unterkiefer und *Schädel*.

KIEFER- UND NASENNEBENHÖHLEN

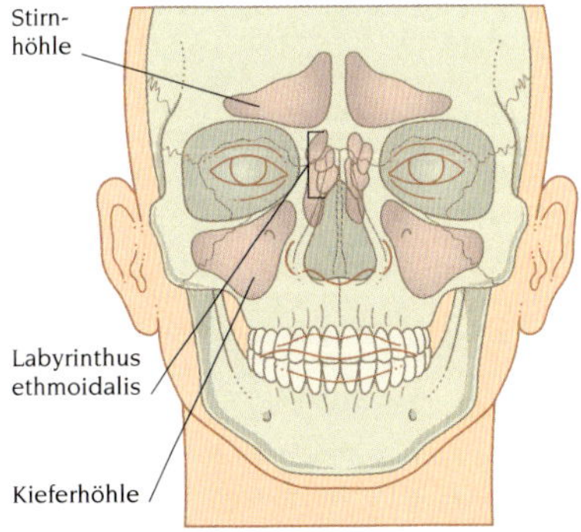

VORDERANSICHT

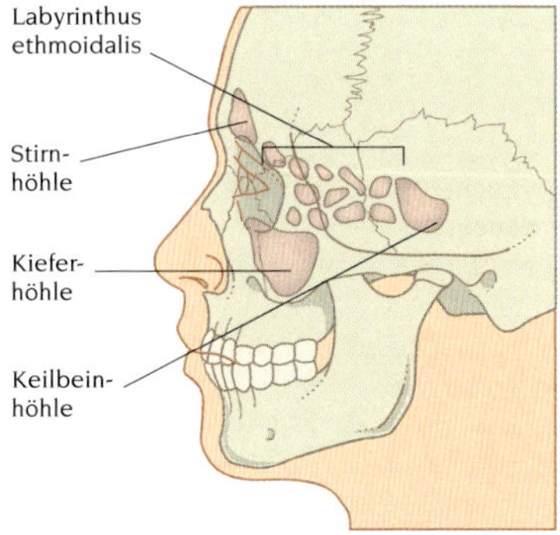

SEITENANSICHT

Kieferhöhlenspülung Durchspülung der Kieferhöhle, eine der Nasennebenhöhlen, um eine hartnäckige *Sinusitis* festzustellen u. zu behandeln. Seit Einführung der Nasen*endoskopie* wird sie weniger häufig durchgeführt.

Kieferklemme Schmerzhafter Krampf der Kiefermuskulatur, der das Öffnen des Munds erschwert oder unmöglich macht. Die K. ist das häufigste Symptom des *Tetanus* (Trismus).

Kieferluxation Ausrenken des Kiefers aus 1 oder beiden Kiefergelenken. Eine K. ergibt sich entweder durch Schlag oder Gähnen. Es kommt zum Schmerz vor dem Ohr der betroffenen Seite und der Unterkiefer ist nach vorn verschoben. Der Mund kann nicht komplett geschlossen werden, was Essen und Sprechen erschwert. Die K. neigt zum wiederholten Auftreten. Eine Operation kann das Gelenk stabilisieren, ist aber oft ohne Erfolg.

K

Kieferorthopädie Fachgebiet der Medizin, die sich mit der Vorbeugung und Behandlung von *fehlerhaften Schlussbissstellungen* befasst. Die Verfahren werden i.d.R. ausgeführt, während sich die bleibenden Zähne entwickeln und noch relativ formbar sind, sind aber auch im Erwachsenenalter noch hilfreich.

Ein Kieferorthopäde fertigt zuerst Modelle der Zähne (→ *Zahnabdruck*) und Röntgenaufnahmen von Kopf und Kiefer an. Bestimmte Zähne, oft Backenzähne, werden u.U. gezogen, um für die übrigen Zähne Platz zu machen. Schlecht positionierte Zähne werden dann durch sanften Druck mittels *Zahnspangen* verschoben.

Kieferverdrahtung Feststellen der Kiefer mittels Metalldraht, wodurch eine Kieferfraktur heilen kann.

Die Kiefer werden mit dem Draht für ca. 6 Wochen fixiert. Der Betroffene sollte nicht kauen und nur flüssige oder halbflüssige Kost zu sich nehmen.

Kindbettfieber Med. Puerperalfieber; Infektion, die sich innerhalb 10 Tagen nach Entbindung, Frühgeburt oder Abtreibung aus dem Genitaltrakt entwickelt. Früher eine häufige Todesursache, wird es heute meist problemlos mit *Antibiotika* behandelt.

Kinderheilkunde Med. Fachrichtung, die sich mit der Entwicklung von Kindern und der Diagnose, Vorbeugung und Behandlung von Kinderkrankheiten befasst.

Kinderlähmung, zerebrale → *Zerebralparese, infantile*

Kindesentwicklung Erwerb körperlicher, geistiger u. sozialer Fähigkeiten und Fertigkeiten bei Kindern. Zwar besteht eine große Variationsbreite in der individuellen Entwicklungsgeschwindigkeit, doch die meisten Kinder entwickeln bestimmte Fähigkeiten u. Fertigkeiten innerhalb vorhersagbarer Altersstufen. Beispielsweise beginnen die meisten Kleinkinder zwischen dem 12. und 18. Lebensmonat zu laufen. Das Vermögen des Kindes, bestimmte neue Fähigkeiten u. Fertigkeiten zu entwickeln, hängt von der Reife seines Nervensystems ab. Die individuellen Reifungsgeschwindigkeiten sind genetisch festgelegt u. werden durch Umweltfaktoren bereits in der *Gebärmutter* u. nach der Geburt modifiziert. Die K. in der frühen Kindheit wird anhand der Fähigkeiten in 4 Hauptbereiche unterteilt: Fortbewegung; Gehör u. Sprache; Sehvermögen u. Feinmotorik; Sozialverhalten u. Spiel (→ *Entwicklungsstörung*).

Kindsbewegungen, erste Die ersten Bewegungen des Fötus, die eine Schwangere spürt; i.d.R. ab der 16. bis 20. Schwangerschaftswoche.

Kindspech Med. Mekonium; dicker, klebriger, grünlich-schwarzer Stuhl des Neugeborenen in den ersten beiden Tagen nach der Geburt. Besteht aus Galle, Schleim und abgestoßenen Darmzellen.

Manchmal wird K. ins *Fruchtwasser* und die Gebärmutter freigesetzt, meist bei Föten, die während der Wehen eine intrauterine *Azidose* erleiden oder länger als 40 Wochen, also übertragen wurden. Setzt die Atmung ein, kann das K. im Fruchtwasser vom Neugeborenen eingeatmet werden, die Atemwege verstopfen und die Lunge schädigen.

Bei Neugeborenen mit *zystischer Fibrose* ist das K. so dickflüssig und klebrig, dass es den Darm blockiert (→ *Darmverschluss*).

Kinetosen → *Bewegungskrankheiten*

Kitzler Auch Klitoris; eines der weiblichen Geschlechtsorgane: ein kleines, sensibles, erigierfähiges Organ knapp unterhalb des Schambeins u. teilweise von Falten der *Schamlippen* umschlossen. Bei sexueller Stimulation schwillt er u. wird noch sensibler.

Klappe Struktur, mit der flüssige oder halbflüssige Stoffe zum Fließen in einer Richtung durch einen Durchgang gezwungen werden; bei Klappenschluss wird ein Rückstrom in die entgegengesetzte Richtung verhindert. K. an den Ausgängen der Herzkammern und in den Venen sind für das Kreislaufsystem von wesentlicher Bedeutung. Kleine K. sind auch in den Gefäßen des lymphatischen Systems.

Klauenfuß Fehlstellung des Fußes, bei der das Fußgewölbe überhöht ist u. sich die Zehenspitzen nach unten krümmen. Ein K. kann von Geburt an vorhanden od. Folge einer Schädigung des Nervs od. der Blutversorgung der Fußmuskulatur sein. Durch eine Operation lässt sich der Zustand verbessern.

Klaustrophobie Starke *Angst* vor dem Aufenthalt in geschlossenen Räumen, z. B. Aufzügen, od. in Menschenmengen. Die übliche Behandlungsform bei K. ist *Verhaltenstherapie*.

Kleie Faserige Schale von Getreidekörnern. K. enthält *Ballaststoffe*, die in *Abführmitteln* zur Vorbeugung von Verstopfung zum Einsatz kommen, hat aber auch einen relativ hohen Gehalt an Eiweiß, Mineralstoffen u. Vitaminen.

Kleinhirn Gehirnregion hinter dem *Hirnstamm*, die für die Willkürmotorik u. unwillkürliche Bewegungen zuständig ist: Zu den Funktionen des K. gehören z. B. die Aufrechterhaltung von Haltung u. Gleichgewicht, die Bewegungskoordination u. die Muskelspannung. Das K. besteht aus 2 Hälften. Von der Innenseite jeder Hälfte entspringen 3 Nervenfaserstiele, die es mit einigen Teilen des Hirnstamms verbinden u. Signale zwischen dem K. u. dem übrigen Gehirn leiten. Nervenfasern zweigen fächerförmig von diesen Stielen zu den tiefen Falten des *Kortex* einer jeden Gehirnhälfte ab, die aus Schichten *grauer Substanz* besteht. Informationen über Körperhaltung u. Anspannungs- od. Entspannungszustand der Körpermuskulatur werden von Muskelsehnen u. dem *Labyrinth* über den Hirnstamm zum K. geleitet. In Zusammenarbeit mit den *Basalganglien* verarbeitet das K. diese Daten, um die Feinabstimmung der Botschaften durchzuführen, die von der motorischen Kortexregion im *Großhirn* an die Muskulatur geschickt werden.

Klimakterium → *Wechseljahre*

Klinefelter-Syndrom *Chromosomenabweichung*, bei der ein männliches Kind 1 oder auch mehr zusätzliche X-Chromosomen in seinen Zellen, also statt XY z. B. XXY aufweist. Das Risiko für das Kind steigt mit dem mütterlichen Alter an. Befunde des K.-S. variieren im Schweregrad und sind evtl. bis zur Pubertät nicht sichtbar, wo es eine *Brustvergrößerung* und zu kleine Hoden bewirkt. Betroffene Männer sind i.d.R. unfruchtbar. Sie sind eher groß und dünn mit einer weiblichen Körperform und fehlender Körperbehaarung. Das Auftreten von *Lernschwierigkeiten* ist häufiger als in der Allgemeinbevölkerung. Es gibt keine Heilung des K.-S., doch kann eine Hormonbehandlung die Ausbildung sekundärer Geschlechtsmerkmale hervorrufen und die *Brustdrüsenentfernung* kann zur Behandlung der Brustvergrößerung durchgeführt werden.

Klistier → *Einlauf*

Klitoridektomie Operation zur Entfernung des *Kitzlers* (Klitoris) z. B. bei einem Tumor (→ *Beschneidung der Frau*).

Klitoris → *Kitzler*

Klon Exakte Kopie. In der Medizin bezieht sich der Begriff meist auf Kopien von *Zellen*, *Genen* u. *Organismen*. K. von Zellen

KLAPPE

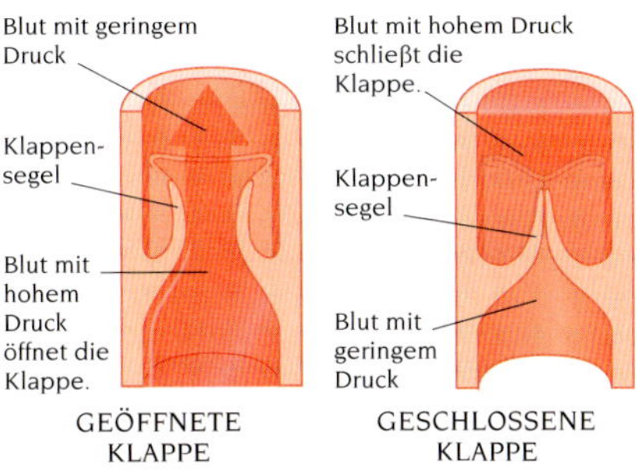

sind alle aus einer Ursprungszelle hervorgegangen. Bei vielen Krebsformen (→ *Krebserkr.*) geht man davon aus, dass die Zellen aus einer einzigen abnormalen Zelle stammen. K. von Genen sind Duplikate eines einzigen Gens. Zu Forschungszwecken können mehrere Kopien von einem Gen zur Detailuntersuchung des Gens angefertigt werden. K. von Organismen werden durch Entfernung der *Nuklei* aus den Zellen eines Spenders u. Verpflanzung der Nuklei in die Eizellen eines Empfängers gewonnen. Wenn die Eizellen in lebenden Pflanzen od. Organismen heranreifen, sind sie alle mit dem Spender identisch.

Klonus Schnelle Folge abnormaler *Muskel*-Zuckungen als Reaktion auf Dehnungsreize. K. ist ein Hinweis auf Schäden an Nervenfasern, die Reize vom motorischen *Kortex* des *Großhirns* in die einzelnen Muskeln leiten. Ferner ist er ein Merkmal von Krampfanfällen bei *Grand-mal-Epilepsie*.

Klumpfuß Lat. Pes equinovarus; angeborene Fehlbildung; falsche Form und Stellung des Fußes durch Druck auf die Füße in der Gebärmutter oder durch Erbfaktoren. Häufigste Form ist die Fehlstellung, bei der die Ferse nach innen und der übrige Fuß nach innen und unten verdreht ist. Therapie besteht aus wiederholter Manipulation des Fußes und Fußgelenks bald nach der Geburt. Der Fuß kann durch *Gipsverband*, Schienung oder *Tape-Verband* in der richtigen Stellung gehalten werden. Falls erfolglos, muss operiert werden.

Knie, unbewegliches Zeitweise Bewegungssperre im *Kniegelenk*; kann durch Knorpelriss oder durch *freie Gelenkkörper* verursacht sein.

Kniegelenk Gelenkverbindung zwischen *Oberschenkelknochen* (Femur) und Schienbein (Tibia). Die Kniescheibe (Patella) liegt vorn über dem K. Zwei schützende Knorpelscheiben, die Menisci (→ *Meniskus*) bedecken die Gelenkflächen von Femur und Tibia zur Verminderung von Reibung. Schleimbeutel (Bursae) finden sich über und unter der Patella und hinter dem K. Außenbänder an jeder Gelenkseite stützen das K. *Kreuzbänder* innerhalb des K. verhindern Überstreckung oder zu starke Beugung des K. Die *Quadrizeps*-Muskulatur an der Oberschenkelvorderseite streckt das Knie, die Beugemuskulatur an der Oberschenkelhinterseite beugt es.

Verletzungen des K. sind häufig. Hierzu zählen Bänderzerrung, *Meniskus*riss, Patellaluxation und *Bruch* eines der beteiligten Knochen. Die *Chondromalacia patellae* ist bei Heranwachsenden häufig.

Kniegelenkerguss Med. Fachbegriff: Hydarthrose; Bezeichnung für Flüssigkeitsansammlung im bzw. im Bereich um das Kniegelenk; für eine Schwellung oberhalb der Kniescheibe kommt als häufigste Ursache eine *Bursitis* infrage (→ *Gelenkerguss*).

Kniegelenkersatz Operation zum künstlichen Ersatz eines kranken *Kniegelenks*, i.d.R. durch ein Metall- oder Kunststoffimplantat. K. erfolgt meist bei älteren Pat., deren Kniegelenke durch *Arthrose* oder *rheumatoide Arthritis* stark geschädigt sind.

Kniekehlenzyste Sog. Baker-Zyste; Ursache für eine K. ist der zunehmende Flüssigkeitsdruck im Kniegelenk bei einer Erkr. wie *rheumatoider Arthritis*. Die K. ist schmerzlos u. verschwindet manchmal von selbst. Zuweilen

KNIEGELENK

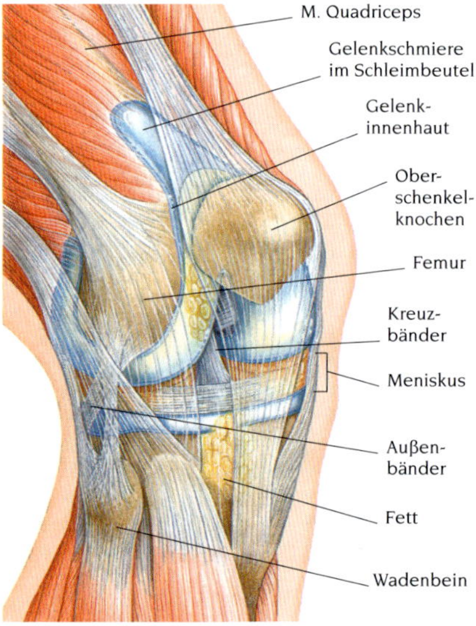

kann sie reißen, was zu Schmerzen und Schwellung an der Wade führt, Symptome, die auch bei einer *Thrombose* der tiefen Venen auftauchen. Diagnose erfolgt mit *Ultraschall*, eine Behandlung ist nur selten erforderlich.

Kniescheibe Anat. Patella; in die Sehnen des *Quadrizeps* eingefügter runder sog. Schaltknochen (Sesambeine).

Knochen Das Baumaterial des *Skeletts*, das der Muskulatur festen Halt gibt u. bestimmte Organe schützt. Das Knochengewebe besteht aus mehreren Schichten: Einer dünnen Außenhaut (Periost), die Blutgefäße u. Nerven enthält; einer Zone aus hartem Material (kompakte Knochenrinde bzw. -mantel), das aus Säulen von Knochenzellen (Osteoklasten u. Osteoblasten) besteht, jede mit einer zentralen Höhlung (Haverscher-Kanal), die für Ernährung, Wachstum u. Reparatur des Knochens wichtig ist; einer zentralen Zone aus gitterartigem Gewebe (schwammartiger od. balkenartiger Substanz). Die Höhlung in der Mitte einiger Knochen u. die Zwischenräume in der schwammartigen Substanz sind mit *Knochenmark* gefüllt.

Die Knochensubstanz wird ständig von Osteoklasten abgebaut und von Osteoblasten neu gebildet. Osteoblasten regen die Ablagerung von Kalziumphosphat auf den Eiweißstrukturen des Knochens an, u. Osteoklasten entfernen sie. Die Tätigkeiten dieser Zellen werden durch Hormone gesteuert, die auch den Kalziumspiegel im Blut aufrechterhalten.

Bei der Geburt bestehen viele Knochen noch aus Knorpelgewebe, das später verknöchert. Die *Epiphysen* (kugelförmige Enden) werden durch die Epiphysenfuge vom Knochenschaft (*Diaphyse*) getrennt. Manche Knochen, z. B. bestimmte Schädelknochen, entwickeln sich nicht aus Knorpelgewebe; sie werden Geflechtknochen genannt.

Knochen, bildgebende Verfahren Verfahren zum Erhalt von Bildern, die Knochenstruktur od. -funktion darstellen. *Röntgenuntersuchungen* stellen die meistverwendete Technik zur Diagnose von Knochenbrüchen u. -verletzungen dar. Detailauskünfte liefern *Computertomographie* u. *Kernspintomographie*, mit denen *Tumoren* u. Infektionen sowie die Auswirkungen von Knochenerkr. auf die benachbarten Gewebe erkennbar sind. Die *Radionuklid-Szintigraphie* lässt Bereiche mit hoher Knochenzellaktivität im gesamten Skelett deutlich werden. Dieses Verfahren wird v.a. zur Prüfung verwendet, ob sich ein Krebs auf die Knochen ausgedehnt hat (→ *Krebserkr.*).

Knochenabszess Umschriebene Eiteransammlung in einem Knochen (→ *Knochen-* u. *Knochenmarkentzündung*).

Knochenalter Maß der Skelettreife zur Beurteilung der körperlichen Entwicklung bei Kindern. Zur Feststellung des K. werden *Röntgenstrahlen* angewandt, mit denen man erkennt, um wie viel die Knochen in einem bestimmten Körperbereich gewachsen und wie dicht sie sind (→ *Lebensalter*).

Knochenbildung Med. Ossifikation; Vorgang, bei dem die *Knochen* gebildet, erneuert und repariert werden. Sie beginnt beim Embryo und setzt sich das ganze Leben hindurch fort. Man unterscheidet 3 Hauptarten der K.: Knochenwachstum, wenn neuer Knochen an den *Epiphysen* (Knochenenden) gebildet wird, Knochenerneuerung als Teil der normalen Regeneration und Knochenheilung nach einem *Bruch*.

Bei Neugeborenen hat die *Diaphyse* (Knochenschaft) die K. begonnen und besteht hauptsächlich aus Knochen, während die Epiphysen aus Knorpel bestehen, der sich allmählich verhärtet. Bei Kindern bilden die Wachstumsfugen neuen Knorpel, um die Knochen zu ver-

KNOCHEN

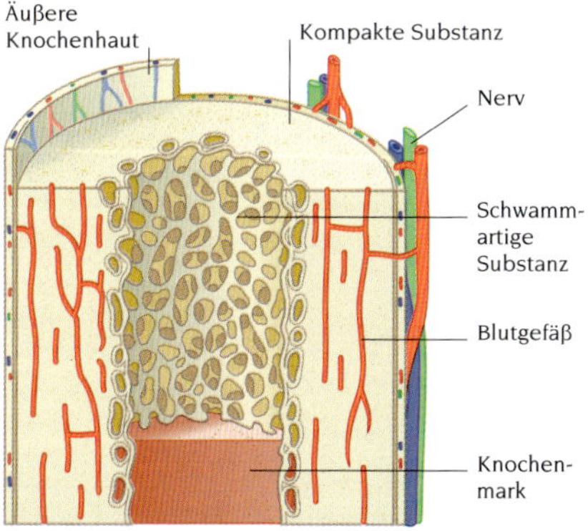

K

längern und weiterer Knochen entwickelt sich in sekundären Ossifikationskernen in den Epiphysen. Um das 18. Lebensjahr sind die Schäfte, Wachstumsfugen und Epiphysen verknöchert und zu einem einheitlichen Knochen verbunden.

Knochenbruch Meist querverlaufend. Es gibt zwei Haupttypen: geschlossener (einfacher) oder offener (komplizierter) K. Bei einem geschlossenen K. verbleiben die gebrochenen Knochenenden unterhalb der Haut, die umgebenden Weichteile sind nur wenig beschädigt. Bei einem offenen K. durchspießen ein oder beide Enden die Haut. Stehen die Knochenenden nicht aufeinander, spricht man von „disloziertem" K. K. können außerdem nach dem Bruchmuster eingeteilt werden, z.B. Quer- oder spiralförmige Brüche bei langen Röhrenknochen. Bei Grünholzbrüchen, meist bei Kindern, zerreißt die noch sehr elastische Knochenhaut nicht. Bei einem knöchernen Bandausriß wird ein kleines Knochenstück mit dem Sehnenansatz mit herausgerissen.

Die meisten K. entstehen durch Stürze. Bei einer *Osteoporose* ist der Knochen jedoch geschwächt, es kommt oft zu Kompressionsbrüchen der Wirbel.

Häufige Bruchstellen sind das Handgelenk (→ *Colles-Fraktur*), das obere *Sprunggelenk*, das *Schlüsselbein* und der Oberschenkelhals (→ *Oberschenkelbruch*). Die Bruchstelle ist oft geschwollen und druckschmerzhaft. Die Schmerzen sind oft heftig und werden durch Bewegung verstärkt.

Die Diagnose wird durch *bildgebende Verfahren* bestätigt. Da die Knochenheilung bald einsetzt, muss schnell sichergestellt werden, dass die Knochenenden richtig stehen. Dies geschieht in Narkose entweder von außen oder durch einen Hautschnitt. Dann wird der Knochen ruhiggestellt, manchmal auch durch Metalldrähte oder Platten.

Die meisten K. heilen problemlos aus. Manchmal kommt es zu Verzögerungen, wenn die Blutversorgung aufgrund von verletzten Blutgefäßen nicht ausreichend ist oder die Knochenenden nicht nahe genug beieinanderstehen. Bleibt die Knochenheilung aus, können eine Fixierung von innen oder eine *Knochentransplantation* erforderlich werden. *Knochen-* u. *Knochenmarkentzündung* sind Komplikationen von offenen Brüchen (→ *Monteggia-Luxationsfraktur*; *Rippenbruch*; *Schädelbruch*).

Knochenbrüchigkeit K. ist ein Merkmal von Knochenschwund u. kann bei Menschen auftreten, die *Kortikosteroide* nehmen, bewegungsunfähig sind od. unter bestimmten hormonalen Störungen leiden. Bei *Knochenerweichung* haben die Knochen sowohl die Neigung sich zu verbiegen als auch zu brechen. Die seltene, erbliche *Glasknochen-*

KNOCHENBILDUNG

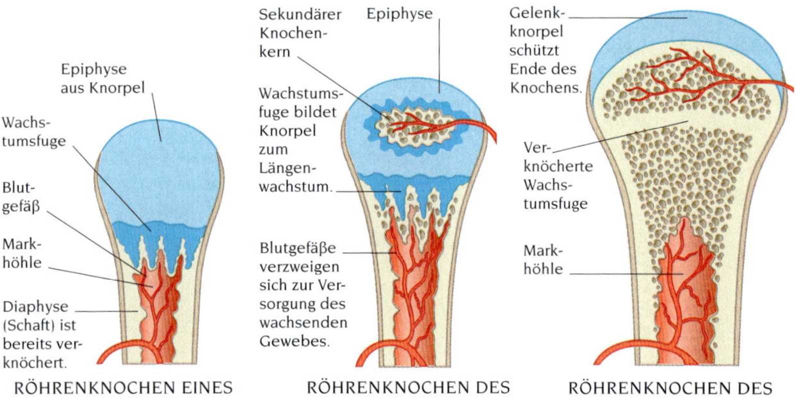

RÖHRENKNOCHEN EINES NEUGEBORENEN — RÖHRENKNOCHEN DES KINDES — RÖHRENKNOCHEN DES ERWACHSENEN

krankheit ist eine Ursache von K. u. häufigen Knochenbrüchen u. wird meist in der frühen Kindheit festgestellt.

Knochendichte Kompaktheit des *Knochen*-Gewebes im Verhältnis zu seinem Umfang. Die Abnahme der K. ist ein normaler Alterungsprozess. Bei manchen jedoch kann ein übermäßiger Dichteverlust (*Osteoporose*) zu Brüchen führen. Seltener ist die Zunahme der K. (Knochenverhärtung) bei bestimmten Erkr. (*Marmorknochenkrankheit; Paget-Krankheit*). Die K. kann durch ein *Dichtebestimmung* genanntes Verfahren gemessen werden, bei dem schwach dosierte *Röntgenstrahlen* verwendet werden.

Knochendystrophie Generalisierter Verschleiß des Knochens aufgrund einer *Stoffwechselanomalie*. Formen der K. sind: *Rachitis, Knochenerweichung, Osteoporose* bei *Cushing-Syndrom* oder übermäßiger Anwendung von *Kortikosteroiden, Knochenzysten* und Knochenmasseverlust in Verbindung mit chronischer *Niereninsuffizienz* oder *Hyperparathyreoidismus*. Bei Erwachsenen ist eine K. gewöhnlich rückführbar, wenn die primäre Ursache behandelt wird, bevor es zur Knochendeformierung kommt.

Knochenentzündung Med. Osteitis; häufigste Ursache ist eine Infektion (→ *Osteomyelitis*). Andere Gründe für eine K. sind die *Paget-Krankheit* und eine Überfunktion der Nebenschilddrüse (*Hyperparathyreoidismus*).

Knochenerkrankungen Gruppe der die Knochen befallenden Krankheiten einschl. *Knochenbrüchen*, Knocheninfektionen wie *Knochen-* u. *Knochenmarkentzündung* od. *Knochenabszess*, erblicher Erkr. wie *Knorpelbildungsstörung* u. *Glasknochenkrankheit*, u. Stoffwechselstörungen wie *Knochenerweichung*, Knochenschwund u. *Rachitis*. *Tumoren* u. *Zysten* (→ *Knochenkrebs* u. *Knochentumor*) bilden eine weitere Gruppe von seltenen K.

Knochenerweichung Med. Osteomalazie (Kinder: *Rachitis*); Schwächung und Entmineralisierung des *Knochens* bei Erwachsenen aufgrund eines *Vitamin-D-Mangels*. K. ist in Industrieländern selten, sie betrifft meist Schwangere, Stillende, Ältere und z.B. Altenheimbewohner, die zu wenig Sonnenlicht ausgesetzt sind. Eine gesunde Knochenbildung erfordert *Kalzium* und Phosphor, was nicht aufgenommen werden kann, wenn die Kost nicht genügend Vitamin D (in bestimmten Nahrungsmitteln vorhanden und durch die Haut bei Sonnenlichteinstrahlung gebildet) enthält. Knochenerweichung entsteht durch eine Vitamin-D-Mangelernährung, *Malabsorption* bei *Zöliakie*, als Folge von Darmoperationen oder zu wenig Sonnenlicht.

K. erzeugt Knochenschmerz, Muskelschwäche und, wenn der Kalziumgehalt des Bluts stark erniedrigt ist, *Tetanie*. Geschwächte Knochen sind gegenüber Verrenkungen oder Brüchen anfällig. Die Therapie erfolgt mit *Vitamin-D-Substitution* und mäßiger Sonnenexposition. *Kalzium* wird gegeben, wenn die K. im Rahmen einer *Malabsorption* auftritt.

Knochenhaut Gewebe, das alle Knochen des Körpers mit Ausnahme der Gelenkflächen umkleidet. Die K. enthält kleine Blutgefäße und Nerven; sie bildet in frühen Phasen der Bruchheilung neuen Knochen (→ *Knochenbruch*).

Knochenhautentzündung Ursache sind: meist ein direkt auf den Knochen gerichteter Schlag oder eine *Infektion*. Symptome:

KNOCHENBRUCH

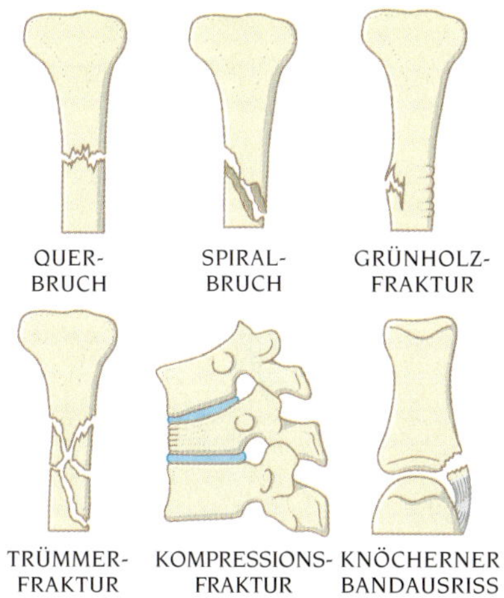

KNOCHENHAUT (PERIOST)

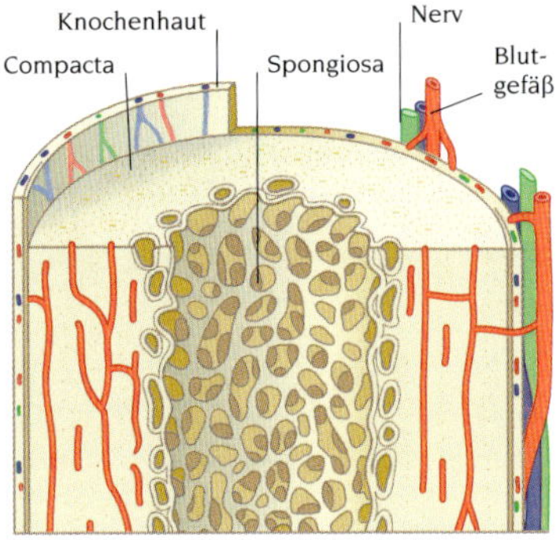

AUFBAU DES KNOCHENS

Schmerz, Berührungsempfindlichkeit und Schwellung im betroffenen Gebiet.

Knochenkrebs *Bösartiges* Wachstum im Knochen, das vom Knochen selbst seinen Ausgang genommen hat (primärer Knochenkrebs) od. häufiger aufgrund einer Ausbreitung von einem primären Krebs an anderer Stelle im Körper entstanden ist (sekundärer od. metastasierter Krebs). Primärer K. ist selten. Die häufigste Form ist das *Osteosarkom*. Weitere Formen sind *Chondrosarkom* u. *Fibrosarkom* (eine bösartige Bindegewebsgeschwulst). K. kann auch im Knochenmark entstehen (→ *Plasmozytom* u. *Leukämie*). Die Behandlung des primären K. hängt von seinem Ausbreitungsgrad ab. Wenn er sich auf den Knochen beschränkt, kann eine Amputation zu empfehlen sein, manchmal ist es auch möglich, den K. zu entfernen u. den fehlenden Teil bei einer *Knochentransplantation* zu ersetzen. Ferner kann eine *Strahlentherapie*, *Chemotherapie* od. beides erforderlich werden.

Krebsarten, die zur Bildung von Tochtergeschwülsten in den Knochen neigen, sind *Brust-* u. *Lungenkrebs* sowie *Prostata-, Nieren-* u. *Schilddrüsenkarzinom*. Deren Tochtergeschwülste treten gewöhnlich in Rückgrat, Becken, Rippen u. Schädel auf u. machen sich meist durch Schmerzen bemerkbar. Die betroffenen Knochen sind ungewöhnlich porös u. damit bruchanfällig. Bei K. der *Wirbelsäule* können Wirbel zusammenbrechen od. zerdrückt werden, was zu Rückenmarkverletzung u. Schwäche od. Lähmung einer od. mehrerer Gliedmaße führen kann. Sekundäre, von der Brust od. Prostata ausgehende K. sprechen oft auf die Behandlung mit *Hormon-Antagonisten* an.

Knochenmark Das weiche, fetthaltige, rote od. gelbe Gewebe in Knochenhohlräumen. Rotes K. ist bei der Geburt in allen Knochen vorhanden u. bildet die meisten der *Blutkörperchen*. Etwa ab dem 10. Lebensjahr wird das rote K. in einigen Knochen mehr u. mehr durch das weniger aktive gelbe K. ersetzt. Bei Erwachsenen findet sich das rote K. hauptsächlich in der *Wirbelsäule*, Brustbein, Rippen, Beckenkämmen, Schulterblättern, Schlüsselbeinen u. Schädelknochen.

Stammzellen im roten K. werden durch das Hormon Erythropoetin dazu angeregt, Blutkörperchen zu bilden. Gelbes K. besteht hauptsächlich aus Bindegewebe u. Fett. Wenn der Körper die Blutbildung beschleunigen muss, wird ein Teil des gelben K. durch rotes ersetzt. Eine ungenügende Bildung gesunder Blutkörperchen liegt bei der aplastischen Anämie vor (→ *Anämie, aplastische*), od. wenn K. durch einen *Tumor* verdrängt worden ist. Dagegen ist eine Überproduktion bestimmter Blutkörperchen die Ursache z.B. für *Polyzythämie* u. *Leukämie*.

Knochenmarkentnahme Verfahren zur Entnahme einer Probe von Knochenmarkzellen (*Aspirationsbiopsie*) od. eines zylindrischen Knochenstückchens mit innerem Mark (Stanzbiopsie). Meist wird sie dem Brustbein od. Beckenkamm unter *Lokalanästhesie* entnommen. Die mikroskopische Untersuchung gibt Aufschluss über die Entwicklung von Blutbestandteilen u. das Vorhandensein markfremder Zellen. Viele Bluterkr. wie *Leukämie* u. *Anämie* lassen sich so diagnostizieren. Auch kann festgestellt werden, ob ein *Lymphom* od. Zellen von anderen *Tumoren* das Knochenmark befallen haben.

Knochenmarkentzündung Med. Osteomyelitis; Infektion von *Knochen* und *Knochenmark* i.d.R. mit Bakterien. Sie ist relativ selten in Industrieländern, aber häufiger bei Kindern; befällt oft die langen Arm- und Beinknochen und Wirbel. Bei Erwachsenen befällt die K. meist das Becken und die Wirbel. Bei akuter K. gelangt die Infektion (i.d.R. durch *STAPHYLOCOCCUS AUREUS*) über eine Hautwunde in die Blutbahn, auch infolge einer sonstigen Infektion im Körper. Infizierter Knochen und Knochenmark entzünden sich, bilden Eiter, es kommt zu Fieber, starken Schmerzen und Berührungsempfindlichkeit, zur Entzündung und Schwellung der Haut oberhalb des betroffenen Knochenbereichs.

KNOCHENMARKENTNAHME

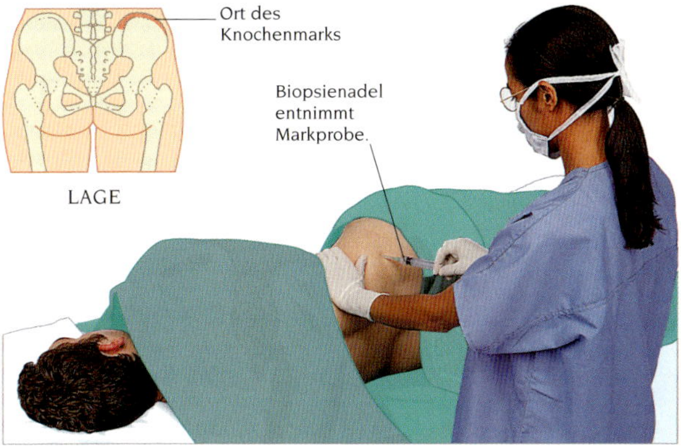

Die sofortige Therapie über Wochen und Monate mit hochdosierten *Antibiotika* heilt i.d.R. die akute K. Wenn sie nicht anspricht, wird in einer Operation der Knochen freigelegt, die infizierten Gebiete und totes Knochengewebe ausgeräumt und der Eiter ausgespült.

Die chronische K. kann sich aus der akuten K. entwickeln, wenn diese unbeachtet bleibt oder nicht auf die Behandlung anspricht, nach einer komplizierten Fraktur oder gelegentl. als Folge einer *Tuberkulose*, die aus anderen Körperbezirken gestreut hat. Die Erkr. verursacht ständigen Schmerz im betroffenen Bereich. Komplikationen sind u.a. dauerhafte Deformität und, bei Kindern, Wachstumsstopp im betroffenen Knochen. In späteren Krankheitsstadien kommt es zu einer *Amyloidose*. Die chronische K. erfordert die operative Entfernung aller befallenen Bereiche, manchmal mit einer anschließenden *Knochentransplantation* sowie einer Antibiotikatherapie.

Knochenmarkfibrose → *Knochenmarkverhärtung*

Knochenmarktransplantation Übertragung von gesundem roten *Knochenmark* zum Ersatz von Knochenmark, das von Krebs od. anderen Erkr. betroffen ist (→ *Krebserkr.*). Bei der allogenen K. wird gesundes Knochenmark eines Spenders verwendet, dessen Gewebetyp dem des Empfängers sehr ähnelt (meist Bruder od. Schwester). Bei der autologen K. wird den Betroffenen gesundes Knochenmark entnommen, wenn sich ihre Erkr. vorübergehend gebessert hat, u. später über den Blutkreislauf wiedereingebracht. Eine K. wird nur zur Behandlung schwerer, meist potenziell tödlicher Erkr. von Blut u. Immunsystem, wie schwerer aplastischer Anämie (→ *Anämie, aplastische*), *Sichelzellenanämie* u. *Leukämie*, angewandt. Eine Alternative ist die Behandlung mittels *Stammzellen*-Transplantation, bei der Zellen aus der Nabelschnur eines Neugeborenen od. dem Blut eines Erwachsenen statt Knochenmark verwendet werden.

Vor der K. wird das gesamte kranke Knochenmark der Erkrankten mit *Zytostatika* od. Bestrahlung zerstört, um der Abstoßung der Spenderzellen vorzubeugen und mögliche vorhandene Krebszellen abzutöten. Die Übertragung der Knochenmarkzellen erfolgt intravenös, von wo die Zellen ihren Weg in die Knochenmarkhöhlen finden, wo sie sich vermehren. Bei der autologen K. wird das Knochenmark der Betroffenen mittels *Kältekonservierung* aufbewahrt. Vor dem Einfrieren wird es meist behandelt, um unentdeckte Krebszellen zu beseitigen. Bei einem Rückfall kann das konservierte Knochenmark wieder infundiert werden.

Die höchsten Risiken bei der K. sind Infektionen während der Genesung u. Abstoßung, *auch Transplantat-Wirt-Reaktion* genannt. Zur Vorbeugung u. Behandlung einer Abstoßung werden *Immunsuppressiva* verabreicht. Das Abstoßungsrisiko kann durch Entfernung der *T-Zellen* aus dem Knochenmark unter Verwendung monoklonaler Antikörper (→ *Antikörper, monoklonale*) vor der Infusion verringert werden. Die Transplantat-Wirt-Reaktion tritt nicht bei autologer K. und Stammzellentransplantation auf.

Knochenmarkverhärtung Med. Osteomyelofibrose, auch Myelofibrose; Vermehrung von fibrösem Gewebe im *Knochenmark*, sodass seine Fähigkeit zur Bildung von Blutzellen beeinträchtigt ist. K. kann als Primärerkr. (ohne ersichtliche Ursache) oder Sekundärerkr. (infolge einer anderen Knochenmarkerkr.) auftreten.

Hauptsymptome sind *Anämie* mit *Milz*vergrößerung, Nachtschweiß, Appetitlosigkeit und Gewichtsverlust. Bei der sekundären K. kann die Grunderkr. andere Symptome verursachen.

Die Therapie der primären K. besteht aus *Bluttransfusionen* zur Linderung der Symptome. Bei einigen Pat. kommt es zu akuter *Leukämie*. Die Behandlung der sekundären K. richtet sich nach der Grunderkrankung.

Knochentransplantation Operation, bei der einige kleine Knochenspäne einem Körperteil entnommen und an eine andere Stelle zu Reparatur od. Ersatz kranken od. fehlenden Knochengewebes verpflanzt werden. Das Transplantat verfällt schließlich, doch wirkt es als Gerüst, auf dem starkes, neues Knochengewebe wächst.

Meist wird Knochenmaterial vom Beckenkamm genommen, der große Mengen der inneren schwammartigen Substanz enthält, die besonders dazu beiträgt, dass das Transplantat „greift". Andere Entnahmestellen sind die Rippen (für gebogene Knochen) u. die Elle.

Knochentumor Harter, meist kleiner Tumor, der an jedem *Knochen* auftreten kann u. *bösartig* (→ *Knochenkrebs*) od. gutartig sein kann. Die häufigste Form von *gutartigem* K. ist das *Osteochondrom*. Weitere Formen sind Osteom u. Chondrom (→ *Chondromatose*). Eine Behandlung ist nur notwendig, wenn der *Tumor* sehr groß wird od. durch Druck auf andere Bereiche Symptome verursacht. Dann lässt er sich operativ entfernen. Das Osteoklastom, ein Riesenzelltumor des Knochens, der meist in Arm od. Bein bei jungen Erwachsenen auftritt, ist empfindlich u. schmerzhaft u. muss entfernt werden.

Knochenverdichtung Med. Osteosklerose; vermehrte *Knochendichte*, die auf Röntgenaufnahmen als ein extrem weißer Bereich sichtbar wird. Umschriebene K. kann durch schwere Verletzung, die den Knochen komprimiert, durch *Arthrose*, chronische *Knochenmarkentzündung* oder einen *Knochentumor* entstehen. Die K. im gesamten Körper tritt bei der erbl. *Marmorknochenkrankheit* auf.

Knochenzyste Abnorme Hohlraumbildung im Knochen. K. entwickeln sich meist am Ende in den *Epiphysen* der langen Knochen und werden oft zufällig erst nach einem Knochenbruch am Zystenort festgestellt. In der Regel helfen die Ausräumung der Zyste und Füllung des Hohlraums mit Knochenspänen; viele kleine Zysten erfordern keine Behandlung.

Knorpel Art von *Bindegewebe*, das aus unterschiedlichen Mengen der gelänlichen Substanz *Kollagen* besteht. K. ist ein wichtiges Bauelement vieler Teile des Skelettsystems, darunter der *Gelenke*. 3 K.-Arten werden unterschieden: Hyaliner K. ist ein zähes, glattes Gewebe, das die Oberfläche der Gelenke überzieht. Faserknorpel ist fest u. stark, bildet das Material für die Bandscheiben zw. den Wirbelknochen und

KNORPEL

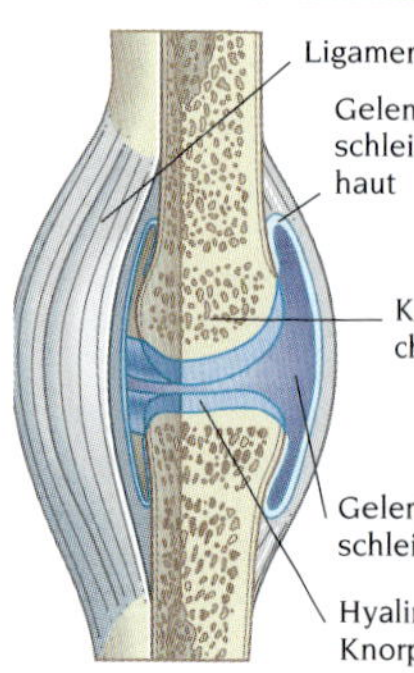

GELENK

die stoßdämpfenden Polster in den Gelenken. Elastischer Knorpel ist weich u. gummiartig u. findet sich in Strukturen wie Ohrmuschel u. *Kehldeckel*.

Knorpel-Knochennekrose Med. Osteochondrosis dissecans; Untergang (Verschleißabbau) eines *Knochens* nur unter einer Gelenkfläche, durch die sich Bruchstücke von Knochen und Knorpel ablösen und so eine Gelenksperre verursachen. Die Erkr. befällt häufig das Kniegelenk und beginnt i.d.R. im Jugendalter. Symptome sind Schmerzen und periodisches Anschwellen der Gelenke.

Hat sich ein Bruchstück nicht vollständig vom Knochen gelöst, wird das Gelenk in Gips gelegt, um ein Wiederanwachsen zu erreichen. Lockere Knochen- oder Knorpelstücke im Kniegelenk werden in einer *Gelenkspiegelung* entfernt. Störungen in der glatten Gelenkfläche erhöhen das Risiko einer *Arthrose*.

Knorpel-Knochenentzündung bei Jugendlichen Die Entzündung einer *Epiphyse* (das wachsende Knochenende) bei Kindern und Jugendlichen verursacht Schmerz, Empfindlichkeit und auch Bewegungseinschränkung, wenn die Epiphyse Teil eines Gelenks ist. Die K.-K. b. J. führt zur Erweichung des Knochens, welche eine Deformation nach sich zieht. Die K.-K. entsteht durch eine Unterbrechung der Blutzufuhr des Knochens. Es gibt mehrere Krankheitsformen: die *Perthes-Calvé-Legg-Krankheit*, die *Scheuermann-Erkrankung*, die sich auf mehrere aufeinanderfolgende Wirbel auswirkt, und andere Formen, die bestimmte Knochen im Fuß und Handgelenk befallen.

Die betroffenen Bereiche werden in einer orthopädischen Vorrichtung (Orthese) oder im Gips ruhiggestellt. Bei der Perthes-Calvé-Legg-Krankheit ist eine Operation zur Vorbeugung weitergehender Deformation erforderlich. Der Knochen regeneriert sich i.d.R. innerhalb von 3 Jahren und wird wieder fest, aber Deformationen können bleiben und das Risiko *Arthrose* im späteren Leben erhöhen.

Knorpelbildungsstörung Med. Achondroplasie; seltene, genetisch bedingte Störung des Knochenwachstums, die zu *Minderwuchs* führt. Sie wird durch ein dominantes Gen (→ *Genetisch bedingte Erkrankungen*) hervorgerufen, entsteht jedoch oft als neue *Erbgutveränderung*. Hauptsächlich betroffen sind die langen Knochen von Armen u. Beinen. Der Knorpel, der jeden Knochen mit seiner *Epiphyse* verbindet, dem Wachstumsgebiet an seiner Spitze, wird zu früh in Knochengewebe umgewandelt, sodass der Knochen nicht weiter wachsen kann. Die Betroffenen haben kurze Gliedmaßen, einen gut entwickelten Rumpf u. bis auf eine vorstehende Stirn eine normale Kopfgröße.

Knorpelentzündung Tritt meist infolge von Druck, Belastung od. Verletzung auf, z. B. bei der Rippenknorpelentzündung, wo der Knorpel zwischen Rippen u. Brustbein entzündet ist.

Knotenrose Med. Erythema nodosum; Erkr., die durch Aufbrechen rot-bläulicher druckschmerzhafter Knoten an den Beinen gekennzeichnet ist.

Die häufigste Ursache ist eine *Streptokokken-Infektion* des Rachens, doch geht die Erkr. auch mit anderen Erkr., hauptsächlich *Tuberkulose* und *Sarkoidose* einher und kann als Reaktion auf Medikamente, bes. *Sulfonamide*, *Penizilline* und *Salicylate* auftreten. Gelegentl. ist keine offensichtliche Ursache vorhanden.

Die Therapie jeder vorliegenden Grundkrankheit lässt die Knoten verschwinden. Bettruhe, *Schmerzmittel* und u.U. *Kortikosteroide* sind angezeigt.

Koarktationssyndrom *Angeborener Herzfehler* von unbekannter Ursache, bei der eine Verengung eines Abschnitts der *Aorta* vorliegt, der die untere Körperhälfte und die Beine mit Blut versorgt. Aufgrund dessen muss sich das Herz mehr anstrengen, und es kommt zu *Bluthochdruck* in der oberen Körperhälfte.

Die Symptome treten meist in der frühen Kindheit auf u. umfassen Kopfschmerz, Schwäche nach Belastung, kalte Beine u. (selten) Atembeschwerden u. Anschwellen der Beine infolge *Herzinsuffizienz*. Zu den damit verbundenen Anomalien gehören *Herzgeräusche*, schwacher od. fehlender Puls in den Leisten, mangelnde Synchronisation zwischen Leisten- u. Handgelenkpuls u. höherer

K

Blutdruck in den Armen als in den Beinen. Mit *Echokardiographie*, *Herzkatheter* und *Röntgen* wird die Diagnose gestellt. Eine operative Korrektur erfolgt meist zwischen dem 4. u. 8. Lebensjahr.

Kobalt Metallisches Element u. Bestandteil von *Vitamin* B_{12}. Eine radioaktive K.-Form wird in der *Strahlentherapie* angewandt.

Kochsalz Natriumchlorid; bildet sich bei Reaktion einer Säure mit einer Base (→ *Kochsalzlösung*).

Kochsalzlösung Salzlösung (Natriumchlorid); physiologische Kochsalzlösung hat die im Körper vorliegende Salzkonzentration (0,9%) und wird als i.v. Infusion verabreicht zum Ersatz von Flüssigkeit, die bei starker Austrocknung verloren gegangen ist.

Kodein Aus Schlafmohn gewonnenes opioides *Schmerzmittel*. K. ist hilfreich bei der Behandlung leichter bis mäßiger Schmerzen u. wird oft als Kombinationspräparat gegen Schmerzen gegeben. Ferner wird es als *Hustenmittel* u. *Antidiarrhoikum* eingesetzt. Mögliche Nebenwirkungen sind: Schwindel u. Benommenheit, besonders wenn es zusammen mit Alkohol eingenommen wird. Langzeiteinnahme kann zu Verstopfung u. Abhängigkeit führen.

Körpergeruch Geruch, der durch Bakterienaktivität im Schweiß entsteht. Er macht sich häufig in den Achselhöhlen u. im Bereich der Geschlechtsorgane bemerkbar, wo die *apokrinen Drüsen* Eiweiße u. Fette enthalten, die Bakterienwachstum begünstigen.

Körpergewicht Bei Kindern wird das K. routinemäßig als Anhaltspunkt für die Kontrolle ihres Wachstums herangezogen. Bei gesunden Erwachsenen bleibt das K. mehr oder weniger stabil, wenn die mit der Nahrung zugeführte Energie dem Energieverbrauch entspricht (→ *Stoffwechsel*). Von Gewichtsverlust oder Gewichtszunahme spricht man, wenn dieses Gleichgewicht gestört ist.

Das K. lässt sich mit standardisierten Diagrammen zu Größe, Alter und Geschlecht vergleichen. In jedem Alter kommt einer Abweichung vom Normalgewicht bei einer bestimmten Größe medizinische Bedeutung zu: Liegt das K. z. B. unter 80% des Standardgewichts für die Größe, ist die individuelle Ernährung wahrscheinlich unzureichend aufgrund von Mangelernährung oder Krankheit; liegt es 20% über dem Standardwert, hat der Betroffene eine beträchtliche *Fettsucht*. Eine andere Bestimmungsmethode ist der Einsatz des *Körpermassenindex* (Body Mass Index) (BMI), der sich durch das Gewicht in kg, dividiert durch das Quadrat der Größe in m errechnet. Ein BMI

KÖRPERGEWICHT UND BMI

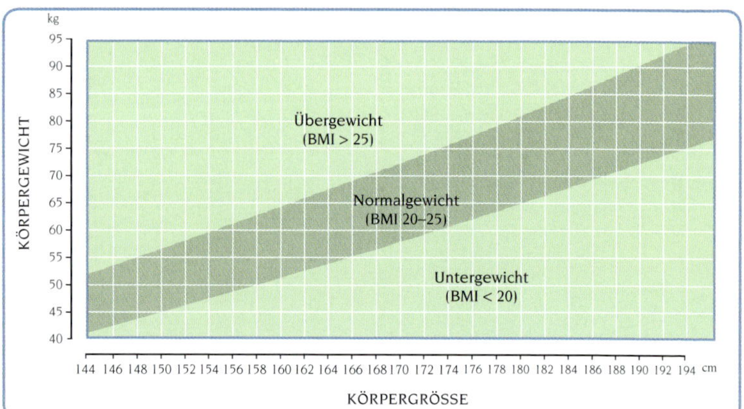

EINTEILUNG DES KÖRPERGEWICHTS

von 20 bis 25 ist normal; ein BMI über 25 zeigt Übergewicht an.

Körperkonturchirurgie Operationen zur Entfernung von Fett- u./od. Hautüberschuss an Körperteilen, besonders an Bauch (z.B. Straffung der Bauchdecke, Bauchplastik), Hüften u. Gesäß. Bei all diesen Verfahren besteht eine Komplikationsgefahr, und die Wunde kann sich entzünden.

Bei der Fettabsaugung (Liposuktion) wird durch einen kleinen Einschnitt ein starres Rohr unter die Haut geführt; mit ihm bricht man große Fettbereiche auf u. saugt das Fett ab. Häufig kommt es zu kleineren Unebenheiten und Grübchenbildung der Haut.

Körpermassenindex (BMI) BMI steht für Body Mass Index. Er gibt den empfehlenswerten Gewichtsrahmen an und wird errechnet, indem man das Gewicht in Kilogramm durch das Quadrat der Körperlänge in Metern teilt. Der Normalwert liegt nach WHO bei 18,5-25,0 für Männer und Frauen.

Körperwahrnehmung Die Art, wie ein Mensch seinen Körper u. dessen Teile wahrnimmt.

Koffein *Stimulans* in Kaffee, Tee, Kakao u. Cola-Getränken. K. verringert Ermüdung, steigert die Konzentration, beschleunigt den Herzschlag u. hat entwässernde Wirkung. Große Mengen können Nebenwirkungen wie Erregung u. Zittern hervorrufen. Regelmäßiger großer Konsum kann zu erhöhter *Toleranz* u. → *Entzugssymptomen* wie Kopfschmerz u. Müdigkeit nach wenigen Stunden ohne K. führen. K. ist in einigen Medikamenten enthalten, besonders in Kombination mit *Schmerzmitteln* u. mit *Ergotamin* bei der vorbeugenden Behandlung von Migräne.

Kofferdam Latexmembran, die zur Isolierung von einem od. mehreren Zähnen bei zahnärztlichen Maßnahmen benutzt wird. K. ist eine Barriere gegen Speichel u. verhindert das Einatmen von Fäulnispartikeln aus den Zähnen.

Kohlendioxid (CO_2) Farb- u. geruchloses Gas, das in kleinen Mengen in der Luft vorhanden u. ein wichtiges Nebenprodukt beim *Stoffwechsel* in Zellen ist. Es entsteht, wenn Substanzen wie Kohlenhydrate u. Fette zur Energiegewinnung abgebaut werden, u. wird vom Blut zu den Lungen transportiert u. ausgeatmet. K. unterstützt die Steuerung der Atemfrequenz: Bei körperlicher Anstrengung steigt der K.-Spiegel im Blut u. führt dazu, dass schneller geatmet wird, um K. abzugeben u. mehr *Sauerstoff* aufzunehmen.

Durch Kompression u. Kühlung auf -75 °C wird K. zu festem *Trockeneis*, das bei *Kältechirurgie* verwendet wird.

Kohlenhydrate Gruppe von chemischen Verbindungen aus Kohlen-, Wasser- u. Sauerstoff, die als Zucker für den Körper die Hauptenergiequelle darstellen. K. finden sich in Obst, Getreide u. Wurzelgemüse u. lassen sich in 2 Klassen einteilen: verdauliche K., die zu Glukose umgebaut werden, damit der Körper sie nutzen kann, u. nicht verdauliche K. wie Zellulose, die von Verdauungs-*Enzymen* nicht aufgespalten werden können u. die *Ballaststoffe* bilden.

Die verdaulichen K. sind vorwiegend Stärken (komplexe K.) u. Zuckerarten (einfache K.). Beim K.-Stoffwechsel werden die Monosaccharide (einfachen Zucker) Glukose (Traubenzucker), Galaktose (ein Milchzucker) u. Fruktose (Fruchtzucker) unverändert ins Blut aufgenommen. Die Disaccharide (Zweierzucker) Saccharose, Maltose u. Laktose (ein Milchzucker) werden vor ihrer Aufnahme in Einfachzucker aufgespalten. Auch Stärken müssen in Einfachzucker aufgespalten werden.

Einige Glukosen werden sofort verbrannt (→ *Stoffwechsel*), um Energie für Zellen wie z.B. Gehirnzellen zu gewinnen, die ständige Zufuhr benötigen. Galaktose u. Fruktose müssen in der Leber zunächst in Glukose umgewandelt werden, bevor die Körperzellen sie nutzen können. Überschüssige Glukose wird in die Leber, Muskeln u. Fettzellen transportiert, wo sie zur Speicherung in Glykogen und Fett umgewandelt wird. Wenn der Blutzuckerspiegel hoch ist, wird die Speicherung von Glukose durch *Insulin* angeregt, ein von der *Bauchspeicheldrüse* gebildetes Hormon. Wird er niedrig, lässt die Insulinbildung nach, u. *Glukagon*, ein weiteres Hormon der Bauchspeicheldrüse, regt die Umwandlung des gespeicherten Glykogens in Glukose an und bereitet es zur Abgabe ins Blut vor. Zwar kann Fett nicht in Glukose umgewandelt werden, doch kann es als Brennstoff verbrannt werden u. auf diese Weise Glukose sparen. Bei *Diabetes mellitus* ist der K.-Stoffwechsel infolge Insulinmangels gestört.

Kohlenmonoxid (CO) Farb- u. geruchloses, giftiges Gas, das in Motorabgasen vorhanden ist u. bei unvollständiger Verbrennung von Kohle, Gas od. Öl entsteht. K. bindet sich an *Hämoglobin* u. verhindert den Sauerstofftransport in die Körpergewebe. Erstsymptome einer akuten Vergiftung durch eine hohe K.-Konzentration sind Schwindel, Kopfschmerz, Übelkeit u. Mattigkeit. Weitere Einatmung von K. kann zu Bewusstlosigkeit, bleibenden Gehirnschäden u. sogar zum Tode führen. Ist man niedrigen K.-Konzentrationen über eine gewisse Zeit ausgesetzt, können sich Ermüdung, Übelkeit, Durchfall, Bauchschmerzen u. allgemeines Krankheitsgefühl einstellen.

Kohlenstaublunge Name für die *Staublunge* von Bergleuten. Lungenerkrankung, die durch das langjährige Einatmen großer Kohlenstaubmengen verursacht wird.

Kohlenstoff → *Carboneum*

Koilonychie → *Hohlnagel*

Kokken Kugelförmige *Bakterien*, von denen einige für bestimmte Infektionen beim Menschen verantwortlich sind (→ *Staphylokokken-Infektion; Streptokokken-Infektion*).

Kolektomie Völlige od. teilweise operative Entfernung des Kolons (→ *Dickdarm*). K. wird in schweren Fällen von *Divertikulose* u. *Divertikulitis* angewandt od. zur Entfernung eines bösartigen *Tumors* im Dickdarm od. einer Darmverengung, die den Stuhlgang verlegt. Eine totale K. wird durchgeführt, wenn *Colitis ulzerosa* nicht medikamentös zu beherrschen ist, u. sie kann bei *Adenomatosis coli* erfolgen.

Bei einer teilweisen K. wird der erkrankte Dickdarmabschnitt entfernt, u. die Darmenden wieder miteinander verbunden. Eine vorübergehende *Kolostomie* kann nötig sein, bis die Verbindungsnaht geheilt ist. Bei totaler K. wird der gesamte Dickdarm mit od. ohne *Mastdarm* entfernt. Bei Entfernung des Mastdarms kann ein Ileostoma hergestellt werden. Nach einer teilweisen K. funktioniert der Darm meist normal. Bei der völligen K. kann die verringerte Fähigkeit des Darms, Wasser aus dem Stuhl zu absorbieren, zu Durchfall führen, dann können *Antidiarrhoika* nötig sein.

Koliken → *Leibschmerzen, krampfartige*

Kollagen Zähes, faseriges *Protein*. K. ist das Hauptstrukturprotein des Körpers, denn es ist Hauptbestandteil von *Sehnen, Knochen* u. *Bindegewebe*.

KOLPOSKOPIE

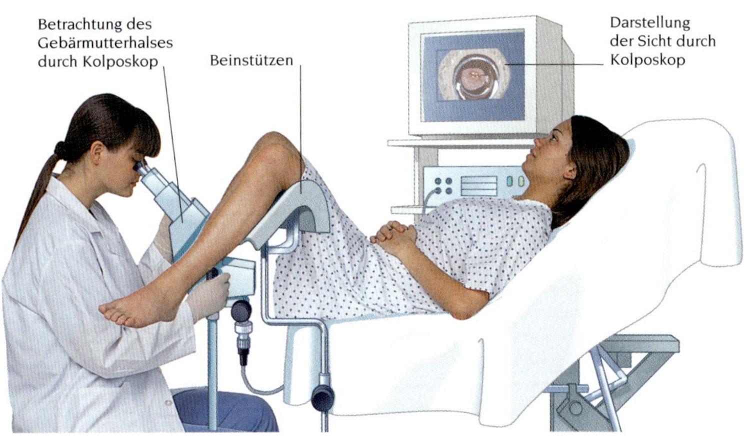

KOLOSTOMIE

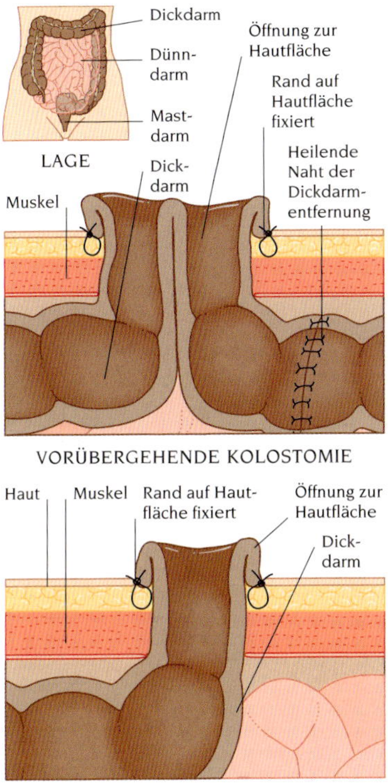

DAUERHAFTE KOLOSTOMIE

Kollagenkrankheiten *Autoimmunkrankheiten*, die oft Blutgefäße betreffen u. in Folge eine sekundäre Schädigung des *Bindegewebes* verursachen. Zu den K. zählen *rheumatoide Arthritis*, systemischer *Lupus erythematodes, Panarteriitis nodosa, Sklerodermie* und *Dermatomyositis*.

Kollagenosen → *Kollagenkrankheiten*

kolloid Zustandsform der Materie, ähnlich der einer Suspension (in einer Flüssigkeit verteilte, nicht lösliche Teilchen einer Substanz). Bei einer Suspension sind die Teilchen groß u. schwer genug, um von der Flüssigkeit durch eine *Zentrifuge* getrennt zu werden. Bei einem Kolloid sind die Teilchen kleiner u. leichter u. können nur durch Schleudern mit extrem hoher Geschwindigkeit von der Flüssigkeit isoliert werden. In der Medizin werden *Plasmaproteine* vom Blut getrennt u. in Kolloidpräparaten zur *Schock*-Behandlung verwendet.

Der Begriff kolloid bezieht sich auch auf das proteinhaltige Material in der *Schilddrüse*.

Koloskopie → *Dickdarmspiegelung*

Kolostomie Operation, bei der ein Teil des Kolons (Hauptteil des *Dickdarms*) durch einen Einschnitt in der Bauchwand nach außen gebracht u. zu einem *Stoma* geformt wird, einer künstlichen Mündung, durch die Stuhl in einen auf der Haut befestigten Beutel ausgeschieden wird. Eine vorübergehende K. kann gleichzeitig mit einer *Kolektomie* erfolgen, damit das Kolon ohne Kontakt mit Stuhl heilen kann. Die K. wird geschlossen, wenn die Verbindungsnähte im Kolon verheilt sind. Eine dauerhafte K. ist bei Entfernung von Mastdarm od. After notwendig.

Kolostrum → *Vormilch*

Kolposkopie Visuelle Untersuchung des *Gebärmutterhalses* u. der *Scheide* mit einem Vergrößerungsgerät, Kolposkop genannt. Die K. dient der Untersuchung auf Gewebe im Vorstadium von Wachstumsstörungen (→ *Dysplasie*) od. auch im Frühstadium von *Gebärmutterhalskrebs*.

Koma Zustand der *Bewusstlosigkeit* u. Unempfänglichkeit für äußere Reize wie z.B. Kneifen od. innere Reize wie z.B. eine volle Blase. Ein K. resultiert aus einer Gehirnschädigung der Regionen, die zur bewussten Aktivität od. dem Erhalt des Bewusstseins notwendig sind. Dazu zählen insbesondere Teile des *Großhirns*, obere Bereiche des *Hirnstamms* und Zentralregionen des Gehirns, besonders das *limbische System*. Bei K. gibt es unterschiedliche Tiefen. Selbst bei tiefem K. sind automatische Reaktionen wie selbständige Atmung u. Blinzeln möglich. Ist der untere Hirnstamm geschädigt, so sind lebenswichtige Funktionen beeinträchtigt, u. *künstliche Beatmung* u. Aufrechterhaltung des Blutkreislaufs sind nötig. Mit medizinischer Betreuung kann ein Mensch jahrelang in tiefem Koma am Leben erhalten werden (→ *Wachkoma*), sofern der Hirnstamm noch funktioniert. Der komplette, nicht rückgängig

K

zu machende Verlust der Hirnstammfunktion führt zum *Hirntod*.

Kombinationspräparate Präparat, das mehr als einen Wirkstoff enthält.

Komedo → *Mitesser*

Kommensale Harmlose *Bakterie* oder anderer *Organismus*, die normalerweise in oder auf dem Körper leben.

Kompartmentsyndrom Starke, auch krampfartige Schmerzen (→ *Krampfanfall*), die dadurch entstehen, dass Muskelgruppen abgedrückt werden. Dies geschieht, wenn undehnbares Umgebungsgewebe auf Muskeln drückt, die angeschwollen od. vergrößert sind, z. B. infolge intensiven Sports od. Verletzungen. Durch Sport herbeigeführtes K. klingt meist bei Absetzung des Sports ab. Schwere Fälle erfordern u.U. *Fasziotomie*, um die Durchblutung zu verbessern u. die Entwicklung einer bleibenden Verkürzung (→ *Verkürzung, dauerhafte*) zu verhindern.

K

Komplement Sammelbezeichnung für bestimmte *Proteine* im Blut-*Plasma*. Das K. trägt zur Zerstörung fremder Zellen bei u. spielt eine wichtige Rolle im *Immunsystem*.

Komplementärmedizin Gruppe von Heilverfahren, oft auch alternativ genannt, die heute zunehmend in Ergänzung od. als Alternative zur herkömmlichen Medizin angewandt werden. Sie lassen sich grob nach 3 Kategorien einteilen: Berührung u. Bewegung (wie in *Akupunktur, Massage* u. *Reflexzonenmassage*), arzneilich (wie in *Naturheilkunde, Homöopathie* u. *chinesischer Medizin*) u. psychologisch (wie in *Biofeedback-Training*, Schlaftherapie u. Meditation).

Komplex In der Medizin benutzter Begriff für eine Gruppe od. Kombination von miteinander zusammenhängenden Befunden u. Symptomen, die ein Syndrom bilden, z. B. der *Eisenmenger-Komplex*, od. für eine Gruppe von Substanzen ähnlicher Struktur od. Funktion, z. B. der *Vitamin-B-Komplex*. In der Psychologie ist ein K. eine Vereinigung von unbewussten Vorstellungen u. Erinnerungen, die von emotionaler Bedeutung sind.

Komplikation Leiden, das aus einer vorangehenden Erkr. od. ihrer Behandlung entsteht.

Kompresse Auflage aus Verbandmull od. Leinen, die unter Druck auf einen Hautbereich aufgebracht wird. In eiskaltes Wasser getauchte od. um Eis gewickelte kalte K. lindern nach einer Verletzung Schmerzen, bringen Abschwellung u. stoppen Blutungen unter der Haut (→ *Eisbeutel*). Heiße K. steigern die Durchblutung u. bringen Eiterbeulen zum Platzen. Trockene K. können zur Blutstillung angewandt od. zur Behandlung einer Infektion mit einer Arznei bestrichen werden.

Kondom für die Frau Auch Femidom; Barrieremethode zur *Empfängnisverhütung* in Form eines vor dem Geschlechtsverkehr in die *Scheide* eingesetzten Futterals. K. f. d. F. bieten außerdem einen gewissen Schutz gegen *sexuell übertragbare Krankheiten* (→ *Empfängnisverhütung, Barrieremethoden*).

Konfabulation Das Füllen von Gedächtnislücken mit eigenen Einfällen. Meist taucht dieses Phänomen bei chronisch Alkoholkranken auf, die unter dem Wernicke-Korsakow-Syndrom leiden. Ferner kann es bei *Schädelhirntrauma* auftreten.

kongenital → *angeboren*

Konjunktivitis → *Bindehautentzündung*

Konservierungsmittel Substanz, die das Wachstum von Bakterien, Hefen und Schimmelpilzen hemmt und so Lebensmittel vor Fäulnis und Gärung schützt. Beispiele dafür sind Schwefeldioxid, Benzoesäure, Salz, Zucker und Nitrite (→ *Nahrungsmittelzusatz*).

Konstriktion Verengter Bereich od. Vorgang der Verengung.

Kontaktekzem *Hautentzündung*, die durch eine allergische Reaktion auf eine mit der Haut in Kontakt befindlichen Substanz entsteht. Diese Substanz braucht nicht bei allen Menschen, die ihr ausgesetzt sind, eine Reaktion hervorzurufen. Häufige Verursacher sind Nickel u. Gummi.

Kontaktlinsen Sehr dünne, schalenförmige, durchsichtige Scheibchen, die zur Verbesserung der Sehleistung auf die *Hornhaut* des Auges gesetzt werden. Im Allgemeinen werden K. zur Korrektur von *Kurzsichtigkeit* und *Weitsichtigkeit* verwendet. Es gibt unterschiedliche Arten: Harte Kunststoff-K. liefern eine gute Sehschärfe, halten lange, sind

KONTAKTLINSEN

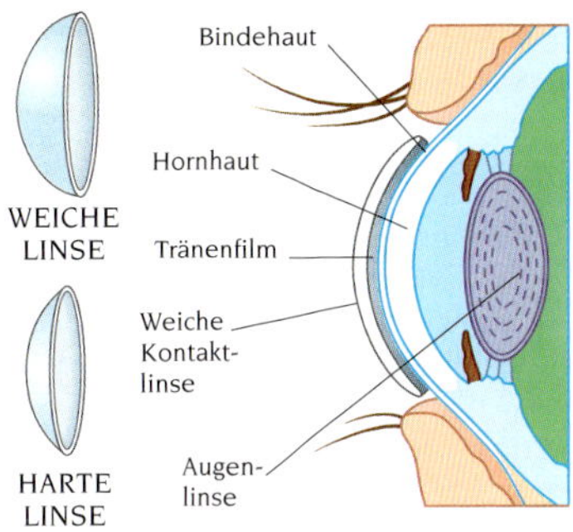

erschwinglich und leicht zu handhaben. Manchmal sind sie jedoch nicht gut verträglich und können herausfallen. Harte, luftdurchlässige K. sind bequemer, da Sauerstoff durch sie hindurch ins Auge gelangen kann; allerdings ist ihre Lebensdauer nicht so lang. Weiche K. sind wegen ihres hohen Wassergehalts die bequemsten. Wegwerf-K. sind nur für den Einmalgebrauch bestimmt; K. mit längerer Tragbarkeit können bis zu einen Monat lang getragen werden.

Ferner gibt es starre Lederhautlinsen, die das ganze vordere Auge bedecken u. eine Entstellung nach Verletzung od. Erkr. verbergen sollen, Zweistärken-K. u. torische K., die unterschiedliche Krümmungen zur Korrektur von Stabsichtigkeit besitzen.

Harte Kunststofflinsen können Abschürfungen der Hornhaut verursachen, wenn sie zu lange getragen werden. Bei weichen Linsen kommt es gelegentlich zu Empfindlichkeit von Augen u. Lidern. Weitere Probleme, die bei jeder Art K. auftauchen können, sind Infektionen u. Augenrötung.

Kontaktstörung Sammelausdruck für Störungen, wie *Asperger-Syndrom* und *Autismus*, die in der Kindheit beginnen und meist das ganze Leben andauern.

Kontrastmittel Für *Röntgenstrahlen* undurchlässige Substanz, die in hohle od. flüssigkeitsgefüllte Körperbereiche eingebracht wird, damit sie in der Röntgenaufnahme deutlich hervortreten. Barium ist eines der meistverwendeten K. (→ *Barium-Röntgenuntersuchung*).

Kontrazeptiva, orale Die „Pille", Empfängnisverhütungsmittel; Gruppe von Substanzen mit einem oder mehr synthetischen weiblichen *Geschlechtshormonen*, die von Frauen monatlich eingenommen werden, um eine Schwangerschaft zu verhindern. Die „Pille" bezeichnet meist ein Kombinations- oder Phasenpräparat, das sowohl Östrogene wie Gestagene, sowie die Minipille, die nur Gestagen enthält. Östrogenhaltige o. K. enthalten *Ethinylestradiol*, gestagenhaltige *Levonorgestrel* und *Norethisteron*. Bei der korrekten Anwendung von o. K. liegt die Zahl der Schwangerschaften pro Jahr bei unter 1 %. Die tatsächliche Ausfallrate kann 4-mal höher sein, bes. bei der Minipille, die täglich zum gleichen Zeitpunkt genommen werden muss.

Kombinations- und Phasenpillen erhöhen den Östrogen- und Progesteronspiegel. Dies stört die Bildung von 2 Hormonen, *luteinisierendes Hormon (LH)* und follikelstimulierendes Hormon (FSH), die umgekehrt den *Eisprung* verhindern. Die Minipille wirkt hauptsächlich dadurch, dass sie den Zervixschleim zu dick werden lässt, als dass er von *Spermien* durchdrungen werden kann. Desogestrel-K. hemmen den Eisprung.

Östrogenhaltige o. K. bieten Schutz vor Gebärmutterkrebs und Ovarialkarzinom, *Ovarialzysten, Endometriose* und *Eisenmangelanämie*. Auch die Monatsblutungen werden regelmäßiger, leichter und relativ schmerzfrei. Mögliche Nebenwirkungen sind Übelkeit, Gewichtszunahme, Depression, geschwollene Brüste, verminderter Sexualtrieb, erhöhter Appetit, Waden- und Bauchkrämpfe, Kopfschmerzen und Schwindel. Ein ernsthaftes Risiko besteht für *Thrombose, Schlaganfall* oder eine *Lungenembolie*. Diese o. K. können auch ein Herzleiden verschlimmern oder Ursache für *Bluthochdruck, Gallensteine, Gelbsucht* und, sehr selten, *Leberkrebs* sein. Alle o. K. können Zwischenblutungen hervorrufen, bes. die Minipille. Andere Nebenwirkungen der Minipille sind: unregelmäßige Periode, *Extrauterinschwangerschaft* und Ovarialzysten. Ein leicht erhöhtes Langzeitrisiko für Brustkrebs kann bei Einnahme eines Kombinationspräparats gegeben sein.

Östrogenhaltige o. K. sollten generell von Frauen mit Bluthochdruck, *Hyperlipidämie*, *Lebererkrankungen*, *Migräne*, *Otosklerose* oder bei erhöhtem Thromboserisiko nicht genommen werden. Sie werden i.d.R. nicht verordnet bei Herz- oder Kreislauferkrankung in der Eigen- oder Familienanamnese oder bei Vaginalblutungen ungeklärter Ursache. Die Minipille oder eine niedrig dosierte östrogenhaltige Pille kann von Frauen genommen werden, die Östrogene vermeiden müssen. Kombinations- oder Phasenpräparate können die Milchproduktion beeinträchtigen und sollten nicht in der Stillzeit genommen werden. Bestimmte Medikamente können die Wirksamkeit von o. K. abschwächen (→ *Empfängnisverhütung*).

Kontrazeptivimplantat Eine hormonale Methode der *Empfängnisverhütung*, bei der empfängnisverhütende Wirkstoffe mit Langzeitwirkung unter die Haut eingepflanzt werden. Das Implantat besteht aus einem Stäbchen, das fortwährend ein *Gestagen* ins Blut freisetzt.

Kontrazeptivinjektion Hormonale Methode der *Empfängnisverhütung*, bei der *Gestagene* mit Langzeitwirkung alle 2 bis 3 Monate gespritzt werden. K. sind sehr zuverlässig, können jedoch psychische Störungen, Regelblutungsstörungen, Gewichtszunahme, Kopfschmerz u. Übelkeit verursachen, besonders in den ersten Monaten.

Kontrollstudie Auch kontrollierte Studie; Methode zum Testen der Effektivität neuer Behandlungsmethoden od. zum Vergleich zwischen Behandlungsmethoden. Bei einer typischen Wirkstoff-K. erhalten 2 vergleichbare Gruppen von Kranken, die an der gleichen Krankheit leiden, eine scheinbar gleiche Behandlung. Jedoch erhält nur eine Gruppe den neuen Wirkstoff, die zweite Kontrollgruppe ein *Plazebo*. Als Alternative kann der Kontrollgruppe auch ein bereits eingeführter, bewährter Wirkstoff verabreicht werden. Nach einer zuvor festgelegten Zeit werden beide Gruppen medizinisch beurteilt. K. müssen „blind" durchgeführt werden (die Kranken wissen nicht, was sie tatsächlich erhalten). Bei einer *Doppelblind*-K. wissen weder die Kranken noch die medizinischen Kräfte, die sie beurteilen, wer was erhält.

KONUSBIOPSIE

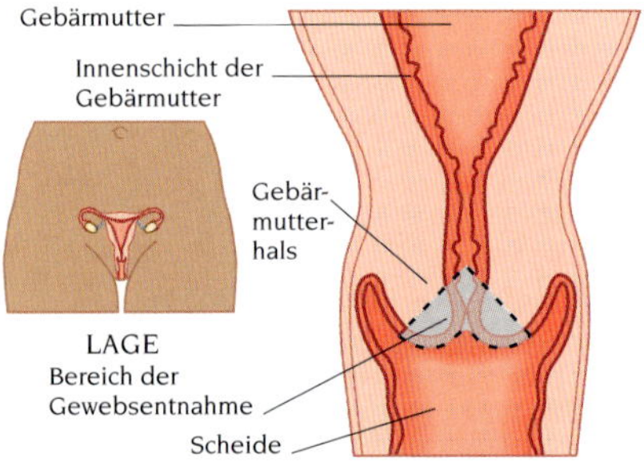

Konusbiopsie Auch Konisation. Operatives Verfahren, bei dem dem unteren *Gebärmutterhals* ein konisches od. zylindrisches Gewebestück entnommen wird. Eine K. wird nach einem auffälligen Befund eines *Zervixabstrichs* u. einer *Kolposkopie* durchgeführt, bei der der genaue Bezirk von Gewebe im Krebsvorstadium od. im Krebsstadium (→ *Gebärmutterhalskrebs*) nicht festgestellt werden konnte.

Kopfschmerzen Eine der häufigsten Schmerzarten; nur selten kommen K. als Zeichen einer schweren Grundkrankheit vor. K. entstehen durch Spannung der *Hirnhäute* und in den Blutgefäßen und Muskeln der Kopfschwarte.

Viele K. sind Reaktionen auf Reize, wie z. B. auf Hunger. Spannungs-K. durch Verspannung in Gesicht, Nacken und Muskeln der Kopfschwarte infolge Stress oder schlechter Haltung, sind ebenfalls häufig und können Tage oder Wochen andauern. Die *Migräne* ist eine schwere, behindernde Form von K., der Sehstörungen oder Magenprobleme vorangehen bzw. sie begleiten können. Sog. *Cluster-K.* verursacht intensiven Schmerz hinter einem Auge.

Häufige K.-Ursachen sind Kater und laute oder stickige Umgebung. *Nahrungsmittelzusätze* kommen auch infrage. Einige K.-Arten beruhen auf zu großen Dosen von *Schmerzmitteln*. Andere werden durch Nebenhöhlenentzündung, Zahnschmerzen, *Zervikalosteoarthritis* und *Schädelhirntrauma* verursacht. Seltene K.-Ursachen sind ein Hirntumor, Bluthochdruck, *Arteriitis tempo-*

ralis, ein *Aneurysma* und zunehmender Druck innerhalb des Schädels.

Die meisten K. können durch Schmerzmittel und Ruhe gelindert werden. Besteht Verdacht auf eine neurologische Ursache, wird eine *Computer-* oder eine *Kernspintomographie* durchgeführt.

Kopfschuppen Harmlose Erkr., bei der abgestorbene Haut an der behaarten Kopfhaut weiße Flocken bildet. Die übliche Ursache ist eine seborrhoische *Hautentzündung*. Häufiges Anwenden von Antischuppen-Shampoos hält die K. i.d.R. unter Kontrolle.

Kopfschwarte Die i.d.R. behaarte Kopfhaut mit den darunter liegenden Gewebsschichten. Die K. ist zäher als andere Haut und an einer darunter liegenden Muskelschicht befestigt, die von den Augenbrauen über den Kopf hinweg bis in den Nacken reicht und reichlich mit Blutgefäßen versorgt ist.

Erkr. der K. sind *Kopfschuppen*, *Haarausfall* (Alopezie), *Talgzysten*, *Schuppenflechte*, Pilzinfektionen und *Parasitenbefall*, wie Läuse. Milchschorf ist bei Säuglingen häufig.

Kopfverletzung → *Schädelhirntrauma*

Koplik-Flecken Winzige grau-weiße Flecken, die in der Inkubationszeit der Masern im Mund erscheinen.

Koprolith → *Kotstein*

Koronararterien Herzkranzarterien; eine der beiden großen *Arterien*, die das Herzgewebe mit sauerstoffreichem Blut versorgen. Es sind dies die linke u. die rechte K.; sie entspringen direkt der *Aorta*. Der Begriff bezieht sich auch auf die arteriellen Kranzgefäße, die von den großen K. abzweigen, z. B. der linke Ast der K. und die linke vordere absteigende Arterie. Eine Blockierung einer K. infolge *Arteriosklerose* kann zu *Herzinfarkt* führen (→ *KHK*).

Koronare Herzkrankheit → *KHK*

Koronarthrombose Verengung od. Blockierung einer der *Koronararterien* durch ein Gerinnsel, wodurch ein Abschnitt des Herzmuskels von der lebenswichtigen Sauerstoffversorgung abgeschnitten wird. Meist bildet sich ein Gerinnsel in einem *Blutgefäß*, das bereits durch *Arteriosklerose* verengt ist. Die plötzliche Blockierung einer Koronararterie verursacht einen akuten *Herzinfarkt*.

KORONARARTERIE

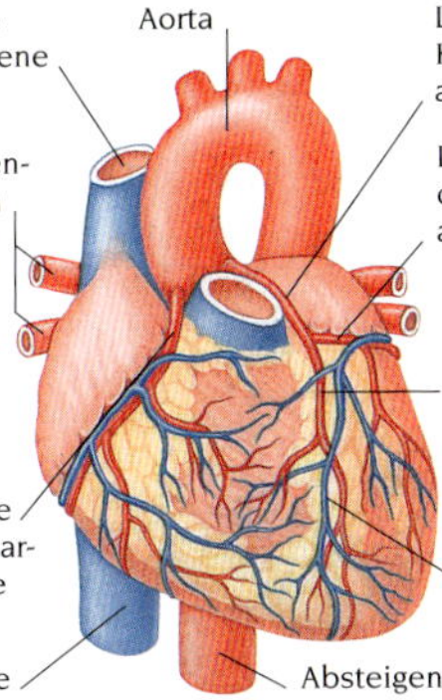

Korpuskel Steht für Körperchen oder Zelle, insbesondere rote und weiße *Blutkörperchen* oder bestimmte Arten von *Nerven*-Endigungen.

Korsett Um den Rumpf getragener Apparat zur Behandlung von *Rückenschmerzen* u. *Wirbelsäulen*verletzungen oder -deformationen.

Kortex Lateinisch für Rinde: die Außenschicht bestimmter Organe wie Gehirn oder Nieren.

Kortikosteroide Gruppe von Hormonen, die von den *Nebennieren* gebildet werden u. die Verwendung von Nährstoffen durch den Körper und die Ausscheidung von Salzen u. Wasser im Harn regeln.

Kortikosteroide, synthetische Eine Gruppe von Wirkstoffen, die den Kortikosteroidhormonen (→ *Kortikosteroide*) ähneln, die von den *Nebennieren* gebildet werden. S. K. werden als Hormonersatzbehandlung bei *Addison-Krankheit* verwendet u. bei Zerstörung od. Entfernung der Nebennieren od. der *Hirnanhangsdrüse*. Ferner werden sie zur Behandlung entzündlicher Darmerkr. wie *Colitis ulzerosa* u. *Crohn-Krankheit* u. als Notfallbehandlung der Entzündung der die Netzhaut versorgenden *Arterie* bei Riesenzellarteriitis eingesetzt. Weiter können sie zur Behandlung von *Autoimmunkrankheiten* wie systemischem *Lupus erythematodes* u. *rheumatoider Arthritis* u. bei *Asthma*, *Ekzem* und *Heuschnupfen* angewandt werden. S. K. werden auch zur Vorbeugung einer

K

Organabstoßung nach *Transplantationschirurgie* u. bei der Behandlung einiger Krebserkr. wie *Lymphosarkom* od. *Leukämie* benutzt. S. K.-Spritzen können bei Erkr. wie *Tennisellenbogen* und *Arthritis* schmerzlindernd wirken.

Nebenwirkungen treten nicht oft auf, wenn s. K. in Form von Cremes od. zum Inhalieren verabreicht werden, doch Tabletteneinnahme in hohen Dosen u. über lange Zeit kann zu Gewebswasser, *Bluthochdruck, Diabetes mellitus, peptischem Ulkus, Cushing-Syndrom*, verzögertem Wachstum bei Kindern und (selten) *grauem Star* od. *Psychose* führen. In hohen Dosen schädigen s. K. außerdem das *Immunsystem*. Eine Langzeiteinnahme unterdrückt die Bildung von K.-Hormonen durch die Nebennieren, u. ein plötzliches Absetzen kann *Nebennierenrinden*versagen verursachen.

Kortikotropin Andere Bezeichnung für *ACTH* (adrenokortikotropes Hormon).

Kortison Ein synthetisches Kortikosteroid (→ *Kortikosteroide, synthetische*), das als Wirkstoff zur Behandlung der Entzündung bei schweren allergischen, rheumatischen und Bindegewebserkr. und als Hormonersatztherapie bei der *Addison-Krankheit* eingesetzt wird. Nebenwirkungen sind: *peptisches Ulkus* und Magenblutung.

Kotstein Kleines Stück verhärteten Stuhlgangs, das sich in einer Aussackung in der Darmwand oder im Mastdarm bildet. K. sind harmlos, solange sie nicht den Eingang der Aussackung blockieren und eine *Divertikulitis* verursachen oder den Eingang zum Blinddarm verlegen (*Appendizitis*).

Kotsteinbildung Erkrankung, bei der große Mengen harten Stuhls nicht ausgeschieden werden können, meist bei länger bestehender *Verstopfung*. K. kommt am häufigsten bei kleinen Kindern und älteren Menschen vor, besonders bei Bettlägerigkeit.

Die Hauptsymptome sind starker Stuhldrang, Schmerzen an Enddarm, Darmausgang und Mittelbauch und gelegentlich wässriger Durchfall an den Kotsteinen vorbei. Die Behandlung erfolgt mit Einläufen oder Ausräumung.

Krätze Scabies; Hautbefall durch die Milbe *SARCOPTES SCABIEI*, die sich in die Haut eingräbt und dort ihre Eier ablegt. Krätze ist bei Körperkontakt hochansteckend und tritt meist bei Säuglingen, Kindern und jungen Erwachsenen auf.

Die Milbenhöhlen erscheinen auf der Haut als graue, schuppige Schwellungen, gewöhnlich an den Fingern, Handgelenken, Genitalien und Achselhöhlen. Später können rötliche Knoten an den Gliedmaßen und am Rumpf auftreten. Der Milbenbefall verursacht heftiges Jucken, besonders nachts. Therapie: Insektizid-Lotion.

Krallenhand Fehlstellung, bei der die Finger ständig gekrümmt sind; Ursache ist eine Schädigung des *Nervus ulnaris*. Die Behandlung kann, wenn möglich, in der Wiederherstellung des geschädigten Nervs durch Schienen zur Gestreckthaltung der Finger bestehen od. im Durchtrennen einer Sehne im Handgelenk, damit sich die Finger strecken können.

Krallennagel Med. Onychogryposis; krankhafte Verdickung, Verhärtung und Verkrümmung der Nägel, die i.d.R. bei älteren Menschen vorkommt. Der K. kann mit einer *Pilzinfektion* oder Kreislaufstörung in Zusammenhang stehen.

Krallenzehe Fehlstellung unbekannter Ursache, bei der sich das Ende einer Zehe oder mehrerer Zehen nach unten beugt u. die Zehe sich unter den Fuß krümmt. Auf dem Zehenende od. dem gebeugten Gelenk kann sich ein schmerzhaftes *Hühnerauge* entwickeln. Schutzpolster mildern den Druck des Schuhwerks. In schweren Fällen kann eine Operation angebracht sein.

Krampf Schmerzhafter Spasmus in einem *Muskel*, der durch übermäßige u. zu lange Kontraktion der Muskelfasern verursacht wird. K. treten oft als Folge erhöhter Muskelarbeit auf, wobei sich *Milchsäure* u. andere chemische Stoffe in den Muskeln ansammeln u. kleine Muskelbereiche geschädigt werden. Sich wiederholende Bewegungen wie Schreiben (→ *Schreibkrampf*) od. Liegen od. Sitzen in unbequemer Haltung können ebenfalls K. hervorrufen. K. können auf starkes Schwitzen folgen, weil der Verlust von Natriumsalzen die Muskelzellaktivität unterbricht. Massage od. Streckübungen für die betroffenen Muskeln können Linderung bringen. Ein *Kalzium* od. *Chinin* enthaltendes Medikament kann gegen wiederholte K. verschrieben werden.

Wiederholt auftretende, plötzliche Schmerzen in einem Muskel, die nicht mit Muskelverhärtung einhergehen, können auf die *periphere arterielle Verschlusskrankheit* zurückzuführen sein. In diesem Fall sollte eine ärztliche Abklärung u. Behandlung erfolgen.

Krampfaderbruch Med. Varikozele; *Krampfadern*, die einen Hoden umgeben. Der K. ist häufig und betrifft fast ausschließlich den linken Hoden. I.d.R. harmlos, verursacht sie doch Schmerzen im *Hodensack* oder eine stark verringerte Spermienzahl (→ *Unfruchtbarkeit*).

Schmerzlinderung lässt sich durch stützende Unterwäsche erreichen. Eine Operation ist u.U. bei verringerter Spermiendichte notwendig.

Krampfadern Auch Varizen; erweiterte, gewundene Venen unter der Haut. K. treten meist an den Beinen auf, aber auch am After (→ *Hämorrhoiden*), der Speiseröhre (→ *Ösophagusvarizen*) oder am Hodensack (→ *Krampfaderbruch*) kommen sie vor.

Ein Klappenschaden in den Beinvenen verursacht einen Blutstau dicht unter der Haut und bewirkt Veränderung der Venen. Begünstigende Faktoren sind u.a. → *Fettsucht*, Hormonschwankungen und Druck auf die Beckenvenen in der *Schwangerschaft*, hormonelle Veränderungen in der Menopause und langes Stehen. K. sind weit verbreitet, oft familiär gehäuft und betreffen mehr Frauen als Männer.

K. verursachen meist keine Probleme, können aber recht schmerzhaft sein, geschwollene Füße und Knöchel und dauernden Juckreiz verursachen. Diese Symptome verschlimmern sich während des Tages. Erleichterung bringt nur Sitzen mit hochgelagerten Beinen. Bei Frauen verschlimmern sich die Symptome oft kurz vor der Menstruation. In schweren Fällen kommt es zum „offenen Bein" (Ulkus cruris). Eine *Thrombophlebitis* geht oft mit K. einher.

Einzig erforderliche Maßnahmen sind i.d.R. Stützstrümpfe, regelmäßiges Gehen und möglichst oft Hochlagern der Beine. In schweren Fällen kann Verödung (Sklerotherapie) durchgeführt werden. K. werden chirurgisch entfernt, wenn sie sehr schmerzhaft sind oder zum „offenen Bein" geführt haben, können sich aber später an anderer Stelle wieder entwickeln.

Krampfanfall Plötzlich eintretendes Ereignis mit anomaler elektrischer Aktivität im *Gehirn*. Bei *Epilepsie* treten wiederholt K. auf.

K. treten partiell oder generalisiert auf. Bei einem partiellen K. ist die Aktivität auf eine Hirnregion begrenzt. Symptome sind Kribbeln oder Zucken in einem umschriebenen Körperbezirk, *Halluzinationen*, *Angst* oder Déjà-vu-Erlebnisse. Bei einem generalisierten K. breitet sich die Aktivität im gesamten Gehirn aus und führt zur Ohnmacht.

Kraniopharyngeom Seltener, keine Hormone ausschüttender *Tumor* der *Hirnanhangsdrüse*. Mögliche Symptome sind Kopfschmerz, Erbrechen u. Sehstörungen. Wenn sich ein K. in der Kindheit bildet, kann die Folge Minderwuchs und verzögerte Geschlechtsreife sein. K. werden meist operativ entfernt. Ohne Behandlung können sie zu bleibendem Gehirnschaden führen.

Kraniosynostose Verfrühter Schluss von einer oder mehreren Nähten zwischen den Platten des *Schädels* beim Säugling. Wenn alle Nähte betroffen sind, kann das wachsende *Gehirn* des Säuglings zusammengepresst werden, u. es besteht die Gefahr von Gehirnschäden durch den Druck im Schädel. Ist die Fehlbildung örtlich begrenzt, kann sich der Kopf verformen. K. kann vor der Geburt auftreten u. wird in einigen Fällen mit anderen angeborenen Fehlbildungen in Zusammenhang gebracht (→ *Geburt, angeborene Fehlbildungen*). Sie kann sich auch bei einem sonst gesunden od. bei einem an *Rachitis* erkrankten Kind entwickeln. Bei Gehirnkompression erfolgt evtl. eine Operation zur Trennung der zusammengewachsenen Schädelnähte.

Kraniotomie Vorübergehende Entfernung eines Teils des Schädels zwecks Operation am *Gehirn*. Eine K. kann zwecks Entnahme einer Gewebeprobe zur Untersuchung, Beseitigung eines *Tumors*, Leerung eines *Eitergeschwürs* od. Entfernung eines Blutgerinnsels vorgenommen werden.

Kranium Teil des *Schädels* um das *Gehirn*.

Krankenhäuser Die K. in Deutschland sind in verschiedener Trägerschaft: öffentlich (Land, Kommune), frei-gemeinnützig (z. B. kirchlich) und privat (z. B. Aktiengesellschaften). Die meisten K. sind K. mit allgemeinem Versorgungsauftrag und behandeln gesetzlich und privat Versicherte. Daneben gibt es auch wenige reine Kliniken für Privatpatienten. Die Krankenhausfinanzierung erfolgt i.W. nach Diagnosegruppen, sogenannten DRGs.

Krankenversicherung In Deutschland hat die K. die Aufgabe, den bei ihr Versicherten (einen Teil der) Kosten für Behandlungen bei *Krankheiten*, nach Unfällen und in *Schwangerschaft* und *Geburtshilfe* zu erstatten. Seit dem 1. Januar 2009 gilt in Deutschland eine Allgemeine Krankenversicherungspflicht für alle Personen, die ihren Wohnsitz in Deutschland haben. Es gibt die sogenannten gesetzlichen und privaten Krankenversicherungen, die sich hinsichtlich der Zugangsmöglichkeiten und Leistungen unterscheiden.

Krankheitsüberträger, aktiver Med. Vektor; eine bestimmte Infektionskrankheit übertragendes Tier. Ein a. K. sammelt Krankheitserreger von einer Infektionsquelle auf (z. B. Blut oder Stuhl eines infizierten Menschen oder Tiers), trägt sie in bzw. auf seinem Körper und überträgt diese dann direkt oder indirekt auf einen neuen Wirt, der so infiziert wird. Stechmücken, Flöhe, Läuse, Zecken und Fliegen sind die wichtigsten a. K. des Menschen.

kranzförmig koronar; Struktur, die etwas wie ein Kranz od. eine Krone umgibt. Meist bezieht sich der Begriff auf die *Koronararterien*.

Kreatinin Abbauprodukt, das von den Muskeln gebildet, durch die Nieren aus dem Blut gefiltert und mit dem *Urin* ausgeschieden wird.

Kreatinin-Clearance → *Nierendiagnostik*

Krebs → *Krebserkrankungen*

Krebsentstehung Entstehung von Krebs (→ *Krebserkr.*) durch die Wirkweise von *Karzinogenen* auf gesunde Zellen. Man geht davon aus, dass Karzinogene die *DNA* in Zellen verändern, insbesondere in *Onkogenen*. Eine veränderte Zelle teilt sich außergewöhnlich rasch u. gibt dabei die genetischen Änderungen an alle Nachfolgerzellen weiter. So wird eine Zellgruppe gegründet, die den normalen Wachstumsbeschränkungen des Körpers nicht mehr unterliegt.

Krebserkrankungen Gruppe von Erkr., deren Merkmal das abnormale u. ungehemmte Wachstum von Zellen in Organen od. Geweben des Körpers ist. *Tumor*-bildende Zellen entwickeln sich, wenn die *Onkogene* (Gene, die Zellwachstum u. -vermehrung steuern) in einer od. mehreren Zellen eine Reihe von Veränderungen durchlaufen. Eine kleine Gruppe abnormaler Zellen entwickelt sich, die sich schneller als normal teilen, keine *Differenzierung* besitzen (sie führen nicht mehr ihre spezialisierten Aufgaben aus) u. der gesunden Steuerung durch Hormone u. Nerven entgehen können. Krebs unterscheidet sich von gutartigen *Neubildungen* (z. B. *Warzen*) darin, dass er sich ausbreitet, in benachbarte Gewebe eindringt, Blockierungen verursachen u. Nerven u. Knochen zerstören kann. Krebszellen können auch über das Blut- u. Lymphgefäßsystem verschleppt werden u. Sekundärtumoren bilden (→ *Tochtergeschwulst*).

Zu den Krebsursachen zählen Umweltfaktoren wie Sonnenlicht, Rauchen, Schadstoffe, Alkoholkonsum u. Ernährungsweise. Diese Faktoren können bei Anfälligen gefährliche Veränderungen in den Körperzellen hervorrufen. Eine Anfälligkeit für bestimmte Krebsformen kann erblich sein.

Viele Krebsformen sind heute bei *Krebsfrüherkennung* heilbar, meist durch die Kombination von *Chirurgie*, *Strahlentherapie* u. *Antineoplastika* (→ *Lungenkrebs; Magenkarzinome* usw.).

Krebsfrüherkennung Vorsorgeuntersuchungen zur Früherkennung von Krebs in solchen Gruppen, die aufgrund von Alter, Beruf, Lebensführung oder genetischer Prädisposition anfällig sind. Untersuchungen auf Krebs von Gebärmutterhals (→ *Zervixabstrich*), Brust (→ *Mammographie*), Harnblase und Dickdarm haben sich als effektiv herausgestellt.

Krebsphobie Starke *Angst*, Krebs zu bekommen, die in keinem Verhältnis zum tatsächlichen Risiko steht u. das Leben der Betroffenen erheblich beeinträchtigt. Bestimmte, für eine Zwangsstörung typische Verhaltensmuster (z. B. überlange Waschrituale) können in dem Versuch angenommen werden, die Krebsgefahr zu verringern. *Psychotherapie* od. *Verhaltenstherapie* können helfen.

Kreislaufstörungen Erkr., die die Durchblutung des Körpers betreffen (→ *Arterienentzündung; Arterienverkalkung; Arteriosklerose; Venenerkrankungen*).

Kreislaufstörungen, funktionelle Med. Vasovagalsyndrom oder vasovagale Synkope; vorübergehende Bewusstlosigkeit aufgrund plötzlicher Verlangsamung des Herzschlags, i.d.R. durch starken Schmerz, Stress, Schock oder Angst. F. K. sind häufige Ursache eines *Ohnmachtsanfalls* bei Gesunden als Folge einer Überstimulation des *Nervus vagus*.

Kretinismus *Angeborene* Erkr., deren Kennzeichen Minderwuchs u. Ausbleiben der normalen Entwicklung u. bei Kleinkindern derbe Gesichtszüge sind. K. entsteht, wenn die *Schilddrüse* von Geburt an kein oder zu wenig vom Schilddrüsenhormon *Thyroxin* bildet. Eine Hormonersatzbehandlung mit Thyroxin bringt Heilungschancen, sofern die Erkr. früh erkannt wird (→ *Schilddrüsenunterfunktion*).

Kreuzbänder Zwei K. im Knie, die einander überkreuzen. Sie bilden im Kniegelenk Verbindungen mit dem *Oberschenkelknochen* und dem *Schienbein* und verhindern eine Überbeugung oder Überstreckung des Knies.

Kreuzbein Anat. Sakrum; großer dreieckiger Knochen an der unteren Wirbelsäule. Der breite obere Teil des Kreuzbeins bildet ein Gelenk mit dem 5. (untersten) Lendenwirbel, der schmale untere Teil mit dem Steißbein. Seitlich ist das Kreuzbein über die *Sakroiliakalgelenke* mit dem Darmbein verbunden. Das Kreuzbein liegt in der Mitte des hinteren Beckens. Kreuzbeinbeschwerden sind u.a. Kreuzschmerz, Wirbelgleiten und *Sakralisation* (→ *Wirbelsäulenerkrankungen*).

Kreuzprobe Verfahren zur Feststellung der Verträglichkeit zwischen dem Blut

KREUZBEIN

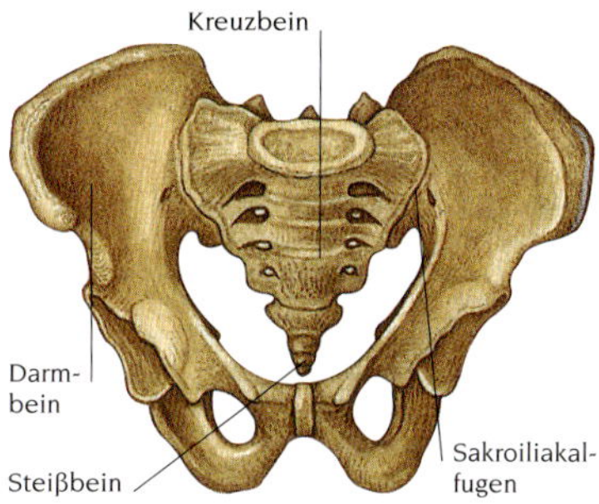

BECKEN

eines Menschen, der eine *Bluttransfusion* braucht, und dem des *Spenders*. Rote *Blutkörperchen* eines Menschen werden mit dem *Serum* des anderen zusammengebracht. Die Verklumpung der roten Blutkörperchen weist auf das Vorhandensein von *Antikörpern* hin, womit die Unverträglichkeit nachgewiesen ist.

Kreuzschmerz Wird verursacht durch Druck auf einen Rückenmarksnerv, meist nach einem *Bandscheibenvorfall*, eine seltenere Ursache ist *Knochenkrebs* (→ *Rückenschmerz*).

Kribbeln Stechendes oder prickelndes Gefühl auf der Haut, das gewöhnlich mit Taubheitsgefühl und manchmal Brennen einhergeht (→ *Parästhesie*). Das vorübergehende K. beruht auf einer zeitweisen Störung in der Leitung von Nervensignalen aus der Haut. Ständiges Kribbeln ist eventuell durch eine *Polyneuropathie* bedingt.

Krise Wendepunkt im Verlauf einer Erkr., entweder der Beginn von Genesung od. Verschlechterung, od. schmerzlicher od. schwieriger Wendepunkt im Leben.

Krisenintervention Angebot sofortiger Beratung od. Hilfe u.a. durch sozialpsychiatrische Dienste, kirchliche Einrichtungen, Telefonseelsorge, psychiatrische Krankenhäuser, Selbsthilfegruppen usw. für Menschen mit akuten persönlichen u./od. sozialmedizinischen Problemen.

kritisch Bedenklicher Zustand eines Teilaspekts, z. B. bei Blutdruck, der nicht unterschritten werden darf, od. entscheidende Phase einer Erkr., von der sich Erkrankte evtl. nicht mehr erholen.

Kropf Med. Struma; als Halsschwellung sichtbare Vergrößerung der *Schilddrüse*. Die Schilddrüse kann sich ohne Funktionsstörungen in der Pubertät vergrößern, sowie in der Schwangerschaft oder bei der Einahme *oraler Kontrazeptiva*. In vielen Ländern der Welt ist die Hauptursache eines K. ein Mangel an *Jod* in der Nahrung. Ein K. ist auch ein Symptom verschiedener *Schilddrüsenentzündungen*. Zu den anderen Ursachen gehören ein Tumor oder ein Knoten innerhalb der Drüse oder in seltenen Fällen *Schilddrüsenkarzinom*.

Ein K. kann abhängig von der Ursache winzig klein bis sehr groß sein. Große K. können auf *Speiseröhre* oder *Luftröhre* drücken und Schlucken und Atmung erschweren.

Ein K., der nicht auf einer Erkrankung beruht, kann auf Dauer verschwinden. Der Jodmangel-Kropf wird diätetisch behandelt. Bei Schilddrüsenerkrankungen werden diese behandelt. Große K. werden chirurgisch entfernt (→ *Schilddrüsenentfernung*).

KROPF

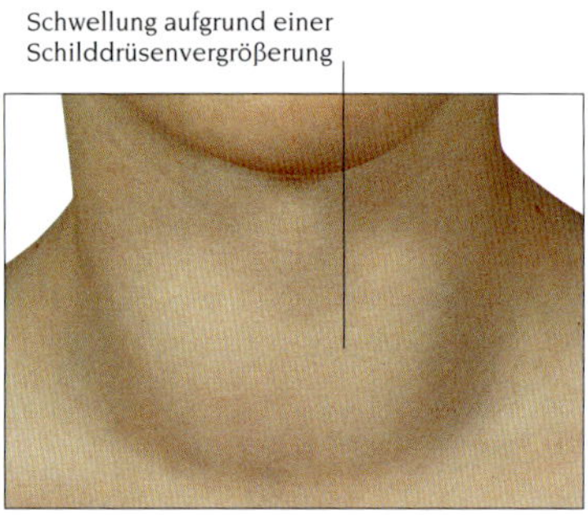

Krückenlähmung Schwäche od. *Lähmung* von Muskeln in Handgelenk, Fingern u. Daumen infolge Drucks auf die *Nerven*, die diese Muskeln versorgen, verursacht durch eine in die Achselhöhle gedrückte Krücke. Bei der häufigeren Ellenbogenkrücke tritt K. nicht auf.

Krupp Häufige Kinderkrankheit, bei der die Verengung u. Entzündung der Atemwege Heiserkeit, grunzende Geräusche beim Einatmen und bellenden *Husten* verursachen.

K. kann durch eine Infektion mit *Viren* herbeigeführt werden, die *Kehlkopf, Kehldeckel* (→ *Kehldeckelentzündung*) od. *Luftröhre* befällt. Weitere mögliche Ursachen sind: *Diphtherie, Allergie*, Spasmen infolge *Kalzium*-Mangels im Blut und Einatmung eines *Fremdkörpers*. Die meisten Fälle beruhen auf einer Virusinfektion und haben einen leichten Verlauf.

Das Feuchthalten der Luft kann bereits das Atmen erleichtern. Es können *Vernebler* mit *Kortikosteroiden* verschrieben werden. Bei Infektionen werden *Antibiotika* eingesetzt. Die Erkr. ist nicht identisch mit der lebensbedrohlichen Kehldeckelentzündung (bakteriell).

Kryo- Vorsilbe mit der Bedeutung eiskalt, in der Medizin ein Hinweis auf ein Verfahren, bei dem niedrige od. Minustemperaturen verwendet werden.

Kryochirurgie → *Kältechirurgie*

Kryptokokkose Seltene Infektion infolge Einatmens des Pilzes *CRYPTOCOCCUS NEOFORMANS*, den man besonders in mit Taubenkot verseuchtem Erdreich findet. Die schwerste Form, die K. annehmen kann, ist *Hirnhautentzündung*. Eine andere Form verursacht Geschwulste in den Lungen, mit der Folge von Schmerzen im Brustraum u. Husten, od. Hautgeschwüre. Meist kommt K. bei Abwehrschwäche vor, z. B. bei *Aids*.

Kryptokokkenhirnhautenzündung wird mittels einer Probe von Rückenmarksflüssigkeit (Liquor) diagnostiziert. Meist wird eine Kombination von *Amphotericin B* u. Flucytosin, einem anderen *Antimykotikum*, verschrieben. Die meisten Fälle, in denen nur die Lungen infiziert sind, bedürfen keiner Behandlung.

Kryptorchismus Entwicklungsstörung bei männlichen Neugeborenen, bei denen die *Hoden* nicht regelrecht in den *Hodensack* gewandert sind (ein sogenannter Leistenhoden).

Kryptosporidiose Form einer Durchfallerkr. infolge Infektion mit *Protozoen*, die von Mensch zu Mensch od. von Haustier zu Mensch verbreitet werden kann. K. verursacht wässerigen Durchfall u. zuweilen Fieber u. Bauchschmerzen. K. tritt v.a. bei Kindern auf, doch auch bei homosexuellen Männern. Eine

Behandlung, abgesehen von *Flüssigkeitsersatztherapie*, ist gewöhnlich nicht nötig, ausgenommen bei Menschen, deren *Immunsystem* geschwächt ist od. unterdrückt wird; bei ihnen kann die Infektion sehr viel schwerer verlaufen.

Künstliches Hüftgelenk → *Totalendoprothese*

Künstliche Beatmung Einsatz eines *Beatmungsgeräts*, um die Atmung eines Pat. zu übernehmen oder diese zu unterstützen (assistierende B.). Stillstand oder starke Einschränkung der Atmung treten nach *Schädelhirntrauma*, Hirnerkr., einer *Opioid*überdosis, *Thorax*verletzung, Atemwegerkr., Nerven- oder Muskelerkr. oder nach größeren Thorax- oder Baucheingriffen auf. Die k. B. ist notwendig, wenn bei einer Operation als Teil der *Allgemeinanästhesie* ein *Muskelrelaxans* verabreicht wurde. Frühgeborene mit *Atemnotsyndrom* benötigen für eine gewisse Zeit k. B., bis ihre Lungen ausreichend entwickelt sind. Kontinuierliche Überdruckbeatmung (CPAP) kann zur häuslichen Behandlung des *Schlafapnoe*-Syndroms eingesetzt werden.

Künstliche Befruchtung Form der unterstützten Empfängnis, bei der zur Herbeiführung einer Schwangerschaft männliche Samenflüssigkeit instrumentell in die Gebärmutter eingebracht wird u. nicht durch Geschlechtsverkehr.

Möglich ist Befruchtung mit Samen des Partners od. mit Samen eines Samenspenders. Die erste Form wird i.d.R. bei Paaren angewandt, die keinen Geschlechtsverkehr haben können od. bei denen der Mann eine niedrige Samenzahl od. wenig Ejakulat aufweist. Sie wird auch eingesetzt, wenn Samen vor einer Behandlung konserviert worden ist, die den Mann unfruchtbar gemacht hat, z.B. bei *Chemotherapie*. Die zweite Form steht Paaren zur Verfügung, bei denen der Mann unfruchtbar ist od. unter einer *genetisch bedingten Erkrankung* leidet.

K. B. erfolgt mit dem natürlichen Eisprung od. kann mit einer Behandlung zur Auslösung des Eisprungs kombiniert werden.

Künstliche Niere Allgemeinsprachlicher Name für das *Dialyse*-Gerät.

Kürettage Gynäkologischer Eingriff, bei dem der *Gebärmutterhals* mithilfe eines scharfrandigen, löffelförmigen Instruments, der *Kürette*, aufgedehnt, die Gebärmutterschleimhaut ausgeschabt wird. K. wird zur Diagnose und zur Therapie von Gebärmuttererkr. durchgeführt. Zur Diagnose ist sie heute weitgehend durch die *Hysteroskopie* ersetzt worden, eine endoskopische Technik zu der *Gebärmutterschleimhautausschabung* (→ *Schwangerschaftsabbruch, medizinisch herbeigeführter*).

Kürette Löffelförmiges chirurgisches Instrument zur Ausschabung von Material od. Gewebe aus Organ, Körperhöhle od. Fläche.

Kugelzellenanämie, erbliche Erkr. mit zahlreichen ungewöhnlich kleinen roten Blutkörperchen (Kugelzellen) im Blut. Diese anomalen Zellen bersten leicht, wenn das Blut durch die *Milz* fließt. Die Zerstörung der roten Blutzellen verläuft schneller als ihre Bildung im Knochenmark, sodass es zu Symptomen einer *Anämie* kommt; weitere sind *Gelbsucht* und Milzvergrößerung. Es können (i.d.R. durch Infektionen ausgelöste) Krisen auftreten, in denen sich alle Symptome verschlechtern. *Gallensteine* sind eine häufige Komplikation. Die Entfernung der Milz (*Milzentfernung*) führt meist zu dauerhafter Heilung.

Kuhpocken Infektion durch das Vaccinia-*Virus*, das gewöhnlich Kühe befällt. Dieses Virus wurde früher zur Impfung gegen *Pocken* verwendet.

Kultur Wachstum von *Bakterien* oder anderen *Mikroorganismen*, Zellen oder Geweben, das in einem Laboratorium künstlich herbeigeführt wird.

Mikroorganismen werden dem Ort einer Infektion in solchen Mengen entnommen u. kultiviert, dass Tests zu ihrer Identifizierung durchgeführt werden können. Zellen können zur vorgeburtlichen Diagnose von Erkr. u. zur Untersuchung von Chromosomen gezüchtet werden (→ *Chromosomenbestimmung*). Einige Gewebe, z.B. Haut, können gezüchtet werden, um größere, für Transplantate (→ *Transplantation*) geeignete Mengen zu erhalten.

Kunstherz Implantierbares mechanisches Gerät, das die Funktion des Herzens übernimmt oder das Herz bei der

K

Aufrechterhaltung des Kreislaufs unterstützt. Es gibt 3 Arten eines K.:

1. Eine Ballonpumpe innerhalb der *Aorta*; sie besteht aus einem Ballon, der mit jedem Herzschlag aufgepumpt wird, und das Volumen des Bluts, das in den Kreislauf gelangt, erhöht.

2. Ein Hilfsgerät in der linken Kammer nimmt das Blut aus dieser Kammer auf u. pumpt es elektrisch in die Bauchaorta.

3. Mechanische K., die von außerhalb des Körpers betrieben werden, arbeiten gewöhnlich mittels komprimierter Luft.

Probleme mit K. sind u.a. die Bildung von Blutgerinnseln sowie Infektionen. Sie werden daher nur als Zwischenlösung benutzt, bis eine *Herztransplantation* durchgeführt werden kann.

Kupfer Metallisches Element u. essenzieller Teil einiger *Enzyme*. K. wird vom Körper nur in winzigen Mengen benötigt (→ *Spurenelemente*). Ein zu hoher Kupferspiegel kann Folge der seltenen, erblichen *Wilson-Krankheit* sein.

Kupferfinne, Kupferrose Med. Rosazea; chronische Erkr. der *Haut*, bei der Nase u. Wangen stark gerötet sind. Die Ursache ist meist unbekannt, aber gelegentlich kommt K. bei übermäßiger Anwendung von *Kortikosteroid*-Cremes vor. Die K. befällt überwiegend Frauen mittleren Alters.

Sie rötet die Haut permanent, manchmal mit Pusteln, die *Akne* ähneln. Bei älteren Männern kann die K. zu einem *Rhinophym* führen. Die Behandlung umfasst oral eingenommenes *Tetracyclin* oder lokal angewendetes *Metronidazol*. Über einen Zeitraum von 5 bis 10 Jahre kommt es zu K.-Rückfällen, dann verschwindet die Erkrankung.

Kur → *Heilverfahren*

Kurzatmigkeit Gefühl von mühsamem Atmen, eine normale Reaktion auf Sport oder körperliche Anstrengung, jedoch u.U. auch durch eine zugrunde liegende Erkrankung verursacht (→ *Atembeschwerden*).

Kurzsichtigkeit Med. Myopie; Brechungsfehler des Auges. Objekte in der Ferne erscheinen verschwommen. Bei K. ist der Augapfel zu lang, sodass die Strahlen entfernter Bilder vor der Netzhaut vereinigt werden.

K. ist meist ererbt, tritt etwa in der Pubertät auf und nimmt bis Anfang 20 zu. Eine in früher Kindheit beginnende K. kann sehr stark werden. K. wird bei einem *Sehtest* erkannt. Die Therapie besteht aus konkaven *Brillen* (oder *Kontaktlinsen*) oder *photorefraktärer Keratektomie*.

Kurzsichtigkeit, Operationen bei → *LASIK*; *photorefraktäre Keratektomie*; *Keratotomie, radiäre*).

Kusskrankheit → *Pfeiffersches Drüsenfieber*

kutan Die Haut betreffend.

Kyphose Extrem starke Krümmung der Wirbelsäule nach außen. Die K. befällt i.d.R. die Wirbelsäule oben im Rücken und führt zum „Buckel", einer deutlichen Rundung des Rückens.

Die Erkrankung wird durch eine Reihe von *Wirbelsäulenerkrankungen* verursacht. In einigen Fällen liegt eine *angeborene* Fehlbildung zugrunde. Die Behandlung, die selten erfolgreich ist, betrifft die Grundkrankheit. Wenn die K. mit einer seitlichen Verkrümmung der Wirbelsäule (→ *Skoliose*) einhergeht, heißt sie Kyphoskoliose.

Kyphoskoliose Kombination aus *Kyphose* und *Skoliose*.

KURZSICHTIGKEIT

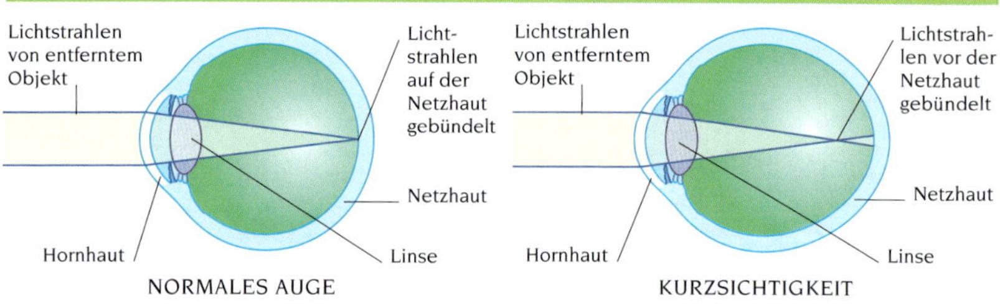

L

L-Mononatriumglutamat Nahrungsergänzungsmittel, dient als Geschmacksverstärker und Gewürz. L.-M. ist das Natriumsalz einer *Aminosäure*. Bei einigen Menschen kann eine kurze Erkr. mit Schmerzen in Hals und Brustkorb, *Herzklopfen*, Schwitzen und Kopfschmerzen nach Aufnahme großer Mengen L.-M. auftreten.

Labia → *Schamlippen*

labil Begriff für instabil, schwankend, unbeständig.

Labyrinth Gesamtbezeichnung für die gewundenen Strukturen des Innenohrs. Der erste Teil des L. ist die *Cochlea* (Schnecke), die das Gehörorgan enthält. Hinter der Cochlea finden sich 2 Bläschen bzw. Schläuche (Sacculus und Utriculus) und 3 flüssigkeitsgefüllte *Bogengänge*, die insgesamt das *Gleichgewichts*organ bilden.

Labyrinthprüfung Verfahren zur Untersuchung des *Labyrinths*. Es wird als Teil der Ursachensuche für *Vertigo* und Schwerhörigkeit angewandt. Der äußere Gehörgang wird kurzzeitig unter unterschiedlich temperiertes Wasser gesetzt. Ist das Labyrinth gesund, folgt während einer bestimmten Zeit ein *Nystagmus* (Reflex-Augenzittern). Bei Erkr. des Labyrinths erfolgt keine od. eine schwächere Reaktion.

Labyrinthitis → *Innenohrentzündung*

Lachgas Distickstoffoxid (N_2O); farbloses Gas, das in Verbindung mit *Sauerstoff* zur *Analgesie* (Schmerzlinderung) u. zur leichten *Betäubung* (→ *Anästhesie, Allgemein-*) benutzt wird.

Nebenwirkungen der Kombination aus L. und Sauerstoff können u.a. Übelkeit u. Erbrechen in der Aufwachphase sein.

Lactobacillus Typ eines stäbchenförmigen Bakteriums, das in fermentierten Pflanzen- und Milchprodukten zu finden ist. Einige L.-Typen besiedeln den menschlichen Darm und die Scheide, wo sie eine zu starke Vermehrung von schädlichen Bakterien eindämmen.

Lactulose *Abführmittel*, das zur Behandlung der *Verstopfung* eingesetzt wird.

Lähmung Kompletter oder teilweiser Bewegungsverlust durch die Unfähigkeit der Muskeln, sich zusammenzuziehen. L. kann vorübergehend oder ständig vorliegen. Gefühllosigkeit der betroffenen Gebiete ist möglich.

L. einer Hälfte des Körpers wird Hemiplegie genannt, von allen 4 Gliedern und dem Rumpf Tetraplegie. Paraplegie ist eine Lähmung beider Beine und manchmal Teilen des Rumpfs. Die Ausprägung der L. kann von schlaff, mit schlaffen Muskeln, bis spastisch, mit Muskelsteifigkeit, reichen.

L. kann durch Hirnerkrankungen, wie *Schlaganfall*, *Tumor*, *Hirnabszess* oder Hirnblutung verursacht sein. Einige Formen werden durch Schädigung von Teilen des Nervensystems hervorgerufen, die feine Bewegungen koordinieren, durch Schädigung bzw. Druck auf das Rückenmark als Folge einer Verletzung oder eines *Bandscheibenvorfalls*. Krankheiten, die das Rückenmark betreffen (wie *multiple Sklerose* und *Poliomyelitis*) und Muskelerkrankungen (wie *Muskeldystrophie*) können auch eine L. herbeiführen. *Nervenerkrankungen,* die Neuropathien genannt werden, verursachen unterschiedliche Lähmungsgrade.

Die Grunderkr. wird, falls möglich, behandelt und durch *Physiotherapie* wird versucht, die Gelenke beweglich zu halten und Muskeln und Gelenke zu kräftigen.

Lähmung, halbseitige Med. Hemiplegie; Lähmung oder Schwäche auf einer Körperseite durch Schädigung oder Erkr. der motorischen Nervenbahnen in der entgegengesetzten Hirnhälfte. Ursachen sind häufig *Schlaganfall*, aber auch *Schädelhirntrauma*, *Hirntumor*, Hirnblutung, *Gehirnentzündung*, *multiple Sklerose*, Komplikationen einer *Hirnhautenzündung* oder eine Neurose. Die Behandlung zielt auf die Grundkrankheit ab und erfolgt gemeinsam mit *Physiotherapie*.

Lähmung, komplette Lähmung aller 4 Extremitäten und des Rumpfs (→ *Paraplegie*).

Lähmung, periodische hypokaliämische Auch Westphal-Syndrom; seltene erbliche Krankheit, die junge Menschen befällt. P. h. L. ist gekennzeichnet durch Episoden von Muskelschwäche, die in der Häufigkeit von 1 Tag bis zu einigen Jahren Abstand reichen und die einige Minuten bis zu Stunden dauern. Gelegentlich kommt es zum Abfall des *Kaliums* im Blut, in anderen Fällen kann sich der Kaliumspiegel erhöhen. Eine kohlenhydratreiche Mahlzeit löst einen Anfall aus. Die Krankheit verschwindet oft ohne Behandlung um das 40. Lebensjahr herum.

Lähmung, spastische Teilweise Bewegungsunfähigkeit des Körpers in Verbindung mit Muskelstarre. Lähmunsursachen sind u.a. *Schlaganfall*, zerebrale *Kinderlähmung* und *multiple Sklerose* (→ *Lähmung*).

Läsion Im Wesentlichen eine Wunde oder Verletzung, meist im Bereich der Haut oder Schleimhaut.

Läuse Kleine, flügellose Insekten, die sich von menschlichem Blut ernähren. Es gibt 3 für den Menschen wichtige Arten: Pediculus humanus capitis (Kopflaus), *PEDICULUS HUMANUS HUMANUS* (Körperlaus) und *PTHIRUS PUBIS* (Filzlaus). L. haben einen abgeflachten Körper und sind etwa 3mm groß. Die Kopflaus lebt auf dem behaarten Kopf; Bisse können stark jucken. Sie wird durch direkten Kontakt verbreitet. Die winzigen Eier (Nissen) heften sich an die Haare nahe der Kopfhaut. Die Körperläuse leben auf der Kleidung nah der Haut und legen dorthin ihre Eier ab. Sie können das epidemische Fleckfieber und *Rückfallfieber* übertragen. Die Filzlaus lebt im Schamhaar, seltener in der Achselhöhle, im Bart oder an den Augenwimpern. Sie wird i.d.R. durch Sexualkontakt übertragen (→ *Filzlaus*).

Zur Bekämpfung der Läuse und auch der Eier stehen verschiedene Präparate zur Verfügung.

Lagerungsdränage Technik zur Entleerung von Sputum (Schleim) oder anderen Sekreten aus der Lunge eines Patienten, und damit zur Befreiung der Atemwege. Der Patient liegt so, dass die Sekrete durch die Schwerkraft in die *Luftröhre* entleert und dann abgehustet werden. Das Beklopfen des Brustkorbs mit leicht gebeugten Fingern unterstützt die Ablösung zäher Sekrete.

Laktasemangel Erkr. durch fehlende Laktase, einem Enyzm, das *Milchzucker* in den Dünndarmzellen abbaut. Der L. führt zu einer mangelnden Verwertbarkeit der Laktose, auch als *Laktoseintoleranz* bezeichnet. Die Erkr. ist konstant vorhanden oder tritt nach *Magen-Darm-Infekt* zeitweise auf, bes. bei Kleinkindern. Symptome sind Bauchkrämpfe, *Blähungen* und *Durchfall*, die durch den abführenden Effekt des unverdauten Zuckers im Darm verursacht werden. Die Therapie ist laktosefreie Kost oder Laktase-Zusatz.

Laktation Produktion und Sekretion von Muttermilch (→ *Stillen*).

Laktoseintoleranz Milchzuckerverwertungsstörung (→ *Laktasemangel*).

Laminektomie → *Wirbelbogenresektion*

Lamivudin Hemmer der Nukleosid-Reversen-Transkriptase, der zur Behandlung der *HIV*-Infektion angewendet wird. Oft werden zu Beginn 3 Wirk-

LAGERUNGSDRÄNAGE

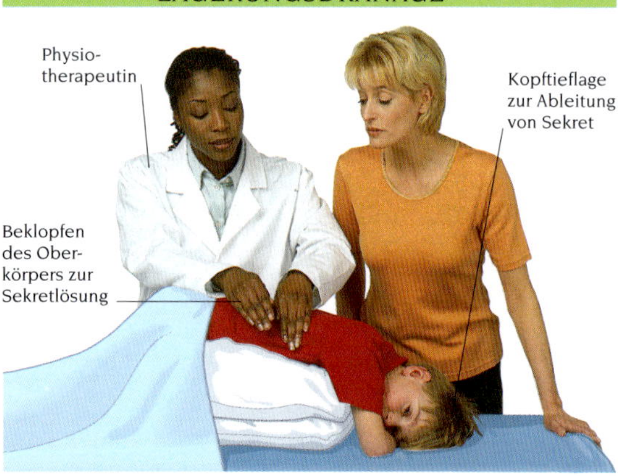

LAGERUNGSDRÄNAGE DURCH PHYSIOTHERAPIE DES THORAX

LANGZEIT-EKG

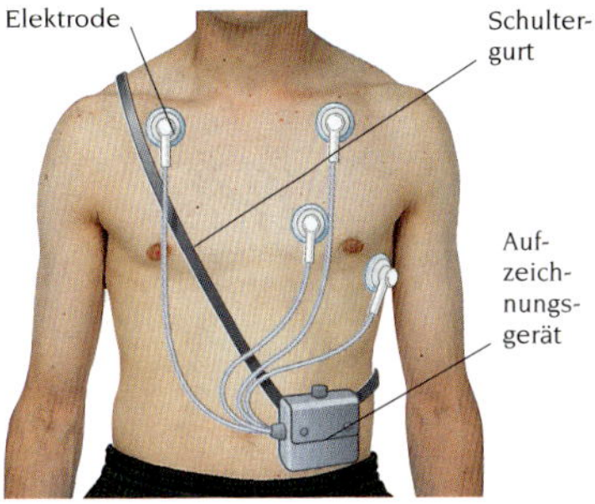

stoffe verabreicht, 2 Nukleosid-*Reverse-Transkriptase-Inhibitoren* und ein dritter aus einer anderen Gruppe, wie z. B. ein *Proteasehemmer*. L. wird auch zur Behandlung der chronischen *Hepatitis-B*-Infektion eingesetzt. Die häufigsten Nebenwirkungen sind Übelkeit, Erbrechen und *Durchfall*.

Lamotrigin *Antiepileptikum*, das allein oder in Kombination mit anderen zur *Epilepsie*behandlung eingesetzt wird. Es erzeugt eine Reihe leichterer Nebenwirkungen, wie Übelkeit, Kopfschmerzen und Verschwommensehen. Seltene schwere Hautreaktionen können bes. bei Kindern auftreten. Außerdem kommt es u.U. zu grippeähnlichen Symptomen, Blutergüssen, Halsschmerz und Gesichtsschwellung, die sofort dem Arzt mitgeteilt werden muss.

Langerhans-Zellhistiozytose Früher auch Histiocytosis X; seltene Erkr. in der Kindheit. Es kommt zu einer Vermehrung eines Typs von Gewebszellen, den Histiozyten vom Langerhans-Zelltyp. Die Ursache ist unbekannt, aber die L.-Z. ist offenbar Folge einer Erkr. des *Immunsystems*. In der leichten Form tritt das rasche Zellwachstum nur in einem Knochen, i.d.R. im Schädel, *Schlüsselbein*, einer Rippe oder einem *Wirbel* auf, und erzeugt Schwellung und Schmerz. Bei schwereren und selteneren Fällen kommt es zu Ausschlag und Vergrößerung von *Leber*, *Milz* und *Lymphknoten*.

Langzeit-EKG Technik der Elektrokardiographie, die fortlaufend die elektrische Herzaktivität über 24 Stunden oder länger auf einem batteriebetriebenen tragbaren Gerät aufzeichnet. Das Gerät zeichnet über auf der Brust befestigten Elektroden auf und erlaubt die Entdeckung gelegentlich auftretender bzw. die Differenzierung komplexer *Herzrhythmusstörungen*.

Lanolin oder Wollwachs; Mischung aus gereinigtem Wasser und einer gelben, öligen Substanz, die aus Schafwolle gewonnen wird. L. wirkt erweichend (als *Emolliens*) bei trockener Haut und leichter *Hautentzündung*. Gelegentl. kann es allergische Reaktion hervorrufen.

Lansoprazol Protonenpumpenhemmer zur Behandlung von Erkr., die mit zu viel Magensäure einhergehen, wie *peptisches Ulkus* und *gastroösophagealer Reflux*. Nebenwirkungen sind Bauchschmerz, *Durchfall*, *Verstopfung*, Kopfschmerz und Schwindel.

Lanugo oder Flaumhaar; weiches feines Haar, das den Fötus bedeckt. L. erscheint erst im 4.-5. Schwangerschaftsmonat und verschwindet i.d.R. im 9. Monat. Es kann noch bei manchen Frühgeborenen sichtbar sein. Das L. erscheint manchmal erneut bei Erwachsenen, die an Krebs leiden. Es wird auch bei *Magersucht* oder als Nebenwirkung bestimmter Arzneimittel, bes. *Ciclosporin*, beobachtet

Lanzette Kleines spitzes, zweischneidiges Messer, das zum Eröffnen oder Entleeren von *Läsionen* wie *Eiterbeulen* oder *Abszessen* benutzt wird.

Laparoskopie Bauchspiegelung; Untersuchung der Bauchhöhle mit einem

LAPAROSKOPIE

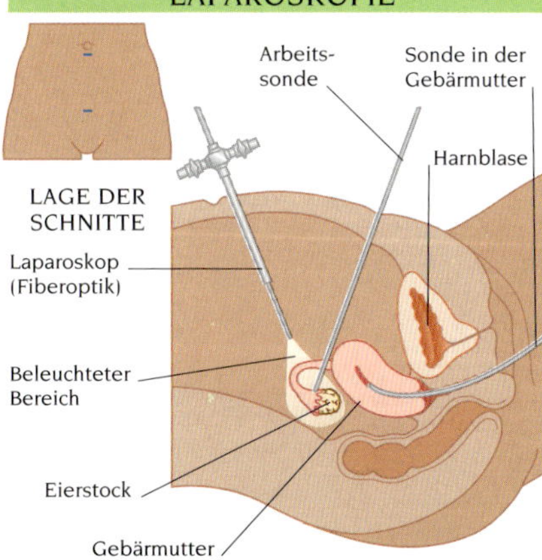

GYNÄKOLOGISCHE LAPAROSKOPIE

Laparoskop, das eine Form des *Endoskops* darstellt. Die L. wird häufig in der *Gynäkologie* eingesetzt. Eingriffe wie *Appendektomie* oder *Gallenblasenentfernung* werden heute oft laparoskopisch durchgeführt (→ *Minimalinvasive Chirurgie*).

Laparotomie oder Bauchschnitt; jede Operation, bei der der Bauchraum entweder zu Diagnosezwecken oder zur chirurgischen Behandlung eröffnet wird.

Lappen Klar definierte Abschnitte, in die spezielle Organe, wie Gehirn, Leber und Lunge, unterteilt sind. L. bezieht sich auch auf vorragende, flache, pendelnde Körperteile, z.B. Ohr„läppchen".

Larva migrans Infektionen, die durch das Vorliegen unreifer Larvenstadien von Würmern charakterisiert sind. Die L. m. visceralis (Toxocariasis) wird durch einen Wurm hervorgerufen, der i.d.R. Hunde befällt. L. m. cutanea (auch „creeping eruption", Hautmaulwurf) wird durch eine Art des Hakenwurms hervorgerufen: Die Larven dringen in die Haut ein und wandern umher, wobei sie intensiv juckende rote Streifen und gelegentl. Blasenbildung hervorrufen.

Beide Typen der L. m. werden mit *Wurmmitteln* behandelt.

Laryngektomie Operative Entfernung von Teilen bzw. des gesamten Kehlkopfs zur Therapie eines fortgeschrittenen *Kehlkopfkrebses*.

Nach der Operation lernen viele Pat., mithilfe der *Speiseröhre* zu sprechen. Es gibt auch mechanische Vorrichtungen, die das Erzeugen von Sprache unterstützen können.

Laryngitis → *Kehlkopfentzündung*

Laryngoskopie → *Kehlkopfspiegelung*

Larynx → *Kehlkopf*

Laser(gerät) Gerät, das ein gerichtetes und verstärktes Lichtstrahlenbündel produziert; Laser ist eine Abk. für „Light Amplification by Stimulated Emission of Radiation" (→ *Laserbehandlung*).

Laserbehandlung Einsatz eines Laserstrahlbündels bei verschiedenen medizinischen Verfahren. Hochintensive Laserstrahlen schneiden Gewebe und führen Blutgerinnung herbei. Sie werden in der Chirurgie eingesetzt und zerstören anomale Blutgefäße. L. sind auch in der Augenheilkunde zur Behandlung von Augenerkr. verbreitet, in der *Gynäkologie* (z.B. zum Durchgängigmachen eines Eileiters) und zur Entfernung von Muttermalen und Tattoos. Mittlerweile findet Laser auch in der Schönheitschirurgie Einsatz, etwa zur Behandlung von Fältchen.

LASIK Abk. für „Laser-assisted in-situ keratomileusis", eine Form der Augenchirurgie, bei der ein *Lasergerät* benutzt wird, um die Hornhaut zur Korrektur von Brechungs-(Refraktions-)Fehlern (Refraktion) wie *Kurzsichtigkeit* und *Stabsichtigkeit* neu zu formen.

Lassa-Fieber Gefährliche Infektionskrankheit durch ein Virus, das durch Nagetiere verbreitet wird. Das L.-F. ist weitestgehend auf Westafrika begrenzt. Es beginnt mit Fieber, Kopf-, Muskel- und Halsschmerzen. Später entwickeln sich schwerer Durchfall und Erbrechen. In extremen Fällen kann das L.-F. zum Tod führen.

Die Therapie besteht in der Gabe von *Ribavirin* und Antiserum mit *Antikörpern* gegen das Virus.

lateral Seitlich, auf eine Seite bezogen. Bilateral bedeutet beidseitig.

Laxanzien → *Abführmittel*

LDL → *Low-density-Lipoproteine*

Lebensalter Zeit, die ein Mensch existiert. Das L. wird gewöhnlich kalenda-

LASERBEHANDLUNG

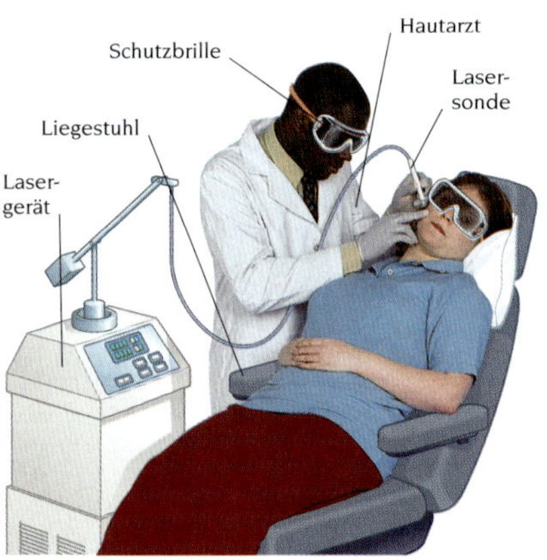

HAUTBEHANDLUNG MIT LASER

risch gemessen, doch kann es auch anhand der körperlichen od. geistigen Entwicklungsreife beurteilt werden.

Das Fötus-L. wird anhand der Schwangerschaftsdauer festgestellt (→ *Ultraschalluntersuchung*). Bei Kindern gibt das Knochen-L. den besten Aufschluss über die körperliche Entwicklung, d.h. den mit *Röntgenstrahlen* festgestellten Grad der Knochenreife, da alle Gesunden das gleiche Maß an Skelettreife erreichen u. jeder Knochen die gleichen Wachstumsphasen durchläuft. Das Zahn-L., ein weiterer Anhaltspunkt für die Körperreife, kann durch die Zahl der durchgebrochenen Zähne festgestellt werden (→ *Zahndurchbruch*) od. durch den beim Röntgen feststellbaren Grad der Zahnverkalkung im Vergleich mit üblichen Normen.

Bei Erwachsenen ist das Körper-L. anders als durch das körperliche Erscheinungsbild nur schwer einzuschätzen. Nach dem Tod kann es durch den Zustand bestimmter Organe festgestellt werden.

Durch Vergleich der Ergebnisse bei Intelligenztests mit Normen für das kalendarische L. lässt sich die geistige Reife bestimmen. Das L. eines Kleinkindes kann anhand des Entwicklungsniveaus von Fertigkeiten u. Fähigkeiten, manueller Geschicklichkeit, Sprache u. sozialem Verhalten beurteilt werden.

Lebenserwartung Die Lebensdauer in Jahren, die ein Mensch nach den Schätzungen noch leben wird unter der Voraussetzung, dass sich die Gesundheitssituation in seiner Bevölkerungsgruppe nicht ändert.

Lebensmittelallergie Unangemessene oder überschießende Reaktion des Körpers auf Lebensmittel. Kinder können an Milcheiweißunverträglichkeit leiden. Weitere häufige Verursacher von L. sind Nüsse, Weizen, Fisch, Meeresfrüchte und Eier. L. treten besonders häufig bei Menschen auf, die an *Allergien* oder *Überempfindlichkeiten*, wie *Asthma*, *Heuschnupfen* oder *Ekzemen*, leiden.

Zu den Frühsymptomen, die innerhalb weniger Minuten bis eine Stunde nach Genuss des entsprechenden Lebensmittels auftreten, gehören Schwellung der Lippen, Kribbeln in Mund und Rachen, Übelkeit, Blähungen, laute Darmgeräusche und Durchfall. Schwere Allergien können einen *anaphylaktischen Schock* auslösen, der die sofortige Selbstinjektion von *Adrenalin* erfordert. Die einzige mögliche Behandlung ist die Meidung dieser Nahrungsmittel (→ *Nahrungsmittelunverträglichkeit*).

Lebensmittelvergiftung Bezeichnung für jede akute Magen-Darmerkrankung nach Verzehr vermutlich kontaminierter Speisen, in den meisten Fällen durch *Bakterien* oder *Viren*.

Am häufigsten sind hierbei Salmonellen, *CAMPYLOBACTER* und *E. COLI*, beteiligt; einige Unterarten können durch blitzartige Vermehrung im Darm ausgedehnte Entzündungen hervorrufen. Eine L. kann auch durch Listerien verursacht werden (→ *Listeriose*). Der *Botulismus* ist eine seltene, lebensbedrohliche Form der L. durch Giftstoffe bestimmter Bakterien.

Die am häufigsten beteiligten Viren sind das Astrovirus, das Rotavirus und das Norwalk-Virus (in Meeresfrüchten). Hierzu kommt es, wenn rohe oder nicht durchgegarte Speisen mit Wasser in Kontakt kommen, das mit menschlichen Exkrementen verunreinigt ist.

Zu den nichtinfektiösen Ursachen gehören giftige Pilze (→ *Pilzvergiftung*), frisches Obst und Gemüse, das mit größeren Mengen Insektenvernichter verunreinigt ist und die chemische Verunreinigung von Lebensmitteln, wie Fruchtsäften, die in zinkhaltigen Gefäßen gelagert werden.

Der Beginn der Symptome hängt von der Ursache ab. Bei chemischer Vergiftung beginnt es meist innerhalb von 30 min. bei bakteriellen Giftstoffen nach 1 bis 12 h und bei den meisten bakteriellen und virusbedingten Infekten nach 12 bis 48 h. Hierzu gehören i.d.R. Übelkeit und Erbrechen, Durchfall, Bauchschmerzen und in schweren Fällen *Schock* und Kreislaufkollaps. Beim Botulismus wird das Nervensystem befallen, mit Seh- und Sprechstörungen, Lähmungen und Erbrechen.

Die Diagnose wird durch Untersuchung einer Stuhlprobe gestellt. Eine chemische Vergiftung kann durch Beschreibung und Untersuchung des

L

verdächtigen Lebensmittels festgestellt werden.

Leichte Fälle können ambulant behandelt werden. Der Flüssigkeitsverlust sollte durch reichliche Zufuhr klarer Getränke ausgeglichen werden. In schweren Fällen kann ein Krankenhausaufenthalt erforderlich werden. Von Botulismus und einigen Pilzvergiftungen abgesehen, sind L. nicht bedrohlich, meist sind sie nach 3 Tagen ausgeheilt. Einige Unterarten von *E. COLI* können rote Blutkörperchen angreifen und zu einem Nierenversagen führen (→ *Cholera, Typhus*).

Lebensrettung → *Mund-zu-Mund-Beatmung; Herz-Lungen-Wiederbelebung*

Leber Größtes Körperorgan; etwa keilförmig aus rotbraunem Gewebe, liegt sie unter dem re. Rippenbogen direkt unter dem *Zwerchfell*. Die L. teilt sich in 2 Hauptlappen, die wiederum aus vielen kleinen Lappen bestehen. Diese „Lobuli" sind von Ästen der L.-Arterie umgeben, die die L. mit sauerstoffreichem Blut versorgt, und der Pfortader, die nährstoffreiches Blut heranführt. Sauerstoffarmes Blut aus der L. gelangt in die Lebervenen. Ein Netz von Gängen transportiert Gallenflüssigkeit von der L. zur Gallenblase und zum Dünndarm.

Die L. spielt eine lebenswichtige Rolle, da sie ein breites Spektrum von Substanzen bildet und verarbeitet. Sie bildet wichtige Proteine des Blutplasmas, wie *Albumin*, Gerinnungsfaktoren, *Cholesterin* und *Proteine* zum Fetttransport im Blut. Außerdem sondern L.-Zellen Gallenflüssigkeit ab, die Abfallprodukte aus der L. entfernt und den Abbau und die Aufnahme von Fetten im Dünndarm unterstützt (→ *Gallensystem*).

Eine andere Funktion ist die Verarbeitung von Nährstoffen zur Versorgung anderer Zellen. Die L. speichert *Glukose* in Form von Glykogen. Außerdem kontrolliert sie die Blutspiegel der *Aminosäuren* (Proteinbausteine). Liegen diese zu hoch, wandelt die L. den Überschuss in Glukose, Proteine, andere Aminosäuren oder Harnstoff (zur Ausscheidung) um.

Die L. trägt auch zur Reinigung des Bluts von Medikamenten und Giften bei, die abgebaut und mit der Gallenflüssigkeit ausgeschieden werden.

Leber, bildgebende Verfahren Techniken, die Bilder der Leber, Gallenblase, Gallengänge und der die Leber versorgenden Blutgefäße erzeugen, um die Diagnose einer Erkr. zu stützen. *Ultraschalluntersuchung*, *Computer-* und *Kernspintomographie* werden häufig eingesetzt. Die Radionuklid-Szintigraphie kann *Zysten* und *Tumoren* und die Gallensekretion zeigen. Röntgentechniken sind *Cholangiographie ERCP* (endoskopische retrograde Cholangiopankreatographie), siehe auch *Gallenblase, Röntgenkontrastdarstellung*. Bei diesen Verfahren wird röntgendichtes Kontrastmittel injiziert, um Veränderungen im *Gallensystem* zu zeigen; die *Angiographie* liefert eine Darstellung der Blutgefäße der Leber.

Leberabszess Umschriebene Eiteransammlung in der Leber, meist durch Darminfektion. Bakterien werden aus Darmabschnitten mit *Divertikulitis* oder *Appendizitis* gestreut; *Amöben* dringen in die *Leber* ein und führen zur *Amöbenruhr*. Symptome sind hohes Fieber, Schmerz im re. Oberbauch und (bes. bei Älteren) Verwirrtheit. *Ultraschalluntersuchung* deckt i.d.R. den L. auf, der sich manchmal mit *Aspiration* behandeln lässt, oft aber operiert werden muss.

Leberbiopsie Entnahme einer kleinen Gewebeprobe der Leber, i.d.R. unter

LEBER

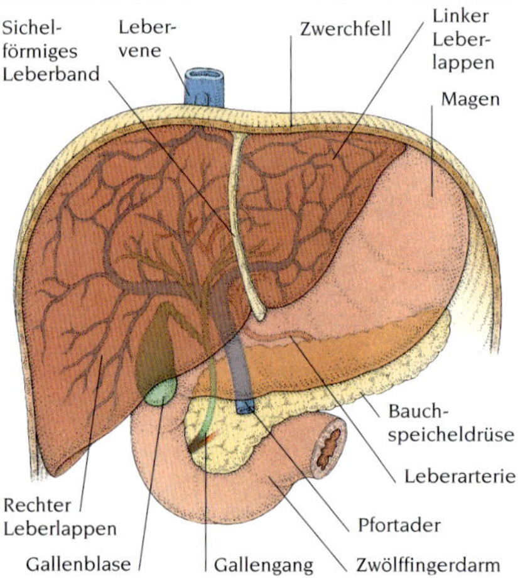

Lokalanästhesie. Hauptaufgabe des Tests ist die Diagnose von Lebererkr. (→ *Biopsie*).

Lebererkrankungen Die Leber wird von zahlreichen Erkr. befallen, die wichtigsten sind die alkoholbedingte L. (→ *Alkohollebersyndrom*), *Hepatitis* und *Leberkrebs*. Erkr. entstehen auch durch *Infektion*. Bestimmte Viren rufen die Hepatitis (→ *Virushepatitis*) hervor. Bakterien streuen u.U. über das *Gallensystem* hoch zur Leber und führen zu *Cholangitis* oder *Leberabszess*. Parasitäre Erkr. der Leber sind die *Schistosomiasis*, Leberegelbefall und *Hydatidenzyste*. Bestimmte Stoffwechselanomalien wie *Eisenspeicherkrankheit* und *Wilson-Krankheit* können die Leber befallen. Andere Erkr. sind das *Budd-Chiari-Syndrom*, bei dem die von der Leber abgehenden Venen blockiert sind. Gelegentl. kommen angeborene Leberfehlbildungen vor. Solche Fehler betreffen prinzipiell die Gallengänge, z.B. bei der *Gallengangatresie*, bei der die Gallengänge fehlen. Da die Leber Medikamente und *Toxine* abbaut, kann ein Leberzellschaden auch zu einer Überdosierung oder Medikamentenallergie führen (→ *Gelbsucht*; *Leberversagen*; *Pfortaderhochdruck*).

Leberfunktionstests Blutchemische Analysen zur Aufdeckung von Veränderungen der Art, wie die Leber neue Substanzen bildet und alte abbaut bzw. ausscheidet. Die L. können auch zeigen, ob Leberzellen gesund oder erkrankt sind.

Leberkrebs Bösartiger *Tumor* der Leber; er kann primär (aus der Leber selbst) oder sekundär (von einer anderen Stelle, z.B. Magen, Bauchspeicheldrüse oder Dickdarm, gestreut) wachsen. Die 2 Hauptformen des primären L. sind das Hepatom, das aus Leberzellen, und der *Gallengangkrebs*, der aus Zellen der Gallengangschleimhaut entsteht.

Häufige Symptome sind Appetitverlust, Gewichtsverlust, Lethargie und gelegentl. Schmerz im re. Oberbauch. Die späteren L.-Stadien sind durch *Gelbsucht* und *Bauchwassersucht* gekennzeichnet. L. werden oft mit *Ultraschall* entdeckt, die Diagnose kann durch die *Leberbiopsie* erhärtet werden. Ein Hepatom kann evtl. komplett entfernt werden. In anderen Fällen können *Zytostatika* das Fortschreiten verzögern. Allgemein kann man keinen sekundären L. heilen, aber Zytostatika und gelegentl. Entfernung einer einzelnen *Tochtergeschwulst* sind angezeigt.

Lebertran Öl aus der Leber von frischem Dorsch, eine wertvolle Quelle von *Vitamin A* und *Vitamin D*.

Lebertransplantation Ersatz einer kranken Leber durch ein gesundes *Spenderorgan* oder einen Teil davon. L. sind meist erfolgreich in der Therapie einer fortgeschrittenen *Leberzirrhose* bei chronisch-aktiver *Hepatitis* oder primärer *biliärer Zirrhose*. Pat. mit primärem Leberkrebs kommen kaum für eine L. infrage, da sie das hohe Risiko eines Tumorrückfalls tragen.

Beim Eingriff werden Leber, Gallenblase und Teile der damit verbundenen Blutgefäße und Gallengänge entfernt. Das Spenderorgan mit den Gefäßen werden an die Gefäße des Empfängers angenäht. Nach der L. wird der Pat. einige Tage auf der Intensivstation überwacht, und bleibt für ca. 4 Wochen im Krankenhaus.

Leberverhärtung → *Leberzirrhose*

Leberversagen Schwere Leberfunktionsstörung, die sich plötzlich oder im Endstadium einer chronischen Lebererkr. einstellt. Da die Leber Toxine im Blut abbaut, führt das L. zu einer Erhöhung der Toxinspiegel, wodurch die Funktion anderer Organe, bes. des Gehirns, betroffen sind.

LEBERTRANSPLANTATION

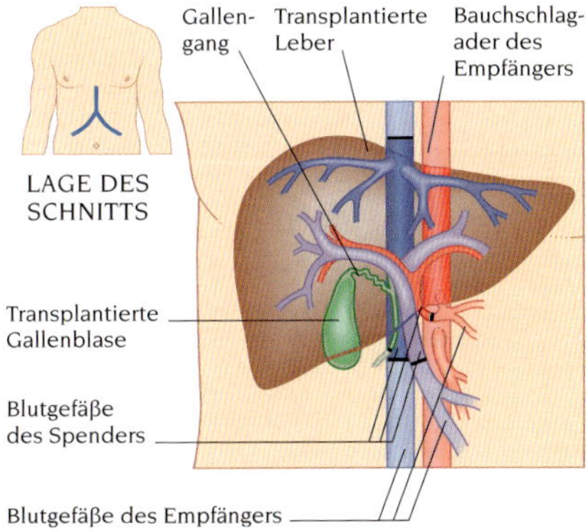

L. kann akut oder chronisch auftreten. Symptome des akuten L. treten rasch auf und umfassen Gedächtnisstörung, Unruhe und Verwirrtheit, danach Schläfrigkeit. Die Funktion anderer Organe wird geschwächt und die Erkr. kann zum *Koma* und Tod führen. Merkmale des chronischen L. entwickeln sich allmählich, u.a. *Gelbsucht*, Juckreiz, Tendenz zu Blutergüssen und Blutungen, aufgetriebener Bauch durch Flüssigkeitsansammlung, rote Handflächen und, bei Männern, *Brustdrüsenvergrößerung* u. Hodenschrumpfung. Das chronische L. kann sich plötzlich im Sinne einer akuten L. verschlechtern.

Das akute L. erfordert dringende stationäre Pflege. Obwohl keine Behandlung den bereits bei akutem oder chronischem L. aufgetretenen Schaden korrigieren kann, verringern einige Maßnahmen, wie *Diuretika* zur Verringerung des Bauchwassers, die Schwere der Symptome. Alkoholkonsum sollte in jedem Fall eingestellt werden. Die Prognose für die Pat. mit chronischem L. variiert je nach Ursache, aber manche Pat. überleben viele Jahre. Bei akutem L. ist eine Lebertransplantation notwendig, um die Überlebenschancen zu erhöhen.

Leberzirrhose Erkr. der *Leber* infolge lang andauernder Schädigung ihrer Zellen. Bei L. entwickeln sich *Fibrose*-Felder bzw. -stränge (innere Vernarbungen), wobei *Noduli* von sich erneuernden Zellen nur unzureichend durchblutet werden. Die Leberfunktion wird nach u. nach beeinträchtigt: Sie kann toxische Substanzen nicht mehr effektiv aus dem Blut entfernen (→ *Leberversagen*), u. der Strukturverlust in den Leberläppchen u. die Fibrosierung führen zu *Pfortaderhochdruck*. Häufigste Ursache ist starker *Alkohol*konsum, ferner einige Formen von Leberentzündung u. (seltener) Erkr. der *Gallengänge, Eisenspeicherkrankheit, Wilson-Krankheit, zystische Fibrose* und *Herzinsuffizienz*.

Evtl. bleibt die L. so lange unerkannt, bis Symptome wie leichte *Gelbsucht*, Gewebswasser u. Blutbrechen auftreten. Eine Vergrößerung von Leber u. Milz sind möglich u. bei Männern die Vergrößerung der Brust u. Ausfall der Körperbehaarung, da durch das Leberversagen ein Ungleichgewicht der Geschlechtshormone auftritt. Zu den Komplikationen bei L. zählen *Bauchwassersucht*, Varizen der Speiseröhre (→ *Ösophagusvarizen*) u. Hepatom. Der Behandlungsschwerpunkt liegt auf der Verlangsamung der Zellschädigung, möglichst durch Behandlung der Grunderkr. In manchen Fällen schreitet die Erkr. jedoch fort, was eine *Lebertransplantation* erfordert.

Lederhaut Sklera; weiße, fibröse Außenschicht, die das Auge vor Verletzungen schützt. Die häufigste Erkr. der L. ist die *Lederhautentzündung*. Bei der *Glasknochenkrankheit* ist die L. sehr dünn.

Lederhautentzündung Tritt meist in Verbindung mit einer *Kollagenkrankheit* wie der *rheumatoiden Arthritis* auf. Die L. tritt auch bei Zoster ophthalmicus (in Gesicht und Auge) und der *Wegener-Granulomatose* auf. Es können sich dünne Stellen und Perforationen in der Sklera bilden. Die L. dauert lang, Therapie: z.B. *Kortikosteroid-Augentropfen* u./od. *Immunsuppressiva*.

Legasthenie → *Lese-Rechtschreib-Störung*

Legionärskrankheit Form der *Lungenentzündung*, die durch *LEGIONELLA PNEUMOPHILA* hervorgerufen wird, ein Bakterium, das warme, feuchte Umgebung bevorzugt. Die Infektionsquelle ist oft ein klimatisierter Raum in einem öffentlichen Gebäude od. Duschen in öffentlichen Schwimmbädern.

Erste Symptome sind u.a. Kopfschmerzen, Muskel- und Bauchschmerzen, Durchfall und trockener Husten. In den nächsten Tagen entwickelt sich eine Lungenentzündung, die zu hohem Fieber, Schüttelfrost, Abhusten von Schleim, Schläfrigkeit und u.U. Delirium führt. Die Therapie erfolgt mit dem Antibiotikum *Erythromycin*.

Leibschmerzen, krampfartige Auch Koliken; starke, spasmische Schmerzen, die in zunehmend heftigen Wellen auftreten, werden auch als Kolik bezeichnet (→ *Säuglingskolik*).

Leicheneröffnung Untersuchung einer Leiche einschließlich der inneren Organe (Autopsie), meist zur Ermittlung der Todesursache.

Leichenschau, gerichtsmedizinische Offizielle Untersuchung durch einen Leichenbeschauer bei einem Todesfall

L

von ungeklärter oder vermutlich unnatürlicher Ursache.

Leihmutterschaft Einverständnis einer Frau, schwanger zu werden und ein Kind zur Welt zu bringen, das sie anschließend an die Vertragseltern abgibt. L. kann mithilfe *künstlicher Befruchtung* oder *In-vitro-Fertilisation* entstehen. L. ist in Deutschland verboten.

Leiomyom Ein langsam wachsender gutartiger *Tumor* der *Gebärmutter*, der aus glatter Muskulatur und *Bindegewebe* besteht (auch Fibromyom). L. treten einzeln oder multipel auf und können erbsen- bis kindskopfgroß sein.

L. sind häufig, meist bei Frauen zwischen dem 35. und 45. Lebensjahr. Die Ursache ist wohl eine krankhafte Reaktion auf *Östrogene*. *Orale Kontrazeptiva* mit Östrogenanteil können zu einer Vergrößerung der L. führen, ebenso eine *Schwangerschaft*. Bei verringerter Östrogenproduktion nach den Wechseljahren schrumpfen sie meist.

In vielen Fällen verursachen sie keine Beschwerden. Wächst ein L. und wölbt sich in die Gebärmutter vor, kann dies zu stärkeren oder verlängerten Menstruationen führen. Ein großes L. kann Druck auf die Blase ausüben und somit häufigen Harndrang verursachen oder auf den Darm drücken, was Rückenschmerzen oder Verstopfung zur Folge hat. L., die den Innenraum der Gebärmutter verzerren, können die Ursache für wiederholte Fehlgeburten oder Unfruchtbarkeit sein.

Symptomlose L. werden oft bei Routineuntersuchungen entdeckt. Eine *Ultraschalluntersuchung* kann den Befund bestätigen. Kleine L. ohne Beschwerden müssen nicht behandelt werden, regelmäßige Untersuchungen können jedoch zur Kontrolle des Wachstums sinnvoll sein. L., die starke Beschwerden verursachen, können mit *Endometriumablation*, *Embolisation* der *Uterus*-Arterie oder durch eine begrenzte *Operation* behandelt werden. Manchmal ist eine *Hysterektomie* erforderlich. Selten entwickeln sich L. in der Wand von Blutgefäßen der Haut und bilden dort weiche Knoten.

Leishmaniase, viszerale oder Kala-Azar; Form der *Leishmaniasen*, die durch Insekten verbreitet wird. L. kommt in Teilen Afrikas, in Indien, im Mittelmeerraum und in Südamerika vor.

Leishmaniasen Gruppe verschiedener Erkr., die durch einzellige Parasiten, die Leishmanien, hervorgerufen werden. Diese haben Hunde und Nagetiere als Wirte und werden durch Stiche der Sandmücke übertragen. Die schwerste Form der L. ist die Kala-Azar oder *viszerale L.* Diese Erkr. ist in manchen Teilen Asiens, Afrikas und Südamerikas verbreitet und tritt außerdem in einigen Mittelmeerländern auf. Außerdem kommen mehrere Formen der kutanen L. vor, manche vorwiegend im Nahen Osten, in Nordafrika und im Mittelmeerraum. Die viszerale L. verursacht anhaltendes Fieber, Milzvergrößerung, *Anämie* und später Dunkelverfärbung der Haut. Die Erkr. kann sich noch bis zu 2 Jahre nach der Infektion entwickeln und, wenn sie unbehandelt bleibt, tödlich enden. Die kutanen L. erscheinen wie ein hartnäckiges Ulkus an der Einstichstelle der Sandmücke.

Alle Formen der L. werden mit Arzneimitteln wie Natrium-Stibogluconat als i.m. oder i.v. Injektion behandelt.

Leistenbruch oder Leistenhernie; Bruch, bei dem sich Teile des Darms durch die Bauchwand der Leistenregion vorwölben. Es liegt ein direkter L. vor, wenn eine lokale Schwäche in der Bauchwand besteht, oder, bei Männern, ein indirekter L., wenn sich der Darm aus dem Leistenkanal (der Kanal durch den die Hoden in den Hodensack wandern) hervorwölbt.

Leistenschmerzen Schmerzen und Druckempfindlichkeit der Leiste nach Überdehnung der *Muskeln*, meist beim Laufen oder sportlichen Aktivitäten. Meist sind die Adduktoren und der M. rectus femoris betroffen. L. werden mit Krankengymnastik u./od. *Medikamenten* behandelt, die Beschwerden können jedoch hartnäckig sein.

Leistenschwellung Meist als Folge einer *Lymphknotenvergrößerung* bei Infektionen oder einer Hernie (*Bruch*). Bei Männern kann selten ein Leistenhoden der Grund sein. Die Behandlung richtet sich nach der Ursache.

Lende Teil des Rückens beidseits der Wirbelsäule zwischen dem untersten Rippenpaar und dem Beckenkamm.

Lendenmuskel Anat. M. psoas; Muskel, der das Hüftgelenk in Richtung auf den Brustkorb beugt. Man unterscheidet 2 Teile, den Musculus psoas major und M. psoas minor. Der M. psoas major beugt die Hüfte und rotiert den Oberschenkel nach innen. Der M. psoas minor beugt die Wirbelsäule nach unten in Richtung auf das Becken.

Lentigo Flacher brauner Hautbezirk ähnlich einer Sommersprosse. Lentigines (Plural von L.) sind i.d.R. harmlos und erfordern keine Behandlung. Wenn aber Areale in der L. erhabener, dunkler braun pigmentiert sind, müssen sie abgeklärt werden, da solche Bereiche zu *malignem Melanom* entarten können.

Lepra Chronische bakterielle Infektion, die Nerven, hauptsächlich der Gliedmaßen und des Gesichts schädigt und dadurch zu Hautschäden führt.

L. wird durch das Bakterium *MYCOBACTERIUM LEPRAE* hervorgerufen, das durch Tröpfchen von Nasenschleim verbreitet wird. L. ist nicht sehr ansteckend, außer bei Personen in frühen Stadien der L. Längerer enger Kontakt bringt Menschen in Gefahr. Die L. ist noch im südlichen Asien, Südamerika und Afrika verbreitet.

Lange Inkubationszeit von 1-20 Jahren. 2 Haupttypen: Der lepromatöse Typ, bei dem ausgedehnte, fortschreitende schwere Schäden vorliegen, und der tuberkuloide Typ, der leichter verläuft. Bei beiden Formen sind die Schäden zunächst auf die peripheren Nerven begrenzt, die Haut und Muskeln versorgen. Hautbereiche, die durch die befallenen Nerven versorgt werden, hellen sich auf oder färben sich dunkel, und weisen vermindertes Gefühl und geringere Schweißbildung auf. Während die Krankheit fortschreitet, schwellen die peripheren Nerven an und schmerzen. Hände, Füße und Gesichtshaut werden u.U. gefühllos und Muskeln sind gelähmt, was zu Deformationen führt. Andere mögliche Zeichen sind Erblindung, Knochenzerstörung und *Unfruchtbarkeit*.

Erreger werden durch Hautbiopsie bestätigt. Medikamente: Kombination aus *Dapson*, *Rifampicin* und Clofazimin, die die Bakterien in wenigen Tagen töten. Hat sich eine Schädigung vor der Therapie entwickelt, so ist sie nicht heilbar. Die *plastische Chirurgie* ist zur Korrektur von Verstümmelungen notwendig, und Nerven- und Sehnentransplantate können die Funktion der betroffenen Gliedmaßen verbessern.

Leptin Protein, das bei der Regulation der Fettspeicherung im Körper eine Rolle spielt.

Leptospirose Seltene Erkr. durch eine Art der Spirochäten, deren Träger Nagetiere sind und die mit deren Harn ausgeschieden wird. Symptome sind Fieber, Schüttelfrost, Kopfschmerzen, starke Muskelschmerzen und Hautausschlag. Nieren- und Leberschädigung kommen häufig vor. Eine wirksame Therapie sind *Antibiotika*, doch erholen sich Niere und Leber nur langsam. Das Nervensystem ist u.U. auch befallen und ruft Symptome einer *Hirnhautentzündung* hervor.

Lernen Vorgang, durch den Wissen und Fähigkeiten erworben oder Verhalten modifiziert werden. Verschiedene Lerntheorien wurden vorgelegt. Verhaltenstheorien betonen die Rolle der Konditionierung, die kognitiven Theorien basieren auf dem Konzept, dass Lernen durch den Aufbau von abstrakten „kognitiven" Modellen unter Einsatz mentaler Fähigkeiten, wie Intelligenz, Gedächtnis, Einsicht und Verstehen, entsteht.

Lernschwierigkeiten Lernprobleme durch geistige und körperliche Faktoren. L. können entweder generell oder spezifisch sein. Bei generellen L. sind alle Aspekte der mentalen und körperlichen Funktion betroffen. Abhängig von der Schwere des Problems stehen Kindern mit generellen L. Sonderschulen zur Verfügung. Spezifische L. (auch Teilleistungsstörungen) sind *Leseunfähigkeit*, Dyskalkulie (Unfähigkeit, mathematische Aufgaben zu lösen) und Dysgrafie (Schreibstörung). Die Ursachen der L. sind u.U. *Taubheit*, Sprachstörungen und Sehstörungen sowie genetische und chromosomale Abweichungen.

Lese-Rechtschreib-Störung Med. Legasthenie; Leseunfähigkeit, die durch Schwierigkeit beim Abschreiben gekennzeichnet ist. Sie ist häufiger bei Männern; es finden sich Hinweise dafür, dass eine spezielle, gelegentl. vererbte neurologische Erkr. der echten L. zugrunde liegt. Ein Kind mit L. ist normal intelligent. So fallen die Fähigkeiten beim Lesen weit hinter den anderen Schulleistungen ab. Während viele kleine Kinder dazu neigen, Buchstaben und Wörter umzukehren (z. B. ein b für ein d zu schreiben oder zu lesen, oder „ein" statt „nie"), korrigieren die meisten die Fehler wieder. Ein L.-Kind verwechselt diese Buchstaben und Wörter weiter. Buchstaben werden umgestellt (wie Kram für Mark) und Schreibfehler häufen sich. Die Kinder sind sogar nicht in der Lage, ein Wort zu lesen, das sie korrekt buchstabiert haben. Es ist wichtig, das Problem früh zu erkennen, um weitere Frustration zu vermeiden.

Heilpädagogische Übungen helfen dem Kind, Tricks zu entwickeln, um das Defizit zu überwinden. Vermeiden von Druck durch die Eltern und Lob für das Kind sind gleichermaßen wichtig.

Leseunfähigkeit Wortblindheit; Die Unfähigkeit, Geschriebenes zu erkennen u. zu benennen, verursacht durch eine Schädigung eines *Großhirn*teils z. B. durch *Schlaganfall*. Sie zerstört die zuvor vorhandene Lesefähigkeit (→ *Lese-Rechtschreib-Störung*).

Lethargie Teilnahmslosigkeit; Bewusstseinsstörung mit dem Gefühl von Müdigkeit, Schläfrigkeit und geringer Aktivität.

Leukämie Gruppe von mehreren Krebserkr., bei der es zu einer unorganisierten Vermehrung von weißen Blutkörperchen im Knochenmark kommt. Organe wie Leber, Milz, *Lymphknoten* und Gehirn werden in ihrer Funktion gehemmt, da sie von kranken Blutzellen infiltriert (überschwemmt) werden.

L. werden in akute und chronische Formen eingeteilt (akute L. entwickelt sich rascher als chronische L.). Außerdem teilt man sie nach dem Typ der weißen Zellen ein, die krankhaft vermehrt sind. Handelt es sich um *Lymphozyten* oder Lymphoblasten (die Vorläufer der Lymphozyten), heißt die Erkr. lymphatische L. oder Lymphoblasten-L. Stammen die krankhaften Zellen von anderen Arten weißer Blutkörperchen oder ihren Vorläufern ab, wird sie myeloische, myeloblastäre oder granulozytäre L. genannt (→ *L., akute, L., chronisch-lymphatische, L., chronisch-myeloische*).

Leukämie, akute Form der Leukämie, bei der extrem große Zahlen von unreifen weißen Blutkörperchen, die Blasten, im Knochenmark gebildet werden. Unbehandelt kann die a. L. in wenigen Wochen bis Monaten tödlich enden. Die kranken Zellen gehören 2 Zelltypen an: Lymphoblasten (unreife Lymphozyten) bei der akuten lymphatischen L. und Myeloblasten (unreife Formen der Myelozyten) bei der akuten myeloischen L.

Die Einwirkung bestimmter chemischer Substanzen (wie Benzol und einige *Zytostatika*) od. eine große Strahlendosis kann in einigen Fällen Auslöser sein. Erbfaktoren spielen auch eine Rolle, so kommt es zur höheren *Inzidenz* bei Menschen mit Erbkrankheiten (z. B. *Fanconi-Anämie*) und *Chromosomenaberrationen* (wie *Down-Syndrom*). Bei Bluterkr. wie *L., chronisch-myeloische* und primärer *Polyzythämie* tragen die Patienten ein erhöhtes Risiko, da ihr Knochenmark bereits erkrankt ist.

Die Symptome und Befunde sind Zahnfleischbluten, Neigung zu Blutergüssen, Kopfschmerz, Knochenschmerz, vergrößerte Lymphknoten und Anämie-Symptome, wie Müdigkeit, Blässe und Kurzatmigkeit bei körperlicher Anstrengung. Es kommt auch zu wiederholten Infektionen der oberen Atemwege. Die Diagnose erfolgt anhand der *Knochenmarkentnahme*. Die Therapie umfasst Blut- und Plättchentransfusionen, *Zytostatika*, und evtl. *Strahlentherapie*. *Knochenmarktransplantation* ist gelegentl. erforderlich. Die Prognose hängt von der Art der L. und vom Alter des Pat. ab. Die *Chemotherapie* hat hohe Erfolgsraten: 6 von 10 Kindern können heute geheilt werden, bei Erwachsenen ist die Erfolgsquote geringer.

Leukämie, chronisch-lymphatische Form der Leukämie, bei der übermäßig viel reife *Lymphozyten* gebildet werden. Auch wenn die Erkrankung unheilbar ist, ist sie nicht immer tödlich. Die Ursache jedoch ist unbekannt.

Symptome entwickeln sich langsam, oft über viele Jahre. Neben den Symptomen und Befunden, die bei akuter L. bekannt sind (→ *Leukämie, akute*), kommt es zur Vergrößerung von Leber und Milz, anhaltend erhöhter Temperatur und Nachtschweiß. Die Diagnose erfolgt anhand von *Bluttests* und der *Knochenmarkentnahme*. Bei vielen leichten Fällen ist keine Therapie notwendig. Zur Behandlung der schweren Fälle werden *Zytostatika*, gelegentl. *Strahlentherapie* verordnet.

Leukämie, chronisch-myeloische Form der Leukämie, bei der übermäßige viele Granulozyten, *Neutrophile* oder polymorphkernige *Leukozyten* (→ Blutkörperchen) gebildet werden. Die Ursache ist unbekannt. Die chr.-m. L. hat gewöhnlich 2 Phasen: Eine chronische Phase, die mehrere Jahre dauern kann, und eine bösartigere Phase, die Myeloblastenkrise genannt wird.

Während der chronischen Phase kommt es zu Fieber, Nachtschweiß und Gewichtsverlust, außerdem zu Sehstörungen, Bauchschmerz und *Priapismus*. Die Symptome der Myeloblastenkrise ähneln denjenigen der akuten Form von Leukämie (→ *Leukämie, akute*). Die Diagnose erfolgt anhand von *Bluttests* und *Knochenmarkentnahme*. Die Therapie in der chronischen Phase besteht in *Zytostatika*. In der akuten Phase wird ähnlich wie bei akuter Leukämie behandelt.

Leukodystrophien Seltene Gruppe erbl. Erkr. in der Kindheit, bei denen die Myelinscheiden, die eine Schutzhülle um viele Nerven bilden, zerstört werden. Die Erkr. führen zu starker Behinderung wie Sprachstörung, Erblindung, *Taubheit* und *Lähmung*; sie führen immer zum Tod.

Leukoplakie Erhabene weiße Flecken auf den Schleimhäuten von Mund oder Vulva aufgrund einer Gewebsverdickung. Sie kommt am häufigsten bei älteren Menschen vor und wird zunehmend bei *Aids*-Pat. festgestellt. Die L. des Munds, die meist die Zunge befällt, beruht i.d.R. auf Tabakrauch oder Reiben der Zunge an rauen Zahnflächen oder Zahnprothesen. Im Falle der Vulva-L. ist keine Ursache bekannt.

Die Flecken sind i.d.R. harmlos, obwohl sie gelegentlich krebsartig entarten. Bei hartnäckigen Veränderungen werden diese unter *Lokalanästhesie* entfernt und das Gewebe mikroskopisch auf Veränderungen im Sinne einer Krebsentwicklung untersucht (→ *Mundkrebs; Vulvakarzinom*).

Leukotrienrezeptor-Antagonisten Untergruppe von *Antiallergika*, z. B. *Montelukast* und Zafirlukast, die zur Symptomlinderung bei leichtem bis mäßigem Asthma eingesetzt werden. Die L.-A. wirken, indem sie die Effekte von Leukotrienen, natürlich vorkommende Stoffe, die bei einer allergischen Reaktion in der Lunge freigesetzt werden, hemmen.

Da sie keine *Bronchospasmolytika* sind und keinen bestehenden Anfall bekämpfen können, werden sie i.d.R. zusammen mit Bronchospasmolytika und inhalativen *Kortikosteroiden* eingesetzt, um die Häufigkeit der Anfälle zu verringern.

Nebenwirkungen sind Magen-Darm-Störungen und Kopfschmerz. Ferner können Haut- und Überempfindlichkeitsreaktionen vorkommen.

Leukozyt Allgemeiner Name für weiße Blutkörperchen; umfasst eine Reihe von Zellarten (→ *Blutkörperchen*).

Levamisol *Wurmmittel*, das oral als Einmaldosis zur Behandlung einer Rundwurmerkr. (Nematoden-Befall) gegeben wird. Nebenwirkungen von L. sind selten, es kann aber leichte Übelkeit oder Erbrechen hervorrufen.

Levodopa Medikament zur Behandlung des *Parkinson-Syndroms*. Nebenwirkungen sind Übelkeit, Erbrechen, Nervosität und Unruhe.

Levonorgestrel *Gestagen*, das in vielen *oralen Kontrazeptiva* (Pille) enthalten ist.

Levothyroxin-Natrium Synthetische Form des *Schilddrüsenhormons* Thyroxin zur Behandlung einer *Schilddrüsenunterfunktion*. Nebenwirkungen, wie beschleunigter Puls und *Zittern*, treten dann auf, wenn die anfängliche Dosierung zu hoch ist.

LH Abk. für *luteinisierendes Hormon*.

LH-RH Abk. für *luteinisierendes Hormon-Releasing-Hormon*.

Libido Geschlechtstrieb; Libidoverlust ist Symptom vieler körperlicher Krankheiten sowie von *Depression*, *Drogen-* und *Alkohol*missbrauch.

Lichen pilaris Häufige Erkr. mit rauen Knötchen an der Haut von Oberarmen, Oberschenkeln und Gesäß. Die Öffnung der Haarfollikel ist durch Keratinpfropfen vergrößert, die Haare wachsen verformt. Die Erkr. tritt meist bei jugendlichen, fettsüchtigen Menschen auf. Es ist keine schwere Erkr. und verschwindet i.d.R. von selbst wieder. In schweren Fällen wendet man eine Mischung aus *Salicylsäure* und weichem Paraffin an und massiert die Haut mit einem rauen Handschuh.

Lichen planus Flache Knötchenflechte; häufige Hauterkr. unbekannter Ursache, die i.d.R. Menschen mittleren Alters befällt. Kleine, glänzende, stark juckende, rötliche oder purpurne erhabene Stellen erscheinen auf der Haut der Handgelenke, Unterarme oder Unterschenkel. Häufig entwickelt sich ein Netz aus weißen Flecken, das sich auf der Innenseite der Wangen zeigt. Die Erkr. wird lokal mit *Steroiden* behandelt.

Lichen sclerosus et atrophicus Weißfleckenkrankheit; chronische Hauterkr. im Genitalbereich. Die Haut ist narbig und weiß, und die Scheidenöffnung bzw. die Vorhaut können verzogen sein. Die Therapie besteht in starken lokal angewendeten *Steroiden*.

Lichen simplex chronicus circumscriptus Flecken mit verdickter, juckender, manchmal entfärbter (depigmentierter) Haut aufgrund wiederholten Kratzens. Typische Stellen sind Hals, Handgelenk, Ellenbogenbereich und Knöchel. Der L. s. chr. c. tritt am häufigsten bei Frauen auf, meist im Zusammenhang mit Stress. Die Behandlung umfasst orale *Antihistaminika* und *Kortikosteroidcremes*. Außerdem kann der zugrunde liegende Stress oder die *Angststörung* behandelt werden.

Lichenifikation Verdickung und Verhärtung der Haut durch wiederholtes Kratzen, um den intensiven Juckreiz bei Erkr. wie atopischer *Hautentzündung* oder *Lichen simplex* zu lindern.

Lichtbrechung Refraktion; Brechung von Lichtstrahlen beim Durchtritt von einem Material (optisches Medium) in ein anderes. Durch L. werden Bilder auf der *Netzhaut* des Auges projiziert.

Lichtscheu Unangenehme Empfindung oder Intoleranz gegenüber Lichteinstrahlung. L. kommt z.B. bei *Augenerkrankungen*, *Migräne*, *Meningitis* und bestimmten *Medikamenten* vor.

Lichttherapie Auch Phototherapie; Therapie mit Licht, auch Sonnenlicht, *Ultraviolettlicht* (UV-Licht), blauem Licht oder Laser. Mäßige Bestrahlung mit Sonnenlicht stellt die Standardtherapie dar und unterstützt die Behandlung von *Schuppenflechte*.

Bei der L. wird der Einsatz langwelligen UV-Lichts mit einem *Psoralen* kombiniert, das die Haut gegenüber Licht empfindlich macht. Sie wird etwa bei *Vitiligo* angewendet. Schuppenflechte kann auch mit kurzwelligem UV-Licht behandelt werden, gelegentlich in Verbindung mit Steinkohlenteer.

Das sichtbare blaue Licht wird zur Behandlung der *Neugeborenengelb-*

LICHTTHERAPIE

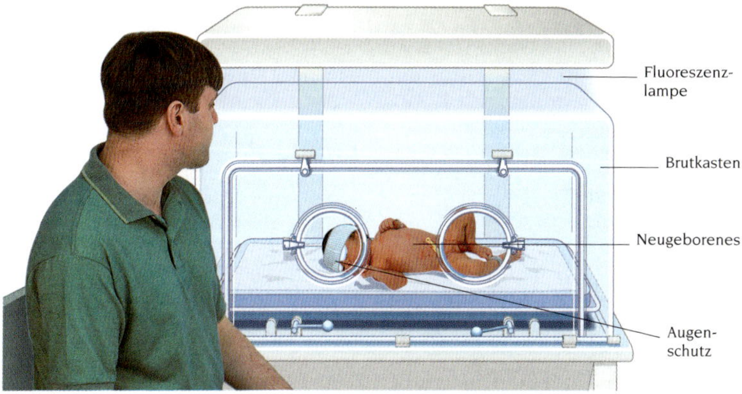

LICHTTHERAPIE BEI NEUGEBORENENGELBSUCHT

LIMBISCHES SYSTEM

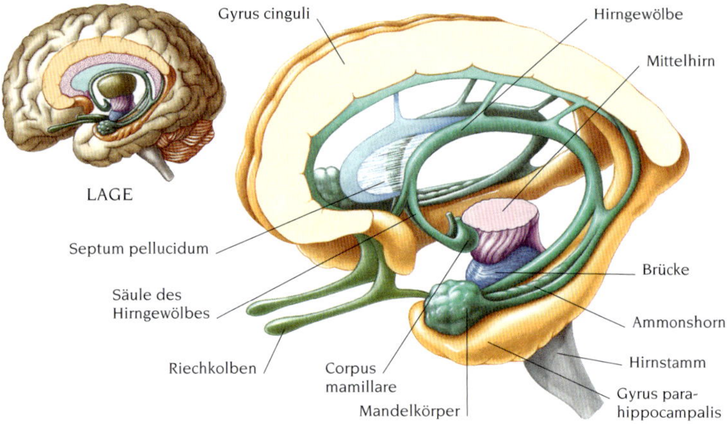

sucht angewendet, die aufgrund großer Mengen des Pigments *Bilirubin* im Blut entsteht. Bei der L. wird Bilirubin in eine harmlose Substanz umgewandelt, die vom Körper ausgeschieden werden kann.

Lidkrampf Längeres, unwillkürliches Zusammenziehen von einem der Muskeln, die die Lider steuern, was zum Schließen des Lids führt. Ursachen können *Lichtscheu*, Schäden der *Hornhaut* od. *Dystonie* sein, zu deren Behandlung *Botulinumtoxin*, ein Wirkstoff zur Muskelentspannung, sehr wirksam ist.

Lidocain Mittel zur örtlichen Betäubung (→ *Lokalanästhesie*) zur Vorbereitung eines Operationsgebiets vor kleinen Eingriffen; wird auch zur *Nervenblockade* eingesetzt.

Ligatur Chirurgische Technik zum Abbinden von anatomischen Gängen oder Blutgefäßen mit einer Naht, um eine Blutung zu stillen. Die L. wird bei der Tubensterilisation angewendet, wo die Sterilisation erreicht wird, indem die Eileiter ligiert (abgebunden) werden (→ *Sterilisation der Frau*).

Limbisches System Ringförmiger Bereich im Mittelhirn, der sich aus einer Reihe miteinander verbundener Nervenzellenhaufen zusammensetzt. Das L. S. spielt eine Rolle bei der Beeinflussung des vegetativen Nervensystems, das Körperfunktionen, Gefühle und den Geruchssinn automatisch reguliert. Das System ist ausgedehnt und enthält verschiedene untergeordnete Strukturen wie den *Hippocampus*, den Gyrus cinguli und das Corpus amygdaloideum.

Linearbeschleuniger Gerät zur Beschleunigung von Elementarteilchen wie Elektronen annähernd auf Lichtgeschwindigkeit, sodass diese extrem hohe Energie besitzen. Ein L. wird zur Erzeugung hoch energetischer *Röntgenstrahlen* benutzt. Hoch energetische Elektronen oder Röntgenstrahlen werden bei der *Strahlentherapie* zur Behandlung bestimmter Krebsarten angewendet.

Linimentum Flüssiges Einreibemittel zur Linderung schmerzender Muskeln und steifer Gelenke. L. enthalten meist Rubefacienzien (Substanzen, die die Hautdurchblutung verstärken) oder Wirkstoffe wie *nichtsteroidale Antirheumatika*.

Linse Innerer optisch wirksamer Bestandteil des Auges, der für das Scharfstellen verantwortlich ist. Sie liegt hinter der *Regenbogenhaut* und ist mit feinen Fasern am Ziliarkörper aufgehängt. Die L. ist elastisch, transparent und auf der Vorderfläche etwas weniger konvex gekrümmt als auf ihrer Hinterfläche. Die Veränderung des Krümmungsgrads ändert den Fokus (Brennpunkt), sodass nahe und ferne Objekte scharf abgebildet werden können (→ *Akkomodation*). Die Trübung der Linse wird als *grauer Star* bezeichnet.

LINSE

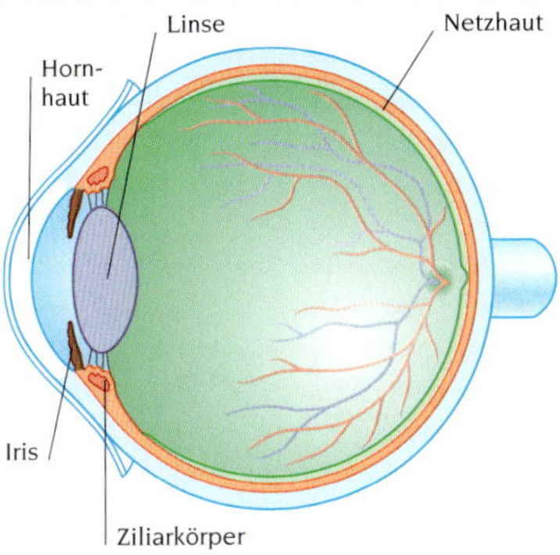

Linse, künstliche Kunststofflinse, die zum Ersatz einer getrübten *Linse* bei der *Staroperation* eingesetzt wird.

Liothyronin-Natrium *Schilddrüsenhormon* zur Ersatztherapie bei *Schilddrüsenunterfunktion*. L.-N. wirkt rascher als *Levothyroxin-Natrium* und wird vom Körper schneller abgebaut.

Lipide Allgemeiner Begriff für Fett und Öle. L. umfassen Triglyzeride (einfache Fette), Phospholipide (wichtige Bestandteile der Zellmembranen und Nervengewebe) und Sterole, wie Cholesterol (gebräuchlich: *Cholesterin*).

Lipidsenker Gruppe von Wirkstoffen zur Behandlung der *Hyperlipidämie*. Sie helfen, eine schwere *Arteriosklerose* und koronare *Herzkrankheit* zu verhindern oder ihr Fortschreiten zu verzögern. Die häufigsten Vertreter sind *Statine* und Fibrate.

Lipom Häufiger gutartiger Tumor aus Fettgewebe. L. wachsen langsam, entwickeln weiche Verdickungen irgendwo am Körper, meist an Oberschenkel, Rumpf oder Schulter. Sie sind schmerzlos und harmlos, werden aber aus kosmetischen Gründen entfernt.

Lipoprotein Partikel, die aus fetthaltigem Kern und äußerer Proteinschicht (Apolipoprotein) bestehen u. den Fetttransport im Blut übernehmen. Genetische Veränderung in der Struktur des Apoliproteins und Lipoproteins spielen eine wichtige Rolle für die Anfälligkeit des Betroffenen für *Herz-Kreislauf-Erkr.* und die *Alzheimer-Krankheit*.

Liposarkom Seltener Krebstumor des Fettgewebes, der meist im späteren Erwachsenenalter entsteht. L. zeigen derbe Geschwülste, i.d.R. am Bauch oder Oberschenkel. Sie werden operativ entfernt, neigen aber zum wiederholten Auftreten.

Liposuktion → *Fettabsaugung*

Lippen 2 fleischige Falten am Rand der Mundöffnung. Hauptstruktur der L. ist ein Muskelring, der an der Spracherzeugung beteiligt ist. Kleinere Muskeln in den Mundwinkeln sind für den Gesichtsausdruck verantwortlich. Erkr. der L. sind aufgesprungene L., *L.-entzündung*, *Aphthen* und *L.-karzinom*.

Lippen- u. Gaumenspalte Bei Geburt vorhandene Spalte in der Oberlippe u./od. im Gaumen. Bei der L. handelt es sich um einen senkrechten, meist nicht mittigen Spalt in der Oberlippe, die eine kleine Kerbe sein, jedoch auch bis zur Nase reichen kann. Auch das obere Zahnfleisch kann gespalten u. die Nase gekrümmt sein. Der Ausdruck Hasenscharte bezieht sich lediglich auf eine mittig gespaltene Oberlippe, die selten ist. Bei der G. handelt es sich um eine Öffnung, die vom hinteren Gaumen bis hinter die Zähne reichen u. bis zur Nasenhöhle offen sein kann. Eine G. ist oft mit teilweiser Taubheit od. Schwerhörigkeit verbunden, u. möglicherweise gibt es weitere angeborene Fehlbildungen (→ *Geburt, angeborene Fehlbildungen*).

Eine Operation zur Korrektur einer L. kann in den ersten Tagen nach der Geburt od. im Alter von ca. 3 Monaten durchgeführt werden. Mit ihr kann das Aussehen verbessert werden; nach der Operation sind Sprechstörungen selten. Eine G. wird i.d.R. etwa im 12. Lebensmonat operiert, doch sind evtl. weitere Operationen, kieferorthopädische Behandlung (→ *Kieferorthopädie*) u. *Logopädie* erforderlich.

Lippenentzündung Ursache für Trockenheit und Rissigkeit können schlecht sitzendes Gebiss, örtliche Infektion, *Allergie* auf Kosmetika, übermäßige Sonnenbäder oder Mangel an Riboflavin (Vitamin B_3) sein.

Lippenkarzinom Bösartiger Tumor, i.d.R. der Unterlippe. Das L. ist im Wesentlichen auf ältere Menschen beschränkt, die stark dem Sonnenlicht ausgesetzt waren oder über Jahre Zigaretten oder Pfeife geraucht haben. Der Erstbefund ist ein weißer Fleck, der sich auf der Lippe entwickelt, bald schuppig wird und eine gelbe Kruste zeigt. Der betroffene Bereich wächst und bildet u.U. ein Geschwür. In einigen Fällen breitet sich der Krebs auf die *Lymphknoten* an Kiefer und Hals aus. Das L. (i.d.R. ein → *Plattenepithelkarzinom*) wird anhand einer Biopsie festgestellt. Es erfolgt die operative Entfernung, *Strahlentherapie* oder eine Kombination aus beiden.

Liquor → *Gehirn- und Rückenmarksflüssigkeit*

Lisinopril *ACE-Hemmer*; meist zur *Bluthochdruck*-Behandlung eingesetzt.

Lispeln oder Sigmatismus; häufige *Sprachstörung*, die durch Vorstrecken der Zunge zwischen den Zähnen entsteht, sodass die s-Laute falsch gesprochen werden. Gelegentlich ist die Ursache eine Gaumenspalte (→ *Lippen- u. Gaumenspalte*). Bei den meisten Kindern liegt kein körperlicher Defekt vor, und das Lispeln verschwindet bis zum 4. Lebensjahr wieder.

Listeriose Bei Tieren häufige Infektion, die auf den Menschen übertragen werden kann, durch das vor allem im Boden verbreitete Bakterium *LISTERIA MONOCYTOGENES*. Mögliche Infektionsquellen sind Weichkäse, zubereiteter Kohlsalat, Salate und halbgares Fleisch.

Die meisten Erwachsenen haben nur Fieber und Muskelschmerzen. Es können aber noch Halsweh, *Bindehautentzündung*, Durchfall und Bauchschmerzen hinzukommen. *Lungenentzündung*, *Blutvergiftung* und *Hirnhautentzündung* treten in schweren Fällen auf. L. ist lebensbedrohlich, besonders bei älteren Menschen, bei geschwächter Abwehr und bei Neugeborenen. Bei Schwangeren löst die Infektion u.U. eine Fehlgeburt aus. Die Diagnose erfolgt durch *Bluttests* und Analyse anderer Körperflüssigkeiten wie Urin. Therapie: *Antibiotika*, beispielsweise Ampicillin.

Lithium Medikament zur Langzeitbehandlung von *Manie* und *manisch-depressiver Erkrankung* (bipolare affektive Störung); hohe L.-Spiegel im Blut verursachen Erbrechen, Durchfall, Verschwommensehen, *Tremor*, Schläfrigkeit, Ausschlag und, selten, Nierenschäden.

Lithotripsie → *Steinzertrümmerung*

Lithotripter Gerät für die extrakorporale Stoßwellen-Lithotripsie (ESWL) zur Steinzertrümmerung.

Livedo reticularis Kältemarmorierung; netzartige blaurote Sprenkelung der Haut i.d.R. an den Unterschenkeln, die durch Erweiterung von Hautgefäßen erzeugt wird. Häufiger bei einer *Gefäßentzündung* und bei gesteigerter Kälteempfindlichkeit. Die L. r. ist harmlos; wird bei Kälte schlimmer.

Lobektomie Operation zur Entfernung eines Lappens der *Leber, Lunge* oder *Schilddrüse*.

Lobotomie oder Leukotomie; Herausschneiden von Fasern, die den Frontallappen des Gehirns mit übrigen Hirnteilen verbinden. Diese Operation wurde früher zur Behandlung schwerer psychiatrischer Erkrankungen durchgeführt, heute nicht mehr.

Lobus → *Lappen*

Lochien → *Wochenfluss*

Lofepramin Trizyklisches *Antidepressivum* zur Langzeitbehandlung einer *Depression*.

Logopädie Sprachheilkunde; Therapieform für Menschen mit Sprechstörung. Der Logopäde prüft das Sprech- und das Hörvermögen und behandelt die Sprachmängel.

Loiasis Form der tropischen *Filariose*, die durch Befall mit dem Wurm *LOA LOA* hervorgerufen wird. Die Würmer wandern unter der Haut, erzeugen juckende, entzündliche Bezirke, die Calabar-Beulen, und sind manchmal bei der Bewegung unter der Augenbindehaut zu sehen. Die Therapie der L. besteht in einer Diethylcarbamazin-Kur.

Lokalanästhesie In einem begrenzten Körperbezirk herbeigeführte Empfindungslosigkeit zur Schmerzausschaltung bei Untersuchungen, diagnostischen od. therapeutischen Verfahren u. chirurgischen Eingriffen. Dabei wird die Arbeit der Schmerz signalisierenden Nervenfasern vorübergehend lokal blockiert.

Vor Spritzen oder Blutabnahmen werden *Anästhetika* wie Sprays, Cremes u. Salben lokal aufgetragen. Bei geringfügigen Eingriffen wie dem Nähen kleiner

Wunden wird eine L. gewöhnlich durch eine Spritze direkt in den betroffenen Bereich erzielt. Die Betäubung eines großen Bereichs od. wenn eine Injektion nicht die tieferen Gewebe erreichen würde, erfolgt über eine *Nervenblockade*. Nerven können auch dort blockiert werden, wo sie vom Rückenmark abzweigen, z. B. bei der *Epiduralanästhesie* (häufig bei Geburten) und der *Spinalanästhesie* (bei Operationen der unteren Gliedmaßen u. des Bauchs).

Ernste Nebenwirkungen von L. sind selten. Wiederholter Gebrauch lokal wirkender Mittel kann zu allergischem Ausschlag führen.

Loperamid *Antidiarrhoikum*; erzeugt gelegentl. einen Ausschlag. Andere seltene Nebenwirkungen sind Fieber, Bauchkrämpfe und Blähungen.

Loratadin *Antihistaminikum*.

Lorazepam *Benzodiazepin* zur Behandlung von *Schlaflosigkeit* und *Angst*.

Lordose Krümmung der Wirbelsäule nach innen; im Lendenbereich zu einem gewissen Grad normal, kann aber bei schlechter Haltung oder bei *Kyphose* stärker ausgeprägt bzw. höher am Rücken zu finden sein. Ausgesprochene L. ist i.d.R. dauerhaft vorhanden und kann zum *Bandscheibenvorfall* oder einer *Arthrose* der Wirbelsäule führen.

Losartan *Angiotensin-2-Blocker* zur Behandlung von *Bluthochdruck*. Nebenwirkungen sind i.d.R. leicht, u.a. Schwindel und Müdigkeit.

Lotion Flüssige Zubereitung zur äußerlichen Anwendung. Beispiele für L. mit Arzneimitteln sind zinkhaltige oder *Betamethason*-haltige Lotion, die bei *Hautentzündungen* eingesetzt werden.

Low-density-Lipoprotein (LDL) Gruppe von Proteinen, an denen gekoppelt die *Lipide* im *Plasma* zirkulieren. LDL sind für den Transport von *Cholesterin* im Blut verantwortlich. Übermäßig viel LDL (→ *Hyperlipidämien*) steht mit der *Arteriosklerose* in Zusammenhang (→ *High-density-Lipoprotein*).

Luftembolie Seltener Verschluss einer kleinen Arterie durch ein vom Blut transportiertes Luftbläschen. Meist ist die Luft durch Verletzung od. Operation über eine Vene in die Blutbahn gelangt. Ferner kann L. beim Tauchen od. bei Flugunfällen auftreten, wenn Lungengewebe reißt u. Luftbläschen in die Blutbahn abgibt.

Luftröhre Luftweg, der unmittelbar unter dem Kehlkopf beginnt und bis in Höhe des oberen *Brustbeins* verläuft, wo die Aufzweigung in die *Bronchien* erfolgt. Die L. besteht aus elastischem Fasergewebe und glatter Muskulatur und wird von etwa 20 Knorpelspangen offen gehalten. Sie ist innen mit schleimbildenden Becherzellen und Zilien tragenden Zellen ausgekleidet; die Zilien transportieren den Schleim nach oben, um Lunge und Atemwege freizuhalten.

Lumbago → *Hexenschuss*

lumbal Den Teil des Rücken zwischen untersten Rippen und Beckenkamm betreffend. So besteht die Lumbalwirbelsäule aus 5 Lendenwirbeln.

Lumbalpunktion Einführung einer Hohlnadel in den unteren Teil des Rückenmarkkanals zur Entnahme von *Gehirn- und Rückenmarksflüssigkeit* (Liquor cerebrospinalis) od. zur Injektion von Medikamenten. L. dient i.d.R. der Entnahme einer Liquorprobe zur Diagnose von Erkr. des Gehirns und Rückenmarks (wie *Hirnhautentzündung* u. *Subarachnoidalblutung*). Die L. dauert ca. 15 Min. und wird mit *Lokalanästhesie* durchgeführt. (Abb. S. 340)

Lumen Raum innerhalb eines schlauchförmigen Organs, z. B. des Darms.

LUFTRÖHRE

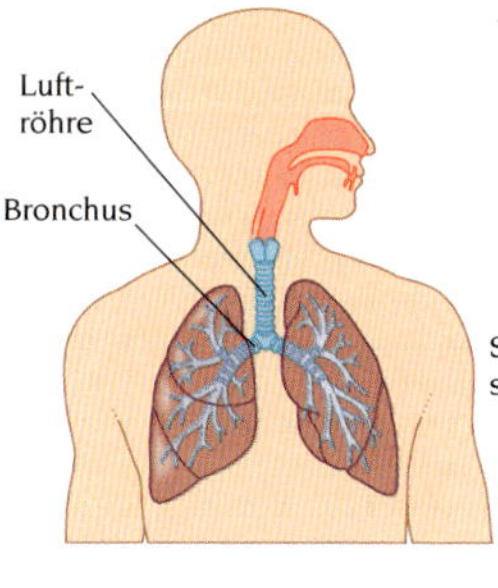

LAGE

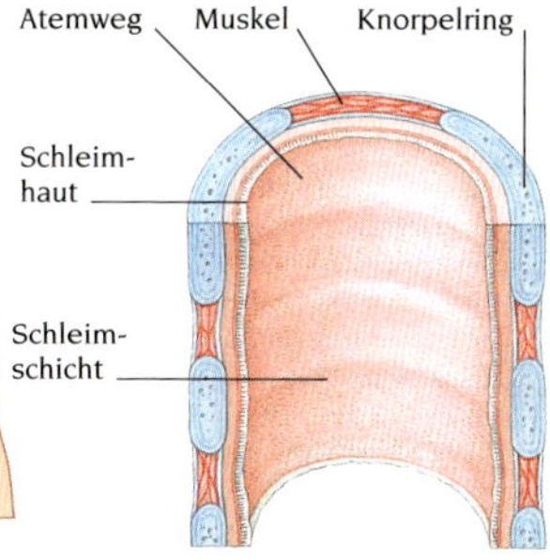

AUFBAU DER LUFTRÖHRE

LUMBALPUNKTION

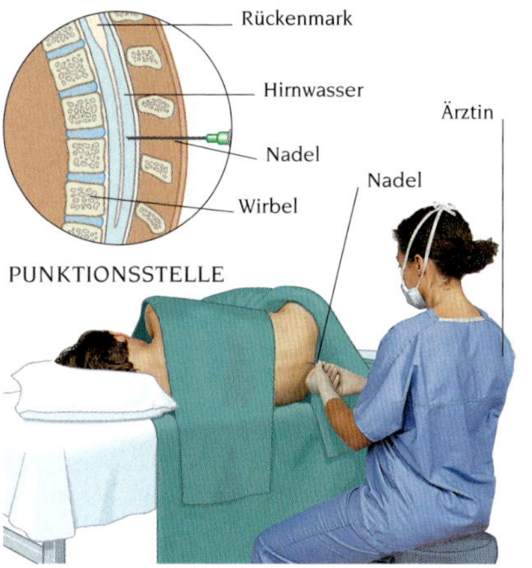

Lumpektomie Brusterhaltende OP, bei der Krebsgewebe aus der Brust entfernt wird (→ *Brustdrüsenentfernung*; *Quadrantenresektion*).

Lunge Hauptorgan der *Atemwege*, bestehend aus re. und li. Lungenflügel; liefert dem Körper den für den *aeroben* Stoffwechsel benötigten Sauerstoff und entfernt das Abfallprodukt Kohlendioxid. Luft gelangt in die L. über die *Luftröhre*; sie teilt sich in 2 Hauptbronchien auf, ein Bronchus für jede L. Diese teilen sich in kleinere Bronchien und dann in *Bronchiolen*, die die Luft in traubenähnliche Luftbläschen, die *Lungenbläschen*, weiterleiten. Sauerstoff und Kohlendioxid diffundieren durch die dünnen Lungenbläschenwände ins Blut bzw. zurück in die Lungenbläschen. Jede L. ist von einer Doppelmembran, dem *Brustfell*, umgeben. Die 2 Brustfellschichten setzen eine Schmierflüssigkeit frei, die die ungestörte Atembewegung der L., die aus Ausdehnen und Zusammenziehen besteht, erlauben (→ *Atmung*).

Lunge, bildgebende Verfahren Methoden, um Abbildungen der Lunge zu erstellen zur Diagnose von Erkr. Die meisten *Lungenerkr.* werden durch Röntgen entdeckt (→ *Brustkorb, Röntgenaufnahme*). *Computer-* und *Kernspintomographie* spielen eine große Rolle bei der Auffindung von *Lungentumoren*. Der *Ultraschall* wird gelegentl. zur Diagnose eines *Pleuraergusses* eingesetzt, die Lungenszintigraphie zum Nachweis einer *Lungenembolie*.

Lungenbläschen Med. Alveolen; die vielen winzigen, dünnwandigen, ballonartigen Ausstülpungen am Ende einer *Bronchiole*; in ihnen werden bei der *Zellatmung* Gase ausgetauscht.

Lungenbläschenentzündung Med. Alveolitis; Die Wände der *Lungenbläschen* sind entzündet u. verdickt, was Elastizität u. Funktionsfähigkeit der Lungen verringert. Meist eine allergische Reaktion auf eingeatmeten Staub tierischen od. pflanzlichen Ursprungs, so bei Farmerlunge, *Bagassosis* u. Vogelzüchterlunge (durch Vogelkotpartikel).

Fibrosierende L. ist eine *Autoimmunkrankheit*, die zuweilen mit anderen Autoimmunkrankheiten wie *rheumatoider Arthritis* od. systemischem *Lupus*

LUNGE

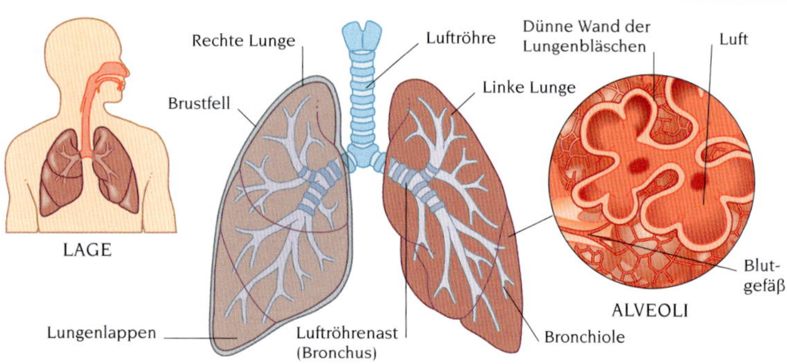

erythematodes auftritt. Eine Strahlen-L. kann als seltene Komplikation bei der *Strahlentherapie* von Lungen- od. Brustkrebs vorkommen.

L. verursacht gewöhnlich trockenen Husten u. Atembeschwerden bei körperlicher Anstrengung. Diagnose mittels Brustkorbröntgen (→ *Brustkorb, Röntgenaufnahme*), *Bluttests*, *Lungenfunktionstest* od. Lungen-*Biopsie*.

Bei den meisten L.-Formen kann eine kurze *Kortikosteroid*-Behandlung die Symptome lindern, bei fibrosierender L. müssen sie evtl. auf unbestimmte Zeit eingenommen werden. Bei der fibrosierenden L. schreitet die Schädigung trotz Behandlung fort u. führt zu zunehmenden Atembeschwerden u. zuweilen zu Lungeninsuffizienz (→ *Insuffizienz, respiratorische*).

Lungenembolie Verlegung der Lungenarterie oder einer ihrer Äste in der Lunge durch ein Blutgerinnsel, gewöhnlich nach tiefer *Venenthrombose*. Die L. tritt mit höherer Wahrscheinlichkeit nach einer OP, in der Schwangerschaft und in Zeiten der Ruhigstellung auf. Ein massives Gerinnsel kann zum plötzlichen Tod führen. Kleinere bewirken schwere Atemnot, raschen Puls, Schwindel, Brustschmerz, der beim Atmen schlimmer wird, und Abhusten von Blut. Winzige L. bewirken u.U. keine Symptome, aber sie können, wenn sie wiederholt auftreten, zur *pulmonalen Hypertension* führen.

Die Diagnose erfolgt anhand des Thoraxröntgenbilds, der *Radionuklid-Szintigraphie* und der pulmonalen *Angiographie*. Ein *EKG* und eine *Phlebographie* werden ebenso durchgeführt. Die Behandlung hängt von der Größe des Gerinnsels und der Schwere der L. ab.

Lungenentfernung Chirurgischer Eingriff zur Entfernung eines Lungenflügels.

Lungenentzündung (Pneumonie) 2 Haupttypen der Infektion, die Lobärp. und die Bronchop. Die Lobärp. befällt zunächst 1 Lungenlappen. Bei der Bronchopneumonie beginnt die Infektion gewöhnlich in den Bronchien und *Bronchiolen* (Luftwege).

Die L. kann durch jeden Erreger verursacht werden, doch beruhen die meisten Fälle auf Viren, z.B. Adenoviren, oder Bakterien, z.B. *STREPTOCOCCUS PNEUMONIAE*, *HAEMOPHILUS INFLUENZAE* und *MYCOPLASMA PNEUMONIAE*. Symptome sind i.d.R. Fieber, Schüttelfrost, Atemnot und Husten, mit gelb-grünlichem Schleim. Mögliche Komplikationen sind Brustfellerguss, *Brustfellentzündung* und Lungenabszess.

Die Diagnose erfolgt durch körperliche Untersuchung, *Thoraxröntgen* und zur Erregerbestimmung Sputum- und Blutkulturen. Die Therapie richtet sich nach der Ursache und kann in *Antibiotika* bzw. *Antimykotika* bestehen. *Acetylsalicylsäure* oder *Paracetamol* werden zur Fiebersenkung verabreicht und in schweren Fällen sind Sauerstoff und *künstliche Beatmung* erforderlich. Erholung meist innerhalb von 2 Wochen.

Lungenerkrankungen Atemwegsinfektionen; z.B. *Lungenentzündung*, *Luftröhrenentzündung* und Pseudo*krupp*. *Bronchitis* und *Bronchiolitis*, entzündliche Erkr. der Atemwege in der Lunge, können Komplikationen von *Erkältung* oder *Grippe* sein. *Erweiterte Bronchien* kommen infolge einer schweren bakteriellen *Lungenentzündung* oder *zystischen Fibrose* vor. Die Lungen sind auch von *Allergien* betroffen, als wichtigste von *Asthma*, aber auch durch allergische *Lungenbläschenentzündung*, die i.d.R. eine Reaktion auf Pflanzen- oder Tierstäube ist. Reizung der Atemwege z.B. durch Rauchen führt zu einer Erkr., die durch Lungengewebsschädigung und Einengung der Atemwege gekennzeichnet ist (→ *Chronisch-obstruktive Lungenerkr.*). Die Lunge entwickelt bösartige Tumoren.

LUNGENBLÄSCHEN

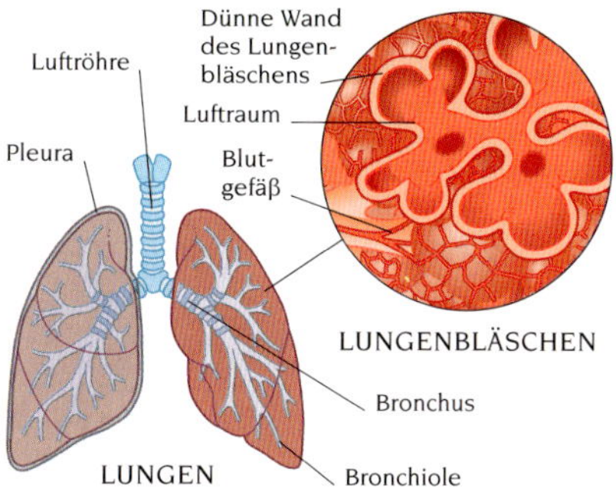

L

Der *Lungenkrebs* ist eine der häufigsten Krebsarten. Gutartige Lungentumoren sind eher selten.

Eine Lungenverletzung, i.d.R. durch *Perforation* der Brustwand, kann zum Lungenkollaps führen (→ *Pneumothorax, Hämatothorax*). Eine Schädigung des Lungeninneren durch Inhalation von Giftsubstanzen (→ *Asbestbedingte Erkranknungen*). Die Blutversorgung der Lunge ist bei *Lungenembolie* vermindert.

L. werden diagnostiziert, durch z. B. *Brustkorb-Röntgenaufnahme*, Bronchoskopie (→ *Atemwege, Spiegelung*) und *Lungenfunktionstests*.

Lungenfibrose, ideopathische Entzündung und Verdickung der Wände der *Lungenbläschen*, die zu einer Vernarbung des Lungengewebes führen. Die i. L. tritt am häufigsten bei Männern jenseits des 60. Lebensjahrs auf.

In einigen Fällen entsteht eine i. L. aufgrund einer *Autoimmunkrankheit* und tritt mit Erkrankungen wie der *rheumatoiden Arthritis,* oder dem systemischen *Lupus erythematodes* auf. Weitere mögliche Ursachen sind *Strahlentherapie* von Brustorganen und *Chemotherapie*. Die Ursache ist unklar, daher bezeichnet man die L. als ideopathisch.

Sie äußert sich in Kurzatmigkeit, einem hartnäckigen trockenen Husten und Gelenkschmerzen.

Zur Behandlung werden *Kortikosteroide* in Kombination mit anderen *Immunsuppressiva* gegeben.

Lungenfibrose, interstitielle Vernarbung des Lungengewebes hauptsächlich unter Beteiligung der *Lungenbläschen* (Alveolen). Es gibt eine Reihe von Ursachen, u.a. beruflicher Kontakt mit Stäuben und fibrosierende *Lungenbläschenentzündung*, die eine *Autoimmunkranheit* darstellt.

Lungenfunktionstests Gruppe von Verfahren, die zur Bewertung der Lungenfunktion angewandt werden, um das Vorliegen einiger Lungenerkr. zu bestätigen und um sicherzustellen, dass eine geplante Lungenoperation den Pat. nicht zu stark gefährden wird. L. umfassen *Spirometrie*, Messung des Lungenvolumens, des Grads des *Bronchospasmus* mit einem *Peak-flow-Messgerät* sowie die *Blutgasanalyse*.

Lungenkollaps → *Atelektase, Pneumothorax*

Lungenkrebs Genauer Bronchial*karzinom*; häufigste Krebserkr. beim Mann in Deutschland. Rauchen ist Hauptursache, als Risikofaktoren kommen Passivrauchen und Umweltverschmutzung (z. B. mit radioaktiven Stoffen oder Asbest) infrage.

Erstes und häufigstes Symptom ist Husten, andere sind Blut im *Sputum*, Kurzatmigkeit und Brustschmerz. Der L. kann auf andere Organe übergreifen, bes. Leber, Gehirn und Knochen. Meist wird der L. beim Röntgen gesehen (→ *Brustkorb, Röntgenaufnahme*). Zur Bestätigung wird Gewebe auf vorliegende Krebszellen (→ *Zytologie*) mikroskopisch untersucht. Wird der L. im frühen Stadium diagnostiziert, erfolgt eine *Lungenentfernung* oder *Lobektomie* (Entfernung eines Lungenlappens). *Zytostatika* und *Strahlentherapie* kommen zum Einsatz.

Lungenödem Ansammlung von Flüssigkeit in der Lunge, gewöhnlich aufgrund einer Linksherzinsuffizienz. Sie kann auch bei einer Infektion, bei Inhalation von Reizgasen oder bei irgendeiner Ursache eines generalisierten *Flüssigkeitsstaus* auftreten. Das Hauptsymptom ist die Atemnot, welche sich beim flachen Liegen verstärkt und dann den Schlaf stört. Husten, der schaumiges, manchmal rötliches *Sputum* produziert, kann auftreten. Das Atemgeräusch ist blasig-keuchend.

Die Diagnose wird anhand der körperlichen Untersuchung und eines *Brustkorbröntgenbilds* gestellt. Die Therapie umfasst *Morphin*, *Diuretika*, *Aminophyllin* und Sauerstoff; u.U. ist eine *künstliche Beatmung* erforderlich.

Lungentransplantation Operation zum Ersatz einer erkrankten Lunge gegen ein gesundes Spenderorgan. Meist L. beider Lungen, selten auch einseitig. Grund meist Lungenerkrankung im Endstadium wie z. B. *zystische Fibrose*, *Emphysem*. Selten bei Kindern mit angeborenen Lungenerkrankungen. Mittel zur Unterdrückung einer *Abstoßungsreaktion* müssen lebenslang eingenommen werden.

Lungentumoren Geschwulstbildungen der Lunge; die L. sind entweder bösartig (→ *Lungenkrebs*) oder gutartig.

Bösartige L. sind i.d.R. mit Rauchen in Zusammenhang zu bringen. Gutartige L. treten weniger häufig auf: Die häufigste Form dieser L. ist das Bronchialadenom, das in der Bronchusschleimhaut entsteht. *Gutartige Drüsentumore* verursachen oft eine Bronchienverengung; die Pat. haben u.U. Blut im *Sputum*. Die Therapie besteht in der operativen Entfernung des L. Andere seltene gutartige Tumoren sind Fibrome (die aus Fasergewebe bestehen) und *Lipome* (aus Fettgewebe). Hier ist eine Behandlung nur notwendig, wenn die L. Probleme verursachen.

Lupus erythematodes *Autoimmunkrankheit*, die zur Entzündung des Bindegewebes führt. Der häufigste Typ, der diskoide L. e. (DLE), betrifft nur exponierte Hautstellen. Die schwere Form, der systemische L. e. (SLE) befällt viele Organsysteme, auch die Haut.

Bei beiden Varianten des L. e. gehen die Symptome zeitweise zurück und kommen in wechselnder Stärke wieder. Beim DLE beginnt der Ausschlag als 1 oder mehr rote, runde, verdickte Hautbezirke, die später vernarben. Diese Stellen treten im Gesicht, hinter den Ohren und am behaarten Kopf auf. Die Behandlung besteht i.d.R. in lokal angewendeten *Kortikosteroiden*. SLE verursacht eine Reihe von Symptomen. Ein charakteristischer roter, fleckiger, schmetterlingsförmiger Ausschlag erscheint auf den Wangen und am Nasenrücken, andere Symptome sind Erschöpfung, Fieber, Appetitverlust, Übelkeit, Gelenkschmerz und Gewichtsverlust. Es kommt auch zur *Anämie*, zu neurologischen oder psychiatrischen Störungen, *Niereninsuffzienz*, *Brustfellentzündung*, *Arthritis* und *Herzbeutelentzündung*. Die Diagnose erfolgt durch *Bluttests* und gelegentl. *Hautbiopsie*.

Die Pat. mit leichteren SLE-Formen zeigen viele Jahre lang normale Gesundheit, die Behandlung mit *Kortikosteroiden* und *Immunsuppressiva* kann die Lebenserwartung verlängern. Für einzelne Symptome stehen andere Therapiemöglichkeiten zur Verfügung. Aber SLE ist immer noch eine potenziell tödliche Erkr.

Lupus erythematodes, diskoider Form der chronischen *Autoimmunkrankheit* → *Lupus erythematodes*.

Lupus vulgaris Seltene Form der *Tuberkulose* der Haut (Tuberculosis cutis), bes. an Kopf und Hals. Schmerzlose, nicht entzündliche rot-braune Knötchen bilden Geschwüre; diese heilen ab und hinterlassen tiefe Narben.

Lust- u. Antriebslosigkeit Anhedonie; Einbuße jeder Lust an Betätigungen, die sonst Vergnügen bereitet haben. L.- u. A. ist oft ein Symptom von *Depression*.

Luteinisierendes Hormon Abk. LH; ein von der *Hirnanhangsdrüse* gebildetes *Gonadotropin*.

Luteinisierendes Hormon-Releasing-Hormon Abk. LH-RH; ein natürlich vorkommendes Hormon, das vom *Hypothalamus* im Gehirn freigesetzt wird. LH-RH wird auch synthetisch als Medikament verwendet. Natürliches LH-RH stimuliert die Freisetzung von *Gonadotropinen* der *Hirnanhangsdrüse*. Gonadotropine regeln die Bildung von *Östrogenen* und *Androgenen*. Synthetisches LH-RH (→ *Gonadorelin*) wird zur Behandlung der verspäteten Pubertät und der Unfruchtbarkeit der Frau eingesetzt. LH-RH kann Kopfschmerz, Übelkeit, Hitzewallungen, Trockenheit der Scheide und unregelmäßige Menstruationen verursachen.

Luxation → *Verrenkung*

Lyell-Syndrom Schwerer blasenbildender Ausschlag, bei dem die oberflächlichen Hautschichten abblättern u. große Areale roher Haut am ganzen Körper freilegen; verbunden mit erhöhtem Infektionsrisiko u. Verlust von Körperflüssigkeit u. Salzen.

Tritt meist als Reaktion auf ein Medikament auf, besonders bei *Barbituraten, Sulfonamiden* od. *Penizillinen*. Bei Absetzen des Medikaments gehen die Beschwerden zurück. Die Erkr. ist potenziell lebensbedrohlich.

Lyme-Borreliose Erkr. durch das Bakterium *BORRELIA BURGDORFERI*, übertragen durch Biss einer Zecke, die i.d.R. im hohen Gras lebt. An der Bissstelle erscheint ein roter Punkt, der sich langsam auf ca. 5 mm Durchmesser ausbreitet. Symptome sind Fieber, Kopfschmerz und Muskelschmerz, danach kommt es zur Gelenkentzündung, im typischen Fall von Knie- und anderen großen Gelenken.

L

Die Symptome variieren in der Stärke und treten in Schüben von 1 Woche Dauer auf. Unbehandelt kommt es zu Komplikationen, wie *Hirnhautentzündung*, *Gesichtslähmung* und *Herzrhythmusstörungen*. Die schwerste Komplikation ist die *Arthritis*. Die L.-B. kann unter *Antibiotika*-Therapie verschwinden, die am wirksamsten ist, wenn sie baldmöglichst nach Infektion begonnen wird.

Lymphadenitis Entzündung der *Lymphknoten*, eine häufige Ursache der *Lymphadenopathie* ist.

Lymphadenitis mesenterialis Akute Baucherkr., bes. bei Kindern, bei der sich die *Lymphknoten* im *Mesenterium* entzünden. Bauchschmerzen als Hauptsymptom täuschen oft eine *Appendizitis* vor. Auch leichtes Fieber kann auftreten. Die Krankheit geht meist schnell zurück und braucht nur mit *Schmerzmitteln* behandelt zu werden.

Lymphadenopathie Med. Ausdruck für geschwollene *Lymphknoten*.

Lymphangiom Seltener, gutartiger Tumor der Haut oder der Zunge, der aus einer Ansammlung krankhafter Lymphgefäße besteht.

Lymphangitis Entzündung der Lymphgefäße (→ *System, lymphatisches*) durch Bakterienstreuung (häufig Streptokokken) aus einer infizierten Wunde. Die L. erzeugt schmerzhafte rote Hautstreifen oberhalb der Lymphbahnen. Diese erstrecken sich vom Infektionsort zu den nahe gelegenen *Lymphknoten*. Die befallenen Knoten schwellen an und schmerzen, es kommt i.d.R. zu Fieber und allgemeinem Krankheitsgefühl. Die L. muss umgehend mit *Antibiotika* behandelt werden.

Lymphdrüse Veraltete Bezeichnung für *Lymphknoten*.

Lymphe Wässrige oder milchige Körperflüssigkeit mit *Lymphozyten*, Proteinen und Fetten. L. sammelt sich außerhalb der Blutgefäße im Zwischenzellspalt im Gewebe an und wird in Gefäßen des lymphatischen Systems gesammelt. Dieses System filtert die Flüssigkeit und gibt sie in den Blutstrom zurück. L. spielt eine große Rolle im Immunsystem sowie bei der Resorption von Fett im Darm.

Lymphknoten Kleines Organ im Verlauf eines Lymphgefäßes (→ *System, lymphatisches*) von variabler Größe, mikroskopisch klein bis ca. 2,5 cm Durchmesser.

Ein L. besteht aus einer dünnen äußeren Faserkapsel und Lymphgewebe im Inneren. In die Kapsel ziehen mehrere kleine Lymphgefäße (die die Lymphe in den Knoten transportieren). Jeder L. enthält Sinus (Spalten), in denen die Lymphe gefiltert wird. Der Fluss der Lymphe wird langsamer, während sie durch die engen Sinus-Kanäle fließt; die Verzögerung erlaubt es Makrophagen (weiße Blutzellen, die Fremdkörper oder totes Material umfließen und zerstören), die Erreger aus der Lymphe abzufangen. Keimzentren in den L. setzen weiße Blutzellen, die *Lymphozyten*, frei, die auch an der Infektionsbekämpfung beteiligt sind. Ein einziges großes Gefäß transportiert die Lymphe vom Knoten weg.

Lymphknotenentzündung Die zervikale L. (Schwellung und Schmerzen der *Lymphknoten* am Hals) tritt bei bestimmten bakteriellen Infektionen auf, besonders bei *Mandelentzündung* u. *Pfeifferschem Drüsenfieber*. Bei der mesenterialen L. (→ *Lymphadenitis mesenterialis*) sind die *Lymphknoten* des Dünndarms betroffen, meist durch eine Virusinfektion. Die L. wird u.a. mit *Schmerzmitteln*

LYMPHKNOTEN

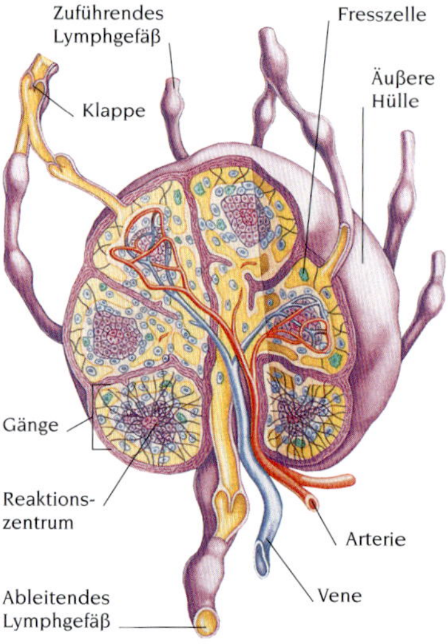

und bei bakterieller Infektion mit *Antibiotika* behandelt.

Lymphknotenvergrößerung Schwellung aufgrund einer Entzündung oder einer raschen Vermehrung der weißen Blutkörperchen darin. L. kommen, besonders bei Kindern, häufig vor, oft sind sie durch leichte Infektionen oder allergische Reaktionen hervorgerufen (→ *Allergie*). Zu den selteneren Ursachen gehören *Lymphogranulomatose* und andere *Lymphome*.

Lymphödem Krankhafte Ansammlung von Lymphe in den Geweben, die davon herrührt, dass der normale Lymphabfluss unterbrochen ist (→ *System, lymphatisches*). Es gibt verschiedene Ursachen. Bei der Tropenkrankheit *Filariose* sind Lymphgefäße durch die parasitären Würmer verstopft. Krebs führt zum L., wenn die Gefäße durch Krebszellablagerungen blockiert sind. Die operative Lymphknotenentfernung in Achselhöhle oder Leiste oder die Strahlentherapie eines Gebiets mit *Lymphknoten* kann auch zum L. führen. Selten beruht die Erkr. auf einer angeborenen Anomalie der Lymphgefäße (das hereditäre Lymphödem). Daneben tritt die Erkr. ohne klare Ursache auf.

Das L. entwickelt sich am Arm nach radikaler *Brustdrüsenentfernung*. Ansonsten kommt es bei manchen Pat. i.d.R. zur außergewöhnlichen, zur Behinderung führenden Unterschenkelschwellung. Es gibt keine Heilung der Erkr. Die Behandlung besteht in *Diuretika*, Massage, Anlegen elastischer Bandagen oder Kompressionsstrümpfe und speziellen Übungen. Diese Maßnahmen bringen eine gewisse Verbesserung.

Lymphogranuloma venereum *Sexuell übertragbare Krankheit,* durch *Chlamydien-Infektion*. Am häufigsten kommt das L. v. in den Tropen vor. Das erste Anzeichen der Erkr. ist eine kleine Blase an den Geschlechtsorganen, die in wenigen Tagen heilt. Es können auch Fieber, Kopfschmerz, Muskel- und Gelenkschmerz und Hautausschlag vorkommen. Die *Lymphknoten*, bes. in der Leiste, sind schmerzhaft vergrößert und entzündet. *Abszesse* bilden sich und es entwickeln sich hartnäckige Geschwüre der Haut oberhalb der betroffenen Lymphknoten. Die Therapie besteht in *Antibiotika*.

Lymphogranulomatose Auch Hodgkin-Krankheit; seltene Krebserkr., bei der es zu einer Zellproliferation im Lymphgewebe (hauptsächlich in *Lymphknoten* und *Milz*) kommt. Männer sind öfter als Frauen betroffen. Die Ursache ist unbekannt.

Das häufigste Anzeichen ist die schmerzlose Vergrößerung von Lymphknoten, i.d.R. im Nacken oder in den Achselhöhlen. Es kann zu allgemeinem Krankheitsgefühl kommen mit Fieber, Gewichtsverlust und nächtlichem Schwitzen. Auch allgemeiner Juckreiz kommt vor. Während die Erkr. fortschreitet, wird das Immunsystem immer mehr geschwächt und lebensbedrohliche Komplikationen können sich aus normalerweise banalen Infektionen entwickeln.

Die Diagnose der L. hängt von der Identifizierung charakteristischer Zellen in einer Biopsie des betroffenen Gewebes ab. Das Ausmaß der L. (sein Stadium) lässt sich durch *Bauchröntgen*, *Computer-* oder *Kernspintomographie* des Bauchraums, *Knochenmarkentnahme* und *Leberbiopsie* abschätzen. Wenn die Erkr. auf einen kleinen Bereich beschränkt ist, kann die Strahlentherapie erfolgreich sein. Hat sie in viele Organe gestreut, so muss eine langfristige Behandlung mit *Zytostatika* erfolgen (→ *Lymphom, malignes*).

Lymphographie Diagnosetechnik, bei der Kontrastmittel in Lymphgefäße gespritzt wird (→ *System, lymphatisches*), sodass die Gefäße und *Lymphknoten* sowie jede Anomalie im Röntgenbild sichtbar werden. Die L. ist weitgehend durch *Computer-* und *Kernspintomographie* verdrängt.

Lymphom Jede gutartige oder bösartige Lymphknotenvergrößerung; bei bösartigem L. vermehren sich Zellen des Lymphgewebes (hauptsächlich in *Lymphknoten* und *Milz*) unkontrolliert. Diese Form des L. wird in 2 Kategorien eingeteilt: Wenn charakteristische krankhafte Zellen (Sternberg-Reed-Riesenzellen) vorliegen, wird die Veränderung *Lymphogranulomatose* (Hodgkin-Krankheit) genannt; alle anderen Formen sind *maligne L.* (Non-Hodgkin-Lymphome)

(→ *Burkitt-Tumor*; *Lymphogranulomatose*; *L., malignes*).

Lymphom, malignes Im engeren Sinne die Non-Hodgkin-Lymphome im Gegensatz zum Morbus Hodgkin (→ *Lymphogranulomatose*); Krebserkr. des Lymphgewebes (hauptsächlich in *Lymphknoten* und *Milz*), in den meisten Fällen ohne bekannte Ursache. Gelegentl. erscheint das m. L. bei einer Suppression des Immunsystems (→ *Immunsuppressiva*), bes. nach Organtransplantation. Eine Form des m. L., der *Burkitt-Tumor*, wird vermutlich durch das *Epstein-Barr-Virus* hervorgerufen.

Es kommt i.d.R. zu einer schmerzlosen Schwellung der Hals- und Leistenlymphknoten. Leber und Milz sind vergrößert und Lymphgewebe im Bauchraum kann betroffen sein. Viele andere Organe sind beteiligt und bewirken diverse Symptome von Kopfschmerz bis zu Hautgeschwüren. Wenn das m. L. nicht kontrolliert wird, schwächt es zunehmend (gekennzeichnet durch Fieber) das Immunsystem, führt zum Tod durch Infektion oder unkontrollierte Krebsstreuung. Die Diagnose erfolgt anhand der Biopsie, i.d.R. aus einem Lymphknoten. *Computertomographie*, *Kernspintomographie*, *Knochenmarkentnahme* und *Lymphographie* des Bauchraums sind zur Bestimmung der Krankheitsausdehnung erforderlich (auch → *Brustkorb, Röntgenaufnahme*).

Wenn das m. L. auf eine einzelne Gruppe von Lymphknoten begrenzt ist, besteht die Behandlung in *Strahlentherapie*. Häufiger ist die Erkr. weiter ausgedehnt; in solchen Fällen werden *Zytostatika* gegeben. Bei manchen Pat. wird eine Knochenmarktransplantation in Kombination mit Medikamenten bzw. Strahlentherapie durchgeführt.

Lymphosarkom Früherer Name für die heute als *Lymphogranulomatose* bezeichnete Lymphknotenerkr.

Lymphozyt Weiße Blutzelle mit entscheidender Bedeutung für das *Immunsystem*; 2 Typen von L. werden unterschieden: B- und T-L. B-L. bilden *Immunglobuline* oder *Antikörper*, die sich an *Antigene* (Proteine) auf den Bakterienzellwänden heften. Dadurch wird ein Prozess in Gang gesetzt, der zur Zerstörung der Bakterien führt. Die T-L. werden in 3 Gruppen unterteilt: Killer-Zellen (zytotoxisch), Helfer-Zellen und Suppressor-Zellen. Die Killer-Zellen heften sich an kranke Zellen (z. B. Tumorzellen, virenbefallene Zellen und Zellen in transplantiertem Gewebe) und setzen Lymphokine frei, die bei der Zerstörung der kranken Zellen helfen. Helfer-Zellen verstärken die Aktivität von Killer-Zellen und B.-L. und sind für weitere Teile der Immunreaktion verantwortlich. Suppressor-Zellen wirken durch „Abschalten" der Immunreaktion. Einige L. nehmen nicht direkt an der Abwehr teil, sondern dienen als Gedächtnis für Antigene, mit denen sie einmal in Kontakt kamen.

Lyse Med. Begriff für Abbau oder Zerstörung, i.d.R. Zerstörung von Zellen durch Auflösung der Zellmembran. Ein bekanntes Beispiel ist die *Hämolyse*, der Abbau der roten Blutkörperchen. L. kann chemisch, z. B. durch ein *Enzym* oder physikalisch durch Hitze oder Kälte ausgelöst sein. Der Begriff L. wird auch für das plötzliche Abklingen von Fieber benutzt, ferner für die Blutgerinnsel auflösende Therapie bei Herzinfarkt, Schlaganfall oder Lungenembolie.

Lysozym *Enzym*, das in Tränenflüssigkeit, Speichel, Schweiß, Nasensekreten, Muttermilch und vielen Geweben vorkommt. Es zerstört Bakterien durch Aufspaltung ihrer Zellmembranen.

M

Madenwurmkrankheit Andere Bezeichnung für Fadenwurmbefall oder *Strongyloidiasis.*

Magen Hohles, sackartiges Organ des *Verdauungssystem,* im linken Oberbauch unter dem Zwerchfell gelegen. Die Nahrung gelangt durch die Speiseröhre in den M. und verlässt ihn am Ausgang zum Zwölffingerdarm.

Anblick und Geruch der Nahrung und ihr Eintritt in den M. regen die M.saftsekretion in der M.-Schleimhaut an.

Magen-Darm-Infekt Typisch sind plötzlicher Beginn und eine Dauer von meist 2 bis 3 Tagen. Ruhr, *Typhus, Cholera, Lebensmittelvergiftung* und der *Reisedurchfall* sind Formen des M.-D.-I. Er wird durch verschiedene *Bakterien,* bakterielle *Toxine, Viren* und andere Organismen in Lebensmitteln und im Wasser verursacht. Meist kommt es zu Appetitverlust, Übelkeit, Erbrechen, Krämpfen und Durchfall. Auftreten und Schwere der Symptome sind vom Erreger abhängig. Sie können leicht sein oder zu schwerer *Austrocknung* und zu *Schock* und *Kreislaufkollaps* führen. In leichten Fällen genügt Ruhe und eine *Flüssigkeitsersatztherapie,* in schweren Fällen kann eine stationäre Infusionsbehandlung erforderlich werden. Bei manchen M.-D.-I. werden *Antibiotika* gegeben, andere erfordern keine spezielle Behandlung.

MAGEN

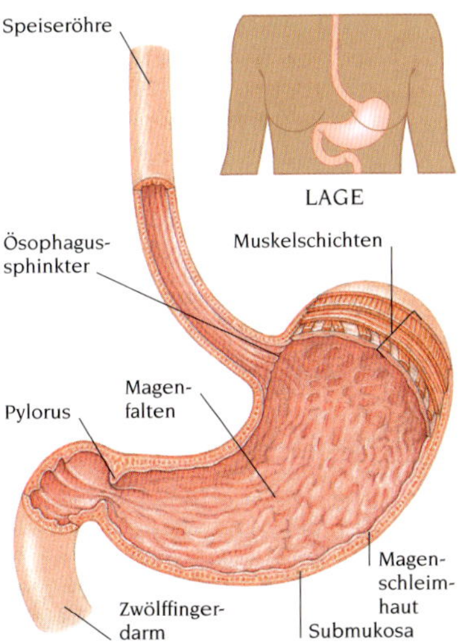

Magen-Darm-Trakt Auch Gastrointestinaltrakt; Teil des *Verdauungssystems,* bestehend aus *Mund, Speiseröhre, Magen* und *Darm.*

Magenbändchen (gastric banding) Eine *Operation* zur *Gewichtsreduktion,* bei der ein einstellbares Bändchen um einen Teil des Magens gelegt wird. Mit diesem Bändchen wird der *Magen* verkleinert, sodass bereits bei geringerer Nahrungsaufnahme ein Sättigungsgefühl entsteht.

Magenbypass (gastric bypass) Eine *Operation* zur *Gewichtsreduktion,* bei der ein kleiner Beutel an der Oberseite des *Magens* geformt wird, der vom restlichen *Magen* getrennt wird. Der Beutel wird dann mit einem weiter unten liegenden Teil des *Dünndarms* verbunden, sodass Nahrung am Hauptteil des *Magens* und am oberen *Dünndarm* vorbeigeleitet wird. Da die Kapazität des *Magens* reduziert ist, wird weniger Nahrung bis zum Erreichen eines Sättigungsgefühls benötigt; durch die Ausschaltung eines Teils des *Darms* wird außerdem ein Teil der Nahrung nicht vollständig verdaut.

Magendarstellung → *Barium-Röntgenuntersuchung*

Magenentfernung Entweder ganz (totale M.) oder teilweise (partielle M.). Die totale M. wird bei einigen Formen von *Magenkarzinom* durchgeführt. Die partielle M. war früher die Behandlung von *peptischen Ulzera,* heute werden i.d.R. Medikamente gegeben.

Mögliche postoperative Komplikationen sind Völlegefühl und Unwohlsein nach dem Essen, Rücklauf von *Gallenflüssigkeit,* was zu *Magenschleimhautentzündungen* und *Speiseröhrenentzündungen* führt, galliges Erbrechen, Durchfall und ein *Dumping-Syndrom.* Außerdem kann es zu einer *Malabsorption* kommen, die zu *Anämie* od. *Osteoporose* führen kann. Nach einer totalen M. kann kein Vitamin B_{12} mehr aufgenommen werden, die Betroffenen müssen es lebenslang in Spritzenform erhalten.

Magenerkrankungen M. sind u.a. Magen-Darm-Infektionen, *peptisches Ulkus*, *Magenschleimhautentzündung*, *Pylorusstenose*, *Darmverschlingung*, *Polypen* und *Magenkarzinom*.

Magengeschwür Im Magen vorkommendes *peptisches Ulkus*.

Magenkarzinom Magenkrebs; bösartiger Tumor, der von der Magenschleimhaut ausgeht mit unbekannter Ursache. *HELICOBACTER-PYLORI*-Infektion erhöht die Inzidenz. Andere Auslöser sind Rauchen und Alkoholkonsum; auch der Verzehr salziger oder gepökelter Speisen. Perniziöse *Anämie*, eine Magenteilresektion und Blutgruppe A gelten ebenfalls als risikoerhöhende Faktoren. Menschen unter 40 Jahren erkranken selten an M., Männer häufiger als Frauen. Einige Symptome sind ähnlich wie die beim *peptischen Ulkus*.

Diagnose: i.d.R. durch *Magenspiegelung*, *Biopsie* u./od. *Barium-Röntgenuntersuchung*. Einzig wirksame Therapie ist die Entfernung des gesamten Magens. Bei Tochtergeschwülsten sind *Strahlentherapie* und Gabe von *Zytostatika* angezeigt.

Magensaftmangel Med. Achlorhydrie; Fehlen der Magensäurebildung. Ursache kann eine chronische *Magenschleimhautentzündung* od. Fehlen od. Funktionsstörung der säurebildenden Belegzellen der Magenschleimhaut sein. Die A. ist u.U. symptomlos, tritt jedoch bei *Magenkarzinom* auf u. ist ein Merkmal der Vitamin-B_{12}-Mangelanämie (→ *Anämie, megaloblastäre*).

Magenschleimhautentzündung Med. Gastritis; erscheint in zwei Formen: akut oder chronisch. Eine akute M. entsteht durch Reizung der Magenschleimhaut durch Medikamente (z.B. *Acetylsalicylsäure* oder andere *nichtsteroidale Antirheumatika*), Alkohol oder Besiedlung mit dem Bakterium *HELICOBACTER PYLORI*. Auch schwere körperliche Belastungen, wie *Verbrennungen* oder *Leberversagen*, können eine M. fördern. Eine chronische M. kann durch fortgesetzte Reize durch Alkohol, *Rauchen* oder *Gallenflüssigkeit* verursacht werden, außerdem durch eine *Autoimmunkrankheit*, die die Magenschleimhaut angreift (→ *Anämie, megaloblastäre*) oder eine altersbedingte Schädigung der Schleimhaut.

Beschwerden sind Unwohlsein im Oberbauch, Übelkeit und Erbrechen. Bei akuter M. kann sich der Stuhlgang durch das Blut aus dem Magen schwarz verfärben, bei chronischer M. führt der Blutverlust zu einer Eisenmangel*anämie*. Die Diagnose wird bei einer *Magenspiegelung*, bei der eine *Biopsie* der Magenschleimhaut entnommen werden kann, gestellt. Die Behandlung ist medikamentös.

Magenschleimhauterosion Zerstörung der oberflächlichen Schicht der Schleimhaut des *Magens*. Bei tieferer Zerstörung spricht man von einem *peptischen Ulkus*. M. kommen bei manchen *Magenschleimhautentzündungen* oder nach der

MAGENSPIEGELUNG

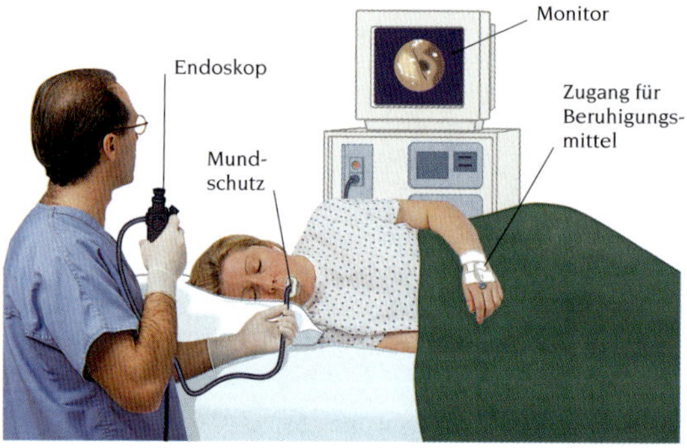

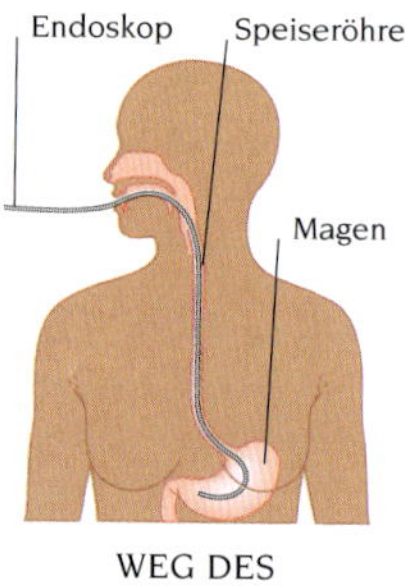

WEG DES ENDOSKOPS

Einnahme von *Alkohol*, *Eisen*-Tabletten oder *Acetylsalicylsäure* vor. Auch die körperliche Belastung, schwere Erkrankungen, wie *Niereninsuffizienz* oder *Verbrennungen,* können zu einer M. führen. Oft verursachen sie keine Beschwerden, es kann aber auch zu *Bluterbrechen* oder Blut im Stuhl kommen. Längerfristiger Blutverlust kann zu einer *Anämie* führen. M. werden bei einer *Magenspiegelung* festgestellt. Sie heilen meist in ein paar Tagen unter einer Behandlung mit *Antazida* und anderen *Ulkusmitteln* ab.

Magenspiegelung Untersuchung des *Magens* mittels eines *Endoskops* durch den Mund. Speiseröhre und Zwölffingerdarm werden mituntersucht, sodass man von Speiseröhren-, Magen- und Zwölffingerdarm-Spiegelung spricht (→ *Speiseröhre, Magen und Zwölffingerdarm, Spiegelung*). Eine M., bei der der Patient meist ein Beruhigungsmittel erhält, wird bei Blutungen im oberen Magen-Darm-Trakt und anderen Erkr. durchgeführt.

Zusatzgeräte ermöglichen die Entnahme von *Biopsien* sowie die Durchführung von *Laserbehandlungen*. Auch für die Anlage einer Magensonde durch die Haut wird eine M. vorgenommen (→ *Gastrostomie, perkutane endoskopische*).

Magenspülung Ausspülen des Magens mit Wasser, i.d.R. zur Entfernung von Giftstoffen.

Magenteilentfernung Entfernung des unteren Teils des Magens. Früher zur operativen Behandlung von *peptischen Ulzera* angewandt, heute jedoch weitgehend durch die Behandlung mit *Antibiotika* ersetzt.

Magersucht Med. Anorexia nervosa; Essstörung, die durch schwere Gewichtsabnahme u. verändertes Selbstbild gekennzeichnet ist. Betroffene glauben, sie seien dick, obwohl sie tatsächlich gefährlich untergewichtig sind. Meist sind junge Mädchen u. junge Frauen von M. betroffen, doch das Vorkommen bei jungen Männern nimmt zu.

Über die M.-Ursache herrscht Unklarheit, doch hängt sie evtl. mit mangelndem Selbstwertgefühl zusammen, was zu übermäßiger Sorge um die äußere Erscheinung führt. Normales Diäthalten kann zu Verhungern führen.

Zu Beginn sind die Betroffenen u.U. überaktiv u. betreiben Sport im Übermaß. Mit abnehmendem Gewicht werden sie müde u. schwach, die Haut wird trocken, feine Körperbehaarung tritt auf, das vorhandene Haar wird dünner. Bei vielen Frauen bleibt die Regel aus (→ *Menstruation, ausbleibende*). Um schnell abzunehmen wird Erbrechen künstlich herbeigeführt, od. es werden *Abführmittel* od. *Diuretika* genommen (→ *Bulimie*). Ein gestörter Chemiehaushalt des Körpers durch das Verhungern kann zu potenziell tödlichen *Herzrhythmusstörungen* führen.

Oft ist stationäre Behandlung erforderlich, mit einem streng kontrollierten Ernährungsprogramm und *Psychotherapie* od. Familientherapie. In einigen Fällen helfen *Antidepressiva*. Rückfälle nach der Behandlung sind häufig.

Magnesium Spurenelement in der Nahrung, das für Knochen- und Zahnbildung, Muskelkontraktionen, Weiterleitung von Nervenimpulsen und Aktivierung vieler *Enzyme* unverzichtbar ist. Ist in Getreideprodukten, Nüssen, Sojabohnen, Milch und Fisch enthalten.

Magnesiumhydroxid Magnesiumzubereitung, die in *Antazida* und *Abführmittel* enthalten ist.

Magnesiumsilikat Magnesiumsalz, das in *Antazida* enthalten ist.

Magnesiumsulfat Magnesiumverbindung, die als *Abführmittel*, *Antiepileptikum* und *Antiarrhythmikum* eingesetzt wird.

Magnetresonanztomographie Abk. MRT; → *Kernspintomographie*.

Makro- vorangestellt mit der Bedeutung groß, z. B. Makrophagen (große Zellen des *Immunsystems*) oder *Makroglossie*.

Makroglossie Anomale Zungengröße; Merkmal des *Down-Syndroms*, der *Schilddrüsenunterfunktion* und *Akromegalie*. Wird auch von einigen Tumoren der Zunge verursacht, wie Hämangiom oder Lymphangiom.

Makrolide Klasse von *Antibiotika* zur Behandlung z. B. von Ohr-, Nasen-, Rachen-, Atemwegs-, Magen-Darm-Trakt-, Haut- und sexuell übertragenen Infektionen, z. B. *Azithromycin* und *Erythromycin*.

Makrophage Zellen im *Immunsystem*; große *Phagozyten*, die Mikroorganis-

M

men und andere Fremdpartikel beseitigen. Kommen in den meisten Körpergeweben vor.

Makula Bereich auf der *Netzhaut*, mit dem feine Einzelheiten wahrgenommen werden. Die M. umgibt das Grübchen (Fovea), die die höchste Dichte an Sehzellen enthält.

Makuladegeneration Fortschreitende, schmerzlose Erkr. der *Makula*, die zu einem ca. kreisrunden blinden Bereich führt, der anwächst, bis er bei Lesedistanz 2 bis 3 Wörter bedeckt. M. führt nicht zur totalen Erblindung, da am Rand des Gesichtsfelds die Sehkraft erhalten bleibt. Kommt häufig bei älteren Menschen vor.

Es gibt zwei Arten der M., trocken und feucht. Für die trockene Form gibt es keine Heilungsmöglichkeit, nur Hilfen für den Pat. wie z.B. Vergrößerungsinstrumente. Versuche mit Substanzen wie z.B. Lutein scheinen erste Erfolge zu haben.

Feuchte M. kann durch Injektionen eines Anti-Wachstumsfaktors (Anti-VGEF, Anti-Vascular Endothelial Growth Factor) wie Ranibizumab meist zumindest verlangsamt werden. Photodynamische Therapien werden ebenfalls versucht.

Malabsorption Verdauungsinsuffizienz; Störung der Aufnahme von Nährstoffen aus dem Dünndarm; M. kann viele Ursachen haben, wie *Laktasemangel, zystische Fibrose* (Mukoviszidose), chronische *Bauchspeicheldrüsenentzündung, Zöliakie, Crohn-Krankheit, Amyloidose, Giardia-Infektion, Whipple-Krankheit* und *Lymphom*. Auch die Entfernung von Teilen des Dünndarms und bestimmte Magen-OPs führen zur M.

Die Symptome sind i.d.R. Durchfall und Gewichtsverlust, in schweren Fällen Mangelernährung (→ *Ernährungsstörungen*), *Vitamin*mangel, *Mineralstoff*mangel oder *Anämie*. Die Diagnose erfolgt anhand von Stuhl- und *Bluttests*, *Barium-Röntgenuntersuchung* und *Jejunumbiopsie*. Ernährungsumstellung oder Ergänzungsmittel sind oft erfolgreich. In schweren Fällen müssen Nährstoffe als i.v. Infusion gegeben werden (→ *Ernährung, künstliche*).

Malaria Schwere Erkr. durch parasitäre *Protozoen*, die Plasmodien. Wird durch den Biss der Anopheles-Mücke übertragen und kommt i.d.R. in den Tropen vor. M. verursacht hohes Fieber und u.U. tödliche Komplikationen in Nieren, Leber, Gehirn und Blut.

Es gibt mind. 5 Plasmodien-Arten, die M. verursachen: *PLASM. FALCIPARUM*, *PLASM. VIVAX*, *PLASM. OVALE*, *PLASM. MALARIAE* und *PLASM. KNOWLESI*.

Durch den Biss der mit einer dieser Plasmodien infizierten Mücke gelangen die Erreger in die menschliche Blutbahn und befallen die Leber und roten Blutkörperchen, wo sie sich vermehren. Die roten Blutkörperchen brechen auf und setzen neue Parasiten frei. Einige infizieren weitere rote Blutkörperchen, andere entwickeln sich zu Formen, die weitere Mücken infizieren können. Malaria tropica (durch *PLASMODIUM FALCIPARUM*) befällt mehr rote Blutkörperchen als die anderen Arten und verursacht so eine besonders schwere Erkrankung. Fälle dieser Art treten meist in Afrika auf. Malaria-Symptome sind Fieber und Schüttelfrost, auch starke Kopfschmerzen, allgemeines Krankheitsgefühl und Erbrechen. Das Fieber kommt in Schüben jeden 2. Tag (bei *PLASMODIUM VIVAX* und *OVALE*) oder jeden 3. Tag (bei *PLASMODIUM MALARIAE*).

Malaria tropica kann innerhalb weniger Tage zum Tode führen. Die infizierten roten Blutkörperchen verkleben und blockieren die Blutgefäße lebenswichtiger Organe. Die *Milz* vergrößert sich, das *Gehirn* kann befallen sein, sodass *Koma* und Krämpfe auftreten. Die Zerstörung

MAKULA

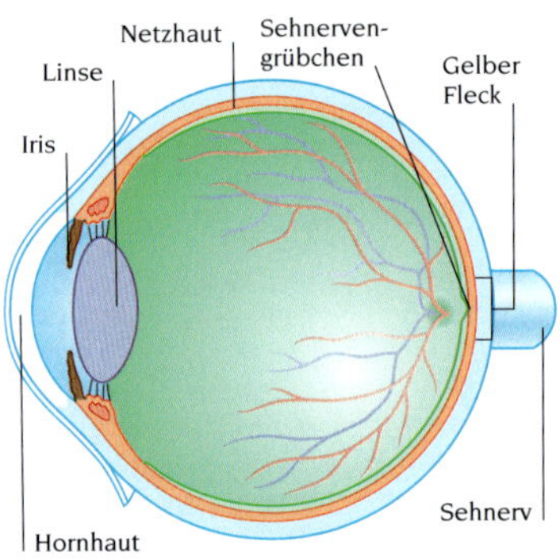

der Blutzellen verursacht eine hämolytische *Anämie*, oft verbunden mit *Niereninsuffizienz* und *Gelbsucht*.

Zur Diagnose wird das Blut mikroskopisch untersucht, um darin die Parasiten zu erkennen. Die Therapie erfolgt i.d.R. mit *Chloroquin* bei allen Plasmodien-Arten außer *P. FALCIPARUM*. Die Malaria tropica wird mit *Chinin*, *Mefloquin* oder *Proguanil* und Atovaquon behandelt. Bei *P. VIVAX* oder *OVALE* muss auch *Primaquin* verabreicht werden. In schweren Fällen kann eine Bluttransfusion erforderlich sein.

Vor jeder Reise in ein Malaria-Land müssen prophylaktisch Malariamittel eingenommen werden. Welche und in welcher Dosierung, sollte der Arzt entscheiden. Der Antimalariawirkstoff *Chloroquin* wird auch zur Behandlung von *Arthritis* verwendet.

Malaria tropica Schwerste *Malaria*form, Erreger ist *PLASMODIUM FALCIPARUM*.

Malathion Insektizid zur Bekämpfung von *Läusen* und *Krätze*.

maligne → *bösartig*

Malignes Melanom → *Melanom, malignes*

Mallory-Weiss-Syndrom Riss am unteren Speiseröhrenende bzw. Mageneingang, der zum Bluterbrechen führt; meist durch Würgen u. Erbrechen nach massivem Alkoholkonsum, seltener nach heftigem Husten, schwerem Asthma- oder epileptischen Anfall.

Die Diagnose erfolgt mittels *Ösophagoskopie* u. *Gastroskopie*. Der Riss heilt ohne Behandlung meist in 10 Tagen. Blutet es dauerhaft, wird ggf. eine *Elektrokoagulation* und/oder eine *Bluttransfusion* erforderlich.

Maltafieber Veralteter Ausdruck für *Brucellose*.

Mammographie Röntgenbild zur Untersuchung der *Brust*; diese wird dabei zwischen eine Röntgenplatte und eine Kunststoffabdeckung gelegt, sodass möglichst viel Gewebe abgebildet werden kann. Die Mammographie dient der Untersuchung von Knoten in der Brust (→ *Brust, Knoten*) und der Fahndung nach *Brustkrebs*, da sie den Nachweis von Brusttumoren ermöglicht, die zu klein sind, um ertastet werden zu können (→ *Brust-Selbstuntersuchung*).

Mandelentzündung Betroffen sind die Gaumenmandeln, meist bei Kindern unter 9 Jahren. Manchmal werden die Mandeln wiederholt von den Erregern infiziert, vor denen sie schützen sollen. Hauptsymptome sind Halsschmerzen und Schluckbeschwerden. Der Rachen ist sichtbar entzündet. Weitere Symptome sind Fieber, Kopfschmerzen, Ohrenschmerzen, vergrößerte und schmerzempfindliche *Lymphknoten* am Hals und

MAMMOGRAPHIE

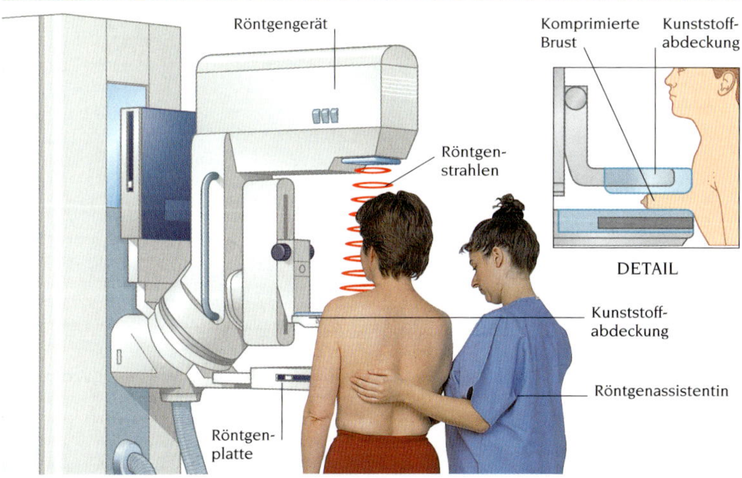

MANDELN

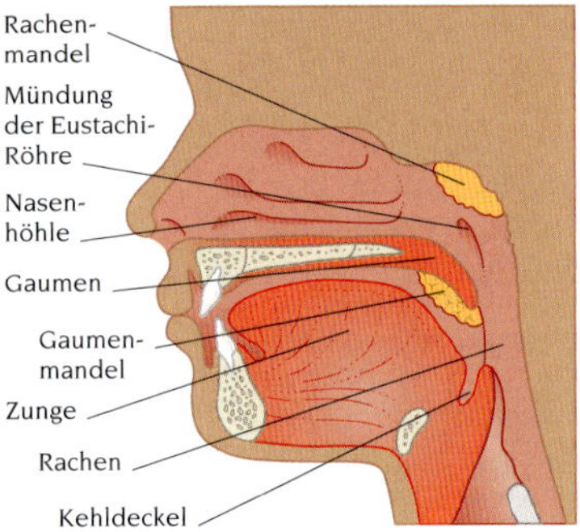

Mundgeruch. Auch vorübergehender Hörverlust oder ein *Peritonsillarabszess* können auftreten.

Die M. wird mit reichlich Flüssigkeit und einem *Schmerzmittel,* z. B. *Paracetamol*, in einigen Fällen auch mit *Antibiotika* behandelt.

Mandeln Im hinteren Rachen beidseits angeordnete ovale Gewebe, die aus Lymphgewebe bestehen und Teil des *lymphatischen Systems* sind. Zusammen mit den adenoiden Wucherungen an der Zungenwurzel (Zungenmandeln) schützen die M. vor Infektionen der oberen Atemwege. Die M. vergrößern sich langsam von der Geburt bis zum Alter von 7 Jahren, danach schrumpfen sie erheblich. Die *Mandelentzündung* ist eine häufige Infektion in der Kindheit.

Mangelernährung → *Ernährungsstörungen*

Manie Mentale Störung, die sich in Überaktivität, Hochstimmung oder Reizbarkeit äußert; tritt meist als Teil einer *manisch-depressiven Erkrankung* auf.

Symptome sind u.a. materielles Verschwendungsverhalten, Aufnahme immer neuer Aufgaben, wenig Schlaf, gesteigertes Verlangen nach Nahrung, Alkohol, Sex und körperlicher Betätigung, unbegründete Wutausbrüche, unmotivierte Lachanfälle oder Annäherung an andere und Größenwahn. Bei leichten Symptomen spricht man von Hypomanie.

Eine schwere M. muss meist stationär mit *Neuroleptika* behandelt werden. Rückfälle werden durch Einnahme von *Lithium* oder *Carbamazepin* verhindert.

Manipulation Therapeutische Handgrifftechnik, mit der bei bestimmten Erkrankungen ein Körperteil, z. B. Gelenk oder Muskel, bewegt wird. Wichtig in der *Orthopädie*, *Physiotherapie*, *Osteopathie* und *Chiropraktik*.

M. dient der Behandlung von Fehlbildungen und Versteifungen aufgrund von Knochen- oder Gelenkerkr., der Ausrichtung der Knochen bei *Knochenbrüchen*, Einrenkung eines Gelenks nach *Luxation* oder der Streckung einer *dauerhaften Verkürzung*. Wird gelegentlich auch bei *Schultersteife* eingesetzt.

Manisch-depressive Erkrankung Geisteskrankheit; äußert sich in Stimmungsschwankungen. Unipolare (d. h., es liegt entweder eine *Depression* oder eine *Manie* vor) oder bipolare Form (beide wechseln einander ab). Bei einer schweren Form, der *manisch-depressiven Erkrankung*, tritt auch Größenwahn oder Negativsymptomatik auf.

Abweichungen der Biochemie, Struktur bzw. Funktion bestimmter Nervenbahnen des Gehirns können der Erkrankung zugrunde liegen. Auch Vererbung gilt als gesicherte Ursache.

Schwere Fälle erfordern stationäre Behandlung. Die Depression wird mit *Antidepressiva* oder *Elektrokrampftherapie*, die manischen Symptome mit *Neuroleptika* behandelt. Zur Vermeidung von Rückfällen wird *Carbamazepin* oder *Lithium* eingesetzt.

Gruppentherapie, Familientherapie und individuelle *Psychotherapie* können helfen, ebenso wie Kognitions- und *Verhaltenstherapie*. Über 80% der Pat. sprechen auf eine Behandlung an und stabilisieren sich dauerhaft. Auch schwere Fälle können mit Lithium weitgehend geheilt werden.

Mannitol Osmotisches *Diuretikum* zur Behandlung sowohl von *grünem Star* wie von einem Hirnödem.

Manometrie Druckmessung (Flüssigkeit oder Gas) mit einem Manometer. M. wird zur Blutdruckmessung in Verbindung mit einem *Blutdruckmessgerät* eingesetzt.

MAO-Hemmer Abk. für *Monoaminoxidase-Hemmer*.

Marasmus Schweres Protein-Energie-Mangelsyndrom in Hungersnöten. M. tritt häufig bei kleinen Kindern in Entwicklungsländern auf. M. verursacht Kümmerwuchs, Auszehrung und Hautfalten an Extremitäten und Gesäß durch den Verlust von Muskel- und Fettgewebe. Weitere Zeichen sind schütteres, brüchiges Haar, Durchfall und Austrocknung.

Das betroffene Kind wird mit Wärme und einer energie- und eiweißreichen Kost behandelt. Andauernder M. kann zu geistiger Behinderung und verkümmertem Wuchs führen.

Marfan-Syndrom Seltene genetische Erkr. des *Bindegewebes*, die zu Skelett-, Herz- und Augenanomalien führt. Merkmale des M.-S. treten meist ab dem Alter von 10 Jahren auf. Die Betroffenen sind sehr groß und dünn, haben lange spinnenartige Finger und schwache *Bänder* und Sehnen. Oft sind Brustkorb und Wirbelsäule deformiert, die Augenlinse verlagert und Herz und *Aorta* verändert.

Mark Anat. Medulla; innerster Teil eines Organs oder einer anderen Körperstruktur, z. B. das Nebennierenmark, der zentrale Teil der *Nebenniere*. Bezeichnet gelegentlich auch die *Medulla oblongata* (verlängertes Mark).

Marmorknochenkrankheit Med. Osteopetrose; sehr seltene erbl. Erkrankung, bei der die Knochen hart und dicht, aber morsch werden. Ein Mangel an einer der 2 Knochenzellarten, die für das gesunde Knochenwachstum verantwortlich sind, führt zur Zerstörung der normalen Knochenstruktur. In ihrer leichtesten Form kann die M. ohne Symptome bleiben; eine schwerere Ausprägung führt zu krankhaft erhöhter Anfälligkeit für *Brüche* und verkrüppeltem Wachstum, Deformität und *Anämie*. Druck auf Nerven verursacht Erblindung, Taubheit und Gesichtslähmung.

Die meisten Behandlungen einer M. zielen auf Linderung der Symptome. *Vitamin D* u./od. eine *Knochenmarktransplantation* mit Zellen, aus denen sich gesunde Knochenzellen entwickeln können, kann u.U. helfen.

Marschfraktur Bruch eines *Mittelfußknochens* nach langem Gehen oder Laufen auf hartem Untergrund. Verursacht Schmerzen und Schwellungen, kann jedoch im Röntgenbild unsichtbar bleiben, bis sich Kallus (neuer Knochen) bildet. Ruhigstellung, evtl. im *Gipsverband* (→ *Ermüdungsbruch*).

Marsupialisation Chirurgisches Verfahren zur Entleerung von *Abszessen* oder *Zysten* und Vorbeugung von neuen Abszessen. M. wird bei bestimmten Zysten der *Bauchspeicheldrüse*, der *Leber* und der *Bartholin-Drüsen* am Scheideneingang angewendet.

Martin-Bell-Syndrom oder Syndrom des fragilen X-Chromosoms. Angeborener Gendefekt am *X-Chromosom*, der zu Lernstörungen führt. Er wird über einen x-chromosomal gebundenen rezessiven Erbgang weitergegeben (→ *Genetisch bedingte Erkrankungen*). Meist sind Männer betroffen, Frauen können jedoch Überträgerinnen sein. Zusätzlich zu den Lernstörungen sind die Betroffenen hochgewachsen und muskulös; Hoden, Kinn, Nase und Ohren sind groß. Sie neigen zu *Epilepsie* und *Verhaltensstörungen*. Etwa ein Drittel der weiblichen Trägerinnen ist intellektuell minderbegabt. Es gibt keine Behandlung.

Masern Med. Morbilli; potenziell gefährliche Viruserkr. mit Fieber und einem typischen Ausschlag. An M. erkranken i.d.R. Kinder, die M. können aber in jedem Alter auftreten. Das Virus wird durch Tröpfcheninfektion während der *Inkubationszeit* (8-14 Tage nach Infektion) und bis zu 7 Tagen nach Auftreten der Symptome übertragen.

Die M. beginnen mit Fieber, Schnupfen, entzündeten Augen, Husten und allgemeinem Unwohlsein. Nach 3-4 Tagen tritt ein roter Ausschlag auf, der meist am Kopf und Hals beginnt und schließlich den ganzen Körper bedeckt. Einzelne kleine rote Flecken vereinigen sich oft zu großen; die *Lymphknoten* können sich vergrößern. Nach 3 Tagen klingt der Ausschlag ab, die Symptome gehen zurück.

Die häufigsten Komplikationen sind Ohren- und Brustkorbinfektionen, die meist 2-3 Tage nach Auftreten des Ausschlags beginnen. Brechdurchfall und Bauchschmerzen sind weitere Symptome. *Fieberkrämpfe* sind häufig, aber meist ungefährlich. In 1 von 1000 Fällen kommt es zu einer *Gehirnentzündung* mit Kopfschmerzen, Müdigkeit und Erbrechen. Es können sich Krämpfe und *Koma* anschließen, die zu Hirnschäden und auch zum Tode führen. In sehr seltenen

Fällen entwickelt sich Jahre später eine fortschreitende Hirnerkr., die subakute sklerosierende Panenzephalitis. Treten die M. in der Schwangerschaft auf, stirbt in etwa 20% der Fälle der Fötus ab. Es gibt jedoch keine Hinweise darauf, dass M. zu Geburtsfehlern führen.

Es gibt keine spezielle Therapie gegen M. Treten zusätzlich bakterielle *Infektionen* auf, so werden *Antibiotika* verordnet. Aufgrund des Fiebers ist reichlich Flüssigkeit und ggf. *Paracetamol* hilfreich.

Zur Vorbeugung gegen M. dient die *MMR-Impfung*, die zweimal, im Alter von 11-14 und 15-23 Monaten, durchgeführt werden sollte, um einen sichereren und kompletten Impfschutz zu erreichen.

Maskulinisierung → *Virilisierung*

Massage Reiben und Kneten von Körperstellen, meist von Hand. M. steigert die Durchblutung und entspannt die Muskeln. Muskelkrämpfe, Muskelverletzungen und *Flüssigkeitsstau* werden damit behandelt. M. wirkt am besten, wenn sie von einer anderen Person durchgeführt wird, kann aber auch vom Betroffenen selbst zur Schmerzlinderung bei Muskelverspannungen angewendet werden.

Mastdarm Anat. Rektum; Kurzer Muskelschlauch als unterster Teil des *Dickdarms* und Verbindung zum After. Mastdarmerkrankungen werden durch *Enddarmuntersuchung, Proktoskopie* oder *Sigmoidoskopie* diagnostiziert.

Mastdarmentzündung Med. Proktitis. Führt zu Wundliegen und Blutungen, gelegentlich mit schleimigem oder eitrigem Ausfluss. Die M. kommt häufig als Befund bei *Colitis ulzerosa*, *Crohn-Krankheit* oder der *Bakterienruhr* vor. Die Ursache einer Entzündung, die auf den Mastdarm begrenzt ist, ist häufig unbekannt. Bei männlichen Homosexuellen kommt die M. machmal aufgrund eines *Trippers* oder anderer *sexuell übertragbarer Krankheiten* vor. Seltene Ursachen sind *Tuberkulose*, *Amöbenruhr* und *Schistosomiasis*.

Die Diagnose erfolgt per *Proktoskopie*. Eine *Biopsie* ist manchmal notwendig. Die Behandlung der Grundkrankheit löst i.d.R. das Problem. *Kortikosteroide* können die Symptome mildern.

Mastdarmkrebs Auch als Rektumkarzinom bezeichnet; *bösartiger Tumor* im *Mastdarm* mit unbekannter Ursache; Ernährungsweise u. erbliche Faktoren spielen aber beim Entstehen offenbar eine Rolle. Er tritt meist im Alter zwischen 50 u. 70 Jahren auf.

Frühe Symptome sind Enddarmblutung (→ *Enddarm, Blutung*) beim Stuhlgang u. Durchfall od. Verstopfung. Später kann Schmerz auftreten. Bleibt der M. unbehandelt, kann er schließlich Ursache für schwere Blutungen, Schmerzen u. Verlegung des Darms sein. M. greift auch auf andere Organe über.

Der M. wird bei der *Enddarmuntersuchung* festgestellt u. durch *Proktoskopie, Sigmoidoskopie* u. *Biopsie* bestätigt.

Die Therapie besteht i.d.R. in einer Operation. Bei Befall des oberen Mastdarms werden der betroffene Bereich u. der letzte Teil des Dickdarms entfernt u. die 2 freien Darmenden vernäht. Zur Unterstützung der Heilung wird eine vorübergehende *Kolostomie* angelegt. Bei M. im unteren Mastdarm wird der komplette Mastdarm u. After entfernt. Als Öffnung für den Stuhl wird ein permanenter künstlicher Darmausgang angelegt.

Strahlentherapie u. *Zytostatika* können unterstützend od. anstelle der Operation verabreicht werden. Beim M. leben über 40% der behandelten Patienten länger als 10 Jahre.

Mastdarmvorfall Herausgleiten der Darmwände aus dem After, ausgelöst durch Muskelanspannung beim Stuhlgang; medizinisch als Rektumprolaps bezeichnet. Ein M. erzeugt Beschwerden, Schleimabgang und Enddarmblutung (→ *Enddarm, Blutung*).

Ein M. ist bei kleinen Kindern meist vorübergehend, bei älteren Menschen aber meist dauerhaft. Bei ausgeprägtem M. kommt es zur Stuhlinkontinenz (→ *Inkontinenz, Stuhl*).

Die Therapie umfasst ballaststoffreiche Ernährung oder, falls notwendig, eine Operation.

Mastektomie → *Brustdrüsenentfernung*

Mastitis → *Brustdrüsenentzündung*

Mastoid → *Warzenfortsatz*

Mastoiditis → *Warzenfortsatzentzünddung*

Mastozytose Seltene Erkrankung, bei der sich juckende, unregelmäßige, gelbe oder orange-braune Schwellungen auf der Haut bilden, meist am Rumpf; aber auch Organe sind befallen, z. B. Leber, Milz und Darm, und es kommt zu Symptomen wie Durchfall, Erbrechen und Ohnmachten. M. führt in sehr seltenen Fällen zu einem tödlichen *anaphylaktischen Schock*. Sie beginnt meist im 1. Lebensjahr und geht im Jugendalter zurück. *Antihistaminika* können die Symptome mildern.

Mastzellen Zelltyp, der bei *Allergien* eine große Rolle spielt. Bei einer allergischen Reaktion setzen die M. *Histamin* frei.

Meatus Gang, Kanal oder Durchgang durch einen Körperteil; bezieht sich meist auf den äußeren Gehörgang, d. h. den Kanal, der von außen zum Trommelfell führt.

Mebendazol *Wurmmittel* gegen Wurmerkr. des Darms. Nebenwirkungen sind Bauchschmerzen und Durchfall.

Mebeverin *Spasmolytikum* zur Behandlung des *Reizdarms*.

Meckel-Divertikel Häufiges angeborenes Problem, d. h. ein kleiner, hohler Sack mit weiter Öffnung ragt aus dem *Ileum* (Krummdarm). Symptome treten nur auf bei Infektion, Verschluss oder Geschwürbildung des M.-D. Häufigstes Symptom ist eine schmerzlose Blutung, die plötzlich auftreten und so schwer sein kann, dass eine sofortige *Bluttransfusion* erforderlich ist. Eine Entzündung kann Symptome ähnlich einer akuten *Appendizitis* verursachen. Ein M.-D. geht gelegentl. mit *Darmeinstülpung* oder *Darmverschlingung* des Dünndarms einher. Die Diagnose erfolgt mittels Technetium-Szintigraphie. Bei Komplikationen wird das M.-D. operativ entfernt.

medial Anat. Ausdruck, der eine Lage „in Richtung auf die Körpermittellinie", seltener die mittlere Schicht einer Körperstruktur, bezeichnet.

Mediastinoskopie Untersuchung des *Mittelfellraums* mit einem *Endoskop*, das durch einen Schnitt im oberen Brustkorb eingeführt wird.

Die Mediastinoskopie dient i.d.R. der Biopsie eines *Lymphknotens*. Die Probe wird mit winzigen Messern durch das Endoskop entnommen.

Mediastinum → *Mittelfellraum*

Medikament, rezeptfreies Auch mit OTC-Präparat (over the counter) bezeichnet; Arzneimittel, das ohne ärztliche Verordnung (Rezept) in einer Apotheke (apothekenpflichtig) oder in Drogeriemärkten (frei verkäuflich) erworben werden kann.

Medikamentenmissbrauch Anwendung einer Substanz zu einem anderen Zweck als den, für den sie verordnet oder empfohlen wurde. Häufig konsumierte Stimulanzien sind Kokain enthaltende Medikamente und *Amphetamine*, zentralnervös wirkende Stoffe wie Alkohol und *Barbiturate*, *Halluzinogene* wie LSD und *Opioide* wie Heroin. Einige Medikamente werden vermehrt genommen, um die Leistung im Sport zu verbessern (→ *Sport und Medikamente*, *Anabolika*).

Probleme mit M. ergeben sich durch die Nebenwirkungen der Mittel, Unfälle, die bei der *Vergiftung* auftreten, oder aus dem Suchtpotenzial vieler Mittel, die zur Drogenabhängigkeit führen.

Medikamentenvergiftung Schädliche Effekte durch überhöhte Dosis eines Medikaments. Zufällige M. kommt am häufigsten bei Kleinkindern vor. Bei Erwachsenen trifft sie i.d.R. ältere oder verwirrte Menschen, die unsicher bei ihrer Therapie und Dosierung sind. Zufällige M. kommt auch bei Drogenmissbrauch vor. Freiwillige M. wird i.d.R. als Ruf nach Hilfe verstanden (→ *Selbstmord*; *Selbstmordversuch*). Die Medikamente, die am meisten in Überdosis genommen werden, sind *Benzodiazepine* und *Antidepressiva*. Jeder, der eine Überdosis genommen hat und jedes Kind, das Tabletten geschluckt hat, sollte sofortige medizinische Hilfe erhalten. Es ist wichtig, das Medikament zu identifizieren. Die Therapie im Krankenhaus besteht in der *Magenspülung*. Aktivkohle wird oral gegeben, um die Resorption des Medikaments im Darm zu verringern. Um die Substanz auszuscheiden, wird die Harnproduktion mit einer i.v. Infusion gesteigert. *Gegengifte* sind für besondere Medikamente verfügbar. Es sind z. B. Naloxon (bei *Morphin)* und Methionin (bei *Paracetamol*). M. verursacht Benommenheit und Atemstörungen, unregelmäßigen Herzschlag und selten Herz-Kreislauf-Stillstand, Krampfanfälle, Nieren- und Leberschäden. *Antiarrhythmika* werden zur Behandlung des unregelmäßigen Herzschlags gegeben. Die Krämpfe behandelt man mit *Antiepileptika*. Bluttests zur Überwachung der Leberfunktion und engmaschige Kontrolle der Harnausscheidung erfolgen, wenn das Medikament bekanntermaßen Leber oder Nieren schädigt.

Medikation Jedes zur Behandlung einer Erkr. verordnete Medikament (→ *Medizin*).

Medinawurm Tropenkrankheit durch einen bis zu 1m langen weiblichen Wurm *DRACUNCULUS MEDINENSIS*. Die Infektion entsteht durch mit dem Wasserfloh Cyclops (Hüpferling) verseuchten Wasser, der die Larven des Wurms in sich trägt. Die Larven dringen durch die Darmwand in den Körper ein und reifen im Gewebe. Nach etwa einem Jahr nähert sich der erwachsene weibliche Wurm, jetzt trächtig, der Hautoberfläche und führt zu einer Pustel, die platzt und das hintere Ende des Wurms freilegt. Hierbei kommt es oft zu *Nesselsucht*, Übelkeit und Durchfall. Die Erkrankung ist in Afrika, Südamerika, der Karibik, dem Mittleren Osten und Indien verbreitet.

Die traditionelle Behandlung besteht im Aufwickeln des Wurms auf ein Stöckchen. Sobald der Wurm entfernt ist, vergehen die Beschwerden. Zur Entzündungshemmung werden Tiabendazol und Niridazol und zur Behandlung von Sekundärinfektionen *Antibiotika* gegeben. Die Patienten werden gegen *Tetanus* geimpft.

Medizin Studium der menschlichen Krankheiten, ihrer Ursachen, Häufigkeit, Behandlung und Vorbeugung. Bezeichnet in der Umgangssprache auch ein Mittel, das zur Behandlung einer Krankheit verschrieben wird.

Medroxyprogesteron *Progesteron* zur Behandlung der *Endometriose* und bestimmter Arten von *Brustkrebs* und *Gebärmutterkrebs*. Wird auch bei Menstruationsbeschwerden, wie *ausbleibender Menstruation,* und als 3-Monats-Spritze zur Empfängnisverhütung (→ *Empfängnisverhütung, hormonale*) eingesetzt. Nebenwirkungen sind u.a. Gewichtszunahme, geschwollene Knöchel und schmerzempfindliche Brust.

Medulla → *Mark*

Medulla oblongata Auch einfach *Mark*; der unterste Teil des *Hirnstamms*.

MEDULLA OBLONGATA

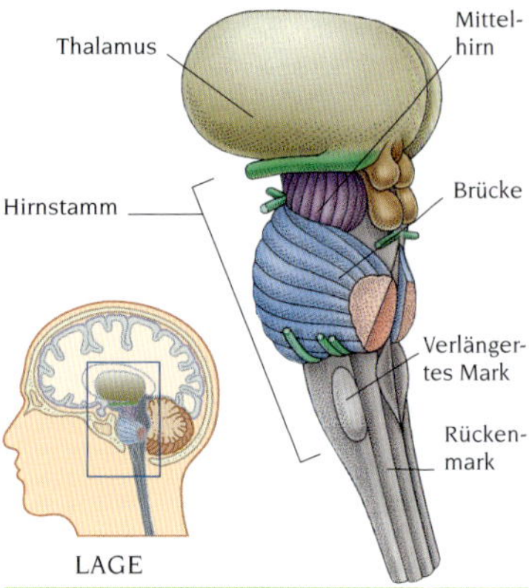

Die M. o. liegt im Schädel unmittelbar oberhalb des Rückenmarks.

Medulloblastom Bösartiger *Hirntumor*, i.d.R. bei Kindern; meist vom *Kleinhirn* (Cerebellum) ausgehend, das Körperhaltung, Gleichgewicht und Koordination steuert. Ein M. wächst schnell und kann sich auf andere Hirnregionen und ins *Rückenmark* ausbreiten. Es kommt zu morgendlichem Kopfschmerz, wiederholtem Erbrechen, plumpem Gang und häufigem Fallen. Der Tumor wird durch *Computer-* oder *Kernspintomographie* diagnostiziert und spricht oft auf *Strahlentherapie* an. Evtl. zusätzlich chirurgischer Eingriff und *Zytostatika*.

Mefenaminsäure *Nichtsteroidales Antirheumatikum* (NSAR) zur Behandlung von Schmerzen und Entzündungen. Nebenwirkungen sind die für diese Medikamentengruppe typischen.

Mefloquin Mittel zur Verhütung und Behandlung der *Malaria* in Ländern, in denen der verursachende Parasit gegen *Chloroquin* resistent ist. M. wird bes. gegen *Malaria tropica* eingesetzt. Nebenwirkungen sind u.a. Übelkeit und Brechdurchfall. Selten treten *Panikattacken*, *Halluzinationen* und *Psychosen* auf.

Mega- Auch Megalo-; vorangestellt mit der Bedeutung sehr groß, wie in *Megakolon*, ein Zustand, bei dem der Dickdarm stark vergrößert ist.

Megakolon Starke Erweiterung des *Dickdarms*, meist in Verbindung mit schwerer chronischer Verstopfung.

Bei Kindern i.d.R. verursacht durch *Analfissuren, kongenitales M.* und psychische Faktoren, die evtl. auf die Sauberkeitserziehung zurückzuführen sind. Bei älteren Menschen sind die Ursachen langfristige Einnahme starker *Abführmittel*. Pat. mit chronischer *Depression* oder *Schizophrenie* leiden oft an M. Seltenere Ursachen sind *Schilddrüsenunterfunktion*, Verletzungen des Rückenmarks und Medikamente, wie *Morphin* und *Kodein*.

M. verursacht Verstopfung und einen aufgetriebenen Bauch. Die damit verbundene Appetitlosigkeit kann zu Gewichtsverlust führen. Wenn halbflüssiger Stuhl den verstopfenden harten Stuhl umgibt, kommt es zu Durchfall.

Die Diagnose erfolgt durch *Proktoskopie*, Bariumeinlauf und Funktionsprüfung der Darmmuskulatur. Besteht Verdacht auf *kongenitales M.*, kann eine *Biopsie* des Dickdarms entnommen werden. Festsitzender Stuhl wird oft mit *Einlauf* entfernt, in schweren Fällen manuell.

Megakolon, kongenitales Auch Hirschsprung-Krankheit; *angeborene* Erkr., bei der der *Mastdarm* und gelegentl. auch der untere Teil des *Dickdarms* keine Ganglienzellen aufweist, die die rhythmischen Darmkontraktionen regeln. Das betroffene Gebiet ist verengt und blockiert den Transports des Darminhalts.

Das k. M. ist selten, aber familiär gehäuft. Es kommt ca. 4-mal häufiger bei Jungen vor. Symptome, zu denen *Verstopfung* und *Blähungen* zählen, entwickeln sich i.d.R. in den ersten Lebenswochen, können aber auch im Säuglings- und Kleinkindalter deutlich werden. Das Kind hat i.d.R. schlechten Appetit und wächst nicht richtig. Eine *Barium-Röntgenuntersuchung* zeigt den verengten Darmabschnitt. Es wird eine *Biopsie* entnommen. Die Behandlung des k. M. umfasst die Entfernung des zu engen Segments und die Verbindung von gesundem Darm mit dem *After*.

Megaloblastäre Anämie → *Anämie, megaloblastäre*

Megestrol *Progesteron* zur Behandlung einiger Formen von *Brustkrebs* und *Gebärmutterkrebs*. Wird verordnet, wenn der Tumor nicht operativ entfernt werden kann oder andere *Zytostatika* oder *Strahlentherapie* unwirksam sind.

Nebenwirkungen sind u.a. geschwollene Knöchel, Gewichtszunahme, Übelkeit, Schwindel, Kopfschmerzen, Ausschlag und (in seltenen Fällen) ein erhöhter Blutkalziumspiegel.

Mehrlingsschwangerschaft Vorliegen von mehr als einem *Fötus* in der Gebärmutter. M. können auftreten, wenn 2 oder mehr Eizellen gleichzeitig befruchtet werden oder sich ein einzelnes befruchtetes Ei früh in der Entwicklung teilt.

Zwillinge kommen bei etwa 1 von 80, Drillinge bei 1 von 8000 und Vierlinge bei 1 von 73000 Schwangerschaften vor. M. sind häufiger bei Frauen, die mit fruchtbarkeitsfördernden Hormonen behandelt oder denen bei der *In-vitro-Fertilisation* eine Reihe befruchteter Eizellen eingesetzt wurden.

Meigs-Syndrom Seltene Erkr., bei der ein Eierstocktumor von *Bauchwassersucht* und *Pleuraerguss* begleitet ist. Nach Entfernung des Tumors geht die Flüssigkeit meist zurück.

Meiose → *Reifeteilung*

Mekonium → *Kindspech*

Melanin Braunes oder schwarzes Pigment, das Haut, Haar und Regenbogenhaut der Augen die Farbe verleiht. M. wird von den Melanozyten gebildet. Einstrahlung von Sonnenlicht erhöht die Produktion von M., das die Haut vor den schädlichen Auswirkungen der UV-Strahlen schützt und zur Dunkelfärbung der Haut führt. Lokalisierte M.-Überproduktion in der Haut kann einen Pigmentfleck, meist Sommersprosse oder Muttermal, verursachen (→ *Nävus*).

Melanom, juveniles → *Spitz-Tumor*

Melanom, malignes Gefährlichste der 3 Arten von Hautkrebs, die anderen sind Basaliom (→ *Haut, Krebs der Basalzellen*)

MELANOM, MALIGNES

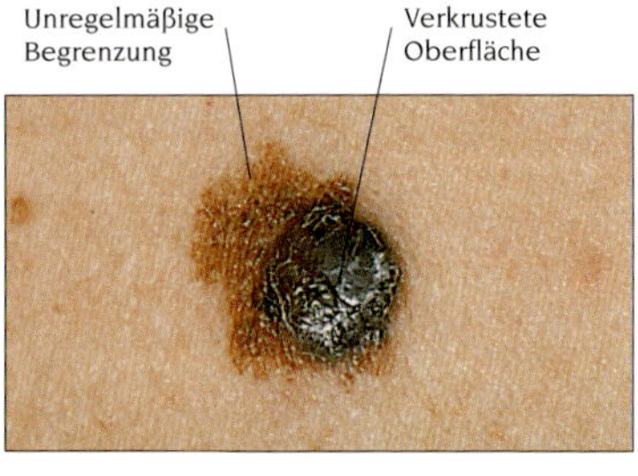

und *Plattenepithelkarzinom*. Das m. M. ist ein Tumor der Melanozyten, d. h. der Zellen, die *Melanin* erzeugen, und wird durch starke Sonnenstrahlenexposition (auch Solarium) verursacht. Die Zahl der (Todes-)Fälle steigt jedes Jahr.

Das m. M. entsteht i.d.R. an exponierten, aber auch anderen Hautstellen. Es entwickelt sich oft aus einem Muttermal, das sich vergrößert, knotenförmig wird, blutet oder verkrustet, die Farbe verändert, einen unregelmäßigen Rand bekommt, verschorft oder juckt. Auch in gesunder Haut kann sich ein m. M. bilden. Der Tumor streut oft auf andere Körperteile. Die Diagnose erfolgt anhand der *Hautbiopsie*. Ein m. M. wird chirurgisch entfernt. Evtl. ist *Strahlentherapie* oder ein *Zytostatikum* erforderlich.

Melanosis coli Schwarz- oder Braunverfärbung der Dickdarmschleimhaut bei chronischer *Verstopfung* und Langzeiteinnahme bestimmter *Abführmittel*, wie Sennesblätter, Rhabarber und Cascara.

Die M. c. tritt i.d.R. bei älteren Menschen auf, ist meist symptomlos und verschwindet, wenn die Abführmittel abgesetzt werden. Selten ist M. c. mit *Dickdarmkrebs* verbunden.

Melanozyt Spezielle Hautzelle, die den Farbstoff *Melanin* erzeugt.

Melasma → *Chloasma*

Melatonin *Hormon*, das von der Zirbeldrüse (*Epiphyse*) ausgeschüttet wird und vermutlich eine Rolle bei der Steuerung des Tagesrhythmus des Körpers spielt.

Meldepflichtige Erkrankungen Erkr., die örtlichen Gesundheitsämtern gemeldet werden müssen. Benachrichtigungen über bestimmte, potenziell gefährliche *Infektionskrankheiten* ermöglichen den Behörden eine Kontrolle über die Verbreitung von Infektionen.

Beispiele ansteckender meldepflichtiger Krankheiten sind *Lebensmittelvergiftung*, Leberentzündung, *Masern*, *Malaria* und *Tuberkulose*.

Krebserkrankungen werden auf nationaler Ebene registriert; diese Daten sind heutzutage in einem internationalen Register zusammengefasst.

Bestimmte *Berufskrankheiten* sind ebenfalls meldepflichtig, z. B. *Bleivergiftung*, *Quecksilbervergiftung*, *Cadmiumvergiftung* und *Milzbrand*.

Melphalan *Zytostatikum* zur Behandlung des *Plasmozytoms* und bestimmter Arten von *Brustkrebs* und *Eierstockkrebs*.

Nebenwirkungen sind u.a. Übelkeit, Erbrechen, Rachenentzündung, Appetitlosigkeit, aplastische *Anämie*, Blutungsneigung und erhöhte Infektanfälligkeit.

Membran Gewebsschicht, die eine Körperfläche bedeckt oder auskleidet oder eine Barriere bildet.

Menarche Erstes Auftreten der *Menstruation*, meist mit etwa 13 Jahren, 2 bis 3 Jahre nach Beginn der Pubertät.

Mendel-Mantoux-Test Hauttest bei Tuberkulose (→ *Tuberkulintest*).

Ménière-Krankheit Innenohrerkr. mit wiederholtem *Schwindel*, *Taubheit* und *Tinnitus*. Ursache ist die Ansammlung von Flüssigkeit im *Labyrinth*, die das Labyrinth und manchmal die angrenzende Schnecke (→ *Cochlea*) schädigt.

Die Erkrankung tritt kaum vor dem 40. Lebensjahr auf. Typisch sind plötzliche Schwindelanfälle von wenigen Minuten bis zu einigen Stunden, verbunden mit Übelkeit, Erbrechen, Augenzittern, Taubheit, Tinnitus und Schmerz oder Druckgefühl im betroffenen Ohr.

Die Diagnose erfolgt mit *Hörprüfungen* und einer kalorischen Prüfung. Bestimmte *Antihistaminika*, wie *Cinnarizin* oder *Betahistin*, mildern meist die Symptome, wobei bei schweren Anfällen *Prochlorperazin* verabreicht oder injiziert werden kann. Die M.-K. wird auch durch eine OP am Innenohr behandelt, wenn die Symptome auf medikamentöse Therapie nicht ansprechen. Ist vollständige Taubheit eingetreten, verschwinden die anderen Symptome in den meisten Fällen.

Meningen Hirnhäute.

Meningeom → *Hirnhauttumor*

Meningitis → *Hirnhautentzündung*

Meningomyelozele Ausstülpung des *Rückenmarks* und der *Rückenmarkshäute* (sind schützende Membranen) infolge eines angeborenen Defekts (→ *Neuralrohrdefekt*).

Meningozele Ausstülpung der *Hirn-* und Rückenmarkshäute infolge eines angeborenen Wirbelsäulendefekts (→ *Spina bifida*).

Meniskektomie Operativer Eingriff, bei dem ein beschädigter *Meniskus* (Knorpelscheibe) ganz oder teilweise aus dem Kniegelenk entfernt wird. Eine M. kommt infrage, wenn die Meniskusverletzung zur Versteifung oder zu wiederholtem Nachgeben des Knies führt. Der Eingriff beseitigt diese Symptome und vermindert das Risiko einer frühzeitigen *Arthrose* im Gelenk.

Die Schädigung kann mit *Gelenkspiegelung* bestätigt und lokalisiert und der beschädigte Bereich mit durch das Arthroskop geführten Instrumenten beseitigt werden. Der Meniskus wird auch durch einen Schnitt seitlich der *Kniescheibe* herausgenommen. In beiden Fällen erhöht sich das Arthrose-Risiko in späteren Lebensjahren, ist aber geringer als bei Nichtentfernung des geschädigten Meniskus.

Meniskus Halbmondförmige Scheibe aus Knorpelgewebe in mehreren Gelenken. Die Kniegelenke haben 2 solche Scheiben, *Handgelenke* und Kiefergelenke jeweils eine. Der Meniskus ist an *Bändern* befestigt und reduziert die Reibung, die bei der Bewegung des Gelenks entsteht.

Menopause Die letzte *Menstruation,* die meist im Alter zwischen 45 und 55 Jahren auftritt (→ *Wechseljahre*).

Menopausengonadotropin, humanes (HMG) *Gonadotropin*, das zur Stimulation der *Eierstöcke* und *Hoden* bei der Behandlung bestimmter Arten männlicher und weiblicher *Unfruchtbarkeit* gegeben wird. HMG bereitet den Eierstock für den Eisprung vor und regt die Samenproduktion an. Wird zusammen mit *humanem Chorion-Gonadotropin* verabreicht.

HMG kann zu *Mehrlingsschwangerschaften*, Bauchschmerzen, Völlegefühl und Gewichtszunahme führen. Bei Männern kommt es zur Brustvergrößerung.

Menorrhagie → *Menstruation, starke*

Menstruation Monatliche Regelblutung oder Periode; periodische Abstoßung der *Gebärmutterschleimhaut*, begleitet von einer Blutung, sofern keine Schwangerschaft vorliegt. Beginnt meist in der Pubertät und dauert bis zur *Menopause* (→ *Wechseljahre*).

Die M. tritt am Ende des M.-Zyklus auf, der i.d.R. 28 Tage dauert (Spanne 21 bis 35 Tage). Am Anfang des Zyklus wird ein Eifollikel im *Eierstock* von einem *Hypophysenhormon* zur Reifung angeregt. Das Follikel scheidet *Östrogene* aus, die zur Verdickung des Endometriums führen.

Der *Eisprung* (Freisetzung eines Eis aus dem Follikel) tritt normalerweise in der Mitte des M.-Zyklus ein. Das leere Follikel bildet auch *Progesteron*, das die Anschwellung des Endometriums mit gestauter Flüssigkeit verursacht. Somit kann sich ein befruchtetes Ei in der Gebärmutterschleimhaut einnisten. Tritt keine Schwangerschaft ein, vermindert sich die Produktion von Östrogen und Progesteron, das Endometrium wird etwa 14 Tage nach dem Eisprung abgestoßen. Kontraktionen der Gebärmutter drücken das abgestoßene Endometrium in die Scheide und es kommt zu einer Blutung, die 1 bis 8 Tage dauern kann.

Menstruation, ausbleibende Auch Amenorrhoe. Primäre Amenorrhoe: Nichteintreten der Regelblutung bis zum 16. Lebensjahr. Sekundäre Amenorrhoe: Die Regelblutungen bei einer Frau, die bisher regelmäßig menstruiert hat, setzen vorübergehend od. bleibend aus.

Hauptursache für die primäre Amenorrhoe ist eine verspätete *Pubertät*. Sie muss nicht krankheitsbedingt sein, kann aber aus einer Erkrankung des *endokrinen Systems* herrühren, z.B. *Hypophysentumor*, *Schilddrüsenunterfunktion*, *Nebennierentumor*, Zunahme der Nebennierenrinde (→ *Nebennierenrindengewebe, Vermehrung*) oder selten aufgrund *Turner-Syndrom*. Zuweilen findet keine Regelblutung statt, weil Scheide oder Gebärmutter von Geburt an fehlen od. das Jungfernhäutchen keine Öffnung zum Durchlassen des Bluts besitzt.

Ursache für eine vorübergehende sekundäre Amenorrhoe ist meist eine *Schwangerschaft*. Wenn *orale Kontrazeptiva* abgesetzt werden, kann die Regel vorübergehend aussetzen. Weitere Ursachen: hormonale Veränderungen aufgrund von Stress, *Depression*, *Magersucht* u. bestimmten Medikamenten sowie Eierstockerkrankung wie Eierstöcke mit Zysten (→ *Ovarialsyndrom, polyzystisches*) oder Eierstocktumor. Dauerhaft bleibt die Regelblutung nach den *Wechseljahren* od. nach *Hysterektomie* (Gebärmutterentfernung) aus.

Menstruation, schmerzhafte Med. Dysmenorrhoe; Schmerz oder Unbehagen während oder direkt vor der Regelblutung. Die primäre Dysmenorrhoe ist häufig bei jungen Mädchen und Frauen. Sie beginnt i.d.R. 2 bis 3 Jahre ab der *Menarche*, verschwindet aber im Alter von 25 Jahren. Die genaue Ursache ist unbekannt. Eine Möglichkeit ist die erhöhte Produktion von bzw. gesteigerte Empfindlichkeit gegen *Prostaglandine*, hormonähnliche Substanzen, die Krämpfe der Gebärmutter erzeugen. Sekundäre Dysmenorrhoe beruht auf einer Grundkrankheit wie *Unterleibsentzündung* oder *Endometriose* und setzt meist im Erwachsenenalter ein.

Krampfartiger Schmerz oder Unbehagen im Unterleib tritt zusammen mit einem dumpfen Schmerz im Rücken auf. Einige Frauen leiden unter Übelkeit und Erbrechen. Leichte primäre Dysmenorrhö wird oft durch *Schmerzmittel* gelindert. In schweren Fällen versucht man *orale Kontrazeptiva* oder andere Hormonpräparate, die den *Eisprung* unterdrücken. Die Therapie der sekundären Dysmenorrhoe hängt von der Ursache ab.

Menstruation, starke Med. Menorrhagie; pathologisch erhöhter Blutverlust bei der Menstruation. Menorrhagie kann infolge einer Unausgewogenheit der Hormone *Östrogen* und *Progesteron*, die die Menstruation steuern, auftreten. Aufgrund dieses Ungleichgewichts schwillt die *Gebärmutterschleimhaut* an. Störungen der Gebärmutter, wie *Leiomyome*, *Polypen* oder *Unterleibsentzündungen* können ebenfalls eine st. M. verursachen.

Die Therapie besteht in *nichtsteroidalen Antirheumatika*, Mitteln, die die Blutgerinnung beeinflussen, Hormonen oder Anpassung eines Intrauterinpessars (*IUP*), das kleine Mengen Progesteron freisetzt. Auch eine *Gebärmutterschleimhautausschabung* kommt bei st. M. infrage.

Menstruation, unregelmäßige Abweichung vom normalen Verlauf der *Menstruation*, wie Schwankungen in der Zeitspanne zwischen 2 Blutungen, der Dauer der Menstruationsblutung oder der Menge des Blutverlusts.

Häufigste Ursache ist ein gestörtes Gleichgewicht von *Östrogenen* und *Progesteron*, aber auch *Stress*, Reisen, Wechsel in der Methode der *Empfängnisverhütung*, unerwartete Schwangerschaft oder frühe *Fehlgeburt*. Die Menstruation ist in den ersten Jahren und einige Jahre vor der *Menopause* oft unregelmäßig.

Menstruationsstörungen oder Zyklusstörungen; Anomalien der monatlichen Blutung. M. weisen auf eine Erkr. im Unterleib hin, wie *Myome*, *Endometriose* oder *Unterleibsentzündung*, oft ist die Ursache aber auch unbekannt.

Dysmenorrhoe (→ *Menstruation, schmerzhafte*) gehört zu den häufigsten M. Andere sind ausbleibende Menstruation, Polymenorrhoe (zu häufige Periode), Oligomenorrhoe (seltene Perioden oder geringe Blutung) und *starke Menstruation*.

Einige Frauen unterliegen starken Schwankungen in der Länge des Menstruationszyklus oder im Blutverlust (→ *Menstruation, unregelmäßige*).

Mentale Retardierung Auch als geistige Minderentwicklung bezeichnet (→ *Intelligenzminderung*).

Meprobamat *Anxiolytikum* zur Behandlung von *Stress* und *Angststörungen*. Dient auch zur Muskelentspannung.

Meptazinol Schwaches *opioides* Schmerzmittel zur kurzfristigen Linderung mäßiger oder starker Schmerzen, z. B. nach einer OP oder bei der Entbindung. Mögliche Nebenwirkungen sind Übelkeit, Erbrechen und Schwindel.

Mercaptopurin *Zytostatikum* zur Behandlung bestimmter Arten der *Leukämie*. Nebenwirkungen sind u.a. Übelkeit, Mundgeschwüre und Appetitlosigkeit. Selten verursacht M. Leberschäden, *Anämie* oder anomale Blutungen.

Mesalazin Medikament zur Behandlung der *Colitis ulzerosa*. Nebenwirkungen sind u.a. Übelkeit, Durchfall, Bauch- und Kopfschmerzen.

Mesenterium Membran, mit der Organe an der Bauchwand befestigt sind. Der Ausdruck bezieht sich bes. auf die Membranfalte, die den Dünndarm einhüllt und ihn an der hinteren Bauchwand befestigt. Das M. enthält die den Darm versorgenden Blutgefäße, Nerven und Lymphgefäße.

Mesothel Ein *Epithel*, das sowohl das *Bauchfell*, wie das *Brustfell* und den *Herzbeutel* bedeckt.

Mesotheliom Bösartiger Tumor des *Brustfells*. Exposition gegenüber Asbeststaub ist ein Risikofaktor (→ *Asbestbedingte Erkr.*). Die nicht immer auftretenden Symptome sind Husten, Schmerzen im Brustkorb und Atemnot, besonders bei *Pleuraerguss*. Die Diagnose erfolgt durch Röntgen (→ *Brustkorb, Röntgenaufnahme*) u. *Biopsie* des *Brustfells* od. einer Flüssigkeitsprobe aus dem Erguss. Ist der Tumor klein, kann er oft operativ entfernt werden. Für große Tumoren gibt es keine wirksame Behandlung, *Strahlentherapie* kann die Symptome lindern.

Mesterolon *Androgen* (männliches Sexualhormon), das als Ersatztherapie bei *Hypogonadismus* verabreicht wird, weil *Testosteron* nicht oral gegeben werden kann. Nebenwirkungen sind u.a. Prostata-Probleme, Kopfschmerzen und Depression.

Mestranol *Östrogen*, das in einigen *oralen Kontrazeptiva* enthalten ist.

Metabolit Stoffwechselprodukt; meint jede an einem Stoffwechselvorgang (biochemische Reaktion des Körpers) beteiligte Substanz. Manchmal wird der Begriff aber auch nur auf die Produkte eines Stoffwechselvorgangs bezogen (→ *Stoffwechsel*).

Metaplasie Gewebsveränderung durch Umwandlung eines Zelltyps in einen anderen. M. ist meist harmlos, kann aber auch die Vorstufe zum Krebs sein und betrifft die Schleimhäute verschiedener Organe, wie *Bronchien* (Atemwege) und Blase. M. des Gebärmutterhalses (Zervix) tritt bei *Portioerosion* auf und kann im *Zervixabstrich* nachgewiesen werden.

Metastase → *Tochtergeschwulst*

Metformin Orales *Antidiabetikum* zur Senkung des Blutzuckerspiegels bei Typ-2 *Diabetes mellitus*. Nebenwirkungen sind evtl. Appetitlosigkeit, Metallgeschmack, Übelkeit u. Brechdurchfall.

Methadon Synthetisches morphinähnliches *Opioid*-Analgetikum; wird unter Aufsicht Pat. im Zuge einer Heroin- oder Morphinentgiftung zur Linderung der Entzugssymptome verabreicht.

MESENTERIUM

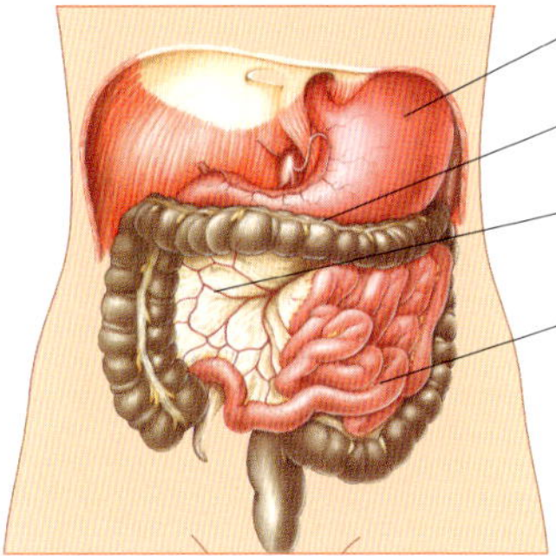

Nebenwirkungen sind Übelkeit, Erbrechen, Verstopfung, Schwindel und trockener Mund.

Methan Farbloses, geruchloses, leicht brennbares Gas, das in Ölquellen und Kohlengruben auftritt. M. entsteht auch bei der Zersetzung organischer Substanzen und ist eines der Darmgase.

Methanol Auch Methylalkohol, giftiger *Alkohol*, der als Lösungsmittel oder Farbentferner und manchmal als Frostschutz verwendet wird. Eine M.-Vergiftung tritt auf, wenn M. anstelle des gewöhnlichen Alkohols getrunken wird. Vergiftungssymptome sind Kopfschmerzen, Schwindel, Übelkeit, Erbrechen und Ohnmachten. Auch *Netzhaut* und Sehnerv können geschädigt werden, sodass es zu Verschwommensehen kommt. Wiederholter Konsum großer Mengen M. kann zu nicht rückführbarer Erblindung und Leberschäden führen.

Methotrexat *Zytostatikum* zur Behandlung des *Lymphoms* (Krebs der Lymphknoten) und einiger Formen der *Leukämie*. Auch bei der Behandlung von Gebärmutter-, Brust-, Eierstock-, Lungen-, Blasen- und Hodenkrebs sowie schwerer *Schuppenflechte* wird M. eingesetzt, wenn andere Therapien erfolglos sind. M. kann Übelkeit, Brechdurchfall, Mundgeschwüre, *Anämie*, gesteigerte Infektionsanfälligkeit und anomale Blutungen verursachen.

Methylcellulose Ein volumenbildendes *Abführmittel* zur Behandlung bei Verstopfung, *Reizdarm* und *Divertikulose*. M. macht den Stuhl fester bei chronisch wässrigem Durchfall und reguliert die Stuhlkonsistenz bei *Kolostomie* oder *Ileostomie*. Wird auch als Augentropfen zum Befeuchten trockener Augen gegeben. Da M. ein Völlegefühl erzeugt, wird es manchmal auch zur Behandlung der *Fettsucht* eingesetzt.

Methyldopa *Antihypertensivum*; Nebenwirkungen bei der Einnahme von M. sind Müdigkeit, Depressionen und Nasenschleimhautschwellung.

Methylphenidat *Stimulans* für das *Zentralnervensystem*; wird unter fachärztlicher Aufsicht bei der Behandlung der *Aufmerksamkeitsdefizit-Hyperaktivitätsstörung* (ADHD) bei Kindern eingesetzt. Mögliche Nebenwirkungen sind Appetitlosigkeit, *Tremor*, Schlaflosigkeit und Ausschlag.

Methylprednisolon *Kortikosteroid* zur Behandlung schwerer Fälle von *Asthma*, Entzündungen der Haut, entzündlicher *Darmerkr.* und bestimmter Arten der *Arthritis*. M. hat dieselben Nebenwirkungen wie andere Kortikosteroide.

M

Methysergid Medikament zur Vorbeugung gegen *Migräne* und *Cluster-Kopfschmerz*. M. wird i.d.R. nur stationär unter Aufsicht verabreicht, wenn andere Therapien erfolglos waren.

Negative Nebenwirkungen sind u.a. Schwindel, Müdigkeit und Übelkeit. Langzeitbehandlung kann zu Schmerzen im Brustkorb, *Niereninsuffizienz*, *Retroperitonealfibrose* und Wadenkrämpfen führen.

Metoclopramid *Antiemetikum* zur Vorbeugung und Behandlung bei Übelkeit und Erbrechen, auch wenn die Ursachen *Migräne*, *Zytostatika*, Strahlentherapie oder Betäubungsmittel sind. M. kann mit der *Prämedikation* gegeben werden, um bei anästhesierten Patienten das Einatmen des Erbrochenen zu verhindern. Nebenwirkungen sind u.a. *Mundtrockenheit*, Sedierung, Durchfall. Hochdosiert kann Metoclopramid zu unkontrollierten Bewegungen des Gesichts, des Munds und der Zunge führen.

Metolazon *Diuretikum* zur Behandlung des *Bluthochdrucks*. Wird Patienten mit *Herzinsuffizienz*, Nierenerkr., *Leberzirrhose* oder *prämenstruellem Syndrom* und zur Verringerung von *Flüssigkeitsstau* gegeben. Bestimmte Arten von Nierensteinen (→ *Harnstein*) werden ebenfalls damit behandelt. Nebenwirkungen sind u.a. Schwächegefühl, *Lethargie* und *Schwindel*.

Metoprolol Herzselektiver *Betablocker* zur Behandlung der *Angina pectoris* und des *Bluthochdrucks* sowie zur Milderung der Symptome bei *Schilddrüsenüberfunktion*. Wird auch nach *Herzinfarkt* zum Schutz des Herzens vor weiteren Schäden gegeben. Nebenwirkungen sind u.a. Lethargie, kalte Hände und Füße, Alpträume und Ausschlag.

Metronidazol *Antibiotikum* zur Behandlung von Infektionen durch Anaerobier, (anaerob lebende Bakterien) wie Zahnabszesse und *Bauchfellentzündung*. Auch gegen Protozoen-Infektionen, wie *Trichomonaden-Infektion* und *Amöbenruhr*, wird Metronidazol eingesetzt. Nebenwirkungen sind u.a. Übelkeit und Erbrechen, Appetitlosigkeit, Bauchschmerzen und dunkler Urin. Während der Therapie sollte Alkohol vermieden werden.

Mexiletin *Antiarrhythmikum* zur Behandlung bestimmter Herzrhythmusstörungen, meist nach *Herzinfarkt*. Nebenwirkungen sind u.a. Übelkeit, Erbrechen, *Schwindel* und *Tremor*.

Mianserin *Antidepressivum* zur Behandlung schwerer *Depression*, bes. wenn sie von *Angst* und *Schlaflosigkeit* begleitet wird. Es dauert meist mehrere Wochen, ehe M. voll wirksam wird. Nebenwirkungen sind u.a. *Mundtrockenheit*, Verschwommensehen, Verstopfung, Schwindel und Müdigkeit. In seltenen Fällen führt die Langzeiteinnahme zu herabgesetzter Blutzellenbildung, deshalb sind regelmäßige Bluttests während der Therapie wichtig.

Miconazol *Antimykotikum* zur Behandlung von *Tinea*-Hautinfektionen, wie *Fußpilz*, vaginaler *Soor* und Pilzinfektionen innerer Organe. M. in Salbenform oder als Scheidenzäpfchen verursachen in seltenen Fällen Brennen und Ausschlag.

Midazolam Als *Prämedikation* eingesetztes *Benzodiazepin*. Nebenwirkungen sind u.a. Verwirrtheit, Müdigkeit und Schwindel. Bei Langzeiteinnahme kann Abhängigkeit entstehen.

Mifepriston Auch RU 486; Hormonpräparat, mit dem eine Schwangerschaft medikamentös beendet wird (→ *Schwangerschaftsabbruch*). Nebenwirkungen sind Unwohlsein, Mattigkeit, Übelkeit, Ausschlag und (selten) Gebärmutterblutungen. Raucherinnen über 35 sollten M. nicht nehmen.

Migräne Starker Kopfschmerz, der 4 bis 72 Stunden andauert und von Sehstörungen und/oder Übelkeit und Erbrechen begleitet ist. M.-Anfälle können isoliert oder in unregelmäßigen Abständen auftreten.

M. hat keine spezifische Ursache; tritt aber familiär gehäuft auf. Ein Anfall kann von Stress-, Ernährungsfaktoren oder Sinneswahrnehmungen ausgelöst werden. Menstruation und *orale Kontrazeptiva* können ebenfalls zu einer Migräne führen.

Es gibt 2 Arten: M. mit Aura (Empfindung von Lichtblitzen und/oder Taubheitsgefühl und Kribbeln) und M. ohne Aura (langsam zunehmender Kopfschmerz, oft einseitig, mit Übelkeit und manchmal Erbrechen).

Bei M. mit Aura können Sehstörungen von bis zu 1 Stunde Dauer, gefolgt von starkem, einseitigem Kopfschmerz, Übelkeit, Erbrechen und Lichtscheu auftreten. Auch andere vorübergehende neurologische Symptome, wie Schwächegefühl auf einer Körperseite, sind möglich.

Die Diagnose stützt sich meist auf die Anamnese und eine körperliche Untersuchung. Anfälle werden mit *Schmerzmitteln*, wie *Acetylsalicylsäure* oder *Paracetamol*, evtl. kombiniert mit einem *Antiemetikum*, behandelt. Bei Erfolglosigkeit können *Serotoninagonisten*, wie *Sumatriptan*, gegeben werden. *Ergotamin* kann einen Anfall evtentuell verhüten, wenn es vor Einsetzen des Kopfschmerzes genommen wird – heute aber selten verabreicht. Schlaf in einem dunklen Raum kann die Erholung beschleunigen.

Bei häufigen Anfällen kann eine vorbeugende Behandlung angezeigt sein. Auslösende Faktoren werden leichter erkannt und prophylaktische Maßnahmen ergriffen, wenn ein Tagebuch geführt wird (→ *Cluster-Kopfschmerz*).

Mikro- Vorangestellt mit der Bedeutung klein; z. B. *Mikroorganismus* (winzig kleiner Organismus).

Mikroangiopathie Erkr. der kleinen Blutgefäße. Kann auftreten bei *Diabetes mellitus*, *Eklampsie*, *Blutvergiftung*, *Nierenkörperchenentzündung* und *Krebs* im fortgeschrittenen Stadium. Wenn bei diesen Erkr. eine M. auftritt, verformen sich die kleinen Blutgefäße und die roten Blutkörperchen werden beschädigt. Es kommt zur mikroangiopathischen *Anämie, hämolytischen*.

Mikroben Für Mikroorganismen gebrauchter Begriff, besonders für Krankheitserreger.

Mikrobiologie Lehre von den Mikroorganismen, bes. der Krankheitserreger.

Mikrochirurgie Operationen, bei denen der Chirurg das Operationsfeld durch ein spezielles binokulares Mikroskop sieht und Vergrößerung, Fokussierung und Bewegung mit einem Pedal steuert. M. ist die geeignete Operationsmethode, wenn es um sehr kleine, empfindliche oder schwer zugängliche Gewebe geht, z. B. Augen- oder Innenohroperationen.

Mikroorganismus Winzig kleiner, einzelliger, lebender Organismus. Die meisten M. sind so klein, dass sie mit bloßem Auge nicht sichtbar sind.

Mikrophthalmie Seltene angeborene Erkr. des Auges. Betroffene Kinder werden ein- oder beidseitig mit einem anomal kleinen Auge geboren.

Mikroskop Instrument, mit dem ein vergrößertes Bild eines kleinen Objekts erzeugt wird. M. werden zur Untersuchung der Struktur und chemischen Zusammensetzung von Zellen und Geweben und von Mikroorganismen und totem Gewebe eingesetzt. Bei Operationen wird das M. für die *Mikrochirurgie* gebraucht.

Die meisten M. sind Mehrlinsen-M. Sie haben 2 Linsensysteme (Objektiv und Okular), die an den entgegengesetzten Enden des Tubus angebracht sind. Ein M. besteht aus dem Objekttisch für die zu untersuchende Probe, einer Lichtquelle und einem optischen Kondensor, der das Licht sammelt. Der Vergrößerungsfaktor beträgt max. 1500-fach. Phasenkontrast- und Interferenz-M. sind modifizierte Licht-M., die ungefärbte transparente Proben sichtbar machen. Sie dienen der Untersuchung lebender Zellen und Gewebe.

Fluoreszenz-M. arbeiten mit ultraviolettem Licht zur Untersuchung von mit fluoreszierendem Farbstoff angefärbten Proben.

Da Elektronen-M. mit Elektronenstrahl statt mit Licht arbeiten, erreichen sie eine viel stärkere Vergrößerung als Licht-M. Es gibt 2 Arten: Transmissionselektronen-M. (TEM) und Rasterelektronen-M. (REM). Das TEM erreicht eine Vergrößerung bis zum 5 Millionenfachen und kann damit winzige Viren und Moleküle sichtbar machen. Die max. Vergrößerung des REM ist geringer (bis zum 10 000-Fachen), es kann aber 3-dimensionale Bilder erzeugen und ist somit geeignet für die Untersuchung der Oberflächenstrukturen von Zellen und Geweben.

Mikrozephalie Krankhaft kleiner Kopf, meist verbunden mit *Lernschwierigkeiten*. M. tritt infolge einer Hirnverletzung vor oder während der Geburt oder einer Verletzung oder Erkrankung im Säuglingsalter auf.

Miktion Blasenentleerung.

Miktionszystourethrographie Röntgenverfahren (→ *Röntgenuntersuchung*) zur Untersuchung der *Harnblase* während der Miktion (Wasserlassens). Die M. wird meist bei Kleinkindern vorgenommen, um einen abnormalen *Reflux* von Harn während der Blasenentleerung aufzuspüren.

Milben, Erkrankungen Milben sind unter 1,2 mm große Tiere mit 8 Beinen. Viele Arten haben am Mund Stacheln und Saugapparate.

Schädliche Arten sind die Krätzemilbe, die sich in der menschlichen Haut einnistet und heftiges Jucken verursacht, die Hausstaubmilbe, die *Asthma* verursachen kann, wenn sie im Staub eingeatmet wird, und die Trombicula-Larve (amerikanische Erntemilbe), die in dichtem Gras lebt und deren Biss einen juckenden Ausschlag verursacht. M. in Getreide oder Obst verursachen Hautreizungen, auch als Krämerkrätze oder Bäckerekzem bezeichnet. Einige M. übertragen Krankheiten, bes. eine Form der *Rickettsiose* (Tsutsugamushi-Krankheit) und Rikettsienpocken.

Milch abpumpen Von stillenden Müttern angewandte Technik, um Milch aus den Brüsten zu entfernen. Es kann notwendig sein, wenn die Brust übervoll ist (→ *Milchstau*). Eine Frau pumpt auch ab, damit die Milch dem Kind in ihrer Abwesenheit gegeben werden kann oder wenn das Kind durch Frühgeburt nicht an der Brust trinken kann. Milch wird mit der Hand oder einer Milchpumpe abgepumpt.

Milchfluss Med. Galaktorrhoe; selbsttätige fortdauernde Milchproduktion bei Frauen, die weder schwanger sind noch stillen, sehr selten auch bei Männern.

M. wird durch *Prolaktin* angeregt, einem Hormon der *Hirnanhangsdrüse*. Zu einem M. kommt es bei exzessiv erhöhter Produktion von Prolaktin, wie bei einem *Hypophysentumor* oder anderen Stoffwechselerkrankungen, wie z. B. der *Schilddrüsenunterfunktion*. Auch können einige *Neuroleptika* diese Nebenwirkung haben. Die Gabe von *Bromocriptin* hemmt die Prolaktinproduktion, die Ursache muss jedoch meist auch behandelt werden.

Milchpumpe Gerät zum Milchabsaugen, um übervollen Brüsten während der Milchproduktion Erleichterung zu verschaffen, Milch für späteren Gebrauch vorrätig zu haben od. einen Säugling damit zu füttern, der nicht saugen kann.

Milchsäure Schwache Säure, die von Körperzellen beim Abbau der *Glukose* im anaeroben *Stoffwechsel* zur Energiegewinnung produziert wird. Die M. wird von Muskeln bei starker Anstrengung gebildet und ist einer der Faktoren, die zum *Muskelkrampf* beitragen. Die Säure wird auch in Geweben gebildet, wenn diese bei einem Herzanfall mit nachfolgender Störung der Gewebsdurchblutung zu wenig Sauerstoff erhalten (→ *Herzinfarkt* oder *Schock*).

Milchstau Übermäßige Milchmenge in der Brust. M. tritt meist einige Tage nach der Entbindung auf. Dadurch schwellen die *Brüste* und Brustwarzen und werden empfindlich, das Stillen kann schwierig werden. Durch Abpumpen von Milch werden die Beschwerden reduziert.

Milchzähne Die ersten Zähne, die i.d.R. ab dem 6. Monat durchbrechen und dann durch die bleibenden Zähne ab dem Alter von 6 Jahren ersetzt werden. Es gibt 20 Milchzähne, 10 in Ober- und Unterkiefer (→ *Zahndurchbruch*).

Milchzucker *Kohlenhydrat*; ein in Milch vorhandener Zucker, ein Disaccharid.

Miliaria Auch Friesel; irritierender Hautausschlag, der mit starkem Schwitzen einhergeht. Der Fachbegriff für die M. in den Tropen ist Miliaria rubra. Multiple winzige, rote juckende Flecken bedecken die betroffenen Hautbezirke und vermitteln ein kribbelndes Gefühl. Die Irritation befällt eher Bereiche, an denen sich Schweiß ansammelt, z. B. die Achselhöhlen. Die Ursache ist nicht vollständig geklärt, doch ist nicht verdampfter Schweiß ein wichtiger Faktor. Schweißkanälchen werden durch Zellabbauprodukte verstopft und leiten Schweiß in die Haut hinein. Häufiges kaltes Duschen und Waschen der betroffenen Bezirke lindern den Juckreiz.

Milien → *Hautgrieß*

Milz Organ, das verbrauchte und defekte rote Blutkörperchen aus dem Blutkreislauf entfernt und durch Bildung von *Antikörpern*, *Lymphozyten* und *Phagozyten*, die der Immunabwehr dienen, den Kampf gegen Infektionen unterstützt. Die M. ist ein faustgroßes schwammiges Organ im oberen linken Bauchraum hinter dem Rippenbogen.

Bei vielen Erkrankungen vergrößert sich die M., beispielsweise bei Infektionen, wie *Malaria* und *Pfeifferschem Drüsenfieber*, bei Bluterkrankungen, wie *Leukämie*, *Thalassämie*, sowie Tumoren, wie dem *Lymphom*. Die Milzvergrößerung kann mit *Hypersplenismus* einhergehen. Ein heftiger Schlag gegen den Bauch oder unteren linken Brustkorbbereich kann zu einem Milzriss führen, der eine potenziell tödliche Blutung auslösen kann, sodass eine *Milzentfernung* erforderlich ist.

Milzbrand Med. Anthrax; Schwere, von Haustieren auf den Menschen übertragbare bakterielle Infektion. Beim Menschen ist die häufigste Form der Haut-M., dann der Lungen-M. Hervorgerufen wird M. durch den *BACILLUS ANTHRACIS*. Dessen Sporen können jahrelang in Erdreich und Tierprodukten ruhen u. jederzeit wieder aktiv werden. Tiere infizieren sich durchs Weiden auf verseuchtem Land, Menschen über einen Kratzer oder wunde Stelle, nachdem sie Kontakt mit Material von verseuchten Tieren hatten. Beim Lungen-M. sind auf Tierfasern sitzende Sporen eingeatmet worden.

Beim Haut-M. bildet sich ein erhabener, juckender Bezirk am Eintrittsort der Sporen u. entwickelt sich zu einer großen, eitrigen Entzündung, die eine schwarze Kruste bildet. Das umliegende Gewebe ist stark geschwollen. Im Frühstadium ist M. mit *Penizillin* behandelbar. Unbehandelt kann die Infektion auf *Lymphknoten* und Blutbahn übergreifen u. zum Tode führen. Lungen-M. verursacht starke Atembeschwerden u. verläuft meist tödlich.

Milzentfernung Med. Splenektomie; operative Entfernung der *Milz*. Wird nach einer schweren Verletzung der Milz oder zur Behandlung eines *Hypersplenismus* oder bestimmter Formen der *Anämie* durchgeführt. Nach Entfernung der Milz wird ihre Funktion weitgehend von anderen Teilen des *lymphatischen Systems* und der Leber übernommen, sodass eine M. normalerweise keine Probleme nach sich zieht, außer einer erhöhten Anfälligkeit für Infektionen. Pneumokokken-Impfung und Langzeitbehandlung mit *Antibiotika* ist empfehlenswert.

Minderdurchblutung Med. Ischämie; ungenügende Blutversorgung spezieller Organe oder Gewebe. Sie wird i.d.R. durch eine Erkr. der Blutgefäße, z. B. *Arteriosklerose*, verursacht, ist aber auch Folge einer Verletzung, Konstriktion eines Gefäßes durch Muskelspasmus der Gefäßwand oder ungenügenden Blutflusses durch geringe Pumpleistung des Herzens. Symptome hängen vom betroffenen Organ ab.

Die Therapie besteht aus *Vasodilatatoren* zur Erweiterung der Blutgefäße oder in schweren Fällen einer *Ballon-Angioplastie* oder *Bypass-Operation*.

Minderwuchs Signifikant unter dem altersentsprechendem Standard liegende Körperlänge. Bei Kindern ist M. oft erblich oder durch langsames Knochenwachstum bedingt. Meist beschleunigt sich das Wachstum später, sodass im Erwachsenenalter normale

M

Körpergröße erreicht wird. Seltener ist M. auf spezifische Störungen, wie Knochenerkrankungen (z. B. unbehandelte *Rachitis* oder *Knorpelbildungsstörung*) oder auf bestimmte Hormonstörungen, wie Mangel an *Wachstumshormon* und *Schilddrüsenunterfunktion* zurückzuführen. Emotionale Deprivation, chron. Mangelernährung und Verdauungsstörungen können ebenfalls das Wachstum begrenzen. Auch bestimmte chromosomale Störungen verursachen M.: Kümmerwuchs tritt bei *Down-Syndrom* auf, und beim *Turner-Syndrom* fehlt der Wachstumsschub in der Pubertät. Andere Ursachen des M. bei Kindern sind Langzeiteinnahme von *Kortikosteroiden* und *Zytostatika*. Auch schwere und unbehandelte Erkrankungen der Atemwege oder *angeborene Herzfehler* können zu M. führen.

Das Wachstum eines betroffenen Kindes wird durch regelmäßiges Messen überwacht. Röntgenaufnahmen und *Bluttests* helfen bei Aufdeckung der zu behandelnden Ursache. Bei Hormonmangel und bei Turner-Syndrom wird Wachstumshormon verabreicht.

Mineralokortikoid *Kortikosteroid*hormon, das die Salzmenge steuert, die mit dem Harn ausgeschieden wird.

Mineralstoffe Lebenswichtige chemische Elemente in der Nahrung. Mind. 20 M., darunter Kalium, Natrium und Kalzium, sind für die Gesundheit unabdingbar. Einige, wie Eisen und Zink, werden nur in winzigen Mengen gebraucht (→ *Spurenelemente*).

Minimalinvasive Chirurgie Sogenannte Schlüssellochchirurgie; Operationen, bei denen ein starres *Endoskop* durch einen kleinen Schnitt in den Körper eingeführt wird. Weitere kleine Öffnungen werden für die chirurgischen Instrumente gemacht, sodass kein langer Schnitt benötigt wird. Kann für viele Bauchoperationen (→ *Laparoskopie*), z. B. *Appendektomie*, *Gallenblasenentfernung*, *Bruchoperation* und gynäkologische Eingriffe angewendet werden. Auch Knieoperationen werden oft minimalinvasiv vorgenommen (→ *Gelenkspiegelung*).

Minimale zerebrale Dysfunktion Auch „minimal brain disfunction". Zustand, der als Ursache kindlicher Verhaltens-

MINIMALINVASIVE CHIRURGIE

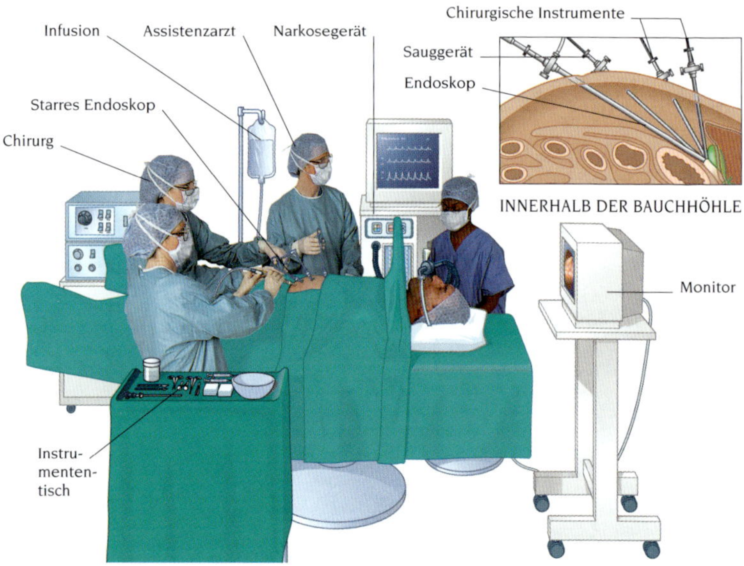

MINIMALINVASIVE CHIRURGIE

auffälligkeiten und anderer Probleme angenommen wird, wenn keine körperliche Ursache erkennbar ist. Könnte einigen *Lernschwierigkeiten* od. mangelnder Konzentration, Impulsivität und *Aufmerksamkeitsdefizit-Hyperaktivitätsstörung* zugrunde liegen.

Minipille Ausschließlich Gestagen enthaltendes *orales Kontrazeptivum*; verdickt den Schleim im Gebärmutterhals, sodass keine Spermien durchdringen können. Hat auch andere empfängnisverhütende Eigenschaften. Nebenwirkungen sind u.a. unregelmäßige Blutungen, Zwischenblutungen, *Extrauterinschwangerschaften* und *Ovarialzysten*.

Minocyclin Tetrazyclin-Antibiotikum zur Behandlung von *Akne*, *Atemwegsinfekten* und einigen Infektionen der Geschlechtsorgane und Harnwege. Wird auch zur Vorbeugung einer Meningokokken-*Hirnhautentzündung* eingesetzt.

Minoxidil *Vasodilatator* zur Behandlung extremen *Bluthochdrucks*, wenn andere Mittel versagt haben. Langzeiteinnahme kann den Haarwuchs anregen, ist deshalb auch in Lotionen gegen männliche Glatze enthalten (→ *Haarausfall*).

Miosis Pupillenverengung des Auges; kann durch Medikamente, wie *Pilocarpin* od. *Opium*, eine Erkr. des *Zentralnervensystems* od. grelles Licht verursacht werden. Bei älteren Menschen ist eine gewisse M. normal.

Miotika Medikamente zur Behandlung des *grünen Star*), um den Augendruck zu senken; bei *topischer* Anwendung führen M. zur Pupillenverengung, sodass sich die Abflusswege öffnen und die Augenflüssigkeit aus dem vorderen Teil des Auges abfließen kann. Nebenwirkungen sind Kopfschmerzen, besonders über den Augen, und Verschwommensehen. Bekannte M. sind Carbachol und Pilocarpin (→ *Mydriatika*).

Misoprostol Synthetisches *Prostaglandin*, das die Sekretion von Magensaft verhindert. M. wird zur Behandlung und Prävention von *peptischen Ulzera* infolge *nichtsteroidaler Antirheumatika* eingesetzt.

Missbildung Jede Fehlbildung oder Verformung von Körperteilen. M. kann angeboren sein oder wird durch Verletzung, Erkr. oder Fehlbenutzung erworben. Die meisten *angeborenen M.* sind relativ selten. Bei den häufigeren finden sich *Klumpfuß* (Pesequinovarus) und *Lippen-Gaumen-Spalten*. Verletzungen, die zur M. führen, sind Verbrennungen, Muskelzerreißung und Knochenbrüche. Erkr. mit M. sind Nervenprobleme, einige Mangelerkr. wie *Rachitis* und *Paget-Krankheit*. Die Fehlbenutzung eines Körperteils kann durch Versteifung und *Verkürzung, dauerhafte* der nicht benutzten Muskeln oder Sehnen zur M. führen. Viele M. werden durch orthopädische Verfahren, durch *plastische Chirurgie* oder Übungen korrigiert.

Mitesser Halbfester Pfropfen aus fetthaltiger Substanz mit schwarzer Spitze, auch Komedo genannt, der den Ausgang einer Talgdrüse in der Haut verstopft. Meist entstehen M. in Gesicht, Brust, Schultern u. Rücken u. hängen mit einer erhöhten Talgdrüsentätigkeit zusammen. Sie gehören zu den Merkmalen der meisten *Akne*-Formen.

Mitochondrien Kleine *Organellen* im Zellinneren, die für die Zellatmung sorgen. Die M.-Wand besteht aus einer Doppelmembran, deren innere zur Oberflächenvergrößerung für die Oxidationsvorgänge stark eingefaltet ist. Zellen mit hohem Energieverbrauch, wie Muskelzellen, enthalten viele M.

Mitochondrien-DNA Mitochondrien enthalten eigene DNA, die beim Menschen als Doppelhelix ringförmig angeordnet und für 13 Proteine kodiert ist. Die Mitochondrien haben einen spezifischen genetischen Code, ihre Genome werden durch die *Reifeteilung* (Meiose) bei der Reproduktion nicht verändert, sodass die M.-DNA für genetische Untersuchungen geeignet ist.

Die Bedeutung der eigenen M.-DNA liegt darin, dass Krankheiten durch Anomalien der M.-DNA vererbt werden können; die M.-DNA wird von der Mutter direkt aus der *Eizelle* vererbt.

Mitose Zellteilung, bei der die *Chromosomen* im Zellkern für zwei Tochterzellen genau verdoppelt werden.

Vor der M. verdoppeln sich die Chromosomen und rollen sich mit den 2 zusammenhängenden Kopien auf. Die verdoppelten Chromosomen ordnen sich in der Zellmitte an und werden in entgegengesetzte Richtungen innerhalb der Zelle auseinandergezogen, die sich daraufhin teilt. Deshalb hat jede Tochterzelle denselben Chromosomengehalt wie die Ursprungszelle (→ *Reifeteilung*).

MITRALKLAPPE

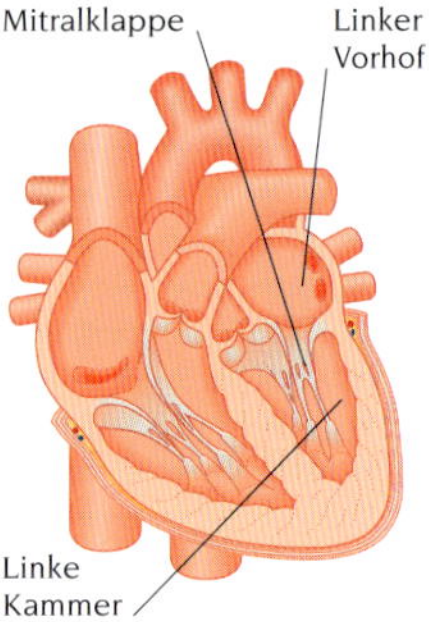

AUFBAU DES HERZENS

Mitralklappe Klappe in der linken Hälfte des *Herzens*. Die M. besteht aus 2 Teilen, die den Blutfluss in einer Richtung, nämlich vom linken Vorhof in die linke Herzkammer, lenken.

Mitralklappeninsuffizienz Unfähigkeit der *Herzklappe*, sich zu schließen, sodass Blut in den linken Vorhof zurückfließt, wenn es aus der linken Herzkammer gepumpt wird. Die Störung, die auch Mitralklappenreflux genannt wird, kann in Verbindung mit einer *Mitralstenose* auftreten.

Symptome sind zunehmende Atemnot und Müdigkeit, manchmal in Verbindung mit *Herzklopfen*. Anschließend kommt es zu geschwollenen Knöcheln.

Die Diagnose erfolgt aufgrund typischer *Herzgeräusche*, Röntgenaufnahme, *EKG* und *Echokardiographie*. Auch eine *Herzkatheterisierung* kommt infrage. Die Behandlung erfolgt mit *Diuretika*, *Vasodilatatoren* und *Blutgerinnungshemmstoffen*. Bei sehr schweren Symptomen wird eine *Herzklappenoperation* durchgeführt. Vor einer zahnärztlichen oder sonstigen Operation erhalten Pat. mit M. *Antibiotika* zur Verhütung einer *Endokarditis*.

Mitralklappenprolaps-Syndrom Häufige geringfügige Verformung der *Herzklappe* der linken Herzhälfte, die zu einer leichten Form der *Mitralklappeninsuffizienz* führen kann. Tritt meist bei Frauen auf und verursacht ein *Herzgeräusch*. Kann ererbt sein, oft ist die Ursache jedoch unbekannt.

I.d.R. gibt es keine Symptome. Gelegentlich kommt es zu Schmerzen im Brustkorb, *Herzrhythmusstörungen* oder (selten) *Herzinsuffizienz*. Meist keine Therapie erforderlich; evtl. sind *Betablocker*, *Diuretika*, *Antiarrhythmika* oder in seltenen Fällen eine *Herzklappenoperation* angezeigt.

Mitralstenose Verengte Öffnung der *Herzklappe*. Der linke Vorhof muss mehr leisten, um das Blut durch die verengte Klappenöffnung zu pressen. M. kommt bei Frauen häufiger vor und kann zusammen mit *Mitralklappeninsuffizienz* auftreten. M. geht meist auf eine Schädigung der Herzklappe infolge eines *rheumatischen Fiebers* zurück.

Hauptsymptom ist Atemnot bei körperlicher Anstrengung. Wenn sich die M. verschlimmert, kann auch in Ruhe Atemnot auftreten. Andere Zeichen sind *Herzklopfen*, *Vorhofflimmern* und gerötete Wangen. Auch blutiger Auswurf und Müdigkeit können auftreten. Mögliche Komplikationen wie bei Mitralklappeninsuffizienz.

Die Diagnose erfolgt aufgrund *Anamnese*, Abhören der Herztöne, *EKG*, Röntgenaufnahme, *Echokardiographie* und *Herzkatheterisierung*. Medikamentöse Behandlung weitgehend wie bei Mitralklappeninsuffizienz.

Bei anhaltenden Symptomen wird eine Ballon-*Valvuloplastie* zur Aufweitung der Herzklappe durchgeführt werden. Alternativ dazu wird eine künstliche Herzklappe eingesetzt.

Mittelfellraum Membran, die die Lunge von den anderen Strukturen im Brustkorb trennt. Diese sind *Herz* mit den dazugehörigen Blutgefäßen, *Luftröhre*, *Speiseröhre*, *Thymus*drüse, *Lymphknoten*, Lymphgefäße und Nerven.

Mittelfußknochen Anat. Os metatarsale; einer der 5 langen Röhrenknochen des Fußes. Die Knochen bilden das zentrale Fußskelett und werden von *Bändern* bogenförmig angeordnet.

Mittelfußschmerz Med. Metatarsalgie; Ursache ist evtl. Bruch eines *Mittelfußknochens*, *Plattfuß* od. *Neurom* eines Fußnerven.

Mittelhandknochen Anat. Os metacarpale; einer der 5 langen Röhrenknochen der Hand. Verläuft vom Handgelenk zur Basis der einzelnen Finger, wobei die Gelenkköpfe die Fingerknöchel bilden.

Mittelhirn Anatomisch Mesenzephalon; oberster Teil des *Hirnstamms*, über der Brücke gelegen.

Mittelohr Anat. Auris media; → *Ohr*.

Mittelohrentzündung Med. Otitis media; Erkr. durch virusbedingte oder bakterielle Infektion, die sich in der *Eustachi-Röhre* ausbreitet, welche vom hinteren Teil der Nase zum Mittelohr führt. Die Röhre ist u.U. verlegt bei entzündlichen oder vergrößerten *Rachenmandeln*, wodurch es zur Ansammlung von Flüssigkeit und Eiter im Mittelohr kommt, da kein Abfluss durch die Röhre mehr stattfindet. Kinder, bes. solche unter 7 Jahren, sind besonders anfällig für M., und einige haben immer wiederkehrende Anfälle.

Die akute M. ruft plötzlichen, starken Ohrenschmerz hervor, ein Gefühl von Verstopfung des Ohrs, Taubheit, *Tinnitus* und Fieber. Wenn das Trommelfell platzt, dauert eine Heilung i.d.R. einige Wochen. Die M. wird durch Untersuchung des Mittelohrs mit einem *Otoskop* diagnostiziert; das Trommelfell erscheint dann rot und evtl. nach außen gestülpt. Die Therapie umfasst *Schmerzmittel* und auch *Antibiotika*, obgleich viele Infektionen bei Kindern Virusinfektionen sind.

Eine mögliche Komplikation einer M. ist ein *Mittelohrerguss, chronischer*, bei der sich dickliche Flüssigkeit im Ohr mit Auswirkungen auf das Hörvermögen bildet. Vor allem bei Kindern können sich schwere, chronische Verläufe entwickeln. Andere Komplikationen sind Hörstörungen und eine *Perlgeschwulst*. In seltenen Fällen breitet sich die Infektionsursache bis ins Ohrinnere aus und führt zur *Warzenfortsatzentzündung*.

Mittelohrerguss, chronischer Flüssigkeitsansammlung im Mittel*ohr*, die das Hörvermögen einschränkt. Ein hartnäckiger chr. M. findet sich am häufigsten bei Kindern. Häufig tritt er zusammen mit vergrößerten *Rachenmandeln* auf, oft nach Virusinfekten der oberen Atemwege (→ *Erkältung*). Meist sind beide Seiten betroffen. Die Schleimhaut des Mittelohrs produziert übermäßig viel klebriges Sekret, das die *Eustachi-Röhre* verstopft und einen Abfluss verhindert. Die angesammelte Flüssigkeit beeinträchtigt die Beweglichkeit der Gehörknöchelchen.

Ein chr. M. wird oft bei Hörprüfungen entdeckt, die Diagnose durch Untersuchung mit einem *Otoskop* bestätigt. In leichten Fällen vergeht die Erkr. ohne Behandlung. Wenn nicht, können *Paukenröhrchen* eingesetzt werden, die für eine Belüftung u. damit einer Dränage des Mittelohrs sorgen. Auch eine *Rachenmandelentfernung* kann erforderlich werden.

Mittelschmerz Unterleibsschmerzen bei einigen Frauen zum Zeitpunkt des *Eisprungs*; meist einseitig und nur wenige Stunden andauernd. Kann von geringfügiger Scheidenblutung begleitet sein. Bei schwerem M. können *orale Kontrazeptiva* verabreicht werden, um den Eisprung zu unterdrücken.

MMR-Impfung Verabreichung eines kombinierten *Impfstoffs* zum Schutz vor *Masern*, *Mumps* und *Röteln*. Die Impfung wird allen Kindern im Alter von 11-14 und 15-23 Monaten (zweimal für einen sichereren Schutz) angeboten. Bei Fieber wird die MMR-I. verschoben; sie wird nicht bei Kindern mit einer unbehandelten Krebserkrankung oder *Allergie* auf Aminoglykosid-*Antibiotika*, wie *Neomycin*, vorgenommen.

Leichtes Fieber, Ausschlag und Unwohlsein können nach der MMR-I. auftreten. In 1 % der Fälle tritt 3 bis 4 Wochen nach der Impfung eine geringe, nicht ansteckende Schwellung der *Ohrspeicheldrüsen* auf. Es gibt keine Hinweise auf eine Verbindung zwischen MMR-I. und *Crohn-Krankheit* oder *Autismus*.

Mobilisierung Vorgehen, um einen Körperteil bewegungsfähig zu machen. M. soll einen durch Verletzung oder Erkr. beeinträchtigten Teil des Körpers wieder funktionstüchtig machen.

Chirurgen benutzen diesen Begriff, wenn sie Organe oder Strukturen von umgebendem Bindegewebe und fibrösen Verwachsungen (Gewebebänder, die Teile des Körpers verbinden, die normalerweise nicht zusammenhängen) befreien.

Moclobemid *Antidepressivum* zur Behandlung schwerer resistenter Depressionen und Sozialphobien. M. ist ein reversibler *Monoaminoxidase-Hemmer* mit geringerem blutdrucksteigerndem Risiko als andere MAO-Hemmer. Aber auch für M. gelten, wie für alle MAO-Hemmer, Einschränkungen bei der Ernährung.

Molekül Kleinste, vollständige Einheit einer Substanz, in dem die Merkmale

M

dieser Substanz vollzählig erhalten sind. Fast alle M. bestehen aus mindestens 2 miteinander verbundenen Atomen.

Molen-Schwangerschaft Schwangerschaft, bei der ein Tumor in der Plazenta entsteht und der Embryo sich nicht normal entwickelt. Eine M.-S. kann gutartig sein (Blasenmole) oder die Gebärmutterwand durchwuchern (invasive Mole). Eine bösartige M.-S. wird als *Chorionkarzinom* (malignes Chorionepitheliom) bezeichnet.

Werden der tote Embryo und die Plazenta nach einer *Fehlgeburt* nicht aus der Gebärmutter entfernt, spricht man von einer Fleischmole oder Blutmole.

Molluscum contagiosum → *Dellwarze*

Monarthritis Entzündung eines einzelnen Gelenks mit Schmerzen und Versteifung. Ursachen sind meist *Arthrose*, *Gicht* oder eine *Infektion*.

Monatsblutung → *Menstruation*

Mondgesicht Med. Facies lunata; rundes Gesicht als Merkmal des *Cushing-Syndroms*.

M

Mongolismus Veralteter Ausdruck für *Down-Syndrom*.

Monoaminoxidase-Hemmer Abk. MAO-Hemmer; eine der 3 Hauptgruppen der *Antidepressiva*. Sie verhindern den Abbau bestimmter *Neurotransmitter* durch das *Enzym* Monoaminoxidase. Die erhöhten Neurotransmitterwerte verbessern die Stimmung. Die bekanntesten Mittel sind Phenelzin und Isocarboxazid. Bei allen M.-H. besteht eine Wechselwirkung mit anderen Medikamenten und Nahrungsmitteln, wie Käse und Rotwein, *Moclobemid* jedoch ist ein reversibler M.-H., bei dem unerwünschte Wirkungen weniger häufig auftreten.

Monorchie Angeborenes Fehlen eines *Hodens*.

Monozyt Eine der Hauptarten der weißen Blutkörperchen; M. sind *Phagozyten* und spielen eine wichtige Rolle im *Immunsystem*.

Monozytenangina → *Pfeiffersches Drüsenfieber*

Monteggia-Luxationsfraktur Fraktur der *Elle* unmittelbar unter dem Ellenbogen mit *Luxation* der *Speiche* aus dem Ellenbogengelenk.

Montelukast Spezifischer *Leukotrienrezeptor-Antagonist* zur Behandlung von *Asthma*, allerdings nicht bei akuten Anfällen.

Morbidität Zustand des Krankseins; in der *Epidemiologie* ist M. die Krankheitshäufigkeit im Verhältnis zu den Gesunden innerhalb einer Population (*Inzidenz*; *Prävalenz*).

Morbilli → *Masern*

Morbus Crohn → *Crohn-Krankheit*

Morbus Gaucher *Genetisch bedingte Erkrankung*, bei der ein Mangel an dem *Enzym* Betaglukosidase zur Ansammlung einer fettigen Substanz, Glukosylceramid, in Leber, Milz, Knochenmark und manchmal im Gehirn führt. Sie wird durch regelmäßige Injektionen des fehlenden Enzyms behandelt.

Morbus haemolyticus neonatorum Oder Neugeborenenerythroblastose; gesteigerte *Hämolyse* (Abbau roter Blutkörperchen) beim Fötus und Neugeborenen durch mütterliche *Antikörper*. Der M. h. n. wird oft durch eine *Rhesusunverträglichkeit* verursacht. Diese stellt sich ein, wenn eine Rh-negative Mutter früher mit Rh-positivem Blut durch eine *Geburt*, *Fehlgeburt*, *Fruchtwasseruntersuchung*, *Chorionzottenbiopsie* oder *Abtreibung* in Kontakt gekommen ist und dann mit einem Kind schwanger ist, das Rh-positives Blut aufweist. Der M. h. n. ist seit der Einführung routinemäßiger prophylaktischer Behandlung für Rh-negative Frauen während einer Schwangerschaft selten (→ *Anti-D-Immunglobulin*).

In leichten Fällen von M. h. n. hat das Neugeborene während der ersten 24 Stunden seines Lebens eine leichte Gelbsucht (durch vermehrtes Bilirubin im Blut) und eine leichte Anämie. In schwereren Fällen erreicht der *Bilirubin*-Anteil im Blut ein gefährliches Ausmaß und es besteht die Gefahr eines *Kernikterus* (eine Form der Hirnschädigung). Schwerstkranke Föten haben bereits in der Gebärmutter Anzeichen von *Anämie*: Sie schwellen (Hydrops fetalis) und kommen häufig tot zur Welt.

In leichten Fällen ist keine Behandlung notwendig. Ansonsten wird die Geburt eingeleitet, bevor die Anämie lebensbedrohlich wird, gewöhnlich in der 35. bis 39. Schwangerschaftswoche. Ist der Fötus noch zu klein für eine sichere Geburt, kann eine fötale Bluttransfusion notwendig werden. Nach der Geburt kann eine Phototherapie helfen (Lichttherapie, mit der das Bilirubin in der Haut in eine wasserlösliche Form umgewandelt wird, die leichter vom Körper ausgeschieden werden kann), die *Gelbsucht* abzubauen. Eine Austauschtransfusion ist u.U. notwendig.

Morphaea Anderer Name für Scleroderma circumscripta; eine Art der Sklerodermie, bei der sich einer oder mehrere harte flache Flecken auf der Haut bilden. Ist auf die Haut beschränkt und harmlos, kann aber entstellend wirken.

Morphin Opioid-Schmerzmittel, aus Schlafmohn; dient der Linderung starker Schmerzen bei *Herzinfarkt*, großen Operationen, schweren Verletzungen oder *Krebs*.

Morphin blockiert die Weiterleitung der Schmerzsignale an den sog. Opiatrezeptoren in *Gehirn* und *Rückenmark*; vermittelt Wohlgefühl oder Euphorie. Nebenwirkungen: Müdigkeit, Schwindel, Verstopfung, Übelkeit, Erbrechen und Verwirrtheit. Langzeiteinnahme kann zu Abhängigkeit und schweren grippeartigen Symptomen beim Absetzen des Medikaments führen (→ *Entzugssymptome*).

Mortalität → *Sterblichkeit*

Morula Entwicklungsstadium eines *Embryos* nach der *Befruchtung*. Die befruchtete Eizelle teilt sich mehrmals bei der Wanderung durch den *Eileiter*. Die entstandene kugelige Zellansammlung heißt Morula.

Mosaik Unterschiedliche Zusammensetzung des Genoms in den Zellen eines Individuums.

Bei Syndromen durch Chromosomenaberration (wie *Down-Syndrom* und *Turner-Syndrom*) liegt ein M. vor. Je nach Anteil der anomalen Zellen und der Art der Anomalie gibt es Übergänge zwischen normalem Aussehen und typischen Merkmalen des Syndroms.

Motorische Fehlfunktion Med. Dyskinesie; anomale Muskelbewegungen. Unkontrolliertes Verdrehen, Rucken oder Wringen, was nicht unterdrückt werden kann und die Kontrolle der willkürlichen Bewegungen behindern. Die Erkr. betrifft den ganzen Körper oder nur bestimmte Muskelgruppen. Die Formen der m. F. sind Chorea (ruckende Bewegungen), *Athetose* (Wringen), *Choreoathetose* (eine Kombination), *Myoklonien* (Muskelspasmen), Tics (wiederholtes Zappeln) und *Zittern*. Die m. F. entwickelt sich durch einen angeborenen Hirnschaden oder kann Nebenwirkung bestimmter Arzneimittel (→ *Dyskinesia tarda*) sein; sie verschwinden meist, wenn das Mittel abgesetzt wird. Ansonsten ist die M. schwer zu behandeln (→ *Parkinson-Syndrom*).

MRSA Abk. für Methicillin-resistenter *STAPHYLOCOCCUS AUREUS*, ein gegenüber Methicillin und anderen *Antibiotika* resistentes Bakterium. MRSA ist der Verursacher von Krankenhausinfektionen, die oft schwer zu behandeln und evtl. tödlich sind.

MRT → *Kernspintomographie*

MS → *Multiple Sklerose*

Mückensehen Fragmente im Blickfeld, die wie Mücken erscheinen. Sie bewegen sich bei schnellen Augenbewegungen mit, driften jedoch bei still stehenden Augen langsam ab. Der Visus ist meist nicht beeinträchtigt. Meist handelt es sich um mikroskopisch kleine Strukturen im Glaskörper (der gelartigen Substanz hinter der Linse), die Schatten auf die Netzhaut werfen. Das plötzliche Auftreten vieler dunkler „Mücken“ weist, besonders mit Lichtblitzen, auf einen Netzhautriss oder eine Ablösung hin. Eine großer roter Schatten, der den Visus beeinträchtigt, wird meist durch eine *Glaskörperblutung* verursacht.

Mückenstiche Mücken sind überall vorkommende fliegende Insekten; die Weibchen stechen Menschen oder Tiere, um sich mit Blut zu versorgen, das sie für die Eiproduktion brauchen. Die Männchen stechen nicht. Bei starker Hautreaktion auf einen M. sollte ein Arzt aufgesucht werden.

M. sind nicht nur unangenehm, sondern können auch Krankheiten übertragen. Es gibt 3 Gruppen von Mücken, die Krankheiten übertragen: Anopheles (überträgt *Malaria*), Aedes (überträgt *Gelbfieber*) und Culex (überträgt *Filariosen*). Vorbeugende Maßnahmen sind langärmelige Kleidung und Socken, Moskitogitter an den Fenstern und insektenabweisende Hautmittel oder langsam abbrennende Stäbchen, die insektiziden

Rauch abgeben. Moskitonetze sollten über die Betten gehängt werden.

Müttersterblichkeit Tod einer Frau während der *Schwangerschaft* oder innerhalb von 42 Tagen nach *Entbindung, Fehlgeburt* oder *Schwangerschaftsabbruch* aus einer mit der Schwangerschaft zusammenhängenden Ursache. Die M.-Rate beschreibt die Zahl solcher Todesfälle pro Jahr für eine festgesetzte Zahl von Schwangerschaften.

M. ist direkte Folge einer Schwangerschaftskomplikation oder indirekte Folge einer durch die Schwangerschaft verschlimmerten Erkr. Die häufigsten Ursachen sind *Lungenembolie*, Blutungen vor oder nach der Geburt, *Bluthochdruck, Eklampsie* und *Kindbettfieber*. Zu den indirekten Ursachen zählen Herzerkr., *Epilepsie* und einige Krebsarten.

M. ist bei Zweitschwangerschaften am geringsten. Sie nimmt mit dem Alter zu und ist bei Frauen über 40 Jahren am höchsten.

Mukolytika Schleimlösende Medikamente, wie *Acetylcystein*, die das *Sputum* flüssiger machen, sodass es leichter abgehustet werden kann.

Mukopolysaccharid-Speicherkrankheiten Gruppe seltener erbl. Stoffwechselstörungen, deren bekannteste die *Hurler-Pfaundler-Krankheit* ist. Es handelt sich um eine *genetisch bedingte Erkr.* mit Anomalie eines bestimmten *Enzyms*, die zur Ansammlung von sog. Mukopolysacchariden in den Körperzellen führt.

Merkmale sind Anomalien des Knochengerüsts oder des *Zentralnervensystems* mit *Lernschwierigkeiten* und, in einigen Fällen, typische Gesichtsbildung. Auch eine Eintrübung der *Hornhaut*, Lebervergrößerung und Gelenksteifigkeit können auftreten. Es gibt keine gezielte Therapie, jedoch kann eine *Knochenmarktransplantation* bei Hurler-Pfaundler-Krankheit erfolgreich sein.

Leichte Formen der M.-S. ermöglichen einem Kind ein relativ normales Leben, schwere führen meist zum Tod in Kindheit oder Jugend.

Mukotympanon → *Mittelohrerguss, chronischer*

Mukoviszidose → *Zystische Fibrose*

Mukozele → *Schleimzyste*

Mukus Von der Schleimhaut gebildete zähflüssige, schleimige Flüssigkeit; M. befeuchtet, schützt und schmiert die mit Schleimhaut ausgekleideten Körperregionen, wie Verdauungs- und Atemwege.

Multiple Sklerose Abk. MS; fortschreitende Erkr. des *Zentralnervensystems* mit Zerstörung der Nervenscheiden in Gehirn und Rückenmark. MS ist eine *Autoimmunkrankheit*, bei der das Immunsystem die Myelinscheide, die bestimmte Nerven im Gehirn und Rückenmark umgibt, zerstört. Die betroffenen Nerven leiten keine Impulse mehr weiter und Funktionen, wie Bewegungen und Empfindungen, gehen verloren. Jede Stelle des Körpers kann betroffen sein. Symptome reichen von Taubheitsgefühl und Kribbeln bis zu *Lähmung* und *Inkontinenz*.

Auf Krankheitsschübe folgen unterschiedlich lange *Remissions*phasen, in denen es zu erstaunlichen Verbesserungen kommen kann.

Mehr Frauen als Männer leiden an MS; genetische Faktoren können eine Rolle spielen, weil es gelegentl. eine familiäre Häufung gibt. Auch Umweltfaktoren haben evtl. einen Einfluss, da MS in gemäßigten Klimazonen häufiger ist als in den Tropen.

Symptome treten im frühen Erwachsenenalter auf. Die Schädigung des Rückenmarks verursacht Kribbeln, Taubheitsgefühl, Schwäche in den Extremitäten, *Spastizität*, Lähmungen und Inkontinenz. Schäden an der weißen Hirnsubstanz (myelinisierte Nerven) können Müdigkeit, *Schwindel*, Unbeholfenheit, Muskelschwäche, verwaschene Sprache, Verschwommensehen, Taubheits- und Schwächegefühl oder Gesichtsschmerz hervorrufen.

Die Schübe können mehrere Monate dauern. Nach einer unterschiedlich langen Remission tritt ein Schub wiederholt auf, was durch Verletzung, Infektion oder Stress beschleunigt werden kann. Einige Pat. haben moderate Rückfälle und lange Remissionsphasen mit wenigen bleibenden Auswirkungen. Bei anderen nimmt die Behinderung vom ersten Schub an ständig zu. Einige wenige erleiden schon im 1. Jahr eine schwere Behinderung.

Es gibt kein spezifisches Diagnoseverfahren, eine *Kernspintomographie* kann jedoch das Ausmaß der Schädigung der *weißen Substanz* sichtbar machen. Augentests mit *evozierten Potenzialen* liefern ebenfalls verlässliche Hinweise.

Es gibt keine spezifische Therapie. Umstellung der Ernährung mit Sonnenblumen- und Nachtkerzenöl wird u.a. empfohlen. Manchmal kann Interferonbeta die Zeit zwischen 2 Schüben verlängern und die zunehmende Verschlechterung verlangsamen.

Multiples Myelom → *Plasmozytom*

Mumps Auch Ziegenpeter, med. Parotis epidemica; akute Viruserkr., bes. in der Kindheit. Hauptsymptome sind entzündete und geschwollene *Ohrspeicheldrüse(n)*, die im Kieferwinkel liegen. Ein M. bedeutet lebenslange Immunität. Seit routinemäßig *MMR-Impfungen* erfolgen, gibt es keine M.-Epidemien mehr.

Das M.-Virus verbreitet sich über Tröpfcheninfektion. Die *Inkubationszeit* beträgt 2 bis 3 Wochen. Die Krankheit ist ca. 1 Woche vor und bis zu 2 Wochen nach dem Auftreten von Symptomen ansteckend.

Infizierte Kinder sind oft symptomfrei oder fühlen sich unwohl, bes. an den Ohrspeicheldrüsen. In schwereren Fällen schmerzen die Drüsen, und das Kauen ist erschwert. 1 oder beide Drüse(n) schwellen an, oft begleitet von Fieber und Kopfschmerzen. Die Schwellung klingt nach 8 bis 10 Tagen ab. Ist nur eine Drüse betroffen, schwillt oft die andere an, sobald die Schwellung der ersten abklingt. Komplikationen bei M. sind virusbedingte *Hirnhautentzündung*, *Bauchspeicheldrüsenentzündung* und *Hoden-/Nebenhodenentzündung*.

Die Diagnose erfolgt anhand der Symptome. Es gibt keine spezifische Therapie.

Mund-Kiefer-Gesichtschirurgie Zweig der Chirurgie zur Behandlung von Deformität, Verletzung oder Erkr. von Zähnen, Kiefer und anderen Teilen des Munds. Dies umfasst die Entfernung eingekeilter Weisheitszähne (→ *Zahnimpaktion*) und *Alveoloplastik*. Kompliziertere M.-K.-G. umfasst kieferorthopädische Eingriffe (*Chirurgie, kieferorthopädische*), um Deformitäten des Kiefers zu richten, Kieferfrakturen zu beheben; die plastische Chirurgie erfolgt, um eine *Lippen- u. Gaumenspalte* zu schließen und einige gutartige Tumoren der Mundhöhle zu entfernen.

Mund-zu-Mund-Beatmung Druckvolle Zuführung von Luft in die Lungen einer Person, die nicht mehr (→ *Atemstillstand*) od. nicht normal atmet. Als Erste-Hilfe-Maßnahme kann die Beatmung von Mund zu Mund od. von Mund zu Nase erfolgen, wodurch Hirnschäden durch Sauerstoffmangel verhütet werden können. Ein Aussetzen der Atmung länger als 6 Minuten kann den Tod herbeiführen. Auch eine Herzdruckmassage kann nötig sein, wenn mangelhafte Atmung zu Herzstillstand geführt hat (→ *Herz-Lungen-Wiederbelebung*). Die Beatmung kann mithilfe eines Beatmungsgeräts fortgesetzt werden (→ *Künstliche Beatmung, Erste-Hilfe-Maßnahmen*).

Mundgeruch Med. Halitose; rührt i.d.R. von Rauchen, dem Genuss von Alkohol, Knoblauch oder Zwiebeln oder von ungenügender Mundhygiene her. Anhaltender M., der keine dieser Ursachen hat, kann Zeichen einer Infektion im Mundbereich, einer *Sinusitis* oder bestimmter Lungenerkrankungen, wie erweiterte *Bronchien*, sein.

Mundgeschwür Offene Wunde in der Schleimhaut des Munds; die Geschwüre sind weiße, graue oder gelbe Stellen mit entzündlichem Randsaum. Die häufigsten M. sind *Aphthen* und von *Herpes-simplex*-Viren verursachte Geschwüre. Ein M. kann das Frühstadium von *Mundkrebs* sein und sollte durch eine *Biopsie* abgeklärt werden, wenn es nicht innerhalb 1 Monats heilt

Mundhygiene Maßnahmen zur Reinigung von Mund und Zähnen, um das Risiko von *Zahnkaries*, *Zahnfleischentzündung* und anderen Zahnfleischerkr. sowie *Mundgeruch* zu senken. M. umfasst regelmäßiges, vollständiges Zähneputzen und das Benutzen von Zahnseide zur Entfernung von *Zahnbelag*. *Zahnfärbetabletten* helfen bei der Lokalisation neuen Zahnbelags. Zahnprothesen werden sorgfältig gebürstet und in eine Reinigungslösung gelegt.

Professionelle Behandlung zur Entfernung von *Zahnstein* und hartnäckigem Zahnbelag durch Abschaben („Scaling") und Polieren wird i.d.R. während einer

Routineuntersuchung vom Zahnarzt oder Zahnhygieniker durchgeführt. Bei *Parodontopathie* kann öfter eine Behandlung notwendig sein.

Mundkrebs Bösartige Tumoren der Lippen, Zunge und Mundhöhle; am häufigsten als Lippen- und Zungenkrebs auftretend.

Beeinflussende Faktoren sind schlechte *Mundhygiene*, Konsum hochprozentiger Alkoholika, *Rauchen* und Kautabak. Weitere Faktoren sind Reizungen infolge schlecht sitzender Prothesen oder gezackter Zähne. Männer erkranken doppelt so häufig wie Frauen und meist nach dem 40. Lebensjahr.

M. beginnt mit einem weißlichen Fleck, der *Leukoplakie*, oder einem kleinen Knoten. Beide verursachen ein Brennen, aber meist keinen Schmerz. Der wachsende Tumor kann sich zu einem Geschwür oder einem tiefen Spalt entwickeln, der oft blutet und das umgebende Gewebe zerfrisst.

Die Diagnose erfolgt aufgrund einer *Biopsie*. Die Behandlung umfasst OP oder *Strahlentherapie* oder beides. Eine ausgedehnte OP kann das Gesicht entstellen und Probleme beim Essen und Sprechen verursachen, sodass ein rekonstruktiver Eingriff notwendig ist. *Strahlentherapie* kann die *Speicheldrüsen* schädigen (→ *Mundtrockenheit*).

Wird M. früh entdeckt und behandelt, ist die Prognose günstig.

Mundsoor *Soor* an Mund- und Zungenschleimhaut.

Mundspülung Lösung zum Ausspülen des Munds; erzeugt oft nur ein frisches Gefühl im Mund und entfernt Speiserückstände aus den Zähnen. Andere, z. B. *wasserstoffperoxidhaltige*, reinigen die Zähne, wenn das Zahnfleisch für die Zahnbürste zu empfindlich ist, wie bei einigen Arten der *Zahnfleischentzündung*. *Chlorhexidin*haltige M. bekämpfen den bakteriellen Zahnbelag, wenn normale Zahnpflege nicht möglich ist. Fluorid-Mundspülungen helfen bei der Kariesprophylaxe (→ *Zahnkaries*), und warmes Salzwasser kann eine schmerzhafte Entzündung an einem Zahn lindern. Antiseptische M., die angeblich *Mundgeruch* bekämpfen, sind meist unwirksam, da sie die Ursache des Übels nicht beseitigen.

Mundtrockenheit Med. Xerostomie; Folge ungenügender Speichelproduktion; meist vorübergehend, hervorgerufen durch Angst, Infektion einer *Speicheldrüse* oder *Anticholinergika*.

Selten tritt dauerhafte M. als Teil des *Sjögren-Syndroms* oder bei *Strahlentherapie* zur Behandlung eines Mundkrebses auf. M. verursacht Schwierigkeiten beim Schlucken und Sprechen, Geschmacksverlust und Zahnfäule (→ *Zahnkaries*). Erleichterung bringt das Aussprühen des Munds mit künstlichem Speichel.

Mupirocin Oberflächlich aufzutragende antibiotische Salbe gegen Hautinfektionen, wie *Eiterflechte*.

Musculus trapezius Großer trapezförmiger *Muskel*, vom Hinterkopf zum unteren Teil der Wirbelsäule im Brustkorb und quer über die Schultern verlaufend; setzt am oberen und hinteren Teil des Schulterblatts und am äußersten Ende des Schlüsselbeins an. Der Trapezmuskel stützt Hals und Wirbelsäule ab und ist an Armbewegungen beteiligt.

Musculus triceps Muskel auf der Rückseite des Oberarms mit 3 „Köpfen" am oberen Ende: setzen 1. an der Außenkante des Schulterblatts, 2. und 3. an beiden Seiten des *Oberarmknochens* an. Der untere Teil des Trizeps setzt an der Ellenbogenspitze an. Bei Kontraktion des M. t. streckt sich der Arm (→ *Bizeps*).

Musikantenknochen Volkstümliche Beschreibung eines kleinen Bereichs am hinteren *Ellenbogen*, wo der Nervus ulnaris über einen Knochenbuckel des Oberarms zieht. Ein Schlag auf diese Stelle führt zu Schmerzen, Taubheit und Kribbeln in Unterarm und Hand.

Muskel Anat. Musculus; Struktur aus Bündeln spezialisierter Zellen, die sich zusammenziehen und strecken, um eine Bewegung zu erzeugen. Es gibt 3 Arten: Skelettmuskeln, glatte Muskeln und den Herzmuskel.

Die Skelettmuskeln sind die markantesten (→ *Muskulatur*). Sie heißen auch willkürliche M., weil sie willkürlich gesteuert werden. Sie sind aus Gruppen von Muskelfasern zusammengesetzt, die in Bündeln, den sog. Faszikeln, angeordnet sind. Die Muskelfasern bestehen aus den Myofibrillen, deren aktive Teile aus Aktin- und Myosinfilamenten (2 Proteine, die die Kontraktion steuern) aufgebaut sind. Die M. sind in einem gewissen permanenten Spannungszustand, dem sog. Muskeltonus.

Die glatten M. bewegen die inneren Organe. Sie sind nicht willkürlich steuerbar und heißen deshalb auch unwillkürliche M. Glatte Muskeln bestehen aus langen, spindelförmigen Zellen; ihre Bewegungen kommen durch dasselbe teleskopartige Ineinanderschieben von Aktin- und Myosinfilamenten wie bei den Skelettmuskeln zustande. Diese M. werden vom *vegetativen Nervensystem* angeregt; sie reagieren auch auf *Hormone* und chemische Substanzen in der die Muskeln umgebenden Flüssigkeit.

Den Herzmuskel, auch Myokard genannt, gibt es nur im *Herzen*. Er kann sich etwa 100 000-mal täglich rhythmisch zusammenziehen; seine Struktur ist ähnlich der der Skelettmuskeln. Seine Kontraktionen werden vom vegetativen Nervensystem, von Hormonen und von der Streckung der Muskelfasern ausgelöst.

Die häufigsten M.-Beschwerden sind Verletzung und mangelnde Durchblutung. Seltene Erkr. sind *Muskeldystrophie* und *Myasthenia gravis*.

Muskel, fehlende Spannkraft Auch Atonie; Zustand, der die völlige Erschlaffung des Muskels zur Folge haben kann. Ursachen können Nervensystemerkrankungen od. Nervenverletzungen sein. Armmuskeln können z. B. durch Verletzung des *Armplexus* ihre Spannkraft verlieren.

Muskelatrophie, spinale Erkr. der motorischen Vorderhornzellen im *Rückenmark* (fortschreitende Muskelschwäche), bei der die Muskeln von Händen, Armen und Beinen schwach und dünn werden und spontan zucken. Die s. M. breitet sich u.U. auch auf andere Muskelgruppen aus.

Der Begriff der s. M. wird auch gebraucht für die Werdnig-Hoffmann-Krankheit, eine sehr seltene erbl. Erkr., die 1 von 10 000 Säuglingen betrifft. Diese Form der Motoneuronenerkr. befällt die Rückenmarkzellen, die Muskelbewegungen kontrollieren.

Deutliche Schlaffheit und Lähmung treten in den ersten Lebensmonaten auf, und erkrankte Kinder werden selten älter als 3 Jahre.

Eine Heilung dieser Erkr. ist nicht bekannt. Die Therapie hat das Ziel, dem Kind das Leben so weit wie möglich zu erleichtern.

Muskeldurchtrennung Med. Myotomie; chirurgisches Verfahren mit Schnitt in einen *Muskel*.

Muskeldystrophie Gruppe seltener erblicher Muskelerkr., die zu langsam fortschreitendem Schwund der Muskelfasern führen. Kann Behinderung und Tod zur Folge haben.

Die häufigste und schwerste Form der M. ist die Duchenne-M. Sie wird von

MUSKEL

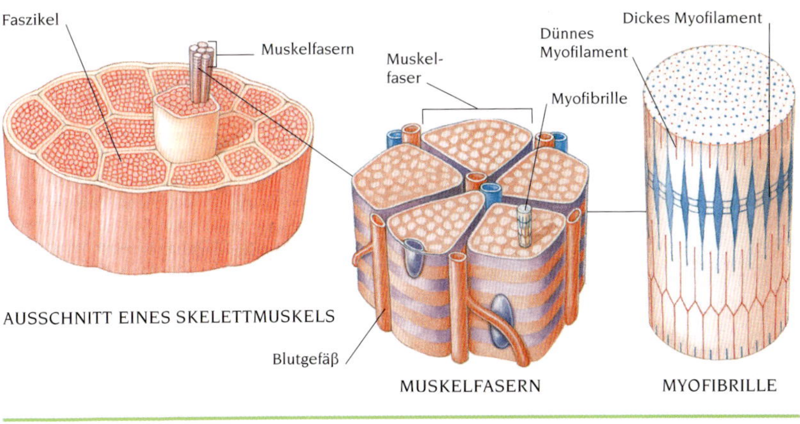

einem rezessiven Gen auf dem X-Chromosom (→ *geschlechtsgebundene Vererbung*) verursacht. Jungen haben nur 1 X-Chromosom. Erben sie eine Kopie des defekten Gens von ihrer Mutter, bricht die M. aus. Mädchen haben 2 X-Chromosomen. Sie erkranken zwar nicht, tragen aber das defekte Gen in sich. Betroffene Jungen haben einen watschelnden Gang, können kaum klettern und haben oft eine gekrümmte *Wirbelsäule*. Der Zustand verschlechtert sich schnell: Mit 12 können sie nicht mehr laufen, und wenige Jungen erreichen das Erwachsenenalter.

Die Becker-M. beginnt später im Kindesalter und schreitet langsamer fort. Die myotonische Dystrophie betrifft die Muskeln der Hände, in Gesicht, Hals und Füßen und verursacht *Lernschwierigkeiten*. Hüft- und Schultergürtel-M. betrifft die Muskeln in Hüften und Schultern, und die fazioskapulohumerale M. die Muskeln in Oberarmen, Schultergürtel und Gesicht. Bei dieser Form ist eine schwere Behinderung selten.

Die Diagnose der Duchenne-M. erfolgt aufgrund genetischer Tests noch vor Auftreten der Symptome. Ist eine Muskelschwäche erkennbar, folgen andere Untersuchungen, z. B. Messung der Muskelenzyme und *EMG*.

Es gibt keine Heilung, die Behandlung besteht hauptsächlich in *Physiotherapie*. Um die gesunden Muskeln zu stärken, soll der Patient möglichst aktiv bleiben. Manchmal verhilft eine OP der Fersensehnen zu besserem Gehen. Die langfristige Prognose hängt von der Form der M. ab.

Familien mit einem an einer M. erkrankten Kind oder Erwachsenen sollten *genetische Beratung* aufsuchen.

Muskelentzündung Med. Myositis; Schmerzen, Empfindlichkeit und Schwäche der Muskeln. Die Formen der M. sind *Myositis ossificans* (bei der der geschädigte Muskel durch Knochen ersetzt wird), *Polymyositis* und *Dermatomyositis*.

Muskelerkrankung Med. Myopathie; Erkr. der *Muskeln* ohne Beteiligung des Nervensystems. Kann ererbt sein, wie bei *Muskeldystrophie*, oder die Folge chemischer Vergiftung, chronischer Immunschwäche oder einer *Stoffwechselanomalie*.

Muskelexzision Teilweise oder komplette operative Entfernung eines Muskels; dient der Behandlung schwer verletzter oder infizierter Muskeln.

Muskelkrampf Plötzliche unwillkürliche Kontraktion eines Muskels; M. ist die natürliche Reaktion auf Schmerz und Entzündung in einem Gelenk. Häufigste Ursachen sind Muskelüberdehnung, *Bandscheibenvorfall* und Stress. Es wird die Ursache des *Krampfs* behandelt, evtl. werden *Muskelrelaxanzien* verabreicht (→ *Spastizität*).

Muskelrelaxanzien Medikamente, die Muskelkrämpfe und *Spastizität* lösen. Werden besonders zur Behandlung von Erkrankungen des Nervensystems, wie *multiple Sklerose*, und schmerzhafter Muskelzustände, wie *Schiefhals*, eingesetzt, manchmal auch gegen Muskelsteife nach Verletzungen. Einige dienen der Auslösung einer temporären Lähmung bei Operationen unter Vollnarkose.

Außer *Dantrolen* blockieren M. teilweise die Nervensignale, die die Muskelkontraktion bewirken. Dantrolen greift in die zur Kontraktion erforderliche chemische Aktivität der Muskelzellen ein. M. können Muskelschwäche und Müdigkeit hervorrufen. In seltenen Fällen schädigt Dantrolen die Leber.

Muskelschwund Med. Muskelatrophie; Abnahme der Muskelmasse. Ursache i.d.R. Mangelernährung, Inaktivität (z. B. wenn eine Gliedmaße längere Zeit ruhig gestellt wird) od. mangelnde Versorgung der Muskulatur durch Blut u. Nerven (so bei *Diabetes mellitus* od. *Poliomyelitis*).

Muskeltonus Natürliche Spannung in den Muskelfasern; in Ruhestellung befinden sich alle Muskelfasern durch Nervenimpulse aus dem Rückenmark in teilweiser Kontraktion. Überhöhter M. verursacht erhöhten Bewegungswiderstand, *Spastizität* und Steifigkeit. Stark erniedrigter M. verursacht Schlaffheit (→ *Bluthochdruck; Blutdruck, niedriger bei Kleinkindern*).

Muskelzittern Spontane, unregelmäßige und meist kontinuierliche Kontraktionen eines scheinbar ruhenden Muskels. Im Gegensatz zu *Fibrillationen* ist M. durch die Haut sichtbar.

Geringfügiges M., wie das der Augenlider, ist häufig und nicht besorgniserregend. Bleibendes M. mit Schwächung der betroffenen Muskulatur weist jedoch auf eine Schädigung von Nervenzellen im Rückenmark oder zwischen Spinalnerven und Muskeln hin, wie etwa bei *Erkrankungen des motorischen Neurons*.

Muskulatur Am Skelett ansetzende Muskeln; sie führen willkürliche Bewegungen aus und stützen und stabilisieren das Knochengerüst. Meist ist ein Muskel (über eine *Sehne*) an einem Knochen befestigt und verläuft quer über ein Gelenk zu einem anderen Knochen. Muskeln erzeugen Bewegung, indem sie sich kontrahieren und einen Zug auf den Knochen, an dem sie befestigt sind, ausüben. Sie können nur ziehen, nicht schieben. Sie sind so angeordnet, dass der Zug eines Muskels oder einer Muskelgruppe einen entgegengesetzten Zug in einem anderen Muskel bzw. einer anderen Muskelgruppe bewirkt und eine Gegenbewegung ausgelöst wird. Die meisten Bewegungen der M. sind willkürlich, dennoch reagieren bestimmte Muskeln auf Reize mit einem *Reflex*.

Der Körper hat über 600 Muskeln; sie werden je nach der von ihnen ausgelösten Bewegung eingeteilt. Ein Strecker (Extensor) öffnet ein Gelenk, ein Beuger (Flexor) schließt es. Ein Anziehmuskel (Adduktor) zieht einen Körperteil nach

MUSKULATUR

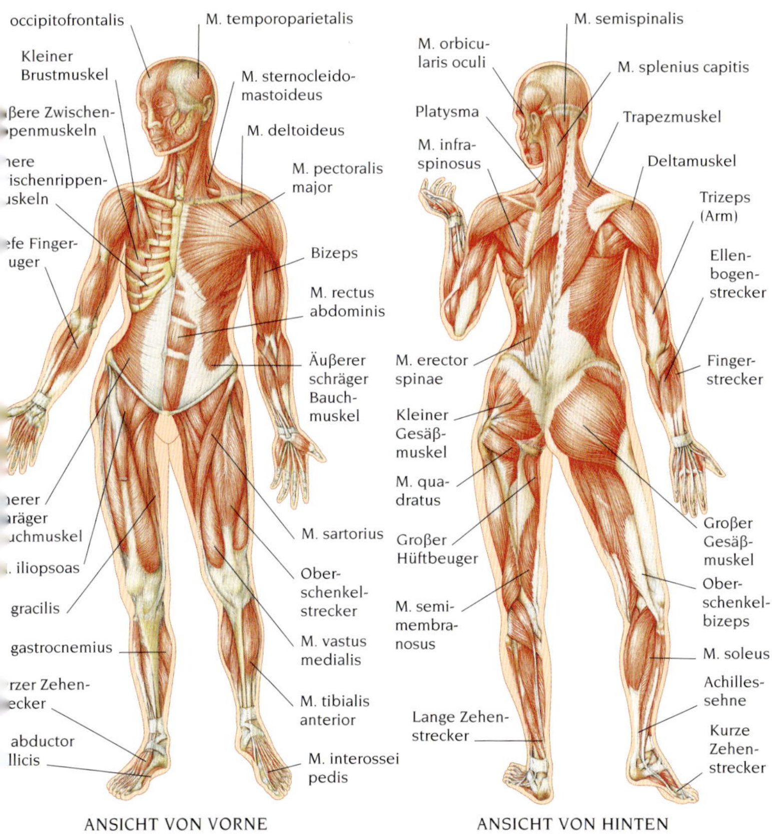

innen, ein Abziehmuskel (Abduktor) nach außen. Der Heber (Levator) hebt, der Depressor senkt. Schließmuskeln, auch Sphinkter genannt, umgeben und schließen Körperöffnungen.

Mutagen Wirkstoff, der die Rate der *Erbgutveränderungen* in den Zellen steigert. Die wichtigsten M. sind ionisierende Strahlung (→ *Strahlenrisiken*), einige Chemikalien und bestimmte Krankheiten.

Mutation → *Erbgutveränderung*

Mutismus Weigerung oder Unfähigkeit zu sprechen; M. kann Symptom einer angeborenen totalen *Taubheit*, einer schweren *manisch-depressiven Erkrankung*, katatoner *Schizophrenie* oder einer seltenen Form der *Neurose* sein. Der Begriff kann sich auch auf ein religiöses Schweigegelübde beziehen.

Elektiver M. ist eine seltene Störung im Kindesalter, die meist vor dem 5. Lebensjahr auftritt und bei der das Kind sprechen kann, aber meist nicht will.

Akinetischer M. ist eine Hemmung der Sprechfunktionen infolge eines Hirntumors oder *Hydrozephalus*. Die Betroffenen sind inkontinent, müssen gefüttert werden und reagieren höchstens mit einem geflüsterten „Ja" oder „Nein".

Mutterkorn Produkt des *CLAVICEPS PURPUREA*, ein Pilz, der auf Getreide wächst. M. enthält giftige *Alkaloide*, einige davon haben medizinische Wirkungen, wenn sie in begrenzter Dosis genommen werden. Die Stoffe *Ergotamin* und *Ergometrin* sind aus M. (Ergot) hergestellt

Muttermal Anderer Begriff für pigmentierten *Nävus*. Bei Geburt vorhandene oder kurz danach entstehende Hautveränderung mit besonderer Farbe und Form.

Muttermund Bezeichnung für den Eingang von der *Gebärmutter* in den *Gebärmutterhals*kanal.

Myalgie Med. für *Muskel*schmerz.

Myasthenia gravis Seltene Erkr., bei der die Muskeln schwach werden und schnell ermüden. Am häufigsten trifft sie Augen-, Gesichts-, Rachen- und Extremitätenmuskeln.

Es handelt sich um eine *Autoimmunkrankheit*. Oft sind Anomalien der Thymusdrüse und gelegentlich ein *Thymom* zu beobachten. Frauen erkranken häufiger als Männer.

Die Auswirkungen der M. g. sind ganz unterschiedlich. Meist geht sie einher mit herunterhängenden Augenlidern, Doppeltsehen, ausdruckslosem Gesicht und einer schwachen, heiseren, näselnden Stimme; die Sprache ist stockend und wird bei längerer Konversation verwaschen. Auch Arm- und Beinmuskeln können betroffen sein. In schweren Fällen erschlafft die Atemmuskulatur, sodass das Atmen schwierig wird.

Die Diagnose erfolgt mithilfe einer Injektion mit Edrophoniumchlorid in eine Vene. Sie stärkt vorübergehend die geschwächten Muskeln. Auch *Bluttests* und *EMG* werden durchgeführt. Mit *Computertomographie* oder *Kernspintomographie* wird nach einem Thymom gefahndet.

Medikamente, die die Weiterleitung von Nervenimpulsen fördern, ermöglichen den Patienten oft ein fast normales Leben. Gelegentl. verbessert sich der Zustand und kann durch Entfernung der Thymusdrüse geheilt werden. Regelmäßiger Plasmaaustausch kann in schweren Fällen helfen, sowie *Kortikosteroide*. Eine nur selten auftretende Lähmung der Rachen- und Atemwegsmuskulatur führt zum Tod.

Mycosis fungoides Seltene Art von *Lymphom*, das i.d.R. die Haut an Gesäß, Rücken oder Schulter betrifft. Die Ursache ist unbekannt. In der leichtesten Form kommt es zu einem nicht juckenden, roten, schuppigen Ausschlag, der sich langsam ausbreitet oder Jahre lang unverändert bleibt. Bei schweren Formen entstehen verdickte Stellen auf der Haut, *Geschwüre* und vergrößerte *Lymphknoten*.

Die Diagnose erfolgt anhand einer *Hautbiopsie*. Die Therapie umfasst PUVA (photoaktivierte *Chemotherapie*), *Strahlentherapie*, *Zytostatika* und *Kortikosteroide*.

Mydriasis → *Pupillenerweiterung*

Mydriatika Pupillenerweiternde Mittel; Medikamente zur Behandlung der *Uveitis* und zur Pupillenerweiterung bei Untersuchungen des Augeninneren und Operationen. M. lassen den Ringmuskel der *Regenbogenhaut* erschlaffen, sodass sich die Pupille erweitert. Die bekanntesten M. sind Tropicamid, Cyclopentolat, Homatropin und Phenylephrin (→ *Zykloplegie, Miotika*).

Myel- Auch Myelo-; vorangestellt mit der Bedeutung Knochenmark (z. B. *Myelographie*) oder Rückenmark (z. B. *Myelitis*).

Myelinscheide → *Nervenscheide*

Myelitis → *Rückenmarkentzündung*

Myelographie Röntgendiagnostisches Verfahren zur Darstellung des Rückenmarks, der Nerven und anderer Gewebe im Wirbelkanal nach Einspritzen eines *Kontrastmittels* (strahlenundurchlässige Substanz); heute wird das Verfahren durch *Radionuklid-Szintigraphie* und *Kernspintomographie* ersetzt.

Myelozele Anderer Name für Meningomyelozele (→ *Neuralrohrdefekt*).

Mykologie Lehre von den Pilzen als Krankheitserreger.

Mykoplasmen Gruppe der kleinsten, frei lebensfähigen *Bakterien*. M. haben etwa die Größe von *Viren*, sind aber im Gegensatz zu diesen fähig, sich außerhalb lebender Zellen zu vermehren. Eine Mykoplasmen-Art, *MYCOPLASMA PNEUMONIAE*, verursacht primär-atypische *Lungenentzündung*.

Myo- Vorangestellt mit der Bedeutung Muskel (beispielsweise Myokarditis, Herzmuskelentzündung).

Myoglobin Sauerstoffbindender Farbstoff in den Muskeln; besteht aus Eisen und Protein. M. speichert Sauerstoff und gibt ihn nach Bedarf an die Muskeln frei. M. im Urin ist als Myoglobinurie bezeichnet. Nach lang dauernder körperlicher Anstrengung kann eine leichte Myoglobinurie auftreten. Schwere Myoglobinurie entsteht bei M.-Freisetzung aus großen Arealen geschädigter Muskeln und kann zur *Niereninsuffizienz* führen.

Myokardinfarkt → *Herzinfarkt*

Myokarditis → *Herzmuskelentzündung*

Myoklonien Kurze, ruckartige Zuckungen 1 oder mehrerer Muskeln in Ruhe oder Bewegung. Kann mit einer Muskel- oder Nervenerkr. einhergehen. Tritt auch bei Gesunden auf, z. B. Zucken der Beine vor dem Einschlafen.

Myom Gutartiger *Tumor* der Muskeln.

Myopathie → *Muskelerkrankung*

Myosin Wichtiges Protein der Muskelfasern; zusammen mit Aktin bildet es den Mechanismus, der den Muskeln die Kontraktion ermöglicht. Die M.-Moleküle gleiten teleskopartig an den Aktinfilamenten entlang und verkürzen damit die Muskelfasern.

Myositis → *Muskelentzündung*

Myositis ossificans *Genetisch bedingte Erkr.* od. erworbene Krankheit, bei der die Muskulatur verknöchert. Die angeborene Form ist selten. Erste Symptome sind schmerzhafte Schwellungen in den Muskeln, die allmählich verhärten und sich strecken, bis das kranke Kind in einem starren Korsett steckt. Es gibt keine Therapie und die M. o. führt zum Tod.

Die erworbene M. o. entsteht infolge einer Verletzung, besonders an den Ellenbogen. Sie verursacht starken Schmerz und eine sich verhärtende Schwellung. Behandlung: Wärme, Medikamente, vorsichtige *Bewegungstherapie*, ggf. Operation.

Myringektomie → *Trommelfellschnitt*

Myxödem Zustand, bei dem sich die Haut und anderes Gewebe (i.d.R. im Gesicht) verdickt und rau wird. M. geht meist auf *Schilddrüsenunterfunktion* zurück und führt zu Gewichtszunahme, Haarausfall, Kälteempfindlichkeit und geistiger Trägheit.

Myxom Gutartiger Tumor aus einer Grundsubstanz, die aus Schleim und losen Bindegewebsfasern aufgebaut ist. M. treten meist einzeln unter der Haut, im Bauch, in den Knochen oder (selten) in den Herzhöhlen auf und können sehr groß werden. Es können sich u.U. Thromben (Blutgerinnsel) bilden, die die Durchblutung des Herzens beeinträchtigen. M. lassen sich chirurgisch entfernen.

N

Nabel Lat. Umbilicus; Vertiefung und Narbe am Unterleib, die den Ort markiert, an dem die Nabelschnur mit dem Fötus verbunden war.

Nabelbruch Med. Hernia umbilicalis; weiche Vorwölbung am Nabel durch Bauchinhalt, der durch eine geschwächte Stelle der Bauchwand dringt. N. sind häufig bei Neu- (bes. Früh)geborenen und treten doppelt so oft bei Jungen wie Mädchen auf. Die Vorwölbung nimmt an Größe zu, wenn das Baby schreit, und kann Unbehagen hervorrufen. N. verschwinden i.d.R. von selbst im Alter von 2 Jahren. Liegt ein N. noch im Alter von 4 Jahren vor, ist eine OP erforderlich.

N. entwickeln sich auch bei Erwachsenen, besonders bei Frauen nach einer Entbindung. Eine Operation kann dann bei großen, dauerhaften oder entstellenden N. notwendig sein.

Nabelhernie Paraumbilikalhernie; *Bruch* nahe dem Nabel; sie kommt u.a. bei fettsüchtigen Frauen vor, die mehrere Kinder geboren haben.

Nabelschnur Strangartige Verbindung zwischen *Fötus* und *Plazenta*, durch die das Ungeborene mit Sauerstoff und Nährstoffen aus dem mütterlichen Kreislauf versorgt wird. Die N. ist 40 bis 60 cm lang und enthält 2 Arterien und eine Vene.

Nabelschnurbruch Auch Omphalozele; seltener Geburtsdefekt, bei dem sich ein membranartiger Sack, der Teile des Darms enthält, durch den *Nabel* vorwölbt. Der N. kann manchmal vor der Geburt im *Ultraschall* erkannt werden. Ein N. wird operativ behoben, wobei der Erfolg der OP von der Schwere der Erkr. abhängt.

Nachgeburt Allgemeinsprachlicher Name für das nach der Entbindung von der Gebärmutter ausgestoßene Gewebe. Zur N. gehören die *Plazenta* u. die Häute, die das Ungeborene umgaben.

Nachgeburtsblutung Außergewöhnlich starker Blutverlust nach der Entbindung. Die N. tritt häufiger nach langer Wehentätigkeit oder nach *Mehrlingsschwangerschaft* auf. Sie beruht i.d.R. auf einer verstärkten Blutung aus dem Teil der Gebärmutterwand, von dem sich die *Plazenta* gelöst hat.

Nachgeburtswehen Kontraktionen der Gebärmutter nach der Geburt. N. sind normal u. werden von vielen Frauen erlebt, besonders beim Stillen. Sie verschwinden gewöhnlich wenige Tage nach der Geburt, evtl. ist eine Behandlung mit *Schmerzmitteln* notwendig.

Nachtangst Plötzliches Erwachen in erregtem, erschrockenem Zustand, hauptsächlich bei Kindern; auch Pavor nocturnus genannt. N. beginnt meist im Alter von 3 bis 7 u. verschwindet allmählich in der frühen Jugend.

Die Anfälle treten während des NREM-Schlafs (→ *Schlaf*) auf, i.d.R. in den ersten 3 Stunden des Schlafs. Betroffene erwachen schreiend in einem halbbewussten Zustand u. bleiben einige Minuten verängstigt. Sie erkennen weder vertraute Gesichter noch Umgebung u. können gewöhnlich nicht beruhigt werden. Der Betroffene schläft allmählich wieder ein u. hat am nächsten Tag keine Erinnerung an das Ereignis.

Bei Kindern hat N. keine ernsthafte Ursache, bei Erwachsenen jedoch können *Angststörungen* der Grund für N. sein.

Nachtblindheit Unfähigkeit, bei schwachem Licht zu sehen. Viele Menschen mit N. haben keine erkennbare Augenkrankheit. N. kann ein ererbter Defekt der *Netzhaut* sein, ein frühes Anzeichen von *Retinopathia pigmentosa* od. eine Folge von *Vitamin-A*-Mangel.

Nachtkerzenöl Öl, das aus den Früchten der Pflanze *OENOTHERA BIENNIS*, bekannt als Nachtkerze, extrahiert wird. Das Öl enthält eine entzündungshemmende Substanz, die Beta-Linolensäure, und soll sich günstig bei *Ekzem* und *prämenstruellem Syndrom* auswirken.

Nachweisverfahren Med. Assay; Analyse od. Messung einer Substanz zur Bestimmung ihres Vorhandenseins od. ihrer Wirkungen. Mit biologischen N. (Bioassays) wird die Reaktion eines Tiers od. Organs auf bestimmte Stoffe gemes-

NACHTKERZENÖL

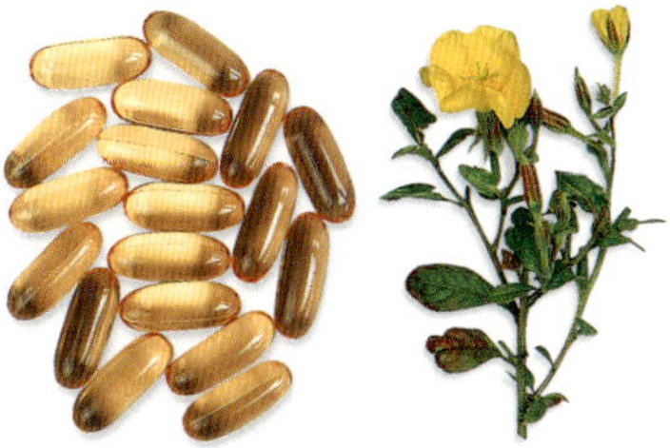

KAPSELN NACHTKERZE

sen. Sie können zur Beurteilung der Einflüsse eines Wirkstoffs od. zur Hormonspiegelmessung eingesetzt werden (→ *Immunassay; Radioimmunassay*).

Nackensteife Versteifung des Nackens durch Krämpfe der Muskeln von Nacken u. Wirbelsäule. N. ist ein wichtiges Anzeichen einer *Hirnhautentzündung*. Schwere N. bewirkt Überstreckung des Kopfs nach hinten, besonders bei Kleinkindern.

Nackensteifigkeit Häufiges Symptom, meist durch verkrampfte Muskeln seitlich oder hinten am Nacken. Tritt i.d.R. plötzlich und ohne erkennbare Ursache auf. Kann von einer Nackenverletzung, wie Bänderdehnung, *Bandscheibenvorfall* oder *Schleudertrauma*, verursacht werden, selten von *Hirnhautentzündung*.

Leichte Formen der N. lassen sich mit Massage, Wärme und einem Einreibungsmittel beheben, sonst ärztliche Behandlung (→ *Schiefhals*).

Nadelaspiration → Feinnadel*biopsie*

Nadolol *Betablocker* zur Behandlung von *Bluthochdruck* u. *Angina pectoris*, bestimmten Formen der *Herzrhythmusstörung* u. zur Bekämpfung der Symptome von *Schilddrüsenüberfunktion*. Die Nebenwirkungen sind dieselben wie bei anderen Betablockern.

Nägelkauen Häufige Angewohnheit bei Kindern in den ersten Schuljahren. Die meisten Kinder hören von selbst wieder auf, andere behalten das N. als nervöse Angewohnheit im Jugend- und Erwachsenenalter bei.

Um N. zu vermeiden, können unangenehm schmeckende Präparate auf die Nägel gestrichen werden.

Nährstoff Wichtiger Bestandteil der Ernährung, beispielsweise *Kohlenhydrate, Proteine*, bestimmte Fette, *Vitamine* und *Mineralstoffe*.

Nävus Hautmal. Unterschieden werden 2 Arten: Pigmentnävi als Folge einer Anomalie od. Überfunktion der *Melanozyten* (Hautzellen, die den Farbstoff *Melanin* erzeugen) u. die Gefäßnävi als Folge einer Anhäufung von *Blutgefäßen*.

Die häufigsten Pigmentnävi sind *Sommersprossen*, *Lentigo* und *Café-au-lait-Flecken*: flache braune Bereiche, die dort auftreten, wo die Haut der Sonne ausgesetzt ist. Eine weitere Art ist das Muttermal, auch Melanozyten-Nävus genannt. In seltenen Fällen werden Muttermale *bösartig* (→ *Melanom, malignes*). Das juvenile Melanom (→ *Spitz-Tumor*) ist ein rotbrauner Nävus, der in der Kindheit auftritt. Der blaue Nävus ist bei jungen Mädchen häufig. Die meisten schwarzen u. asiatischen Neugeborenen haben blaugraue Flecken am unteren Rücken.

Feuermale u. *Hämangiome* (→ *Spider-Nävus*) sind Gefäßnävi.

Die meisten N. sind harmlos. Wenn ein N. jedoch plötzlich entsteht, wächst, blutet od. die Farbe ändert, muss sofort der Arzt aufgesucht werden, um *Hautkrebs* auszuschließen.

Nagel Ein N. ist eine harte, gewölbte Platte aus *Keratin* auf Fingern u. Zehen, die vom N.-Bett aus wächst. An der Wurzel jedes N. wird die Nagelmatrix von einem Hautlappen überdeckt, dem *Nagelhäutchen*. Die den N. umgebende Haut ist der Nagelfalz. Es dauert etwa 6 Monate, bis ein Finger.-N. von der Wur-

NAGEL

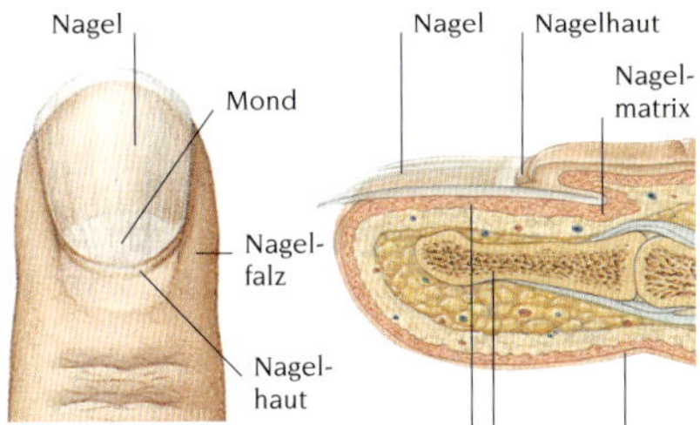

ÄUSSERE ERSCHEINUNG AUFBAU DES NAGELS

N

zel bis zum Rand gewachsen ist, Zehen-N. brauchen doppelt so lang.

N. sind anfällig für Verletzungen, bakterielle Infektionen od. *Pilzinfektionen*. Manche N. werden dick u. gekrümmt (→ *Krallennagel*). N.-Anomalien können ein Zeichen von *Hauterkr.* sein, wie *Haarausfall*, *Schuppenflechte* und Knötchenflechte od. allgemeiner Erkr., wie *Eisenmangelanämie*. Auch eine unnatürliche N.-Farbe kann auf eine Krankheit hindeuten.

Die Therapie von N-Erkrankungen kann schwierig sein. Salben und Lotionen dringen selten tief genug ein, *oral* verabreichte Medikamente brauchen oft Monate, bis sie wirken.

Nagelfalzentzündung Med. Paronychis. Betrifft die Basis oder den Rand des Nagels. Die N. kann akut (bakteriell) oder chronisch (durch den Pilz *CANDIDA ALBICANS*) verlaufen. Die Therapie erfolgt mit *Antimykotika* oder *Antibiotika*.

Nagelhäutchen Dünner Hautstreifen, der den oberen Nagelrand einfasst.

NAGELHÄUTCHEN

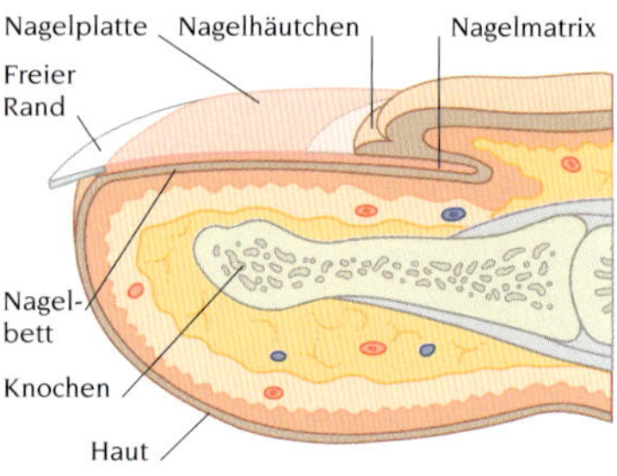

QUERSCHNITT DER FINGERSPITZE

Nahrungsmittelunverträglichkeit Schädliche Wirkung eines Lebensmittels oder eines Inhaltsstoffs, die bei jedem Genuß erneut auftritt. Hat keine psychologische oder infektiöse Ursache (*Lebensmittelvergiftung*), das *Immunsystem* ist nicht beteiligt.

Die Ursache der N. ist oft unbekannt. Manche Speisen werden aufgrund gestörter Verdauung und Resorption schlecht vertragen, wie bei Erkrankungen von Bauchspeicheldrüse oder Gallensystem. Anderen Menschen fehlen aufgrund genetischer Störungen spezifische Enzyme, wie etwa die Laktase, die zur Verdauung von Milchzucker erforderlich ist (→ *Laktasemangel*).

Nahrungsmittelzusatz Auch Lebensmittelzusatzstoffe; jede Substanz, die Nahrungsmitteln zu Verbesserung von Geschmack, Farbe, Konsistenz oder Haltbarkeit zugefügt wird.

Konservierungsmittel wie Natriumnitrat hemmen das Wachstum von Bakterien, Schimmel und Hefepilzen. Andere Zusätze, wie Antioxidantien, verlängern die Haltbarkeit, indem sie unerwünschte Veränderungen, wie etwa das Ranzigwerden von fetthaltigen Speisen verhindern. N., die die Konsistenz verbessern, sind u.a. Emulgatoren, Stabilisatoren, Verdicker und Geliermittel. Aussehen und Geschmack werden mit Farbstoffen, künstlichen Aromen, Süßstoffen und Geschmacksverstärkern verbessert. Süßstoffe, wie Saccharin, können Zucker ersetzen, besonders in Produkten für Diabetiker oder zur Gewichtsreduktion.

Manche Menschen reagieren allergisch auf bestimmte N., andere Substanzen gelten als Mitverursacher kindlicher Verhaltensstörungen.

Naht 1. nur zwischen Schädelknochen bestehende Verbindung, die bei der Geburt noch beweglich ist, später aber durch Bindegewebe die Knochen so eng und fest miteinander verbindet, dass keine Bewegung zwischen ihnen mehr möglich ist; 2. eine chirurgisch erzeugte Naht (→ *Nahttechnik, chirurgische*).

Nahttechnik, chirurgische Schließen eines chirurgischen Schnitts oder einer Wunde durch Nähte (Stiche), um die Heilung herbeizuführen. Kann durch eine fortlaufende Naht unter der Haut oder durch mehrere Einzelknopfnähte erfolgen. Einige Nahtmaterialien, wie „Catgut" (Katzendarm) lösen sich im Körper allmählich auf; Nähte aus anderen Materialien werden nach etwa 1 bis 2 Wochen gezogen.

Nalidixinsäure *Antibiotikum* zur Behandlung bzw. Vorbeugung von *Harnwegsinfektionen*. Als Nebenwirkungen treten auf: Übelkeit, Erbrechen, erhöhte Empfindlichkeit gegenüber Sonnen-

NAHTTECHNIK, CHIRURGISCHE

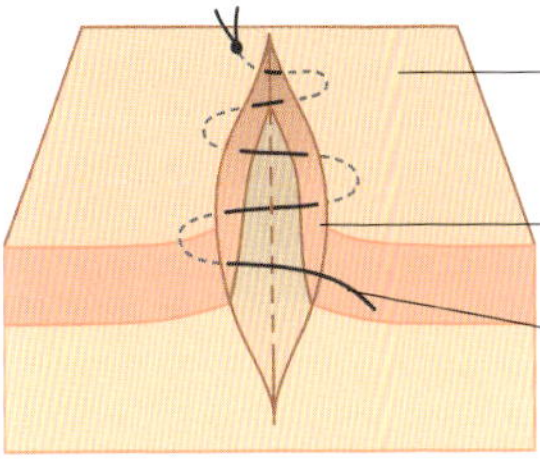

SUBKUTANNAHT

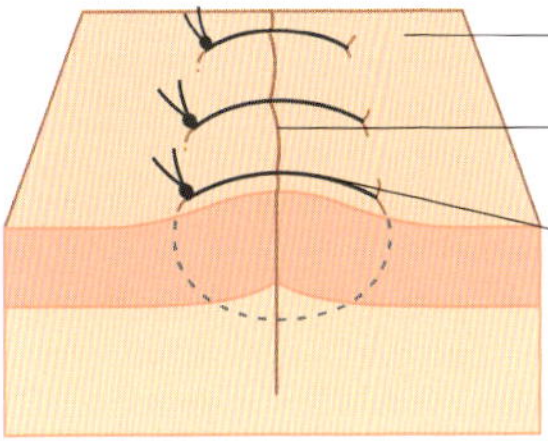

EINZELKNOPFNÄHTE

licht, Verschwommensehen, Müdigkeit und Schwindel.

Naloxon Medikament, das die Wirkung von *Opioiden* blockiert. N. behebt *Atembeschwerden*, die durch die Gabe hochdosierter Opioide bei Operationen verursacht werden. Es wird auch Neugeborenen gegeben, um die Wirkung der Opioide zu beseitigen, die die Mutter während der Entbindung zur Schmerzlinderung erhalten hat. Nebenwirkungen sind u.a. Übelkeit, Erbrechen und Zittern.

Nandrolon *Anabolikum* zur Behandlung bestimmter Formen der *Anämie*.

Nebenwirkungen u.a. geschwollene Knöchel und *Gelbsucht*. Bei Männern kann N. Probleme beim Harnlassen und bei Frauen unregelmäßige Regelblutung und krankhaften Haarwuchs verursachen.

Naproxen *Nichtsteroidales Antirheumatikum* zur Linderung von Schmerzen u. Steifigkeit in den Gelenken bei *Arthritis*. Dient auch der beschleunigten Heilung nach Weichgewebsverletzungen.

Nebenwirkungen sind u.a. Übelkeit, Bauchschmerzen u. *peptisches Ulkus*.

Narbe Veränderung, die nach Abheilung verletzten Gewebes zurückbleibt. Der Körper repariert eine Läsion durch vermehrte Bildung von *Kollagen* an der Verletzungsstelle. Werden die Wundränder während der *Heilung* zusammengebracht, bildet sich eine schmale, helle Narbe; werden die Wundränder offen gelassen, bildet sich eine breitere Narbe.

Eine hypertrophe Narbe ist eine große, hässliche Narbe, die an der Stelle einer infizierten Wunde entstehen kann. Einige Menschen neigen familiär bedingt zur Bildung solcher Narben (→ *Adhäsion*, *Wulstnarbe*).

Narbenbruch Gewebebruch, bei dem sich der Darm durch vernarbtes Gewebe der Bauchwand vorwölbt, da die darunter liegende Muskulatur durch die vorherige OP geschwächt ist.

Narkolepsie Schlafstörung mit chronischer Müdigkeit u. wiederholten Schlafanfällen am Tag, die von einigen Sekunden bis zu mehr als 1 Stunde dauern können; in etwa 75% der Fälle tritt N. kombiniert mit *Kataplexie* (plötzlicher Verlust der Muskelspannung ohne Verlust des Bewusstseins) auf. Weitere Symptome: *Schlaflähmung* u. Wahnvorstellungen. Von N. Betroffene erreichen auffallend schnell die REM-Phase des Schlafs (→ *Schlaf*).

N. wird oft vererbt. Regelmäßiger kurzer Schlaf u. *Stimulanzien* zur Kontrolle der Müdigkeit sowie *Antidepressiva* zur Unterdrückung der Kataplexie sind zu empfehlen.

Narkose → *Betäubung*

Nase Äußerster Teil der *Atemwege* u. Geruchsorgan. Die N. ist ein Luftweg, der die Nasenlöcher an der Außenseite mit dem *Nasenrachenraum* an der Innenseite verbindet. Die N.-Scheidewand, die im vorderen Bereich aus *Knorpel* u. im hinteren aus Knochen besteht, teilt diese Luftschleuse in 2 Kammern.

Der N.-Rücken wird vom Nasenbein u. Knorpel geformt, das N.-Dach durch Knochen an der Schädelbasis, die Nasenwände durch den Oberkiefer u. der Nasenboden durch den harten Gaumen. Drei schleimhautbedeckte Muscheln (dünne, abwärtsgebogene Knochenplättchen) stehen innen von jeder Nasenwand ab.

N

Die Nasennebenhöhlen (luftgefüllte, mit Schleimhaut ausgekleidete Höhlen) haben eine Öffnung zur Nasenhöhle hin. Auf beiden Seiten öffnet sich der *Tränen-Nasengang* zur Flüssigkeitsdränage in die N. Im Nasendach stecken die haarfeinen Endigungen der Riechnerven, die für die Geruchswahrnehmung verantwortlich sind.

Hauptfunktion der N. ist das Filtern der warmen u. feuchten eingeatmeten Luft, bevor sie in die unteren Atemwege gelangt. Direkt in den N.-Löchern fangen kleine Haare größere Staubteilchen u. Fremdkörper ab. Kleinere Staubteilchen werden durch die mikroskopisch kleinen Haare der Muscheln herausgefiltert. Der Schleim auf den Muscheln trägt Erreger u. andere Fremdkörper zurück in Richtung des Nasenrachenraums; sie werden geschluckt u. im Magen verdaut.

Die N. erkennt Gerüche mithilfe der Riechhärchen, die, durch inhalierte Dämpfe stimuliert, diese Informationen zum Riechkolben (Bulbus olfactorius) im Gehirn senden.

Die Nase ist anfällig für zahlreiche Krankheiten. *Allergische Erkrankungen* (→ *Heuschnupfen*), Infektionen wie *Erkältungen* und kleine Vereiterungen kommen häufig vor. Infektionen des rückwärtigen Teils der Nase führen gelegentlich zu einer ernsthaften Erkr., der sog. *Kavernosusthrombose*. Die N. ist auch bes. zugänglich für Verletzungen (→ *Nasenbluten; Nase, gebrochene*). Eine N.-Verstopfung kann durch einen *Nasenpolypen* verursacht werden.

Blutschwamm, gutartige Blutgefäß-*Tumoren*, sind oft in der N.-Höhle bei Säuglingen zu finden. Basalzellkarzinome (→ *Haut, Krebs der Basalzellen*) u. *Plattenepithelkarzinome* können im Bereich der N.-Löcher auftreten. Die N. wird u.U. durch Krebs der Stirnhöhlen mit betroffen.

Nase, gebrochene Bruch des Nasenbeins od. Verrenkung des Knorpels des Nasenrückens. Die Bruchstelle weist i.d.R. eine starke Schwellung des umgebenden Weichgewebes auf. Eine g. N. schmerzt u. bleibt bis zu 3 Wochen nach der Verletzung empfindlich.

Das Wiedereinrichten der Knochen geschieht entweder, bevor die Schwellung auftritt od. wenn sie zurückgeht, i.d.R. ca. 10 Tage nach der Verletzung. Gelegentl. kann ein verschobener Knorpel unter *Lokalanästhesie* gerichtet werden, aber zumeist ist eine *Allgemeinanästhesie* erforderlich. Während der Heilungsphase wird die g. N. mit einer Gipsschiene ruhiggestellt.

Nasen-Magensonde Dünner Kunststoffschlauch, der durch die Nase in die Speiseröhre u. weiter in den Magen gelegt wird. Eine N.-M. dient der Absaugung von Magensäften aus dem Magen, wenn der Darm blockiert ist od. nicht normal funktioniert (z.B. nach einer Bauchoperation). Eine N.-M. hilft auch Patienten zu ernähren, die nicht normal essen können (→ *Ernährung, künstliche*). Mit ihr lässt sich Magensekret zur Untersuchung entnehmen u. sie dient der *Magenspülung* nach Medikamenten-Überdosis od. Vergiftung.

Nasenausfluss Ausfluss aus wässrigem Nasenschleim, in der Regel bei *Schnupfen*. Selten besteht ein N. aus *Gehirn- und Rückenmarksflüssigkeit* und ist dann Zeichen eines *Schädelbruchs* (→ *Nasensekret*).

Nasenbluten Blutverlust der Schleimhäute, die die *Nase* auskleiden. Die Hauptgründe für N. sind zerstörte *Blutgefäße*, ein Schlag gegen die Nase oder die Entfernung von Krusten, die sich als Folge einer Erkältung oder einer Infektion auf den Schleimhäuten gebildet haben. Selten ist wiederholtes Nasenbluten ein Zeichen einer Grunderkrankung wie *Bluthochdruck*, einer *Blutgerinnungsstörung* oder eines *Tumors* der *Nase* oder *Nebenhöhlen* oder eine Arzneimittelnebenwirkung.

Nasenoperation Änderung der Nasenstruktur zur Verbesserung des Aussehens oder zur Korrektur einer Fehlbildung; auch als Rhinoplastik bezeichnet. Dabei werden innerhalb der Nase Einschnitte gemacht, um sichtbare Narben zu vermeiden. Die *Nasenscheidewand* und ebenso Knorpel und Knochen werden korrigiert, wenn die Atmung behindert ist. Zuletzt wird die Nase in der richtigen Position für etwa 10 Tage geschient. Eine Nasen-OP verursacht meist erhebliche Blutergüsse und Schwellungen. Die Ergebnisse des Eingriffs sind u.U. Wochen oder Monate nicht klar erkennbar.

Nasenpolyp Wucherung in der Nasenschleimhaut, meist an einem kleinen Stiel befestigt. Die meisten Polypen der Nase sind *gutartig*, sie müssen aber entfernt werden, wenn sie eine *Nasenverlegung* verursachen.

Nasenrachenraum Durchgang, der die Nasenhöhle hinter der *Nase* mit dem oberen Teil des Rachens hinter dem weichen *Gaumen* verbindet. Der N. ist Teil der Atemwege u. bildet den oberen Teil des *Rachens*. Beim Schlucken wird der N. vom weichen Gaumen, der gegen die Rachenhinterwand drückt, verschlossen, damit keine Nahrung in ihn gelangen kann. Der N. enthält die unteren Mündungen der *Eustachi-Röhre* (Gang vom hinteren Teil der Nase zum Mittelohr) u. bei Kindern die *Nasenpolypen*, die sich vergrößern u. den N. verlegen können, sodass das Kind durch den Mund atmen muss.

NASENRACHENRAUM

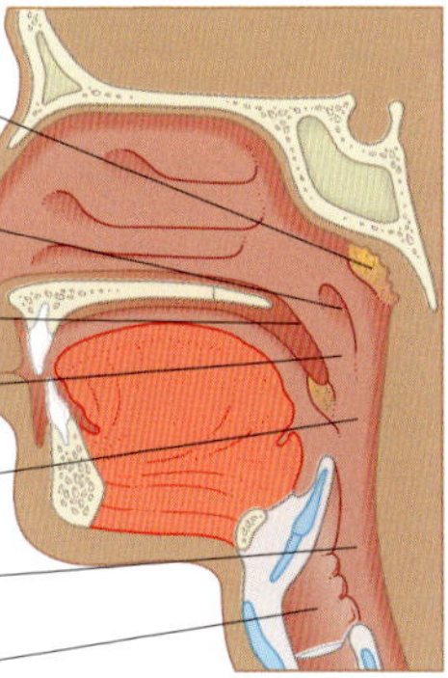

Nasenrachenraumkrebs *Bösartiger Tumor* im *Nasenrachenraum*, der sich meist in die Nasenhöhle, Nasennebenhöhlen, Schädelbasis u. *Lymphknoten* am Hals ausbreitet.

In den westlichen Ländern ist N. selten, in den fernöstlichen jedoch häufig. N. bricht meist im 4. bis 5. Lebensjahrzehnt bei etwa doppelt so vielen Männern wie Frauen aus. Das *Epstein-Barr-Virus* wird als eine Ursache vermutet.

Erste Anzeichen sind wiederholtes Nasenbluten, eine triefende Nase u. veränderte Stimme sowie Verlust des Geruchssinns, Doppeltsehen, Taubheit, einseitige Gesichtslähmung und starke Schmerzen.

Die Diagnose erfolgt anhand einer *Biopsie*, *Kernspintomographie* u. Röntgenaufnahme. Die Therapie besteht meist in *Strahlentherapie*; es kann auch eine Operation durchgeführt werden. Setzt die Behandlung frühzeitig ein, ist die Prognose günstig.

Nasenscheidewand Trennwand in der *Nase*; auch als Nasenseptum bezeichnet. Sie besteht vorn aus *Knorpel*, ist hinten knöchern u. ganz mit Schleimhaut bedeckt.

Eine N.-Abweichung zu einer Seite hin kann angeboren od. von einer Verletzung verursacht sein. Wenn die Atmung behindert wird, ist eine Operation erforderlich.

Eine Verletzung kann auch dazu führen, dass sich ein *Hämatom* (Ansammlung von geronnenem Blut) zwischen dem Knorpel der N. u. der Wand einer Nasenhöhle bildet. Das Hämatom kann die Atmung beeinträchtigen, sich infizieren u. ein *Eitergeschwür* verursachen, das evtl. einen Eingriff (Dränage) (→ *Operationsdränage*) erforderlich macht.

Selten bildet sich ein Loch in der N. als Folge einer *Tuberkulose* oder *Syphilis*, einer *Wegener-Granulomatose* oder aufgrund des Schnupfens von Kokain (→ *Drogenabhängigkeit*).

Nasenschleimhautabschwellende Mittel Wirkstoffe, die zur Abschwellung einer Nasenverstopfung bei Infektionen der oberen Atemwege häufig gebraucht werden. Sie wirken, indem sie die Blutgefäße in der Nasenschleimhaut zusammenziehen. Häufig eingesetzte Mittel sind Ephedrin, Oxymetazolin und Phenylephrin. Kleine Mengen dieser n. M. kommen in vielen frei verkäuflichen Erkältungsmitteln vor. Oral eingenommen, verursachen n. M. *Zittern* und *Herzklopfen*. Nebenwirkungen sind bei Nasentropfen nicht zu erwarten, wenn sie mehrere Tage genommen werden, werden sie u.U. unwirksam, die Symptome kommen wieder od. verschlimmern sich trotz weiterer Therapie.

Nasensekret Absonderung von Flüssigkeit aus der Nase. N. entsteht bei einer

N

Entzündung der Nasenschleimhaut u. ist oft von *Nasenverstopfung* begleitet.

Das schleimige N. kann auf *Heuschnupfen*, eine *Erkältung* od. eine von den Nasennebenhöhlen ausgehende Infektion (→ *Sinusitis*) hinweisen. Andauernde Absonderung von N. kann das frühe Zeichen eines *Tumors* sein (→ *Nasenrachenraumkrebs*).

Nasenbluten ist meist auf eine Verletzung od. einen Fremdkörper in der Nase zurückzuführen. Tritt *Gehirn- und Rückenmarksflüssigkeit* aus der Nase, ist dies oft die Folge eines *Schädelbruchs*.

Nasenverlegung Ein- od. beidseitige Verlegung der Nasenluftwege; häufigste Ursache ist eine Entzündung der Nasenschleimhaut (→ *Nasenverstopfung*). Auch eine Abweichung der *Nasenscheidewand*, *Nasenpolypen*, ein meist verletzungsbedingtes *Hämatom* (Ansammlung von geronnenem Blut) od. (selten) ein *bösartiger Tumor* können der N. zugrunde liegen. Bei Kindern sind vergrößerte Nasenpolypen oft der Grund für eine N.

Nasenverstopfung Teilweise Blockierung der Nasenluftwege infolge geschwollener Nasenschleimhaut; gelegentlich verbunden mit Ansammlung von dickem Nasenschleim.

N. ist ein Symptom bei *Erkältung* u. *Heuschnupfen*. Auch bestimmte Medikamente können N. verursachen. Bei Erkr., wie chronischer *Sinusitis* u. *Nasenpolypen*, kann die Schwellung ständig vorhanden sein.

Eine *Dampfinhalation* wirkt schleimlösend. Abschwellende Mittel als Tropfen od. Sprays (→ *Nasenschleimhautabschwellende Mittel*) sollten sparsam eingesetzt werden; für den Langzeitgebrauch sind Tabletten u. Sirupe besser geeignet. Bei anhaltender N. ist der Arzt aufzusuchen.

Natrium Mineralstoff, der den Wasserhaushalt des Körpers reguliert und einen normalen Herzrhythmus aufrechterhält; ist an der Weiterleitung von Nervenimpulsen und Muskelkontraktion beteiligt. Der N.-Gehalt im Blut wird von der Niere gesteuert, die Überschuss über den Urin ausscheidet.

Fast alle Nahrungsmittel enthalten natürliches N. oder werden damit beim Kochen oder bei der Zubereitung versetzt. Deshalb tritt N.-Mangel nur selten auf und ist gewöhnlich Folge eines Mineralstoffverlusts durch andauernden Durchfall, Erbrechen oder heftiges Schwitzen. Die Symptome sind Schwäche, Schwindel und Muskelkrämpfe. In schweren Fällen kann ein Blutdruckabfall eintreten, der zu Verwirrtheit, Ohnmacht und Herzklopfen führt. Behandelt wird mit Ergänzungsmitteln. In heißen Klimazonen können N.-Ergänzungsmittel ein Schutz vor *Hitzeschäden* sein, weil sie das infolge starken Schwitzens verlorene N. kompensieren.

Übermäßige Natriumaufnahme gilt als Ursache für Bluthochdruck und Flüssigkeitsretention als weitere negative Folge, die in schweren Fällen zu Schwindel und Anschwellen der Beine führen kann.

Natriumaurothiomalat Zu injizierende Wirksubstanz mit *Gold*.

Natriumbicarbonat Rezeptfreies *Antazidum* zur Linderung von Verdauungsstörungen, Sodbrennen und Schmerzen bei *Magengeschwür*. Verursacht oft Rülpsen und Bauchbeschwerden. Die langfristige Einnahme kann zu Schwellung der Fußgelenke, Muskelkrämpfen, Müdigkeit und Übelkeit führen.

Natriumpicosulfat Stimulierendes *Abführmittel* zur Behandlung der *Verstopfung* und zur Darmentleerung vor Maßnahmen, wie Röntgenaufnahmen, *Endoskopie* und Darmoperationen. Nebenwirkungen sind u.a. Bauchkrämpfe und Durchfall.

Naturheilkunde Form der *alternativen Medizin*, die auf dem Prinzip beruht, dass Krankheit das Ergebnis der Anhäufung von Abfallprodukten u. Giften im Körper ist u. die Krankheitssymptome den Versuch des Körpers darstellen, sich von diesen Substanzen zu befreien. Naturmediziner glauben, dass die Gesundheit erhalten wird, wenn man alles Künstliche u. Unnatürliche in der Nahrung od. der Umwelt vermeidet.

Nebenhoden Langer, gewundener Tubus, der an der Rückseite des Hodens entlangläuft und die Vasa efferentia (kleine, vom Hoden weg laufende Tuben) mit dem Vas deferens (dem *Samenleiter*, der zur *Harnröhre* führt) verbindet. Spermien, die im *Hoden* gebildet werden, reifen bei der langsamen Passage durch den Nebenhoden und werden in den *Bläschendrüsen* gelagert, bis es zur *Ejakulation* kommt.

Erkr. des N. sind *Hoden-/Nebenhodenentzündung* und *Nebenhodenzyste*. Infektion oder Verletzung kann den Nebenhoden blockieren, was, wenn beide Hoden betroffen sind, zur *Unfruchtbarkeit* führt.

NEBENHODEN

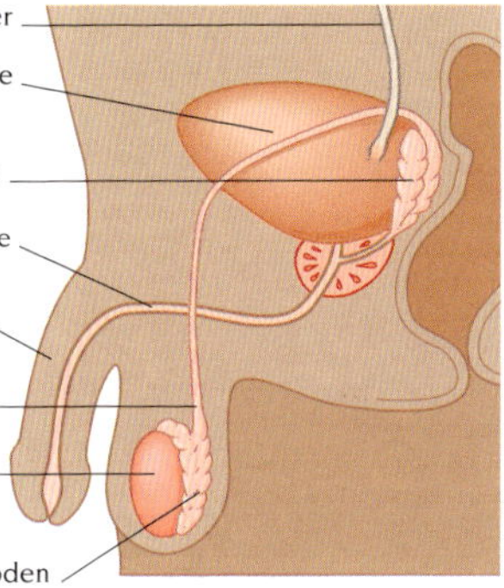

Nebenhodenentzündung Der medizinische Fachbegriff lautet: Epididymitis; (→ *Hoden-/Nebenhodenentzündung*).

Nebenhodenzyste Harmlose Schwellung, meist schmerzlos, die sich im *Nebenhoden* entwickelt. Kleine N. sind häufig bei Männern über 40 Jahren und brauchen keine Therapie. Selten werden sie druckempfindlich oder vergrößern sich bzw. machen Beschwerden, sodass sie operativ entfernt werden.

Nebennieren Paar kleiner, dreieckiger, *endokriner Drüsen* auf den Nieren aufliegend, mit deutlich unterschiedlichen Strukturen: die äußere Rinde u. das kleinere, innere Mark.

Die Rinde sondert *Aldosteron* ab, das mit Hydrokortison u. Kortikosteroiden u. kleinen Mengen von männlichen Sexualhormonen (→ *Androgene*) zur Regulierung des Blutdrucks beiträgt. Hydrokortison steuert den Fett-, Protein- u. Kohlehydratverbrauch des Körpers u. ist auch bei Stressbewältigung wichtig. Ferner unterdrücken *Hydrokortison* u. Kortikosteron Entzündungsreaktionen und einige Aktivitäten des *Immunsystems*. Die Bildung der Hormone der Rinde wird durch *ACTH* gesteuert, das in der Hirnanhangsdrüse gebildet wird.

Das Mark der N. gehört zum *Sympathikus*. Als Stressreaktion schüttet es die Hormone *Adrenalin* u. *Noradrenalin* aus, die Puls und Blutzirkulation beschleunigen.

Nebennierenerkrankungen Gruppe seltener, zuweilen schwerer Erkrankungen, die auf mangelnder od. übermäßiger Hormonbildung von einer od. beiden *Nebennieren* beruhen.

Ein Gendefekt verursacht die Größenzunahme der Nebennierenrinde (→ *Nebennierenrindengewebe, Vermehrung*), bei der die Nebennierenrinde nicht ausreichend *Hydrokortison* u. *Aldosteron* bilden kann u. zu viel männliche Sexualhormone (→ *Androgene*) ausschüttet. Bei *Nebennierenrindeninsuffizienz* werden von der Nebennierenrinde ebenfalls zu wenig Hormone gebildet; liegt ihr eine Erkrankung der Nebennieren zugrunde, spricht man von *Addison-Krankheit*. *Nebennierentumoren* sind selten u. führen i.d.R. zu übermäßiger Hormonbildung.

In vielen Fällen wird die Funktionsstörung der Nebennieren nicht durch eine eigene Erkrankung verursacht, sondern durch Steigerung od. Verringerung der Menge der ihre Tätigkeit beeinflussenden Hormone im Blut.

Nebennierenrindengewebe, Vermehrung Seltene *genetisch bedingte Erkr.*,

NEBENNIEREN

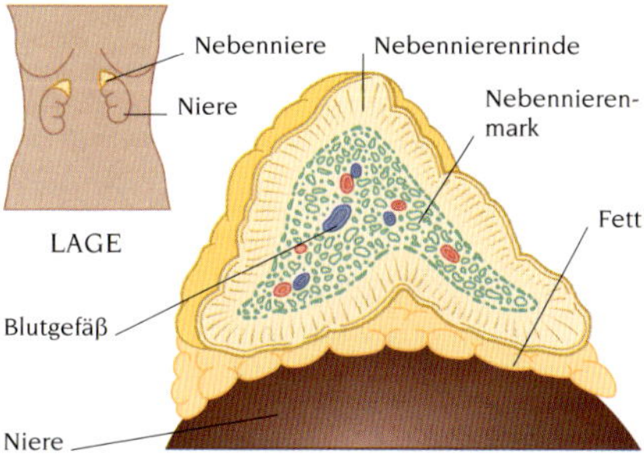

BAU DER NEBENNIERE

N

bei der ein *Enzym*-Defekt die Bildung von *Kortikosteroiden* aus den Nebennieren blockiert. Zu viele *Androgene* werden gebildet, was zu pathologischer Genitalentwicklung beim betroffenen Fötus führen kann.

Weitere Folgen: Austrocknung, Gewichtsverlust, *Blutdruck, niedriger* u. *Unterzuckerung*. Es kommt zur Überentwicklung der Nebennierenrinde (*Hyperplasie*), begleitet von dunkler Haut in Hautfalten u. um die Brustwarzen.

In schweren Fällen zeigt sich eine V. von N. bald nach der Geburt. In leichteren Fällen tritt sie später auf u. bewirkt u.U. bei Jungen vorzeitige Pubertät, bei Mädchen verspätete Regelblutungen, *Hirsutismus* u. evtl. Unfruchtbarkeit.

V. von N. wird durch Messungen der Kortikosteroide in Blut u. Harn bestätigt. Behandelt wird sie mit Hormonersatz. Bei frühem Therapiebeginn sind normale Geschlechtsentwicklung u. Fruchtbarkeit i.d.R. nicht gefährdet.

Nebennierenrindenhyperplasie, kongenitale → *Nebennierenrindengewebe, Vermehrung*.

Nebennierenrindeninsuffizienz Mangelhafte Hormonbildung durch die Rinde der *Nebennieren*. N. kann akut od. chronisch sein u. durch eine Erkrankung der Nebennieren (→ *Addison-Krankheit*) oder durch verminderte Anregung der Nebennierenrinde durch *ACTH* verursacht werden.

Nebennierentumoren Seltene, gut- od. bösartige Tumoren der *Nebennieren* mit der Folge erhöhter Hormonausschüttung. Tumoren der Nebennierenrinde können *Aldosteron* absondern und so primären *Aldosteronismus* hervorrufen, oder *Hydrokortison* absondern, was zum *Cushing-Syndrom* führt. Man unterscheidet zwei Marktumoren: *Phäochromozytom* u. *Neuroblastom*, das bei Kindern vorkommt. Sie verursachen periodisch auftretenden *Bluthochdruck* u. Schweißausbrüche. Gewöhnlich besteht die Behandlung in ihrer operativen Entfernung.

Nebenschilddrüsen Auch Epithelkörperchen; zwei Paar ovale, erbsengroße Drüsen, die an der Schilddrüsenhinterfläche liegen. Einige Menschen besitzen nur eine N. oder haben weitere Drüsen am Hals oder in der Brust. N. bilden das Parathormon (Abk. PTH), das u.a. den *Kalzium-* und *Phosphatspiegel* im *Blut* reguliert. Auch kleine Schwankungen des Kalziumspiegels können Muskel- und Nervenfunktion beeinträchtigen. Selten haben N. eine Überfunktion (sog. *Hyperparathyreoidismus*) oder Unterfunktion (sog. *Hypoparathyreoidismus*).

NEBENSCHILDDRÜSEN

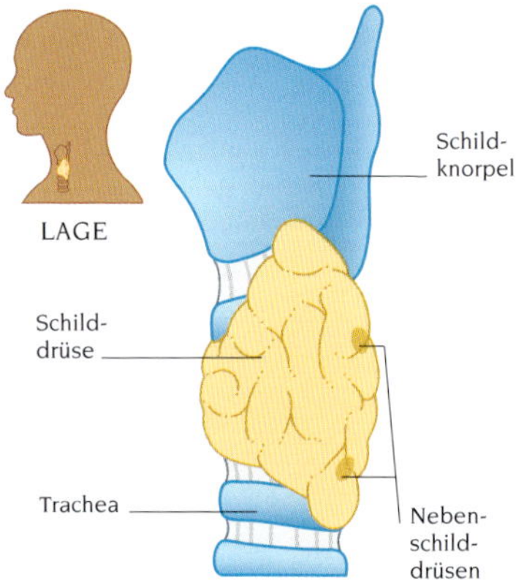

Nebenwirkung Durch ein Medikament oder eine Therapie hervorgerufener Effekt beziehungsweise eine Reaktion, die zusätzlich zu der gewünschten Wirkung eintritt. Normalerweise bezeichnet N. unerwünschte oder schädliche Folgen dieser Art bei üblicher Dosierung und nicht die toxischen Wirkungen einer Überdosis.

Neck dissection, radikale Operative Entfernung *bösartig* veränderter *Lymphknoten* am Hals als Teil der Behandlung bei Krebs im Mund- u. Rachenbereich (→ Zungenkrebs; Krebserkr.).

Nefopam *Schmerzmittel* für Verletzungen, Operationen od. Krebs. Nebenwirkungen sind u.a. Übelkeit, Nervosität, *Mundtrockenheit* u. Schlafstörungen.

Nelkenöl Aus den getrockneten Blütenknospen des *EUGENIA CARYOPHYLLUS* destilliertes Öl, v.a. als Aromastoff in Medikamenten verwendet. Manchmal wird es auch zur Linderung von Bauchschmerzen bei *Blähungen* u. als Mittel gegen Zahnschmerzen eingesetzt.

Nelsonsyndrom Seltene Erkrankung des *endokrinen Systems* mit stärkerer Haut-*Pigmentierung* infolge vergrößerter *Hirnanhangsdrüse* nach Entfernung der *Nebennieren* (als Therapie bei *Cushing-Syndrom*).

Die Behandlung des N. besteht aus einer *Hypophysektomie* (Entfernung od. Zerstörung der Hypophyse).

Nematoden Gruppe parasitärer Würmer (→ *Rundwürmer*) mit kreisrundem Querschnitt, die den Menschen befallen können.

Neomycin *Antibiotikum* zur Behandlung von Augen-, Ohren- u. Hautinfektionen, oft in Kombination mit anderen Medikamenten. N. wird gegeben, um vor einer Operation einer Infektion des *Darms* vorzubeugen. Nebenwirkungen: Ausschlag und Juckreiz.

Neonatologie → *Neugeborenenheilkunde*

Neoplasie, zervikale intraepitheliale Abk.: CIN;. Veränderung der Zellen des Gebärmutterhalses, aus der Krebs entstehen kann. Unterschieden werden 3 Grade; die Gradeinteilung erfolgt je nach dem Ausmaß der Veränderungen der Oberflächenzellen des Gebärmutterhalses. Sie lassen sich bei *Biopsie*-Proben erkennen, die unter *Kolposkopie* entnommen worden sind, einem Verfahren, das meist nach einem abnormalen *Zervixabstrich* durchgeführt wird. Die Grade 1 bis 3 entsprechen weitgehend der leichten bis schweren *Zervixdysplasie* bei den Zellen eines Zervixabstrichs.

Neostigmin Medikament zur Behandlung von *Myasthenia gravis*, einer seltenen *Autoimmunkrankheit*, die Muskelschwäche verursacht. N. erhöht die Aktivität von *Acetylcholin*, eines die Muskelkontraktion anregenden *Überträgerstoffs*.

Nebenwirkungen: Übelkeit u. Erbrechen, verstärkter Speichelfluss, Bauchkrämpfe, Durchfall, Verschwommensehen, Muskelkrämpfe, Schwitzen und Zuckungen.

Nephrokalzinose *Kalzium*-Ablagerungen im Gewebe einer od. beider *Nieren*. N. ist nicht identisch mit Nierensteinen (→ *Harnstein*), bei denen sich Kalziumteilchen im Inneren der Abflusswege der Niere bilden.

N. kann immer entstehen, wenn der Blutkalziumspiegel erhöht ist, z.B. durch erhöhte Aufnahme von *Antazida* od. *Vitamin D*. Die Behandlung zielt auf die Ursache der N., um weitere Verkalkung zu vermeiden.

Nephron Kleinste funktionelle Einheit der *Niere*, bestehend aus *Nierenkörperchen* (Glomerulus; trichterförmiger Filter aus einem Kapillargefäßbündel) u. Tubulus. Es gibt etwa 1 Mio. N. pro Niere. Die N. filtern Abfallprodukte aus dem Blut u. stellen die über den *Urin* ausgeschiedene Salz- u. Wassermenge nach dem Bedarf des Körpers ein. Dazu erfolgt die Filtration im Glomerulus u. anschließend der Durchfluss der geklärten Flüssigkeit durch die verschiedenen Teile des Tubulus - den proximalen Tubulus, die Henle-Schleife und den *distalen* Tubulus.

N

NEPHRON

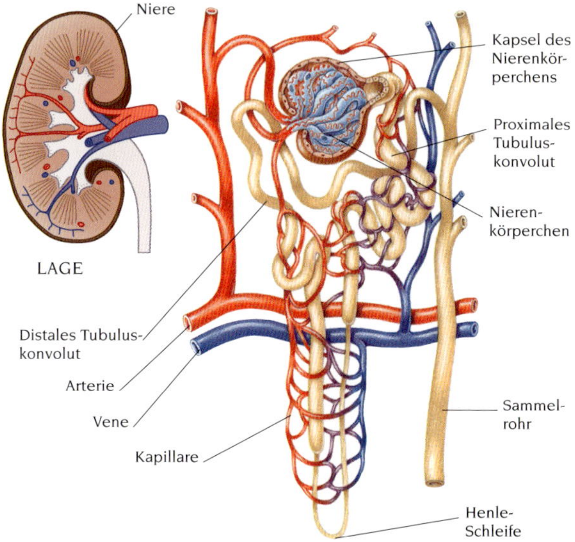

Nephropathie Bezeichnung für jede Erkr. od. Schädigung der *Niere*.

Die obstruktive N. bezeichnet die Nierenschädigung infolge eines *Harnsteins* in den Harnwegen, eines *Tumors* od. Narbengewebes oder aufgrund des Drucks durch ein Organ, das den Harnfluss blockiert und in der Niere einen Rückstau verursacht.

Reflux-N. bezeichnet eine Nierenschädigung infolge Harnrückflusses aus der Blase in die Niere. Ursache ist eine Funktionsschwäche des Ventilmechanismus am unteren Ende des Harnleiters.

Toxische N. (toxisches akutes Nierenversagen) bezeichnet eine Nierenschädigung durch verschiedene Gifte od. Mineralstoffe (wie z. B. *Tetrachlorkohlenstoff* oder Blei).

Nephrose Veraltete Bezeichnung für *nephrotisches Syndrom*.

Nephrostomie Einführen eines kleinen Röhrchens in die *Niere*, um unter Umgehung des Harnleiters und der *Harnblase* den Harn abfließen zu lassen. Wird manchmal nach einer Operation am Harnleiter oder an der Verbindung zwischen Niere und Harnleiter durchgeführt.

Nephrotisches Syndrom Symptome u. Befunde einer Schädigung der *Nierenkörperchen* mit schwerer *Proteinurie* (Ausscheiden von Protein im Harn). N. S. kann die Folge von *Diabetes mellitus*, *Amyloidose* (Ablagerung von Amyloid, einem anomalen Protein in den Geweben), *Nierenkörperchenentzündung*, schwerem *Bluthochdruck* od. eine Reaktion auf Gifte od. Medikamente sein.

Hauptsymptom ist Schwellung der Beine und des Gesichts als Folge von Gewebswasser. Im Brustkorb kann sich Flüssigkeit ansammeln, sodass es zum *Pleuraerguss* kommt, oder im Bauch mit nachfolgender *Bauchwassersucht*. Neben Durchfall können Teilnahmslosigkeit und *Appetitlosigkeit* auftreten.

Behandelt wird die zugrunde liegende Erkr. Eine salzarme Ernährung ist empfehlenswert, u. *Diuretika* werden zum Abschwellen gegeben. Bei sehr geringer *Protein*-Konzentration im Blut muss evtl. Protein zugeführt werden.

Nerv Bündel von N.-Fasern, die auf einen gemeinsamen Punkt zulaufen. N.-Fasern, sog. Axone, sind fadenförmige Fortsätze vieler einzelner *Neuronen* (Nervenzellen).

Die augenfälligsten N. sind die peripheren N., die vom *Zentralnervensystem* (ZNS; bestehend aus *Gehirn* u. *Rückenmark*) ausgehen. Von diesen laufen 12 *Hirnnerven*-Paare direkt ins Gehirn und 31 *Rückenmarknerven*-Paare ins Rückenmark. Im Schulter- und Hüftbereich verbinden sich die Rückenmarknerven zu N.-Geflechten, von denen die Haupt-N. zu den Gliedmaßen abzweigen. Die meisten N. teilen sich an vielen Stellen, um alle Teile des Körpers zu versorgen, insbesondere Sinnesorgane, Haut, Muskeln, innere Organe und Drüsen.

N.-Fasern können sensorische Funktion haben u. Information von einem *Rezeptor* od. Sinnesorgan zum ZNS leiten, od. motorische Funktion u. Befehle vom ZNS zu einem *Muskel* od. einer Drüse leiten. Diese Botschaften werden durch elektrische Impulse entlang den Fasern weitergeleitet. Einige N. haben nur sensorische od. nur motorische Fasern, die meisten aber beide.

N. reagieren auf Kälte, Druck u. Verletzung (→ *Nervenverletzung*). Die peripheren N. können auf vielfältige Weise geschädigt werden, z. B. durch Infektionen, Entzündungen u. Stoffwechselerkr. (→ *Nervenerkrankungen*).

Nerv, eingeklemmter Zusammengedrückter od. gedehnter *Nerv* mit Taub-

NERV

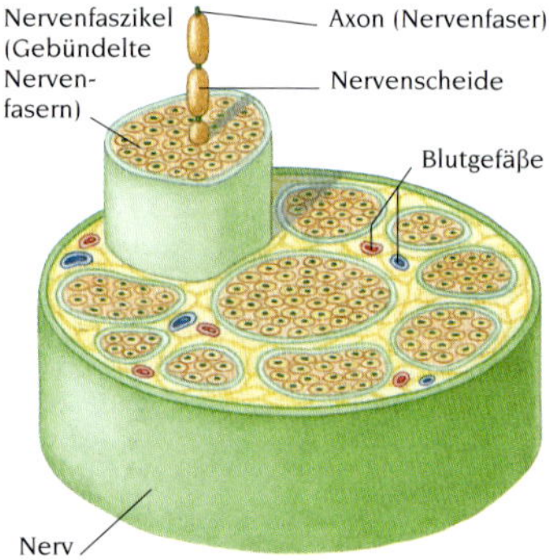

AUFBAU EINES NERVS

heitsgefühl, Kribbeln, Schwäche u. manchmal Schmerzen.

Beispiele sind das *Karpaltunnelsyndrom*, bei dem Druck auf den *Nervus medianus* im Handgelenk Symptome im Daumen, Zeige- u. Mittelfinger verursacht; ein *Bandscheibenvorfall*, bei dem Druck auf die vom *Rückenmark* ausgehenden Nervenwurzeln Symptome in Rücken u. Beinen verursacht, od. *Krückenlähmung*, bei der der *Nervus radialis* gegen den Oberarmknochen gedrückt wird mit Symptomen in Handgelenk und Hand.

Es dauert etwas, bis ein geschädigter Nerv heilt. In schweren Fällen muss die Druckentlastung des Nervs eventuell chirurgisch erfolgen.

Nervenblockade Ein örtlich wirkendes Betäubungsmittel (→ *Lokalanästhesie*) wird um einen *Nerv* herum gespritzt, um den von ihm versorgten Teil des Körpers empfindungslos zu machen, z. B. wird die Handfläche betäubt, wenn man an einigen Stellen am Arm spritzt u. damit den *Nervus ulnaris* u. *Nervus medianus* blockiert; N. wird auch Leitungsanästhesie genannt.

Bei der *Epiduralanästhesie*, die i.d.R. bei Entbindungen eingesetzt wird, wird der Nerv beim Austritt aus dem Rückenmark blockiert, ebenso wie bei der *Spinalanästhesie*, die meist bei Operationen des Unterbauchs u. der Gliedmaßen eingesetzt wird. Bei der Kaudalanästhesie wird ein Anästhetikum um Nerven herum gespritzt, die aus dem untersten Teil des Rückenmarks austreten, sodass Gesäß u. Geschlechtsorgane betäubt werden (manchmal bei Entbindungen eingesetzt). Beim *Pudendus-Block* wird das Anästhetikum in die unter dem Becken zum Boden der Scheide verlaufenden Nerven gespritzt (manchmal bei *Zangengeburten* angewendet).

Nervenentzündung Entzündliche Erkrankung eines Nervs. Echte N. (auch als Neuritis bezeichnet) kann infolge einer Infektion (z. B. mit *Varicella-Zoster-Virus*) auftreten. Der Begriff Neuritis wird auch oft für Nervenschäden oder *Nervenerkrankungen* gebraucht, die nicht auf eine Entzündung zurückgehen (→ *Nervenerkrankungen*).

Nervenerkrankungen Med. Polyneuropathien. Erkr., Entzündung od. Schädigung der peripheren *Nerven*, die das *Zentralnervensystem* (Gehirn u. Rückenmark) mit den Muskeln, Drüsen, Sinnesorganen u. inneren Organen verbinden (→ *Nervenentzündung*).

Die meisten Axone von Nervenzellen (die signalleitenden Fasern, aus denen die Nerven bestehen) sind von Myelin, einer Hülle aus Fettsubstanz, isoliert. N. entstehen meist infolge der Schädigung od. Reizung der Axone od. ihrer Myelinscheiden, die dazu führt, dass die Übertragung der elektrischen Signale verlangsamt od. völlig blockiert wird. Neuralgie beschreibt den Schmerz infolge der Reizung od. Entzündung eines Nervs (→ *Nervenschmerzen*).

Einige Fälle von N. haben keine erkennbare Ursache. Spezifische Ursachen sind *Diabetes mellitus*, Mangelernährung, übermäßiger Alkoholkonsum u. Stoffwechselstörungen, wie *Urämie* (Harnvergiftung).

Nerven können sich nach einer Virusinfektion akut entzünden, u. auch eine *Autoimmunkrankheit*, wie rheumatoide Arthritis (→ *Rheumatoide Arthritis*) können N. verursachen. N. treten auch bei *bösartigen Tumoren* od. *Lymphom* und *Leukämie* als neu hinzutretende Krankheiten auf. Es gibt auch eine Gruppe ererbter N., deren häufigste die hereditäre motorisch-sensible Neuropathie (→ *Neuropathie, hereditäre motorisch-sensible*) ist.

Die Symptome sind davon abhängig, ob die N. hauptsächlich die sensorischen od. die motorischen Nervenfasern betrifft. Die Schädigung der sensorischen Nervenfasern verursacht Taubheitsgefühl, Kribbeln, Kälteempfindung u. Schmerz. Die Schädigung der motorischen Nervenfasern führt zu Muskelschwäche und Muskelschwund. Eine Schädigung der vegetativen Nerven (→ *vegetatives Nervensystem*) bedeutet Verschwommensehen, beeinträchtigtes od. fehlendes Schwitzen, Mattigkeit u. gestörte Magen-, Darm-, Blasen- u. Sexualfunktion.

Um das Ausmaß der Schädigung beurteilen zu können, wird *EMG* durchgeführt und die elektrische Aktivität der

N

Muskulatur gemessen (→ *Nervenleitgeschwindigkeit, Messung*).

Zur Diagnose dienen *Bluttests, Kernspintomographie* und Nerv- od. Muskel-*Biopsie*. Wenn möglich, richtet sich die Therapie nach der zugrunde liegenden Krankheit. Wenn die Zellkörper der geschädigten Nervenzellen nicht zerstört wurden, ist die völlige Genesung von N. möglich.

Nervenfaserbündel am Rückenmarksende Anat. Cauda equina; Bündel von Nervenfasern, das einem Pferdeschwanz ähnelt. Es steigt vom unteren *Rückenmark* abwärts u. durchläuft das untere Drittel des Wirbelkanals.

Nervenkompressionssyndrom Gruppe örtlich begrenzter Symptome wie Taubheit, Kribbeln, Unbehagen und Muskelschwäche infolge Drucks auf einen *Nerv*.

Nervenleitgeschwindigkeit, Messung Test zur Messung der Nervenleitgeschwindigkeit; zur Beurteilung des Ausmaßes einer Nervenschädigung, die von einer Störung des peripheren Nervensystems (→ *Peripheres Nervensystem; Nervenerkr.*) verursacht wurde; auch Elektroneurographie genannt. Ein elektrischer Reiz wird an einen Nerv gelegt u. die Geschwindigkeit, mit der der Nerv auf den Reiz reagiert u. ein Signal weiterleitet, wird gemessen.

Nervenscheide Anatomisch Myelin; aus Fettsubstanz (*Lipid*) und Protein gebildete schützende Hülle um bestimmte Nervenfasern, die die Weiterleitung von Nervenimpulsen beschleunigt (→ *Entmarkung*).

NERVENLEITGESCHWINDIGKEIT

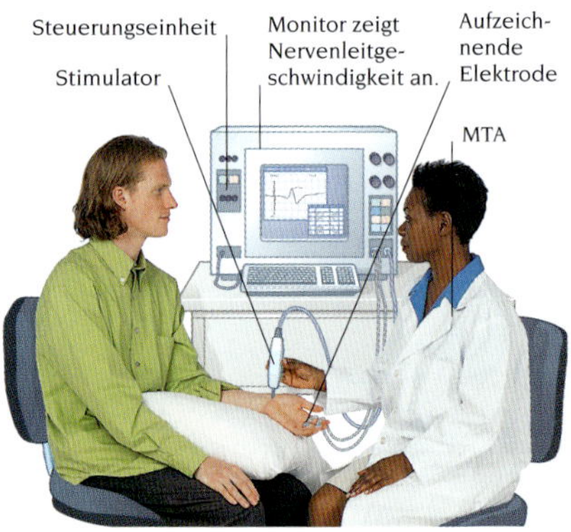

NERVENSCHEIDE

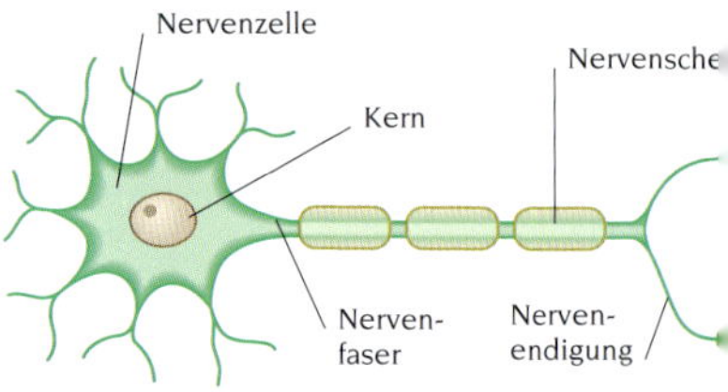

NERVENZELLE

Nervenschmerzen Schmerzen infolge Reizung od. Schädigung eines Nervs, die in kurzen Schüben auftreten u. sehr heftig sein können; auch als Neuralgie bezeichnet.

Einige N.-Formen weisen auf bestimmte Erkr. hin. Bei *Migräne*-Patienten bestehen die N. aus Anfällen heftiger ausstrahlender Schmerzen an den Augen. Bei *postzosterischer Neuralgie* tritt ein brennender Schmerz an der Stelle, wo eine *Gürtelrose* bestand, noch Monate od. Jahre nach der Erkr. auf.

Andere Formen von N. gehen auf bestimmte Nervenerkr. zurück. Bei der sogenannten Glossopharyngeus-Neuralgie tritt ein heftiger Schmerz im hinteren Teil der Zunge u. im Rachen u. Ohr auf, d. h. im gesamten Gebiet, das der Nervus glossopharyngeus versorgt. Meist ist die Ursache des Schmerzes unbekannt. Das gilt auch für die *Trigeminusneuralgie*, ein Anfall heftiger Schmerzen in dem vom *Nervus trigeminus* versorgten Gesichtsteil.

Ein N. kann manchmal von *Schmerzmitteln*, wie *Paracetamol*, gelindert werden. Glossopharyngeus- u. Trigeminus-Neuralgie u. postzosterische Neuralgie sprechen evtl. auf *Carbamazepin* od. andere *Antikonvulsiva* od. *trizyklische Antidepressiva* od. Capsaicin-Creme an.

Nervenschwäche, Übererregbarkeit Auch als Neurasthenie bezeichnet. Veralteter Ausdruck für eine Reihe von Symptomen „nervöser Erschöpfung", wie Antriebslosigkeit, Schlaflosigkeit, Schmerz, *Depression,* Reizbarkeit und Konzentrationsmangel.

Nervensystem System des Körpers, das Information erfasst, speichert u. den Körper insgesamt steuert.

Gehirn u. *Rückenmark* bilden das *Zentralnervensystem* (ZNS), das aus Milliarden von miteinander verbundenen *Neuronen* (Nervenzellen) besteht. Die im ZNS einlaufenden Informationen kommen von den Sinnesorganen. Motorische Befehle werden an die Skelettmuskulatur, an die Muskeln, die das Sprechen steuern, sowie an die inneren Organe u. Drüsen u. die Schweißdrüsen der Haut geschickt. Diese Information wird von Nerven transportiert, die vom ZNS aus in den ganzen Körper ausstrahlen. Jeder Nerv ist ein Bündel, bestehend aus den *Axonen* (fadenförmigen Fortsätzen) vieler einzelner Neuronen.

Außer den anatomischen Unterteilungen des Nervensystems gibt es viele funktionelle Unterteilungen. Die wichtigsten sind das *vegetative Nervensystem*, das für die automatische (unbewusste) Regulierung der inneren Körperfunktionen verantwortlich ist, u. das sogenannte animale Nervensystem, das die Muskeln steuert, die die bewussten Bewegungen ausführen.

Das N. funktioniert zum großen Teil durch automatische Reaktionen auf Reize (→ *Reflex*), es können aber auch willkürliche Handlungen von übergeordneten bewussten Hirnregionen ausgelöst werden.

Das N. erfasst u. untersucht Informationen über das äußere Umfeld u. den inneren Zustand des Körpers und löst entsprechende Reaktionen aus, z. B. Vermeidung körperlicher Gefahren.

Störungen des N. gehen auf Schädigungen oder Fehlfunktionen seiner Bestandteile (→ *Gehirn; Rückenmark; Nervenerkrankung; Nervenverletzung*) zurück od. auf die Beeinträchtigung von sensorischen, analytischen oder Gedächtnisfunktionen (→ *Sehschärfestörungen; Taubheit; Sensibilitätsstörung; Anosmie; Agnosie; Gedächtnisstörung*) od. von motorischen Funktionen (→ *Aphasie; Dysarthrie; Bewegungskoordination, mangelnde*).

Nervenverletzung Beschädigung od. Durchtrennung von signalleitenden Fasern eines Nervs infolge eines Traumas mit Verlust von Hautempfindungen u. Muskelkraft (→ *Nervenerkr.*, bei nicht verletzungsbedingten Nervenschäden).

Wird ein peripherer Nerv (Nerv außerhalb des *Gehirns* od. *Rückenmarks*) nur teilweise durchtrennt, können die zerrissenen Fasern sich evtl. regenerieren. Liegen die Faserenden in einer Ebene, können neue Fasern über den Spalt hinweg wachsen u. die Verbindung u. somit die Funktion wieder herstellen. Wurde der Nerv total durchtrennt, können die einzelnen Fasern sich nicht mehr regenerieren u. die Funktion kann nicht wieder hergestellt werden. Die

NERVENSYSTEM

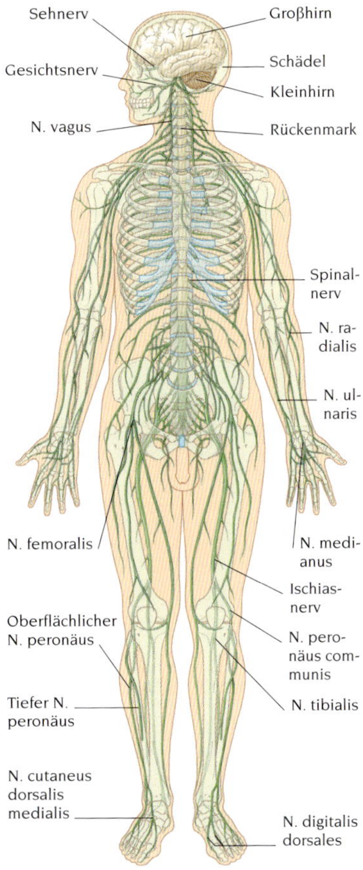

Nervenbahnen in Gehirn u. Rückenmark unterscheiden sich strukturell von denen der peripheren Nerven. Wenn ihre Fasern durchtrennt wurden, können sie sich nicht mehr regenerieren. Wurden z. B. die Sehnerven durchtrennt, kann die Sehfähigkeit nicht wieder hergestellt werden.

Mit *Mikrochirurgie* kann ein durchtrennter peripherer Nerv evtentuell wieder zusammengefügt werden, die Funktion des Nervs wird aber selten komplett wiedergewonnen.

Nervenzusammenbruch Umgangssprachliche Bezeichnung für abnormes Verhalten (wie Wein- od. Schreianfälle) als Teil einer Krise mit heftiger *Angst*, *Depression* od. anderen psychiatrischen Erkr. (→ *Psychiatrie, Geisteskrankheit*). Betroffene sind in ihrer Fähigkeit, das tägliche Leben zu meistern, beeinträchtigt.

Nervöse Energie Erhöhter Antrieb und Betätigungsdrang bei Menschen, die stets in Unruhe, Spannung und in Bewegung sind.

Nervöser Tic Umgangssprachliche Bezeichnung für eine wiederholte Bewegung od. Handlung. Besteht manchmal aus unwillkürlichen Zuckungen, z. B. im Gesicht, wie beim *Tourette-Syndrom* u. einigen Formen *motorischer Fehlfunktion*. Bewusste Tics, wie *Nägelkauen* u. Daumenlutschen, finden sich bei kleinen Kindern häufig.

Nervus medianus Einer der Hauptnerven im Arm; läuft im Plexus brachialis (Armplexus) von der Schulter in die Hand. Der N. m. steuert die Muskeln, die die Beugung des Handgelenks, der Finger und des Daumens ausführen und den Unterarm mit der Handfläche nach innen drehen. Der N. m. leitet Empfindungen am Daumen und den ersten 3 Fingern und im Bereich der Handfläche an ihrer Wurzel weiter.

Schulterverletzungen, die *Colles-Fraktur* (der Speiche) unmittelbar über dem Handgelenk oder Druck auf den Nerven beim Durchtritt durch das Handgelenk (→ *Karpaltunnelsyndrom*) können den N. m. schädigen. Die Symptome sind Gefühllosigkeit und Schwäche in den vom N. m. versorgten Bereichen.

Nervus olfactorius I. *Hirnnerv*; Riechnerv, der die Geruchswahrnehmungen als Nervenimpulse von der Nase zum Gehirn leitet. Der beidseits verlaufende N. o. hat Rezeptoren (Riechhärchen) in der Schleimhaut der Nasenhöhlen. Diese nehmen Geruchsreize auf und senden Signale entlang der Nervenfasern, die durch winzige Öffnungen im Dach der Nasenhöhle laufen und sich dann zum Bulbus olfactorius vereinigen. Von dort verbinden sich die Fasern zum N. o., der weiter zum Riechhirn zieht. Die Geruch kann durch Schädigung des N. o. i.d.R. infolge eines *Schädelhirntraumas* verloren gehen oder beeinträchtigt sein.

Nervus opticus II. *Hirnnerv*; Sehnerv; der N. o. besteht beidseits aus über 1 Million Nervenfasern, die Impulse von der *Netzhaut* zum *Gehirn* senden. Die N. o. laufen hinter den Augen zusammen, wo sich Fasern von den inneren Hälften der Netzhaut kreuzen und die Seite wechseln. Nervenfasern von den rechten Hälften beider Netzhäute ziehen zur rechten Seite des Hinterhauptlappens im Gehirn; jene der linken Hälften gehen zur linken Seite.

N.-o.-Erkr. sind *Sehnervenentzündung* und *Stauungspapille*. Letztere wird durch Druck auf den N. o. bei einer Erkr. der *Augenhöhle* oder einem *Hirntumor* verursacht.

Nervus phrenicus Hauptnerv zur Versorgung des *Zwerchfells* (Diaphragma). Der beidseits vorhandene N. phr. bringt

NERVUS OLFACTORIUS

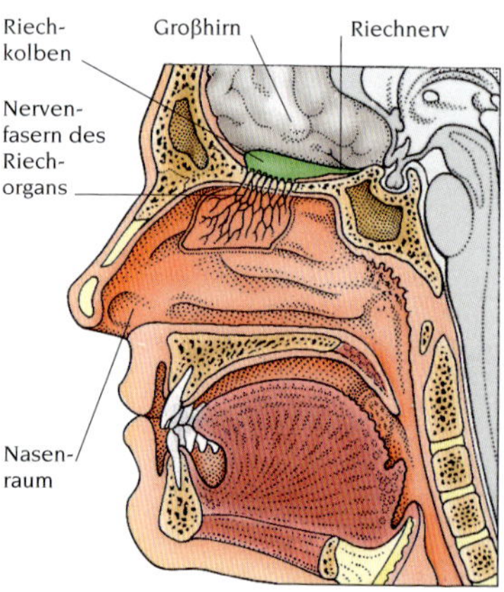

motorische Impulse zum Zwerchfell und spielt eine Rolle bei der Atmungskontrolle. Eine Verletzung oder operative Durchtrennung eines N. phr. führt zur Lähmung der entsprechenden Zwerchfellhälfte.

Nervus radialis Teil des *Armplexus*; einer der Hauptarmnerven, der von der Schulter zur Hand verläuft. Er kontrolliert die Muskeln, die das Handgelenk strecken, und sendet Wahrnehmungen von der Außenseite des Unterarms, Daumen, 2. u. 3. Finger u. der Daumenbasis. Der N. r. kann durch Bruch des Oberarmknochens od. ständigen Druck in der Achsel geschädigt werden.

Nervus trigeminus Der 5., vom Hirnstamm ausgehende *Hirnnerv*. Auf jeder Seite teilt sich der N. t. in 3 Äste, die Gesicht, Kopfhaut, Nase, Zähne, Mundschleimhaut, oberes Augenlid, Nebenhöhlen und vorderen Zungenanteil versorgen. Der N. t. stimuliert die Speichel- und Tränenproduktion und die Kontraktion der Kiefermuskulatur beim Kauen.

Nervus ulnaris Einer der Hauptnerven des Arms; der N. u., Zweig aus dem *Armplexus*, verläuft über die ganze Armlänge bis in die Hand. Versorgt Muskeln, Daumen und Finger, ist auch für die Gefühlswahrnehmung im 5. Finger, teilweise des 4. Fingers und des Handrückens verantwortlich.

Ein Schlag auf den Ellenbogen, über den der N. u. verläuft, verursacht ein Kribbelgefühl und Schmerz im Unterarm und im 4. und 5. Finger. Ständige Taubheit und Schwäche in den vom N. u. versorgten Bezirken können durch einen krankhaften Knochenauswuchs im *Oberarmknochen* entstehen. Dieser ist Folge einer *Arthrose* oder eines Oberarmbruchs, wobei eine Operation zur Druckentlastung des N. u. notwendig ist. Dauerhafte Ulnaris-Schädigung führt zur Krallenhand.

Nervus vagus X. *Hirnnerv*, Hauptbestandteil des *Parasympathikus* u. eine Hälfte des autonomen *Nervensystems*. Der N. v. verläuft von der *Medulla oblongata* (im *Hirnstamm*) durch Hals und Brust zum Bauchraum. Er bildet Verzweigungen zu den meisten wichtigen Organen, wie *Kehlkopf*, *Rachen*, Luftröhre, Lunge, Herz sowie zum Verdauungssystem.

Nervus vestibulocochlearis VIII. *Hirnnerv*; besteht aus 2 Ästen: dem N. vestibularis (der für das Gleichgewicht sorgt) und dem N. cochlearis (für das Gehör verantwortlich). Der beidseits verlaufende N. v. überträgt Sinnesimpulse vom Innenohr zum Gehirn.

Ein aus den Zellen der N.-v.-Umgebung gewachsener Tumor, das *Akustikusneurinom*, kann Gleichgewichtsverlust, *Tinnitus* und Taubheit verursachen. Taubheit ergibt sich auch aus einer Schädigung des N. v., u.U. aufgrund einer Infektion, wie *Hirnhautentzündung* oder Enzephalitis, oder durch eine Reaktion auf ein Arzneimittel wie z. B. Streptomycin.

Nesselsucht Auch Quaddelsucht; med. Urtikaria; Hauterkr., die gewöhnlich an Gliedern und Rumpf charakteristische juckende Quaddeln aufweist. Große Quaddeln bilden unregelmäßige erhabene Flächen.

Die N. ist harmlos und dauert i.d.R. nur wenige Stunden. Manchmal entsteht eine hartnäckige oder wiederkehrende Form. *Dermographismus* ist eine seltenere Form von N., bei der Quaddeln entstehen, nachdem man über die Haut gestrichen hat. Gelegentl. geht die N. mit *Angioödem* einher.

Die Ursache ist oft ungeklärt. Häufig allergische Reaktion, meist gegen ein besonderes Lebensmittel, einen Nahrungsmittelzusatz od. Medikament. N. wird auch durch Einwirkung starker Hitze, Kälte oder von Sonnenlicht hervorgerufen. Seltener steht sie mit einer *Gefäßentzündung*, systemischem *Lupus erythematodes* oder *Krebserkrankungen* in Zusammenhang.

Zinkhaltige Lotion oder *Antihistaminika* lindern den Juckreiz. Schwerere Fälle erfordern *Kortikosteroide*. Erkennen und die Vermeidung bekannter Auslöser helfen bei der Prävention zukünftiger Reaktionen. Die Tendenz zur N. verschwindet oft mit der Zeit ohne Behandlung.

Netilmicin *Antibiotikum*, das nur zur Behandlung schwerer Hospitalinfektionen verabreicht wird, wenn andere Antibiotika wirkungslos sind. N. kann in seltenen Fällen das Innenohr oder die Niere schädigen.

Netzhaut Lichtempfindliche Membran innen an der Rückseite des Augapfels, auf die durch Hornhaut und Linse Bilder projiziert werden; auch Retina genannt. Die N. enthält spezialisierte Nervenzellen (Stäbchen- und Zapfenzellen), die Lichtenergie in Nervenimpulse umwandeln. Die Impulse ziehen von den Stäbchen- und Zapfenzellen durch andere N.-Zellen entlang der Sehnerven zum Gehirn. Die Stäbchenzellen reagieren auch auf sehr schwaches Licht; die Zapfenzellen sind für das Farbensehen verantwortlich.

Die N. wird durch erbliche Erk., wie *Farbenfehlsichtigkeit* u. *Tay-Sachs-Syndrom*, befallen. Sie kann infiziert, verletzt (→ *Netzhautablösung; Netzhautriss*) oder durch einen *Tumor* (z. B. *Retinoblastom*) betroffen sein. Andere Erkrankungen die sich auf die N. auswirken, sind *Diabetes mellitus* und der *Netzhautvenenverschluss*.

Netzhautablösung Trennung der *Netzhaut* von den Außenschichten auf der Rückseite des Auges. Eine N. ist evtl. Folge einer Augenverletzung, ereignet sich aber i.d.R. spontan. Ihr geht meist ein *Netzhautriss* voraus. Sie kommt vermehrt vor bei stark kurzsichtigen Menschen und jenen, die eine *Staroperation* hatten.

Die N. ist schmerzlos. Das erste Symptom sind entweder Lichtblitze am Rand des Gesichtsfelds, begleitet von „Mückensehen", od. ein dunkler Schleier, der das Blickfeld verdunkelt.

Direkte Behandlung ist erforderlich u. umfasst meist eine Operation zur Behebung des zugrunde liegenden Risses. Wenn sich die *Makula* (Stelle des schärfsten Sehens) nicht gelöst hat, können die Behandlungsergebnisse sehr gut sein.

Netzhautarterienverschluss Blockierung der Zentral-*Arterie*, die die *Netzhaut* mit Blut versorgt, meist aufgrund einer *Thrombose* od. *Embolie*. Die Erkr. führt zu dauernder Blindheit od. Verlust eines Teils des Gesichtsfelds, je nachdem, wie ausgedehnt das betroffene Gebiet ist u. ob die Erkr. schnell genug behandelt werden kann.

Netzhautblutung Blutung von einem od. mehr Gefäßen in die *Netzhaut* aufgrund von *Diabetes mellitus, Bluthochdruck* oder *Netzhautvenenverschluss*. Wenn die *Makula* (Stelle des schärfsten Sehens) betroffen ist, wird die Sehfähigkeit stark beeinträchtigt. Eine periphere N. wird wahrscheinlich nur mit einem *Augenspiegel* entdeckt.

Netzhautgefäßerkrankung Erkr. der *Netzhaut*, i.d.R. durch *Diabetes mellitus* od. ständigen *Bluthochdruck* verursacht.

Bei einer diabetischen N. sind die Kapillaren der Netzhaut durch *Aneurysmen*, Austritt von Flüssigkeit u. Blutungen in die Netzhaut betroffen. Es entstehen veränderte *Kapillaren* auf der Netzhautoberfläche. Da diese leicht zerreißen, können *Glaskörperblutungen* auftreten. Auch wächst u.U. Fasergewebe in die *Glaskörpergallerte* hinein. Die Therapie mittels Laserchirurgie kann den Fortschritt der Erkr. oft aufhalten.

NETZHAUT

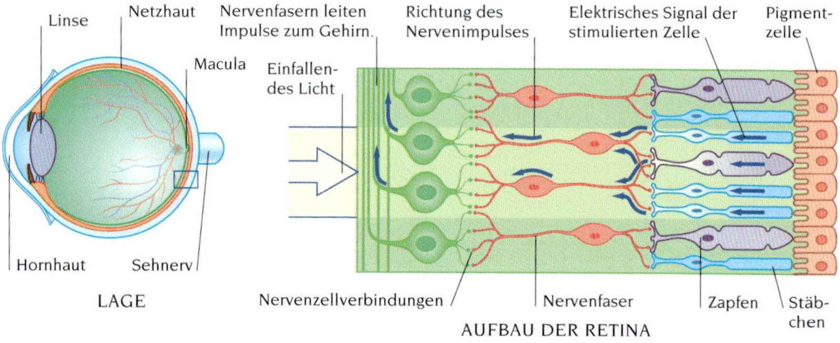

Bei der sogenannten hypertensiven N. verengen sich die Netzhautarterien. Netzhautanteile werden geschädigt, u. es kommt zu Blutungen u. weißen Ablagerungen in der Netzhaut (→ *Fibroplasie, retrolentale*).

Netzhautriss Entstehung eines Risses auf der *Netzhaut*, meist durch Degeneration. Ein N. ist bei Menschen mit schwerer *Kurzsichtigkeit* verbreitet, wird aber auch durch eine schwere Augenverletzung verursacht. Auf einen N. folgt oft die *Netzhautablösung*. Wird der N. entdeckt, bevor es zur Ablösung kommt, wird er mittels *Laserbehandlung* od. Kälteanwendung versiegelt.

Netzhautvenenverschluss Die Blockierung der Zentralvene, durch die Blut von der *Netzhaut* abfließt. Ein N. ist i.d.R. Folge einer *Thrombose* in der betroffenen *Vene* und kommt bei Patienten mit *grünem Star* vermehrt vor. N. kann Sehstörungen oder Blindheit verursachen.

Neubildung Med. Neoplasie; Bildung eines *Tumors*. N. bedeutet nicht unbedingt, dass das neu gebildete Gewebe *bösartig* ist, es kann auch *gutartig* sein.

Neugeborenengelbsucht Med. Icterus neonatorum; Gelbfärbung der Haut und der Bindehaut der Augen bei Neugeborenen aufgrund vermehrten *Bilirubins* in Blut und Gewebe. Sie ergibt sich i.d.R. aus der Unreife der *Leber* und ihrer Unfähigkeit, das Bilirubin wirksam auszuscheiden. Diese Form der Gelbsucht ist i.d.R. harmlos und verschwindet in 1 Woche wieder. Selten wird eine schwere oder anhaltende N. durch *Morbus haemolyticus neonatorum*, einen Glukose-6-Phosphat-Dehydrogenasemangel, *Hepatitis*, *Schilddrüsenunterfunktion*, *Gallengangatresie* oder Infektion verursacht.

Säuglinge mit N. müssen zusätzliche Flüssigkeit und *Lichttherapie* erhalten. Austauschtransfusionen (→ *Bluttransfusion*) sind in schweren Fällen erforderlich. Wenn die schwere N. nicht sofort behandelt wird, ist *Kernikterus* möglich.

Neugeborenenheilkunde Auch Neonatologie; Teilgebiet der *Kinderheilkunde*, das sich mit *Neugeborenen* befasst und der Behandlung von Erkr. in den ersten Lebenswochen.

Neugeborenes Säugling bei der *Geburt* und in den ersten 4 Lebenswochen (→ *Frühgeburt; Übertragung*).

Neuralgie → *Nervenschmerzen*

Neuralrohrdefekt Entwicklungsstörung des Gehirns od. Rückenmarks beim *Embryo*. Die schwerste Form ist *Anenzephalie* (komplette Nichtanlage des Gehirns), die tödlich ist. Häufiger ist *Spina bifida* (Spaltwirbel), eine Störung, bei der die Wirbelkörper keinen kompletten Ring um das Rückenmark herum bilden. Spina bifida kann an jeder Stelle der Wirbelsäule auftreten, meist aber am unteren Rücken.

Es gibt verschiedene Formen der Spina bifida. Bei Spina bifida occulta besteht der Defekt nur aus einer Spaltung der sogenannten Neuralbögen der Wirbel hinter dem Rückenmark, die evtl. keine Probleme verursacht. Bei einem ausgedehnteren Knochendefekt kann sich eine *Meningozele*, d. h. eine Vorwölbung der Hirn- u. Rückenmarkshäute, od. eine *Meningomyelozele* bilden, d. h. eine Missbildung des Rückenmarks mit schweren Behinderungen, wie Lähmung der Beine, Gefühllosigkeit im unteren

NEURALROHRDEFEKT

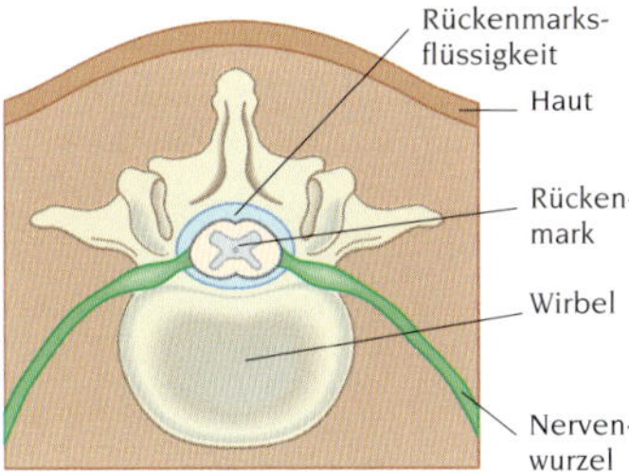

NORMALER WIRBEL

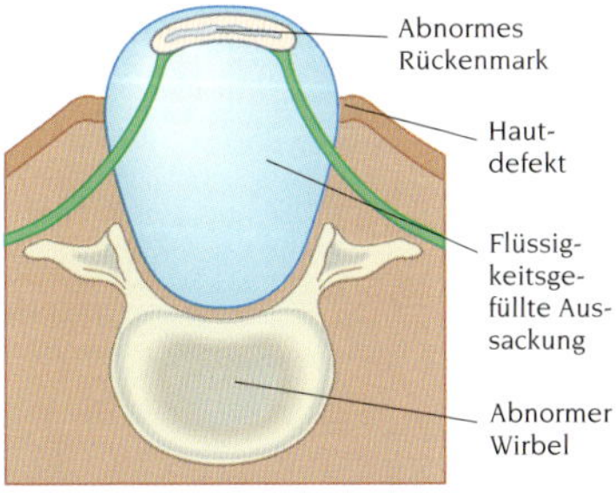

MYELOZELE

Teil des Körpers, *Hydrozephalus*, After- u. Blasenlähmung mit Inkontinenz (→ *Inkontinenz, Stuhl; Inkontinenz, Harn*). Damit verbunden sind oft Zerebralparese (→ *Zerebralparese, infantile*), *Epilepsie* u. *mentale Retardierung*.

Meist wird das betroffene Neugeborene wenige Tage nach der Geburt operiert. Bei leichten Fällen kann der Defekt behoben werden, aber bei einer Meningomyelozele bleibt eine Behinderung.

N. ist erblich, daher sollten Paare, die ein erkranktes Kind haben od. in deren Familie die Krankheit vorkommt, eine *genetische Beratung* aufsuchen. Das Risiko eines N. kann erheblich gemindert werden, wenn die Mutter einen Monat lang vor der Befruchtung und während der frühen Schwangerschaft *Folsäure* einnimmt.

Ultraschall u. *Fruchtwasseruntersuchung* sind zuverlässige Methoden, um einen N. vor der Geburt festzustellen.

Neurapraxie *Nervenverletzung*, bei der die äußere Struktur des *Nervs* intakt erscheint, obgleich einige der signalleitenden Fasern beschädigt od. degeneriert sind u. deshalb die Signale nicht normal leiten können.

Neuroblastom Tumor der Nebennieren od. des sogenannten Sympathikus (Teil des *vegetativen Nervensystems*), der meist an der Bauchhinterwand entsteht. Weniger häufig entwickeln sich Tumoren an den Sympathikus-Nerven des Brustkorbs od. Halses.

Das N. ist der häufigste außerhalb des Schädels entstehende kompakte Tumor in der Kindheit. Die meisten entwickeln sich in den ersten 10 Lebensjahren, besonders in den ersten 5.

Symptome sind ein Knoten im Bauch, Müdigkeit, Gewichtsverlust, Schmerzen, Blässe u. Reizbarkeit. Auch Durchfall, Bluthochdruck u. Hautrötung können auftreten.

Die Diagnose wird mittels *Kernspin-* u. *Computertomographie, Bluttests, Harnuntersuchung, Knochenmarkentnahme* u. *Biopsie* jedes zugänglichen Tumors gestellt. Die Behandlung umfasst die operative Entfernung des Tumors u. anschließende *Strahlentherapie*. Auch *Zytostatika* u. eine *Knochenmarktransplantation* können nötig sein. Die Prognose ist unterschiedlich, da N. von relativ harmlos bis aggressiv *bösartig* sein können.

Neurochirurgie Zweig der Medizin, der sich mit der chirurgischen Behandlung von Erkr. des Gehirns, des Rückenmarks od. anderer Teile des *Nervensystems* befasst.

Erkr., die in den Bereich der N. fallen, sind z. B. *Tumoren* des Gehirns, Rückenmarks od. der Hirn- u. Rückenmarkshäute; *Hirnabszesse*; *Anomalien* der hirnversorgenden *Blutgefäße* wie z. B. ein *Aneurysma* (ballonartige Schwellung an einem schwachen Punkt einer Arterie); Blutungen im Schädelinneren (→ *Hämatom, epidurales; Hämorrhagie, Hirnblutung; Hämatom, subdurales*); einige Geburtsdefekte (wie *Neuralrohrdefekt* und *Hydrozephalus*); bestimmte Arten der *Epilepsie* u. Nervenschädigungen, die durch Erkr. od. Unfälle verursacht sind. Die N. kommt auch bei Schmerzen zum Einsatz, die mit anderen Methoden nicht zu behandeln sind.

Neurodermitis Häufige *Hauterkr.*, die zumeist bei Kindern u. Jugendlichen auftritt, mit stark juckendem Hautauschlag, und *Ekzem*-Herden, infolge ständigen Kratzens (→ *Lichen simplex*). Wird auch als atopisches Ekzem oder atopische Dermatitis bezeichnet. Erste Erscheinungen treten im ersten Halbjahr bei Säuglingen auf.

Neuroendokrinologie Lehre von den Wechselwirkungen zwischen *Nervensystem* u. dem *endokrinen System*, die die inneren Körperfunktionen u. die Reaktion des Körpers auf die äußere Umgebung steuern.

Neuroleptika Gruppe von Wirkstoffen zur Behandlung von *Psychosen*, insbesondere *Schizophrenie* u. *Manie* bei der *bipolaren Störung*. N. können auch zur Beruhigung von Menschen verwendet werden, die andere psychische Störungen wie *Demenz* aufweisen u. sehr erregt od. aggressiv sind. Zu den N. gehören Phenothiazine, Butyrophenone wie *Haloperidol* u. einige neue Wirkstoffe einschließlich Risperidon, das zur Behandlung von Maniesymptomen eingesetzt wird.

N. können Benommenheit, Teilnahmslosigkeit, *motorische Fehlfunktion* u. *Parkinson-Syndrom* bewirken. Andere mögliche Nebenwirkungen: trockener Mund, unscharfes Sehen und Schwierigkeiten beim Wasserlassen. Neuere Wirkstoffe jedoch dürften bei Langzeitbehandlung weniger Nebenwirkungen hervorrufen.

Neurologie Fachgebiet der Medizin, das sich mit dem *Nervensystem* u. seinen Störungen befasst (→ *Neuropathologie; Neurochirurgie*).

Neurom *Gutartiger Tumor* des Nervengewebes; die Ursache ist meist unbekannt. Selten entsteht ein N. infolge einer Nervenschädigung.

Ein N. kann sich an jedem Nerv im Körper bilden. Die Symptome sind unterschiedlich, oft entsteht ein wechselnder Schmerz sowie Schwäche u. Gefühllosigkeit im Versorgungsgebiet des betroffenen Nervs.

Bei schwerwiegenden Symptomen kann der Tumor chirurgisch entfernt werden (→ *Akustikusneurinom*).

Neuron Bezeichnung für eine Nervenzelle. Ein typisches N. besteht aus einem Zellkörper, mehreren sich verzweigenden Fortsätzen, den sog. Dendriten, u. einem fadenförmigen Ausläufer, dem sog. Axon (auch Nervenfaser genannt). Das Axon verzweigt sich an seinem Ende u. bildet Nervenendfasern, die die elektrischen Signale zu den Bestimmungszellen leiten. Die meisten Axone sind mit einer isolierenden Myelinscheide (→ *Nervenscheide*) umgeben, die die Signalübertragung beschleunigt. Entlang der Myelinscheide verlaufen ringförmige Einschnürungen, die sog. Ranvier-Schnürringe, die diesen Prozess fördern. Da die Nervenscheide nicht leitend ist, findet der Austausch von Ionen (Depolarisation) nur an den Schnürringen statt, u. die Signale springen von Ring zu Ring das Axon entlang.

Das Nervensystem enthält Milliarden von N. Es gibt 3 Hauptarten: sensorische N, die die Signale von den Sinnesrezeptoren ins *Zentralnervensystem* (ZNS) übertragen, motorische N., die die Signale vom ZNS in die Muskeln od. Drüsen übertragen, u. Interneurone, die die komplexen elektrischen Verbindungen im ZNS herstellen.

Wenn ein N. einen elektrischen Impuls überträgt („feuert"), wird eine chemische Substanz, ein *Überträgerstoff* (Neurotransmitter), von den Nervenendfasern an den *Synapsen* (Verbindungen mit anderen N.) freigesetzt. Dieser Überträgerstoff kann das Zusammenziehen einer Muskelzelle bewirken, eine endokrine Drüse (→ *Endokrine Drüse*) dazu veranlassen, ein Hormon auszuschütten, oder ein benachbartes N. betreffen.

NEURON

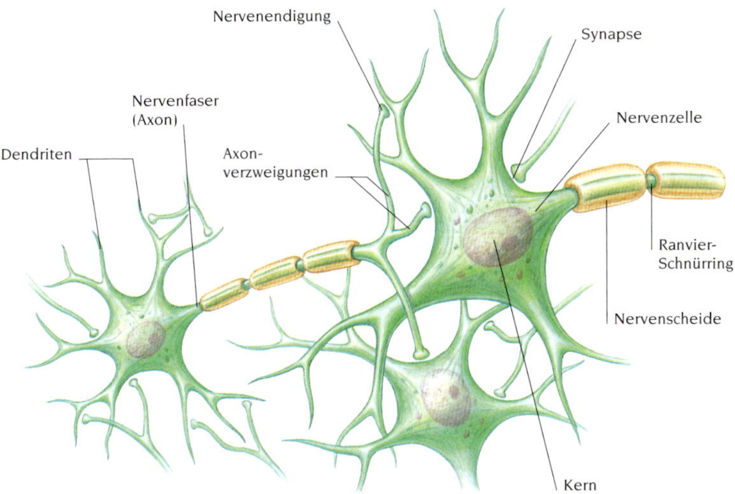

Unterschiedliche Neuronen werden von unterschiedlichen Reizen zum Feuern angeregt. Die sensorischen Neuronen werden z.B. von körperlichen Reizen, wie Kälte od. Druck, angeregt. Die Aktivität der meisten Neuronen wird von den Überträgerstoffen gesteuert, die von benachbarten Neuronen freigesetzt werden. Bestimmte Überträgerstoffe bewirken eine plötzliche Änderung des ausgeglichenen elektrischen Potenzials innerhalb u. außerhalb der Zelle, die an einer Stelle der Zellmembran auftritt u. mit hoher Geschwindigkeit an ihr entlangläuft („Aktionspotenzial"). Andere Überträgerstoffe stabilisieren die neuronalen Membranen u. verhindern ein Aktionspotenzial. Das Muster, nach dem ein Neuron feuert, hängt demnach von den anregenden u. hemmenden Einflüssen ab.

Ist der Zellkörper eines Neurons beschädigt od. degeneriert, stirbt die Zelle u. wird nicht mehr ersetzt. Ein Neugeborenes beginnt das Leben mit der Höchstzahl an Neuronen, die danach kontinuierlich abnimmt.

Neuropathie → *Nervenerkrankungen*

Neuropathie, hereditäre motorisch-sensible Auch Charcot-Marie-Tooth-Krankheit; seltene erbliche Erkr., die durch Muskelschwund an den Füßen und Waden, anschl. an Händen und Unterarmen gekennzeichnet ist. Ursache ist der Untergang bestimmter peripherer Nerven. Sie kommt eher bei Jungen vor und erscheint in der späten Kindheit oder Jugend. Der Muskelschwund stoppt in der Mitte der Arme bzw. Beine, wodurch sie das Aussehen von umgedrehten Flaschen erhalten; Gefühllosigkeit kann sich entwickeln. Keine Therapie, selten aber vollständige Behinderung, da sich die Erkr. i.d.R. langsam entwickelt. Lebenserwartung ist normal.

Neuropathologie Fachbereich der *Pathologie*, der sich mit Ursachen u. Wirkungen von Erkr. des *Nervensystems* befasst (→ *Neurologie*).

Neuropsychiatrie Zweig der Medizin, der die Beziehung zwischen psychischen Symptomen u. neurologischen Störungen (→ *Neurologie*) untersucht. Dieser umfasst die Untersuchung der Folgen von *Schädelhirntrauma, Hirntumoren, Infektionen, genetisch bedingten Erkr.* u. Erkr., die durch einen frühkindlichen Hirnschaden verursacht wurden, aber auch die Wirkung von Alkohol auf das Gehirn.

Neurose Veralteter Ausdruck für psychische Störungen, die nicht als *Psychose* einzuordnen sind.

Neurosyphilis Infektion des *Gehirns* od. *Rückenmarks*, die bei langjähriger, unbehandelter *Syphilis* auftritt.

Es kommt zur sogenannten Rückenmarkschwindsucht, die sich mit Koordinationsstörungen in den Beinen, Inkontinenz (→ *Inkontinenz, Stuhl; Inkontinenz, Harn*) u. Schmerzen in Unterleib u. Gliedmaßen bemerkbar macht. Mögliche Hirnschäden sind Schwachsinn, *Muskelschwäche* u., in seltenen Fällen, komplette Lähmung der Gliedmaßen.

Neurotoxin Chemische Substanz, die das Nervengewebe schädigt. Es kommt i.d.R. zu Benommenheit u. Schwäche od. Lähmung des Körperteils, der von den betroffenen *Nerven* versorgt wird.

N. sind im Gift bestimmter Schlangen (→ *Schlangenbisse*) zu finden, werden aber auch von einigen Bakterienarten (z.B. Erreger von *Tetanus* u. *Diphtherie*) freigesetzt. Einige chemische Gifte, wie *Arsen* u. Blei, sind auch neurotoxisch.

Neurotransmitter → *Überträgerstoff*

Neutrophil Eine Art Fresszelle, die zu den weißen *Blutkörperchen* zählt; genauer Begriff: neutrophiler Granulozyt. N. ist ein wichtiger Zelltyp des *Immunsystems*, dessen Aufgabe es ist, eindringende *Bakterien* zu vernichten.

Niacin *Nikotinsäure* (→ *Vitamin-B-Komplex*). Abgesehen von der Verwendung als Vitaminzusatz, wird N. auch als lipidsenkendes (→ *Lipidsenker*) bzw. gefäßerweiterndes Mittel verschrieben. Bestimmte Arten der *Fettstoffwechselstörungen* können mit hochdosiertem N. behandelt werden. N.-Verbindungen werden zur Kreislaufstabilisierung bei Erkr. wie *Verschlusskrankheit, periphere arterielle* eingesetzt.

Nebenwirkungen treten i.d.R. bei hoher Dosierung auf und sind Hitzewallungen, Schwindel, Übelkeit, Herzklopfen und Juckreiz.

nicht invasiv Medizinische Behandlung, die kein Durchdringen der Haut od. der natürlichen Körperöffnungen erfordert, z. B. *Computertomographie* u. *Echokardiographie*. Der Begriff wird gelegentlich auch auf *gutartige Tumoren* angewandt, die nicht in andere Körpergewebe streuen.

Nichtsteroidale Antirheumatika Abk. NSAR; Medikamente zur *Schmerzlinderung* u. zur Rückbildung von Entzündungen in Gelenken u. Weichgeweben, wie Muskeln u. *Bänder*. NSAR werden oft zur Linderung der Symptome bei verschiedenen Arten von *Arthritis*, wie *rheumatoider Arthritis*, degenerativer Gelenkerkr. (→ *Verschleißerkr.*) und *Gicht*, eingesetzt. Sie haben keine heilende od. verzögernde Wirkung. NSAR sind auch zur Behandlung von Rückenschmerzen, Regelschmerzen, Kopfschmerzen, Schmerzen nach kleineren Operationen und Weichteilverletzungen geeignet.

Sie verringern Schmerz u. Entzündung durch Hemmung der Produktion von *Prostaglandinen* (Substanzen, die Entzündung verursachen und die Übertragung von Schmerzsignalen zum Gehirn auslösen).

NSAR haben viele Nebenwirkungen, vor allem Übelkeit, Verdauungsstörung, Magenblutungen und führen manchmal zu *peptischem Ulkus*.

NSAR sollten i. Allg. nicht in der Schwangerschaft oder Stillzeit eingenommen werden. Weiterhin gibt es zahlreiche Wechselwirkungen mit NSAR und anderen Medikamenten, daher sollte ärztlicher Rat vor der Einnahme von NSAR mit verschriebenen Medikamenten eingeholt werden.

Nickel In winzigen Mengen im Körper vorkommendes Metall; N. aktiviert bestimmte *Enzyme* (Substanzen, die biochemische Reaktionen vorantreiben) u. spielt auch eine Rolle bei der Stabilisierung von *Chromosomen* im Zellkern.

Kontakt mit N. kann eine *Hautentzündung* verursachen. Bei Arbeitern in N.-Raffinerien wurde vermehrt *Lungenkrebs* festgestellt.

Niclosamid *Wurmmittel*, eingesetzt bei *Bandwurmbefall*. N. veranlasst den Bandwurm, seinen Griff an der Darminnenseite zu lösen. Der Wurm wird dann mit dem Stuhl ausgeschieden.

Mögliche Nebenwirkungen sind: Bauchschmerz, Benommenheit und Juckreiz.

Nicotinamid → *Vitamin-B-Komplex*

Nidation → *Einnistung*

Niednagel Verletzungsbedingte kleine Hauteinrisse seitlich am Fingernagel oder am Nagelwall mit offenen schmerzhaften Stellen.

Niere Eines von 2 Organen, die Blut filtern und Abfallprodukte und überschüssiges Wasser als *Urin* ausscheiden. Die N. liegen an der Rückseite der Bauchhöhe auf beiden Seiten der Wirbelsäule. Jede N. ist von einer Faserkapsel umgeben und besteht aus äußerer Rinde und innerem Mark.

Die Rinde enthält spezialisierte Kapillarnetze, die Glomerula (*Nierenkörperchen*), wobei ein Glomerulum zusammen mit einigen Tubuli (Kanälchen) ein *Nephron* bildet, die Filtereinheit der N. Nephronen filtern unter Druck Blut und rückresorbieren dann selektiv Wasser und andere Substanzen ins Blut. Urin

NIERE

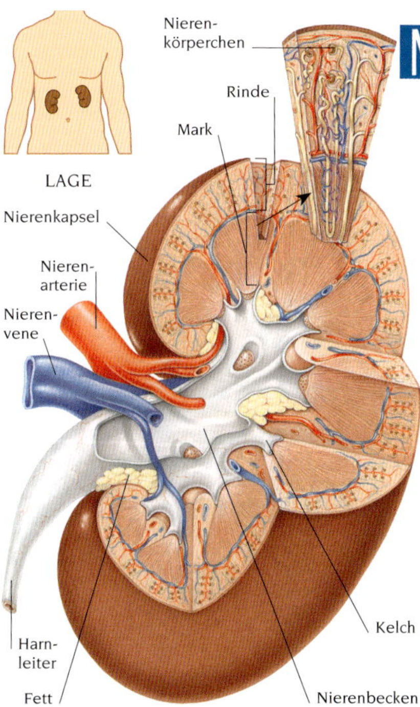

wird aus Stoffen gebildet, die nicht rückresorbiert werden. Der Urin wird durch Tubuli zum Nierenbecken (dem zentralen Sammelbecken der N.) und dann durch die Harnleiter zur Blase geleitet.

Die N. regulieren auch den Flüssigkeitshaushalt des Körpers. Hierzu scheiden sie übermäßiges Wasser aus und halten es zurück (→ *ADH*), wenn es zum Wasserverlust kommt (z.B. durch Schwitzen). Außerdem kontrollieren die N. den *Säure-Basen-Haushalt* durch Einstellen des Säuregehalts des Harns. Die N. sind ebenfalls an der hormonellen Regulation des *Blutdrucks* und der Produktion von roten *Blutkörperchen* beteiligt.

Nieren und Harnwege Organsystem zur Bildung und Ausscheidung des Harns. Umfasst *Nieren* (mit ihrer Blut- und Nervenversorgung), Nierenbecken (kelchförmige Kanäle, die den Harn von den Nieren abführen), *Harnleiter*, *Harnblase* und *Harnröhre*.

Die Nieren bilden Harn durch Filtern des Bluts. Der Harn sammelt sich in den Nierenbecken und fließt durch die Harnleiter mittels Schwerkraft und *Peristaltik* in die Harnblase. Der Harn wird in der Harnblase gespeichert, bis eine ausreichende Menge vorhanden ist, um die Harnentleerung zu stimulieren. Bei Kontraktion der Blase wird der Harn durch die Harnröhre ausgestoßen.

Nieren, Verhärtung der Blutgefäße Verhärtung der *Arteriolen* u. *Arterien* der *Niere;* auch als Nephrosklerose bezeichnet.

Nierenbeckenentzündung Erfolgt meist infolge einer bakteriellen Infektion. Häufiger bei Frauen und vermehrt in der Schwangerschaft. Symptome sind hohes Fieber, Schüttelfrost und Rückenschmerzen. *Blutvergiftung* kann eine mögliche Ursache, aber auch Folge sein. Behandlung mit *Antibiotika*.

Nierenbiopsie Eingriff zur Entnahme einer kleinen Nierengewebsprobe zur mikroskopischen Untersuchung. Die N. wird durchgeführt, um schwere Nierenerkr. zu untersuchen und zu diagnostizieren, wie *Nierenkörperchenentzündung*, *Proteinurie*, *nephrotisches Syndrom* und akutes Nierenversagen oder um das Ansprechen der Nieren auf eine Therapie zu bestimmen.

Es gibt 2 Techniken, die perkutane Nadelbiopsie, bei der unter Lokalanästhesie eine Hohlnadel durch die Haut in die Niere geführt wird, und der offene Eingriff unter Allgemeinnarkose.

Nierendarstellung Techniken zur Abbildung der Nieren, i.d.R. zu Diagnosezwecken. Die Ultraschalluntersuchung wird eingesetzt, um eine Nierenvergrößerung, eine *Zyste* oder einen *Tumor* und Engstellen zu finden. Übliche Röntgenaufnahmen zeigen die Nierenkontur und die meisten Nierensteine. Die *intravenöse Urographie* zeigt die innere Anatomie der Nieren und Harnleiter. Die *Angiographie* wird verwendet, um die Durchblutung der Nieren abzubilden. *Computer-* und *Kernspintomographie* liefern detaillierte Querschnittbilder und erkennen Abszesse oder Tumoren. Zwei Substanzen werden bei der *Radionuklid-Szintigraphie* der Niere verwendet, 99mTc-DMSA und -DTPA (99mTc ist radioaktives Technetium). DMSA ist eine Substanz, die, intravenös gespritzt, sich an Zellen der Nierentubuli bindet und ein einfaches, statisches Bild von der Niere liefert. DTPA wird auch intravenös gegeben, wird in den Nieren gefiltert und in den Urin abgegeben. In Abständen angefertigte Bilder verfolgen die Passage durch den Harntrakt und geben die Nierenfunktion wieder.

Nierendiagnositk Funktionsprüfungen zur Aufklärung von *Nierenkrankheiten*. Die Harnuntersuchung ist der einfachste Test, bei dem eine Urinprobe unter dem Mikroskop auf Blutkörperchen, Eiterzellen und Sediment (Zellen und Schleimmaterial, die sich in den Nierentubuli ansammeln und in den Urin gelangen) untersucht wird. Urin kann auf Protein getestet werden, welches in den Urin gelangt, wenn die Nieren geschädigt sind. Die Nierenfunktion wird bestimmt durch Messung der Konzentration von *Harnstoff* und *Kreatinin* im Blut, Stoffe, die die Nieren normalerweise ausscheiden. Die Nierenfunktion wird auch bei der *Nierendarstellung* untersucht.

Nierenentfernung Einer der häufigsten Gründe für N. (auch als Nephrekto-

NIEREN UND HARNWEGE

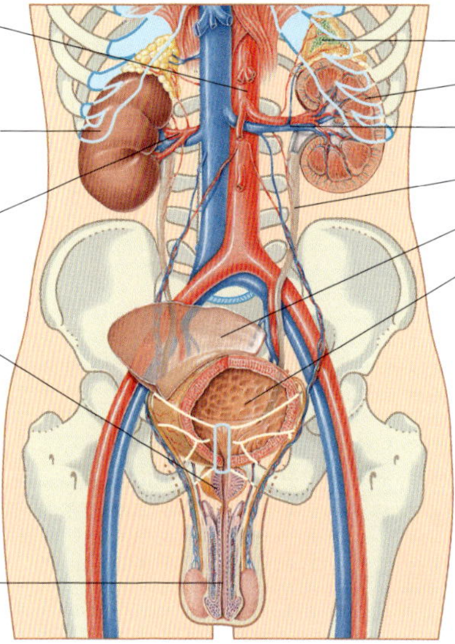

MANN

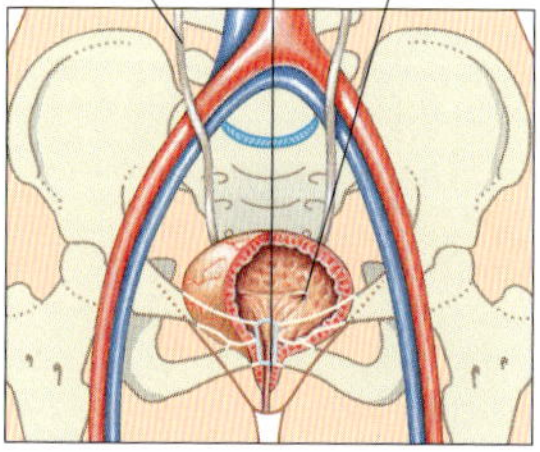

FRAU

mie bezeichnet) ist ein *bösartiger* Tumor (→ *Nierenkarzinom*). Eine Niere wird auch entfernt, weil sie nicht normal funktioniert infolge von Verletzung od. Infektion, weil Nierensteine (→ *Harnstein*) vorhanden sind od. weil sie schweren *Bluthochdruck* verursacht.

Bei Entfernung einer Niere übernimmt die verbleibende ihre Funktion. Wenn beide Nieren entfernt werden, muss der Patient an die *Dialyse* oder er benötigt eine *Nierentransplantation*.

Nierenentzündung N. wird durch Infektion (→ *Nierenbeckenentzündung*), gesteigerte Reaktionen des *Immunsystems* (→ *Nierenkörperchenentzündung*) oder durch eine Stoffwechselstörung, wie *Gicht*, verursacht.

Nierenheilkunde Teilgebiet der inneren Medizin, das sich mit den Funktionen, Krankheiten u. Behandlungsmöglichkeiten der *Niere* befasst; auch Nephrologie genannt.

Diagnostische Methoden sind *Nierenbiopsie*, Nierenfunktionsprüfungen u. bildgebende Techniken zur *Nierendarstellung*, wie *Ultraschall* u. intravenöse *Urographie*. Nierenerkr. werden medikamentös und operativ behandelt, in fortgeschrittenen Fällen mit *Dialyse* oder einer *Nierentransplantation*.

Niereninsuffizienz oder Nierenversagen; Funktionsstörung der Niere. Die N. kann akut oder chronisch auftreten. Bei der akuten N. kehrt die Nierenfunktion oft nach Entdeckung und Behandlung der Ursache zur Norm zurück. Bei der chronischen N. ist die Funktion i.d.R. unwiederbringlich verloren. Die Ursache des akuten Nierenversagens sind schwere Durchblutungsstörung der Niere, wie bei *Schock*, Einengung der Harnwege, z.B. bei *Harnblasentumor*, oder bestimmte rasch entstehende Formen der Nierenerkr. wie *Nierenkörperchenentzündung*. Die chronische N. entwickelt sich aus einer Erkr., die zum fortschreitenden Nierenschaden führt, wie *Bluthochdruck*, anhaltende Verengung der Harnwege und übermäßige Anwendung von *Schmerzmitteln*.

Das deutlichste Symptom der akuten N. ist i.d.R. die *Oligurie* (zu wenig Harn). Dies führt zur Ansammlung von Harnstoff und anderen Abfallprodukten in Blut und Gewebe und kann Benommenheit, Übelkeit und Atemnot hervorrufen. Die Symptome der chronischen N. entwickeln sich allmählich und äußern sich als Übelkeit, Appetitverlust und Schwäche.

Falls die akute N. aufgrund einer verringerten Durchblutung eintritt, kann man Blutvolumen und Druck durch i.v. Kochsalzinfusion oder Bluttransfusionen korrigieren. Eine Operation ist erforderlich, um die Verengung der ableitenden Harnwege zu entfernen. Die akute N. kann mit *Kortikosteroiden* behandelt werden. Die Therapie umfasst auch *Diuretika* und zeitweise *Dialyse*. Eine kohlenhydratreiche und proteinarme Kost mit kontrollierter Flüssigkeits- und Salzzufuhr ist bei beiden Formen der N. notwendig. Die chronische N. kann über Monate oder Jahre bis zum Endstadium des Nierenversagens fortschreiten, was lebensbedrohlich ist. In diesem Stadium ist die dauernde *Dialyse* oder eine Nierentransplantation die einzig wirksame Therapie.

Nierenkarzinom Bösartiger Tumor der Niere; meist von der Niere selbst ausgehend, in seltenen Fällen kann ein Krebs von einem anderen Organ zur Niere hin streuen. Man unterscheidet 3 Formen. Die häufigste, das Nierenzellkarzinom, tritt i.d.R. bei Menschen über 40 Jahren auf. Das Nephroblastom (auch Wilms-Tumor) ist ein schnell wachsender Tumor, der hauptsächlich Kinder unter 5 Jahre befällt. Das Übergangsepithelkarzinom entwickelt sich aus der Zellauskleidung (Urothel) des Nierenbeckens. Er ist bei Rauchern oder bei Menschen, die langfristig *Schmerzmittel* einnehmen, häufig.

Die Symptome des N. variieren stark. Oft ist es in frühen Stadien symptomlos, später kommt es zu Blut im Urin (Hämaturie). Alle Formen erfordern die operative Entfernung der Niere und manchmal auch des Harnleiters (Ureters). Beim Nephroblastom erfolgt nach der Operation eine Therapie mit *Zytostatika*. Das N. ist sehr wahrscheinlich tödlich, wenn es vor Beginn der Therapie auf andere Organe übergegriffen hat.

Nierenkarzinom, hypernephroides Häufigste Nierenkrebserkrankung (→ *Nierenkarzinom*).

Nierenkörperchen Anat. Glomerulus; kleinste Filtereinheit der Niere, die aus einem Knäuel von Kapillaren in einer Kapsel besteht, das durch Blutgefäße versorgt wird. Jedes Nierenkörperchen ist Teil einer größeren Filtereinheit, dem *Nephron*. Das filtrierte Blut verlässt die Niere über die Nierenvene (→ *Nierenkörperchenentzündung*).

NIERENKÖRPERCHEN

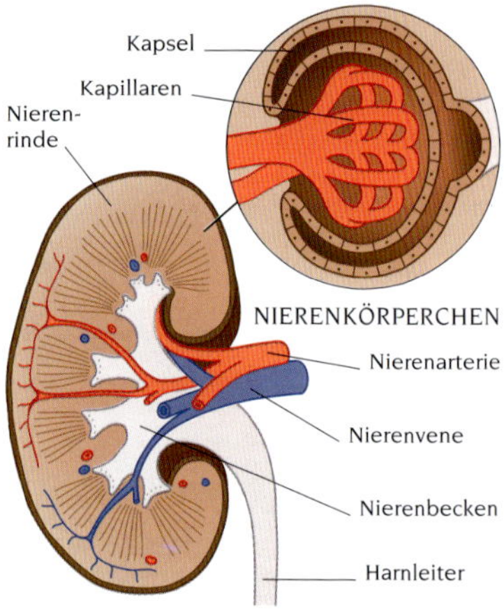

NIERE

Nierenkörperchenentzündung Med. Glomerulonephritis; betrifft meist beide Nieren. Eine Schädigung der *Nierenkörperchen* beeinträchtigt die Fähigkeit der Niere, Abfallprodukte, Salze und Wasser aus dem Blut herauszufiltern, was zu ernsthaften Komplikationen führen kann.

Einige N. werden durch Ablagerung von Immunkomplexen (Komponenten des *Immunsystems*, die als Reaktion auf Infekte produziert werden) in den Nierenkörperchen verursacht. Andere Formen entstehen i.d.R. bei *Autoimmunkrankheiten*. In den Tropen sind Infektionskrankheiten wie *Malaria* und *Schistosomiasis* wichtige Verursacher von N.

Eine leichte N. verursacht keine Symptome, manchmal wird ein leichter Druckschmerz an den Nieren verspürt. Es kann sich Blut im Urin finden; der Eiweißverlust über den Urin kann zu einer Ansammlung von *Gewebsflüssig-*

keit führen. (→ *Nephrotisches Syndrom*). Eine potenziell schwerwiegende Komplikation ist der *Bluthochdruck*. Eine lange bestehende N. kann zur chronischen *Niereninsuffizienz* führen.

Zur Diagnosestellung dienen Nierenfunktionstests, *Harnuntersuchungen* u. die *Nierenbiopsie*. Die Behandlung richtet sich nach Art und Schwere der Erkrankung. Kinder mit nephrotischem Syndrom sprechen oft auf *Kortikosteroide* an. Bei Erwachsenen kann das Nierenversagen durch Medikamente und Diät zur Entlastung der Nieren verhindert oder hinausgeschoben werden.

Nierenkolik Schwere, schmerzhafte Krämpfe in einer Flanke, i.d.R. durch einen Nierenstein (→ *Harnstein*), der in den Harnleiter wandert. Eine N. geht mit Übelkeit, Erbrechen, Schweißausbruch und *Blut im Urin* einher. Die Therapie umfasst Bettruhe, eine ausreichende Flüssigkeitszufuhr und Injektion von krampflösenden *Schmerzmitteln*.

Nierenkrankheiten Die Nieren sind gegenüber einer großen Zahl von Krankheiten anfällig. Da aber auch eine gesunde Niere für die Gesundheit ausreicht, werden N. selten lebensbedrohlich, außer es sind beide Nieren betroffen oder die Erkr. ist fortgeschritten.

Die angeborenen Anomalien, wie die *Hufeisenniere*, sind recht häufig und in der Regel harmlos. Schwere erbliche N. sind die *Zystenniere*, das Debré-Toni-Fanconi-Syndrom sowie die renal-tubuläre *Azidose*.

Blutgefäße der Niere sind bei *Schock*, thrombotischer *Mikroangiopathie*, *Panarteriitis nodosa*, *Diabetes mellitus* und systemischem *Lupus erythematodes* gefährdet. Die Filtereinheiten können entzündlich verändert sein (→ *Nierenkörperchenentzündung*). Allergische Reaktionen auf Medikamente, dauernde Therapie mit *Schmerzmitteln* sowie mit einigen *Antibiotika* können die Nierentubuli schädigen. Die gutartigen Nierentumoren sind so selten wie ein Nierenkarzinom. Stoffwechselerkr., wie *Hyperurikämie*, verursachen Nierensteine (→ *Harnstein*). Infektionen der Niere sind die *Nierenbeckenentzündung*. Die *Harnstauungsniere* wird durch Verengung der ableitenden Harnwege verursacht. Beim *Crush-Syndrom* wird die Nierenfunktion durch *Proteine* unterbrochen, die aus dem verletzten Muskel ins Blut abgegeben werden. Der *Bluthochdruck* kann Ursache und Auswirkung eines Nierenschadens sein. Andere Auswirkungen einer Nierenerkrankung sind das *nephrotische Syndrom* und die *Niereninsuffizienz*.

NIERENTRANSPLANTATION

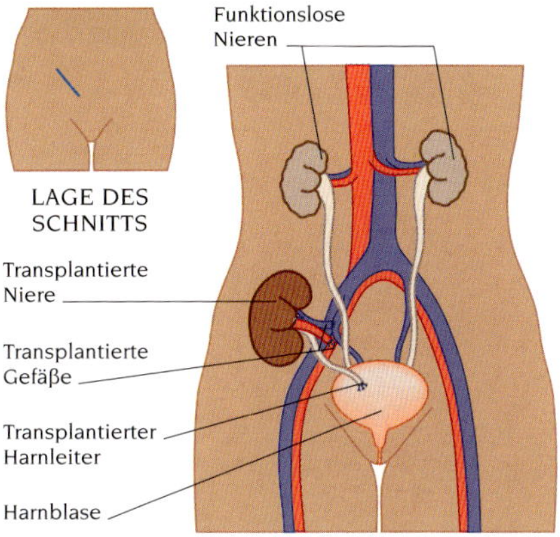

Nierenstein → *Harnstein*

Nierensteinentfernung N. kann durch einen Bauchschnitt od. eine Punktionsöffnung im Rücken erfolgen; sie wird auch als Nephrolithotomie bezeichnet. Große Nierensteine müssen evtl. vor dem Herausnehmen zertrümmert werden. Andere Methoden sind *Pyelolithotomie* u. *Steinzertrümmerung*.

Nierentransplantation Operation, bei der ein Pat. mit chronischer *Niereninsuffizienz* eine gesunde Niere entweder von einem lebenden Spender oder einem Verstorbenen erhält. Eine Spenderniere reicht zur Gesunderhaltung des Empfängers aus. Die neue Niere wird durch einen Bauchschnitt ins kleine Becken platziert und sorgfältig positioniert, um sie spannungsfrei mit einer nahe gelegenen Vene und Arterie und der Harnblase zu verbinden. Das kranke Organ bleibt an Ort und Stelle. Das Transplantat macht die Dialyse unnötig und erlaubt oft die Rückkehr zu einem normalen Leben. Die N. ist unkomplizierter und häufiger als die

Transplantation irgendeines anderen größeren Organs.

Nierentumoren Gewebsneubildungen der Niere, die bösartig (→ *Nierenkarzinom*) oder gutartig sein können. Die gutartigen N., wie Fibrom, *Lipom* und *Leiomyom*, zeigen oft keine Symptome, obwohl ein *Hämangiom* (aus einer Ansammlung von Blutgefäßen) sehr groß werden und zu Blut im Urin führen kann. Eine Behandlung ist bei gutartigen N. i.d.R. nicht notwendig, außer sie sind groß oder schmerzhaft. In diesem Fall werden sie operativ entfernt.

Nierenzyste Flüssigkeitsgefüllte Aussackung der Niere. Die meisten N. sind gutartig. Sie entwickeln sich häufig bei Menschen über 50 Jahren und treten einzeln oder zu mehreren in 1 oder beiden Nieren auf. Oft haben sie keine bekannte Ursache und erzeugen i.d.R. keine Symptome, außer sie werden so groß, dass der Druck zu Flankenschmerz führt. Eine große Zahl von N. kommt aber bei der *Zystenniere* vor, die oft eine *Niereninsuffizienz* nach sich zieht. Die Therapie der Einzelzyste ist nicht unbedingt notwendig, aber die *Aspiration* (Absaugen von Flüssigkeit) oder operative Entfernung erfolgt, wenn die Zyste schmerzt oder wiederkehrt.

Niesen Unwillkürlicher Ausstoß von Luft aus Nase und Mund infolge einer Reizung der oberen Atemwege. Ursachen sind *Erkältung, Heuschnupfen,* Verschleimung oder das Einatmen eines Reizstoffs.

Nifedipin *Kalzium-Kanal-Blocker*, i.d.R. zur Vorbeugung od. Behandlung von *Angina pectoris* eingesetzt. N. findet auch Anwendung bei der Behandlung von *Bluthochdruck* u. Kreislaufstörungen, wie das *Raynaud-Syndrom*. Mögliche Nebenwirkungen: Ansammlung von Flüssigkeit im Gewebe (→ *Gewebeflüssigkeit*), Hitzewallungen, Kopfschmerzen u. Schwindel.

Nikotin Droge im Tabak, die anregend wirkt und somit für die Abhängigkeit vom Rauchen verantwortlich ist. Nach der Inhalation gerät das N. im Tabakrauch schnell in den Blutkreislauf. Es wirkt so lange auf das Nervensystem, bis es von der Leber absorbiert und mit dem Urin ausgeschieden wird.

N. wirkt hauptsächlich auf das *vegetative Nervensystem*, welches die unbewussten Körperfunktionen, wie Herzrhythmus, kontrolliert. Bei Rauchern erhöht N. die Herzfrequenz und verengt die Blutgefäße; dieser kombinierte Effekt erhöht den Blutdruck. N. stimuliert auch das *Zentralnervensystem*, indem es Ermüdung reduziert, Wachsamkeit und Konzentration verbessert.

Die Rauchentwöhnung bewirkt oft Entzugserscheinungen wie Kopfschmerzen und Konzentrationsstörungen. Eine *Nikotinersatztherapie* wie die Benutzung von Nikotinpflastern und -kaugummis, kann in dieser Phase helfen (→ *Rauchen*).

Nikotinersatztherapie Präparate, die Nikotin enthalten und anstelle von Zigaretten bei der Rauchentwöhnung helfen können. N. ist in Form von Sublingual-Tabletten, Kaugummis, Pflastern, Nasensprays oder Inhalationsmitteln erhältlich. Nebenwirkungen sind u.a. Übelkeit, Kopfschmerzen, Herzklopfen, Kälte- oder Grippegefühle, Schluckauf und lebhafte Träume. Eine N. sollte als Teil eines Maßnahmenpakets angewendet werden, dessen wichtigster Teil der eigene Durchhaltewillen ist.

Nikotinsäure Form von Niacin (→ *Vitamin-B-Komplex*). Abgesehen von der Verwendung als Vitaminzusatz, wird N. auch als lipidsenkendes bzw. gefäßerweiterndes Mittel verschrieben. Bestimmte Arten der *Fettstoffwechselstörungen* können mit hochdosierter N. behandelt werden. N.-Derivate werden zur Kreislaufstabilisierung bei Erkr. wie *peripherer arterieller Verschlusskrankheit* eingesetzt.

Nebenwirkungen treten i.d.R. bei hoher Dosierung auf und sind Hitzewallungen, Schwindel, Übelkeit, Herzklopfen und Juckreiz.

Nissen Läuseeier. Sowohl Kopf*läuse* als auch *Filzläuse* legen Eier nahe der Haarwurzel ab. N. haben einen Durchmesser von rund 0,5 mm. Sie sind zuerst hellbraun, gereift dann weiß (→ *Läuse*).

Nitrate Gruppe gefäßerweiternder Substanzen, eingesetzt zur Behandlung von *Angina pectoris* und *Herzinsuffizienz*. Zwei häufig verwendete N. sind Glyzeroltrinitrat u. *Isosorbid-Nitrate*.

Nebenwirkungen sind: Kopfschmerz, Hitzewallungen und Schwindel. Bei regelmäßiger Einnahme kann sich eine *Toleranz* entwickeln.

Nitrazepam *Benzodiazepin* zur Kurzzeit-Behandlung von *Schlaflosigkeit*. N. wirkt lang anhaltend u. kann Nachwirkungen am folgenden Tag, wie Schläfrigkeit u. Benommenheit, haben. Bei regelmäßiger Einnahme kann sich eine *Toleranz* entwickeln.

N. kann abhängig machen und zu Entzugserscheinungen, wie Nervosität und Ruhelosigkeit, führen.

Nitrite Salze der salpetrigen Säure (stickstoffhaltige Säure). Natrium-N. werden zur Fleischkonservierung benutzt. In großen Mengen können sie zu Schwindel, Übelkeit u. Erbrechen führen.

Nitrofurantoin *Antibiotikum*, das bei der Behandlung von *Harnwegsinfektionen* eingesetzt wird. N. muss zu den Mahlzeiten genommen werden, um das Risiko von Magenreizungen, Bauchschmerz u. Übelkeit zu verringern. Eher selten können Atemprobleme, Benommenheit od. *Gelbsucht* auftreten.

Nitroglycerol Gefäßerweiterndes Medikament zur Behandlung und Vorbeugung von *Angina pectoris* sowie bei akutem *Herzinfarkt*. Bei hoher Dosis kann es zu Kopfschmerzen, Hitzewallungen und Schwindel kommen.

Nodulus Knötchen; kleiner Gewebsklumpen. Ein N. kann unterhalb der Hautoberfläche hervorstehen oder tief unter der Haut sein. N. sind entweder hart oder weich (→ *Nodus*).

Nodus Knoten; kleine, rundliche Gewebsansammlung. N. bezieht sich zumeist auf einen *Lymphknoten*, einen Bestandteil des *lymphatischen Systems*.

Nokardieninfektion Infektion, die durch ein pilzartiges, im Erdboden vorkommendes *Bakterium* ausgelöst wird. Sie erfolgt durch Einatmung, beginnt i.d.R. in der Lunge u. breitet sich über die Blutbahnen zum Gehirn u. Unterhautgewebe aus. Eine N. trifft fast ausschließlich Menschen mit Immundefekten od. solche, die bereits eine andere schwere Erkr. haben.

Die N. zeigt sich ähnlich einer Lungenentzündung mit Fieber und Husten. Sie spricht auf eine kurzzeitige *Antibiotika*-Behandlung nicht an u. es kommt zu fortschreitender Lungenschädigung. Hirnabszesse können folgen. *Sulfonamide*, oft kombiniert mit anderen Antibiotika, z. B. *Trimethoprim*, werden zur Behandlung eingesetzt.

Noradrenalin Hormon, das von bestimmten Nervenendigungen (hauptsächlich des Sympathikus) und vom Nebennierenmark freigesetzt wird. Hauptfunktion des N. ist die Aufrechterhaltung eines konstanten *Blutdrucks*, indem Blutgefäße zur Vasokonstriktion angeregt werden, sobald der Blutdruck abfällt. Aus diesem Grund wird N. manchmal als Notfallmaßnahme bei *Schock* oder bei schweren Blutungen injiziert (→ *Adrenalin*).

Norepinephrin Anderer Name für *Noradrenalin*.

Norethisteron *Progesteron*, das hauptsächlich in einigen *oralen Kontrazeptiva* vorkommt. N. wird manchmal zur Verschiebung der *Menstruation* verschrieben. Es wird zur Behandlung des *prämenstruellen Syndroms*, beim Ausbleiben der Regelblutung (→ *Menstruation, ausbleibende*), bei *Endometriose* und bei bestimmten Arten von *Brustkrebs* eingesetzt. Gelegentlich wird es als ein lang anhaltendes *Empfängnisverhütungsmittel* injiziert. Nebenwirkungen sind u.a. geschwollene Knöchel, Gewichtszunahme, *Depression* u. selten *Gelbsucht*.

nosokomial Ausdruck mit der Bedeutung „Krankenhaus"; eine n. Infektion wurde z. B. im Krankenhaus erworben.

Notfall Zustand, der sofortige medizinische Behandlung erfordert, wie Herz-Kreislauf-Stillstand, oder Maßnahme, die sofort ergriffen werden muss, wie *Herz-Lungen-Wiederbelebung*.

Nuklearmedizin Medizintechnik, die radioaktive Substanzen zur Entdeckung u. Diagnose von Erkr. einsetzt.

Injizierte (→ *Injektion)* od. *oral* verabreichte radioaktive Materialien werden von den verschiedenen Gewebestrukturen und Organen in unterschiedlicher Konzentration aufgenommen. Eine Kamera, die sogenannte Gammakamera, kann die unterschiedliche Verteilung der Strahlung wahrnehmen u. darstellen. In der N. wird krankes Gewebe vernichtet, indem man es einer externen radioaktiven Quelle aussetzt od. es durch Zuführung eines radioaktiven Stoffs zerstört (→ *Strahlentherapie; Strahlentherapie, interstitielle; Strahlentherapie, intrakavitäre*).

Nukleinsäuren Substanzen, die in jedem lebenden Material zu finden sind u. eine grundlegende Rolle bei der Verbreitung des Lebens spielen. N. liefern die ererbten, codierten Informationen (oder „Matrize") für die Entwicklung eines Organismus.

Es gibt 2 Arten von N., die Desoxyribo*nukleinsäure (DNA)* u. die Ribo*nukleinsäure* (RNA). In allen pflanzlichen, tierischen u. menschlichen Zellen trägt die DNA die Erbinformationen, die von der RNA übersetzt und ausgeführt werden. DNA ist der Hauptbestandteil der *Chromosomen*, die im Zellkern liegen.

DNA und RNA sind in ihrer Struktur ähnlich, beide bestehen aus langen Molekülketten. Die DNA besteht jedoch gewöhnlich aus 2 gedrehten Ketten, wobei die RNA im Allgemeinen nur aus einer besteht.

Die Grundstruktur einer DNA lässt sich mit einer Strickleiter vergleichen. Die Ketten bilden die 2 Halteseile, die miteinander verflochtenen Strukturen die Stufen.

Die Leiter ist spiralförmig gedreht und sie sieht aus wie eine Doppelspirale (Doppelhelix).

Jede DNA-Kette hat ein „Rückgrat", bestehend aus einer Kette aus Zucker- und Phosphatsubstanzen. Mit jedem Zuckermolekül ist eine chemische Substanz, eine sog. Base (Adenin, Thymin, Guanin od. Cytosin) verbunden; diese bilden jeweils eine halbe Stufe der DNA-Leiter. Die 4 Basen können in beliebiger Reihenfolge entlang der Kette vorkommen. Diese Reihenfolge bildet so Millionen individueller Muster u. liefert den Code für die Funktion der Zellen (→ *Genetischer Code*).

Die RNA ist wie ein einzelner DNA-Strang aufgebaut, nur dass die Base Thymin durch Uracil ersetzt ist.

Die DNA kontrolliert die Zellfunktion durch Bestimmung u. Regulierung der Synthese von Enzymen u. anderen Proteinen in der Zelle. Verschiedene Gene (Abschnitte des DNA-Codes) regeln die Herstellung von verschiedenen Proteinen. Um ein bestimmtes Protein zu erzeugen, fungiert ein geeigneter Abschnitt der DNA als „Schablone" für eine RNA-Kette. Diese „Boten"-RNA wandert dann vom Zellkern ins Zytoplasma, wo es zwecks Proteinbildung decodiert wird (→ *Proteinbiosynthese*).

Wenn sich eine Zelle teilt (→ *Mitose*), müssen identische Kopien ihrer DNA in jede der 2 Tochterzellen übergehen. Die 2 DNA-Ketten trennen sich u. 2 zusätzliche Ketten entstehen, jeweils an den ursprünglichen Ketten. Weil nur bestimmte Paarungen möglich sind, sind die neuen Ketten identisch mit den Original-DNA-Molekülen. Jede menschliche Zelle überträgt dieselbe DNA-Kopie, die schon im befruchteten Ei war; somit wird der DNA-Code von einer Zellgeneration zur nächsten weitergegeben.

Nukleus Kern od. zentrale Struktur eines Objekts; der Zellkern einer lebenden Zelle ist eine kugelförmige Einheit im Zentrum der Zelle. Es enthält die *Chromosomen* (hauptsächlich aus *Nukleinsäuren* bestehend), die für die Steuerung der Zellfunktionen verantwortlich u. von einer Membran umgeben sind. Die Membran hat kleine Poren, durch die verschiedene Substanzen in den Zellkern u. das Zytoplasma (eine dicke Flüssigkeit, der Zellkörper) eindringen können. Gewöhnlich hat der Zellkern 1 Kernkörperchen, ein kleineres dichtes Gebiet ohne Membran, das der Proteinherstellung dient.

N. im Nervensystem sind eine Gruppe *Neuronen* (Nervenzellen) innerhalb des Gehirns und des Rückenmarks, die zusammenwirken und eine besondere Funktion erfüllen.

Der N. eines Atoms aus Protonen u. Neutronen bildet fast die gesamte Masse des Atoms, aber nur einen winzigen Teil seines Volumens. Nuklearenergie entsteht durch Veränderungen in Atomkernen.

Nykturie Die Störung des Nachtschlafs durch die Notwendigkeit zu urinieren.

Eine häufige Ursache für N. bei Männern ist die *Prostatavergrößerung*, die den Urinfluss behindert und damit zu Resturin in der *Blase* führt. Bei Frauen ist die häufigste Ursache eine Entzündung der *Blase*. Andere Ursachen können sein: *Diabetes mellitus, Herzinsuffizienz*, chronische *Niereninsuffizienz, Diabetes insipidus* und *Diuretika*.

NUKLEUS

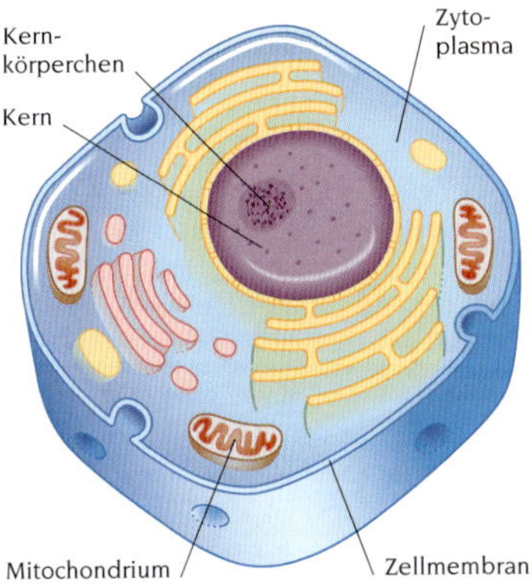

AUFBAU EINER MENSCHLICHEN ZELLE

Nystagmus Unfreiwillige Bewegungen der Augen; beim häufigsten Typ, dem Ruck-N., bewegen sich die Augen langsam in eine Richtung u. rucken dann schnell in die andere zurück. Seltener ist der Pendel.-N., bei dem sich die Augen gleichmäßig von einer Seite zur anderen bewegen.

N. ist evtl. angeboren, in dem Fall ist die Ursache unbekannt. Er tritt außerdem bei *Albinismus* und infolge einer schweren angeborenen Sehstörung auf, z. B. bei angeborenem *grauen Star*.

Ständiger N., der später im Leben erscheint, weist i.d.R. auf eine *Nervenerkr.* (z. B. *multiple Sklerose, Hirntumor* od. *alkoholbedingte Erkr.*) od. auf eine Erkr. des Gleichgewichtsapparats im Innenohr hin. Im Erwachsenenalter beginnender N. tritt gelegentlich als eine *Berufskrankheit* bei Menschen auf, die bei schlechten Lichtverhältnissen arbeiten.

Elektronystagmographie (ENG), eine Technik zur Aufzeichnung der Augenbewegungen, wird zur Identifizierung des N.-Typs angewandt.

Nystatin *Antimykotikum* zur Behandlung von *Soor*. N. ist auch in der Schwangerschaft unbedenklich. Große *oral* aufgenommene Mengen können Durchfall, Übelkeit, Erbrechen und Bauchschmerz hervorrufen.

N

O

O-Beine Auswärtskrümmung der Beinknochen mit der Folge, dass die Knie bei geschlossener Fußstellung weit auseinander stehen. Bei sehr jungen Kindern sind sie häufig u. gehören zur normalen Entwicklung. Meist streckt sich die Krümmung mit zunehmendem Alter des Kindes. Ist sie stark, nur auf einer Seite od. noch nach dem 6. Lebensjahr vorhanden, sollte ärztlicher Rat eingeholt werden. Evtl. ist eine Operation notwendig. In seltenen Fällen sind O.-B. Folge einer Knochenerkr., insbesondere *Rachitis* bei Kindern.

Obduktion → *Leicheneröffnung*

Oberarmarterie Anat. Arteria brachialis; Zwischen Achselhöhle u. Ellenbogen an der Innenseite des Oberarms verlaufende *Arterie*.

Oberarmbruch Med. Humerusfraktur; meist des Knochenhalses (oberes Schaftende unterhalb des Humeruskopfs), bes. bei älteren Menschen. Schaftbrüche treten bei Erwachsenen jeden Alters auf. Brüche des unteren Anteils sind bei Kindern am häufigsten.

Eine Röntgenaufnahme zeigt den O. Ein Bruch des Halses erfordert i.d.R. nur eine Armschlinge zur Ruhigstellung; eine Fraktur des Schafts oder des unteren Anteils erhält einen Gipsverband. Die meisten O. heilen in 6 bis 8 Wochen.

Oberarmknochen Anat. Humerus; der kugelförmige Kopf des O. weist einen Winkel zum Schaft auf und passt in eine Pfanne des Schulterblatts und bildet damit das Schultergelenk. Unterhalb des Kopfs verschmälert sich der O. zu einem röhrenförmigen Schaft. Am unteren Ende wird dieser flacher und breiter und bildet beidseits eine Vorwölbung, den *Epikondylus*. Das untere Ende bilden das Ellenbogengelenk mit *Elle* (Ulna) und *Speiche* (Radius).

Oberkiefer → *Kiefer*

Oberschenkelarterie Anat. Arteria femoralis; großes Blutgefäß, das sauerstoffreiches Blut in die Beine trägt. Es entspringt im Becken aus der A. iliaca (untere Verzweigung der *Aorta*), läuft durch die Leiste und an der Vorderseite des Oberschenkels herab bis zum Knie. Dort wird es zur Knieschlagader, die sich zur Versorgung des Unterschenkels weiter verzweigt.

OBERARMKNOCHEN

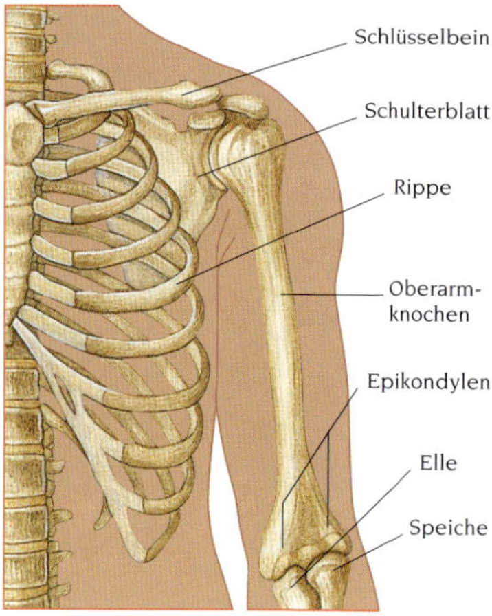

OBERSCHENKELARTERIE

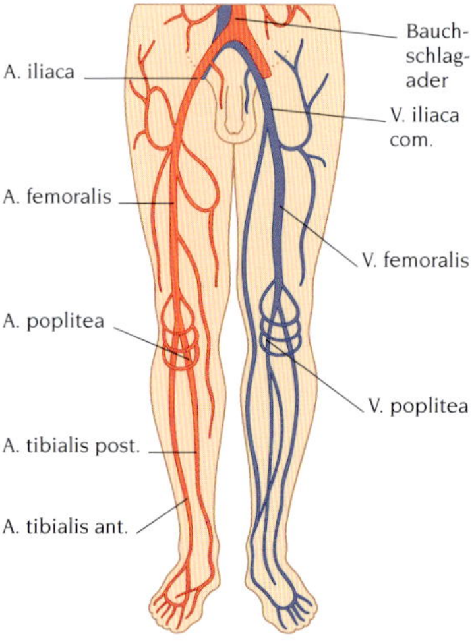

Oberschenkelbruch Symptome, Behandlung und mögliche Komplikationen eines O. hängen davon ab, ob der Bruch durch den Oberschenkelhals oder den Schaft verläuft.

Oberschenkelhalsbrüche, auch Hüftfraktur genannt, kommen häufig bei älteren Menschen, besonders bei Frauen mit *Osteoporose* nach einem Sturz vor. Bei einem Oberschenkelhalsbruch sind die Bruchenden oft erheblich verschoben, in diesem Fall bestehen heftige Hüft- und Leistenschmerzen, die Stehen verhindern. Gelegentlich verkeilen sich die Bruchenden ineinander. In diesem Fall sind die Schmerzen weniger stark; laufen ist möglich.

Die Diagnose wird durch eine Röntgenaufnahme bestätigt. Bei verschobenen Bruchenden wird in Narkose operiert. Entweder werden die Bruchenden wieder aneinandergefügt oder Kopf und Hals des Oberschenkelknochens werden durch ein künstliches Hüftgelenk ersetzt (→ *Totalendoprothese*). Wenn die Bruchenden ineinander verkeilt sind, kann der Bruch von allein ausheilen; eine Operation aber dennoch zur Verkürzung der Bettlägerigkeit angezeigt sein.

Zu den Komplikationen gehören eine Unterbrechung der Blutversorgung des Hüftkopfs, was zu seinem Zerfall führt. Auch kann nach einem Oberschenkelhalsbruch eine degenerative Gelenkerkrankung (→ *Verschleißerkr.*) des Hüftgelenks auftreten. Die Immobilität und die Notwendigkeit einer Operation bei einem älteren Menschen kann jedoch zu Komplikationen, wie einer Lungenentzündung, führen, die nur indirekt mit dem Bruch in Zusammenhang stehen.

Frakturen des Knochenschafts entstehen meist nur nach erheblicher Gewalteinwirkung, wie bei einem Verkehrsunfall. In den meisten Fällen sind die Bruchenden erheblich verschoben, was zu starken Schmerzen, Druckempfindlichkeit und Schwellung führt.

Die Diagnose wird durch eine Röntgenaufnahme bestätigt. Bei Oberschenkelschaftbrüchen kommt es oft zu erheblichen Blutverlusten aus dem Knochen. In den meisten Fällen wird der Bruch operativ versorgt, die Bruchenden werden wieder eingerichtet und mit Metallnägeln fixiert. Gelegentlich können die Bruchenden ganz ohne Operation durch Manipulation von außen eingerichtet werden. Anschließend werden eine Schiene und eine Extensionsbehandlung vorgenommen, um den Knochen während der Heilung zusammenzuhalten.

Mögliche Komplikationen sind eine ausbleibende Verheilung der Bruchenden, eine Heilung im falschen Winkel, eine Knochenentzündung oder Schädigungen von Nerven und Blutgefäßen. Ein tiefer O. kann zu einer bleibenden Kniesteife führen.

Oberschenkelknochen Med. Femur; der längste Knochen des Körpers. Am unteren Ende bildet er mit dem Schienbein das Kniegelenk. Das obere Ende ist rund (Femurkopf), so passt es in eine Pfanne am Becken und bildet mit dieser das Hüftgelenk. Der Femurkopf ist über den schmalen Oberschenkelhals mit dem Schaft verbunden, hier kommt es oft zu *Oberschenkelbrüchen*.

Am unteren Ende verbreitert sich der O. und bildet zwei Ausbuchtungen (Kondylen), die den Druck auf das Kniegelenk verteilen. Auf der Außenseite des oberen Anteils des O. befindet sich ein Höcker, der Trochanter major. Der Femurschaft ist mit Muskeln zur Knie- und Hüftbewegung umgeben.

Oberschenkelnerv Anat. Nervus femoralis; einer der Hauptnerven des Beins. Die Nervenfasern des O. entspringen aus dem Rückenmark an der unteren Wirbelsäule und ziehen in den Oberschenkel, wo sie sich zur Versorgung von Haut und *Quadrizeps* verzweigen.

Eine Schädigung des O. (die zu einer Einschränkung der Kniestreckung führt) wird meist durch einen *Bandscheibenvorfall* an der Lendenwirbelsäule verursacht. Sie kann auch bei rückwärtiger Hüftgelenksverrenkung oder einer Nervenerkrankung auftreten.

Obstipation → *Verstopfung*

Ochropyra → *Gelbfieber*

Octreotid *Somatostatin-Analogon*, das auf die *Hirnanhangsdrüse* wirkt. O. wird injiziert und hauptsächlich zur Behandlung der *Akromegalie* und Hormon sezernierenden Darmtumoren eingesetzt. O. dient auch der Vorbeugung von Komplikationen nach Bauchspeicheldrüsenoperatonen. Nebenwirkungen sind verschiedene Magen-Darm-Störungen, wie Übelkeit, Erbrechen, Bauchschmerz, Blähung, Flatulenz und Durchfall.

Öle → *Fette und Öle*

Ösophagoskopie Endoskopische Untersuchung der Speiseröhre (→ *Magenspiegelung, Endoskopie*).

Ösophagotrachealfistel Sehr seltener Geburtsfehler mit anomalem Verbindungsgang zwischen Luft- und Speiseröhre. Ca. 3 von 10 000 Kindern werden mit dieser *Fistel* geboren.

Die Ö. wird kurz nach der Geburt entdeckt und im Röntgenbild bestätigt. Die Fistel wird operativ verschlossen und der intakte Verlauf von Luft- und Speiseröhre wiederhergestellt. Eine Ö. kann auch nach Verletzungen auftreten.

Ösophagusatresie Verschluss der Speiseröhre; seltener Geburtsfehler, bei dem in der Entwicklung die Speiseröhre 2 separate, blind endende Abschnitte bildet. Gewöhnlich hat sich eine anomale Verbindung (*Ösophagotrachealfistel*) zwischen einem der Abschnitte und der Luftröhre gebildet. Ein Verdacht auf Ö. beim Ungeborenen besteht, wenn die Mutter ein *Polyhydramnion* hatte. Der Säugling kann nicht schlucken, zeigt vermehrten Speichelfluss und erbricht ständig Milch. Findet sich die Ösophagotrachealfistel im oberen Teil der Speiseröhre, kann die Milch in die Lunge geraten und Husten und *Blausucht* auslösen. Eine sofortige Operation ist notwendig, um die Enden der Speiseröhre zu verbinden und die Fistel zu schließen. Bei erfolgreichem Verlauf, sollte sich das Kind normal entwickeln. Einige Säuglinge sterben jedoch daran.

Ösophagusdivertikel Beutelförmige Ausbuchtung der Ösophaguswand, in der sich Speisen sammeln. Sie verursacht Reizung, Schluckbeschwerden, *Mundgeruch* und bronchopulmonale Beschwerden. Ein Ö. wird i.d.R. operativ entfernt.

Ösophagusdivertikel, zervikales Weit oben, in Höhe des Kehlkopfs gelegene Wandausbuchtung der Speiseröhre. Wird auch Zenker-Divertikel genannt (→ *Ösophagusdivertikel*).

Ösophaguskarzinom Speiseröhrenkrebs, der meist Menschen über 50 Jahren und i.d.R. den mittleren oder unteren Teil der *Speiseröhre* befällt und zu Schluckbeschwerden führt. Rauchen und starker Alkoholgenuss sind Risikofaktoren.

Die Symptome schreiten fort bis zu einem Punkt, an dem Speisen sofort erbrochen werden; daraus folgt ein rascher Gewichtsverlust. Flüssiges Erbrochenes, das in die Luftröhre gelangt, führt zu Atemwegsinfektionen.

Die *Diagnose* erfolgt mit einer *Biopsie* im Rahmen einer *Endoskopie*. Ergänzend können *Barium-Röntgenuntersuchung, CT* u. *MRT* durchgeführt werden. Als Therapie ist in manchen Fällen die Entfernung der Speiseröhre möglich. Auch eine photodynamische Therapie kann angewendet werden. Die *Strahlentherapie* führt u.U. zum Rückgang des Ö., lindert die Symptome und hilft gelegentlich älteren Patienten, die eine größere Operation nicht überleben würden. Eine durch den Tumor eingeführte starre Röhre oder Laserbehandlung zum Durchbrennen des Gebiets kann die Beschwerden bessern und die Nahrungszufuhr gewährleisten. Die Gesamtprognose ist schlecht, aber eine frühe Diagnose kann die Chancen verbessern.

Ösophagusstenose Verengung der Speiseröhre, die Schmerz, Schluckbeschwerden, Gewichtsverlust und *Regurgitation* von Speisen verursacht. Sie entsteht durch Krebs (→ *Ösophaguskarzinom*) oder z.B. dauernde Refluxösophagitis. Die Diagnose erfolgt z.B. mittels *CT, Barium-Röntgenuntersuchung, Endoskopie* und *Biopsie*. I.d.R. wird der verengte Bereich durch *Speiseröhrenaufweitung* gedehnt.

Ösophagusstimme Ersatzstimme nach operativer Entfernung des *Kehlkopfs* (→ *Laryngektomie*). Luft wird in der *Speiseröhre* gesammelt und allmählich herausgelassen, während Zunge, Gaumen und Lippen unterschiedliche Töne formen.

Ösophagusvarizen Erweiterung der Venen der Wand der unteren Speiseröhre, gelegentl. auch im oberen Teil des Magens. Die Ö. entwickeln sich infolge eines *Pfortaderhochdrucks*. Blut

O

in der Pfortader zwischen Darm und Leber stößt auf Widerstand aufgrund einer Lebererkr. Der erhöhte Blutdruck leitet das Blut in kleine Venen der Speiseröhren- und Magenwand um. Diese Venen werden aufgedehnt und reißen, wodurch es zu Erbrechen von Blut und zu „Teerstühlen" kommt. Es liegen i.d.R. auch andere Symptome einer chronischen Lebererkr. vor.

Zur Kontrolle der akuten Blutung wird ein *Ballonkatheter* in die Speiseröhre eingeführt, wo der Ballon die blutenden Ö. abdrückt. Die Ö. werden mit *ADH* als intravenöse Injektion oder durch Injektion eines Verödungsmittels durch das *Endoskop* behandelt, das die betroffenen Venen verschließt.

Östradiol → *Estradiol*

Östrogene, natürliche Gruppe von *Hormonen*, die für eine normale weibliche Geschlechtsentwicklung und die gesunde Funktion des Fortpflanzungssystems wesentlich sind. Bei Frauen werden sie in den Eierstöcken und während einer Schwangerschaft auch in der *Plazenta* gebildet. Geringe Mengen entstehen in der *Nebenniere* bei Männern und Frauen; bei Männern haben sie keine spezielle Funktion. Ist der Östrogenspiegel zu niedrig, können sie durch synthetische Ö. ersetzt werden.

Östrogene, synthetische Gruppe synthetisch hergestellter Wirkstoffe, die als *orale Kontrazeptiva* und als Ersatz oder Ergänzung der körpereigenen Ö. eingesetzt werden. S. Ö. werden i.d.R. in Verbindung mit *Gestagenen* eingesetzt.

Synthetische Östrogene unterdrücken die Herstellung von *Gonadotropinen*, die die Zellaktivität der *Eierstöcke* anregen. Hohe Dosierungen werden zur postkonzeptionellen *Empfängnisverhütung* eingesetzt Sie dienen auch der Behandlung oder Vorbeugung von Wechseljahrbeschwerden und -erkrankungen. S. Ö. werden bei bestimmten Formen der *Unfruchtbarkeit*, des weiblichen *Hypogonadismus*, bei anomalen Menstruationen, *Prostatakarzinom* und bestimmten Formen des *Brustkrebses* angewendet.

S. Ö. können Empfindlichkeit der Brust und Brustvergrößerung, Blähungen, Gewichtszunahme, Übelkeit, verminderten Sexualtrieb, Depression, Migräne und Zwischenblutungen verursachen. Nebenwirkungen verschwinden oft nach 2 oder 3 Monaten. S. Ö. erzeugen ein erhöhtes Risiko für Blutgerinnungsstörungen und Hypertonie (→ *Bluthochdruck*). S. Ö. dürfen nicht in der Schwangerschaft genommen werden, da sie den Fötus schädigen können.

Ofloxacin *Chinolon*-Antibiotikum zur Behandlung von Infektionen der Haut, der Weichgewebe, der unteren *Atemwege* und Harnwege. Es wird i.d.R. in Tablettenform gegeben bei Infektionen, die nicht auf andere Medikamente ansprechen, aber auch durch i.v. Infusion bei schweren *systemischen* Infektionen. Mögliche Nebenwirkungen sind Übelkeit, Erbrechen, Durchfall und Bauchschmerz.

Ohnmachtsanfall Vorübergehender Bewusstseinsverlust aufgrund verringerter Hirndurchblutung. Einem O. gehen meist Schwitzen, Übelkeit, Schwindel und Schwäche voraus, er wird gewöhnlich durch Schmerzen, Stress, Schock, schlechte Luft oder einen Hustenanfall verursacht. Tritt auch als orthostatischer Kollaps auf, wenn jemand lange Zeit still steht oder plötzlich aufsteht. Gefährdet sind v.a. ältere Menschen und Patienten mit *Diabetes mellitus*, wie auch Personen, die *Antihypertensiva* oder *Vasodilatatoren* einnehmen.

In den meisten Fällen kommt es bei normalisierter Hirndurchblutung zu einer Erholung. Dies dauert i.d.R. nur einige Minuten, da der Bewusstseinsverlust zu einem Sturz in eine liegende Position führt, was die Hirndurchblutung wiederherstellt. Bei länger andauernder *Bewusstlosigkeit* oder wiederholten O. muss ärztlich untersucht werden.

Ohr Hör- und Gleichgewichtsorgan, das aus 3 Teilen besteht: äußeres Ohr, Mittelohr und Innenohr.

Das äußere O. umfasst Ohrmuschel und Gehörgang. Der äußere Gehörgang produziert *Ohrenschmalz*, das Staub und Fremdkörper abfängt. Am inneren Ende wird der Gang vom *Trommelfell* verschlossen, das als Reaktion auf Luftdruckschwankungen durch Schallwellen vibriert.

OHR

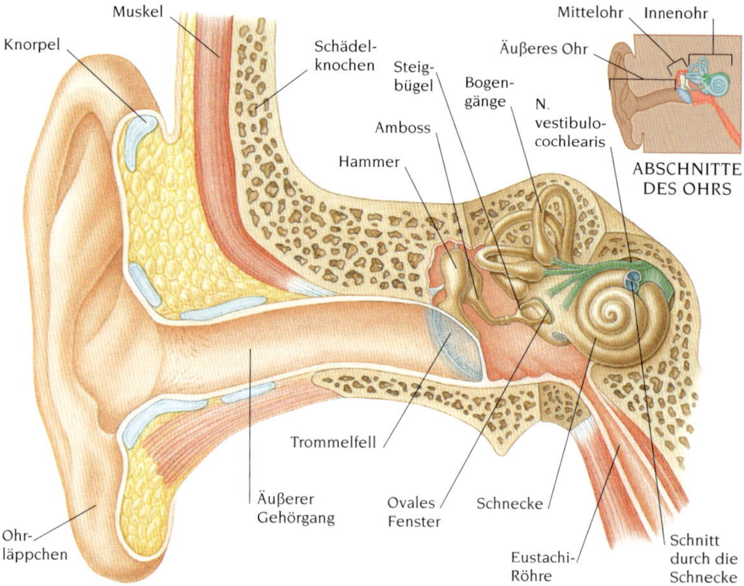

O

Das Mittelohr ist eine Höhle, die über drei winzige miteinander verbundene bewegliche Knochen (*Gehörknöchelchen*) den Schall ins Innenohr leitet. Der Hammer ist an der Innenfläche des Trommelfells befestigt. Der Amboss ist sowohl am Hammer als auch am Steigbügel befestigt. Der untere Teil des Steigbügels ragt in das „ovale Fenster" zum Innenohr. Die *Eustachi-Röhre* verbindet das Mittelohr mit dem hinteren Teil der Nase.

Das Innenohr ist eine komplizierte Anordnung von Strukturen tief im Schädel. Der vordere Teil, die *Cochlea,* enthält Nervenfasern, mit denen unterschiedliche Schallfrequenzen wahrgenommen werden. Der hintere Teil des Innenohrs hat 3 Bogengänge und sorgt für das Gleichgewicht. Die Gänge sind mit einer Höhle, dem *Vestibulum*, verbunden und enthalten Haarzellen in einer Flüssigkeit. Einige dieser Zellen reagieren auf Veränderungen der Schwerkraft und auf Beschleunigung, andere auf die Bewegungsrichtung. Informationen aus dem Innenohr werden vom VIII. *Hirnnerv* in das Gehirn geleitet.

Ohr, äußeres Lat. auricula; aus einem knorpeligen Anteil und umhüllender Haut bestehender Teil des äußeren Ohrs; Ohrmuschel.

Ohr, Ausfluss Med. Otorrhoe; Ursache ist eine Entzündung des äußeren Gehörgangs oder eine *Trommelfellperforation*, meist infolge einer *Mittelohrentzündung*. Selten wird nach einem *Schädelbruch Gehirn- und Rückenmarksflüssigkeit* od. Blut abgesondert.

Ein Abstrich des O.-A. wird auf eine Infektion hin analysiert und *Hörprüfungen* werden durchgeführt. Bei Verdacht auf *Schädelhirntrauma* oder schwere Mittelohrinfektion werden Röntgenaufnahmen gemacht. Die Therapie besteht u.a. aus *Antibiotika*.

Ohr, Fremdkörper Fremdkörper können leicht in den Gehörgang geraten. Kleine Kinder stecken sich oft Gegenstände ins Ohr oder Insekten kriechen od. fliegen hinein. Fremdkörper müssen von einem Arzt aus dem Ohr entfernt werden. Das kann durch eine *Ohrspü-*

lung oder mit einer feinen Pinzette oder Zange geschehen. Insekten sollten mit Öl oder lauwarmem Wasser herausgespült werden.

Ohrenerkrankungen Verschiedene Erkr. des Ohrs, von denen einige zur *Taubheit* führen. In seltenen Fällen fehlen Gehörgang, *Gehörknöchelchen* im Mittelohr oder Ohrmuschel oder sind von Geburt an fehlgebildet. Eine *Röteln*infektion der Mutter in der Frühschwangerschaft kann die Entwicklung des kindlichen Ohrs beeinträchtigen und zur Taubheit führen. Angeborene Schallempfindungsschwerhörigkeit (→ *Taubheit*) ist meist erbl. bedingt.

Die meisten O. gehen auf Infektionen zurück, die im Gehörgang mit anschließender Entzündung des äußeren Gehörgangs oder im Mittelohr mit anschließender *Mittelohrentzündung* auftreten. Eine Trommelfellperforation kann die Folge sein. Hartnäckiger, oft infektiöser *chronischer Mittelohrerguss* ist die häufigste Ursache kindlicher Schwerhörigkeit. Eine Virusinfektion des Innenohrs kann zu *Innenohrentzündung* führen.

Ein „Blumenkohlohr" ist die Folge einer großen oder mehrerer kleiner Verletzungen der Ohrmuschel. Eine Trommelfellperforation entsteht, wenn Gegenstände in das Ohr hineingedrückt werden bzw. durch Lärm. Ist der Patient lange Lärm ausgesetzt, kann es zu *Tinnitus* (Ohrgeräuschen) und/oder zu einem Gehörverlust kommen. Auch Druckveränderungen beim Fliegen oder Sporttauchen führen zu leichten Schäden (→ *Barotrauma*).

Selten entstehen Tumore im Ohr. Das *Akustikusneurinom* ist ein gutartiger Tumor der Hörnerven, der Druck auf Ohrstrukturen ausüben und somit zu Gehörlosigkeit, Tinnitus und Gleichgewichtsstörungen führen kann.

Bei der *Perlgeschwulst* sammeln sich Hautzellen und Gewebstrümmer im Mittelohr. Verstopfung des Gehörgangs ist meist die Folge von *Ohrenschmalz*, bei kleinen Kindern evtl. auch von in das Ohr gedrückten Gegenständen (→ *Ohr, Fremdkörper*).

Bei *Otosklerose*, einer Erbkrankheit, verursacht die Fixierung eines Mittelohrknochens Gehörverlust. Bei der seltenen *Menière-Krankheit* werden Gehörlosigkeit, *Schwindel* und Tinnitus von einem Flüssigkeitsstau im Innenohr hervorgerufen. Bei der *Altersschwerhörigkeit* (Presbyakusis) gehen Haarzellen in der *Cochlea* zugrunde.

Bestimmte Medikamente, wie *Aminoglykoside*, und einige *Diuretika* können die Funktion des Ohrs beeinträchtigen.

Ohrenschmalz Med. Zerumen; gelbes oder braunes Sekret, das von Drüsen im äußeren Gehörgang gebildet wird. Einige Menschen produzieren so viel O., dass sie damit den Gehörgang regelmäßig verstopfen. Zu viel O. erzeugt ein Gefühl der Fülle im Ohr und teilweise Gehörverlust. Bleibt die Verstopfung lange bestehen, kann es zur Reizung des Gehörgangs kommen.

O., das eine Reizung oder Verlegung des Gehörgangs verursacht, lässt sich nach Aufweichen mit Öl herausnehmen. In schwierigeren Fällen muss der Arzt aufgesucht werden. Nach Aufweichen wird das O. meist mit einer *Ohrspülung* entfernt.

Ohrenschmerzen Häufiges Symptom, hauptsächlich bei Kindern. Ursache ist meist eine akute *Mittelohrentzündung* mit starken, stechenden Schmerzen, oder eine Entzündung des äußeren Gehörgangs. Der Schmerz ist meist mit Reizung und Eiterabsonderung verbunden. Schubweise Ohrenschmerzen können als Begleiterscheinung bei Zahnproblemen, *Mandelentzündung*, *Kehlkopfkrebs* oder schmerzhafter Kiefer- und Nackenmuskulatur auftreten.

Die Ursache wird durch eine *Ohruntersuchung* festgestellt. *Schmerzmittel* lindern den Schmerz und *Antibiotika* beseitigen die Infektion. Eiter im äußeren Ohr wird abgesaugt, im Mittelohr fließt er im Rahmen einer Trommelfelloperation ab.

Ohrspeicheldrüse Med. Parotis. Größte der 3 *Speicheldrüsen*. Die O. liegt auf jeder Gesichtsseite über dem Unterkieferwinkel, unterhalb und vor dem Ohr.

Ohrspeicheldrüsenentzündung Med. Parotitis; häufig aufgrund einer Infektion mit dem *Mumps*-Virus.

Ohrspülung Entfernung von *Ohrenschmalz* oder Fremdkörpern aus dem äußeren Gehörgang durch Einspritzen von warmem Wasser in den Gehörgang.

Ohruntersuchungen Dienen der Feststellung der Ursachen von *Ohrenschmerzen*, *Ohrausfluss*, Gehörverlust, Völlegefühl im Ohr, Gleichgewichtsstörungen, *Tinnitus* oder Anschwellen der *Lymphknoten* am Ohr.

Mit dem *Otoskop* können Gehörgang und Trommelfell sichtbar gemacht werden. Bilder vom Mittel- und Innenohr liefern Röntgenaufnahmen, eine *Computer-* oder *Kernspintomographie*. Gehör und Gleichgewicht werden durch *Hörprüfungen* oder *Labyrinthprüfung* untersucht. Die *Elektronystagmographie* beurteilt das Gleichgewicht anhand der Augenbewegungen, wenn das Ohr mit Wasser gefüllt ist.

Okklusion Blockierung eines Durchgangs, Kanals, einer Öffnung oder eines Gefäßes im Körper. Dies kann aufgrund einer Erkr. (z. B. einer *Lungenembolie*) oder medikamentös geschehen. O. bezeichnet auch die Okklusionstherapie (Abdeckung des Auges mit einem Pflaster) bei *Schwachsichtigkeit* und den Kontakt zwischen oberen und unteren Zähnen bei *fehlerhafter Schlussbissstellung*.

O

Okklusionsstörung → *Schlussbissstellung, fehlerhafte*

okkult Verborgen oder geheim, z. B. in Bezug auf okkultes Blut im Stuhl.

okkultes Blut im Stuhl Vorliegen von Blut in einer Stuhlprobe, das mit bloßem Auge nicht gesehen, aber durch chemische Tests entdeckt werden kann. Solche Tests werden vielfach genutzt bei Verdacht auf *Dickdarmkrebs*. O. B. i. S. kann auch Zeichen einer Magen-Darm-Erkr. sein wie *Speiseröhrenentzündung*, *Magenschleimhautentzündung* oder *Magenkarzinom*, Dünndarmkrebs, *Mastdarmkrebs*, *Divertikulose*; *Polypen* im Dickdarm, *Colitis ulzerosa* oder Magen-Darm-Reizung durch Medikamente wie Acetylsalicylsäure (→ *Enddarm, Blutung*).

Okular Linse eines optischen Geräts, z. B. ein *Mikroskop*.

Okulo- Vorangestellt: das Auge und seine Strukuren betreffend.

Olanzapin *Neuroleptikum*, das zur Behandlung der *Schizophrenie* eingesetzt wird.

Oleosklerom Auch Paraffinom; tumorartige Schwellung unter der Haut durch längere Einwirkung von Paraffin. O. können sich nach Inhalation von Paraffin auch in der Lunge bilden.

oligo- Vorangestellt mit der Bedeutung wenig, spärlich oder klein, z. B. *Oligospermie* (= zu wenig *Spermien* in der *Samenenflüssigkeit*).

Oligodendrogliom Seltene, langsam wachsende Form eines primären Hirntumors, der i.d.R. Erwachsene im jungen oder mittleren Alter befällt. In einigen Fällen führt die operative Entfernung des Tumors zu einer vollständigen Heilung.

Oligohydramnion Seltene Erkr. in der Schwangerschaft, bei der nur mangelhaft *Fruchtwasser* in der Gebärmutter gebildet wird.

Oligospermie Zeitweise oder ständig verminderte Anzahl von *Spermien* in der *Samenflüssigkeit*. O. ist eine Hauptursache der *Unfruchtbarkeit*, bes. wenn andere Veränderungen der Samenzellen hinzukommen.

Normalerweise finden sich 20 Millionen Spermien pro Milliliter Samenflüssigkeit. Eine geringere Anzahl tritt bei verschiedenen Erkr. auf, u.a. *Hodenentzündung, Hodenhochstand* und, selten, *Krampfaderbruch* des Hodens. Rauchen, Alkoholmissbrauch, Stress und einige Medikamente können zur zeitweisen O. führen. Die zugrunde liegende Erkr. wird behandelt. Ist diese nicht bekannt, können *Gonadotropine* gegeben werden (→ *Azoospermie*).

Oligurie Bildung von zu geringen Harnmengen im Verhältnis zur aufgenommenen Flüssigkeit. Die O. wird u.U. durch übermäßiges Schwitzen hervorgerufen; in einigen Fälle ist es Zeichen einer *Niereninsuffizienz*.

Olivenöl Öl aus der Frucht des Olivenbaums (Olea europaea), mit dem Ohrenschmalz aufgeweicht oder Milchschorf bei Säuglingen behandelt werden kann.

Omega-3-Fettsäuren Eine Gruppe von *Fettsäuren*, die lebenswichtig für etliche Körperfunktionen wie z. B. Nerven, Immunsystem und Fetttransport ist. O. können vom Körper nicht selbst hergestellt werden und müssen daher durch die Nahrung aufgenommen werden. Besonders viele O. finden sich in Fisch, z. B. Sardinen, Sardellen, Hering, Makrele, Forelle und Lachs sowie Soja- und Rapsöl.

Omentum oder Netz; Doppelfalte aus Bauchfell mit Fetteinlagerung, die vor dem Darm herabhängt und ihn bedeckt.

Omeprazol Wirkstoff zur Behandlung eines *peptischen Ulkus*, einer Refluxösophagitis und des *Zollinger-Ellison-Syndroms*. Mögliche Nebenwirkungen sind Hautausschlag, Kopfschmerzen, Übelkeit, Durchfall und Verstopfung.

Omphalozele Andere Bezeichnung für → *Nabelschnurbruch*.

Onchozerkose Tropenkrankheit, auch Flussblindheit genannt, die durch den Wurm *ONCHOCERCA VOLVULUS* hervorgerufen wird. Die O. gehört zu dem *Filariosen* und wird durch eine Kriebelmücke übertragen. Die toten Wurmlarven können zur Erblindung führen, wenn sie eine allergische Reaktion in oder an den Augen hervorrufen. Die Therapie erfolgt mit *Wurmmitteln*.

Onkogene Gene, die in jeder Zelle vorkommen und die Wachstum, Reparatur oder Ersatz kontrollieren. Anomalien der O. sind als ein Faktor bei der Entwicklung krebsartiger Zellen bekannt. *Erbgutveränderungen* der O., infolge Schädigung durch *Karzinogene*, kann eine Zelle zu uneingeschränktem Wachstum und zur Infiltration und Zerstörung von gesundem Gewebe veranlassen (→ *Krebserkr.*). Auslösende Faktoren für Krebs sind: Ultraviolettlicht, Radioaktivität, Tabak, Alkohol, Asbest, einige Chemikalien und bestimmte Viren.

Onkologie Lehre von Ursachen, Entwicklung, Merkmalen und Behandlung von Tumoren, insbesondere Krebs.

Onycholyse Ablösung des Nagels vom Nagelbett; eine Begleiterscheinung vieler Hauterkr., u.a. *Schuppenflechte* und *Hautentzündung*.

Oophorektomie Entfernung der *Eierstöcke*, i.d.R. zur Behandlung von *Ovarialzysten* oder -krebs (→ *Eierstockkrebs*). Eine partielle O. wird ausgeführt, um die Funktion der Eierstöcke bei Frauen unter 40 Jahren zu erhalten. Bei einer *Hysterektomie* werden beide Eierstöcke entfernt, wenn eine Erkr. der Gebärmutter sich ausgebreitet hat oder um in Zukunft die Entstehung eines *Eierstockkrebses* zu verhindern. Die Eierstöcke werden als Teil einer Brustkrebsbehandlung entfernt, wenn das Krebswachstum von den in den Eierstöcken gebildeten Hormonen abhängt. Werden beide Ovarien vor der *Menopause* entfernt, wird eine *Hormonersatztherapie* erforderlich.

operabel Begriff, der angibt, dass eine Erkr. operativ behandelt werden kann, wie z. B. ein zugänglicher gutartiger Tumor (→ *inoperabel*).

Operation Abk. OP; chirurgischer Eingriff, der i.d.R. mit Instrumenten, gelegentl. aber nur mit den Händen (etwa beim Einrichten eines einfachen Bruchs) ausgeführt wird.

Operation am offenen Herzen Jede Herzoperation, bei der das Herz zeitweilig angehalten und seine Funktion durch eine mechanische Pumpe übernommen wird. Die Hauptarten einer O. a. o. H. sind Korrekturen angeborener Herzfehler (→ *Herzfehler, angeborener*), Eingriffe bei zu engen oder undichten Herzklappen (→ *Herzklappenoperation*) und *koronarer Bypass*. Sobald die Pumpe angeschlossen ist, wird das Herz geöffnet und die Fehler behoben. Eine kontrollierte *Hypothermie* des Pat. erfolgt, um das Herz zu kühlen und so eine Schädigung des Herzmuskels durch Sauerstoffmangel zu vermeiden (→ *Hypothermie, kontrollierte*).

Operationsdränage Vorrichtung, die in eine Körperhöhle oder Wunde gelegt wird, um Luft oder Sekrete abzusaugen oder abzuleiten. O. reichen von einfachen weichen Gummischläuchen, die in eine Körperhöhle gelegt werden und in einem Verband münden, bis zu weitlumigen Röhren, die mit Sammelbeutel oder -flasche verbunden sind. Saugdränagen sind dünne Schläuche mit zahlreichen Löchern, durch die Flüssigkeit oder Luft besser in eine Vakuumflasche gesaugt werden können.

Operationssaal Spezieller Raum im Krankenhaus, in dem chirurgische Eingriffe durchgeführt werden. Das Risiko einer Infektion offener Wunden während einer Operation wird dadurch reduziert, dass ein Ventilationssystem ständig saubere, gefilterte Luft liefert und

OPERATIONSSAAL

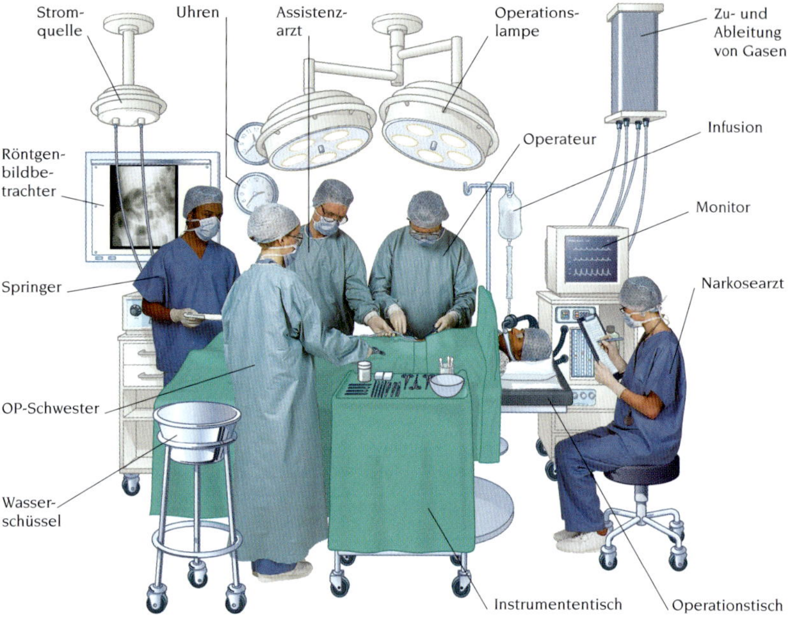

O

Wände und Böden leicht abwaschbar sind. Ärzte und Pfleger im OP benutzen bakterizide Seifen und Desinfektionsmittel an Händen und Unterarmen, bevor sie sterile Kleidung und Handschuhe anziehen. Der O. ist mit schattenlosem OP-Licht, Bildwandler zur Betrachtung von Röntgenbildern, Narkosegeräten (→ *Anästhesie, Allgemein-*) und einer *Hochfrequenztherapie* ausgestattet, mit dem Blutungsstillung erzeugt werden kann.

OPHTHALMOSKOPIE

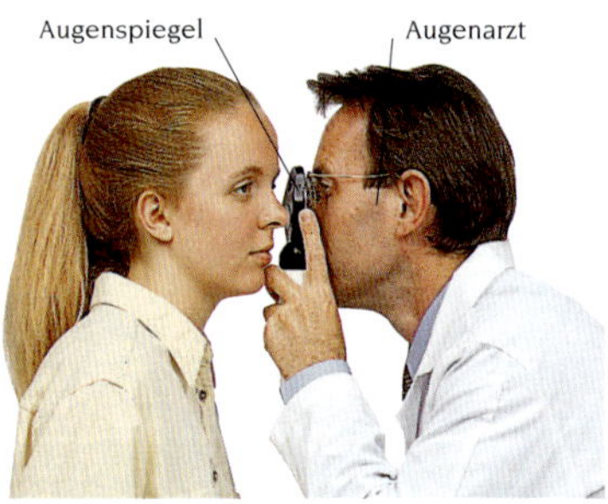

Eine *Herz-Lungen-Maschine* gehört zur Ausstattung bei *Operationen am offenen Herzen*.

Ophthalmia neonatorum *Augenentzündung* mit Ausfluss, die bei Neugeborenen i.d.R. infolge einer Ansteckung mit Gonorrhoe (sog. Gonoblenorrhoe bei *Tripper*) oder *Chlamydien-Infektion* bei der Geburt vorkommt. Die O. n. wird mit *Antibiotika* behandelt.

Ophthalmologie Oder Augenheilkunde; Lehre vom Auge sowie der Diagnose und Behandlung von Augenerkr. Die O. umfasst die Bestimmung der Sehkraft, Verordnung von Brillen oder Kontaktlinsen und die Operation bei Augenerkr. wie *grauer Star* und *grüner Star* (→ *Augenuntersuchung*, *Optiker*, *Orthoptik*).

Ophthalmoskopie Spiegelung des Augenhintergrunds oder Funduskopie; nichtinvasive Technik, bei der der Augenarzt einen Augenspiegel benutzt, um den Hintergrund im Auge zu prüfen. Mit dem Augenspiegel wird zuerst ein heller Lichtstrahl ins Auge geleitet und dann die lichtempfindliche *Netzhaut*, die Netzhautgefäße, die Papille (Mündung des Sehnervs) und der gallertige Glaskörper untersucht.

Opiat Jedes Alkaloid des *Opiums*, das morphinartige Wirkung hat.

Opioide Gruppe schmerzlindernder Medikamente (→ *Schmerzmittel*) zur Behandlung mäßiger bis starker Schmerzen. O. gehören zu den Betäubungsmitteln und werden aufgrund ihres euphorisierenden Effekts als Drogen missbraucht; der Missbrauch kann zu *Toleranz* (der Bedarf größerer Mengen einer Substanz zur Erzielung derselben Wirkung) und körperlicher und psychischer *Abhängigkeit* führen. Häufig verwendete O. sind z. B. *Morphin*, *Kodein*, *Fentanyl* und Piritramid.

Opium Substanz aus den unreifen Samen der Mohnpflanze *PAPAVER SOMNIFERUM*. O. hat einen schmerzlindernden Effekt und ruft auch Schläfrigkeit und Euphorie hervor. Es ist wie auch seine Derivate, z. B. *Kodein* und Diamorphin, in der Gruppe der *Opioide* eingeordnet.

Opportunistische Infektionen Infektionen durch Erreger, die bei gesunden Menschen nur selten schwere oder ausgedehnte Effekte haben, die aber bei einem Pat. mit geschwächtem *Immunsystem* schwere Erkr. oder ausgedehnte Infektionen auslösen können. Bei den meisten *Aids*-Patienten tritt der Tod durch o. I. ein, bes. durch *Pneumocystis-carinii-Pneumonie*. Viele Pilzinfektionen wie *Soor* und einige Virusinfektionen wie *Herpes simplex* sind o. I. Die Therapie erfolgt mit geeigneten *Antibiotika*, *Virostatika* bzw. *Antimykotika*.

Optiker Der O. verkauft Brillen und Kontaktlinsen und passt diese an. Er führt auch Sehtests und Beratungen durch. Patienten mit Augenerkrankungen werden vom Augenarzt (→ *Ophthalmologie*) untersucht und behandelt.

Optikusatrophie Schwund oder Zerstörung von Fasern der Sehnerven (→ *Nervus opticus*) aufgrund von Erkr. oder Verletzung des Nervs, die zum teilweisen oder vollständigen Verlust der Sehkraft führt. O. tritt u.U. ohne vorherige Zeichen einer Nervenerkrankung (z. B. einer Entzündung) auf.

oral Den *Mund* betreffend; bei Medikamenten: Einnahme durch den Mund.

Orangenhaut → *Cellulitis*

Orbitalphlegmone Bakterielle Infektion des Gewebes innerhalb der *Augenhöhle* (Orbita). Diese kann gefährlich sein, da sie sich ins Gehirn ausbreiten kann. Die Therapie erfolgt mit hochdosierten *Antibiotika*.

Orchidektomie → *Hodenentfernung*

Orchitis → *Hodenentzündung*

Organ Reihe unterschiedlicher, aus *Gewebe* bestehender, struktureller Einheiten, die spezifische Funktionen haben. Das Gehirn besteht z. B. aus Nervengewebe und Stützgewebe und erfüllt die Funktion, Information zu empfangen, zu verarbeiten und weiterzugeben.

Organelle Bezeichnung für verschiedene spezialisierte Strukturen einer *Zelle*.

organisch *Organe*, eine Gewebsstruktur mit spezifischer Funktion, betreffend oder auf *Organismus* und seine Substanzen bezogen. In der Chemie steht o. für bestimmte Kohlenwasserstoffe. In der Medizin zeigt o. das Vorliegen einer Krankheit an (→ *anorganisch*).

Organismus Allgemeiner Begriff für ein Tier oder eine Pflanze. *Bakterien* und *Viren* sind u.U. krankheitserregende *Mikroorganismen*.

Organspende Zustimmung einer Person (oder ihrer Familie) zur operativen Entfernung eines oder mehrerer Organe zur *Transplantation*. Die meisten Organe, wie Herz, Lunge, Leber und Nieren, werden unmittelbar nach dem Tod entfernt, während Herz- und Lungenfunktion, nachdem der Hirntod ärztlich bescheinigt worden ist, maschinell aufrechterhalten werden. Passende Organspender können auch zu Lebzeiten eine *Niere* oder einen Teil der *Leber* spenden (→ *Gewebetypisierung*). Die eigene Organspende nach dem Tod wird durch Informieren der Angehörigen und Tragen eines Organspenderausweises ermöglicht (*Herztransplantation, Herzklappenoperation, Nierentransplantation, Lebertransplantation, Patientenverfügung*).

Orgasmus Intensive Empfindung durch eine Serie von Muskelkontraktionen am Höhepunkt sexueller Erregung. Ein O. dauert i.d.R. 3 bis 10 Sekunden, kann aber bei Frauen bis zu 1 Minute dauern.

Bei Männern drückt die Kontraktion der inneren Beckenmuskeln Flüssigkeit

O

aus der *Prostata* in die *Harnröhre*, von wo sie kräftig durch die Harnröhrenöffnung ausgetrieben wird (→ *Ejakulation*). Bei Frauen ist ein O. mit unregelmäßigen Kontraktionen der willkürlichen Muskulatur der Scheidenwand, bei einige Frauen der *Gebärmutter* verbunden mit anschließender Entspannung sowie Durchblutung im Beckenbereich. Einige Frauen können multiple Orgasmen erleben, wenn die Reizung fortgesetzt wird. Auf einen O. folgt eine reizunempfindliche Phase, während der keine körperliche Reaktion auf sexuelle Stimulation erfolgt. Sowohl Männer als auch Frauen können unter Orgasmusstörungen leiden (→ *Ejakulationsstörungen, Orgasmus, ausbleibender*).

Orgasmus, ausbleibender Med. Anorgasmie; Unfähigkeit, bei sexueller Aktivität einen Orgasmus zu erreichen. Mögliche Gründe sind unterdrückte sexuelle Wünsche oder Unfähigkeit zur Erregung bzw. Halten der Erregung. Bei Männern kann es, trotz normaler Erregung, zu *Ejakulationsstörungen* kommen. A. O. ist ein verbreitetes Problem bei Frauen; einige können den Orgasmus durch Masturbation, nicht aber beim Geschlechtsverkehr bekommen. Manchmal ist die Ursache Schmerz beim Geschlechtsverkehr.

Mit auslösende Faktoren bei beiden Geschlechtern sind: Probleme mit der Sexualpraktik oder in der Beziehung, Unsicherheit in Bezug auf sexuelle Reaktionen, psychische Probleme (z. B. Ängstlichkeit, frühes sexuelles Trauma oder Hemmungen) und die Angst vor Schwangerschaft. *Sexualtherapie, Paartherapie* und *Psychotherapie* sind hilfreich.

Orlistat Schlankheitsmittel, dass während einer Diät zur Behandlung schwerer Fettsucht eingesetzt wird. Anders als *Appetitzügler* wirkt O. auf den Magen-Darm-Trakt, indem es die Verdauung von Fetten durch Lipasen (*Enzyme* der *Bauchspeicheldrüse*) hemmt. Anstatt aufgenommen zu werden, werden die Fette mit dem Stuhl ausgeschieden.

Nebenwirkungen im Magen-Darm-Trakt können durch Reduktion der Fettzufuhr minimiert werden. *Flatulenz* und Stuhldrang sind häufig. Bei Langzeiteinnahme von O. ist ein Mangel an fettlöslichen Vitaminen eine Gefahr.

Ornithose Durch Vögel übertragene Erkr. durch den Erreger *CHLAMYDIA PSITTACI*, der die *Papageienkrankheit* beim Menschen verursacht.

Orphenadrin *Muskelrelaxans*, das zur Behandlung schmerzender Muskelkrämpfe durch Weichteilverletzung und *Parkinson-Syndrom* eingesetzt wird. Nebenwirkungen sind *Mundtrockenheit* und Sehstörungen.

Ortho- Vorangestellt mit der Bedeutung normal, richtig oder gerade, z. B. in *Orthopädie*, einem Fachgebiet der Medizin, die sich mit der Korrektur von Erkr. der Knochen und Gelenke befasst.

Orthopädie Fachgebiet der Medizin, die sich mit Erkr. der *Knochen* und *Gelenke* und der mit ihnen verbundenen *Muskeln, Sehnen* und *Kreuzbänder* befasst. O. umfasst die Behandlung von Bandscheibenvorfall, Arthritis und Rückenproblemen. Es werden Geburtsfehler des Skeletts behandelt und Hüft-, Knie- oder Fingergelenke korrigiert bzw. ersetzt.

Orthopnoe Höchste Atemnot (Dyspnoe) bes. beim flacheren Liegen. O. ist ein Symptom bei *Herzinsuffizienz* und *Lungenödem* und tritt außerdem bei *Asthma* und *chronisch-obstruktiver Lungenerkrankung* auf.

Orthoptik Techniken, die hauptsächlich bei Kindern zur Messung und Auswertung des *Schielens* angewandt werden, einschließl. Augenübungen, Bestimmung des einäugigen und beidäugigen (binokularen) Sehens und Maßnahmen zur Bekämpfung der *Schwachsichtigkeit*.

Oseltamivir Ein gegen *Viren* wirksames *Medikament*, das für die Vorbeugung oder Behandlung der Influenza (→ *Grippe*) A und B (inklusive *Schweinegrippe*) eingesetzt wird. Um wirksam werden zu können, muss O. innerhalb von 48 Stunden nach dem Auftreten der ersten *Symptome* eingenommen werden. O. ist kein Ersatz für die regelmäßige jährliche *Impfung* gegen *Grippe* und kann auch von denjenigen eingenommen werden, die geimpft sind. Möglicherweise hilft O. auch gegen einige Auswirkungen der *Vogelgrippe*. Nebenwirkungen sind u.a. Übelkeit, Erbrechen, allergische Reaktionen und Bauchschmerzen.

Osmose Bewegung eines Lösungsmittels durch eine semipermeable (halbdurchlässige) Membran von einer schwächeren Lösung hin zum Ort einer stärkeren Konzentration eines Stoffs, der diese Membran nicht passieren kann. Jede Körperzelle hat als Hülle eine solche Membran, die Wasser, Salzen, einfachen Zuckern (wie die *Glukose*) und *Aminosäuren* (aber nicht Proteinen) das Hindurchwandern ermöglichen. Deshalb spielt O. eine wichtige Rolle bei der Regulation der Verteilung von Wasser und anderen Substanzen im Körpergewebe.

Osteo- Vorangestellt mit der Bedeutung Knochen, wie z. B. in *Osteoporose*, eine Erkr., bei der die Knochen dünn und schwach (porös) werden.

Osteochondrom Gutartige Knochengeschwulst, die sich am knorpelbedeckten Ende des Knochens bildet und als eine harte runde Schwellung nahe dem Gelenk erscheint.

Ein O. entsteht in der späten Kindheit und frühen Jugend, i.d.R. an der Seite eines langen Röhrenknochens nahe dem Knie oder der Schulter. Ein O. verursacht nur Probleme, wenn es die Bewegung von Sehnen oder nahe Gelenke beeinträchtigt. In diesem Fall wird es operativ entfernt. Große O. wirken sich auf das Skelettwachstum aus und verursachen Deformitäten.

Osteochondrose Knorpel-Knochenentzündung

Osteochondrosis deformans juvenilis → *Knorpel-Knochenentzündung bei Jugendlichen*

Osteochondrosis dissecans → *Knorpel-Knochenentzündung*

Osteoidosteom Erkr. der *Knochen*, bei der ein winziger anomaler Knochenbezirk, i.d.R. in einem langen Röhrenknochen, schwere Schmerzen verursacht, die sich meist nachts verschlimmern. Die Heilung des O. wird durch Entfernung des Knochenbezirks erreicht (→ *Knochentumor*).

Osteom → *Knochentumor*

Osteomalazie → *Knochenerweichung*

Osteomyelitis → *Knochenmarkentzündung*

Osteopathie Hier: Diagnose- und Therapiesystem, das die Bedeutung des Bewegungsapparats in einem gesunden, funktionierenden Körper würdigt. Das grundlegende Prinzip der O. ist, dass alle Körpersysteme im Einklang arbeiten und Störungen in einem System die Funktion der anderen beeinflussen. Der Ausübende der O. macht sich manuelle Techniken, rhythmisches Dehnen und Druckanwendung zur Wiederherstellung der Gelenkbewegung zunutze sowie die herkömmlichen diagnostischen und therapeutischen Verfahren, um Funktionsstörungen zu erkennen und zu behandeln.

Osteopetrose → *Marmorknochenkrankheit*

Osteophyt Umschriebene Knochenneubildung (Höcker, Zacken) am Rand eines Gelenks; diese O. sind ein Hauptmerkmal der *Arthrose* und tragen zu Deformierung und zu einer Bewegungseinschränkung der betroffenen Gelenke bei.

OSTEOPOROSE

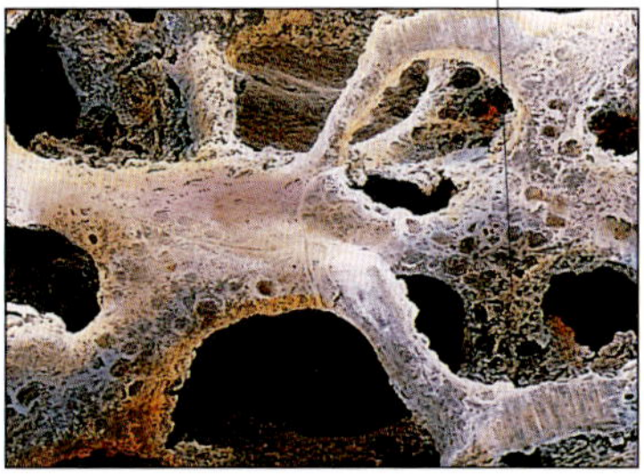

KNOCHEN UNTER DEM MIKROSKOP

Osteoporose Knochenschwund; Verlust von Knochengewebe mit anschließend vermehrter Sprödigkeit und Brüchigkeit des Knochens. Verdünnung des Knochens ist ein natürlicher Teil des Alterungsprozesses. Frauen sind besonders anfällig für eine Verminderung der Knochendichte nach der *Menopause*, weil ihre *Eierstöcke* keine *Östrogene* mehr produzieren, die zur Aufrechterhaltung der Knochenmasse beitragen.

Andere Gründe für O. sind: Entfernung der Eierstöcke, kalziumarme Ernährung, bestimmte Hormonstörungen, längere Behandlung mit *Kortison* und längere Ruhigstellung. O. ist häufig bei starken Rauchern und Trinkern sowie bei besonders schlanken Menschen.

Das erste Zeichen einer O. ist oft ein Knochenbruch, i.d.R. des Unterarms handgelenknah oder des Oberschenkelhalses. Ein oder mehrere *Wirbel* können spontan brechen und zusammenfallen, was zu fortschreitender Verringerung an Körpergröße oder Schmerz durch Druck auf einen Spinalnerv führt.

O. wird diagnostiziert durch Röntgenaufnahmen und *Dichtebestimmung*. Ein Verlust an Knochenmasse wird minimiert durch genügend Kalzium in der Nahrung und regelmäßige körperliche Betätigung, um die Knochen aufzubauen und zu erhalten. Eine langfristige *Hormonersatztherapie* nach der Menopause kann O. bei Frauen vorbeugen. *Bisphosphonate* werden ebenfalls zur Vorbeugung des Knochenschwunds gegeben.

Osteosarkom Krebs, der rasch in die Lunge und, seltener, in andere Bereiche streut. Ein O. tritt bei Jugendlichen oft ohne Ursache auf (i.d.R. in langen Röhrenknochen von Arm oder Bein oder nahe dem Kniegelenk, der Hüfte oder Schulter). Bei älteren Menschen können sich O. in mehreren Knochen als späte, seltene Komplikation der *Paget-Krankheit* entwickeln. Das O. verursacht Schmerzen und Schwellung am betroffenen Knochen, falls es nahe der Oberfläche sitzt.

Die Erkr. kann mit *Strahlentherapie* bekämpft werden, aber der betroffene Knochen muss i.d.R. operativ entfernt werden. Gelegentl. wird er durch eine Knochentransplantation oder einen künstlichen Knochen ersetzt, aber meist erfolgt die Amputation und es wird eine *Prothese* eingesetzt. *Zytostatika* verbessern die Prognose; ca. die Hälfte der Fälle, die früh entdeckt werden, können geheilt werden.

Osteotomie „Knochendurchtrennung"; operatives Verfahren zur Änderung der Lage, zur Verkürzung oder Verlängerung eines *Knochens*, das ein Durchschneiden beinhaltet. Eine O. wird angewandt, um einen *Hallux valgus* mit nachfolgendem entzündeten Fußballen, eine *Coxa vara* (eine Hüftdeformation) oder eine Deformation bei angeborener *Hüftdysplasie* zu korrigieren. Die O. dient auch der Begradigung eines langen Röhrenknochens, der nach einem *Knochenbruch* falsch zusammengewachsen ist, der Verkürzung/Verlängerung eines Beins, wenn es nach einem Bruch zu einer Beinlängendifferenz gekommen ist.

OTC Englische Abkürzung für „over the counter". Heute übliche Bezeichnung für *Medikamente*, die ohne ärztliche Verordnung (→ *Rezept*) in der Apotheke abgegeben werden können und in der Regel von der *Krankenversicherung* nicht bezahlt werden.

Othämatom Med. Begriff für Hämatom des äußeren Ohrs; verursacht bei wiederholtem Hämatom das „Blumenkohlohr" z. B. des Boxers.

Otitis media → *Mittelohrentzündung*

Oto- Vorangestellt mit der Bedeutung Ohr, wie z. B. bei *Otorrhoe* (*Ohr, Ausfluss*).

Otomykose Pilzinfektion des *Ohrs*, die eine Entzündung des Gehörgangs und gleichfalls des äußeren Ohrs verursacht (→ *Gehörgangentzündung*).

Otopexie → *Otoplastik*

OTOSKLEROSE

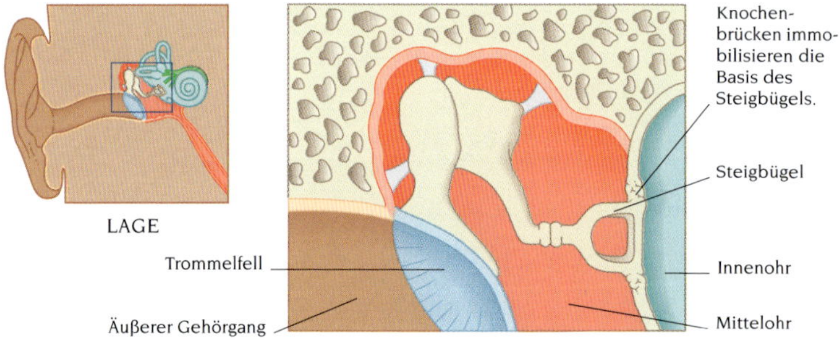

Otoplastik Kosmetische oder rekonstruktive Eingriffe am äußeren *Ohr*. Eine O. wird i.d.R. zur Korrektur von abstehenden Ohren durchgeführt. Eine Otoplastik dient auch dem Aufbau eines fehlenden Ohrs bei einem Kind, das mit einem fehlenden oder nur teilweise vorhandenen Ohr geboren wurde, oder zur Rekonstruktion eines beschädigten Ohrs.

Otorrhoe Ausfluss von Eiter oder anderer Flüssigkeit aus dem Ohr (→ *Ohr, Ausfluss*).

Otosklerose Erkr. des Mittelohrs, die fortschreitende *Taubheit* verursacht. Die O. befällt i.d.R. beide Ohren. Sie entsteht, wenn Knochenwucherungen den Stapes (Steigbügel, das unterste der 3 Gehörknöchelchen im Mittelohr) fixiert. In der Folge wird eine Weiterleitung von Schallwellen über die Gehörknöchelchen zum Innenohr verhindert. Ein Pat. nimmt Töne nur gedämpft wahr, kann aber bei Hintergrundlärm besser hören.

Die O. kommt in bestimmten Familien gehäuft vor; die Symptome treten i.d.R. erstmalig im frühen Erwachsenenalter auf. Die Erkr. betrifft mehr Frauen als Männer und entwickelt sich oft in der Schwangerschaft. Der Hörverlust schreitet über 10 bis 15 Jahre langsam fort und geht oft mit *Tinnitus* und, selten, mit *Schwindel* einher. In einem gewissen Ausmaß kann sich eine Schallempfindungsschwerhörigkeit entwickeln, was die Wahrnehmung hoher Töne erschwert und den Pat. veranlasst, laut zu sprechen.

Die O. wird bei *Hörprüfungen* diagnostiziert. Sie kann durch eine *Stapedektomie* geheilt werden, eine Operation, bei der der Steigbügel durch einen winzigen Kolben ersetzt wird, der sich in einer im Innenohr angelegten Öffnung bewegt. Mit der freien Bewegung des Kolbens können Schallwellen zum inneren Ohr übertragen werden. Alternativ kann ein *Hörgerät* das Hörvermögen bessern.

Otoskop oder Ohrtrichter; Instrument zur Untersuchung des äußeren Gehörgangs und des Trommelfells. Ein O. beleuchtet und vergrößert das Innere des Ohrs. Die Otoskopie (Untersuchung mit dem O.) kann krankhafte Veränderungen, wie Entzündung oder Eiteransammlung im äußeren Gehörgang (→ *Gehörgangentzündung*), und Zerrung oder Riss des Trommelfells aufdecken.

Ototoxizität Toxische Schädigung von Strukturen des Innenohrs. Bestimmte Wirkstoffe, wie die *Aminoglykosid*-Antibiotika, können hochdosiert einen Ohrschaden verursachen, der zur Beeinträchtigung des Gehörs und des Gleichgewichts führt.

Ovar → *Eierstock*

Ovarialkarzinom → *Eierstockkrebs*

Ovarialsyndrom, polyzystisches Erkr., in einer Sonderform auch als Stein-Leventhal bekannt, die durch Oligomenorrhoe oder *ausbleibende Menstruation*, *Unfruchtbarkeit*, *Hirsutismus* (übermäßige Behaarung) und *Fettsucht* charakterisiert ist. Oft sind mehrere *Ovarialzysten* vorhanden. Bei den meisten Frauen mit p. O. beginnt die Menstruation im normalen Alter, aber nach 1 Jahr oder auch 2 Perioden wird diese unregelmäßig und hört dann ganz auf. Hirsutismus und Fettsucht treten in über 50% der Fälle auf.

Das p. O. ergibt sich aus einem Ungleichgewicht zwischen 2 *Gonadotropinen*: dem follikelstimulierenden Hormon (FSH) und dem luteinisierenden Hormon (LH). Diese Störung geht mit erhöhten Spiegeln von *Testosteron* und *Östrogen* einher.

Die Therapie umfasst Clomifen und *orale Kontrazeptiva*. Da ein p. O. oft mit einem hohen Östrogenspiegel verbunden ist, ergibt sich ein erhöhtes Risiko für *Gebärmutterkrebs*.

Ovarialzysten Krankhafte, flüssigkeitsgefüllte Schwellungen im *Eierstock*. O. sind häufig und meist nicht bösartig. Die bekannteste Form, die Follikelzyste, entwickelt sich, wenn sich das Eifollikel vergrößert und mit Flüssigkeit füllt. O. können auch im Gelbkörper auftreten, ein Gewebe, das sich nach dem *Eisprung* aus dem Follikel bildet. Andere Formen sind *Dermoidzysten* und krebsartige Zysten (→ *Eierstockkrebs*).

O. haben oft keine Symptome, aber einige verursachen Bauchschmerz, Schmerz beim Geschlechtsverkehr oder unegelmäßige Menstruation (→ *Regelblutung, ausbleibende; Regelblutung, starke*). Starker Unterleibsschmerz, Übelkeit und Fieber stellen sich ein,

O

wenn es zur Verdrehung oder zum Riss einer Zyste kommt. Dies muss operativ behandelt werden.

Eine O. wird u.U. bei einer routinemäßigen *gynäkologischen Untersuchung* entdeckt und ihre Lage und Größe durch *Ultraschall* oder *Bauchspiegelung* bestätigt. Einfache dünnwandige oder flüssigkeitsgefüllte O. verschwinden oft von selbst. Komplexe Zysten (z.B. Dermoidzysten) erfordern jedoch die Operation. Wenn eine O. besonders groß ist, muss der Eierstock entfernt werden (→ *Oophorektomie*).

Ovulation → *Eisprung*

Oxazepam Substanz, die vom *Benzodiazepin* abgeleitet ist und zur Kurzzeitbehandlung von *Angststörungen* eingesetzt wird. O. kann zur Abhängigkeit führen, falls es regelmäßig über 2 Wochen lang genommen wird (→ *Abhängigkeit*).

Oximeter Instrument zur Messung der Sauerstoffkonzentration im Blut.

Oxprenolol Betablocker zur Behandlung von *Bluthochdruck, Angina pectoris* und *Herzrhytmusstörungen* O. kann auch zur Verbesserung der Symptome bei *Angst* und zur Kontrolle der *Schilddrüsenüberfunktion* angewendet werden.

O

Oxybutynin Arzneimittel zur Behandlung häufigen Harnlassens (→ *Polyurie*), indem das Fassungsvermögen der Blase erhöht wird. Mögliche Nebenwirkungen von O. sind *Mundtrockenheit* und Sehstörungen.

Oxymetazolin Abschwellendes Mittel (*Vasokonstriktion*), das zur Behandlung eines *Heuschnupfens*, einer *Sinusitis* und *Erkältung* eingesetzt wird.

Oxytetracyclin *Antibiotikum* aus der Gruppe der Tetrazycline, das zur Behandlung einer *Chlamydien-Infektion*, wie z.B. einer nichtgonorrhoischen Urethritis, eingesetzt wird. Es wird auch bei einer Reihe anderer Infektionserkr., u.a. *Bronchitis* und *Lungenentzündung*, angewendet, außerdem ist O. bei schwerer *Akne* sinnvoll. Mögliche Nebenwirkungen sind Übelkeit, Erbrechen, Durchfall, Hautausschlag und erhöhte Empfindlichkeit der Haut bei Sonnenlicht. O. kann zu Zahnverfärbung in der Entwicklung führen und wird nicht für Kinder unter 12 Jahren oder für Schwangere verordnet.

Oxytocin Von der *Hirnanhangsdrüse* gebildetes Hormon. O. bewirkt Gebärmutterkontraktionen während der Wehen und stimuliert den Milchfluss bei stillenden Frauen (→ *Stillen*). Synthetisches O. wird zur *Weheneinleitung* benutzt. Es wird hierzu als intravenöse Infusion verabreicht, um Gebärmutterkontraktionen zu erzeugen. Gemeinsam mit *Ergotamin* injiziert man es nach der Geburt in einer Einzelgabe, um die Plazentalösung zu beschleunigen, die Blutung zu verringern bzw. die Gebärmutter nach einer *Fehlgeburt* oder Todgeburt zu unterstützen. Eine Nebenwirkung des synthetischen O. sind starke, schmerzhafte Kontraktionen. Seltener kommt es zu Übelkeit, Erbrechen, Herzklopfen und allergischen Reaktionen.

Oxyuriasis Anderer Name für *Enterobiasis* oder Madenwurmerkrankung.

Ozon Seltene Form des Sauerstoffs; giftiges, bläuliches Gas, das durch den Vorgang einer elektrischen Entladung (wie beim Blitz) aus Sauerstoffmolekülen entsteht. O. ist natürlicher Bestandteil der oberen Atmosphärenschichten, wo es die Erde vor den meisten schädlichen UV-Strahlen der Sonne abschirmt. Die O.-Schicht wird durch atmosphärische Schadstoffe zerstört, wodurch eine höhere Dosis ultravioletter Strahlung die Erdoberfläche erreicht. Dadurch könnte die Gefahr, an *Hautkrebs* und *grauem Star* zu erkranken, ansteigen, und auch weitere gesundheitsschädigende Wirkungen werden vermutet.

P

P-Aminobenzoesäure Auch Para-Aminobenzoesäure, Abk. PABA. Wirkstoff vieler Sonnenschutzcremes.

Paartherapie Professionelle Therapie für (Ehe-)Paare mit dem Ziel, die Probleme in der Partnerschaft zu lösen. Das Paar kommt zu regelmäßigen Sitzungen mit einem Therapeuten u. versucht, Partnerschaftsprobleme zu diskutieren u. Differenzen abzubauen. Die P. basiert auf den Ideen u. Methoden der *Verhaltenstherapie*. Wenn es in der Partnerschaft auch sexuelle Probleme gibt, verweist der Therapeut auf eine *Sexualtherapie*.

Paclitaxel Krebsmittel aus der Eibe (TAXUS), das zur Behandlung unterschiedlicher Krebsformen angewendet wird, z. B. bei *Gebärmutterkrebs* und *Brustkrebs*. Nebenwirkungen von P. sind u.a. *Erbrechen*, *Anämie*, *Neuropathie* und erhöhte Infektanfälligkeit.

Pädiatrie → *Kinderheilkunde*

Paget-Krankheit Erkr. im mittleren oder höheren Alter mit Störung der Knochenbildung. Betroffene Knochen sind weich, verdickt und deformiert. Die P.-K., med. auch Osteodystrophia deformans, befällt Becken, Schädel, Schlüsselbein, Wirbel und die langen Röhrenknochen der Beine. P.-K. kann vererbt werden und betrifft meist Männer.

Symptome sind selten, Knochenschmerz und O-Bein-Bildung treten auf. Die Knochen neigen zu Brüchen, Schädelveränderungen führen zur Leontiasis (Verzerrung der Gesichtsknochen; löwenähnliches Aussehen) und zu Innenohrschäden, die Taubheit, *Tinnitus*, *Schwindel* oder Kopfschmerzen hervorrufen. P.-K. wird anhand von Röntgenbildern und Bluttests diagnostiziert. Behandlung ist meist nicht erforderlich bzw. nur in Form von *Schmerzmitteln*. In schweren Fällen können *Bisphosphonate* gegeben oder eine *OP* erforderlich werden.

Paget-Krebs Krebsekzem der Brust; seltene Art des Brustkrebses, bei dem sich der Tumor in der Brustwarze entwickelt. P.-K. ähnelt einem *Ekzem* und kann Jucken u. Brennen hervorrufen. Es entwickelt sich eine nicht heilende Wunde. Ohne Behandlung kann sich der Tumor in der Brust ausbreiten. Diagnostik: *Biopsie*, *MRT*, *Mammographie*.

Palliativtherapie Lindernde Behandlung. Die *Symptome* einer Krankheit werden behandelt, ohne die Ursache zu beseitigen.

Palpation Technik bei der *körperlichen Untersuchung*, bei der Körperteile mit den Händen oder Fingern abgetastet werden.

Palpitationen → *Herzklopfen*

Panaritium, tiefes Abszess der Finger- oder Zehenspitze, die Schwellung, extremen Schmerz und Druck- und Berührungsempfindlichkeit hervorruft; meist aufgrund einer akuten *Nagelfalzentzündung*. Erreger des t. P. ist u.a. das Herpes-simplex-Virus oder eine bakterielle Infektion. Die Eröffnung und Entfernung des Eiters ist oft notwendig.

Panarteriitis nodosa Auch Kussmaul-Meier-Syndrom; seltene Erkr. der mittelgroßen Arterien. Teile der Arterienwand sind entzündet, geschwächt und anfällig für *Aneurysmen*. Die Schwere der Erkr. hängt davon ab, welche Arterien befallen und wie sehr sie geschwächt sind. Die Ursache scheint in einer Immunstörung zu liegen, die gelegentlich durch Exposition gegenüber dem *Hepatitis-B-Virus* ausgelöst wird. P. n. tritt am häufigsten bei Erwachsenen auf und befällt Männer häufiger als Frauen.

Frühsymptome sind Fieber, Muskel- und Gelenkschmerz, allgemeines Krankheitsgefühl, Appetitverlust und Gewichtsabnahme, gelegentlich Nervenschmerzen. Es kommt auch zu *Bluthochdruck*, Hautgeschwüren und *Gangrän*. Wenn die *Koronararterien* befallen sind, droht ein *Herzinfarkt*. Viele Patienten leiden unter Bauchschmerz, Übelkeit, Erbrechen, *Durchfall* und Blutbeimengungen im Stuhl.

Die Diagnose erfolgt durch *Biopsie* und *Angiographie*. Mit *Kortikosteroiden* und in manchen Fällen *Immunsuppressiva* lässt sich ein Überleben für mindestens 5 Jahre erzielen. Unbehandelt überleben nur wenige Patienten diesen Zeitraum.

pandemisch Begriff für eine Krankheit, die sich in ausgedehnten Regionen verbreitet und die einen Großteil der Bevölkerung befällt.

Panikattacke Periode akuter *Angst*, häufig beherrscht von intensiver Todesangst oder dem Gefühl, den Verstand zu verlieren. Die P. sind zunächst unvorhersehbar, werden später aber mit Situationen gekoppelt, wie z. B. einem voll besetzten Aufzug.

Die Symptome (Atemnot, Brustschmerz, *Herzklopfen*, Benommenheit, Schwindel, Schwitzen, Zittern, Ohnmacht) setzen plötzlich ein. *Hyperventilation* ist häufig und führt zu Kribbeln; Gefühle von Depersonalisaton und Derealisation kommen vor. Die Panikattacken enden rasch.

P. sind i.d.R. ein Merkmal der *Angststörung*, der *Platzangst* oder anderer *Phobien*. In einigen Fällen sind die P. Teil einer *Somatisierungsstörung* oder einer *Schizophrenie*. Behandlungsmöglichkeiten sind *Verhaltenstherapie*, Entspannungsübungen und gegebenenfalls Medikamente.

Panikerkrankung Form der *Angststörung*, die durch wiederholte Panikattacken mit intensiver Angst und beunruhigenden körperlichen Symptomen gekennzeichnet ist.

Pankreas → *Bauchspeicheldrüse*

Pankreaskarzinom → *Bauchspeicheldrüsenkrebs*

Pankreatektomie → *Bauchspeicheldrüsenentfernung*

Pankreatin Zubereitung von *Bauchspeicheldrüsen*enzymen, die zur Verdauung notwendig sind. P. wird zur Vorbeugung einer *Malabsorption* angewendet und wird nach *Bauchspeicheldrüsenentfernung* oder bei Erkrankungen der *Bauchspeicheldrüse* notwendig.

Pankreatitis → *Bauchspeicheldrüsenentzündung*

Pankreatographie Abk. ERP, endoskopische retrograde Pankreatographie; Abbildung der Bauchspeicheldrüse und ihres Gangystems durch *Computer-* und *Kernspintomographie*, *Ultraschall*, *Röntgenuntersuchung* oder mit *ERCP*.

Pantothensäure Vitamin des *Vitamin-B-Komplexes*.

Pap.-Abstrich Abstrich nach Papanicolaou; Test zur Diagnose einer *Zervixdysplasie*, die zu einem *Gebärmutterhalskrebs* führen könnten. Der P.-A. weist auch Virusinfektionen des Gebärmutterhalses nach, wie z. B. *Herpes simplex* und Papillomavirusinfektion. Der P.-A. sollte bei Frauen 6 Monate nach Beginn der sexuell aktiven Phase, dann 6 bis 12 Monate später, danach alle 3 Jahre durchgeführt werden.

Papageienkrankheit Med. Psittakose; seltene Erkr., die der Grippe ähnlich ist und durch den Erreger *CHLAMYDOPHILA PSITTACI* verursacht wird. Die P. entwickelt sich durch Inhalieren von Staub, der Tröpfchen infizierter Vögel, z. B. Tauben oder Geflügel, enthält. In den meisten Fällen kommt die P. bei Geflügelzüchtern, Taubenbesitzern und Mitarbeitern in Zoogeschäften vor. Häufige Symptome sind starker Kopfschmerz, Fieber und Husten, die sich etwa eine Woche nach der Infektion entwickeln. Weitere Beschwerden sind Muskelschmerz, Halsschmerz, Nasenbluten, Lethargie, Depression und in einigen Fällen Atemnot.

Papain Natürlich vorkommende *Enzym*mischung, u.a. Chymopapain, das in der Papaya (*CARICA PAPAYA*, Melonenbaum) gefunden wird. P. baut Proteine ab und wurde zur Auflösung von Blutgerinnseln und nekrotischem Gewebe (→ *Nekrose, avaskuläre*) in *Wunden* und *Geschwüren* angewendet.

Papel Kleiner, fester, leicht erhabener Hautbezirk. P. sind i.d.R. unter 5 mm groß, erhaben oder flach, fühlen sich weich oder warzig an und sind entweder pigmentiert oder zeigen die Farbe der umgebenden Haut.

Papille Kleine, warzenartige Vorwölbung über eine Oberfläche, wie etwa die Brustwarze (Papilla mammaria).

Papillom Gutartige, warzenähnliche Epithelneubildung, die meist Haut, Zunge und Kehlkopf sowie Harn- und Verdauungstrakt befällt.

Papillomavirus Virusart, die für die Entstehung von Warzen bzw. anogenitalen Warzen (→ *Warzen, anogenitale*) verantwortlich ist. Es gibt über 100 Stämme des humanen P. Die Infektion durch einige der Stämme wird als ursächlicher Faktor für *Gebärmutterhalskrebs* und das *Analkarzinom* angesehen.

In Deutschland wird eine Impfung gegen bestimmte Typen des humanen Papillomavirus allen Mädchen zwischen 12 und 17 Jahren empfohlen.

par-/para- Vorsilben mit der Bedeutung neben oder dahinter, sehr ähnlich oder im Zusammenhang, fehlerhaft oder anomal.

Paracetamol Analgetikum zum Einsatz bei leichtem Schmerz und zur Fiebersenkung. P. kann selten zu Übelkeit oder Hautausschlag führen. Eine Überdosis kann zu Leberschädigung und sogar zum Tod führen.

Parästhesie Krankhafte Empfindungsstörung (Kribbeln, Stechen) in der Haut.

Paraffinöl Aus Mineralöl gewonnenes Gleitmittel aus der Gruppe der *Abführmittel*. Es kann im Analbereich Reizungen hervorrufen und bei längerem Gebrauch die Aufnahme von Vitaminen aus dem Darm ins Blut verringern.

Paraldehyd *Beruhigungsmittel* zum Einsatz bei längeren epileptischen Anfällen (→ *Epilepsie*). P. kann auch als Einlauf oder durch Injektion verabreicht werden.

Paranoia → *Wahn*

Paraparese Unvollständige Lähmung zweier symmetrischer Extremitäten, z. B. beider Beine, und gelegentl. auch von Teilen des Rumpfs.

Paraphimose Einschnürung des Penis hinter der Eichel durch eine extrem enge, zurückgezogene Vorhaut, die zu Schwellung und Schmerz führt. P. kommt häufig als Komplikation einer krankhaft verengten Vorhaut (→ *Phimose*) vor. Die Vorhaut kann oft nach Anwendung einer Eispackung manuell in die normale Position zurückgeschoben werden. Sonst wird eine Injektion oder eine Operation unter Einschneiden der Vorhaut notwendig. Durch die *Beschneidung* wird eine erneute P. vermieden.

Paraplegie Vollständige Lähmung zweier symmetrischer Extremitäten, z. B. der Beine, oder von Teilen des Rumpfs, oft begleitet von Gefühllosigkeit und Verlust der Harnkontrolle. P. ist das Ergebnis einer Nervenschädigung in *Gehirn* oder *Rückenmark*.

Parapsychologie Teil der *Psychologie*, der sich mit Erfahrungen und Ereignissen beschäftigt, die nicht wissenschaftlich erklärt werden können. Dazu zählen übersinnliche Wahrnehmung, wie Telepathie (Übertragung von Gedanken), Telekinese (Bewegung von Objekten durch das Denken) oder Vorahnungen.

Viele paranormale Erfahrungen beruhen auf geistigen Störungen, andere wahrscheinlich auf Koinzidenz, Selbsttäuschung oder Betrug.

Paraquat Unkrautvernichtungsmittel (Herbizid), das nach Schlucken, Inhalieren oder Aufnahme durch die Haut tödlich sein kann. P.-Vergiftung macht eine Notfallbehandlung erforderlich. Die Symptome sind Atemnot, Geschwüre der Mundschleimhaut, Nasenbluten, Durchfall und später Atemstillstand und Nierenversagen. Zur Therapie dienen Aktivkohle und andere Adsorbenzien, u.U. auch eine extrakorporale Blutreinigung (sog. Hämoperfusion) ähnlich der *Dialyse*.

Parasit → *Schmarotzer*

Parasitenbefall Vorhandensein von tierischen Parasiten, wie Milben, Flöhen oder Läusen in der Haut oder den Haaren oder von Würmern (wie Bandwürmer) innerhalb des Körpers.

Parasitologie Wissenschaftliche Lehre von Parasiten (→ *Parasitenbefall*). Obwohl Viren und viele Arten von Bakterien und Pilzen ebenfalls Parasiten sind, erfolgt deren Erforschung innerhalb der *Mikrobiologie*.

Parasympathikus Einer der 2 Teile des *vegetativen Nervensystems*.

Parathion Auch E 605; ein *Phosphorsäureester* und hochgiftiger Insektenvernichter für die Landwirtschaft.

Parathyreoidea → *Nebenschilddrüsen*

Paratyphus Erkr., die fast gänzlich mit dem Typhus übereinstimmt, außer dass sie durch das Bakterium *SALMONELLA PARATYPHI* verursacht wird und meist weniger schwer als Typhus verläuft.

Parazentese Einschneiden (Inzision) des Trommelfells im hinteren oder vorderen unteren Quadranten, das bes. bei eitriger *Mittelohrentzündung* oder Gehörgangentzündung zum Ablassen von Sekret notwendig ist.

Parenchym Spezifische Zellen eines Organs, die im Gegensatz zum Gerüst-

P

gewebe für die Funktion verantwortlich sind.

parenteral Ein den Magen-Darm-Trakt umgehender Darreichungsweg für Arzneimittel oder andere Stoffe (z. B. Injektion in ein Blutgefäß).

Parenterale Ernährung Intravenöse Ernährung (→ *Ernährung, künstliche*)

Parese Unvollständige *Lähmung*, Schwäche eines oder mehrerer Muskeln.

parietal Begriff für seitlich, wandständig.

Parkinson-Syndrom Auch Parkinsonismus, früher: Morbus Parkinson; neurologische Erkr., die zu Muskelzittern (grobschlägiger Tremor) und Schwäche führt. Die charakteristischen Zeichen sind Zittern, Steifigkeit (Rigor), Bewegungsverlangsamung und ein kleinschrittiger, schlurfender Gang. Das P.-S. wird durch Untergang (oder Abbau) von Zellen in den *Basalganglien* des Gehirns ausgelöst, dadurch wird die Menge an *Dopamin* (das für die Bewegungskontrolle benötigt wird) vermindert. Das P.-S. kommt hauptsächlich bei älteren Menschen und häufiger bei Männern als Frauen vor.

Das P.-S. beginnt gewöhnlich als leichter Tremor einer Hand, des Arms oder Beins, der sich in Ruhestellung des Glieds verstärkt. Später sind beide Körperhälften betroffen. Das Gangbild ist steif, schlurfend; ständiges Zittern der Hände, manchmal mit Schütteln des Kopfs einhergehend, eine permanente, steife Beugung des Oberkörpers nach vorn und ein ausdrucksarmes Masken-Gesicht werden beobachtet. Der Intellekt ist vor Erreichen des Spätstadiums des P.-S. nicht beeinträchtigt.

Es gibt keine Heilung des P.-S. Medikamente werden in späteren Stadien zur Eindämmung der Symptome eingesetzt. *Levodopa*, das im Körper in *Dopamin* umgebaut wird, ist i.d.R. die wirksamste Substanz. Sie kann in Verbindung mit dem Wirkstoff Benserazid oder Carbidopa eingesetzt werden. Die Wirkungen des Levodopa schwächen sich allmählich ab. Unterstützende Medikamente bzw. Ersatzstoffe des Levodopa sind *Amantadin* und *Bromocriptin*. Gelegentlich wird eine Hirnoperation durchgeführt. Unbehandelt schreitet das P.-S. unter zunehmender Schwächung und Invalidität über 10 bis 15 Jahre fort. Etwa 1/5 der Patienten entwickeln eine *Demenz*.

Parodontitis Entzündung des Zahnhalteapparats in 2 Formen: periapikal und chronisch. Die periapikale P. ergibt sich aus einer unbehandelten *Zahnkaries* und tritt auf, wenn Bakterien in die Pulpa vordringen und sich bis zur Wurzelspitze verbreiten, sie kann auch zu einem *Zahnabszess*, einem *Granulom* oder einer *Zyste* führen. Die chronische P. ist die Folge einer unbehandelten *Zahnfleischentzündung*, bei der Bakterien das Parodontalgewebe angreifen. Diese Form der P. ist der Hauptgrund für den Zahnverlust des Erwachsenen.

Die periapikale P. kann Zahnschmerz besonders beim Kauen hervorrufen. Durch einen Abszess lockert sich der Zahn, eine große dentale Zyste kann zur Schwellung des Unterkiefers führen. Bei der chronischen P. liegen Zeichen der Zahnfleischentzündung vor.

Die P. wird durch eine zahnärztliche Untersuchung und *Röntgenaufnahmen* der Zähne diagnostiziert. Die periapikale P. behandelt man durch Eiterabsaugung und Füllung bzw. *Zahnextraktion*.

Regelmäßiges Reinigen der Zähne hilft, die chronische P. zu stoppen und eine weitere Gewebszerstörung zu vermeiden. Die Therapie umfasst Wurzelglättung, Zahnsteinentfernung oder *Zahnkürettage*. Lockere Zähne können durch Schienung (→ *Zähne, Verblockung*) mit festen Nachbarzähnen verankert werden.

Parodontologie Teilgebiet der *Zahnheilkunde*, das sich mit den Erkrankungen des Zahnhalteapparats befasst.

Parodontopathie Erkr. des Zahnhalteapparats mit unterschiedlichen Ursachen (→ *Zahnhalteapparat*).

Parodontose Erkr. des Parodontiums (*Zahnhalteapparats*).

Paronychie → *Nagelfalzentzündung*

Parotis → *Ohrspeicheldrüse*

Parotitis epidemica → *Mumps*

Parotitis → *Ohrspeicheldrüsenentzündung*

Paroxetin *Antidepressivum* aus der Gruppe der selektiven Serotonin-Wiederaufnahmehemmer. Nebenwirkungen sind u.a. Übelkeit, Verdauungsstörung und Appetitmangel.

paroxysmal Anfallsartig auftretend; Begriff z. B. für *Herzrhythmusstörungen*, einen Spasmus oder *Krampfanfall*.

Parvoviren Bezeichnung für eine Familie kleiner *Viren*, die Säugetiere befallen. Ein Untertyp ist besonders bekannt, da er den Menschen infizieren kann: B 19, das Röteln verursacht.

Passivrauchen Unfreiwilliges Einatmen von *Tabak*rauch durch Nichtraucher. P. kann erwiesenermaßen die Risiken für Atemwegs- und Ohrinfekte bei Kindern und für Krebserkrankungen bei Erwachsenen erhöhen.

Pasteurisieren Schonendes Erhitzen hitzeempfindlicher Nahrung (z. B. Milch), um Krankheitserreger abzutöten und die Zahl der *Mikroorganismen*, die für Zersetzung und Fäulnis verantwortlich sind, zu verringern.

Patella → *Kniescheibe*

patho- Vorangestellt mit der Bedeutung Leiden, Krankheit.

Pathobiochemie oder klinische Chemie; Lehre von den Anomalien bezüglich der chemischen Vorgänge in den Körpergeweben während einer Krankheit.

pathogen Krankheitserreger; Keim oder *Mikroorganismus*, der eine Krankheit hervorruft.

pathognomonisch Begriff für ein Symptom oder einen Befund, der für eine Krankheit oder Störung charakteristisch ist und daher für die Diagnosestellung ausreicht.

Pathologie Lehre von den Krankheiten, ihren Ursachen und ihren Mechanismen und Auswirkungen auf den Körper. Pathologen führen, neben feingeweblichen Untersuchungen an *Biopsien* (→ *Histologie*), *Sektionen* an Leichen durch, um die Todesursache zu bestimmen sowie zu erkennen, welche Effekte eine Erkrankung oder ihre Therapie hatte.

pathologisch Krankhaft, abweichend, anomal.

Pathologische Anatomie Ein Teil der *Pathologie*; Lehre von den krankhaften, besonders den mit bloßem Auge erkennbaren, Veränderungen im Organismus infolge einer Krankheit.

Pathophysiologie Lehre von den Auswirkungen einer Erkrankung auf die Körperfunktionen.

PAUKENRÖHRCHEN

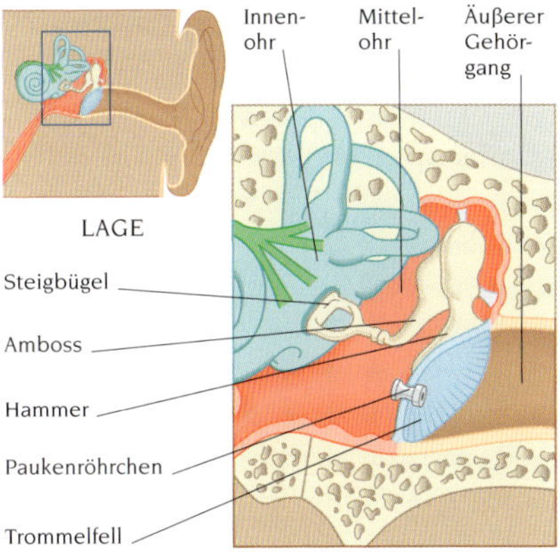

Patientenverfügung Schriftliche, durch einen voll zurechnungsfähigen Erwachsenen vor einem Notar unterzeichnete Erklärung.

Darin kann etwa der behandelnde Arzt aufgefordert werden, eine lebenserhaltende Therapie zu versagen bzw. einzustellen, wenn der Patient an einer unheilbaren Erkr. oder einer Erkr. im Finalstadium leidet.

Paukenerguss → *Mittelohrerguss, chronischer*

Paukenröhrchen Kleines Röhrchen, das zur Behandlung eines *Mittelohrergusses* in einen Schnitt in das *Trommelfell* eingesetzt wird, meist bei Kindern. Es führt zu einem Druckausgleich auf beiden Seiten des Trommelfells, was einen Abfluss des Sekrets durch die *Eustachi-Röhre* in den Rachenraum ermöglicht. Die Röhrchen fallen meist nach 6 bis 12 Monaten, wenn sich das Trommelfell wieder schließt, von allein heraus.

PCR Abk. für *Polymerase-Kettenreaktion*.

Peak-flow-Messgerät Gerät zur Messung der maximalen Atemstromstärke, mit der die Luft aus der Lunge ausgeatmet werden kann. Ein P.-f.-M. hilft bei der Bestimmung des Schweregrads eines *Bronchospasmus* und wird am häufigsten zur Diagnose des Asthmas eingesetzt.

Der Peak flow wird gemessen, indem man tief einatmet und mit maximaler

PEAK-FLOW-MESSGERÄT

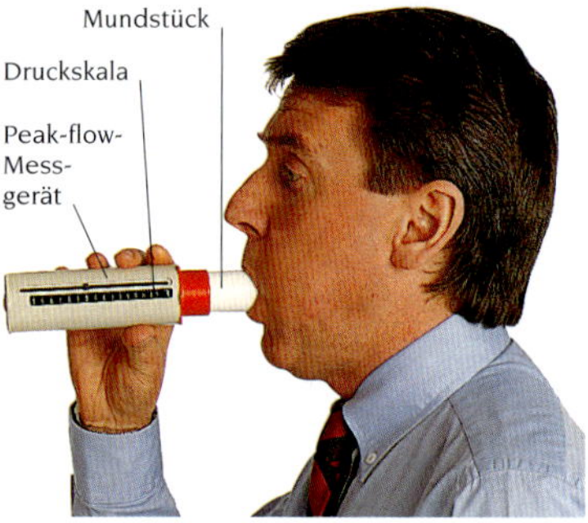

Anstrengung/Geschwindigkeit durch das Mundstück ausatmet.

pectoralis Auf die Brust oder den Brustkorb bezogen.

Pedikulose Befall der Haut durch Läuse (→ *Läuse, Filzläuse*).

Peeling, chemisches Kosmetische Maßnahme, bei der die Außenschichten der Haut mittels einer ätzenden Paste abgeschält werden, um Sommersprossen, Akne-Narben, kleine Fältchen oder andere Hautfehler zu beseitigen.

PEG Abkürzung für perkutane endoskopische Gastrostomie (→ *Gastrostomie, perkutane endoskopische*)

Peitschenwurm-Befall Med. Trichuris trichiura; durch kleine, 2,5-5 cm lange, peitschenförmige Würmer, die im menschlichen Dünndarm leben. Ein P.-B. kommt weltweit vor, aber am häufigsten in den Tropen. Leichter P.-B. erzeugt keine Symptome, schwerer Befall führt zu Bauchschmerz, *Durchfall* und u.U. *Anämie*, da jeden Tag eine kleine Blutmenge durch die Parasiten aufgenommen wird.

Pellagra Vitamin-B_2-Mangelsyndrom; u.U. tödlich endende Ernährungsstörung durch Mangel an Niacin (→ *Vitamin-B-Komplex*), die zu *Hautentzündung*, Durchfall und *Demenz* führt. P. tritt hauptsächlich in armen ländlichen Gebieten auf, wo Menschen allein auf Mais angewiesen sind. Das meiste Niacin in Mais ist nicht resorbierbar, es sei denn, der Mais wird durch ein Alkali, z.B. Kalkmilch, behandelt. Das *Karzinoidsyndrom* und eine entzündliche Dickdarmerkrankung können ebenfalls durch P. entstehen.

Erste Anzeichen sind Schwäche, Gewichtsverlust, Lethargie, Depression, Reizbarkeit und Entzündung und Juckreiz der dem Sonnenlicht ausgesetzten Haut. Bei akuten Attacken können sich auf der betroffenen Haut nässende Blasen bilden; die Zunge schwillt an und schmerzt. Tägliche Aufnahme von Niacin und eine Mischkost führen zur Heilung.

Pelvimetrie → *Beckenmessung*

Pelvis → *Becken*

Pemphigoid, bullöses Seltene chronische Hauterkr., hauptsächlich des älteren Menschen, bei der sich große, z.T. juckende Blasen auf der Haut bilden. Das b. P. wird als *Autoimmunkrankheit* angesehen. Die Diagnose erfolgt über eine *Hautbiopsie*; die Behandlung besteht i.d.R. in langfristiger Gabe von Kortikosteroiden o. *Immunsuppressiva*.

Pemphigus Blasensucht; seltene, schwere *Autoimmun*-Haute*rkrankung*, bei der sich Blasen auf der Haut und im Mund entwickeln. Der P. befällt v.a. Menschen zwischen 40 und 60 Jahren. Blasen erscheinen im Mund, bevor die Blasenbildung auf der Haut sichtbar wird; diese reißen auf und führen zu Wundflächen, die sich infizieren können und später verkrusten. Offenbar intakte Haut kann auch schon bei leichtem Druck Blasen entwickeln. Ist ein großer Teil der Hautfläche betroffen, führt der starke Hautverlust zu einer bakteriellen Infektion und u.U. zum Tod.

Pendelhoden Hoden, der durch starken Muskelreflex als Reaktion auf Kälte oder Berührung zur Leistengegend hochgezogen wird. Normal im Kindesalter, endet in der Pubertät.

Penicillamin D-Penizillamin; *Antirheumatikum*, gelegentlich zur Behandlung der *rheumatoiden Arthritis* eingesetzt. P. wird auch bei Kupfer-, Quecksilber-, Blei- oder Arsenvergiftung angewendet, außerdem bei der *Wilson-Krankheit* und bei Zirrhose.

Mögliche Nebenwirkungen von P. sind allergischer Ausschlag, Juckreiz, Übelkeit, Erbrechen, Bauchschmerz, Geschmacksverlust, Blutbildveränderungen sowie Nierenfunktionsstörung.

Penis Glied; männliches Geschlechtsorgan, durch das *Urin* und *Samenflüssigkeit* abfließt. Der P. besteht aus 3 zylindrischen Körpern aus erektilem Gewebe (schwammartiges Gewebe voller Blutgefäße). Zwei dieser Körper liegen im oberen Penisanteil nebeneinander. Der 3. Körper findet sich in der Mitte zwischen beiden und weitet sich am Ende zur Glans penis (Eichel) aus. In der Mitte verläuft die *Harnröhre*, ein schmales Rohr, durch das Urin und Samenflüssigkeit durch die Öffnung an der Glansspitze nach außen gelangen. Um das erektile Gewebe findet sich eine Hülle aus faserigem Bindegewebe, das von der Außenhaut umschlossen wird. Über der Glans bildet die Haut eine ringförmige Falte, die *Vorhaut*.

Penisimplantat Prothese, die in den Penis eingesetzt wird, um Männern mit dauerhafter *Impotenz* zu helfen. Zu den verschiedenen Typen des P. zählen Silikonstäbe, die in die oberen Penisanteile eingesetzt werden, und eine aufblasbare Prothese, die durch Drücken eines kleinen Ballons im *Hodensack* betätigt wird.

Peniskarzinom Krebs des männlichen Glieds; seltener Karzinomtyp, der häufiger bei nicht beschnittenen Männern mit schlechter Körperhygiene auftritt. Virusinfektion und Rauchen sind offenbar zusätzliche Risikofaktoren. Das P. beginnt gewöhnlich als schmerzlose, warzenartige Masse oder als schmerzhaftes Geschwür an der Glans oder an der Vorhaut und wächst blumenkohlförmig weiter. Das P. wächst i.d.R. langsam, kann aber in manchen Fällen rasch auf die *Lymphknoten* der Leiste übergreifen.

Die Diagnose erfolgt anhand einer *Biopsie*. Bei früher Entdeckung verspricht *Strahlen-* oder *Chemotherapie* Erfolg. Ansonsten müssen Penisteile oder der gesamte Penis entfernt werden.

Peniskrümmung Verformter, meist nach unten oder seitlich gekrümmter Penis, der v.a. bei *Hypospadie* vorkommt, einer Fehlbildung, bei der die Harnröhrenöffnung auf der Unterseite des Penis liegt. Die operative Rekonstruktion erfolgt meist zwischen dem 1. und 3. Lebensjahr.

Penizilline Gruppe von *Antibiotika*. Natürliche P. werden aus dem Schimmelpilz *PENICILLIUM* gewonnen, andere sind synthetisch hergestellt. P. werden zur Behandlung vieler Infektionskrankheiten, z.B. *Mandelentzündung*, *Bronchitis*, bakterielle *Endokarditis*, *Syphilis* und *Lungenentzündung*, eingesetzt. Sie werden auch zur Vorbeugung von neuen Schüben von *rheumatischem Fieber* verabreicht. Als Nebenwirkungen treten allergische Reaktionen auf, die Ausschlag und Durchfall verursachen.

Pentamidin Antiprotozoikum (→ *Protozoen*), das zur Vorbeugung und Behandlung der *Pneumocystis-carinii-Pneumonie* bei immunsupprimierten Patienten und auch bei den Tropenerkr. *Leishmaniasen* eingesetzt wird. Nebenwirkungen: Übelkeit, Erbrechen, Schwindel, niedriger *Blutdruck*, *Herzrhythmusstörungen*, *Nieren*versagen, Hautveränderungen u. Geschmacksstörungen.

Pentazocin Opioidanalgetikum; starkes Schmerzmittel zur Linderung von mäßigem und starkem Schmerz aufgrund von Verletzung, Operation, Krebs oder Entbindung. P. wird selten verabreicht, da es Nebenwirkungen, wie Schwindel, Benommenheit, Übelkeit, Erbrechen und, seltener, Halluzinationen hervorruft. Bei hochdosierter Einnahme über längere Zeit kann sich Medikamenten*abhängigkeit* entwickeln.

Peptid Teil eines Eiweißes (Proteinfragment) aus 2 oder mehr *Aminosäuren*. P. aus vielen gekoppelten Aminosäuren heißen *Polypeptide*; Ketten aus Polypeptiden sind *Proteine*. Im Körper kommen P. in Form von *Hormonen* und *Endorphinen* vor.

Peptisches Ulkus Säurebedingtes Geschwür, das sich im Magen-Darm-Trakt infolge einer Schleimhautschädigung durch den sauren Magensaft entwickelt. Das p. U. tritt am häufigsten im Magen oder im obersten Teil des Zwölffingerdarms auf.

Hauptgrund ist eine Infektion mit dem Bakterium *HELICOBACTER PYLORI*. *Schmerzmittel*, Alkohol, übermäßige Säurebildung und Rauchen können die Schleimhaut ebenso schädigen. Gelangt saurer Magensaft in die *Speiseröhre* (→ *gastroösophagealer Reflux*), können sich Geschwüre auch dort entwickeln.

Entweder fehlen Symptome oder es kommt zu brennendem oder nagendem Schmerz im Oberbauch. Weitere mögliche Symptome sind Appetitmangel,

Übelkeit und Erbrechen. Ein p. U. kann gelegentlich bluten, dabei kann es zu Bluterbrechen und Blutstuhl kommen, dies sind medizinische Notfälle. Chronische Blutung führt zur *Eisenmangelanämie*. Selten durchbricht ein p. U. die Wand des Magens oder Darms und führt zur *Bauchfellentzündung*.

Ein p. U. wird i.d.R. durch *Endoskopie* des Magens (*Magenspiegelung*) und *Zwölffingerdarms* (Duodenoskopie), oder durch *Barium-Röntgenuntersuchung* entdeckt. Tests stellen die Infektion mit *HELICOBACTER* fest. In diesem Fall werden Antibiotika und Ulkusmittel gegeben. Falls *HELICOBACTER* nicht entdeckt wird, erfolgt die Behandlung mit *Protonenpumpenhemmern* oder H2-Rezeptorenblockern. Die Operation eines p. U. ist heute selten erforderlich, außer bei Komplikationen wie Blutung oder *Perforation*.

Perforation Durchbruch; z. B. eines *peptischen Ulkus* durch die Magenwand.

Perfusor Gerät zur kontinuierlichen Gabe von Medikamenten, z. B. auf Intensivstationen od. bei Krebs, in eine Vene, die Haut oder einen Katheder.

peri- Vorangestellt für um... herum.

perianal Im Bereich des Anus (*Afters*).

Perikard → *Herzbeutel*

Perikarditis → *Herzbeutelentzündung*

Perimetrie Methode zur Gesichtsfeldbestimmung, um das Ausmaß des peripheren Sehens festzustellen (→ *Augenuntersuchung*).

Perinatalinfektion Infektion des Kindes in der Gebärmutter oder unter der Geburt. Viele Erreger können über Plazenta oder mütterlichen Blutkreislauf auf das Kind übertragen werden. Bes. schwere P. sind *Röteln*, *Syphilis*, *Toxoplasmose* und *Zytomegalie*; diese Infektionen können alle *Wachstumsretardierung* beim Fötus hervorrufen. Eine Rötelninfektion in der Frühschwangerschaft kann Taubheit, angeborene Herzfehler und Augenleiden verursachen. Einige Infektionen in der späten Schwangerschaft, insbesondere mit einem Herpes-Virus, können den Fötus schwer schädigen. Eine *HIV*-infizierte Frau überträgt das Virus wahrscheinlich auf das Kind, aber das Risiko lässt sich durch die Gabe von Mitteln gegen Retroviren in der Schwangerschaft verringern.

P. unter der Geburt sind fast immer das Resultat von Erregern im Vaginalsekret oder in der Gebärmutterflüssigkeit. Zu frühes Platzen der Fruchtblase ist mit einem erhöhten Infektionsrisiko, insbesondere durch Streptokokken verknüpft. Andere P. sind Herpes, *Chlamydien*-Infektionen und *Tripper*.

Die Behandlung des Kindes hängt vom Typ der P. ab. Einige durch Infektion verursachte Geburtsdefekte (z. B. bestimmte Arten von *Herzfehlern*) können behandelt werden; bei anderen (wie angeborene Taubheit) ist dies i.d.R. nicht möglich.

Perinatologie Gebiet der Geburtshilfe und *Kinderheilkunde*, das sich mit der Betreuung von Mutter und Kind während der Geburt und kurz danach befasst.

Perineum → *Damm*

Periost → *Knochenhaut*

Peripheres Nervensystem Abk. PNS. Gesamtheit der Nerven, die sich, vom *Zentralnervensystem* aus, zu Muskeln, Haut, inneren Organen und Drüsen hin verteilen (→ *Nerven*, *Hirnnerven*, *Rückenmarknerven*).

Peristaltik Darmtätigkeit; wellenartige Bewegung durch rhythmische Kontraktion und Entspannung der glatten Muskeln in der Wand des Verdauungstrakts und der Harnleiter. Die P. sorgt für die Passage der Nahrung und der Abfallprodukte durch den Magen-Darm-Trakt bzw. für den Transport des Urins von den Nieren zur Harnblase.

Peritonealdialyse → *Dialyse*

Peritoneum → *Bauchfell*

Peritonitis → *Bauchfellentzündung*

Peritonsillarabszess Vereiterung im Bereich der Gaumenmandeln; Komplikation der *Mandelentzündung*.

Perkussion Methode bei körperlicher Untersuchung; Abklopfen von Brust oder Bauch mit den Fingern und Beurteilung des Klopfgeräuschs hinsichtlich der Veränderung innerer Organe (→ *Untersuchung, körperliche*).

perkutan Durch die Haut hindurch, auch: durch die Haut wirkend.

Perlgeschwulst Med. Cholesteatom; seltene, jedoch schwere Erkr., bei dem Hautzellen wuchern u. vom Gehörgang nach innen ins Mittelohr wachsen. Die P. tritt meist infolge einer hartnäckigen

Mittelohrentzündung zusammen mit einem Trommelfelldefekt (→ *Trommelfellperforation*) auf. Ohne Behandlung kann sie die Knöchelchen im Mittelohr und andere Strukturen angreifen. Sie muss operativ durch das Trommelfell oder mittels Ausräumung des *Warzenfortsatzes* entfernt werden.

Permethrin Wirkstoff zur Bekämpfung von *Läusen* und bei *Krätze*.

Pernio → *Frostbeule*

Perphenazin Psychopharmakon aus der Gruppe der Phenothiazine; eingesetzt zur Symptomlinderung bei psychiatrischen Erkrankungen, wie z. B. *Schizophrenie*, zur Beruhigung agitierter oder ängstlicher Patienten und gelegentlich zur Linderung von schwerer Übelkeit bzw. Erbrechen. Nebenwirkungen sind abnorme Bewegungen des Gesichts und der Gliedmaßen, Benommenheit, Verschwommensehen, verstopfte Nase und Kopfschmerz. Der langfristige Einsatz des Medikaments kann zum Parkinson-Syndrom führen.

Persönlichkeit Summe aller Züge, Gewohnheiten und Erfahrungen einer Person. Temperament, Intelligenz, Gefühl und Motivation sind wichtige Aspekte der P. Die Entwicklung der P. scheint von einer Wechselwirkung zwischen Erbanlagen und Umgebung abzuhängen.

Persönlichkeitsstörung, schizoide Unfähigkeit, mit anderen Menschen in eine soziale Beziehung zu treten. Menschen mit dieser Störung, die schon in der Kindheit deutlich wird, werden oft als „Einzelgänger" bezeichnet und haben wenige oder gar keine Freunde. Sie sind exzentrisch, scheinen an anderen Menschen und am täglichen Leben nicht interessiert zu sein.

Perthes-Calvé-Legg-Krankheit Entzündung einer Oberschenkelkopfepiphyse bei Jugendlichen, wobei eine unterbrochene Blutzufuhr zum Knochen vermutet wird. Tritt am häufigsten bei Jungen von 5 bis 10 Jahren auf und befällt i.d.R. eine Hüfte. Symptome: Schmerzen in Oberschenkel und Leiste und Hinken auf der betroffenen Seite. Diagnose: durch *bildgebende Verfahren*. Die Therapie besteht aus einigen Wochen Bettruhe, danach Schienung der Hüfte oder Operation. Die P.-C.-L.-K. verschwindet i.d.R. von selbst innerhalb von 3 Jahren, die Hüfte kann auch auf Dauer deformiert bleiben.

Pertussis → *Keuchhusten*

Pes cavus Hohlfuß.

Pessar In die Scheide einzuführende Hartgummi-/Kunststoffschale: 1. zur Korrektur der Gebärmutterlage (→ *Gebärmuttersenkung*); 2. als Kontrazeptivum (→ *Empfängnisverhütung*).

Pest Schwere *Infektion*skrankheit durch *YERSINIA PESTIS*. Nagetiererkrankung, durch Flohstiche, Kontakt zu infizierten Nagetieren oder Verzehr des Fleisches auf den Menschen übertragbar. Lungenpest auch direkt von Mensch zu Mensch durch Tröpfchen.

In Europa kaum mehr vorkommend. 3 wesentliche Formen: Beulenpest, *Lungen*pest, Pest*sepsis*. *Symptome* nach 1-2 Tagen mit akut hohem *Fieber*, Schüttelfrost, Kopf- und Gliederschmerzen. Beulenpest mit stark schmerzhaften *Lymphknoten*schwellungen (Bubonen), meist in der Leiste, Lungenpest mit Bluthusten, Luftnot und Brustschmerz. Bei Pest*sepsis* auch *Nieren*versagen, *Schock*, *Meningitis*. *Diagnose* mit z. B. *Blut-*, *Sputum-*, *Lymphknoten-*Proben. *Therapie* mit *Antibiotika*. 50% der Beulenpestfälle ohne Behandlung und fast alle Fälle einer Lungenpest oder Pestsepsis enden tödlich.

Pestizide Schädlingsbekämpfungsmittel; giftige Chemikalien, die zur Ausrottung von Schädlingen eingesetzt werden. Zu den verschiedenen Typen zählen Herbizide, Insektizide und Fungizide. P.-Vergiftung, besonders bei Kindern, folgt nach Schlucken eines Insektizids oder eines Gartenherbizids (→ *Chloratvergiftung*). Die Vergiftung kann auch bei landwirtschaftlicher Arbeit vorkommen, oft nach Inhalation oder Aufnahme des Gifts durch die Haut. Der Kontakt mit P. kann auch indirekt erfolgen, indem man Nahrung aufnimmt, die die Chemikalie enthält, z. B. besprühtes Getreide (→ *Paraquat*, *Parathion*).

PET Abkürzung für *Positronenemissionstomographie*.

Petechien → *Punktblutungen*

Pethidin Synthetisches *Opioid*-Analgetikum ähnlich dem Morphin, aber weniger stark als dieses. P. wird als *Prämedi-*

P

kation eingesetzt und zur Linderung starker Schmerzen nach einer Operation, bei der Geburt oder bei Krankheiten im Finalstadium. Da es Übelkeit und Erbrechen herbeiführt, wird es i.d.R. zusammen mit einem *Antiemetikum* verabreicht.

Petit mal Nicht mehr gebräuchliche Bezeichnung für einen Krampfanfalltyp, der bei *Epilepsie* auftritt. P.-m.-Attacken kommen bei Kindern und Jugendlichen vor, dauern aber selten bis ins Erwachsenenalter an. Es kommt zu einem zeitweiligen Bewusstseinsverlust, gelegentlich mit erschlafften Augenlidern. Die Therapie besteht in der Gabe eines *Antikonvulsivums*.

Peutz-Jeghers-Syndrom Sehr seltene erbliche Erkr., bei der im Magen-Darm-Trakt Polypen und auf den Lippen und im Mund kleine flache, braune Flecken auftreten. Gelegentlich bluten die Polypen oder verursachen Bauchschmerz oder eine *Darmeinstülpung*. Tests sind Röntgenkontrastaufnahme und *Endoskopie*. Blutende Polypen werden entfernt.

Peyotl Kakteenart in Nordmexiko und im Südwesten der USA. Die getrockneten Blüten werden zur Herstellung des Halluzinogens Mescalin verwendet.

Peyronie-Krankheit Auch Induratio penis plastica; Erkr. des Penis, bei der sich ein Teil der bindegewebigen Hülle verdickt und den Penis bei der Erektion verkrümmt. Geschlechtsverkehr ist meist schwierig und schmerzhaft. Männer über 40 Jahre sind am häufigsten betroffen. Die Ursache ist unbekannt. Die P.-K. kann sich ohne Therapie bessern. Ansonsten werden lokal Kortikosteroide in den Penis injiziert oder der verdickte Bereich chirurgisch entfernt und durch normales Gewebe ersetzt.

Pfefferminzöl Öl aus der Pfefferminzpflanze *MENTHA PIPERITA*. P. wird zur Linderung von Bauchkoliken verordnet, kann aber Sodbrennen hervorrufen.

Pfeiffersches Drüsenfieber auch infektiöse Mononukleosis; akute Virusinfektion mit hohem Fieber, Halsschmerzen und geschwollenen *Lymphknoten*, besonders am Hals.

Verursacht durch das *Epstein-Barr-Virus*, tritt meist bei Jugendlichen oder jungen Erwachsenen auf. Man nimmt an, dass das Virus u.a. beim Küssen übertragen wird.

Im Körper vermehrt sich das Virus in den *Lymphozyten* (einkernige Zellen), die deshalb eine atypische Form annehmen. Erste Symptome sind Fieber und Kopfschmerzen, es folgen geschwollene Lymphknoten und eine schwere Rachenentzündung. In seltenen Fällen Atemnot bei vergrößerten Mandeln. Bei evtl. auftretender leichter Leberentzündung kommt es zur *Gelbsucht*.

Die Diagnose wird aufgrund der Symptome und eines Bluttests gestellt. Die Gesundung dauert meist 4 bis 6 Wochen, wobei Ruhe die einzige erforderliche Therapie ist. Selten werden *Kortikosteroide* bei schwerer Rachenentzündung gegeben, besonders wenn die Atmung behindert ist. 2 bis 3 Monate nach Abklingen der Krankheit sind die Patienten oft deprimiert, antriebslos und tagsüber müde.

Pfortaderhochdruck oder portale Hypertension; erhöhter Blutdruck im Bereich der V. portae (Pfortader), die das Blut aus dem Bauchraum, dem Darm und der Milz zur Leber transportiert. Der P. verursacht *Ösophagusvarizen*, die reißen und innere Blutungen und *Bauchwassersucht* hervorrufen können. Die häufigste Ursache eines P. ist die Leberzirrhose.

Die Diagnose erfolgt in der Regel aufgrund der Symptome und Befunde. Durch Doppler-*Ultraschalluntersuchung* wird der Druck der Pfortader bestimmt. Unterschiedliche Therapien können zum Stoppen der Blutung oder zur Vermeidung weiterer Blutungen durchgeführt werden; beispielsweise werden eingerissene Blutgefäße durch Verödung behandelt, bei der zum Venenverschluss eine chemische Substanz in die Vene injiziert wird. Ein *Shunt* wird manchmal angelegt, um weitere Blutungen zu vermeiden. Die Bauchwassersucht wird durch Salzentzug und über *Diuretika* kontrolliert.

pH Maß für die saure oder alkalische Reaktion einer Lösung. Die pH-Skala reicht von 0 bis 14, wobei 7 dem neutralen Bereich entspricht. Werte unterhalb von 7 sind sauer, Werte oberhalb sind alkalisch (basisch). Der pH der Körperflüssigkeiten muss nahe bei 7,4 liegen, damit die Stoffwechselreaktionen normal ablaufen (→ *Säure-Basen-Haushalt*).

Phäochromozytom Seltener Tumor aus Zellen, die Adrenalin oder Noradrenalin bilden. Der Tumor verursacht eine gesteigerte Produktion dieser Hormone, was zu *Bluthochdruck* führt. Das P. entwickelt sich gewöhnlich im Mark der *Nebenniere*.

Der Bluthochdruck ist fast immer das einzige Zeichen, aber ein Druck auf den Tumor, emotionale Aufregung, Änderung der Haltung oder Einnahme von *Betablockern* können zum plötzlichen Anstieg der Hormone führen. Es kommt zum plötzlichen Blutdruckanstieg, zu *Herzklopfen*, Kopfschmerz, Übelkeit, Erbrechen, Gesichtsrötung, Schwitzen und manchmal Todesangst.

Blut- und Urintests werden zur Diagnose eingesetzt. *Computertomographie*, *Kernspintomographie* und *Radionuklid-Szintigraphie* können eingesetzt werden, um die Tumoren zu lokalisieren, die dann i.d.R. operativ entfernt werden. Spätere Kontrollen sind erforderlich, da die Erkrankung manchmal wieder auftritt.

Phagozyt Zelle im *Immunsystem*, die *Mikroorganismen*, Fremdkörperpartikel und Zellabbaumaterial umfließen, in sie eindringen und sie fressen kann. P. finden sich im Blut, in der Milz, in *Lymphknoten* und in den kleinen Lungenbläschen (Alveoli).

Phantasieren → *Fantasieren*

Phantomempfinden Wahrnehmung einer Gliedmaße, die durch Amputation entfernt wurde.

Pharmakognosie Lehre von den arzneilich wirksamen Inhaltsstoffen der Pflanzen.

Pharmakologie Wissenschaft, die sich mit der Entdeckung und Entwicklung von Medikamenten, mit ihrer chemischen Zusammensetzung und ihren Wirkungen und Anwendungsgebieten, mit ihren Nebenwirkungen und ihrer *Toxizität* beschäftigt.

Pharmakopoe Arzneibuchsammlung anerkannter pharmazeutischer Regeln über Qualität, Prüfung, Lagerung, Abgabe und Bezeichnung von Arzneimitteln; wissenschaftliches Hilfsmittel in jeder Apotheke, in Deutschland speziell das DAB (Deutsches Arzneibuch).

Pharyngitis Akute oder chronische Entzündung des Rachens, die zu Halsschmerzen führt. Ursachen einer P. sind Virus- oder bakterielle Infektionen, ebenfalls das Schlucken von Stoffen, die die Auskleidung des Rachens verbrühen oder ätzen, oder Rauchen. Neben den Halsschmerzen kommt es zu Schluckbeschwerden, leichtem Fieber, Ohrenschmerzen und geschwollenen Halslymphknoten. Gurgeln mit warmem Salzwasser und Einnahme von *Schmerzmitteln* sind die einzige erforderliche Behandlung. Sind die Halsschmerzen stark oder lang andauernd, entnimmt der Arzt Rachenabstriche und verordnet *Antibiotika*.

Pharynx → *Rachen*

Pharynxkarzinom Krebsgeschwulst des Rachens; entwickelt sich normalerweise in der Schleimhaut. In den Industrieländern stehen fast alle Fälle von P. mit Rauchen oder Alkoholgenuss in Zusammenhang. Die *Inzidenz* erhöht sich mit dem Alter; Männer sind häufiger betroffen.

Karzinome des Oropharynx (mittlerer Teil des Rachens) machen gewöhnlich Schluckbeschwerden, oft mit Hals- und Ohrenschmerzen. Es kommt zu Blutbeimengungen im Sputum (Auswurf). Manchmal ist nur ein Fremdkörpergefühl im Rachenraum vorhanden oder ein sichtbar vergrößerter *Lymphknoten* am Hals. Krebs im Hypopharynx (unterste Teil des Rachens) verursacht zunächst das Gefühl unvollständigen Schluckens, dann eine belegte Stimme, Heiserkeit und größere Schluckbeschwerden. Tumoren des Epipharynx haben verschiedene Ursachen.

Die Diagnose wird anhand der *Biopsie* gestellt, oft bei einer *Kehlkopfspiegelung*, *Bronchoskopie* oder *Ösophagoskopie*. Tumorgewebe wird operativ entfernt oder mit *Strahlentherapie* bzw. *Zytostatika* behandelt.

Phencyclidin Abk. PCP; Substanz, die Abhängigkeit erzeugt und als Droge konsumiert wird; im Drogenmilieu auch als „Angel Dust" bekannt.

Phenelzin *Monoaminoxidase-Hemmer* (MAO-Hemmer; → *Antidepressivum*).

Mögliche Nebenwirkungen: Schwindel, Benommenheit und Hautausschlag, u.U. gefährlicher Blutdruckanstieg.

Phenobarbital *Barbiturat*, das hauptsächlich als *Antikonvulsivum* eingesetzt wird, oft auch mit *Phenytoin* zur Behandlung der *Epilepsie*. Mögliche Nebenwirkungen von P. sind: Benommenheit, Schwerfälligkeit, Schwindel, Erregung und Verwirrung.

Phenoxymethylpenicillin Auch Penicillin V; synthetisches Penizillin, das als *Antibiotikum* bei bakteriellen Infektionen wie *Kehlkopfentzündung*, *Lungenentzündung, Mandelentzündung* und *Zahnabszess* verordnet wird.

Mögliche Nebenwirkungen: Hautausschlag und Übelkeit; in einigen Fällen schwere allergische Reaktion, bei der es zu Atemnot und Schwellung im Bereich von Mund und Augen kommt.

Phenylbutazon *Nichtsteroidales Antirheumatikum* (NSAR) zum Einsatz bei Symptomen der ankylosierenden Spondylitis. P. kann Übelkeit, Ödeme, Ausschlag und ein *peptisches Ulkus* hervorrufen sowie das Risiko für Blutbildveränderungen steigern.

Phenylephrin Schleimhautabschwellendes Mittel, das bei *Heuschnupfen* und Erkältungskrankheiten gegeben wird. In Augentropfen erweitert es die Pupillen als Vorbereitung für Augenuntersuchungen. Hohe Dosierung oder längerer Einsatz als Nasentropfen können Kopfschmerz und Verschwommensehen hervorrufen, und das plötzliche Absetzen des Mittels kann die Nasenschleimhautschwellung verstärken.

Phenylketonurie Erbl. Defekt des Enzyms, das die *Aminosäure* Phenylalanin in Tyrosin (eine andere Aminosäure) umwandelt. Wird Phenylalanin nicht vom Speiseplan gestrichen, sammelt es sich im Körper an und führt zu schweren Lernschwächen. Bei allen Neugeborenen wird daher der sog. Guthrie-Test zur Entdeckung der P. durchgeführt. Betroffene Säuglinge zeigen geringe Zeichen der Anomalie, doch entwickeln sie, wenn Phenylalanin nicht vermieden wird, neurologische Störungen, z.B. Epilepsie. Betroffene haben blondes Haar und blaue Augen, Ekzeme sind häufig.

Phenylalanin ist in den meisten eiweißhaltigen Nahrungsmitteln und in Süßstoff enthalten. Eine besonders zusammengestellte Diät wird das ganze Leben hindurch empfohlen (und besonders in der Schwangerschaft, da hohe Phenylalaninspiegel der Mutter den Fötus schädigen können).

Phenytoin *Antikonvulsivum* zum Einsatz bei *Epilepsie* und *Trigeminusneuralgie*. Nebenwirkungen sind: Übelkeit, Schwindel, Zittern und wucherndes, schmerzendes Zahnfleisch.

Pheromon Geruchsstoff, der Verhalten und Entwicklung anderer Individuen derselben Art beeinflusst.

Phimose Verengung der Vorhaut des Penis, die ein Zurückstreifen über die Eichel (Glans penis) verhindert. Bei nicht beschnittenen Kleinkindern ist ein bestimmter Grad der P. normal, doch bessert sich dieser Zustand i.d.R. bis zum Alter von 3-4 Jahren. Bei manchen Jungen bleibt die P. und kann dazu führen, dass sich die Vorhaut beim Harnlassen aufdehnt. Versuche, die enge Vorhaut zurückzuziehen, können die Situation verschlimmern. Die P. kann sich auch bei erwachsenen Männern entwickeln und verursacht dann eine schmerzhafte Erektion, die zur *Paraphimose* führt. Die gründliche Säuberung der Glans ist dann nicht möglich, eine *Eichel- u./od. Vorhautentzündung* kann entstehen. Therapie sowohl bei Kindern als auch bei Erwachsenen ist die *Beschneidung*.

Phlebitis → *Venenentzündung*

Phlebographie Auch als Venographie bezeichnet; Röntgenbilder von Venen, in die zuvor ein Röntgenkontrastmittel injiziert wurde.

Phobie Hartnäckige, unbegründete Angst vor besonderen Objekten oder Situationen bzw. entsprechendes Vermeidungsverhalten. P. können die Angst vor bestimmten Tieren oder Situationen beinhalten, wie z.B. geschlossene Räume (*Klaustrophobie*). Tierphobien beginnen i.d.R. in der Kindheit, andere entwickeln sich im Lauf der Zeit. Die Therapie hängt von der Schwere der Erkrankung und den Wünschen des Patienten ab.

Die *Platzangst* ist eine schwerere P., oft führt sie zu starker Beeinträchtigung. Die Erkr. beginnt i.d.R. kurz vor oder nach dem 20. Lebensjahr. Sozialphobie heißt die Angst, der genauen Beobachtung ausgesetzt zu sein, wie z.B. Angst vor dem Essen oder Sprechen in der Öffentlichkeit. Diese Erkr. beginnt in der späten Kindheit bzw. im frühen Jugendalter.

Ursachen für P. sind unbekannt. Einfache P. werden als Form der Konditionierung verstanden; z.B. ist eine Person mit Angst vor Hunden u.U. in der Kindheit durch einen Hund verängstigt worden.

Phokomelie Anomalie der Gliedmaßen, bei der sich Füße bzw. Hände als kurze Stümpfe direkt aus dem Rumpf entwickeln. Trat als Nebenwirkung bei Kindern von Frauen auf, die in der frühen Schwangerschaft Contergan genommen hatten.

Pholcodin Husten hemmendes Medikament (Antitussivum).

Phosphate Salze der Phosphorsäure, die für die Ernährung von essenzieller Bedeutung sind. In Form der Phosphatverbindung *ATP* wird Energie in den Zellen gespeichert.

Phosphor Essenzieller Mineralstoff, der in vielen Nahrungsmitteln, z.B. Getreideprodukten, Milchprodukten und Fleisch, enthalten ist. Im Körper bildet P. zusammen mit *Kalzium* Knochen und Zähne.

Phosphorsäureester Hochgiftige Phosphatinsektizide (Schädlingsbekämpfungsmittel) in der Landwirtschaft, die bei Aufnahme über die Haut, durch Einatmen oder Schlucken Schädigungen hervorrufen. Unter den vielen möglichen Symptomen sind Übelkeit, Erbrechen, Bauchkrämpfe, Durchfall, Sehstörungen, vermehrtes Schwitzen, vermehrter Speichelfluss, Kopfschmerzen, Verwirrtheit und Zuckungen. Schwere Vergiftung kann Atemnot, Palpitationen, epileptische Anfälle und Bewusstlosigkeit verursachen. Unterbleibt die Behandlung, kann eine Vergiftung tödlich sein. Als Therapie empfehlen sich *Magenspülung*, Entfernung verschmutzter Kleidung und Spülung kontaminierter Haut. Injektionen von *Atropin* werden gegeben und *Sauerstofftherapie* bzw. *künstliche Beatmung* können notwendig werden. Bei prompter Behandlung ist ein Überleben der Vergiftung möglich, die sonst zum Tod führen würde. Langzeiteffekte von P. in Desinfektionslösungen sind vermutlich für behindernde Krankheiten mit Nerven-, Muskel- und mentalen Symptomen verantwortlich.

Photodynamische Therapie Eine Art der Behandlung, bei der eine spezielle lichtempfindliche Form einer therapeutisch wirksamen Substanz auf einen zu behandelnden Bereich des Körpers aufgebracht und nachfolgend durch starke Lichteinwirkung (oft mittels eines *Lasers*) aktiviert wird. Diese Behandlungsform wird am häufigsten bei bestimmten *Krebserkrankungen* verwendet, kann aber auch bei anderen Krankheiten wie z.B. *Akne* eingesetzt werden.

Photokoagulation Gewebszerstörung durch Hitze, die durch intensiv gebündeltes Licht (bei der *Laserbehandlung*) erzeugt wird.

Photophobie → *Lichtscheu*

Photorefraktäre Keratektomie Chirurgische Behandlungsmethode bei *Stabsichtigkeit*, *Kurzsichtigkeit* und *Übersichtigkeit*, bei der Teile der *Hornhaut* (Cornea) mittels Laser abgetragen werden.

Photosensibilität Erhöhte Lichtempfindlichkeit; krankhafte Reaktion auf Sonnenlicht. P. verursacht gewöhnlich Hautausschlag. Dieser tritt oft dann auf, wenn ein photosensibilisierender Stoff (Arzneimittel, Farbstoffe, Chemikalien in Parfums und Seifen sowie Pflanzen, wie z.B. Senf) eingenommen bzw. auf die Haut gebracht wurde. P. ist auch ein Merkmal von Krankheiten wie dem systemischen *Lupus erythematodes*. Menschen, die zur P. neigen, meiden Sonnenlicht sowie auslösende Faktoren und verwenden einen Sonnenschutz.

Physiotherapie und Rehabilitation Therapie mit physikalisch wirkenden Methoden oder Substanzen. P. u. R. werden zur Vorbeugung oder Behandlung von Gelenksteifigkeit, zum Wiederaufbau von Muskulatur, Linderung von Schmerz, bei Entzündung und Muskelkrampf und zum Trainieren von Gelenken und Muskeln nach einem Schlaganfall oder einer Nervenverletzung eingesetzt. Die Methoden bestehen aus Wärmetherapie, Übungen, Massage, Eispackungen, Hydrotherapie und *TENS*.

P. u. R. werden auch zur Aufrechterhaltung der Atmung bei eingeschränkter Lungenfunktion oder zur Vorbeugung und Behandlung von Lungenkomplikationen nach einer Operation angewendet. Die Methoden hierzu sind Atemgymnastik, Lagerungsdränage und Gabe von Sauerstoff und Arzneimitteln sowie Befeuchtung durch den Vernebler.

Physostigmin Medikament, das in Form von Augentropfen bei *grünem Star* eingesetzt wird.

Phyto- Vorangestellt mit der Bedeutung pflanzlich.

Phytomenadion Form des *Vitamin K.*

Phytoöstrogene Natürliche Östrogene in Pflanzen.

Phytotherapie Medizinisches Therapiekonzept, bei dem unterschiedliche Teile von Heilpflanzen zur Gesundheitsförderung und Symptombehandlung eingesetzt werden.

Pia mater Innere von 3 Häuten, aus denen sich die *Hirn-/Rückenmarkshäute* (Meningen) zusammensetzen.

Pickel Kleine Pustel oder Papel.

Pickwick-Syndrom Extreme *Fettsucht*, flache Atmung und *Schlafapnoe* sind Kennzeichen dieser ungewöhnlichen Erkr. Die Ursache ist unklar. Symptome bessern sich i.d.R. durch Gewichtsabnahme.

P

Pigmentierung Färbung der Haut, der Haare und der Iris des Auges durch *Melanin*. Je mehr Melanin vorliegt, umso dunkler die Färbung. Blutpigmente können ebenso die Haut verfärben (z.B. bei einer Prellung).

Es gibt viele Abweichungen der P. Blasse Flecken treten bei *Schuppenflechte*, *Pityriasis alba*, *Pityriasis versicolor* und *Vitiligo* auf. Der Albinismus wird durch einen generellen Melaninmangel hervorgerufen. *Phenylketonurie* bewirkt einen niedrigen Melaninspiegel, was die Patienten blass und blond werden lässt. Bereiche mit dunkler Haut können sich durch Erkr. wie Ekzem oder Schuppenflechte, Pityriasis versicolor, *Chloasma* oder durch Parfums und Kosmetika bilden, die photosensibilisierende Verbindungen enthalten. Ständig vorhandene dunkel pigmentierte Flecken, wie Sommersprossen und Muttermale (→ *Nävus*), beruhen gewöhnlich auf einer Fehlbildung der *Melanozyten*. Die *Akanthosis nigricans* ist gekennzeichnet durch dunkle Flecken von samtartig verdickter Haut. Blutpigmente können zu krankhafter Verfärbung führen. Ein überhöhter Spiegel des Gallenpigments Bilirubin bei der Gelbsucht macht die Haut gelb, die *Eisenspeicherkrankheit* macht sie bronzefarben.

Pilocarpin Medikament zur Behandlung des *grünen Stars*. Es kann anfänglich zu Verschwommensehen, Kopfschmerz und Augenreizung führen.

Pilonidalsinus Hautgrübchen, oft Haare enthaltend, im oberen Anteil der Gesäßfalte. Die Ursache sind wahrscheinlich Haarfragmente, die nach innen gewachsen sind. Obwohl i.d.R. harmlos, kann der P. sich auch infizieren, wodurch wiederkehrende schmerzhafte Abszesse entstehen. Ist ein P. infiziert, muss er mit Anteilen der Umgebung chirurgisch entfernt werden. Ein Infektionsrezidiv kommt häufig vor, und gelegentlich sind *Antibiotika* od. *plastische* Chirurgie erforderlich.

Pilze Einfache parasitische Lebewesen, wie Speisepilze, Giftpilze, Hefen und Schimmelpilze. Krankheitserregende P. können in zwei Gruppen unterteilt wer-

PILZE

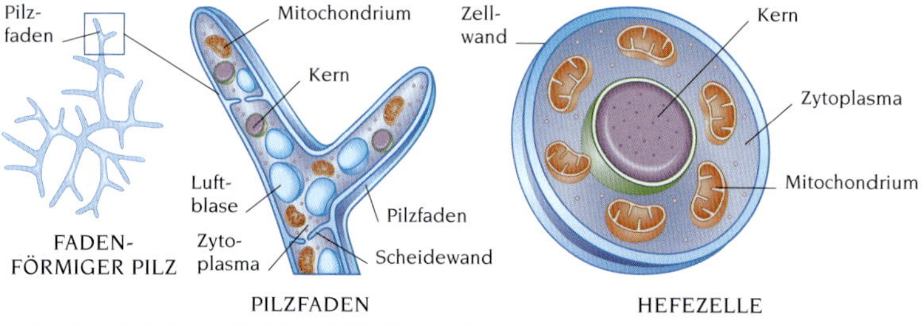

den: fadenförmige P. und Hefen. Fadenförmige P. bestehen aus Pilzfäden (Hyphen), die zu einem Myzel vernetzt sind. Speise- und Giftpilze sind die Fruchtstände fadenförmiger P., die unterirdisch wachsen. Hefen sind Einzeller.

Die meisten P. sind harmlos oder sogar gesundheitsfördernd, einige sind jedoch krankmachend. Die Fruchtstände einiger P. enthalten Giftstoffe (→ *Pilzvergiftung*). Andere P. verursachen Lebensmittelvergiftungen, indem sie z. B. Getreide befallen (*Mutterkorn*) und ein Gift produzieren, dass zu einer Verengung von Blutgefäßen führt. Andere befallen Erdnüsse und produzieren das krebserregende Gift *Aflatoxin*. Die Inhalation von Sporen anderer Sorten verursacht eine bleibende allergische *Lungenbläschenentzündung*. Pilzsporen sind auch gelegentlich für andere Allergien wie *Heuschnupfen* oder *Asthma* verantwortlich. Einige P. können in Lunge, Haut oder andere Organe eindringen und dort Kolonien bilden. Sie verursachen dadurch verschiedene Erkrankungen, die von leichten Befindlichkeitsstörungen bis hin zu schweren generalisierten, auch tödlichen, Infektionen reichen (→ *Pilzinfektionen*, *Soor*).

Pilzinfektion der Haut, Haare, Nägel → *Tinea*

Pilzinfektionen Erkrankungen, die durch Vermehrung und Ausbreitung von Pilzen verursacht werden. Einige Pilzarten sind ständig und harmlos am Körper vorhanden, wie auf der Haut und in Mund, Darm und Scheide. Die ebenfalls vorhandenen Bakterien hemmen jedoch ihre übermäßige Vermehrung. Andere Pilze werden vom *Immunsystem* in Schach gehalten.

P. sind daher häufiger und schwerer bei Patienten, die langfristig *Antibiotika* nehmen oder deren Immunsystem geschwächt ist durch *Immunsuppressiva*, *Kortikosteroide* oder Erkrankungen wie *Aids*. Solche schweren P. werden auch als *opportunistische Infektionen* bezeichnet. Einige P. sind bei Patienten mit *Diabetes mellitus* besonders häufig.

P. sind entweder oberflächlich (an Haut, Haaren, Nägeln, Mundschleimhaut und Genitalien), subkutan (unter der Haut) oder tief (an inneren Organen).

Die wichtigsten oberflächlichen P. sind die *Tinea* (inkl. Fußpilz) und der *Soor* (u.a. Scheiden- und Mundschleimhautpilz). Subkutane (unter der Haut liegende) P. sind rar, wie z. B. die *Sporotrichose* und das Mycetom. Tiefe P. sind selten, verlaufen aber schwer, wie die *Aspergillose*, die *Histoplasma-Mykose*, die *Kryptokokkose* und die *Blastomykose*. Die Sporen werden über die Luftwege aufgenommen.

Zur Behandlung werden *Antimykotika* eingesetzt, entweder *topisch* für den betroffenen Bereich oder in Tablettenform bei generalisierten Infektionen.

Pilzvergiftung Viele der zahlreichen Ess- und Giftpilze haben einen unangenehmen Geschmack und werden deshalb nicht in Mengen gegessen, in denen sie Probleme verursachen.

Die meisten tödlichen P. gehen auf *AMANITA PHALLOIDES* (grüner Knollenblätterpilz) zurück, der mit dem essbaren Wiesenchampignon verwechselt werden kann, obgleich er weiße statt rötlich braune Lamellen hat.

Der grüne Knollenblätterpilz und verwandte Arten, wie *AMANITA VIROSA* (kegelhütiger Knollenblätterpilz) enthalten Gifte, die sog. Amanitine, die die Leber-, Nieren- und Dünndarmzellen angreifen. Symptome, die meist 8 bis 14 Stunden nach Genuss der Pilze auftreten, sind starke Bauchschmerzen und Brechdurchfall. Anschließend kommt es zur Lebervergrößerung und *Gelbsucht*, die zum Tod durch *Leberversagen* führen kann. Es gibt kein Gegengift, nur unterstützende Maßnahmen. Überlebende Patienten erholen sich meist innerhalb 1 Woche.

AMANITA MUSCARIA (Fliegenpilz) hat eine rote Kappe mit weißen Punkten. Vergiftungssymptome tauchen innerhalb von 20 Minuten bis 2 Stunden auf und bestehen aus Müdigkeit, Sehstörungen, Delirium, Muskeltremor, Übelkeit und Erbrechen. Die Behandlung bei dieser P. (und anderen mit schnell auftretenden Symptomen) besteht in *Magenspülung* und Aktivkohle. Der Patient erholt sich meist innerhalb von 24 Stunden. Einige Pilze enthalten das Halluzinogen *Psilocybin* und können bei Kindern hohes Fieber auslösen. Die Wirkung dauert etwa 4 bis 6 Stunden.

Pimozid Neuroleptikum, dass auch bei *Tourette-Syndrom* eingesetzt wird. P. kann zur *Sedierung*, *Mundtrockenheit*, Verstopfung und Verschwommensehen führen.

Pindolol *Betablocker* zur Behandlung von *Angina pectoris* und *Bluthochdruck*. Mögliche Nebenwirkungen: die für Betablocker typischen, außer dass P. seltener eine *Bradykardie* bewirkt.

Pinguecula Kleine, nicht bösartige gelbliche Neubildung auf der (weißen) Bindehaut des Auges; häufig bei älteren Menschen. Es kann u.U. aus kosmetischen Gründen entfernt werden.

Pioglitazon Orales blutzuckersenkendes Mittel (*Antidiabetikum*), das in Verbindung mit anderen oralen Antidiabetika (Metformin oder Sulphonylharnstoff) zur Behandlung des Typ-2-Diabetes eingesetzt wird. P. wirkt durch Verminderung der peripheren Insulinresistenz. Nebenwirkungen: u.a. Magen-Darm-Störungen, Gewichtszunahme, *Anämie*, selten *Blasen*krebs und *Herz*probleme.

Piperazin *Wurmmittel* zur Behandlung der Rundwurm- oder Fadenwurmkrankheit. Nebenwirkungen: Bauchschmerz, Übelkeit, Erbrechen und Durchfall.

Piroxicam *Nichtsteroidales Antirheumatikum* (NSAR); wird zur Behandlung von Beschwerden bei Arthritis, zur Schmerzlinderung bei *Bursitis*, *Sehnenentzündung* und nach kleineren Eingriffen eingesetzt.

Pityriasis alba Häufige Hauterkr. in Kindheit und Jugend. Im Gesicht finden sich unregelmäßige, fein schuppende blasse Bezirke. Aufgrund des leichten Ekzems lässt sich die P. a. i.d.R. durch Emulsionen günstig beeinflussen.

Pityriasis rosea Häufige leichte Hauterkr., bei der am Rumpf und an den Oberarmen ein Ausschlag aus flachen rosa Flecken mit schuppenden Rändern beobachtet wird. P. r. ist nicht übertragbar und befällt hauptsächlich Kinder und junge Erwachsene. Ursache ist unbekannt. Der Ausschlag besteht 4 bis 8 Wochen, kann jucken und heilt i.d.R. ohne Behandlung ab. Eine zinkhaltige Lotion oder *Antihistaminika* lindern den evtl. Juckreiz.

Pityriasis versicolor Häufige Hauterkr., bei der Flecken von weißer, brauner oder lachsfarbener, abschilfernder Haut am Rumpf und am Hals erscheinen. Die P. v. ist auch als Tinea versicolor bekannt; sie entsteht durch einen Pilz, der auf der Haut fast aller Menschen lebt. Als Behandlung kommen *Antimykotika* infrage.

Pivampicillin → *Penizilline*

Pivmecillinam → *Penizilline*

Pizotifen *Antihistaminikum* zur Vorbeugung der Migräne bei Menschen mit häufigen, stark belastenden Anfällen. Nebenwirkungen: Übelkeit, Schwindel, Benommenheit, *Mundtrockenheit* und Muskelschmerz. Ein langfristiger Einsatz kann zur Gewichtszunahme führen.

Plantarwarze → *Warze*

Plaque → *Arteriosklerose-Plaque*

Plasma Flüssiger Anteil des Bluts, der verbleibt, wenn die Blutzellen entfernt werden.

Plasmapherese Verfahren zur Entfernung oder Verminderung von unerwünschten Substanzen im Blut, auch Plasmaaustausch genannt. Das Blut wird dem Körper entzogen und die Plasmaanteile durch eine Maschine, sog. Zellseparator, entfernt. Die Blutzellen werden dann mit einem Plasmaersatz gemischt und kehren in den Kreislauf zurück. Die P. wird benutzt, um bei *Autoimmunkrankheiten* schädigende Antikörper oder Antigen-Antikörper-Komplexe aus dem Blut zu entfernen, z. B. bei *Myasthenia gravis* und *Goodpasture-Syndrom*.

Plasmaproteine Proteine im Blutplasma, darunter *Albumin*, Gerinnungsproteine und *Immunglobuline*.

Plasminogenaktivator → *Gewebeplasminogen-Aktivator*

Plasmozytom Auch multiples Myelom; seltene Krebserkr., bei der sich Plasmazellen im *Knochenmark* ungehemmt vermehren und falsch funktionieren. Tritt im mittleren bis späteren Lebensalter auf.

Plasmazellen sind eine Art B-*Lymphozyten*, die *Immunglobuline* bilden, die vor Infektionen schützen. Beim P. erzeugen die wuchernden Plasmazellen riesige Mengen eines einzigen Immunglobulins und zu wenig von den anderen. Dadurch steigt das Infektionsrisiko.

Die Wucherung der kranken Zellen verursacht Schmerzen und zerstört Knochengewebe. Die betroffenen *Wirbel* können zusammenfallen und Nerven einklemmen, was zu Taubheitsgefühl oder *Lähmung* führt. Die Zerstörung der Knochen führt zu erhöhtem Kalziumspiegel und evtl. erhöhten Werten eines oder mehrerer Immunglobuline. Diese Blutveränderungen schädigen die Nieren und führen zur Niereninsuffizienz. Auch eine *Anämie* und anomale Blutungen treten auf.

Zur Diagnose dienen *Knochenmarkentnahme*, *Bluttest*, *Harnuntersuchung* oder ein Röntgenbild. Die Behandlung besteht in *Zytostatika*, *Strahlentherapie* und unterstützenden Maßnahmen, wie *Bluttransfusion*, *Antibiotika* und *Schmerzmittel*.

-plastie Nachgestellt für durch chirurgischen Eingriff formen, Ausführung eines plastischen Eingriffs.

Plastische Chirurgie Gesamtheit der Eingriffe mit dem Ziel, Haut und Gewebe, die geschädigt oder verloren gegangen, deformiert oder durch Alter verändert sind, zu reparieren oder wieder aufzubauen. P. C. wird oft nach schweren Verbrennungen oder Verletzungen, Krebs od. nach einigen Operationen, wie *Brustdrüsenentfernung*, durchgeführt. Erbliche Erkr., die eine plastische Chirurgie erfordern, sind *Lippen- u. Gaumenspalte*, *Hypospadie* und nicht perforierter *After*. Zu den Techniken zählen Hauttransplantate, Hautlappen- und Z-Plastik. Diese können mit Implantaten oder einer Knochentransplantation verbunden sein. Die Mikrochirurgie erlaubt es, Gewebe von einem Teil des Körper auf einen anderen zu übertragen (kosmetische Chirurgie).

Plattenepithelkarzinom Eine der häufigsten *Hautkrebs*-Arten. Das P. entsteht durch lange Sonnenlichteinstrahlung und kommt vorwiegend bei hellhäutigen Menschen über 60 vor.

P. beginnt als kleiner schmerzloser Knoten oder Fleck (meist an Lippe, Ohr oder Handrücken), der sich rasch vergrößert und oft wie eine Warze oder ein Geschwür aussieht. Unbehandelt kann sich der Krebs auf andere Körperteile ausdehnen und tödlich sein.

Die Diagnose wird durch eine *Hautbiopsie* bestätigt. *Therapie*: *Operation* und/oder *Strahlentherapie*, Kältetherapie und lokale *Chemotherapie*.

Plattfuß Meist beidseitige Fußdeformation, bei der das Fußgewölbe fehlt und die Sohle flach aufliegt. Das Fußgewölbe bildet sich im Rahmen der Entwicklung von stützenden *Bändern* und der Muskulatur langsam bis etwa zum 6. Lebensjahr heraus. Bei manchen Menschen sind die Bänder locker oder die Muskeln schwach; die Füße bleiben flach. Seltener kann auch eine genetisch bedingte Erkrankung der Knochenstruktur die Ursache sein. P. können auch im Erwachsenenalter durch Absenkung des Fußgewölbes entstehen, z. B. bei rascher Gewichtszunahme oder bei Nerven- oder Muskelerkrankungen wie der *Poliomyelitis*.

I.d.R. verursachen Plattfüße keine Schmerzen und sind nicht behandlungsbedürftig, obwohl es gelegentlich durchaus zu Schmerzen beim Gehen oder Stehen kommen kann. Einlagen erhöhen den Laufkomfort.

Plattwurm Jede flach geformte Wurmsorte. Zwei Sorten befallen den Menschen: Cestoden (Bandwürmer) und Trematoden (Saugwürmer, Schistosoma) → *Schistosomiasis*.

Platzangst Med. Agoraphobie; Angst, ins Freie od. auf öffentliche Plätze zu gehen. P. (→ *Phobie*) kann zusammen mit *Klaustrophobie* auftreten. Wird der Mut aufgebracht hinauszugehen, kann eine *Panikattacke* auftreten mit der Folge der weiteren Einschränkung der Aktivitäten, bis der Betroffene das Haus evtl. gar nicht mehr verlässt. Behandlung mit *Verhaltenstherapie* ist i.d.R. erfolgreich. *Antidepressiva* können unterstützen.

Plaut-Vincent-Angina Schwere Form der *Zahnfleischentzündung*, bei der eine bakterielle Infektion zur schmerzhaften Geschwürbildung am Zahnfleisch führt.

Plazebo Scheinmedikament; chemisch inaktive Substanz, die statt eines Medikaments gegeben wird. Vorteil: Die Person, die das P. nimmt, glaubt, dass es einen günstigen Effekt haben wird. Da die Wirksamkeit eines Medikaments z.T. auf diesem „Plazebo-Effekt" beruht, werden viele neue Medikamente im Vergleich zu einem Plazebo getestet.

Plazenta Mutterkuchen. Ein Organ, das während der Schwangerschaft in der Gebärmutter wächst und für die Blutversorgung von der Mutter zum Kind verantwortlich ist. Die P. entwickelt sich aus der *Zottenhaut*. Sie ist fest mit der Auskleidung der *Gebärmutter* verwachsen und mit dem Kind über die Nabelschnur verbunden. Kurz nach der Entbindung wird die P. ausgestoßen.

Die P. transportiert Sauerstoff und Nährstoffe aus dem Blut der Mutter in den fötalen Kreislauf bzw. entfernt Abfallprodukte aus dem Blut des Ungeborenen zur Ausscheidung über die Lungen und Nieren der Mutter. Sie bildet auch Hormone wie *Östrogen*, *Progesteron* und *humanes Chorion-Gonadotropin* (HCG). Große Menge HCG erscheinen in der frühen Schwangerschaft im Urin, und auf der Entdeckung von HCG im Urin beruht das Prinzip der Schwangerschaftstests.

Plazentalösung Ablösung der gesamten Plazenta oder von Teilen der Plazenta von der Gebärmutterwand, bevor das Kind geboren wird. Die genaue Ursache ist nicht bekannt, aber die P. kommt häufiger bei Frauen mit lang dauerndem *Bluthochdruck* vor. Rauchen, Kokain od. fortgesetzter *Alkohol*genuss können ebenfalls zum Risiko der P. beitragen.

Symptome entstehen i.d.R. plötzlich und hängen davon ab, wie viel der Plazenta sich von der Gebärmutterwand gelöst hat. Hierzu zählen leichte bis starke vaginale Blutungen, die bei kompletter Ablösung sehr ernst sein können, Bauchkrämpfe oder Rückenschmerz, starker, beständiger Bauchschmerz und verminderte Bewegungen des Fötus. Eine kleine P. wird normalerweise durch Bettruhe im Krankenhaus behandelt. In schweren Fällen der P. wird ein Notfall-Kaiserschnitt vorgenommen, um das Leben des Kindes zu retten. Auch eine Bluttransfusion ist u.U. notwendig.

Plazenta praevia Implantation der Plazenta im unteren Teil der *Gebärmutter* nahe oder direkt über dem Muttermund. Die P. p. kommt bei etwa 1 unter 200 Schwangerschaften vor. Sie variiert in der Schwere von der marginalen P. p., wobei die Plazenta nur den Rand der Gebärmutterhalsöffnung erreicht, bis zur kompletten P. p. bei der die gesamte Öffnung des Muttermunds verdeckt ist. Die leichte P. p. kann folgenlos bleiben. Schwere Fälle verursachen oft in der späten Schwangerschaft eine schmerzlose Blutung aus der Scheide. Ist die Blutung leicht und dauert die Schwangerschaft noch mehrere Wochen, ist lediglich die Bettruhe im Krankenhaus angezeigt. Das Kind wird meist durch Kaiserschnitt in der 38. Woche geboren. Ist die Blutung stark oder neigt sich die Schwangerschaft dem Ende zu, wird die sofortige Entbindung herbeigeführt.

Plazentatumoren → *Chorionkarzinom*, *Blasenmole*

PLAZENTA

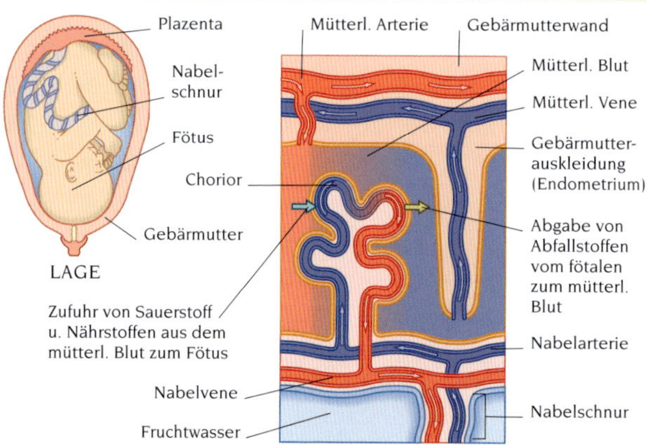

Plethora Stark ausgeprägter, hellroter, ausschlagähnlicher Komplex am Körper. Die P. kann durch *Dilatation* der Blutgefäße oder, seltener, durch *Polyzythämie* entstehen.

Plethysmographie Technik, um den Blutfluss in den Gefäßen zu bestimmen.

Pleura → *Brustfell*

Pleuraerguss Ansammlung von Flüssigkeit zwischen den *Brustfell*schichten, die die zu Atemstörungen führt. Der P. kann durch *Lungenentzündung*, *Tuberkulose*, *Herzinsuffizienz*, *Krebserkrankungen*, *Lungenembolie* oder ein *Mesotheliom* hervorgerufen werden.

Pleuritis → *Brustfellentzündung*

Pleurodynie Schmerz in der Brust durch eine *Coxsackie-Virus*-B-Infektion. Gelegentl. wird sie Bornholmer-Krankheit genannt, sie kommt häufig epidemisch vor und befällt i.d.R. Kinder. Es kommt zu einem plötzlichen starken Schmerz im unteren Brustkorb oder oberen Bauch mit Fieber, Halsschmerz, Kopfschmerz und allgemeinem Krankheitsgefühl. P. ist meist in 3-4 Tagen vorbei, manchmal in bis zu 3 Wochen.

Plexus Netzwerk aus miteinander verbundenen Nerven oder Blutgefäßen.

Plexus choroideus Adergeflechte; in die Hirnventrikel eingestülpte gefäß- u. nervenreiche Bildungen der *Pia mater*. P. c. sind Entstehungsort der *Gehirn- und Rückenmarksflüssigkeit*.

Plexus solaris Größtes Netz vegetativer Nerven im Körper, liegt hinter dem Magen zwischen den Nebennieren. Der P. s. umfasst Zweige des *Nervus vagus* und der Eingeweide-Nerven und sendet Äste in den Magen, den Darm und andere Bauchorgane.

Plicatio Faltenbildung; chirurgische Technik, bei der die Wand eines Hohlorgans eingefaltet und dann vernäht wird, um das Organ zu verkleinern.

Plötzlicher Kindstod Plötzlicher, unerwarteter, unerklärlicher Tod eines Kleinkindes. Risikofaktoren sind Bauchlage des Kindes beim Schlaf, Überwärmung, Rauchen der Eltern nach der Geburt, *Frühgeburt* und Untergewicht des Neugeborenen sowie schlechte sozio-ökonomische Bedingungen.

Vorbeugende Maßnahmen: Rückenlage des Kindes beim Schlaf am Fußende des Bettes, Regulierung der Körpertemperatur (das Kind soll ebenso bekleidet und zugedeckt sein wie die Erwachsenen) und Einstellen des Rauchens.

Plummer-Vinson-Syndrom auch sideropenische Dysphagie; Schluckstörung aufgrund von Gewebsmembranen (sog. „webs"), die sich in der oberen Speiseröhre bilden. Das P.-V.-S. kommt oft mit schwerer *Eisenmangelanämie* vor und betrifft Frauen mittleren Alters.

PMS Abk. für *prämenstruelles Syndrom*.

Pneumaturie Vorhandensein von Luft (Gas) im *Urin*, was i.d.R. auf eine Fistel zwischen Harnblase und Darm hinweist.

Pneumektomie Operative Entfernung eines Lungenflügels.

Pneumo- Vorangestellt mit der Bedeutung Lunge, Atmung oder Atmen.

Pneumococcus Bezeichnung für den *STREPTOCOCCUS PNEUMONIAE* (→ *Streptokokken-Infektionen*).

Pneumocystis-jirovecii-Pneumonie Infektion der Lunge durch *PNEUMOCYSTIS JIROVECII*, ein Protozoon. Die P.-j.-P. ist eine *opportunistische Infektion*, also gefährlich für Personen, die gegenüber Infektionen eine herabgesetzte *Resistenz* aufweisen. Dies trifft besonders häufig auf *Aids*-Patienten zu. Symptome sind Fieber, trockener Husten und Atemnot, die Wochen bis Monate andauern. Die Diagnose erfolgt durch Sputumuntersuchung oder eine Lungenbiopsie. Hohe Dosen von *Antibiotika* (i.d.R. Cotrimoxazol) bekämpfen die Infektion; diese Mittel können auch für eine lange Zeitdauer eingesetzt werden, um bei Risikopatienten einer Infektion vorzubeugen.

Pneumokoniose → *Staublunge*

Pneumonie → *Lungenentzündung*

Pneumonitis Sammelbegriff für im Interstitium (zwischen den eigtl. Lungenstrukturen) ablaufende Entzündung der Lunge, die zu Husten, Atemnot und *Giemen* führen kann. Dazu gehören Lungenentzündungen (Pneumonie), Strahlenpneumonie, sowie Lungenfibrosen u. z.B. die Alveolitis. P. kann auch als Nebenwirkung von Medikamenten wie z.B. Amiodaron und Azathioprin vorkommen.

Pneumothorax Erkr., bei der Luft in die Pleurahöhle (den Spalt zwischen den Brustfellschichten) gelangt. Symptome sind Brustschmerz oder Atemnot. Wenn weitere Luft in den Thorax gelangt, wächst der P. an und führt zu einem Spannungs-P., der u.U. lebensbedrohlich ist. Die Diagnose wird durch *Thorax*röntgen u. *Blutgasanalyse* bestätigt. Ein kleiner P. kann innerhalb weniger Tage ohne Behandlung verschwinden. Andernfalls muss die Luft durch einen Tubus mit Einwegventil abgelassen werden (*Thoraxdränage*).

Pneumothorax, offener Eine offene Wunde in der Brustwand, durch die Luft eintritt, sodass es auf der betroffenen Seite zum Lungenkollaps kommt. Folge: schwere Atemnot und ein lebensbedrohlicher Sauerstoffmangel.

Pocken Verschiedene Infektionserkr., die durch blasige Hauteruptionen gekennzeichnet sind (z.B. *Windpocken*); im engeren Sinne bezeichnet man als P. (med. Variola) eine früher auch Blattern genannte hoch ansteckende, lebensgefährliche Erkrankung, die seit 1980 nach weltweiter Impfaktion als ausgerottet gilt.

Podologie → *Fußpflege*

Podophyllin Wirkstoff zur Behandlung von Genitalwarzen oder Condylomata acceuminata (→ *Warzen, anogenitale*). P. kann bei übermäßiger Anwendung Reizungen der behandelten Gebiete und eine schwere toxische Reaktion hervorrufen.

Polio Abk. für *Poliomyelitis*.

Poliomyelitis Epidemische spinale Kinderlähmung; infektiöse Viruserkrankung, auch Polio genannt. Verläuft gewöhnlich leicht, befällt jedoch in schweren Fällen Gehirn und Rückenmark, und kann dabei zu Lähmungen oder zum Tod führen. Das Virus wird ausgehend vom Stuhl infizierter Menschen auf Lebensmittel übertragen. Auch eine Übertragung über die Luft ist möglich. In Ländern mit schlechter Hygiene und Gesundheitspflege entwickeln die meisten Kinder eine Immunität durch Erregerkontakt zu einem frühen Zeitpunkt, wenn die Infektion selten zur schweren Erkr. führt. In Ländern mit hohem Hygienestandard können dagegen bei ausbleibender Impfung Epidemien auftreten. In Deutschland ist die P. aufgrund der Impfprogramme sehr selten geworden.

Die meisten infizierten Kinder haben keine Beschwerden. Bei anderen kommt es nach einer 3 bis 14 Tage dauernden Inkubationszeit zu leichtem Fieber, Halsschmerz, Kopfschmerz und Erbrechen. Die meisten Kinder erholen sich vollständig, doch es kann zur Entzündung der *Hirnhäute* kommen. Symptome sind Fieber, starker Kopfschmerz, Nacken- und Rückensteifigkeit und Muskelschmerzen, gelegentlich mit ausgedehnten Zuckungen. Häufig treten innerhalb weniger Stunden beträchtliche Lähmungen auf, gewöhnlich an Beinen und unterem Rumpf. Hat sich die Infektion auf den Hirnstamm ausgedehnt, folgen Schluck- und Atemstörungen oder ein vollständiger Verlust der Schluck- und Atmungsfähigkeit.

Die Diagnose erfolgt durch *Blut*, *Stuhl*, *Hals*abstrich od. *Lumbalpunktion*. Die charakteristische Lähmung mit akuter fieberhafter Erkr. erlaubt eine sofortige Diagnose. Es gibt keine wirksame Medikamententherapie. Nicht gelähmte Patienten benötigen gewöhnlich Bettruhe und *Schmerzmittel*. Bei Lähmung sind Physiotherapie und, in manchen Fällen, Katheterisierung, *Tracheostomie* und Beatmung erforderlich.

Die Erholung von der nichtparalytischen P. ist vollständig. Über die Hälfte der Patienten mit Lähmungen erfahren eine komplette Erholung, weniger als 1/4 behalten eine schwere Behinderung und unter 1/10 sterben.

In Deutschland wird die Impfung gegen P. im Alter von 3, 4, 5 und 12 Monaten empfohlen mit einer Auffrischung mit 9-17 Jahren (→ *Impfung*). Eine durch Impfung verursachte P. ist bei dem heute verwendeten Impfstoff ausgeschlossen.

Pollakisurie Häufige Entleerung von kleinen Mengen Urin (→ *Dysurie*).

Poly- Vorangestellt mit der Bedeutung viele oder viel.

Polydaktylie Geburtsfehler, bei dem überzählige Finger oder Zehen vorhanden sind. Die zusätzlichen Glieder sind voll ausgeformt oder nur fleischige Stummel. Die P. wird oft in ansonsten normalen Familien weitervererbt, jedoch kann sie auch als Teil des Laurence-Biedl-Moon-Syndroms oder anderer erblicher Syndrome auftreten.

Polydipsie Beständiger übermäßiger Durst.

Polyhydramnion Außergewöhnlich reichliches Fruchtwasser, das den Fötus in der Schwangerschaft umgibt. Das P. kommt, oft ohne bekannte Ursache, bei ca. 1 von 250 Schwangerschaften vor. Die Erkr. kommt manchmal bei Fehlbildung des Fötus vor, die das normale Schlucken unmöglich macht, oder wenn die Schwangere Diabetikerin ist. Die übermäßige Flüssigkeit sammelt sich i.d.R. in der 2. Schwangerschaftshälfte an und führt ab der 32. Woche zu Symptomen. Hauptsächlich kommt es zu Bauchbeschwerden. Andere mögliche Symptome sind Atemnot und Anschwellen der Beine. Die *Gebärmutter* ist größer als gewöhnlich. Gelegentlich sammelt sich das Fruchtwasser rasch an und führt zu Bauchschmerz, Atemnot, Übelkeit und Erbrechen sowie Beinödemen. Daraus können sich vorzeitige Wehen ergeben.

Das P. wird gewöhnlich bei der körperlichen Untersuchung deutlich, doch kann auch eine *Ultraschalluntersuchung* erforderlich sein. In leichten Fällen ist Ruhe angezeigt. In schwereren Fällen wird die Flüssigkeit über eine Kanüle abgesaugt. In der späten Schwangerschaft kann die Einleitung der Geburt erwogen werden.

Polymerase-Kettenreaktion Abk. PCR; die rasche Kopie von *DNA*-Sequenzen zur anschließenden Analyse.

Polymyalgia rheumatica Seltene Erkr. älterer Menschen, die durch Schmerz und Muskelsteifigkeit der Hüften, Oberschenkel, Schultern und des Nackens gekennzeichnet ist. Die Ursache ist unklar, doch geht die Erkr. auch mit einer *Arteriitis temporalis* einher. Sie kommt kaum vor dem 50. Lebensjahr vor.

Die Diagnose ist oft schwierig und basiert auf der *Anamnese* des Patienten, der körperlichen Untersuchung und Bluttests (einschl. *BSG*). Wird eine *Arteriitis temporalis* vermutet, kann eine *Biopsie* der Schläfenarterie durchgeführt werden. *Kortikosteroide* bessern i.d.R. die Erkr. innerhalb weniger Tage.

Polymyositis Seltene Erkr., bei der die Muskulatur entzündet und geschwächt ist.

Polymyxine Gruppe von *Antibiotika*, die aus dem Bakterium *BACILLUS POLYMYXA* gewonnen werden. P., zu denen auch *Colistin* gehört, werden zur Behandlung von Augen-, Ohren- und Hautinfektionen verabreicht.

Polyneuropathie Erkr. der peripheren Nerven aus nicht traumatischer Ursache; am häufigsten ist die diabetische u. alkoholische P. (→ *Nervenerkrankungen*).

Polyp 1. Stielförmige Wucherung, die von der Auskleidung der Nase, des *Gebärmutterhalses*, des Darms, des Kehlkopfs oder einer anderen Schleimhaut ausgeht. Einige Typen von P. können u.U. als Krebs entarten und werden chirurgisch entfernt. 2. Umgangssprachlich für vergrößerte Rachenmandeln.

Polypeptid Chemische Verbindung aus vielen Peptiden.

Polyposis, familiäre Seltene Erbkrankheit, auch Polyposis coli, bei der viele *Polypen* im gesamten *Darm*, aber hauptsächlich im *Dickdarm* auftreten. Wenn diese nicht behandelt werden, ist die Entartung zu *Darmkrebs* fast sicher. Die Polypen können ab einem Alter von 10 Jahren entstehen und *Blutung* und *Durchfall* verursachen. Allerdings sind häufig bis zur Entstehung von *Krebs* keine Krankheitszeichen festzustellen. Die *Polypen* werden durch die *Darmspiegelung* aufgedeckt. Da es ein 50%iges Risiko gibt, dass Kinder von Betroffenen die Erkrankung weitergegeben bekommen, ist eine medizinische Überwachung ab dem Alter von ca. 12 Jahren sinnvoll.

Polyurie Bildung von über 2,5 Liter Harn pro Tag; Ursachen sind u.a. psychiatrische Erkr., die den Pat. zum exzessiven Trinken zwingen, Diabetes mellitus, eine als renales Salzverlustsyndrom bezeichnete Nierenerkr. u. *Diabetes insipidus*. Jedes Auftreten erhöhter Urinmengen sollte vom Arzt abgeklärt werden.

Polyzystische Ovarien → *Ovarialsyndrom, polyzystisches*.

Polyzythämie Erkr., die zu einer ungewöhnlich großen *Erythrozytenzahl* im Blut führt. Die P. wird i.d.R. durch eine andere Krankheit oder eine *Hypoxie*

POLYZYTHÄMIE

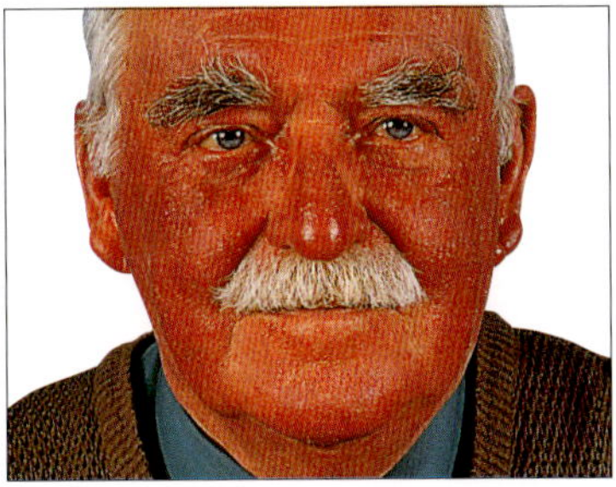

HAUTRÖTUNG BEI POLYZYTHÄMIE

ausgelöst und dann sekundäre P. genannt. Ohne offensichtlichen Grund wird sie Polycythaemia vera oder primäre Polyzythämie genannt.

Die sekundäre P. tritt durch den verminderten Sauerstoffgehalt natürlicherweise in großen Höhen auf. Sie kann sich auch aus einer Erkr. entwickeln, die die Sauerstoffversorgung des Bluts einschränkt, oder sekundär nach Leberkrebs oder einigen Nierenerkr. Auf Meeresspiegelhöhe oder nach wirksamer Therapie der Grunderkrankung normalisiert sich die Blutzusammensetzung wieder.

Die P. vera ist eine seltene Erkr., die hauptsächlich Menschen über 40 Jahre befällt. Die große Zahl der roten Blutkörperchen verursacht ein erhöhtes Volumen und eine Verdickung des Bluts, woraus sich Kopfschmerz, Verschwommensehen und *Bluthochdruck* entwickeln. Es kann auch zu Hautrötung, Schwindel, Nachtschweiß und ausgedehntem Juckreiz kommen. Die Milz ist häufig vergrößert. Mögliche Komplikationen sind eine erhöhte Blutungsneigung oder Bildung von Blutgerinnseln, *Schlaganfall* und *Knochenmarkverhärtung* oder akute Leukämie (→ *Leukämie, akute*).

Die Diagnose erfolgt durch die ärztliche Untersuchung, Bluttests und den Ausschluss anderer Ursachen. Die Therapie besteht in einem Aderlass manchmal zusammen mit *Acetylsalicylsäure*, *Zytostatika* oder radioaktivem Phosphor. Dies ermöglicht den meisten Patienten 10 bis 15 Jahre zu überleben.

Pons Wörtlich Brücke; mittlerer Teil des Hirnstamms.

PORTIOEROSION

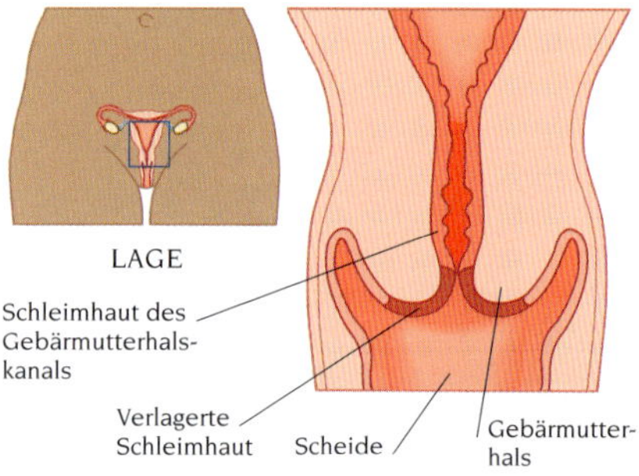

Porphyrie Seltene, i.d.R. erbl. Krankheit, verursacht durch eine Anhäufung von Porphyrinen. Sonnenlicht verursacht Ausschlag oder Blasen, und bestimmte Medikamente können Bauchschmerz und Störungen des Nervensystems hervorrufen. P. entstehen im Körper durch Hemmung der Häm-Bildung (Häm ist ein Bestandteil des Hämoglobins). Solche Hemmungen sind Folge verschiedener erblicher Enzymmangelstörungen. Die P. kann ebenfalls durch Vergiftung entstehen.

Es gibt 6 Formen der P. Die akute intermittierende P. erscheint gewöhnlich im frühen Erwachsenenalter und verursacht Bauchschmerz, oft Krämpfe der Extremitäten, Muskelschwäche und psychiatrische Störungen. Urin färbt sich an der Luft rot. Barbiturate, *Phenytoin*, *orale Kontrazeptiva* und *Tetracycline* rufen Anfälle hervor.

Die gemischte P. hat ähnliche Effekte, verursacht zusätzlich Blasenbildung auf sonnenexponierter Haut; die erbl. Koproporphyrie wirkt sich ähnlich aus, ruft zusätzliche Hautsymptome hervor.

Die Protoporphyrie verursacht gewöhnlich Hautsymptome nach der Sonnenlichteinstrahlung, so wie die Porphyria cutanea tarda. Bei dieser Form der P. heilen Wunden langsam, der Urin ist manchmal rötlich oder braun. Viele Fälle werden durch eine Lebererkr. hervorgerufen.

Die seltenste, schwerste Form, die kongenitale erythropoetische P., bewirkt eine Rotverfärbung des Urins und der Zähne, ein übermäßiges Haarwachstum und schwere Hautblasenbildung, Geschwürbildung und eine hämolytische *Anämie*. Der Tod kann schon in der Kindheit eintreten.

Die Diagnose erfolgt aus pathologischen Porphyrinspiegeln in Urin und Stuhl. Die Therapie ist schwierig. Die Vermeidung von Sonnenlicht bzw. auslösender Medikamente ist am allerwichtigsten. Die akute intermittierende, die gemischte und die erbl. Koproporphyrie können durch Gabe von Glukose oder Hämatin gelindert werden.

Portioerosion Eine den *Gebärmutterhals* betreffende Erkr., bei der die Schleimhaut, die eher für die Innenschicht des Gebärmutterhalses typisch ist, auf seiner äußeren Oberfläche erscheint. Der angegriffene Gebärmutterhals weist auf der Oberfläche einen brüchigen, geröteten Bezirk auf. Gewöhnlich bestehen keine Symptome, doch bei manchen Frauen treten unerwartete Blutungen u. Scheidenausfluss auf.

Eine P. kann von Geburt an vorhanden sein. Weitere mögliche Ursachen sind Gebärmutterhalsverletzungen bei den Wehen u. Langzeitverwendung von *oralen Kontrazeptiva*. Die Erkr. wird oft bei einem Routine-*Zervixabstrich* entdeckt. Nur bei Symptomen ist eine Behandlung nötig. Abnormales Gewebe kann mit *Kauterisation, Kältechirurgie, Hochfrequenztherapie* od. *Laserbehandlung* zerstört werden.

Portiokappe Biegsames Empfängnisverhütungsmittel, das direkt über dem *Gebärmutterhals* platziert wird, um den Eintritt von Samenflüssigkeit in die Gebärmutter zu verhindern (→ *Empfängnisverhütung, Barrieremethoden*).

Portweinflecken Weinfleck oder Feuermal; purpurrotes Muttermal, das innerhalb der Hautfläche liegt und nicht spontan verschwindet (→ *Nävus flammeus*).

Positronenemissionstomographie Abk. PET; auch Emissionscomputertomographie; Diagnosetechnik auf der Grundlage der Positronenmessung (Positronen sind Atomteilchen), die durch radioaktiv markierte Substanzen abgegeben werden, die zuvor in den Körper eingebracht wurden. PET-Scans, auch kombiniert mit *CT* oder *MRT* liefern 3-D-Bilder der *Stoffwechsel-* und chemischen Aktivität von *Geweben*.

Die beim biochemischen Prozess im Körper benötigten Substanzen werden mit Radioisotopen markiert und in den Blutkreislauf gebracht. Sie werden in größerer Konzentration von den Geweben aufgenommen, die in ihrem Stoffwechsel aktiver sind. Die Substanzen senden Positronen aus, die Photonen freisetzen, die wiederum vom Scanner entdeckt werden. PET-Aufnahmen werden angefertigt, um *Hirntumoren, Herzkrankheiten* oder lokale *Epilepsie*-Aktivitäten im *Gehirn* zu finden und die Hirnfunktion zu untersuchen.

PET-SCAN

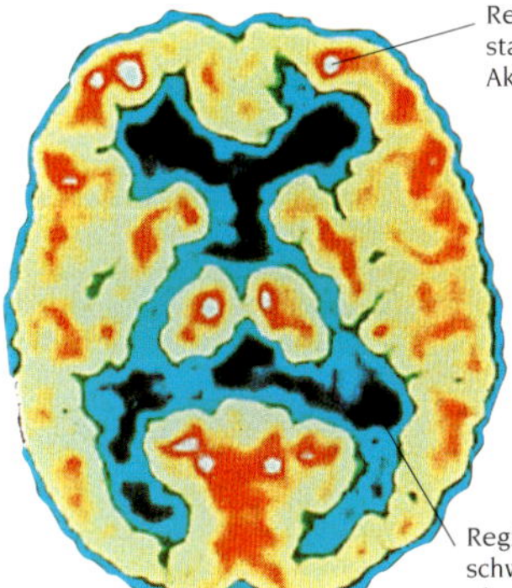

PET-SCAN DES GESUNDEN GEHIRNS

Post-partum-Depression *Depression* einer Mutter kurz nach der Entbindung. Die P.-p.-D. äußert sich in häufigen und leichten, kurzen Episoden oder seltenerer, schwerer psychogener Depression.

Tritt 4 bis 5 Tage nach der Entbindung auf. Die Mütter fühlen sich elend, reizbar und weinerlich. Die Ursache sind Hormonschwankungen, evtl. gekoppelt mit dem Gefühl der plötzlichen Leere oder des überstarken Verantwortungsgefühls für das Kind. Durch Beruhigung und Unterstützung lässt die Depression gewöhnlich nach 2 bis 3 Tagen nach. Bei etwa 10 bis 15% der Frauen dauert die Depression wochenlang und verursacht ein konstantes Gefühl der Müdigkeit, Schlafstörungen, Appetitverlust und Ruhelosigkeit. Die Erkr. verschwindet i.d.R. von selbst oder wird mit *Antidepressiva* behandelt.

Die psychogene Depression beginnt etwa 2 bis 3 Wochen nach der Entbindung und führt zu schwerer Verwirrtheit, dem Gefühl der Wertlosigkeit, der Gefahr eines Selbstmords oder der Gefahr, dass die Patientin dem Kind Schaden zufügt; gelegentl. Wahnideen. Oft sind stationäre Einweisung, im Idealfall mit dem Säugling, sowie Antidepressiva notwendig.

posterior Hinten; bezogen auf den hinteren, rückwärts gelegenen Teil des Körpers oder den hinteren Teil eines Organs.

Postmyokardinfarktsyndrom Auch Dressler-Syndrom; seltene Erkr., die nach einem Herzinfarkt oder einer Herz-OP auftritt. Das P. ist charakterisiert durch Fieber, Brustschmerz, *Herzbeutel-*

P

entzündung und *Brustfellentzündung*. Die Behandlung erfolgt mit *Antiphlogistika* oder in schweren Fällen mit *Kortikosteroiden*.

Postzosterische Neuralgie Brennender Schmerz, der durch Nervenreizung hervorgerufen wird und der in einem vorher durch *Gürtelrose* befallenen Bereich auftritt (→ *Nervenschmerzen*).

Potenz 1. Fähigkeit eines Mannes, den Geschlechtsverkehr auszuüben; 2. Fähigkeit eines Medikaments, die erwünschte Wirkung zu erzielen.

Prädisposition Gesamtheit von Faktoren, die eine erhöhte Anfälligkeit gegenüber einer Erkr. bewirken.

Präeklampsie → *Gestose*

Präkanzerose Veränderung, die die Tendenz zur Krebsentartung aufweist. Es sind 3 Formen bekannt. 1. Tumoren liegen nicht vor, aber die Erkr. hat ein größeres Krebsrisiko; 2. nicht kanzeröse Tumoren, die dazu neigen, kanzerös, also bösartig, zu werden oder die mit der Entwicklung von Krebsgeschwülsten an anderer Stelle einhergehen; 3. Erkr., die von Beginn an Merkmale der Entartung aufweisen, aber nicht immer zur vollständigen Krebsbildung kommen.

Prämedikation Medikamente, auch Injektionen, die 1 bis 2 Stunden vor einer Operation zur Vorbereitung des Patienten verabreicht werden. Zur P. gehören i.d.R. *Sedativa* od. *Tranquilizer*, seltener *Opioide* od. ein *Anticholinergikum*.

Prämenstruelles Syndrom Abk. PMS; Kombination aus körperlichen und emotionalen Symptomen, die bei vielen Frauen in der Woche vor eine Menstruationsblutung vorkommen. Das PMS kann so schwer sein, dass Arbeit und soziales Leben ernsthaft leiden.

Die Theorien zur Ursache des PMS beinhalten Hormonschwankungen und Vitamin- oder Mineralstoffmangel, aber keine wurde bestätigt. Die häufigsten Gefühlsstörungen sind Reizbarkeit, Spannung, *Depression* und Erschöpfung. Körperliche Symptome sind Empfindlichkeit der Brust, *Flüssigkeitsstau*, Kopfschmerz, Rücken- und Unterleibsschmerz.

Bisher hat sich keine Therapie als vollkommen erfolgreich erwiesen. Die Behandlung richtet sich auf die Linderung spezieller Symptome, z. B. durch *Diuretika*, Ernährungsumstellung und Entspannungstechniken. *Pyridoxin* (Vitamin B_6) oder auch *Nachtkerzenöl* können manchen Frauen helfen. Orale *Kontrazeptiva* (Pille) können die Symptome lindern. Progesterongaben werden häufig eingesetzt, doch sind sie nicht immer wirksam.

pränatal Die Schwangerschaftsphase kurz vor der Geburt.

Präputium → *Vorhaut*

Präservativ Auch als Kondom bezeichnet. Barrieremethode zur *Empfängnisverhütung* in Form eines dünnen Latex- od. Kunststofffutterals, das vor dem Geschlechtsverkehr über den *Penis* gezogen wird. P. bieten einen gewissen Schutz gegen *sexuell übertragbare Krankheiten* (→ *Empfängnisverhütung, Barrieremethoden*).

Prävalenz Gesamtzahl der Fälle einer Krankheit zu einem bestimmten Zeitpunkt in einer bestimmten Bevölkerung. P. wird oft als Zahl von Fällen pro 100 000 Einwohner ausgedrückt.

Präventivmedizin Teilgebiet der Medizin, die sich mit der Prävention (Vorbeugung) von Krankheiten durch staatliche Maßnahmen befasst, wie etwa Versorgung mit sauberem Trinkwasser, Gesundheitserziehung, spezielle vorbeugende Maßnahmen wie Impfkampagnen gegen Infektionskrankheiten und Früherkennungsprogramme.

Pravastatin Arzneimittel aus der Gruppe der Statine (→ *Lipidsenker*).

Praziquantel *Wurmmittel* zur Behandlung eines Bandwurmbefalls. Unerwünschte Wirkungen sind Schwindel, Benommenheit und Bauchschmerz.

Prazosin *Vasodilatator* zur Behandlung des *Bluthochdrucks*, der *Herzinsuffizienz* und des *Raynaud-Syndroms*. P. wird auch bei Harnwegssymptomen aufgrund einer vergrößerten *Prostata* eingesetzt. Nebenwirkungen sind Schwindel und Ohnmacht, Übelkeit, Kopfschmerz und *Mundtrockenheit*.

Prednisolon → *Kortikosteroid*

Prednison → *Kortikosteroid*

Prellung Med. Kontusion; stumpfe Gewalteinwirkung auf Haut und Unterhautgewebe mit *Bluterguss*bildung.

Pressluftkrankung oder Weißfingerkrankheit; Schmerz und Gefühllosigkeit in Hand und Arm durch lange

Benutzung von Vibrationswerkzeugen. Symptome sind blaue oder weiße Verfärbung der Finger und ein kribbelndes Gefühl im betroffenen Bereich. Die P. entwickelt sich meist langsam über Jahre und ist das Resultat wiederholter Schädigung an Blutgefäßen und Nerven. Kälte kann die Erkr. verschlimmern. Es gibt keine spezifische Behandlung, aber die Vermeidung von Vibrationswerkzeugen ist vorrangig, um einem Fortschreiten der P. vorzubeugen. In einigen Fälle können *Kalzium-Kanal-Blocker* die Symptome vermindern.

Priapismus Schmerzhafte Dauererektion des Penis ohne sexuelle Erregung. P. tritt auf, wenn das Blut aus dem Gewebe des *Penis* nicht abfließt und so die Erektion aufrechterhält. Dies kann durch Gerinnung in den Blutgefäßen oder als Folge einer Impotenzbehandlung erfolgen. Therapie ist dringend erforderlich, um einen dauernden Schaden zu verhindern. Sie besteht im Absaugen von Blut aus dem Penis mittels einer Kanüle.

primär Angewandt auf eine Erkr., die sich in einem Organ oder einem Gewebe direkt entwickelt hat und nicht eine andere Ursache oder Quelle hat. Der Begriff p. wird für die erste von mehreren Krankheiten benutzt und wird auch in der Bedeutung „unbekannter Ursache" verstanden.

Primaquin Arzneimittel, das zur Behandlung der *Malaria* durch *PLASMODIUM VIVAX* oder *PLASMODIUM OVALE* eingesetzt wird. P. wird oft gegeben, wenn die Prophylaxe mit *Chloroquin* die Infektion nicht verhindern konnte. Unerwünschte Wirkungen sind Übelkeit, Erbrechen und Bauchschmerz. Bei Glukose-6-Phosphat-Dehydrogenasemangel kann P. zu einer hämolytischen *Anämie* führen.

Primidon *Antiepileptikum* zur Therapie der *Epilepsie* und gelegentlich von *Zittern*. Es wird i.d.R. mit anderen antikonvulsiv wirksamen Mitteln verschrieben. Unerwünschte Wirkungen sind Benommenheit, Schwerfälligkeit und Schwindel.

Prinzmetal-Angina auch vasospastische Angina; Form der *Angina pectoris*, die in Ruhe, oft auch im Schlaf, Brustschmerz verursacht. Der Schmerz geht mit Atemnot und *Herzklopfen* einher. Vermutlich ist eine Verengung der *Herzkranzarterien* durch Muskelspasmus der Gefäßwände die Ursache. Die Therapie mit *Kalzium-Kanal-Blocker* und *Nitraten* ist i.d.R. erfolgreich.

Prion Winziges, proteinartiges infektiöses Partikel. P. übertragen Erkr. wie die *Creutzfeldt-Jakob-Krankheit* beim Menschen und die bovine spongiforme Enzephalopathie (BSE) bei Rindern (→ *Rinderwahnsinn*).

Probe Präparat; Probe eines Gewebes, einer Körperflüssigkeit, eines Abfallprodukts oder eines Erregers, die zu Analyse-, Nachweis- und/oder Diagnosezwecken entnommen und für die Untersuchung unter dem *Mikroskop* präpariert wird.

Probenecid Arzneimittel zur Dauertherapie der *Gicht*. P. verlangsamt auch die Ausscheidung einiger *Antibiotika* und verstärkt ihre Wirkung. Es kann Übelkeit und Erbrechen sowie Hautrötung und Schwindel bewirken.

Probiotische Bakterien Spezies von Mikroorganismen, die den Verdauungstrakt besiedeln und diesen vor schädigenden Bakterien, Pilzen und Viren schützen.

Procain Ein Medikament für die *Lokalanästhesie*.

Procainamid *Antiarrhythmikum* zur Behandlung bestimmter Formen der *Tachykardie*. P. führt u.U. zu Übelkeit, Erbrechen, Appetitverlust, selten zu Verwirrtheit. Die Dauertherapie mit P. kann einen *Lupus erythematodes* verursachen.

Procarbazin *Zytostatikum*, das zumeist bei *Lymphogranulomatose* angewendet wird. Nebenwirkungen sind die für die Zytostatika typischen.

Processus xiphoideus Schwertfortsatz des *Brustbeins*; der kleine, blattartige Vorsprung bildet den untersten der 3 Brustbein-Abschnitte.

Prochlorperazin *Neuroleptikum* aus der Gruppe der Phenothiazine, das zur Symptomlinderung bei bestimmten psychiatrischen Erkr. wie *Schizophrenie* und *Manie* eingesetzt wird. Es ist in kleinen Mengen auch als *Antiemetikum* zu verwenden; kann Spontanbewegungen im Gesicht und von Gliedmaßen, Lethargie, *Mundtrockenheit*, Verschwommensehen und Schwindel hervorrufen.

Proctalgia fugax Starker krampfartiger Schmerz im Mastdarm. Die P. f. kann auf einem Muskelkrampf beruhen. Der Schmerz dauert nur kurz an und verschwindet ohne Behandlung wieder.

Procyclidin *Anticholinergikum* zur Behandlung des *Parkinson-Syndroms* und zur Linderung der Nebenwirkungen einiger *Neuroleptika*. Mögliche unerwünschte Wirkungen sind *Mundtrockenheit* und Verschwommensehen.

Prodromalerscheinung Frühes Warnsymptom einer Krankheit.

Progerie Vorzeitiges Altern. Beide Formen der P. sind sehr selten: Beim Hutchinson-Gilford-Syndrom beginnt die Alterung im Alter von 4 Jahren, und viele Merkmale des Alters, wie graue Haare, Haarausfall, schlaffe Haut und *Arteriosklerose*, stellen sich im Alter von 10 bis 12 Jahren ein. Der Tod tritt i.d.R. im Pubertätsalter ein. Die Erwachsenen-P. (Progeria adultorum) beginnt in der Jugend oder im jüngeren Erwachsenenalter und zeigt die beschriebenen Erscheinungen. Die Ursache der P. ist unbekannt, jedoch teilen sich die Zellen bei den Patienten weitaus seltener als bei gesunden Menschen.

Progesteron Weibliches Sexualhormon, das für die Funktion der weiblichen Geschlechtsorgane wesentlich ist. P. wird in den Eierstöcken gebildet, kleine Mengen auch von der *Nebenniere* und den Hoden. Innerhalb des Menstruationszyklus bewirken schwankende P.-spiegel die Verdickung der *Gebärmutterschleimhaut* und die Menstruation. Wenn es zur *Schwangerschaft* kommt, wird P. durch die *Plazenta* gebildet; ein Abfall des P.-spiegels erleichtert die Einleitung der Wehen. P. führt zu stärkerem Fettaufbau und vermehrter Talgproduktion in den Talgdrüsen der Haut.

Prognathie → *Überbiss*

progressiv oder auch progredient (fortschreitend); angewandt auf eine Erkr., die sich im Lauf der Zeit verstärkt oder ausdehnt.

Proguanil Malariamittel zur Vorbeugung der *Malaria*. Nebenwirkungen sind selten. Es kann zu Verdauungsstörungen, Übelkeit oder Erbrechen kommen, aber gewöhnlich verschwinden diese Symptome bei Fortdauer der Therapie wieder.

Proktitis → *Mastdarmentzündung*

Proktoskopie Untersuchung des *Afters* und des *Mastdarms* mittels Proktoskop (starres röhrenförmiges Darmspekulum).

Prolaktin Hormon, das in der *Hirnanhangsdrüse* gebildet wird. P. trägt zur Stimulierung der Brustdrüsen und zum Start bzw. zur Aufrechterhaltung der Milchproduktion beim Stillen bei (→ *Prolaktinom*).

Prolaktinom Gutartiger Tumor der *Hirnanhangsdrüse*, der zu einer Überproduktion von *Prolaktin* führt. Bei Frauen kann dies zum *Milchfluss*, ausbleibender Regelblutung (→ *Menstruation, ausbleibende*) und *Unfruchtbarkeit* führen. Bei Männern kann es *Impotenz* und *Brustdrüsenvergrößerung* (Gynäkomastie) hervorrufen. Bei beiden Geschlechtern verursacht es Kopfschmerz, *Diabetes insipidus* und, falls der Tumor auf die Sehnerven drückt, Einschränkung des äußeren Gesichtsfelds.

Die Diagnose erfolgt anhand von Bluttests und *Computertomographie-* oder *Kernspintomographie*-Bildern des Gehirns. Die Therapie umfasst die Entfernung des Tumors, eine Strahlentherapie oder die Gabe von Bromocriptin.

Prolaps Medizinischer Fachbegriff für Vorverlagerung eines Organteils oder eines ganzen Organs oder Gewebes aus seiner normalen Position (→ *Gebärmuttersenkung, Bandscheibenvorfall*).

Promazin *Neuroleptikum* aus der Gruppe der Penothiazine, das als sedierendes (beruhigendes) Mittel eingesetzt wird. Mögliche Nebenwirkungen von P. sind anomale Bewegungen im Gesicht und von Gliedmaßen, Benommenheit, Lethargie, *Mundtrockenheit*, *Verstopfung* und Verschwommensehen. Die P.-Dauertherapie kann zum *Parkinson-Syndrom* führen.

Pronation Wendung des Körpers in eine vorgebeugte Position (Gesicht nach unten) oder die Einwärtsdrehung von Hand oder Fuß nach hinten oder unten (→ *Auswärtsdrehung*).

Propanthelin *Spasmolytikum*, das zur Behandlung des *Reizdarms* (irritables Kolon) und der Inkontinenz (→ *Harn*) eingesetzt wird. Mögliche Nebenwirkungen sind *Mundtrockenheit*, Verschwommensehen und Harnverhalt.

prophylaktisch Eigenschaft eines Arzneimittels, eines Verfahrens oder eines Geräts, einer Krankheit vorzubeugen, z. B. ein *Präservativ*.

Propofol P. ist ein *Medikament*, das zur *Narkose* während *Operation*en oder *Sedierung* bei unangenehmen Untersuchungen, Behandlungen und in der Intensivbehandlung eingesetzt wird. Es darf nur unter Aufsicht eines Arztes verabreicht werden, da seine Gabe zu *Atemstörung*en bis zum *Atemstillstand* sowie *Kreislaufstörungen* wie *Blutdruck*abfall führen kann. Richtig angewendet, ist P. eine sehr sicher verwendbare Substanz.

Propranolol *Betablocker*, der bei *Bluthochdruck*, *Angina pectoris* und *Herzrhythmusstörungen* eingesetzt wird. P. kann das Risiko einer weiteren Herzschädigung nach *Herzinfarkt* verringern. Es lindert die Symptome von *Schilddrüsenüberfunktion* und *Angststörungen* und beugt Migräneanfällen vor. Mögliche Nebenwirkungen sind die für andere Betablocker typischen.

Proptose Med. Begriff für Protrusion (Vorwölbung).

Propylthiouracil Substanz zur Behandlung der *Schilddrüsenüberfunktion* oder zur Symptomkontrolle vor einer *Schilddrüsenentfernung*. Mögliche Nebenwirkungen sind Juckreiz, Kopfschmerz, Ausschlag, Gelenkschmerz und verminderte Bildung weißer Blutkörperchen.

Prostaglandine Gruppe von Fettsäuren, die im Körper natürlich vorkommen und ähnlich wie Hormone wirken. P. verursachen in geschädigten Geweben Schmerz und Entzündung. Sie schützen die Auskleidung von Magen und *Zwölffingerdarm* gegen Geschwürbildung, senken den Blutdruck und stimulieren die Kontraktion bei den Geburtswehen (→ *Wehen*, *Prostaglandine, synthetische*).

Prostaglandine, synthetische Synthetisch hergestellte *Prostaglandine*. Der Wirkstoff Dinoproston wird mit *Oxytocin* zur Einleitung der Wehen eingesetzt. Gemeprost weicht den *Gebärmutterhals* vor einer geplanten Abtreibung auf. *Alprostadil* wird bei *Erektionsstörungen* u. ggf. Neugeborenen mit angeborenem *Herzfehler* eingesetzt.

Prostata Feste, kastaniengroße Drüse, die direkt unterhalb der Harnblase den obersten Teil der männlichen Harnröhre umschließt. Sie liefert Sekrete, die einen Teil der Samenflüssigkeit beim *Samenerguss* bilden. Die Samenleiter verlaufen von der Bläschendrüse durch die Prostata bis in die Harnröhre.

Prostata, transurethrale Resektion Chirurgische Entfernung des mittleren Teils einer vergrößerten *Prostata*. Ein Sichtgerät wird durch die *Harnröhre* bis zur Prostata eingeführt. Mit einer darin vorgeschobenen elektrischen Schlinge oder Schneide wird überschüssiges Prostatagewebe entfernt.

Prostata-spezifisches Antigen Abk. PSA; Enzym, das normalerweise von der *Prostata* gebildet wird. Ist es in großen Mengen vorhanden, kann dies auf ein *Prostatakarzinom* hinweisen.

Prostataentfernung Entfernung der *Prostata* oder Teilen der Prostata. Die P. wird durchgeführt, um eine vergrößerte Drüse, ein *Prostatakarzinom* oder eine *Prostatitis* zu behandeln. Die häufigste Methode ist die TUR (→ *Prostata, transurethrale Resektion*), die im Rahmen einer *Blasenspiegelung* erfolgt. Andere Methoden sind *Strahlentherapie*, fokussierter *Ultraschall*, Kälte, Radiofrequenz oder Elektroporation od. *Operation*, ggf. mit Roboterhilfe. Die P. kann Potenz und sexuelles Empfinden beeinträchtigen und führt i.d.R. zur *Sterilität*.

PROSTATA

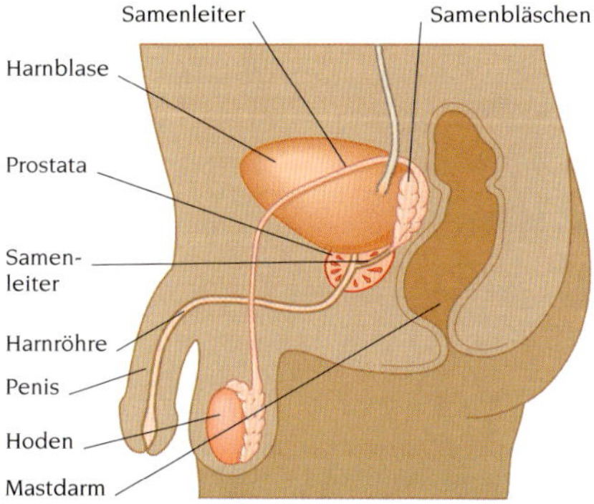

P

Prostatakarzinom Krebs der Vorsteherdrüse; ein bösartiger Tumor in der *Prostata* mit unbekannter Ursache. Einer der häufigsten Krebsarten bei älteren Männern.

Eine vergrößerte Prostata führt zu Schwierigkeiten beim Beginn der Harnentleerung, zu erschwertem Harnfluss und häufigem Wasserlassen. Der Harnfluss kann u.U. auch vollkommen stoppen. Wenn keines dieser Symptome auftritt, ist das erste Zeichen Knochenschmerz aufgrund von Krebsansiedlungen (*Tochtergeschwülste*).

Vorsorgeuntersuchungen können im Blut die erhöhte Konzentration des Proteins *Prostata-spezifisches Antigen* nachweisen. Die rektale Untersuchung erlaubt die Feststellung der Größe und Konsistenz der Drüse. *Ultraschall* und eine *Biopsie* bestätigen die Diagnose. Bluttests und ein Knochenszintigramm werden ebenfalls durchgeführt. Bei einem älteren Mann mit kleinem P., das noch nicht gestreut hat, ist evtl. keine Therapie notwendig. Bei jüngeren Männern erfolgt *Prostataentfernung* oder *Strahlentherapie*. Weiter gestreute Karzinome sind u.U. durch eine *Hodenentfernung* oder Arzneimittel einige Jahre beherrschbar.

Prostatavergrößerung Größenzunahme des inneren Teils der Prostata. Sie kommt meist bei Männer jenseits des 50. Lebensjahrs vor. Die Ursache ist unbekannt. Die vergrößerte Drüse komprimiert die Harnröhre und verlagert sie, wodurch der Harnfluss behindert wird. *Inkontinenz* oder häufiges Harnlassen können auftreten.

PROTOZOEN

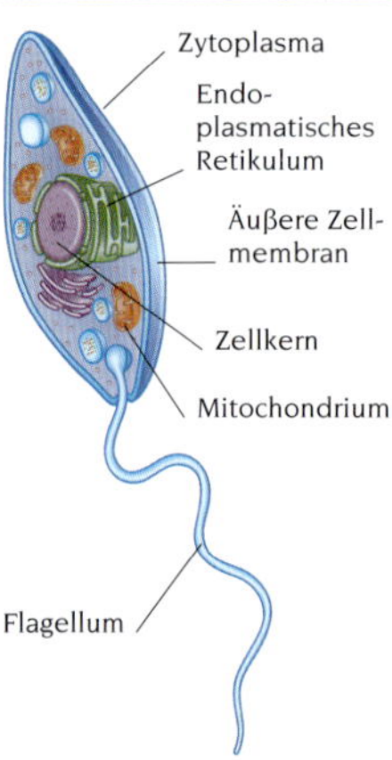

TYPISCHES PROTOZOON

Prostatektomie → *Prostataentfernung*

Prostatitis Entzündung der *Prostata* (Vorsteherdrüse), die i.d.R. Männer zwischen 30 und 50 Jahren befällt. P. wird häufig durch eine von der Harnröhre ausgehende bakterielle Infektion verursacht. Auch ein Urinkatheter bringt ein Infektionsrisiko mit sich. P. verursacht Schmerz beim Harnlassen sowie häufiges Harnlassen, gelegentlich Fieber und Ausfluss aus der Harnröhre. Es kann zu Schmerzen im Unterleib, im Bereich des Mastdarms und im Lendenbereich sowie zu Blut im Urin kommen. Die Diagnose erfolgt durch rektale Untersuchung und Tests an Urinproben und am Harnröhrensekret. Die Behandlung erfolgt mit *Antibiotika*. Die P. verschwindet u.U. nur langsam und neigt zum wiederholten Auftreten.

Proteasehemmer Gruppe von *Virostatika*, die zur Verlangsamung einer *HIV-Infektion* (→ *Aids*) eingesetzt werden.

Proteinbiosynthese Bildung von Proteinmolekülen durch Aneinanderreihung von *Aminosäuren*.

Proteine auch Eiweißstoffe. Große Moleküle, die aus Hunderten oder Tausenden von *Aminosäuren* bestehen. Sie können außerdem Zucker (Glykoproteine) und *Lipide* (Lipoproteine) enthalten. Unterschieden werden ferner die Hauptgruppen der Faserproteine, die wasserunlöslich sind und die Grundlage vieler Körpergewebe bilden, sowie der wasserlöslichen globulären Proteine. Diese zweite Gruppe umfasst alle *Enzyme*, viele *Hormone* und einige Blutproteine wie *Hämoglobin*.

Proteinurie Vorhandensein von *Protein* im Urin. Dies kann sich aus einer Nierenerkrankung, u.a. *Nierenkörperchenentzündung* oder Harnwegsinfekt, entwickeln. Vermehrtes Protein im Urin kommt auch bei generalisierten Erkr. vor, die zu erhöhten Proteinspiegeln im Blut führen. Die P. wird mittels Urintest festgestellt.

Prothese Künstlicher Ersatz für einen fehlenden oder erkrankten Körperteil; z.B. künstliche Gliedmaßen, Herzklappen oder Augen (Glasaugen).

Protonenpumpenhemmer Gruppe von Ulkusmitteln, die zur Vorbeugung oder Behandlung des *peptischen Ulkus* angewendet werden.

Protoplasma Begriff für den gesamten Inhalt einer Zelle.

Protozoen Einfachste, primitivste Tierformen, die aus einer einzelnen Zelle bestehen. Alle P. sind größer als Bakterien, aber dennoch nur mikroskopisch sichtbar. Etwa 30 P.-Arten sind Parasiten des Menschen, z. B. jene, die für *Malaria*, *Amöbenruhr*, *Giardia-Infektion*, *Schlafkrankheit*, *Trichomonaden-Infektion*, *Toxoplasmose* und *Leishmaniasen* verantwortlich sind.

Protriptylin *Antidepressivum*, das zur Behandlung der *Depression* in Verbindung mit Erschöpfung und Lethargie eingesetzt wird. Mögliche Nebenwirkungen sind *Herzklopfen*, *Angst*, Schlaflosigkeit und Hautausschlag, der sich bei Sonnenlicht verschlimmert.

proximal Nächst liegend, in der Nähe, rumpfwärts gelegen (→ *distal*).

Pruritus Hautjucken

Pruritus ani Juckreiz im Bereich des *Afters*. Ursachen sind: *Analfissur*, *Hämorrhoiden* oder Wurmbefall.

Pruritus vulvae Juckreiz und Irritation der *Vulva*; der P. v. wird meist durch allergische Reaktion gegen chemische Stoffe in *Spermiziden* oder Hygieneartikeln ausgelöst. Er kommt oft aufgrund der erniedrigten Östrogenspiegel nach der Menopause vor. Außerdem wird P. v. durch Scheidenausfluss bei Infektionen (→ *Scheidenentzündung*) oder Hautveränderungen der Vulva (*Vulvitis*) ausgelöst.

PSA Fachsprachliche Abk. für *Prostataspezifisches Antigen*.

Pseudarthrose Falsche Gelenkbildung; Ausbleiben der knöchernen Überbrückung im Anschluss an einen *Knochenbruch* (nach 6 Monaten od. länger).

Pseudoephedrin Abschwellendes Mittel zur Linderung der Nasenschleimhautschwellung. Hohe Dosen können zu Angst, Übelkeit und Schwindel führen. Gelegentl. kommt es zu *Bluthochdruck* Kopfschmerz und *Herzklopfen*.

Pseudogicht Form der *Arthritis*, die sich aus der Ablagerung von Kalziumpyrophosphatkristallen im Gelenk entwickelt. Die grundlegende Ursache ist unbekannt. In seltenen Fällen ist P. eine Komplikation des *Diabetes mellitus*, des *Hyperparathyreoidismus* und der *Eisenspeicherkrankheit*. Symptome sind ähnlich wie bei *Gicht*. Die Diagnose erfolgt aus einer Gelenkflüssigkeitsprobe. Die Behandlung besteht in der Gabe von *nichtsteroidalen Antirheumatika*.

Pseudohermaphroditismus Störung der Geschlechtsentwicklung, bei der die äußeren Geschlechtsorgane denjenigen des anderen Geschlechts ähneln, aber Eierstöcke oder Hodengewebe normal vorhanden sind. Der weibliche Pseudohermaphrodit kann eine vergrößerte Klitoris ähnlich eines *Penis* haben und vergrößerte Labien im Sinne eines Hodensacks. Ein männlicher Patient hat evtl. einen sehr kleinen Penis und einen wie Labien aussehenden, geteilten Hodensack (→ *Hermaphroditismus*, *Geschlechtsbestimmung*).

Pseudomonas Spezies stäbchenförmiger Bakterien, die im Boden und in Abbauprodukten leben. *PSEUDOMONAS AERUGINOSA* ist für den Menschen ein Krankheitserreger und im eitrigen Sekret von Wunden vorhanden.

Psilocybin Alkaloid in manchen Pilzen; eine halluzinogene Substanz mit Eigenschaften, die denen von LSD ähnlich sind.

Psoralene Als Arzneimittel verwendet, kommen P. auch in Pflanzen und einigen Duftstoffen vor; P. werden über die Haut resorbiert, sie reagieren direkt mit dem UV-Licht und bewirken eine Dunkelverfärbung oder Entzündung der Haut. P. werden in Verbindung mit UV-Licht (als Kombination *PUVA*) zur Behandlung der *Schuppenflechte* und der *Vitiligo* eingesetzt. Eine übermäßige Exposition gegenüber UV-Licht während der Therapie oder eine zu hohe Dosis P. können zur Rötung und Blasenbildung der Haut führen. P. in Parfums verursachen *Photosensibilität*.

Psoriasis → *Schuppenflechte*

Psychiatrie Teil der Medizin, der sich mit der Lehre, der Prävention und Therapie von Geisteskrankheiten und emotionalen sowie Verhaltensstörungen befasst. Die Psychiater führen gewöhnlich Untersuchungen des körperlichen und geistigen Zustands durch und verfolgen die persönliche und Familiengeschichte. Die Behandlung umfasst die Gabe von Medikamenten, Beratung, *Psychotherapie*, *Psychoanalyse* oder *Verhaltenstherapie*.

Psychiatrische Klinik Klinik, früher als Anstalt bezeichnet, die auf die Behandlung psychiatrischer Erkrankungen spezialisiert ist.

Die meisten Patienten werden wegen akuter psychiatrischer Erkr. in eine p. K.

aufgenommen. Die meisten Aufnahmen erfolgen freiwillig, aber in einigen Fällen kann die Einweisung gemäß den gesetzlichen Bestimmungen unter Zwang erfolgen.

Psychoanalyse Die Psychoanalyse, die von Sigmund Freud begründet wurde, ist eine Form der Untersuchung, aber auch Therapie der menschlichen Psyche (→ *Psychotherapie*). Der Begriff bedeutet wörtlich „Zerlegung der Seele" und steht, sehr vereinfachend gesagt, für die Untersuchung und Bewusstmachung des Unbewussten.

Psychodrama P. ist ein Hilfsmittel in der *Psychotherapie,* bei dem die Betroffenen Situationen oder Rollen wie im Theater unter Beobachtung, oft auch durch eine Gruppe, spielen.

psychogen Begriff für ein Symptom oder eine Erkr., die sich aus psychischen oder emotionalen Problemen entwickelt hat.

Psychologie Wissenschaftliche Lehre von den geistigen Vorgängen. P. handelt von allen inneren Aspekten des Geistes, wie Gedächtnis, Gefühle, Gedanken und Wahrnehmungen, sowie den äußeren Manifestationen, wie Sprache und Verhalten. Die Psychologie befasst sich auch mit Intelligenz, Lernen und Persönlichkeitsentwicklung.

P

Psychometrie Die Messung von psychischen Funktionen mithilfe von Intelligenztests (→ *Intelligenz*), Persönlichkeitstests und anderen Tests zu speziellen Aufgabestellungen, wie Gedächtnis, Logik Konzentration oder Reaktionsgeschwindigkeit.

Psychopathien Persönlichkeitsstörungen, Charakterneurosen; Gruppe von Erkr., die durch das ausbleibende Lernen aus Erfahrung oder durch fehlende vernünftige Anpassung an Veränderungen gekennzeichnet ist; daraus folgen Stress und Einschränkung des sozialen Lebens. P. sind Verhaltensweisen, die besonders in Zeiten von Stress offenbar werden. Sie werden i.d.R. zuerst in der Jugend erkennbar und setzen sich durchs Leben fort, führen oft zu Depression und Angstzuständen.

Besondere Formen der P. werden mit Überschneidungen in 3 Gruppen eingeteilt. Die 1. Gruppe ist gekennzeichnet durch exzentrisches Verhalten. Paranoide Menschen drücken Verdächtigung und Misstrauen gegenüber anderen aus, schizoide Menschen sind emotional kalt und schizotypische Persönlichkeiten haben Verhaltensauffälligkeiten, die denen bei Schizophrenie ähneln, aber weniger schwer sind.

In der 2. Gruppe geht das Verhalten ins Dramatische. Diese theatralischen Menschen sind erregbar und suchen ständig nach Stimulation, narzisstische haben einen übertriebenen Sinn für ihre eigene Wichtigkeit und Menschen mit asozialer Persönlichkeit können sich nicht den anerkannten gesellschaftlichen Normen anpassen.

Menschen der 3. Gruppe zeigen Angst und Furcht. Den abhängigen Persönlichkeiten fehlt es an Selbstvertrauen, um unabhängig zu agieren. P. mit zwanghafter Persönlichkeit sind rigide in ihrem Verhalten und passiv-aggressive Menschen verweigern sich Forderungen.

Psychopathologie Lehre von den krankhaften geistigen Vorgängen. Es gibt 2 Hauptansätze: den deskriptiven, der darauf zielt, Symptome aufzuzeichnen, die die Diagnose einer Geisteskrankheit ausmachen; und den psychoanalytischen, der sich mit den unbewussten Gefühlen und Motiven des Individuums auseinandersetzt.

Psychopharmaka Auch Psychotropika; Arzneimittel, die eine Wirkung auf das Denken haben, z.B. *Halluzinogene*, *Beruhigungsmittel (Tranquilizer)*, Schlafmittel und *Neuroleptika*.

Psychopharmakologie Lehre von den Arzneimitteln, die den geistigen Zustand beeinflussen, z.B. *Neuroleptika*, *Antidepressiva* und *Anxiolytika*.

Psychose Schwere psychische Störung, bei der das Individuum den Bezug zur Realität verliert. 3 Hauptkategorien von P. werden unterschieden: die *Schizophrenie*, die *manisch-depressive Erkrankung* und das *hirnorganische Psychosyndrom*. Das Hauptmerkmal der P. besteht darin, dass durch sie die Person ein verzerrtes Bild vom Leben besitzt.

Zu den Symptomen der P. zählen Wahnideen, *Halluzinationen*, Gedankenstörungen, Affektverlust, *Manie* und *Depression*. Die Ursache ist am wahrscheinlichsten eine Störung der Hirnfunktion. Gewöhnlich werden *Neuroleptika* zur Symptomkontrolle wirksam eingesetzt. Dauertherapie, *Rehabilitation* und Unterstützung sind erforderlich.

Psychosexuelle Krankheiten Reihe von Erkr., die mit der Sexualfunktion zu tun haben. P. K. sind *Transsexualität*, *Sexualstörungen* und abweichendes Sexualverhalten.

psychosomatisch Begriff für eine körperliche Krankheit, die offenbar durch psychische Faktoren verursacht oder verschlimmert wird. Häufige Beispiele dafür sind Kopfschmerz, Atemnot, Übelkeit, *Asthma*, *Reizdarm*, *peptisches Ulkus* und verschiedene Arten von Ekzemen (→ *Somatisierungsstörung*).

Psychotherapie Behandlung geistiger und emotionaler Probleme mit psychologischen Methoden. Die Patienten sprechen mit dem Therapeuten über ihre Symptome und Probleme, mit dem Ziel, etwas über sich zu lernen, Einsichten in die Beziehungen zu entwickeln und Verhaltensmuster zu ändern.

Pterygium Flügelförmige Verdickung der Bindehaut, die sich von einer Seite des Auges zum Zentrum hin zieht. Das P. wird einer längeren Einwirkung von hellem Sonnenlicht zugeschrieben. Es wird operativ entfernt, falls es die Sehkraft gefährdet oder Unbehagen bereitet.

Ptose → *Augenlid, herabhängendes*

Pubertät Phase, in der sich die sekundären *Geschlechtsmerkmale* entwickeln und die Geschlechtsorgane reifen. Die P. erfolgt gewöhnlich zwischen dem 8. und 14. Lebensjahr (→ *Pubertät, vorzeitige*).

Pubertät, vorzeitige Entwicklung der sekundären *Geschlechtsmerkmale* vor dem Alter von 8 Jahren (Mädchen) oder 9 Jahren (Jungen). Die v. P. ist selten und kann durch verschiedene Erkr. entstehen, die zu einer vorzeitigen Produktion von Sexualhormonen führen. Mögliche Grundkrankheiten sind Hirntumoren oder andere Gehirnerkr., Anomalie der Nebennieren (→ *Nebennierenrindengewebe, Vermehrung*), *Ovarialzysten* und *Hodentumoren*. Manchmal ist keine Grundkrankheit feststellbar.

Die Hormone bewirken evtl. einen frühen Wachstumsschub mit anschließendem frühen Schluss der Wachstumsfugen. Daher sind die Kinder zu Beginn groß, werden aber in ihrer Endgröße, bei ausbleibender Therapie, stark zurückbleiben.

Die Pubertätsentwicklung des Kindes wird durch den Arzt festgestellt. Bluttests dienen der Hormonbestimmung. *Ultraschalluntersuchungen* der Eierstöcke bzw. Hoden und eine *Computertomographie* der *Nebennieren* oder des Gehirns werden, je nach Grunderkr., durchgeführt.

Die Therapie erfolgt zur Behandlung der Grunderkrankung; Hormone zögern die Pubertät hinaus.

Pubes Schamhaare oder Schamgegend.

pudendus Anat. für „zu den äußeren Geschlechtsorganen gehörend".

Pudendus-Block Methode der Nervenblockade, die man zur Schmerzlinderung z. B. bei einer Zangengeburt anwendet. Ein *Lokalanästhetikum* wird beidseits der Scheide nahe dem N. pudendus injiziert.

pulmonal Zur Lunge gehörend.

Pulmonale Hypertension Störung, bei der der Blutdruck in den die Lungen versorgenden Arterien pathologisch erhöht ist. Die p. H. entwickelt sich als Reaktion aus einem erhöhten Widerstand des Blutstroms in der Lunge. Um einen ausreichenden Blutfluss zu erhalten, muss sich die rechte Herzhälfte kräftiger als sonst zusammenziehen. Eine Rechtsherzinsuffizienz kann sich entwickeln.

Die Ursachen einer p. H. sind eine *chronisch-obstruktive Lungenerkr.*, eine *Lungenembolie*, eine *Lungenfibrose* und einige angeborene Herzkrankheiten, doch kann sie auch ohne offensichtliche Ursache entstehen. Symptome, wie erweiterte Venen am Hals, Lebervergrößerung und generalisierter *Flüssigkeitsstau*, kommen nur vor, wenn es zur *Herzinsuffizienz* kommt. *Therapie* der Grunderkrankungen (wenn bekannt) und *Herzinsuffizienz* mit z. B. *Sauerstoff*, *Medikamenten*, *Chirurgie* bis zur *Herz-Lungen-Transplantation*.

Pulmonalinsuffizienz Seltener Defekt der Pulmonalklappe am Ausgang des rechten Ventrikels. Diese kann sich nicht mehr korrekt schließen und lässt Blut zurück ins Herz fließen. Die Ursache ist gewöhnlich *rheumatisches Fieber*, *Endokarditis* oder schwere *pulmonale Hypertension*.

Pulmonalstenose Seltene Herzerkrankung, bei der die Ausstrombahn des Bluts aus der rechten Kammer eingeengt ist und dadurch das Herz zu vermehrter Arbeit beim Pumpen des Bluts zur Lunge zwingt. Die Stenose kann durch eine Verengung der Pulmonalklappe am Ausgang der Kammer, durch eine Verengung der Pulmonalarterie, die das Blut zur Lunge bringt, oder durch die Verengung des oberen Teils der Herzkammer verursacht sein.

Die P. ist i.d.R. erblich bedingt und kann allein oder mit weiteren Herzfehlern, der sog. *Fallot-Tetralogie*, auftreten. Selten entwickelt sich die Stenose später im Leben nach *rheumatischem Fieber* und ruft dann die Symptome einer *Herzinsuffizienz* hervor.

Die Diagnose erfolgt anhand des Thoraxröntgenbilds, eines *EKG*, der *Echokardiographie* und der *Ultraschalluntersuchung*. Mittels *Ballonkatheter* kann die Engstelle aufgeweitet werden. Ansonsten sind häufig eine Herzklappenoperation oder andere Eingriffe am offenen Herzen erfolgreich.

Pulpotomie Entfernung eines kranzförmigen Teils der *Pulpa* eines Zahns nach einer Entzündung, i.d.R. durch Infektion. Die Infektion ist meist auf eine extensive *Zahnkaries* oder *Zahnfrakturen* zurückzuführen. Die P. beugt einem weiteren Abbau der Pulpa vor. Bei erfolgloser Therapie ist Wurzelbehandlung erforderlich.

Puls Rhythmisches Entspannen und Zusammenziehen einer Arterie, während das Blut durch die Pumpleistung des Herzens hindurchgetrieben wird.

Punktblutungen Rote oder violette flache, stecknadelkopfgroße Flecken, die auf Haut oder Schleimhaut auftreten. P. werden durch umschriebene Blutungen aus kleinen Blutgefäßen verursacht. Sie kommen bei *Purpura* und bei bakterieller *Endokarditis* vor.

Pupille Kreisförmige Öffnung in der Mitte der *Regenbogenhaut*. Bei Lichteinstrahlung zieht sich die P. zusammen, bei dämmerigem Licht erweitert sie sich.

Pupillenerweiterung Weitstellung der Pupillen in der Dunkelheit, nach Verabreichung bestimmter Augentropfen (z. B. mit *Atropin)* bei emotionaler Erregung und nach Alkoholkonsum.

Purin Gruppe von stickstoffhaltigen Verbindungen, die im Körper synthetisiert werden oder durch die Verdauung bestimmter Proteine entstehen. Erhöhte Purinspiegel führen zur *Hyperurikämie*, die z. B. der *Gicht* zugrunde liegt. Manche Lebensmittel haben einen hohen Puringehalt, wie etwa Sardinen, Leber, Nieren, Hülsenfrüchte und Geflügel.

Purpura Kennzeichen sind violette oder rötlich braune Bezirke oder verfärbte Flecken, verursacht durch Blutung in die Haut oder Schleimhaut. P. bezieht sich auf die verfärbten Bezirke an sich.

Die *P. senilis* betrifft meist Frauen im mittleren oder höheren Alter. Große verfärbte Gebiete, die durch Gewebeabbau um die Hautgefäße erscheinen, finden sich an Oberschenkeln oder Handrücken und der Außenseite der Unterarme. Die *P. Schoenlein-Henoch* wird durch Entzündung der Blutgefäße unter der Haut verursacht. Die P. kann auch als Ergebnis einer *Thrombopenie* auftreten. Außerdem ist sie verbunden mit einer *Blutvergiftung* und kann bei *Hirnhautentzündung* auftreten (→ *Glastest*).

Purpura, idiopathische thrombozytopenische Auch als Werlhof-Krankheit bezeichnet; *Autoimmunkrankheit*, bei der die Thrombozyten zerstört werden. Dies führt zu Unterblutungen der Haut (→ *Purpura*).

Purpura Schoenlein-Henoch Entzündung von kleinen Blutgefäßen, wodurch es in die Haut, in Gelenke, Nieren und Darm hinein blutet. Die P. S.-H. ist am häufigsten bei Kleinkindern und tritt nach Infektionen wie etwa einer Halsentzündung auf. Die Erkr. entwickelt sich auch aufgrund einer krankhaften allergischen Reaktion.

Das Hauptsymptom der P. S.-H. ist ein erhabener, purpurner Ausschlag auf dem Gesäß und den Rückseiten der Gliedmaßen. Die Gelenke sind angeschwollen und oft schmerzhaft und kolikartige Bauchschmerzen treten auf. In einigen Fälle kommt es zur Darmblutung, bei der Blut in den Stuhl gelangt. Die Nieren sind entzündet und Blut und Eiweiß sind im Harn nachzuweisen.

Die i.d.R. einzig erforderliche Behandlung ist Bettruhe und *Schmerzmittel*. Komplikationen ergeben sich, wenn die

Nierenentzündung bestehen bleibt. In schweren Fällen werden *Kortikosteroide* verabreicht.

Purpura senilis Purpurfarbene oder rotbraune Verfärbung der Haut infolge von Blutungen der kleinen unter der Haut liegenden Blutgefäße. Die P. s. tritt im mittleren oder höheren Alter auf und ist bei Frauen häufiger.

purulent (Eiter bildend); Beschreibung für etwas, das Eiter enthält, produziert oder aus Eiter besteht.

Pus → *Eiter*

Pustel Bezeichnung für eine kleine Hautblase, die Eiter enthält.

PUVA Methode der *Lichttherapie*, die man bei bestimmten Hauterkr., besonders bei *Schuppenflechte*, einsetzt. P. verbindet eine *Psoralen*-Gabe mit einer kontrollierten Dosis langwelligen UV-Lichts.

Pyelitis Entzündung des Nierenbeckens.

Pyelographie → *Urographie*

Pyelolithotomie Operation zur Entfernung eines Nierensteins aus dem Nierenbecken. Die P. ist weitgehend durch andere Verfahren, wie z. B. die *Steinzertrümmerung* ersetzt worden, bei der die Konkremente mit Ultraschall zerkleinert werden.

Pyelonephritis → *Nierenbeckenentzündung*

Pyloroplastik Operation, bei der der *Pylorus* (Magenausgang) erweitert wird, um eine freie Nahrungspassage in den Dünndarm zu gewährleisten. Die P. kann als Teil einer Operation eines *peptischen Ulkus* erfolgen oder um eine Verengung des Pylorusmuskels nach *Vagotomie* zu vermeiden.

Pylorus Ringförmige Engstelle am Ende des Magens, die die Passage der Nahrung in den *Zwölffingerdarm* kontrolliert.

Pylorusstenose Verengung des *Pylorus* (unterer Magenausgang), der die Passage der Nahrung in den *Zwölffingerdarm* behindert. Pylorusstenosen treten bei Kleinkindern durch Verdickung des Pylorus-Ringmuskels und bei Erwachsenen durch Vernarbung aufgrund eines *Magengeschwürs* oder eines *peptischen Ulkus* auf. Säuglinge leiden 2 bis 5 Wochen nach der Geburt an einem schwallartigen, starkem Erbrechen, bei dem der Mageninhalt über 1 m hinausbefördert wird.

PYLORUS

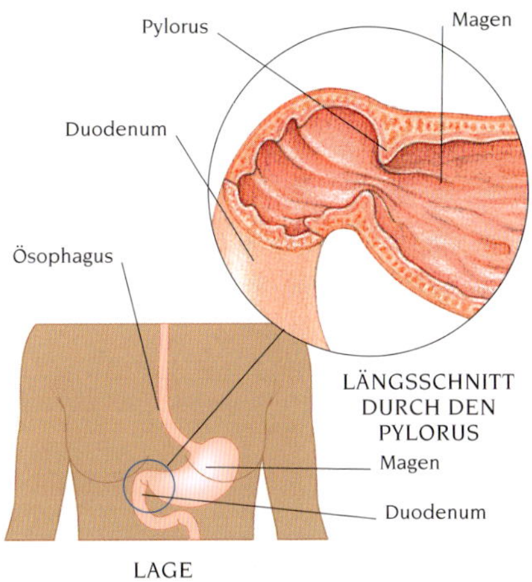

Ultraschalluntersuchung ist zur Diagnosefindung erforderlich. Bei Erwachsenen wird die Diagnose mittels einer *Barium-Röntgenuntersuchung* und einer *Magenspiegelung* gestellt.

Bei Säuglingen wird der verdickte Muskel eingeschnitten. Bei Erwachsenen wird entsprechend der zugrunde liegenden Ursache eine Operation durchgeführt.

Pyoderma gangraenosum Charakterisiert durch Geschwüre, gewöhnlich an den Beinen, die sich in harte, schmerzhafte Stellen umwandeln, die von verfärbter Haut umgeben sind. P. g. tritt als seltene Komplikation verschiedener Erkrankungen, z. B. *Colitis ulzerosa*, *Crohn-Krankheit* und manchen Formen der *Arthritis* auf.

Pyogenes Granulom Häufiger, gutartiger Hauttumor, der an Stellen mit verheilter kleiner Verletzung entsteht. Er kann durch *Elektrokauter* oder *Kältechirurgie* operativ entfernt werden.

Pyrazinamid Arzneimittel, das gelegentlich bei *Tuberkulose* verabreicht wird. Mögliche Nebenwirkungen sind Übelkeit, Gelenkschmerz, *Gicht* und Leberschädigung.

Pyrexie Fachbegriff für *Fieber*.

Pyrexie unbekannter Genese Anhaltendes Fieber ohne erkennbaren Grund.

P

Die Ursache liegt gewöhnlich in einer Erkrankung, die schwer zu diagnostizieren ist, oder einer häufigen Krankheit, die sich auf eine ungewöhnliche Art zeigt. Diese Erkrankungen sind u.U. Virusinfektionen, *Tuberkulose*, Krebs, insbesondere *Lymphome* und *Kollagenkrankheiten*, wie systemischer *Lupus erythematodes* und *Arteriitis temporalis*. Eine andere Ursache ist eine Reaktion auf bestimmte Medikamente.

Pyridoxin Vitamin B_6 (*Vitamin-B-Komplex*); ein ernährungsbedingter Mangel an diesem Vitamin ist sehr selten, kann aber durch einige Arzneimittel induziert werden. P. (50 bis100 mg pro Tag) wird auch zur Behandlung des *prämenstruellen Syndroms* verabreicht.

Pyrimethamin Arzneimitel, das in Kombination mit anderen Mitteln zur Therapie einer resistenten *Malaria* angewendet wird.

pyrogen Substanz, die Fieber erzeugt. Der Begriff wird i.d.R. auf Proteine angewandt, die von weißen Blutkörperchen als Reaktion auf eine Infektion freigesetzt werden. Das Wort wird auch mit Bezug auf chemische Substanzen benutzt, die von Mikroorganismen abgegeben werden.

Pyromanie Ständiger Impuls, Feuer zu legen. Die Störung wird oft bei Männern festgestellt und kann mit einem niedrigen *IQ*, Alkoholmissbrauch und einer psychosexuellen Störung einhergehen.

Pyurie Vorhandensein von weißen Blutkörperchen im Urin, das auf eine Infektion der Niere oder der Harnwege und eine Entzündung hinweist.

Q

Q-Fieber Eine seltene weltweite Erkrankung, die durch *Influenza*-ähnliche *Symptome* gekennzeichnet ist. Ausgelöst durch das Bakterium COXIELLA BURNETII, kann Q.-F. durch das Einatmen von Staub, der durch *Stuhl*, *Urin* oder Geburtsreste infizierter Tiere verunreinigt ist, oder selten durch Insektenstiche übertragen werden. *Symptome* entwickeln sich plötzlich ca. 20 Tage nach der *Infektion* mit hohem *Fieber*, starken *Kopfschmerzen*, Muskel- und *Brustschmerzen* sowie *Husten*. Selten entwickeln sich *Hepatitis* oder *Endokarditis*. 50% der Verläufe sind unbemerkt ohne Symptome.

Die *Diagnose* erfolgt mit einem Bluttest. Therapie: Antibiotika.

Quacksalberei Die (falsche) Behauptung, die Fähigkeit zur Erkennung und Behandlung von Krankheiten zu haben.

Quaddel Med. Urtica; Beule auf der Haut, die gegenüber der Umgebung blasser erscheint und die von einem rötlich-entzündlichen Bezirk umgeben sein kann. Q. sind charakteristisch für die *Nesselsucht*.

Quadrantenresektion Brusterhaltende Operation, bei der Gewebe eines Quadranten (Viertels) der Brust zur Therapie von *Brustkrebs* entfernt wird (→ *Lumpektomie; Brustdrüsenentfernung*).

Quadrizeps Muskel aus 4 unterschiedlichen Teilen, der sich auf der Vorderseite des Oberschenkels befindet und das Knie streckt.

Quallenstiche Stiche von Quallen der Meerestiergattung Hohltiere (Coelenterata) und Nesseltiere (Cnidaria). Beim Kontakt mit den Quallententakeln setzen die Nesselkapseln Toxin frei. I.d.R. entsteht nur ein leicht schmerzender oder juckender Ausschlag, doch können einige Arten und portugiesische Feuerquallen (Mitglieder derselben Gattung) schwere Reaktionen hervorrufen. Selten kommt es durch das Gift zu Erbrechen, Schwitzen, Atemnot und Kollaps. Gefährliche Arten leben hauptsächlich in tropischen Gewässern. Antiseren stehen zur Verfügung.

Quarantäne Isolierung von Menschen oder Tieren, die an einer schweren Infektionserkr. leiden, zur Verhinderung der Ausbreitung der Erkr. durch Übertragung von Krankheitskeimen.

Q.-Maßnahmen sind heute selten nötig, durch die geringere Zahl an schweren Infektionskrankheiten und Verfügbarkeit von *Impfstoffen*.

Quecksilber Einziges Metall, das bei Zimmertemperatur flüssig ist. Q. wird in *Thermometern*, *Blutdruckmessgeräten* und als Zahnfüllungsmaterial (→ *Amalgam*) verwendet.

Quecksilbervergiftung Giftige Wirkung des *Quecksilbers* auf den Körper. Häufigste Ursache einer Q. ist das Einatmen von Dämpfen, die von flüssigem Quecksilber, meist bei industriellen Prozessen, abgegeben werden. Das Verschlucken kleiner Mengen von flüssigem Quecksilber führt vermutlich nicht zur Q. Quecksilberverbindungen können infolge der Aufnahme über den Darm (mit Übelkeit, Brechdurchfall und Bauchschmerzen) oder die Haut (mit schweren Entzündungen) zur Vergiftung führen.

Nach Eindringen in den Körper reichert sich das Quecksilber in den Organen, hauptsächlich in Gehirn und Niere, an. Quecksilberablagerungen im Gehirn führen zu Müdigkeit, Koordinationsstörung, Reizbarkeit, Zittern und Gefühllosigkeit in den Gliedern, in schweren Fällen zu Sehbehinderungen und *Demenz*. Quecksilberablagerungen in der Niere können *Niereninsuffizienz* verursachen.

Die Behandlung erfolgt mit *Chelatbildnern*, die dem Körper zur raschen Ausscheidung des Quecksilbers verhelfen, Hämodialyse (→ *Dialyse*) und künstlich erzeugtem Erbrechen oder Magenspülung, wenn die Quecksilberaufnahme erst wenige Stunden zurückliegt.

R

Rachen Teil des Magen-Darm-Trakts, der von der Rückwand von Nasen- und Mundhöhle zur Speiseröhre verläuft. Der obere Teil, der Epipharynx, verbindet die Nasenhöhle mit dem Bereich hinter dem weichen Gaumen. Der mittlere Teil, der Mesopharynx, verläuft vom Epipharynx bis unterhalb des Zungengrunds. Der untere Teil, Hypopharynx, liegt hinter bzw. beidseits des Kehlkopfs.

Rachenmandelentfernung Operative Entfernung der *Rachenmandeln*, meist im Kindesalter, wenn Rachenmandelwucherungen wiederholt Mittelohr- oder Nasennebenhöhlenentzündungen verursacht haben. Die Operation kann zusammen mit einer Gaumenmandeloperation erfolgen (→ *Tonsillektomie*).

Rachenmandeln Drüsengewebe in der Nasenhöhlenrückwand oberhalb der Gaumenmandeln. R. enthalten *Lymphknoten*, die zum Abwehrsystem des Körpers gegen Infektionen der oberen Atemwege gehören. Im Kindesalter, wenn diese Infektionen häufig sind, neigen sie zur Vergrößerung.

Meist schrumpfen die R. ab dem 5. Lebensjahr und verschwinden bis zur Pubertät völlig. Manchmal wuchern sie, behindern die Atmung u. blockieren die Eustachi-Röhre, die das Mittelohr mit dem Rachen verbindet. Folge: wiederkehrende Infektionen und Schwerhörigkeit. Infektionen sprechen i.d.R. auf *Antibiotika* an. Bei häufigem Wiederauftreten kann jedoch eine *Rachenmandelentfernung* nötig sein.

RACHENMANDELN

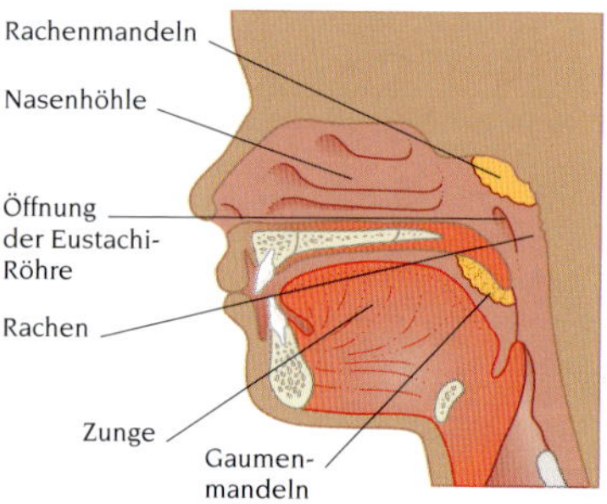

Rachitis Erkr. durch Mangel an *Kalzium* u. *Phosphat*, der in der Kindheit zur *Knochen*-Deformität führt, da diese Stoffe Voraussetzung einer gesunden Knochenentwicklung sind. Häufigste Ursache der R. ist *Vitamin-D*-Mangel. Sie entsteht auch als Komplikation bei *Malabsorption* und kann ganz selten als Folge einer Nieren- u. Lebererkr. auftreten.

R. bei Nährstoffmangel wird mit Ergänzungsgaben der fehlenden Stoffe behandelt. Die Deformität verschwindet dann i.d.R. im Lauf des Wachstums. Bei einer R., die als Komplikation einer Erkrankung auftritt, wird das Grundleiden behandelt.

rachitisch Begriff zur Beschreibung von *Anomalien*, die mit *Rachitis* verbunden sind, od. von Menschen mit Rachitis.

Rad (radiation absorbed dose) Nicht mehr zugelassene Einheit der *Energiedosis*, ersetzt durch Gray (Gy).

Radikaleingriff Umfassender chirurgischer Eingriff, der ausgeführt wird, um eine schwere Erkr., i.d.R. Krebs, durch Entfernen des befallenen Gewebes u. der evtl. befallenen Umgebung zu heilen.

Radikulopathie Schädigung der Nervenwurzeln, die zum Rückenmark hin beziehungsweise von ihm wegführen. R. kann durch *Bandscheibenvorfall*, Wirbelarthritis, *Diabetes mellitus* od. Aufnahme von Schwermetallen wie Blei verursacht werden.

Symptome sind starker Schmerz u., gelegentlich, ein Verlust an Gefühl, Schwäche, Lähmung u. Muskelzerstörung in den Bereichen, die von den betroffenen Nerven versorgt werden. Die Ursache sollte behandelt werden; zumindest aber können die Symptome durch *Schmerzmittel*, *Physiotherapie* od., in einigen Fällen, chirurgische Eingriffe gelindert werden.

Radioaktivität Emission von Alpha- od. Betateilchen u./od. Gamma-Strahlung, die auftritt wenn die Kerne instabiler Atome spontan zerfallen. Viele radioaktive Substanzen treten in der Natur auf, z. B. Uranerze (→ *Bestrahlung*).

Radioimmunassay Abkürzung: RIA; empfindliche Labortechnik, die radioaktive Isotope einsetzt, um die Konzentration von *Proteinen* (wie *Hormone*) oder *Antikörper* im Blut zu messen (→ *Immunassay*).

Radiologie Medizinisches Fachgebiet, bei dem unter Einsatz von *Röntgenstrahlen, Ultraschall, Kernspintomographie* u. *Radionuklid-Szintigraphie* Diagnosen gestellt und Untersuchungen u. Behandlungen durchführt werden.

Methoden der R. liefern Bilder des Körpers mit *nicht invasiven* Methoden, sodass eine explorative Operation nicht nötig ist. Die Techniken ermöglichen auch das genaue Führen von Instrumenten (z. B. *Kanülen* und *Kathetern*) in Teilen des Körpers zur Diagnose u. Therapie. Es handelt sich dann um die sogenannte therapeutische od. Interventionsradiologie.

Radionuklid-Szintigraphie Diagnosetechnik durch Erkennung von Strahlung aus radioaktiven Substanzen, die in den Körper eingeführt wurden. Die Substanzen werden von unterschiedlichen Geweben in unterschiedlichem Maß aufgenommen, wodurch die Möglichkeit gegeben ist, spezifische Organe zu untersuchen. Jod wird z. B. hauptsächlich durch die Schilddrüse aufgenommen. Somit kann man durch eine Jodgabe, die mit einem radioaktiven Marker versetzt ist, die Aufnahme von Jod durch die Schilddrüse u. damit ihre Funktion beobachten u. untersuchen.

Ein Radionuklid wird geschluckt beziehungsweise in die Blutbahn gespritzt u. sammelt sich im Zielorgan. Es sendet Strahlung in Form von Gammastrahlen aus, die zur Bilderzeugung mit einer Gammakamera aufgenommen werden. Mit einer computergesteuerten Gammakamera, die um den Patienten rotiert, werden Querschnittbilder angefertigt. Diese spezialisierte Form von R.-S. ist als SPECT (Single-Photon-Emissionscomputertomographie) bekannt. Filme werden ebenso erstellt, wenn der Computer eine aufeinanderfolgende Serie von Bildern aufzeichnet. Durch die R.-S. lassen sich Erkr. in einer früheren Phase erkennen als durch andere Aufnahmetechniken, da Funktionsänderungen in einem Organ oft auftreten, bevor die Organstruktur geschädigt ist. R.-S. wird auch verwendet, um Störungen zu entdecken, die nur die Funktion, nicht die Struktur von Organen beeinflussen. Filme liefern Information über die Durchblutung, Bewegung der Herzwand, den Harnfluss durch die Nieren und den Gallenfluss durch die Leber.

R.-S. ist ein sicheres Verfahren, da sie nur eine minimale Strahlendosis, die innerhalb von Stunden ausgeschieden

RADIONUKLID-SZINTIGRAPHIE

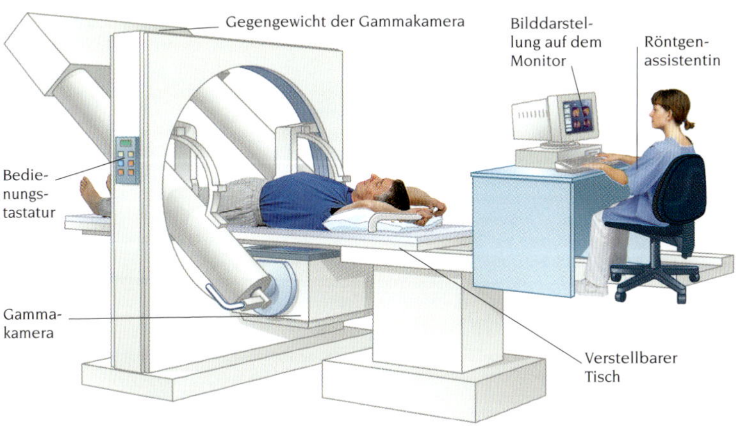

wird, erfordert. Die Radionuklide bedeuten praktisch keine Gefahr im Sinne von Vergiftungs- oder Überempfindlichkeitsreaktionen.

Radium Seltenes, radioaktives Metall, das in der Natur nur als Bestandteil von Uranerz vorkommt.

Radon Farbloses, geruchloses, geschmackloses radioaktives Gas, das beim Zerfall von *Radium* entsteht.

Ranibizumab Ein Arzneimittel zur Behandlung der feuchten altersbezogenen *Makuladegeneration*. R. ist eine Substanz, die das Wachstum der neugebildeten *Blutgefäße*, die das Sehen behindern, hemmen und damit das Fortschreiten der Erkrankung stoppen kann. In seltenen Fällen kann R. auch bereits entstandene Schäden rückgängig machen. R. kann auch zur Behandlung einer durch *Diabetes mellitus* ausgelösten Schwellung in der Makula eingesetzt werden, wenn *Blutgefäße* im *Auge* undicht werden. R. wird durch eine *Injektion* in den Augapfel angewendet. Mögliche *Nebenwirkungen* sind u.a. *Übelkeit*, *Kopfschmerzen*, *Husten*, *Gelenkschmerzen*, Sehstörungen, Entzündung und Irritation des *Auges* sowie *Blutungen* aus dem *Auge*. Bei bestimmten Augenkrankheiten wie z.B. einer schweren Entzündung, sollte R. nicht verwendet werden.

Ranitidin Mittel bei *peptischem Ulkus* (→ *Ulkusmittel*) aus der Gruppe der *H_2-Rezeptorenblocker*. Es wird zur Vorbeugung u. Heilung von peptischem Ulkus u. zur Behandlung von *Speiseröhrenentzündung* eingesetzt. Mögliche Nebenwirkungen sind: Kopfschmerzen, Hautausschlag, Übelkeit,

Ratten, übertragbare Krankheiten Ratten sind Nagetiere, die in der Nähe menschlicher Behausungen leben. Sie verseuchen Getreide- u. Lebensmittellager u. können Krankheiten übertragen.

Die Erreger der *Pest* u. des *Typhus* werden durch die Bisse von Rattenflöhen auf den Menschen übertragen. *Leptospirose* wird durch Kontakt mit Material übertragen, das durch Rattenharn verseucht ist.

Das Rattenbissfieber ist eine seltene Infektion, die direkt durch den Biss übertragen wird. Es gibt 2 Arten dieser Infektion, jeweils durch unterschiedliche *Bakterien*. Die Symptome sind Entzündung der Bisswunde u. nahe gelegener *Lymphknoten* u. Gefäße, Fieberschübe, Ausschlag u., bei einem Typ, schmerzhafte Gelenkentzündung. Die Therapie erfolgt in beiden Fällen mit *Antibiotika*.

Das *Tollwut*-Virus kann durch den Biss infizierter Ratten übertragen werden. *Lassa-Fieber*, ebenfalls eine Viruskrankheit, wird durch den Harn von Ratten in Westafrika verbreitet. Ratten übertragen auch die sogenannte lymphozytäre Choriomeningitis u. die bakteriell bedingte *Tularämie*.

Rauchen Rauchen von *Tabak* in Form von Zigaretten, Zigarren oder Pfeife. R. erzeugt *Lungenkrebs*, *Bronchitis*, *Emphysem*, koronare Herzkrankheit, periphere Verschlusskrankheit. R. erhöht auch das Risiko, an Lippen-, *Mund-* und *Kehlkopfkrebs* zu erkranken.

Besonders in der Schwangerschaft ist R. extrem schädlich. Die Neugeborenen von Raucherinnen sind kleiner und haben eine geringere Überlebenschance als Kinder von Nichtraucherinnen. Kinder von Eltern, die rauchen, erkranken häufiger an *Asthma* oder anderen Atemwegsleiden.

Es gibt auch Hinweise darauf, dass Passivrauchen zu einem erhöhten Risiko für entsprechende Erkr. und Beschwerden, wie Husten, Niesen und gerötete Augen, führt.

Tabak enthält viele giftige Chemikalien. *Nikotin* ist die Substanz, die zur Abhängigkeit führt. Sie wirkt beruhigend und fördert gleichzeitig die Ausschüttung von *Adrenalin* ins Blut. Das führt zur Blutdrucksteigerung. Der Teer im Tabak führt zu chronischer Reizung der Atemwege und gilt als Hauptursache für Lungenkrebs. Kohlenmonoxid geht von der Lunge ins Blut, wo es sich rasch mit dem *Hämoglobin* der roten Blutkörperchen verbindet und die Versorgung der Gewebe mit Sauerstoff behindert. Langfristig verursacht ein ständig hoher Kohlenmonoxidspiegel im Blut Arterienverhärtung und damit das Risiko einer *Thrombose* der *Koronararterie*.

Raucherentwöhnung Gabe von Präparaten, die Nikotin enthalten u. anstelle von Zigaretten genutzt werden, um die

R

Abgewöhnung des Rauchens zu erleichtern. Die Präparate sind in Form von *Sublingual*-Tabletten, Kaugummis, Pflaster, Nasensprays od. Inhalationsmitteln erhältlich. Nebenwirkungen: u.a. Übelkeit, Kopfschmerzen, Herzklopfen, Kälte- od. Grippegefühle, Schluckauf u. lebhafte Träume. Eine R. sollte als Teil eines Pakets von Maßnahmen angewendet werden, wobei der eigene Durchhaltewillen am wichtigsten ist.

Raucherhusten Wiederholt auftretender *Husten* bei Rauchern. Der R. wird meist durch die Ansammlung dicken *Sputums* in den Atemwegen ausgelöst, der sich aufgrund der durch Rauchen entstandenen Entzündung gebildet hat. Der R. hört i.d.R. auf, sobald das Rauchen eingestellt wird, kann aber auch noch länger andauern. Generell dauert er umso länger, je länger schon geraucht wurde. Bei R. sollte ärztlicher Rat eingeholt werden, besonders wenn sich der Husten verändert, da Rauchen u. *Lungenkrebs* zusammenhängen (→ *Tabak; Rauchen*).

Raynaud-Syndrom, primäres Erkr. der *Blutgefäße*, bei der sich die kleinen, Finger u. Zehen versorgenden *Arterien* unter Kälteeinfluss plötzlich zusammenziehen. Hierdurch wird die Blutzufuhr abgeschnitten u. Finger u. Zehen werden blass. Die Finger sind häufiger betroffen als die Zehen. Die Ursache ist unbekannt, aber junge Frauen leiden vermehrt unter p. R.-S.

Bei Kälte sind die Glieder aufgrund des Blutmangels weiß. Kehrt das Blut langsam zurück, werden die Glieder erst blau, nach Erwärmung u. bei wieder normaler Durchblutung färben sie sich rot. Mit einem Schub des p. R.-S. geht oft Prickeln, Taubheit od. Brennen in den betroffenen Fingern u. Zehen einher. In seltenen Fällen verdicken sich die Arterienwände mit der Zeit u. der Blutfluss ist dauerhaft gestört. Schließlich kommt es zu schmerzhafter Geschwürbildung od. sogar zu *Gangrän* an den Spitzen der betroffenen Finger u. Zehen.

Die Diagnose erfolgt anhand der Krankengeschichte. Die Therapie umfasst das Warmhalten von Händen u. Füßen; in schweren Fällen sind *Vasodilatatoren* od. *Kalzium-Kanal-Blocker* angezeigt (→ *Raynaud-Syndrom, sekundäres*).

Raynaud-Syndrom, sekundäres Störung der Blutzirkulation der Finger u. Zehen mit gleichem Verlauf u. gleichen Symptomen wie beim primären Raynaud-Syndrom (→ *Raynaud-Syndrom, primäres*), jedoch liegt eine Grundkrankheit vor. Mögliche Ursachen sind arterielle Veränderungen, wie *Arteriosklerose, Kollagenkrankheiten*, wie rheumatoide Arthritis (→ *rheumatoide Arthritis*) u. verschiedene Medikamente, wie *Betablocker*. Das s. R.-S. ist eine *Berufskrankheit* bei Menschen, die mit Bohrmaschinen, Kettensägen od. vibrierenden Maschinen arbeiten; manchmal auch bei Tastaturbenutzern, Pianisten u. anderen Menschen, deren Finger wiederholter Belastung ausgesetzt sind. Die Therapie ist dieselbe wie beim primären Raynaud-Syndrom zusammen mit der Behandlung der Grundkrankheit.

Reagens Prüfungsmittel; chemischer Stoff, der an einer chemischen Reaktion teilnimmt; i.d.R. eine Substanz od. eine Substanzmischung, die zur chemischen Analyse od. zum Auffinden einer biologischen Substanz verwendet werden.

Reanimation, kardiopulmonale → *Herz-Lungen-Wiederbelebung*

Reboxetin *Antidepressivum*, das die Wiederaufnahme von *Noradrenalin* ins *Nervensystem* blockiert. Nebenwirkungen: Schlaflosigkeit, Schweißausbrüche u. Schwindel beim Stehen.

Rechenleistungsschwäche Med. Arithmastenie; Erkr., bei der Schwierigkeiten beim Lösen mathematischer Aufgaben bestehen (→ *Teilleistungsschwächen*).

Recklinghausen-Krankheit Seltene ererbte Störung; auch als Neurofibromatose bekannt. Merkmal der R.-K. ist eine große Zahl von Neurofibromen (weiche, faserige Schwellungen von sehr unterschiedlicher Größe), die von den Nerven ausgehen, u. *Café-au-lait-Flecken* (blasse, kaffeefarbene Flecken) hauptsächlich auf der Haut des Rumpfs u. Unterbauchs verursachen.

Wenn Neurofibrome im *Zentralnervensystem* auftreten, können sie *Epilepsie* u. andere Komplikationen verursachen. R.-K. kann zu Knochenmissbildungen führen; Neurofibrome sind aber selten bösartig u. brauchen nur dann operativ entfernt zu werden, wenn Komplikationen auftreten. Alle Betroffenen u. Eltern mit einem erkrankten Kind sollten eine *genetische Beratung* aufsuchen, wenn eine (weitere) Schwangerschaft geplant ist.

Reflex Handlung, die sich automatisch u. vorhersagbar als Reaktion auf einen bestimmten Reiz, unabhängig vom Willen der Person, ereignet.

Beim einfachsten R. reagiert eine Sinneszelle auf eine Wahrnehmung, wie Hitze od. Druck, und sendet ein Signal über die Nervenbahn zum *Zentralnervensystem*. Dort wird eine andere Nervenzelle stimuliert u. bewirkt die Kontraktion eines Muskels oder die Erhöhung einer Drüsenaktivität. Der Vorgang ab der ersten Wahrnehmung bis zur abschließenden Handlung wird Reflexbogen genannt.

R. sind angeboren od. erworben. Einige angeborene R. treten nur bei Neugeborenen auf (→ *Reflex, frühkindlicher*). Angeborene R. dienen der Grundkontrolle des Körpers, wie das Zusammenziehen der Blase, wenn sie bis zu einem bestimmten Volumen gefüllt ist, u. werden durch das vegetative Nervensystem gesteuert.

Mehrere einfache R., z. B. der Patellarsehnen-R. (am Knie), werden bei der körperlichen Untersuchung (→ *Untersuchung, körperliche*) getestet. Änderung der R. zeigt eine Schädigung des Nervensystems an. Die Untersuchung der durch den Hirnstamm kontrollierten vitalen R. ist die Grundlage für die Feststellung des *Hirntods*.

R

Reflex, frühkindlicher Nur bei Neugeborenen auftretende automatische Bewegung als Reaktion auf einen Reiz. Die f. R. verschwinden einige Monate nach der Geburt wieder. Die f. R. waren in einer früheren Stufe der menschlichen Evolution wichtig, z. B. der Greifreflex, wenn man etwas in die Hand legt, u. der Suchreflex, der es dem Säugling ermöglicht, die Brustwarze zu finden. Der Suchreflex wird auch hervorgerufen, wenn man die Wange des Kindes mit der Fingerspitze berührt. Die f. R. sind nach der Geburt Indiz für den Zustand des *Nervensystems*.

REFLEX, FRÜHKINDLICHER

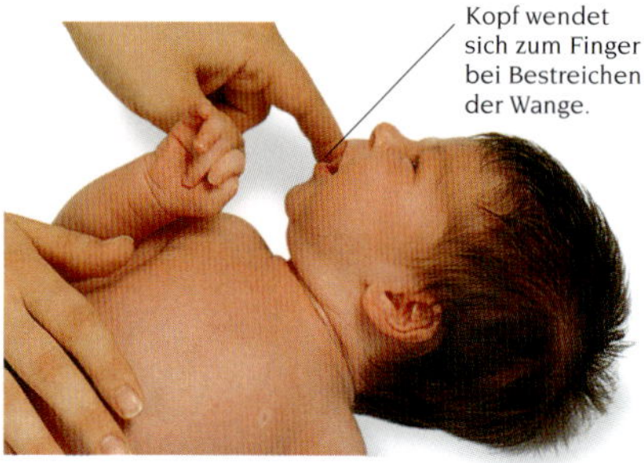

SUCHREFLEX

Reflexzonenmassage Form der *Komplementärmedizin*, bei der durch die *Massage* bestimmter Fußzonen versucht wird, Störungen in anderen Bereichen des Körpers zu behandeln.

Reflux Nicht normaler Rückfluss von Flüssigkeit innerhalb einer Passage aufgrund fehlerhaften Verschlusses am Ende dieser Passage. Häufiger R. ist Erbrechen von saurer Magenflüssigkeit (→ *gastroösophagealer Reflux*).

Regelblutung → *Menstruation*

Regenbogenhaut Anat. Iris, der farbige Bereich des Auges, aus einem losen Netz aus transparenten *Kollagen-* und Muskelfasern bestehend. Die R. liegt hinter der Hornhaut und vor der Linse. Sie ist an den äußeren Rändern mit dem Ziliarkörper verbunden und besitzt eine zentrale Öffnung, die *Pupille*, durch die Licht ins Auge und auf die Netzhaut fällt. Die R. kontrahiert sich und erweitert sich ständig, um die Größe der Pupille zu verändern, die die eindringende Lichtmenge bestimmt.

Regenbogenhautentzündung Med. Iritis; wird heute oft als „anteriore *Uveitis*“ bezeichnet.

Regression Begriff aus der *Psychoanalyse*; bezeichnet den Prozess des Rückfalls in ein Verhalten aus der Kindheit, z. B. Daumenlutschen.

Regurgitation Aufstoßen von Flüssigkeit; in der Medizin Rückfluss von geschluckten Speisen oder Getränken vom Magen in die Speiseröhre u. den Mund, aber auch für zurückfließendes Blut durch eine Herzklappe (→ *Mitralklappeninsuffizienz*).

Rehabilitation Behandlung mit dem Ziel, einem Pat. nach Verletzung, Krankheit, Alkohol- oder Drogenabhängigkeit ein unabhängiges Leben zu ermöglichen.

REGENBOGENHAUT

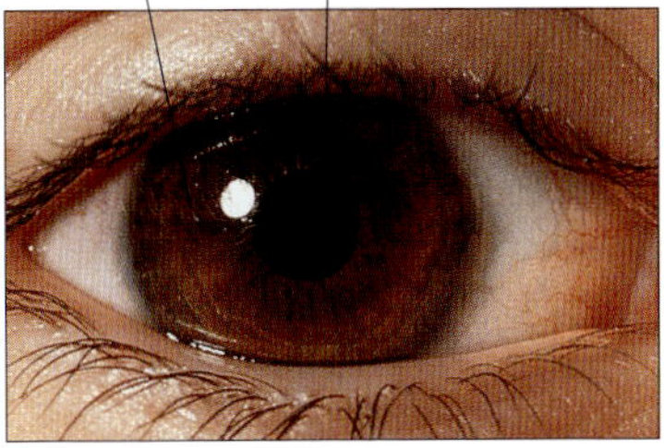

Diese umfasst *Physiotherapie, Beschäftigungstherapie* u. *Psychotherapie*.

In einem R.-Zentrum wird die Invalidität od. Abhängigkeit des Patienten festgestellt und ein entsprechender Behandlungsplan aufgestellt. Drogen- u. Alkohol-R.-Zentren bieten psychologische Unterstützung beim Entzug.

Reifeteilung oder Meiose; Art der Zellteilung in den *Eierstöcken* und *Hoden* bei der Bildung von Ei- und Samenzellen. Bei der menschlichen R. teilt sich eine Zelle mit 23 *Chromosomen*paaren (insgesamt 46 Chromosomen) in 4 Samen- oder Eizellen, jede mit 23 einzelnen Chromosomen.

Zunächst werden die Chromosomen verdoppelt, sodass sich 4 Kopien eines jeden Chromosoms bilden (insgesamt 92). Zueinanderpassende Chromosomenpaare ordnen sich in einer Reihe an und tauschen Erbmaterial aus. Dann teilt sich die Zelle 2-mal und bildet 4 Tochterzellen, von denen jede eine Kopie eines jeden Chromosoms aufnimmt. Ei- und Samenzellen enthalten deshalb nur halb so viele Chromosomen wie gewöhnliche Körperzellen, sodass jeder Elternteil die Hälfte des kindlichen Erbmaterials beiträgt. Der Austausch zwischen den Chromosomen bedeutet, dass jede Tochterzelle in ihrer Chromosomenzusammensetzung einzigartig ist (→ *Mitose*).

Reinigungsmittelvergiftung Toxische Effekte, die sich als Folge des Schluckens von Reinigungsmitteln in Shampoos, Waschpulvern und Flüssigreinigern ergeben.

Reisedurchfall Erkr. mit unterschiedlichem Schweregrad bei Reisen in fremde Länder. Ursache ist ein *Magen-Darm-Infekt*. Vermeidung durch Hygiene, etwa Wasser nur abgekocht aus Flaschen trinken und auf Eiswürfel in Getränken verzichten.

Reiseschutzimpfung Vor Auslandsreisen ist u.U. eine *Schutzimpfung* erforderlich. Vorgeschrieben sind nur wenige R. bei internationalen Reisen, einige sind aber zum Schutz des Reisenden empfehlenswert.

Viele Reiseveranstalter, Ärzte und Tropeninstitute informieren über die erforderlichen R., der Reisende sollte aber seine persönlichen Umstände mit dem Arzt besprechen.

Reiter-Krankheit Erkr. mit gleichzeitiger *Harnröhrenentzündung, reaktiver Arthritis* (→ *Arthritis, reaktive*), Bindehautentzündung und u.U. auch *Uveitis*. Die R.-K. betrifft meist Männer.

Sie wird durch eine *Immunreaktion* verursacht u. tritt meist nur bei Menschen mit einer erblichen *Prädisposition* auf. Die Patienten haben den HLA-B27 Gewebetyp (→ *Histokompatibilitäts-Antigene*). Die R.-K. bekommt man gewöhnlich durch Infektion, i.d.R. *unspezifische nichtgonorrhoische Urethritis*, manchmal aber auch durch *Bakterienruhr*.

Die R.-K. beginnt i.d.R. mit einem Harnröhrenausfluss, anschl. Bindehautentzündung u. Gelenkentzündung. Die Entzündung befällt meist 1 od. 2 Gelenke (i.d.R. das Knie- beziehungsweise Sprunggelenk) u. ist oft mit Fieber u. Krankheitsgefühl verbunden. Die Anfälle dauern mehrere Monate an. Sehnen, Bänder u. Fußsohlen können sich entzünden. Ein Hautausschlag ist häufig.

Diagnose nach *Symptomen*. *Schmerzmittel, Kortikosteroide* und *nichtsteroidale Antirheumatika* lindern die Symptome, müssen aber auf Dauer eingenommen werden. In 1/3 der Fälle kommen *Rückfälle* vor.

Reizblase Wiederholte unkontrollierte Kontraktionen der Blasenwandmuskeln, die zur Dranginkontinenz (→ *Inkontinenz, Harn*) führen können. Die R. tritt zeitweise auf, wenn eine *Harnwegsinfektion* (→ *Harnblasenentzündung*) besteht, wenn ein Blasenkatheter liegt, ein Blasenstein (→ *Harnstein*) od. eine

Verlegung des Harnausflusses durch eine vergrößerte *Prostata* vorliegt. In einigen Fällen werden die Symptome durch *Spasmolytika* gelindert, andere Therapien zielen auf die zugrunde liegende Erkr. Blasentraining ist ebenfalls sinnvoll.

Reizdarm Kombination aus wiederkehrendem Bauchschmerz und Verstopfung, Durchfall oder Anfälle von beidem, wobei keine weiteren Erkr. auftauchen. Der R. betrifft 10 bis 20% der Erwachsenen. Er ist 2-mal häufiger bei Frauen zu finden, i.d.R. im frühen oder mittleren Erwachsenenalter. Er tritt immer wieder das ganze Leben hindurch auf. Ein Reizdarm führt aber kaum zu Komplikationen.

Die Symptome sind wiederkehrender krampfartiger Bauchschmerz, Bauchauftreibung, oft auf der linken Seite, vorübergehende Schmerzstillung durch Stuhlentleerung od. Windabgang, Empfindung unvollständiger Entleerung und *Blähungen*. *Angst* und Stress verstärken die Erkrankung.

Wenn die Verstopfung das Hauptproblem ist, kann eine ballaststoffreiche Kost oder Füllstoffe, wie *Kleie* oder *Methylcellulose*, hilfreich sein. Kurze Kuren mit *Antidiarrhoika* werden bei dauerndem Durchfall gegeben. *Spasmolytika* werden zur Entspannung der Muskeln gegeben. In manchen Fällen hat sich *Hypnose*, *Psychotherapie* und Beratung als wirksam erwiesen.

Reizmahlzeit Verfahren, mit dem die Magensäureproduktion bestimmt wird. Eine Magensonde wird durch die Nase in den leeren Magen eingeführt und eine Magensaftprobe abgesaugt.

Der Test wird bei Verdacht auf *Zollinger-Ellison-Syndrom* angewandt, und um bei Patienten mit einer *perniziöser Anämie* die Bildung von Magensäure auszuschließen.

Rektoskopie → *Proktoskopie*

Rektozele Vorwölbung der Hinterwand der *Scheide* nach innen u. unten durch Drücken des Mastdarms gegen das geschwächte Gewebe der Scheidenwand. Eine R. ist i.d.R. mit einer Zystozele (→ *Zystozele, vaginale*) od. einer *Gebärmuttersenkung* verbunden.

Es gibt entweder keine Symptome od. die R. verursacht eine Verstopfung. *Beckenbodengymnastik* kann helfen. Ansonsten ist eine Operation zum Straffen der Gewebe auf der Rückseite der Scheide angezeigt.

Rektum → *Mastdarm*

Releasing-Hormone Im *Hypothalamus* im Gehirn produzierte *Hormone*, die die Freisetzung anderer Hormone stimulieren, auch als Liberine bezeichnet.

Remission Vorübergehendes Verschwinden von Krankheitssymptomen beziehungsweise Abschwächung der Symptome; auch die Phase, in der die R. zu beobachten ist.

Renin An der Regulation des Blutdrucks beteiligtes *Enzym*; bei abfallendem Blutdruck setzen die Nieren R. frei, das aus Angiotensinogen Angiotensin I macht. Dies wird umgehend zu Angiotensin II umgewandelt, das den Blutdruck erhöht (→ *Angiotensin*).

Repaglinid *Antidiabetikum*, das allein od. in Kombination mit *Metformin* zur Behandlung von Typ 2 *Diabetes mellitus* eingesetzt wird. R. regt den Insulinausstoß an. Mögliche Nebenwirkungen: Bauchschmerz, Durchfall od. Verstopfung, Übelkeit u. Erbrechen.

Resektion Operative Entfernung eines Organteils od. des gesamten kranken od. verletzten Organs.

Resistenz Die Fähigkeit, Angriffen von Giften, Reizstoffen od. *Mikroorganismen* zu widerstehen. R. eines Menschen gegen Ansteckung wird *Immunität* genannt. Bei Erregern bezeichnet R. ihre Fähigkeit, der Behandlung mit früher wirksamen Arzneimitteln zu widerstehen.

Resorption Prozess der Aufnahme von Flüssigkeiten od. anderen Substanzen durch Körpergewebe. Gewöhnlich wird der Begriff für die Aufnahme von Nährstoffen aus der Nahrung in Blut u. Lymphe im Verdauungskanal verwendet. Sie findet hauptsächlich im Dünndarm statt, der mit mikroskopisch kleinen, fingerartigen *Zotten* ausgekleidet ist. So wird die Darmoberfläche enorm vergrößert u. die Absorption beschleunigt.

Restless legs Syndrom der unruhigen Beine. R. l. ist durch unangenehmes Kitzeln, Brennen, Stechen od. Schmerz in der Beinmuskulatur charakterisiert. Die Symptome kommen meist nachts im Bett; sie werden aber auch durch langes

R

Sitzen ausgelöst. Das Syndrom wird offenbar auch vererbt u. betrifft meist Frauen im mittleren Alter, Patienten mit *rheumatoider Arthritis*, Raucher u. Schwangere. Die Ursache ist unbekannt; es gibt keine Heilung. In einigen Fällen hilft Abkühlung der Beine, in anderen Wärmeanwendung. Eine Therapie mit *Levodopa* u. *Kalzium-Kanal-Blocker* kann helfen.

Retardierung → *Intelligenzminderung*

Retentionszyste *Zyste* am Mundboden, die eine transparente bläuliche Schwellung verursacht. R. rühren offenbar von Erkr. der Speicheldrüsen her. Sie werden operativ entfernt.

Retikulozyt Medizinischer Ausdruck für ein soeben entstandenes rotes *Blutkörperchen*. R. werden von *Stammzellen* im Knochenmark gebildet. Sie bleiben 1 bis 2 Tage im Knochenmark u. gelangen dann in den Blutkreislauf, wo sie zu roten Blutkörperchen ausreifen.

Retina → *Netzhaut*

Retinoblastom Krebs der *Netzhaut* bei Kleinkindern; erste Befunde sind *Schielen*, verursacht durch Erblindung des betroffenen Auges, od. sichtbares Weiß in der Pupille. Ohne baldige Behandlung breitet sich das R. in der Augenhöhle und entlang des Sehnervs zum Gehirn aus.

Ein R. hat eine erbliche Grundlage. Menschen mit diesem Krebs haben einen Defekt an einem der 2 Chromosomen 13. Die Augen von Kindern in betroffenen Familien werden regelmäßig untersucht u. zukünftige Eltern aus diesen Familien sollten unbedingt eine *genetische Beratung* aufsuchen.

Die Therapie ist abhängig vom Ausmaß, möglich sind Laser, Kälte, Thermotherapie, *Chirurgie* bis zur Augenentfernung od. Kombinationen.

Retinoide → *Vitamin A*

Retinol Vitamin A_1, Form des *Vitamin A*, die hauptsächlich im Körper vorkommt.

RETINOSKOPIE

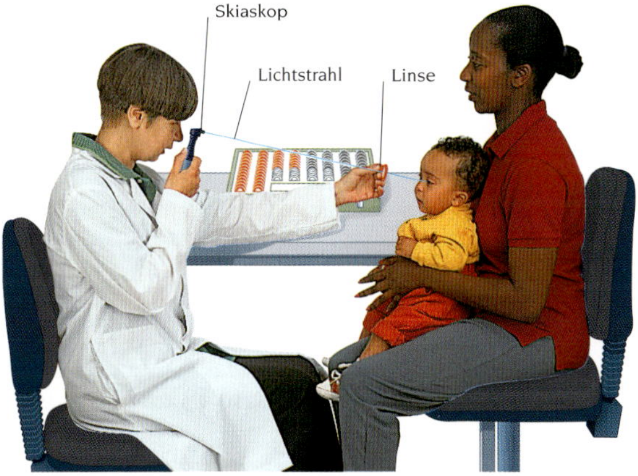

Retinopathia pigmentosa Erbliche Erkr. mit Degeneration der Stäbchen- und Zapfenzellen der *Netzhaut* auf der Rückseite des Augapfels.

Erste Symptome (u.a. Nachtblindheit) treten im od. nach dem Jugendalter auf. Tests ergeben einen ringförmig erblindeten Bereich, der mit der Zeit einen immer größer werdenden Teil des *Gesichtsfelds* zerstört, obwohl die Sehfähigkeit an sich oft für viele Jahre erhalten bleibt. Bei einer *Augenspiegelung* entdeckt man, entsprechend der Fläche des Sehverlusts, große Mengen von schwarzem Pigment. Betroffene beziehungsweise deren Eltern sollten eine *genetische Beratung* aufsuchen.

Retinoskopie *Sehtest* mit einem optischen Gerät, von dem ein Lichtstrahl in jedes Auge gelenkt wird. Der Effekt der verschiedenen Linsen in diesem Strahl entscheidet, ob eine Brille für Brechungsfehler, wie *Weitsichtigkeit, Kurzsichtigkeit* od. *Stabsichtigkeit* gebraucht wird. Eine R. ist besonders sinnvoll zur Untersuchung von Säuglingen oder Kleinkindern.

Retraktor Auch Haken, Halter od. Wundsperrer; chirurgisches Instrument zum Offenhalten eines Schnitts od. Abhalten des umgebenden Gewebes.

Retrobulbärneuritis Form der *Sehnervenentzündung*, bei der sich der Sehnerv hinter dem Augapfel entzündet.

R

retrograd Bewegung nach rückwärts oder entgegengesetzt zum Normalen; z. B. wird beim r. Samenerguss die Samenflüssigkeit in die Blase gedrängt u. nicht durch die Öffnung an der Penisspitze (→ *Ejakulationsstörung*).

Retroperitonealfibrose Entzündung u. Vernarbung von Geweben an der rückwärtigen Wand der Bauchhöhle. Die *Fibrose* blockiert oft die *Harnleiter* u. staut so den Harn hoch zur Niere, was eine *Niereninsuffizienz* zur Folge hat. Meist bekommen Männer im mittleren Alter die R.; die Ursache ist unbekannt, aber eine Dauertherapie mit *Methysergid* kann zur R. führen.

Retroversio uteri Neigung der Gebärmutter nach hinten; normale Variation der Gebärmutterlage. Eine R. u. macht selten Probleme, außer es kommt zu einer *Unterleibsentzündung*.

RETROVERSIO UTERI

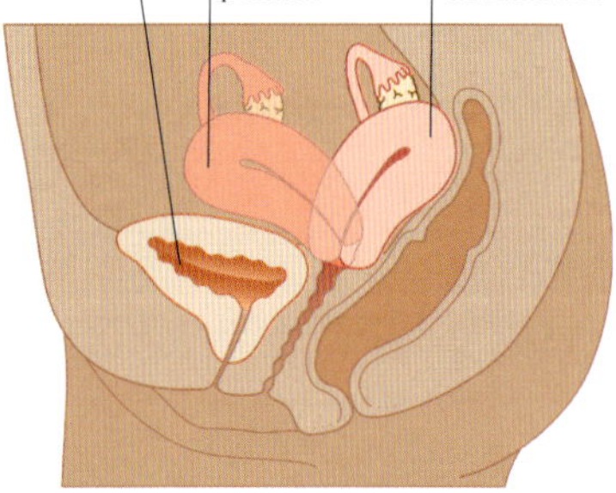

Retrovirus *Virus*-Typ, dessen genetisches Material *RNA* und nicht *DNA* ist u. das ein *Enzym*, die reverse Transkriptase benutzt, um DNA aus seiner RNA-Schablone zu produzieren. Die DNA kann dann von den Wirtszellen aufgenommen werden. Ein beachtliches Beispiel für ein R. ist das *HIV* (Humanes Immundefizienzvirus) (→ *Reverse-Transkriptase-Inhibitoren*).

Rett-Syndrom Vermutlich erbliche Hirnerkr., die nur Mädchen betrifft. Symptome treten i.d.R. auf, wenn das Kind 12 bis 18 Monate alt ist. Erworbene Fähigkeiten, wie Laufen u. Kommunikationsfähigkeiten, verschwinden wieder u. das Kind wird fortschreitend behindert, evtl. mit Zeichen des *Autismus*. Es kommt zu stereotypen Wasch- od. Knetbewegungen mit Händen u. Gliedmaßen u. unpassenden Wein- od. Lachanfällen. Es gibt für das R.-S. keine Heilung u. die Betroffenen benötigen ständige Pflege und Überwachung. Betroffene Eltern sollten eine *genetische Beratung* aufsuchen.

Reverse-Transkriptase-Inhibitoren Arzneimittelklasse, die zur Behandlung von Erkr. wie *HIV*-Infektion (→ *Aids*) eingesetzt wird, die durch *Retroviren* hervorgerufen werden. Die R.-T.-I. beeinträchtigen die Fähigkeit des Virus zur Vermehrung durch Blockieren des Schlüsselenzyms reverse Transkriptase. R.-T.-I. sind z. B. *Lamivudin, Zidovudin*, Efavirenz u. Stavudin.

Reye-Syndrom Seltene Erkr. mit Hirn- u. Leberschädigung durch *Virus*infektion. Kinder über 15 Jahre erkranken selten. Die Ursache ist unbekannt, aber *Acetylsalicylsäure* scheint ein begünstigender Faktor für das R.-S. zu sein u. ist daher für Kinder nicht zu empfehlen.

Das R.-S. beginnt, während sich das Kind von einer Infektion erholt. Die Symptome sind unkontrollierbares Erbrechen, Teilnahmslosigkeit, Gedächtnisverlust und *Desorientiertheit*. Hirnschwellung führt zu Krampfanfällen, Herzrhythmusstörungen, *Koma* u. Atemstillstand.

Die Hirnschwellung wird mit *Kortikosteroiden* u. *intravenöser Infusion* mit *Mannitol* bekämpft. *Dialyse* od. *Bluttransfusion* sind erforderlich. Kommt es zum Atemstillstand, muss künstlich beatmet werden.

Die Todesrate beträgt etwa 20% beziehungsweise bis zu 80%, falls es zu Krampfanfällen, Koma u. Atemstillstand kommt. Ein bleibender Hirnschaden kann sich entwickeln.

Rezept Ärztliche Verordnung; schriftliche Instruktion durch den Arzt für den Apotheker, ein bestimmtes Arzneimittel in spezieller Dosierung abzugeben. Ein R.detail ist auch, wie oft ein Medikament zu nehmen ist, wie viel abgegeben werden soll und andere wichtige Daten.

Rezeptor Jede sensorische *Nerven*-Zelle (wandelt Stimuli in Nervenimpulse um). Der Begriff R. wird auch für Strukturen auf Zelloberflächen verwendet, die es Substanzen ermöglichen, sich mit der Zelle zu verbinden.

rezessiv Begriff aus der Vererbungslehre zur Beschreibung der Art, wie eine Erbanlage (*Gen*) von den Eltern an die Nachkommen weitergegeben wird. Viele Merkmale sind durch ein einzelnes Genpaar bestimmt, von dem jeweils eines von einem Elternteil vererbt ist. Ein r. Gen wird von einem gleichwertigen *dominanten* (vorherrschenden) Gen in den Hintergrund gedrängt. Ist z. B. das Gen für blaue Augen r., das Gen für braune Augen dominant und hat ein Elternteil blaue, das andere braune Augen, so erbt das Kind beide Gene, hat aber aufgrund des dominanten Gens braune Augen. Das Kind muss das „blaue Augen"-Gen von beiden Eltern erben, damit es blaue Augen hat. Viele erbliche Krankheiten werden durch r. Gene weitergegeben, so z. B. *zystische Fibrose* u. *Sichelzellenanämie*. Ein Kind erkrankt nur, wenn es das Gen von beiden Eltern erbt.

Rezidiv → *Rückfall*

Rhabdomyolyse Zerstörung von Muskelgewebe unter Freisetzung von *Myoglobin* ins Blut. Die häufigste Ursache ist eine schwere Muskelquetschung (→ *Crush-Syndrom*) od. eine *Polymyositis* u., selten, zu intensives Training. Meist kommt es zur zeitweisen Lähmung od. Schwäche des betroffenen Muskels. Außer in Fällen schwerer Verletzung geht die Veränderung ohne Behandlung zurück.

Rhabdomyosarkom Sehr seltener bösartiger Muskeltumor; die Therapie umfasst operative Entfernung, *Strahlentherapie* u. *Zytostatika*.

Rhesus-Immunglobulin → *Anti-D-Immunglobulin*

Rhesus-Isoimmunisierung Begriff steht für: Bildung von *Antikörpern* gegen Rhesus-(Rh)-positives Blut durch eine Person mit Rh-negativem Blut (→ *Morbus haemolyticus neonatorum; Rhesusunverträglichkeit*).

Rhesusunverträglichkeit Fehlende Verträglichkeit zwischen der *Blutgruppe* einer Rhesus-(Rh-)negativen Schwangeren und der ihres ungeborenen Kindes, die unter bestimmten Voraussetzungen zum *Morbus haemolyticus neonatorum* führt.

Das Rh-System beruht auf dem Vorhandensein od. Fehlen mehrerer Faktoren im Blut, von denen einer, das D-Antigen, am wichtigsten ist. Rh-positives Blut enthält D-Antigen, Rh-negatives Blut nicht. Der Bluttyp wird durch *Gene* bestimmt.

Es kommt zur R., wenn eine Rh-negative Frau bei der Entbindung dem Blut ihres Rh-positiven Kindes ausgesetzt ist. Meist entstehen in der ersten Schwangerschaft mit einem Rh-positiven Kind keine Probleme. Aber die Mutter entwickelt *Antikörper* gegen das D-Antigen, u. bei der folgenden Schwangerschaft mit einem Rh-positiven Kind passieren diese Antikörper die *Plazenta* u. greifen die roten Blutkörperchen des *Fötus* an. Eine Rh-negative Frau wird demnach sensibilisiert, wenn sie, bei Rh-positivem Fötus, eine *Fehlgeburt*, Abtreibung (→ *Fehlgeburt, medizinisch herbeigeführte*) od. *Fruchtwasseruntersuchung* hatte u. bei dieser Gelegenheit kindliches Blut in ihren Kreislauf gelangte.

R. ist heute selten, da Routine-Injektionen mit *Anti-D-Immunglobulin* Rh-negativen Frauen bei Schwangerschaft u. Entbindung gegeben werden. Nach Fehlgeburt, Abtreibung, Fruchtwasseruntersuchung o.Ä., was zu einem Kontakt zwischen mütterlichen u. fötalen Blutzellen führten kann, wird ebenso vorgegangen.

Rheumatisches Fieber Krankheit, die überall im Körper Entzündungen bewirkt, besonders in den Gelenken. Heute in Industrieländern selten, ist r. F. eine wichtige Ursache von Herzerkrankungen in Entwicklungsländern. Es kommt am häufigsten bei Kindern von 5 bis 15 Jahren vor.

R. F. ist vermutlich eine *Autoimmunkrankheit*, die durch bestimmte Streptokokken-Stämme ausgelöst wird und immer auf eine Halsinfektion folgt. Dies lässt sich in der Regel durch *Antibiotika* verhindern.

Die Erkr. erzeugt Fieber mit Schmerz, Entzündung u. Schwellung der großen Gelenke. Die Herzklappen sind in der Folge vernarbt und führen zu *Mitral-*

stenose od. *Aorten-* od. *Mitralklappeninsuffizienz*. Eine Beteiligung des Nervensystems kann die Krankheit *Chorea minor Sydenham* verursachen.

R. F. liegt vermutlich vor, wenn die Gelenkentzündung von Gelenk zu Gelenk weiterwandert, wird aber auch erst entdeckt, wenn sich ein Herzversagen od. Herzgeräusch bemerkbar macht.

Die Therapie erfolgt mit *Penizillinen, Acetylsalicylsäure* od. anderen *Salicylaten* u. in manchen Fällen *Kortikosteroiden*.

Rheumatismus Umgangssprachlicher Ausdruck für jegliche Erkrankung, die mit Schmerz und Steifheit in *Muskeln* und *Gelenken* verbunden ist.

Rheumatoide Arthritis Gelenkentzündung, bei der die *Gelenke* der Finger Hände, Zehen od. anderer Körperteile schmerzen, anschwellen, steif u., in schweren Fällen, deformiert werden. Gewebe außerhalb der Gelenke, z. B. das Herz, können auch betroffen sein. Die r. A. ist eine *Autoimmunkrankheit*, die meist im frühen od. mittleren Erwachsenenalter einsetzt, sie kann sich aber auch bei Kindern (→ *Arthritis, juvenile chronische*) od. älteren Menschen entwickeln. Frauen sind öfter betroffen als Männer. Eine r. A. erscheint in wiederkehrenden Anfällen.

Symptome sind leichtes Fieber und Schmerzen, anschl. Schwellung, Rötung, Schmerz und Steifigkeit in den Gelenken. *Kreuzbänder*, *Sehnen* und *Muskeln* um die Gelenke können sich entzünden. Das *Raynaud-Syndrom* tritt in den Fingern auf. Die Schwellung des Handgelenks kann *Karpaltunnelsyndrom* und *Sehnenentzündung* verursachen. Komplikationen der r. A. sind *Herzbeutelentzündung, Geschwüre* an Händen und Füßen, *Pleuraerguss, Lungenfibrose*, u. *Sjögren-Syndrom*.

Die Diagnose erfolgt durch *Röntgenuntersuchung* u. *Bluttests*. Die Therapie umfasst *nichtsteroidale Antirheumatika*, wie *Gold, Penicillamin, Sulfasalazin*, u. *Immunsuppressiva*, wie *Azathioprin* od. *Kortikosteroide*. Kortikosteroide können auch in ein Gelenk injiziert werden.

Physiotherapie ist erforderlich, um die Deformierung zu begrenzen od. zu verhindern od. um Symptome zu lindern u. die Mobilität zu unterstützen. Patienten, die durch r. A. in ihrer Bewegung eingeschränkt sind, kann eine Beschäftigungstherapie bei der Bewältigung der alltäglichen Aufgaben helfen.

In schweren Fällen wird in einem operativen Eingriff das geschädigte Gelenk durch ein künstliches ersetzt (→ *Gelenkersatz*). Die meisten Patienten müssen lebenslang Medikamente nehmen, aber viele können bei guter Kontrolle der Symptome ein nahezu normales, aktives Leben führen.

Rheumatologie Zweig der Medizin, der sich mit Ursachen, Entwicklung, Diagnose und Behandlung von Erkrankungen befasst, die *Gelenke*, *Muskeln*, und *Bindegewebe* befallen.

Rhinitis, allergische → *Heuschnupfen*

Rhinophym Knollige Deformierung u. Rötung der *Nase*, die fast nur ältere Männer betrifft. R. ist eine Komplikation einer fortgeschrittenen *Kupferfinne (Kupferrose)*. Das Gewebe der Nase ist verdickt, kleine Blutgefäße erweitern sich u. die *Talgdrüsen* werden überaktiv, was fettige Haut zur Folge hat. Eine Operation gibt der Nase wieder eine zufriedenstellende Form.

Rhythmusmethode (Kontrazeption) Auch als Kalendermethode bezeichnet (→ *Empfängnisverhütung, natürliche*).

Ribavirin *Virostatikum*; bei Kindern zur Behandlung der Virus-*Bronchiolitis* eingesetzt, die durch das sogenannte Respiratory Syncytial Virus (RS-Virus) verursacht wird. Nebenwirkungen sind selten.

Riboflavin Chemischer Name für Vitamin B_2 (→ *Vitamin-B-Komplex*).

Rickettsien Kleine *Bakterien*, die sich nur durch Eindringen in andere lebende Zellen vermehren können. Sie existieren i.d.R. als *Schmarotzer* von Gliederfüßern, wie Zecken, Läuse, Flöhe u. Milben.

R. können beim Menschen Erkr. wie die *Balkangrippe* u. *Typhus* hervorrufen.

Rickettsiosen Gruppe von durch *Rickettsien* hervorgerufenen Infektionserkr. mit ähnlichen Symptomen, die durch Insekten o.Ä. übertragen werden.

Außer in hoch gelegenen Gebieten im tropischen Afrika und in Südamerika sind epidemische R. heute selten. Endemische R., auch als murines Fleckfieber bezeichnet, ist eine Erkr. der Ratten, die gelegentl. durch Flöhe auf Men-

R

schen übertragen wird; sporadische Fälle treten in Nord- und Mittelamerika auf. Die Tsutsugamushi-Krankheit wird durch Milben übertragen und tritt in Indien und Südostasien auf.

R. haben ähnliche Symptome und Komplikationen wie Typhus: Starker Kopfschmerz, Rücken- und Gliederschmerzen und Husten entwickeln sich schnell und gehen hohem Fieber, einem masernähnlichen Ausschlag, Verwirrtheit und Erschöpfung voraus. Unbehandelt kann die Erkr. tödlich enden, bes. bei älteren und behinderten Patienten.

Die Diagnose erfolgt durch *Bluttests*, und die Therapie besteht in *Antibiotika* und unterstützender Behandlung.

Riechsalz *Ammoniak*-Zubereitung, mit der früher bei Schwächeanfällen oder Ohnmachten der Betroffene wiederbelebt wurde.

Riesenwuchs Exzessives (besonders Längen-) Wachstum aufgrund einer Überproduktion von *Wachstumshormon* in Kindheit oder Jugend bei einem *Hypophysentumor*. Ohne Behandlung kann der Tumor andere Hormon produzierende Zellen der Hirnanhangsdrüse komprimieren und so einen Hormonmangel hervorrufen (→ *Hypophysenvorderlappeninsuffizienz*). Zur Behandlung werden Medikamente wie *Somatostatin-Analoga* eingesetzt, die die Freisetzung von Wachstumshormon hemmen, oder der Tumor wird chirurgisch entfernt oder strahlentherapeutisch zerstört (→ *Akromegalie*).

Rifampicin *Antibiotikum*, hauptsächlich zur Behandlung der *Tuberkulose, Lepra* u. *Legionärskrankheit*. R. wird i.d.R. mit anderen Antibiotika zusammen verordnet, da einige Bakterienstämme eine Resistenz entwickeln, wenn R. allein gegeben wird.

Mögliche Nebenwirkungen sind harmlose orange-rote Verfärbung von Harn, Speichel u. anderen Körperflüssigkeiten, Muskelschmerz, Übelkeit, Erbrechen, Durchfall, *Gelbsucht*, grippeartige Symptome, Ausschlag u. Juckreiz. R. beeinflusst die Wirkung *oraler Kontrazeptiva*.

Rigidität Erhöhte Spannung in einem od. in mehreren *Muskeln*, die zur Muskelverhärtung führt; der betroffene Körperteil wird steif u. unflexibel. Mögliche Ursachen sind Muskelverletzungen, *Gelenkentzündung* in einem nahen Gelenk, eine neurologische Erkr. (→ *Neurologie*) od. *Schlaganfall*. R. der Bauchmuskeln (Abwehrspannung) ist ein Zeichen für eine *Bauchfellentzündung* (→ *Spastizität*).

Rigor Steifigkeit oder *Rigidität* von Körpergeweben, wie beispielsweise bei der *Totenstarre*.

Rinderwahnsinn Neurologische Rinderkrankheit, die durch Verzehr von infiziertem Fleisch auf Menschen übertragbar ist u. die möglicherweise die *Creutzfeldt-Jakob-Krankheit* hervorruft (→ *Enzephalopathie*). Der wissenschaftliche Name für R. lautet bovine spongiforme Enzephalopathie (BSE).

Ringelröteln Med. Erythema infectiosum acutum; Infektionskrankheit mit ausgedehntem Ausschlag. Die R. betreffen meist Kinder und werden vom Parvovirus B 19 verursacht. Der Ausschlag beginnt an den Wangen in Form vereinzelt stehender, rosaroter, erhabener Flecken u. breitet sich innerhalb weniger Tage hauptsächlich an Armen und Beinen aus. Oft besteht leichtes Fieber. Nach etwa 10 Tagen verblasst der Ausschlag meist wieder. Bei Erwachsenen, die nur selten erkranken, können Gelenkschmerzen und -schwellungen bis zu 2 Jahre danach anhalten. Die Inkubationszeit beträgt 7-14 Tage, außer Medikamenten zur Fiebersenkung gibt es keine Therapie.

Schwangere, die Kontakt mit R. haben, sollten einen Arzt aufsuchen, da das Risiko bis zur *Fehlgeburt* erhöht sein kann.

Rippe Flacher, gebogener Knochen, der Teil des Brustkorbs ist u. so einen schützenden Korb um Herz, Lunge u. andere darunter liegende Organe bildet. Es gibt 12 R.-Paare, jedes an der *Wirbelsäule* mit einem Wirbel verbunden. Die oberen 7 Paare, die „echten R.", haben über biegsame R.-*Knorpel* eine direkte Verbindung zum *Brustbein*, die nächsten 2 bis 3 Paare, sogenannte „falsche Rippen", sind indirekt mit dem Brustbein über Knorpel verbunden, der am Knorpel der „echten Rippen" ansetzt. Zwischen den Rippen u. mit ihnen verbunden finden sich dünne Muskelstränge (die *Interkostal*-Muskeln),

RIPPEN

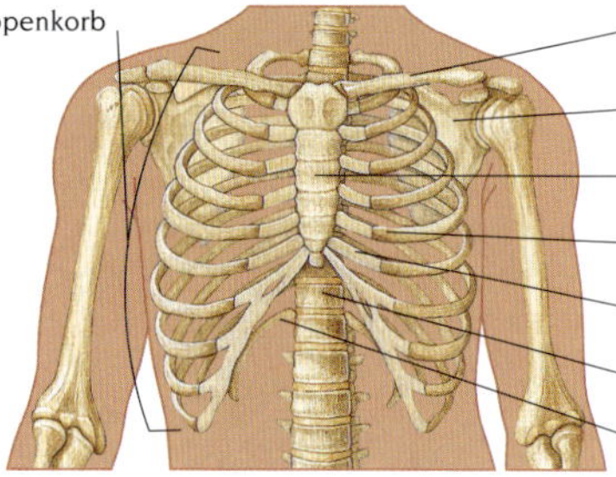

die beim Atmen eingesetzt werden. In den Zwischenräumen verlaufen auch Nerven und Blutgefäße.

Rippenbruch R. kann durch Fall, Schlag od. Druck auf den Brustkorb, aber auch durch anhaltenden angestrengten Husten verursacht werden. R. verursacht starken Schmerz, der durch *Schmerzmittel* oder einer Injektion mit Lokalanästhetika (→ *Lokalanästhesie*) behandelt wird.

Rippenschmerz Schmerz im Brustkorb aufgrund der Schädigung einer *Rippe* od. eines der *Interkostal*-Nerven unter den Rippen. Die Schädigung eines dieser Zwischenrippennerven beruht meist auf dem Befall mit der Virusinfektion *Gürtelrose*.

Ritodrin Mittel zur Verhinderung bzw. Verzögerung von verfrühten *Wehen*. Mögliche Nebenwirkungen sind: *Zittern*, Brustschmerzen, *Herzklopfen*, Übelkeit, Erbrechen und Hitzewallung.

Rituximab Ein monoklonaler Antikörper (→ *Antikörper, monoklonale*), der Reaktionen des *Immunsystems* unterdrückt und *Entzündungen* reduziert. R. wird üblicherweise in der *Chemotherapie* eingesetzt, z. B. bei der Behandlung von *Lymphomen* und *Leukämien*. R. kann auch mit *Methotrexat* zur Behandlung der schweren *rheumatoiden Arthritis* eingesetzt werden.

Rizinusöl Farbloses od. leicht gelbliches, aus den Samen der Rizinuspflanze gewonnenes Öl. Eingenommen hat es abführende Wirkung. In der Kombination mit Zink wird es als lindernde Salbe bei Erkr. wie *Windeldermatitis* angewandt.

RNA Abk. für Ribonucleic Acid (→ *Nukleinsäuren*).

Röntgenstrahlen Form elektromagnetischer Strahlung mit kurzer Wellenlänge und hoher Energie; R. werden häufig in der Medizin zur Diagnose und Therapie eingesetzt, weil man mit ihnen Knochen, Organe und innen liegendes Gewebe sichtbar machen kann.

R. werden künstlich erzeugt, indem in dem als Röntgenröhre bekannten Gerät eine Anode aus Wolfram mit Elektronen beschossen wird. Geringe R.-Dosen durchdringen das Gewebe und erzeugen Bilder mittels eines Detektors auf einem Film oder einem fluoreszierenden Schirm. Das Röntgenbild zeigt den zu untersuchenden inneren Gewebsaufbau. Feste Strukturen, wie Knochen, absorbieren R. gut und erscheinen auf einem Röntgenbild weiß. Weichteile wie Muskeln absorbieren weniger und erscheinen grau.

Da R. lebende, vor allem sich schnell teilende Zellen schädigen können, werden hohe R.-Dosen zur Krebstherapie eingesetzt (→ *Strahlentherapie*).

Hohle oder flüssigkeitsgefüllte Körperteile sind schlecht auf Röntgenbildern darzustellen, wenn nicht vorher ein Kontrastmittel (eine für R. undurchlässige Substanz) eingebracht wurde. Diese Methode wird benutzt zur Darstellung der Gallenblase, der Gallengänge (→ *Cholangiographie*), des Harntrakts (→ *Urographie*), des Magen-Darm-Trakts (→ *Barium-Röntgenuntersuchung*), der Blutgefäße (→ *Angiographie*; *Venographie*) und des Rückenmarks (*Myelographie*). Mit R. lässt sich die Abbildung einer „Scheibe" eines Organs oder Körperteils anfertigen, und zwar mittels *Tomographie*. Noch genauere Bilder von Körperschnitten werden durch Kombination von Tomographie und Computerunterstützung produziert (→ *Computertomographie*).

Hohe R.-Dosen können äußerst gefährlich sein, aber auch geringe Mengen bergen *Strahlenrisiken*.

Moderne Röntgenfilme, Ausrüstung und Methoden liefern qualitativ hochwertige Bilder mit möglichst geringer

R

RÖNTGENSTRAHLEN

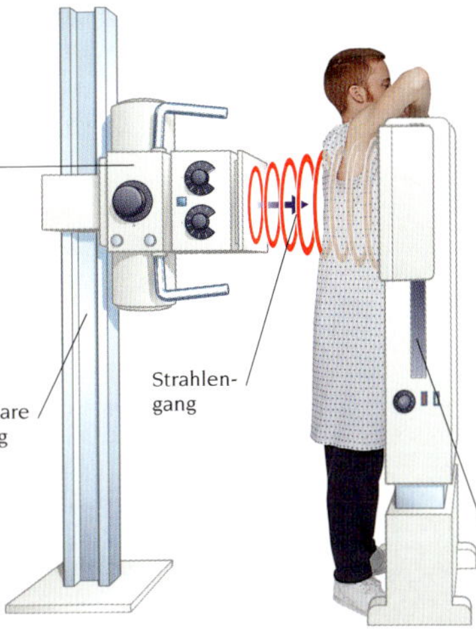

THORAXRÖNTGENAUFNAHME

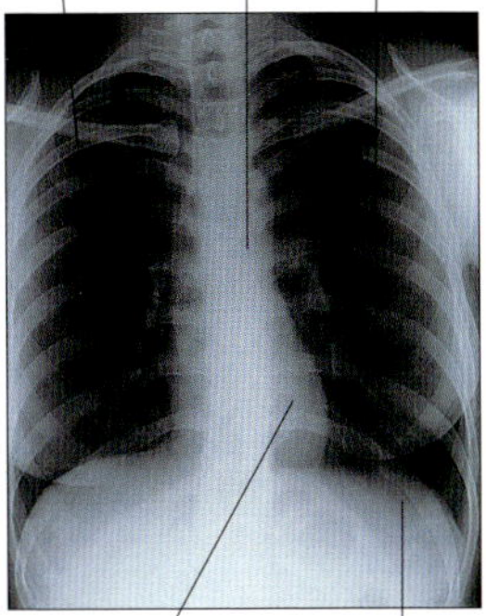

THORAXRÖNTGENBILD

Strahlenbelastung. (→ *Bildgebende Verfahren; Radiologie*).

Röntgenuntersuchung Einsatz von (Röntgen)-Strahlen, um Teile des Körpers abzubilden (→ *bildgebende Verfahren; Radiologie; Röntgenstrahlen*).

Röteln Medizinisch Rubella od. Rubeola; *Virus*infektion, die nur gefährlich ist, wenn eine nicht geimpfte Frau in den ersten Schwangerschaftsmonaten erkrankt, da es dann zu schweren Geburtsfehlern (→ *Geburt, angeborene Fehlbildungen*) beim Kind kommen kann.

Das R.-Virus verbreitet sich durch Mutter-Kind-Übertragung u. Tröpfcheninfektion; die *Inkubationszeit* beträgt 2 bis 3 Wochen. R. befallen i.d.R. Kinder von 6 bis 12 Jahren. Ein Ausschlag erscheint im Gesicht, breitet sich über Rumpf u. Glieder aus, verschwindet aber wieder nach wenigen Tagen. Leichtes Fieber u. vergrößerte *Lymphknoten* am Nacken sind ebenfalls vorhanden.

Das Virus wird wenige Tagen vor Erscheinen der Symptome bis einen Tag nach ihrem Verschwinden übertragen. Für ein Ungeborenes besteht Gefahr, wenn sich die Mutter während der ersten 4 Schwangerschaftsmonate ansteckt. Je früher die Ansteckung, desto eher wirken sich die R. auf den *Embryo* aus u. desto schwerer sind die Anomalien. Am häufigsten kommt es zu *Taubheit*, angeborenem Herzfehler (→ *Herzfehler, angeborener*), *Lernschwierigkeiten, grauem Star, Purpura*, infantiler Zerebralparese (→ *Zerebralparese, infantile*) und Knochenfehlbildungen. 1 von 5 betroffenen Neugeborenen stirbt früh in der Kindheit.

Es gibt keine spezifische Therapie, außer *Paracetamol* gegen das Fieber. Die Therapie hängt von den Defekten ab. R.-*Impfstoff* bietet eine Langzeitimmunität gegen die Erkr.; er wird bei der MMR-Impfung (→ *Masern-, Mumps-* u. *Röteln-Impfung*) gegeben, die zweimal, im Alter von 11-14 und 15-23 Monaten, durchgeführt werden sollte, um einen sichereren und kompletten Impfschutz zu erreichen. Auch eine R.-Infektion verschafft Immunität. Kommt eine nicht immunisierte Schwangere mit einer mit R. infizierten Person in Kontakt, kann die passive Impfung mit *Immunglobulin-Injektion* evtl. eine Ansteckung des *Fötus* verhindern.

Rollenspiel Spielen einer Rolle (erwartetes Verhaltensmuster in einer vorgegebenen Situation). Der Ausdruck „abweichende Rolle" beschreibt die Art passiven Verhaltens, die bei einem

R

RÜCKENMARK

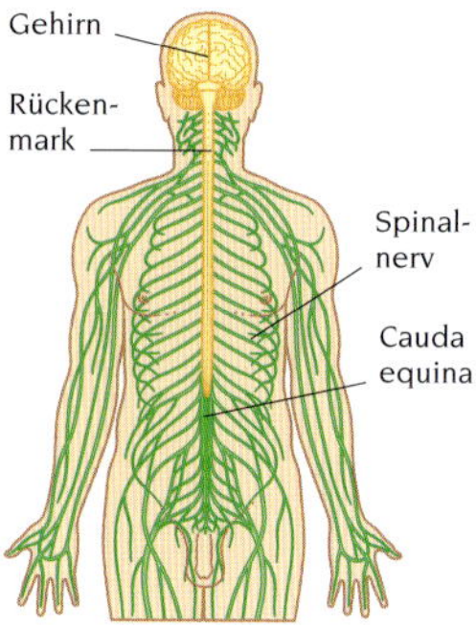

LAGE

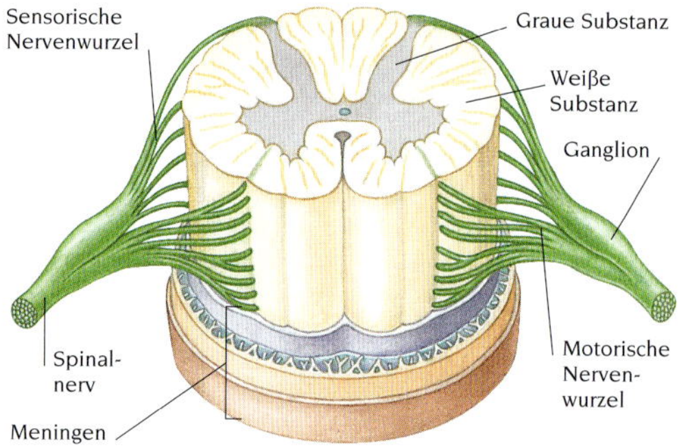

AUFBAU DES RÜCKENMARKS

Patienten erwartet u. auch zugelassen wird. Menschen mit sozialen od. psychischen Problemen können unbewusst diese Rolle annehmen, um Sympathie und Verständnis zu erlangen.

Rosacea → *Kupferfinne*

Rosiglitazon *Antidiabetikum*, das in Kombination mit anderen oralen Mitteln (*Metformin* od. Sulfonylharnstoff-Präparat) zur Behandlung von Typ-II-*Diabetes mellitus* eingesetzt wird. Nebenwirkungen: Magen-Darm-Beschwerden, Gewichtszunahme u. Anämie.

Rotatorenmanschette Stützende Muskelstruktur rund um das Schultergelenk aus 4 Muskelsträngen, die mit der Faserkapsel des Gelenks verbunden sind.

Rotavirus Verursacher eines *Magen-Darm-Infekts*, bes. bei Kleinkindern.

Rotz Durch das Bakterium *PSEUDOMONAS MALLEI* hervorgerufene Infektion bei Pferden, die in seltenen Fällen auf den Menschen übertragen wird. Dann kommt es zu Fieber und Gliederschmerzen. An der Eintrittstelle der Bakterien entstehen Geschwüre an der Haut; bei Inhalation kann eine *Lungenentzündung* entstehen. In schweren Fällen entwickelt sich daraus eine *Blutvergiftung*. Behandelt wird mit *Antibiotika*.

Rücken Bereich zwischen Schultern u. Gesäß. Er wird von der *Wirbelsäule* gestützt, die mit *Kreuzbändern* verbunden u. von Muskeln getragen wird, die auch Haltung u. Bewegung steuern. Erkr., die Knochen, Muskeln, Ligamente, Sehnen, Nerven u. Gelenke der Wirbelsäule betreffen, können *Rückenschmerzen* verursachen (→ *Wirbelsäulenerkr.*).

Rückenmark Zylindrischer Strang aus Nervengewebe, der vom *Gehirn* durch den Wirbelkanal der *Wirbelsäule* bis ca. zum 1. Lendenwirbel verläuft. Weiter unten laufen die Nervenwurzeln im Kanal als *Cauda equina* weiter.

Graue Substanz, der R.-kern, enthält die Zellkörper der Nervenzellen. Bereiche mit weißer Substanz (längs verlaufende Nervenfasern) umgeben die graue Substanz. Vom R. gehen beidseits in regelmäßigen Abständen die sensorischen und motorischen Nervenwurzeln ab. Das kleine Knötchen (Ganglion) in jeder sensorischen Nervenwurzel enthält Nervenzellkörper. Die Nervenwurzeln vereinigen sich und bilden die *R.-nerven*, die das R. mit allen Bereichen des Rumpfs und der Gliedmaßen verbinden. Das gesamte R. liegt in *Gehirn- und Rückenmarksflüssigkeit* und ist von den *Hirn-/Rückenmarkshäuten* umgeben.

Die Nervenbahnen in der weißen Substanz dienen hauptsächlich als „Straßen", über die sensorische Informationen ins Gehirn oder motorische Signale weitergeleitet werden. Das R. verarbeitet auch selbst einen Teil der sensorischen Information und erzeugt motorische Reaktionen ohne Beteiligung des Gehirns. Viele *Reflexe* werden auf diese Weise erzeugt.

Das R. kann durch ein Trauma (→ *Rückenmarkverletzung*) geschädigt werden; R.-infektionen, wie spinale Kinderlähmung (*Poliomyelitis*) sind zwar selten, sie können aber schwere Schäden verursachen.

Rückenmarkdekompression Operation zur Druckentlastung des Rückenmarks oder von Nervenwurzeln am Rückenmark (→ *Bandscheibenoperation, mikrochirurgische*). Der Druck hat mehrere Ursachen: *Bandscheibenvorfall*, Tumor oder *Abszess* des Rückenmarks bzw. ein Tumor, Abszess oder *Bruch* eines Wirbels. Jede dieser Erkr. kann zu Schwäche oder Lähmung der Gliedmaßen und Verlust der Blasenkontrolle führen.

Um einen größeren Bandscheibenvorfall und Tumore zu behandeln, wird bei einer *Wirbelbogenresektion* der betroffene Teil des Marks und seine Nervenwurzeln freigelegt. Die Erholung des Pat. hängt von der Schwere und Dauer des Drucks ab, dem Erfolg der OP, den Druck zu lindern, und ob den Nerven beim Eingriff Schäden zugefügt wurden.

Rückenmarkentzündung Med. Myelitis; oft von Viren verursacht. Bei Querschnittsmyelitis entzündet sich das Rückenmark in Rückenmitte. Symptome sind Rückenschmerzen und allmähliche *Lähmung* der Beine, die manchmal irreversibel ist.

Rückenmarknerven Anat. Spinalnerven; 31 Nervenpaare, die mit dem *Rückenmark* verbunden sind. R. gehen in 2 Reihen beidseits vom Rückenmark aus und verlassen die Wirbelsäule durch Öffnungen zwischen benachbarten Wirbeln. Danach verzweigen sich die Nerven und versorgen alle Teile des Rumpfs, der Arme und Beine mit sensorischen und motorischen Nervenfasern.

Ein *Bandscheibenvorfall* kann Druck auf einen R. ausüben u. Schmerzen verursachen. Verletzung eines Nervs kann zu Empfindungs- od. Bewegungslosigkeit in seinem Versorgungsgebiet führen (→ *Nervenverletzung*; *Nervenerkr.*).

Rückenmarkschwund Seltene Komplikation einer unbehandelten *Syphilis*, die Jahre nach der Infektion auftritt. Verursacht Empfindungsstörungen, stechende Schmerzen, unkoordinierte Bewegungen und Inkontinenz.

Rückenmarkverletzung Schädigung der *Wirbelsäule* oder des *Rückenmarks*, häufig nach einem Fall aus großer Höhe oder einem Verkehrsunfall.

Die Schädigung der *Wirbel* und ihrer *Bänder* führt meist zu starken Schmerzen und zur Schwellung des betroffenen Bereichs. Rückenmarkverletzungen führen zu *Lähmung* und/oder Sensibilitätsverlust unterhalb der Verletzung.

Bildgebende Verfahren der Wirbelsäule zeigen das Ausmaß der Schädigung. Verschobene Knochenanteile müssen operativ in die richtige Lage zurückversetzt werden. Die sofortige Gabe von *Methylprednisolon* fördert die Heilung einer Rückenmarkverletzung. Jeder Druck auf das Rückenmark muss (evtl. chirurgisch) beseitigt werden, einmal geschädigte Nervenbahnen können jedoch nicht wiederhergestellt werden. Mit *Physiotherapie* können die infolge der Lähmung blockierten Gelenke und verkürzten Muskeln evtl. gelockert werden.

Wurde das Rückenmark nicht geschädigt, kommt es meist zur vollständigen Heilung. Bei R. ist in den ersten 12 Monaten u.U. eine gewisse Besserung möglich.

Rückenschmerzen Häufig mit Einschränkung der Beweglichkeit. R. dauern meist nicht viel länger als eine Woche, treten manchmal jedoch wiederholt auf. In seltenen Fällen können R. langfristige Behinderung verursachen.

Ursache ist meist ein geringfügiger Schaden an den Bändern u. Muskeln des Rückens. Besonders die Lendenwirbelsäule ist für diese Störungen anfällig, da sie das meiste Körpergewicht zu tragen hat u. durch Beugen, Drehen u. Strecken ständiger Belastung ausgesetzt ist. Seltener ist ein *Bandscheibenvorfall* die Ursache.

Meist lassen sich R. durch rezeptfrei erhältliche *Schmerzmittel* wie *Acetylsalicylsäure* und damit verwandte Wirkstoffe, *nichtsteroidalen Antirheumatika* oder *Muskelrelaxanzien* behandeln. Bei anhaltenden Schmerzen können Wärme, aber auch manchmal Kälte weitere Linderung verschaffen. In der Regel empfiehlt es sich, so aktiv zu bleiben, wie der Schmerz es zulässt.

Nehmen die Rückenschmerzen zu oder lassen auch nach einigen Tagen keine normalen Bewegungen zu, sollte der Arzt aufgesucht werden.

Röntgenuntersuchung, Computer- od. *Kernspintomographie* lassen manchmal Störungen wie *Bandscheibenvorfall* erkennen; er wird durch Mikrodiskektomie (→ *Bandscheibenoperation, mikrochirurgische*) behandelt.

Weitere Behandlungsformen: *Akupunktur*, Wirbelsäuleninjektionen, Gymnastik und *Chiropraktik* für die *Wirbelsäule*.

Rückfall Erneuter Ausbruch einer Krankheit nach scheinbarer Heilung beziehungsweise Rückkehr von Symptomen nach einer *Remission*.

Rückfallfieber Durch Infektion mit Borrelien (Familie der *Spirochäten*) verursachte Erkr. R. wird durch *Zecken* od. *Läuse* auf den Menschen übertragen. Charakteristisch ist hohes Fieber.

Die 3 bis 6 Tage anhaltenden Symptome sind plötzliches hohes Fieber bis 40 °C, Schüttelfrost, Kopf- u. Muskelschmerz, Übelkeit u. Erbrechen. Bei einer Krise besteht die Gefahr eines Kollapses u. des Todes. Nach scheinbarer Erholung erleidet der Patient 7 bis 10 Tage später einen weiteren Schub. Beim Zecken-R. gibt es u.U. mehrere Rückfälle mit abnehmender Heftigkeit.

Die Borrelien werden im Blutbild erkannt u. dann mit *Antibiotika* bekämpft.

Rückkopplung Regulationsmechanismus zur Kontrolle bestimmter Vorgänge im Körper, wie die Hormon- und Enzymproduktion. Ist z. B. der Spiegel eines Hormons zu hoch, wird der Ausstoß fördernder Substanzen gehemmt, was zu einer verringerten Produktion führt (negative R.). Der umgekehrte Vorgang (positive R.) normalisiert die Spiegel bei zu niedrigem Stand.

Rülpsen Geräuschvolle Rückkehr von Luft aus dem Magen durch den Mund. Luftschlucken ist normalerweise eine unbewusste Gewohnheit, u.U. infolge zu schnellen Essens od. Trinkens in zu großen Mengen. Manchmal lindert R. Verdauungsbeschwerden.

Ruhigstellung Begriff aus Chirurgie und Orthopädie für Maßnahmen, die Bewegungen von Gelenken oder Knochenbruchstellen verhindern sollen, damit die Verletzung in Ruhe heilen kann.

Rundwürmer Gruppe länglicher röhrenförmiger Würmer; auch als Nematoden bezeichnet. Einige sind *Schmarotzer* des Menschen u. besiedeln i.d.R. den Darm. Manche Menschen kommen aus dem Ausland mit einer *Hakenwurmkrankheit* zurück. Behandlung in den meisten Fällen mit *Wurmmittel*.

Ruptur Gewebs- oder Organzerreißung, beispielsweise bei Eingeweide*bruch* oder *Sehnenruptur*.

S

Saccharin Süßungsmittel (→ *Süßstoffe)*.

Sängerknötchen Kleine, grauweiße Knötchen, die sich akut infolge andauernder Beanspruchung der Stimme auf den Stimmbändern bilden. Therapie: Schonung der Stimme. In chronischen Fällen kann operative Entfernung erforderlich sein.

Säugling, zyanotischer Blau-rote Färbung der Haut, besonders von Lippen u. Zunge beim Säugling. Ursache: relativer Sauerstoffmangel im Blut, meist infolge von Fehlern am Herzen od. an den vom Herzen ausgehenden großen Arterien. Die Defekte erfordern u.U. eine operative Korrektur (→ *Herzfehler, angeborener*).

Säuglingsernährung Zu keiner Zeit wächst ein Kind schneller als im ersten Lebensjahr. Gute Ernährung ist für gesundes Wachstum und eine gute Entwicklung von großer Bedeutung.

Während der ersten 4 bis 6 Monate ist Milch ausreichend, entweder als Muttermilch oder als Säuglingsnahrung aus der Flasche. Beide enthalten Kohlenhydrate, Eiweiß, Fett, Vitamine und Mineralstoffe in vergleichbaren Anteilen. Muttermilch enthält jedoch außerdem Antikörper und weiße Blutkörperchen, die das Kind vor Infektionen schützen. Ab der 6. Woche sollten gestillte Kinder zusätzlich Vitamin D erhalten, in fertig zubereiteter Säuglingsnahrung ist es bereits enthalten.

Nach dem ersten Lebensjahr kann ein Kind ohne Gefahr mit Kuhmilch ernährt werden. Bis das Kind eine ausgewogene Kost zu sich nimmt, sollten zusätzlich Vitamine gegeben werden. Feste Nahrung, anfänglich als Brei oder Getreideflocken (ohne Weizen), kann ab dem 4. bis 6. Monat zugefüttert werden, abhängig von Geburtsgewicht, Gewichtszunahme und Sättigung. Ab dem 6. Monat sollte das Kind feste Kost, wie püriertes Fleisch und Gemüse zu sich nehmen.

Einige Kinder haben Nahrungsmittelunverträglichkeiten, wie z.B. gegen Laktose oder Milcheiweiß (→ *Nahrungsmittelunverträglichkeit; Ernährungsstörungen*).

Säuglingskolik auch Dreimonatskolik; immer wieder auftretende Reizbarkeit u. starkes Weinen bei sonst gesunden Säuglingen. Als Ursache wird ein Darmkrampf vermutet. Das Kind weint od. schreit dann unaufhörlich, zieht die Beine an den Bauch, läuft evtl. im Gesicht rot an u. lässt Blähungen abgehen. S. treten eher abends auf; sie sind quälend, jedoch ungefährlich. Meist treten sie in der 3. bis 4. Woche auf u. klingen ohne Behandlung bis zur 12. Woche ab.

Säuglingssterblichkeit Anzahl der Säuglinge, die während des 1. Lebensjahres (pro 1000 Lebendgeburten) sterben, meist als Jahresdurchschnitt berechnet. In 2 von 3 Fällen stirbt ein Säugling als Neugeborenes (im 1. Lebensmonat). Die höchste S. ist bei Frühgeburten (vor der 30. Schwangerschaftswoche) oder im Fall schwerer angeborener Defekte zu beobachten.

Säure Substanz, die Wasserstoffionen (Wasserstoffatome mit positiver elektrischer Ladung) abgibt. Werden S.-Moleküle mit Wasser gemischt, spalten sie sich u. setzen Wasserstoff als positive Ionen frei (→ *Säure-Basen-Haushalt*).

Säure-Basen-Haushalt Kombination von Mechanismen, die sicherstellen, dass die Körperflüssigkeiten weder zu sauer (→ *Säure*) noch zu basisch (→ *Base*) sind.

Der Körper besitzt drei Mechanismen für das Gleichgewicht eines normalen S.-B.-H.: Puffer, Atmung u. Nierenarbeit. Puffer sind Substanzen im Blut, die Säure- od. Basenabfallprodukte neutralisieren. Schnelles Atmen senkt den Säuregehalt des Bluts; langsames Atmen hat den gegenteiligen Effekt. Die Nieren regulieren die Mengen von Säure- oder Basenabfallprodukten im Harn.

Störungen des S.-B.-H. führen entweder zur *Azidose* od. zur *Alkalose*.

Säurefeste Tablette Tablette, deren Oberfläche mit einer Substanz überzogen ist, die gegenüber den Wirkungen des Magensafts resistent ist. S. T. passieren unaufgelöst den Magen und gelangen in den Dünndarm, wo sich die Schicht auflöst und der Inhalt resorbiert wird. Solche Tabletten werden entweder benutzt, wenn das Medikament die Magenschleimhaut schädigen kann oder wenn die Magensäfte die Wirksamkeit des Mittels beeinträchtigen.

Safer Sex Präventive Maßnahmen, die das Risiko von *sexuell übertragbaren Krankheiten* vermindern; z. B. monogame Sexualbeziehung und Verwendung von *Präservativen* (→ *Empfängnisverhütung, Barrieremethoden*).

Saisonale manisch-depressive Psychose Abk. SAD; Form der *Depression*, bei der jahreszeitliche Stimmungsschwankungen auftreten. Die Betroffenen werden im Winter depressiv und erholen sich im Frühjahr oder unter Lichttherapie.

Sakralisation Kreuzbein-Lendenwirbel-Verwachsung; Verschmelzung des 5. (untersten) Lendenwirbels mit dem oberen Kreuzbein. Kann angeboren ohne Symptome auftreten. *Bandscheibenvorfall* oder *Wirbelgleiten* werden evtl. chirurgisch behoben (→ *Wirbelversteifung*).

Sakroiliakalgelenk Eines von 2 starren Gelenken, das auf jeder Körperseite die Verbindung zwischen Kreuzbein und Darmbein bildet. Überlastung, meist bei der Geburt oder durch Überdehnung, verursacht Schmerzen in Kreuz und Gesäß. Eine Entzündung kann vorkommen (→ *Sakroiliitis*).

Sakroiliitis Entzündung der Sakroiliakalgelenke. Ursache u.a. *Bechterew-Strümpell-Marie-Krankheit*, *rheumatoide Arthritis*, *Reiter-Krankheit* oder eine mit *Schuppenflechte* einhergehende *Arthritis*. Hauptsymptom ist Schmerz in Kreuz- und Leistengegend, im Gesäß und an der Oberschenkelrückseite. Die Behandlung erfolgt mit *nichtsteroidalen Antirheumatika*.

Sakrum → *Kreuzbein*

Salbe Fettige Zubereitung, die als Trägersubstanz zur Anwendung von Wirkstoffen auf trockener Haut angewendet wird, z. B. bei *Ekzem*, oder zum Schutz und Geschmeidigmachen der Haut.

Salbutamol *Bronchospasmolytikum* für die Behandlung von *Asthma*, chronischer *Bronchitis*, und *Emphysem*. Wird gelegentlich auch eingesetzt, um vorzeitige Wehen zu verhindern.

Salicylate Gruppe von Arzneimitteln, wie *Acetylsalicylsäure* und Benorilat, mit entzündungshemmender, fiebersenkender und leicht schmerzlindernder Wirkung. Überdosierung verursacht Hyperventilation, *Tinnitus*, *Schwitzen*, erhöhte Blutungsneigung, biochemische Störungen und in schweren Fällen Krämpfe und *Koma*.

Salicylsäure *Keratolytikum* zur Behandlung von Hauterkr., wie *Hautentzündung*, *Ekzem*, *Schuppenflechte*, *Kopfschuppen*, *Fischschuppenkrankheit*, *Akne*, *Warzen* und Hautschwielen. Auch *Pilzinfektionen* werden gelegentlich damit behandelt; hat kaum Nebenwirkungen, evtl. Hauttrockenheit und Hautreizung.

Salmeterol *Bronchospasmolytikum* zur *Asthma*-Behandlung. Wird normalerweise 2-mal täglich inhaliert, um Asthma-Anfälle zu vermeiden. Nebenwirkungen sind u.a. leichtes *Zittern*, Unruhe, Schlaflosigkeit und (selten) Herzklopfen.

Salmonellosen Von Salmonellen verursachte Infektionen. Ein Salmonellentyp verursacht *Typhus*, andere bakterielle *Lebensmittelvergiftungen*, meist durch bakterienbesiedelte Hühnereier oder Geflügel. Kleinkinder, ältere und geschwächte Menschen sind am anfälligsten.

Symptome von S. treten i.d.R. plötzlich innerhalb von 12 bis 24 Stunden nach der Infektion auf und bestehen in Kopfschmerzen, Übelkeit, Bauchschmerzen, Durchfall und manchmal Fieber. Die Symptome verschwinden nach 2 bis 3 Tagen, in schweren Fällen jedoch kann *Austrockung* oder *Blutvergiftung* eintreten. Die Therapie besteht in Flüssigkeitsersatz. In schweren Fällen kann eine *intravenöse Infusion* erforderlich sein.

Salpingektomie → *Eileiterentferung*

Salpingitis → *Eileiterentzündung*

Salpingo-Oophorektomie Entfernung eines oder beider *Eileiter* u. *Eierstöcke* zur Behandlung einer gutartigen *Ovarialzyste*. Kann in Verbindung mit einer *Hysterektomie* durchgeführt werden, um einen *Eileiter-* oder *Gebärmutterkrebs* zu behandeln.

Salzsäure Starke, von der Magenschleimhaut gebildete Säure; Teil des Magensafts, die an der Verdauung von Proteinen beteiligt ist.

Samen, Blutbeimengung Kleine Mengen Blut im S. sind meist harmlos. Gelegentlich muss die Ursache, wie Infektion oder (selten) Krebs, behandelt werden. Nach Prostata-*Biopsie* kann sich Blut im Samen befinden.

Samenbruch Spermatozele; harmlose Zyste des *Nebenhodens*, die Flüssigkeit und Samenzellen enthält.

Samenerguss Med. Ejakulation; Ausstoß des *Samens* aus dem *Penis* beim *Orgasmus*. Kurz vor dem S. ziehen sich die Muskeln um die Nebenhodengänge (in denen der Samen gespeichert wird, → *Nebenhoden*), die *Prostata* und die *Bläschendrüse* rhythmisch zusammen und drücken den Samen aus den Nebenhodengängen; er vermischt sich mit dem Sekret aus der Bläschendrüse und der Prostata. Beim S. wird diese Flüssigkeit durch die *Harnröhre* aus dem Körper gestoßen.

Da Samen und Urin den Körper auf dem selben Weg verlassen, schließt sich der Blasenausgang beim S., sodass der Samenerguss nicht in die Blase erfolgen und der Urin den Samen nicht verunreinigen kann (→ *Geschlechtsorgane, männliche*).

Samenflüssigkeit Vom Mann bei der *Ejakulation* gebildete Flüssigkeit; setzt sich zusammen aus Sekret der *Bläschendrüsen*, der *Prostata*, den Cowper-Drüsen und den Samenfäden (Spermien).

Samenleiter Anat. Vas deferens; Kanal, der beidseits von jedem Hoden bzw. Nebenhoden *Sperma* zur *Harnröhre* transportiert.

Samenstrang Gewebestrang beim Mann, der von der Bauchhöhle zum Hodensack führt und der die *Samenleiter* enthält (→ *Geschlechtsorgane, männliche*).

Sandmückenstiche Stiche der kleinen, langbeinigen, in warmem Klima heimischen Sandmücke, die Krankheiten auf den Menschen übertragen kann: in subtropischen Gebieten *Leishmaniase*, in Teilen Asiens und im Mittelmeerraum das Sandmückenfieber (Pappataci-Fieber), eine grippeähnliche Erkr. In den westlichen Anden überträgt die Sandmücke die Bartonellose, deren verschiedene Formen Gelenkschmerzen und Fieber oder Ausschlag hervorrufen.

Sarkoidose Auch Boeck-Krankheit; seltene Erkr. unbekannter Ursache, bei der sich Gewebe im gesamten Körper entzünden, besonders Lymphknoten, Lunge, Haut, Augen und Leber. Befällt meistens junge Erwachsene.

Nicht immer vorhandene Symptome sind Fieber, generalisierte Schmerzen, Gelenkschmerz und schmerzende blutunterlaufene Augen. S. kann auch zu vergrößerten *Lymphknoten*, Kurzatmigkeit, *Knotenrose* und Taubheitsgefühlen führen. Als Komplikationen können *Hyperkalzämie* mit Schädigung der Nieren und *Lungenfibrose* auftreten. Nicht immer muss die Sarkoidose behandelt werden. Die meisten Patienten erholen sich vollständig (mit oder ohne Behandlung) innerhalb von 2 Jahren, einige jedoch entwickeln eine chronische Form der S. Zur Behandlung des hartnäckigen Fiebers oder der Knotenrose werden *Kortikosteroide* verabreicht, um die Erblindung des befallenen Auges zu verhüten und das Risiko einer Lungenschädigung zu senken.

Sarkom Krebs des *Bindegewebes*. Tritt auf als *Osteosarkom*, *Kaposi-Sarkom*, *Chondrosarkom* und Fibrosarkom.

Sauerstoff Farbloses, geruchloses Gas, das ca. 21% der Erdatmosphäre ausmacht. S. ist von grundlegender Bedeutung für fast alle Formen des Lebens,

SAMENLEITER

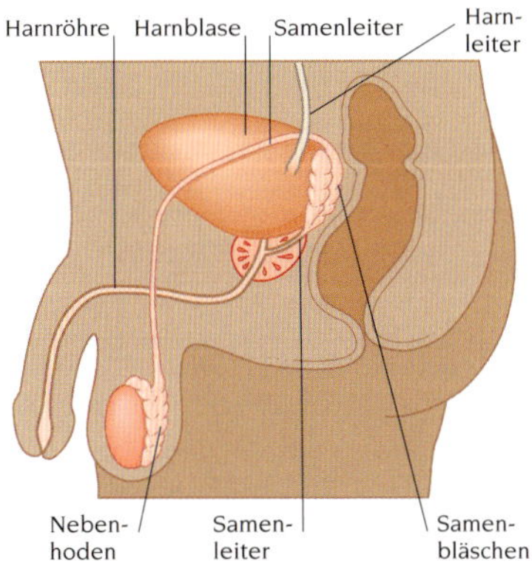

S

einschließl. des Menschen, da es für die „Verbrennung" von Speisen zur Energiegewinnung notwendig ist – ein Vorgang, der in den Körperzellen stattfindet und als *aerober Stoffwechsel* bezeichnet wird.

S. wird durch die Lunge ins Blut aufgenommen, wo es sich ans *Hämoglobin* der roten Blutkörperchen bindet. Während das S.-reiche Blut im Körper zirkuliert, wird der S. von den roten Blutkörperchen in die Körperzellen abgegeben. Zusätzliche S.-Gaben werden zur Behandlung einer schweren *Bronchitis* oder *Hypoxie* eingesetzt. *S.-Überdrucktherapie* wird z.B. bei *Dekompressionsunfall* oder *Kohlenmonoxid*vergiftung angewendet (→ *Ozon*).

Sauerstoff-Überdrucktherapie Methode zur Erhöhung der Sauerstoffkonzentration in den Geweben. In einer Überdruckkammer wird ein höherer Sauerstoffdruck als normal erzeugt. S.-Ü. wird z.B. zur Behandlung von *Kohlenmonoxid*vergiftung, bei Gasbrand und manchen *Gangränen* angewendet.

Sauerstoffkonzentrator Gerät, das bei einer *Sauerstofftherapie* benutzt wird. Es trennt Sauerstoff von der Luft und mischt ihn erneut in größerer Konzentration. Diese mit Sauerstoff angereicherte Luft wird durch einen Tubus für verlängerte Inhalation abgegeben. Der S. wird von Menschen benutzt, die aufgrund einer schweren *chronisch-obstruktiven Lungenerkrankung* unter ständiger *Hypoxie* leiden (→ *Sauerstoff-Überdrucktherapie*).

Sauerstofftherapie Behandlung mit Sauerstoff-angereicherter Luft bei schwerer *Hypoxie* (Mangel an Sauerstoff im Körpergewebe). Der Sauerstoff wird i.d.R. durch eine Gesichtsmaske oder Nasenröhrchen (schmaler Kunststoffschlauch mit zwei Enden, die in die Nasenlöcher eingeführt werden) eingeatmet. Sauerstoffflaschen werden im Krankenhaus benutzt, Sauerstoff in kleinen Behältern können zu Hause bei akuten Anfällen von Hypoxie sowie bei schweren Asthmaanfällen verwendet werden. Zur Langzeittherapie bei Pat. mit anhaltender Hypoxie ist ein *Sauerstoffkonzentrator* sinnvoll (→ *Sauerstoff-Überdrucktherapie*).

Saugglocken-Entbindung Med. Vakuumextraktion; Hilfsmaßnahme zur Geburtserleichterung. Die S. wird eingesetzt, wenn sich die 2. Phase der *Entbindung* hinauszögert, wenn die Mutter erschöpft ist oder das Kind Anzeichen von *fötalem Stress* zeigt. Bei einer Abtreibung im frühen Stadium wird eine sog. Vakuumkürettage angewendet.

Die Saugglocke besteht aus einer Saugkappe, die mit einem Vakuumgefäß verbunden ist. Die Kappe wird auf den kindlichen Kopf im Geburtskanal aufgesetzt, sodass sich das Gerät am Kopf des Kindes festsaugt. Der Arzt zieht das Baby durch sanften Zug an der Saugglocke bei jeder Wehe aus dem Geburtskanal.

Das Neugeborene weist nach der Geburt eine Schwellung am Kopf auf, die rasch verschwindet.

Saugwurm Plattwurmart (Trematoden), die Menschen und Tiere befallen kann. Die beiden Haupterkrankungen durch S. sind der weltweit verbreitete Leberegelbefall und die *Schistosomiasis*, eine schwere Tropenkrankheit.

Scabies → *Krätze*

Scaling, Zahnwurzeln Entfernung des *Zahnsteins* zur Verhütung oder Behandlung von *Zahnfleischentzündungen*.

Schädel Knöchernes Skelett des Kopfs oberhalb des 1. Halswirbels. Der S. schützt das Gehirn, umschließt die Sinnesorgane, hat Ansatzpunkte für Muskeln und bildet einen Teil der Atem- und Verdauungswege.

Die 8 S.knochen gehören zum Hirn-S. Der Gesichts-S. besteht aus Nasen- und Wangenbein, Ober- und Unterkiefer. Alle mit Ausnahme des Unterkiefers sind durch unbewegliche Gelenke miteinander verbunden.

Schädel-Becken-Missverhältnis *Geburtskomplikation*, bei der das mütterliche Becken im Verhältnis zum kindlichen Kopfumfang zu eng ist.

Schädelbruch Durch *Schädelhirntrauma* verursachter Bruch eines oder mehrerer Schädelknochen. Meist sind die frakturierten Knochen nicht verschoben und es treten keine Komplikationen auf. Bei schweren Kopfverletzungen können Knochenfragmente die Blutgefäße der *Hirn-/Rückenmarkshäute* zerstören, (selten) die Hirnhäute zerreißen und das Gehirn schädigen.

Ein komplikationsloser S. heilt i.d.R. von selbst, Schäden am Gehirn erfordern oft einen neurochirurgischen Eingriff.

Schädelhirntrauma Verletzung des Kopfs als Folge eines Schlags oder Sturzes; der Schweregrad hängt von der Beteiligung des Gehirns ab. Ein Schlag kann das Gehirn erschüttern oder quetschen. Besteht *Schädelbruch*, kann ein Fremdkörper oder ein Knochen ins Gehirn dringen und zu einer Infektion führen. Ein Schlag oder eine Verletzung verursachen eine Hirnschwellung (Hirnödem) oder eine Zerreißung von Blutgefäßen, was zur Hirnblutung führt.

Ist das S. leicht, kommt es u.U. nur zu leichten Kopfschmerzen. In einigen Fällen entsteht eine *Gehirnerschütterung*. Ein schweres S. führt zu Bewusstlosigkeit oder Koma, u.U. auch zum Tod. *Gedächtnisstörung* kann auftreten. Nach einem schweren S. ist eine Muskelschwäche oder -lähmung und Gefühlsverlust möglich. Symptome wie hartnäckiges Erbrechen, Doppeltsehen oder eine Vertiefung der Bewusstlosigkeit können auf einen fortschreitenden Hirnschaden hinweisen.

Als Untersuchungen werden Schädelröntgenaufnahmen und eine *Computertomographie* durchgeführt. Ein Gerinnsel innerhalb des Schädels kann lebensbedrohlich sein und die operative Therapie erfordern, ebenso wie schwere Schädelbrüche (Schädelfrakturen). Die Erholung nach Hirnerschütterung kann mehrere Tage dauern. Es kann bei einer vorliegenden Hirnschädigung zu dauerhafter körperlicher oder geistiger Behinderung kommen. Die Erholung von einem größeren S. erfolgt sehr langsam, doch sind auch Zeichen einer fortschreitenden Verbesserung noch mehrere Jahre nach dem Trauma zu beobachten.

Schallempfindungsschwerhörigkeit *Schwerhörigkeit* und *Taubheit* aufgrund von Problemen im Innenohr, der Nerven oder im Hörzentrum des Gehirns.

Schallleitungsschwerhörigkeit Schwerhörigkeit, die auf einer fehlerhaften Schallleitung vom Gehörgang ins Innenohr beruht (→ *Taubheit*).

Schambein Anat. Os pubis; der vordere Anteil der miteinander verschmolzenen Knochen des Beckenrings.

Schamlippen Anat. Labien; Hautfalten der *Vulva*, die die Scheiden- und Harnröhrenöffnung schützt. Es gibt 2 Paar S.; das äußere Paar, die großen S., sind fleischige Falten mit Haaren und Schweißdrüsen. Sie bedecken die inneren unbehaarten kleinen S., die vorn, wo sie zusammentreffen, die kleine Erhebung des *Kitzlers* bilden.

Schanker, harter Ein *Geschwür*, meist an den Geschlechtsorganen, das sich im ersten *Syphillis*-Stadium entwickelt.

Schanker, weicher *Sexuell übertragbare Krankheit*, die v.a. in den Tropen vorkommt mit schmerzhaften *Geschwüren* an den Geschlechtsorganen u. vergrößerten Lymphknoten in den Leisten. Erreger ist die Bakterie *HAEMOPHILUS DUCREYI*. Sofortige Behandlung mit *Antibiotika* ist meist erfolgreich.

Scharlach Meist in der Kindheit auftretende Infektionskrankheit; S. wird durch Streptokokken verursacht. Symptome sind starke Halsentzündung, hohes Fieber, Erbrechen und ein sich rasch ausbreitender Ausschlag kleiner roter Flecken an Hals und Oberkörper. Das Gesicht ist gerötet, außer im Mundbereich; auf der Zunge kann sich ein weißer Belag mit roten Punkten entwickeln. Er verschwindet nach einigen Tagen und hinterlässt eine hellrot gefärbte Stelle. Das Fieber geht schnell zurück, der Ausschlag wird schwächer und die Haut kann abschilfern.

Wie bei anderen Streptokokken-Infektionen kann es in seltenen Fällen 6 Wochen später zu *rheumatischem Fieber* oder *Nierenkörperchenentzündung* kommen. Antibiotika-Therapie verhindert Spätfolgen und fördert die rasche Heilung.

Schaufensterkrankheit → *Verschlusskrankheit, periphere arterielle*

Scheide Anat. Vagina; schlauchartiger Kanal als Teil des Fortpflanzungssystems der Frau, der zwischen *Gebärmutterhals* und äußerem Genital (*Vulva*) liegt. Die S. hat Muskelwände, die bei Geschlechtsverkehr und Entbindung hochelastisch reagieren und reich an Blutgefäßen sind.

Scheide, bakterielle Entzündung *Scheiden*-Infektion mit grauweißem Ausfluss u. Juckreiz infolge übermäßiger

S

Vermehrung von Bakterien, die normalerweise in der Scheide leben. Sexuell aktive Frauen sind häufiger betroffen. Die Behandlung erfolgt mit *Antibiotika*.

Scheidenausfluss Absonderungen aus der Scheide. Geringe Absonderung schleimiger Sekrete der Scheidenwand und des Gebärmutterhalses ist im gebärfähigen Alter normal. Menge und Zusammensetzung variieren in Einzelfällen und zu verschiedenen Zeiten innerhalb des weiblichen Zyklus (→ *Menstruation*). Orale Verhütungsmittel (→ *Empfängnisverhütung*) können den S. vermehren od. verringern. S. ist in der Schwangerschaft tendenziell vermehrt. Sexuelle Reizung stimuliert auch zu vermehrtem S.

Der S. hat krankhafte Ursachen, falls er vermehrt, übelriechend, gelb od. grün ist oder falls Juckreiz hinzukommt. Pathologischer S. geht oft mit einer Vaginitis einher und ist Folge einer Infektion, wie *Soor* oder *Trichomonaden-Infektion*, od. durch Fremdkörper verursacht, z. B. bei einem in der Scheide „vergessenen" Tampon.

Scheidendiaphragma Barrieremethode der *Empfängnisverhütung* bei der Frau in der Form einer Halbkugel aus dünnem Gummi mit einer Metallfeder als Rand (→ *Empfängnisverhütung, Barrieremethoden*).

Scheidenentzündung Med. Vaginitis, auch Kolpitis; eine durch Infektion, häufig mit dem Pilz *CANDIDA ALBICANS* (→ *Soor*), dem Parasiten *TRICHOMONAS VAGINALIS* (→ *Trichomonaden-Infektion*) oder Bakterien verursachte Entzündung. Nach der *Menopause* wird die Scheidenwand leicht verletzlich und anfällig für Entzündungen. Man spricht dann von atrophischer S., die aufgrund der verminderten Östrogenproduktion im Körper auftritt.

Die S. wird mit *Antibiotika* oder mit *Antimykotika* behandelt. Im Fall einer Allergie sollten die irritierenden Substanzen vermieden werden. Evtl. Fremdkörper sind zu entfernen. Die S. nach der Menopause wird mit *Östrogenen* behandelt. (→ *Vulvitis*; *Vulvovaginitis*.)

Scheidenkrampf Medizinisch Vaginismus; schmerzhafter unwillkürlicher Muskelkrampf am Scheideneingang, der den Geschlechtsverkehr und gelegentlich auch die *gynäkologische Untersuchung* unmöglich macht. (→ *Geschlechtsverkehr, schmerzhafter*; *sexuelle Probleme*).

Scheidenplastik Operativer Eingriff zur Korrektur eines Vorfalls der Scheidenwand; u.U. gemeinsam mit einer *Hysterektomie*, falls gleichzeitig auch ein Vorfall der Gebärmutter vorliegt (→ *Gebärmuttersenkung*).

Scheinschwangerschaft Auch Pseudokyesis. Eine nicht schwangere Frau zeigt die körperlichen Zeichen einer Schwangerschaft, auch morgendliche Übelkeit, → *Regelblutung, ausbleibende*, vergrößerte Brüste und Vorwölbung des Bauchs. Die Frau selbst ist überzeugt, schwanger zu sein. Die Therapie der S. besteht in Beratung oder Psychotherapie (→ *Neurose*).

Schenkelbruch Eine From der Hernie (*Bruch*) an der Stelle der Leiste, an der die *Oberschenkelarterie* und die Oberschenkelvene vom Unterbauch in den Oberschenkel gelangen.

Scheuermann-Krankheit Zählt zur Osteochondrosis deformans juvenilis; *Kyphose* bei Jugendlichen. Entwicklungsstörung der Wirbelsäure, die zu einer Deformierung des Rückens führt. Tritt meist bei Jungen zwischen dem 8. und 11. Lebensjahr auf. Ursache ist unklar, viele Faktoren werden vermutet, als Auslöser kommt Leistungssport infrage. Neben der Deformierung der Wirbelsäule treten schon im Jugendalter Schmerzen auf, im Erwachsenenalter kommen Überlastungen von Muskulatur und Gelenken sowie Bändern und Sehnen hinzu.

Wichtig für die Therapie ist die möglichst frühzeitige Diagnose. Krankengymnastik sowie in schweren Fällen ein Korsett können zur Wachstumskorrektur beitragen. Operative Maßnahmen sind nur in Ausnahmefällen nötig.

Schiefhals Med. Torticollis; Fehlstellung des Halses, bei der der Kopf geneigt und in der falschen Stellung fixiert ist; führt häufig zu Nackenschmerzen und Steifheit. Ursache ist i.d.R. eine leichte Hals- oder Nackenverletzung mit Reizung der Zervikalnerven und Muskelspasmus. Andere Ursachen sind ungünstige Schlafstellung, Geburtsverletzung des Halses oder Verbrennung oder Verletzung mit starker Narbenbildung.

S. durch Muskelspasmen wird mit einer orthopädischen *Halskrause*, Wärme, *Ultraschall*, *Physiotherapie* oder Injektionen des *Botulismus* verursachenden Gifts behandelt. Ist die Ursache jedoch eine Geburtsverletzung, wird der Muskel vorsichtig mehrmals täglich gedehnt; manchmal muss auch operiert werden.

Schielen Fehlstellung eines Auges. Viele Kleinkinder schielen, weil ihre Fähigkeit, das Auge auf ein Objekt zu fixieren, noch nicht entwickelt ist. Spätschielen (tritt im Alter von 2 bis 4 Jahren auf) ist meist auf das Versagen des Fixierungsmechanismus zurückzuführen. Oft in Verbindung mit Weitsichtigkeit. Unterdrückt das Gehirn das Bild aus dem betroffenen Auge, entsteht *Schwachsichtigkeit*.

Bei Erwachsenen kann S. ein Symptom für *Schlaganfall*, *Diabetes mellitus*, *multiple Sklerose*, *Schilddrüsenüberfunktion* oder einen Tumor sein.

Therapie bei Kindern bis etwa 7 Jahre: Abdeckung des gesunden Auges, damit das betroffene Auge benutzt wird. Die Fehlstellung kann durch Brille oder chirurgisch behoben werden. Plötzlich auftretendes S. bei Erwachsenen ist sofort ärztlich abzuklären.

SCHIENBEIN

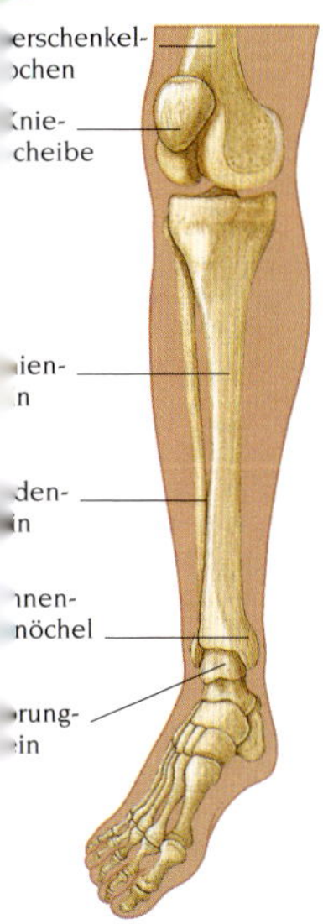

Schienbein Innerer dickerer der beiden Unterschenkel-Röhrenknochen. Das S. verläuft parallel zum schmaleren *Wadenbein*, an dem es mit *Bändern* befestigt ist. Das obere Ende bildet mit dem *Oberschenkelknochen* das *Kniegelenk*. Das untere Ende bildet mit dem *Sprungbein* den oberen Teil des *Sprunggelenks*. An der Innenseite ist das S. breiter und bildet einen knöchernen Vorsprung, den Innenknöchel.

Schilddrüse Eine der wichtigsten *endokrinen Drüsen*, die an der Regulation aller Körpervorgänge beteiligt ist. Die S. sitzt vorn am Hals unmittelbar unter dem *Kehlkopf*. Sie besteht aus 2 Lappen, jeweils einem an jeder Seite der *Luftröhre*, die über einen sog. Isthmus (Gewebesteg) verbunden sind. S.-Gewebe besteht aus Follikelzellen, die die jodhaltigen Hormone Thyroxin (T4) und Triiodthyronin (T3) bilden, und parafollikulären Zellen (C-Zellen), die das Hormon *Kalzitonin* bilden. T4 und T3 spielen eine wichtige Rolle im Stoffwechsel. *Kalzitonin* reguliert den Kalziumhaushalt (→ *Schilddrüsenerkrankungen*; *Schilddrüsenhormone*).

SCHILDDRÜSE

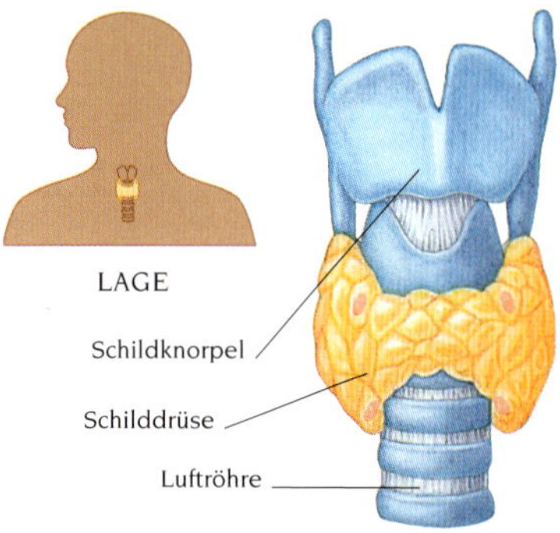

Schilddrüsenentfernung Medizinisch Thyreoidektomie; gesamte oder teilweise chirurgische Entfernung der *Schilddrüse* als Therapie bei einem *Schilddrüsenkarzinom*, einigen Formen der *Schilddrüsenüberfunktion*, *Kropf* oder bei gutartigem Schilddrüsentumor.

Schilddrüsenentzündung Med. Thyreoiditis; tritt in verschiedenen Formen auf, meist als *Hashimoto-Thyreoiditis*, eine *Autoimmunkrankheit*, die zur Schilddrüsenunterfunktion führt. In selteneren Fällen geht die S. auf eine Virusinfektion zurück oder kann vorübergehend nach einer Entbindung auftreten; in beiden Fällen kommt es nur selten zu einer Langzeitschädigung der Schilddrüse.

Schilddrüsenerkrankungen S. können zur *Schilddrüsenüberfunktion*, *Schilddrüsenunterfunktion* oder zur Vergrößerung oder Fehlbildung der Schilddrüse führen. *Myxödem*, *Basedow-Krankheit* und *Hashimoto-Thyreoiditis* sind häufige S. Ein Kropf kann auch bei einer normalen Schilddrüsenfunktion auftreten. In seltenen Fällen fehlt die Drüse bei Neugeborenen, die dann an schwerem *Kretinismus* leiden. Manchmal sitzt sie an anderer Stelle am Hals und verursacht dann Schluck- oder auch Atembeschwerden.

Eine erbliche Störung führt zu einem Kropf. Die *Schilddrüsenentzündung* ist die Folge einer (seltenen) Schilddrüseninfektion. Eine Virusinfektion ist mit extremen Schmerzen und vorübergehender Schilddrüsenüberfunktion verbunden. Veränderungen im Hormonhaushalt während der Pubertät oder Schwangerschaft führen vorübergehend zu leichtem Kropf. Schilddrüsenüberfunktion infolge übermäßiger TSH-Produktion in der Hirnanhangsdrüse ist selten, kann aber bei einem *Hypophysentumor* auftreten.

Da für die Bildung der Schilddrüsenhormone Jod benötigt wird, kann Jodmangel zur Kropfbildung führen. Schwerer Jodmangel bei Kindern kann ein *Schilddrüsenkarzinom* verursachen.

Schilddrüsenfunktionstest Blutuntersuchungen zur Beurteilung der Schilddrüsenfunktion und zum Nachweis oder zur Bestätigung einer *Schilddrüsenerkr.* Die Schilddrüsenhormone T3 und T4 werden gemessen, ebenso das Thyreoid-stimulierende Hormon (TSH) und das *Hypophysen*hormon, das die Schilddrüse anregt.

Schilddrüsenhormone 3 von der Schilddrüse gebildete Hormone: Thyroxin (T4) und Triiodthyronin (T3), die den Stoffwechsel regulieren, und *Kalzitonin* das den Kalziumhaushalt im Körper reguliert.

Schilddrüsenkarzinom Ein seltener Krebs der *Schilddrüse*; Ursache meist unbekannt, allerdings erhöht die Einwirkung von radioaktivem Niederschlag das Risiko. Bei allen Arten besteht das erste Anzeichen aus einem harten, schnell oder langsam wachsenden Knoten am Hals. Oft ist das S. schmerzlos, Symptome, wie Schluckbeschwerden und Heiserkeit oder Stimmverlust treten selten auf. Die Diagnose erfolgt mit der *Schilddrüsenszintigraphie*, Feinnadel*biopsie* oder *Biopsie*. Nach einer *Schilddrüsenentfernung* folgt meist eine Behandlung mit radioaktivem *Jod*, um verbleibende Krebszellen zu zerstören. Die Heilungschancen sind von Zelltyp und Größe und Ausbreitung des S. zum Zeitpunkt der Diagnose abhängig. Der Patient muss zeitlebens *Thyroxin* einnehmen.

Schilddrüsenszintigraphie Mit *Szintigraphie* und *Ultraschall* werden Daten über Ort, Anatomie und Funktion der *Schilddrüse* gewonnen.

Schilddrüsenüberfunktion Med. Hyperthyreose; Überproduktion von Schilddrüsenhormon durch eine Überfunktion der Drüse. Die häufigste Form der S. ist die *Basedow-Krankheit*, eine *Autoimmunkrankheit*. Seltener ist die S. mit der Entwicklung größerer Knoten in der Schilddrüse verbunden.

Die charakteristische Befunde der S. sind Gewichtsverlust, gesteigerter Appetit, vermehrtes Schwitzen, Abneigung gegen Wärme, hohe *Herzfrequenz* und vorstehende Augen. In schweren Fällen vergrößert sich die Schilddrüse (→ *Kropf*) und es kommt zu körperlicher und geistiger Überaktivität und Muskelschwund.

Die Diagnose wird durch Bestimmung der Schilddrüsenhormonspiegel im Blut bestätigt. Die Erkr. wird mit Medikamenten behandelt, die die Produktion der Schilddrüsenhormone hemmen, oder durch Entfernung eines Teils der Schilddrüse.

Schilddrüsenunterfunktion Medizinisch Hypothyreose; Unterproduktion von *Schilddrüsenhormonen* bei aktivitätsverminderter *Schilddrüse*. Die meisten Fälle werden durch eine Autoimmunkrankheit wie *Hashimoto-Thyreoiditis* hervorgerufen. Seltener ergibt sich die S. nach der Entfernung eines Teils der Schilddrüse zur Therapie einer *Schilddrüsenüberfunktion*.

Symptome sind Müdigkeit und Lethargie. Außerdem kommt es zu Muskelschwäche, Krämpfen, verlangsamter

S

Herzfrequenz, trockener Haut, Haarausfall, tiefer heiserer Stimme und Gewichtszunahme. Ein als *Myxödem* bezeichnetes Syndrom, bei dem sich Haut und andere Gewebe verdicken, entsteht. Eine Vergrößerung der Schilddrüse ist auch möglich (→ *Kropf*). Kommt es in der Kindheit zur S., werden Wachstum und normale Entwicklung verzögert.

Schimmelpilz Fadenförmige *Pilze*, die in Kolonien leben. Einige S. dienen der Herstellung von *Antibiotika*, andere können Krankheiten, wie *Aspergillose*, verursachen.

Schistosomiasis auch Bilharziose; tropische Parasitenerkr., die von 3 Schistosoma-Arten verursacht wird und durch Baden in verseuchtem Wasser entsteht. Schistosoma-Larven durchdringen die Haut und wachsen im Körper zu Saugwürmern heran, die sich in den Blasen- und Darmvenen einnisten. Die von ausgewachsenen Saugwürmern gelegten Eier rufen – unter Blutungen und Geschwürbildung in Blase und Darmwand – entzündliche Reaktionen hervor. Auch die Leber kann betroffen sein.

Die ersten Symptome sind ein juckender und brennender Ausschlag an den Eindringstellen der Parasiten (→ *Parasitenbefall*). Wochen später kann es zu einer grippeähnlichen Erkr. kommen, sobald die ausgewachsenen Parasiten Eier legen. Weitere Symptome sind Blut im Urin oder Stuhl, Bauch- oder Kreuzschmerzen und Vergrößerung der Leber oder Milz. Komplikationen bei lang anhaltendem Parasitenbefall sind *Leberzirrhose*, *Harnblasentumoren* und *Niereninsuffizienz*. Therapie: *Praziquantel*.

Schizophrenie Psychotische Erkr., die durch gestörtes Denken und Verhalten sowie gestörte emotionale Reaktionen gekennzeichnet ist. Kann in jedem Alter ausbrechen, meist aber am Ende des Jugendalters und mit Beginn des 2. Lebensjahrzehnts; Stress und illegale Drogen können Auslöser sein. Ursachen sind bisher nicht geklärt, vermutlich u.a. Vererbung. Unterbrechung der Neurotransmitter-Aktivität im Gehirn wird vermutet. Hirnaufnahmen haben Struktur- und Funktionsanomalien bei schizophrenen Pat. gezeigt.

Die S. kann schleichend beginnen. Der Betroffene zieht sich immer mehr zurück und verliert jede Motivation. In anderen Fällen bricht die Krankheit plötzlich aus, oft als Reaktion auf Stress. Hauptsymptome sind verschiedene Wahnideen, wie z.B. Verfolgungswahn, *Halluzinationen*, meist akustische (Hören von Stimmen), aber auch visuelle und taktile. Denkstörungen können zur Beeinträchtigung von Konzentration und Denkprozessen führen. Gestörtes Denken äußert sich oft in wirrem, zusammenhangslosem Sprechen. Das Verhalten ist exzentrisch, oft verbunden mit der Vernachlässigung der eigenen Person. Bei einer seltenen Form von Schizophrenie kann *Katatonie* auftreten, d.h., es wird für längere Zeit eine starre Körperhaltung eingenommen oder es kommt zu Ausbrüchen mit stereotypen Bewegungen.

Die Diagnostik kann langwierig sein, und in einigen Fällen ist es schwierig, überhaupt eine Diagnose zu stellen.

Zur Behandlung werden *Neuroleptika*, wie Phenothiazine, und neue atypische Neuroleptika, wie Risperidon, eingesetzt. In einigen Fällen werden diese Medikamente als monatliche Depot-Injektionen verabreicht. Sind die Symptome unter Kontrolle, können eine gemeindenahe Betreuung, eine geeignete berufliche Tätigkeit und Familienberatung zur Vermeidung eines Rückfalls beitragen. Einige Patienten werden wieder ganz gesund. Die Mehrzahl erleidet jedoch Rückfälle mit Episoden teilweiser oder vollständiger Erholung. Wenige leiden an lebenslanger schwerer Behinderung.

Schläfenlappenepilepsie Med. Temporallappenepilepsie; Form der *Epilepsie*, bei der im Schläfenlappen (an der Unterseite jeder Großhirnhälfte) anomale elektrische Entladungen auftreten. Ursache ist meist Schädigung des Schläfenlappens infolge Geburts- oder *Schädelhirntraumas*, *Hirntumor*, *Hirnabszess* od. *Schlaganfall*. Die Epilepsieanfälle versetzen den Pat. in einen Traumzustand mit unangenehmen Geruchs- oder Geschmackshalluzinationen, eingebildeten Szenen oder Déjà-vu-Erlebnissen, Grimassenschneiden, Verdrehen von Kopf und Augen sowie saugende oder kauende Bewegungen treten ebenfalls auf. Diagnose und Therapie wie bei anderen Epilepsieformen.

Schlaf Natürlicher Zustand herabgesetzten Bewusstseins und *Stoffwechsels*.

Unterschieden werden: REM-S. (REM: rasche Augenbewegungen) und NREM-S. (Nicht-REM-S.), die sich zyklisch abwechseln. Der NREM-S. besteht aus 4 Stadien mit zunehmender S.tiefe und verlangsamter Gehirnaktivität. Im REM-S. wird das Gehirn aktiver, die Augen bewegen sich schnell und Träume entstehen.

S. ist ein menschliches Grundbedürfnis, wie S.entzug zeigt, er ist jedoch nicht in allen Einzelheiten erforscht. Das S.bedürfnis schwankt von Mensch zu Mensch und nimmt im Alter ab.

S.störungen sind Einschlaf- oder Durchschlafschwierigkeiten (→ *Schlaflosigkeit*), S.anfälle (→ *Narkolepsie*), Schlafunterbrechungen durch „Jetlag" und *Bettnässen*, nächtliche Angstzustände oder *Schlafwandeln*.

Schlafapnoe Bezeichnung für Störung mit zeitweiligem Atemstillstand (10 Sek. oder mehr) im *Schlaf*.

Oft sind sich die Betroffenen keines Schlafproblems bewusst, sind aber am Tag müde und haben Gedächtnis- und Konzentrationsschwächen. Schwere S. ist gefährlich und führt zu *Bluthochdruck*, Herzinsuffizienz, Herzinfarkt oder *Schlaganfall*.

Obstruktive S. betrifft i.d.R. übergewichtige Männer im mittleren Lebensalter. Ursache ist extreme Muskelerschlaffung im weichen *Gaumen*, die den Atemfluss blockiert. Die Obstruktion kann auch durch vergrößerte *Rachenmandeln* oder *Nasenpolypen* verursacht werden.

Bei zentraler S. hört die Atmung auf, weil Brustkorb- und Zwerchfellmuskulatur zeitweise ihre Funktion einstellen. Ursachen sind unter anderem Zwerchfell-Lähmung und Erkrankung des *Hirnstamms*. Schnarchen gehört nicht zu den Hauptmerkmalen.

Übergewicht muss abgebaut werden. Alkohol und Schlaftabletten verschlimmern die S. Eine mögliche Therapie besteht in der Einleitung von Luft von einem Kompressor über eine Nasenmaske in die Atemwege (CPAP). Nachts kann *künstliche Beatmung* erforderlich sein; außerdem evtl. *Tonsillektomie* und *Rachenmandelentfernung* oder die operative Verkürzung oder Versteifung des weichen Gaumens.

Schlafkrankheit Schwere Infektionserkr. im tropischen Afrika, hervorgerufen durch *TRYPANOSOMA BRUCEI*, ein zu den Protozoen zählender Parasit; Übertragung auf den Menschen erfolgt durch Stich der Tsetsefliege.

Langsamer Verlauf mit Fieberschüben und *Lymphknoten*vergrößerung. Nach Monaten oder Jahren erfasst die Krankheit das Gehirn, es kommt zu Kopfschmerzen, Verwirrtheit und schließlich schwerer Erschöpfung. Bleibt sie unbehandelt, führt sie zu Koma und Tod. Eine andere Form in Ostafrika verläuft schneller. Nach wenigen Wochen verursacht die S. Fieber, und die Auswirkungen auf das Herz können tödlich sein, ehe die Erkrankung das Gehirn erfasst hat.

Medikamente können zwar eine Heilung herbeiführen, aber es kommt bei Beteiligung des Gehirns zu bleibenden Hirnschäden.

Schlaflähmung Empfindung, im Moment des Einschlafens oder Aufwachens bewegungsunfähig zu sein. Dauert meist nur wenige Sekunden. Kann von *Halluzinationen* begleitet sein. S. tritt oft bei Patienten mit *Narkolepsie* auf (→ *Kataplexie*).

Schlaflosigkeit Schwierigkeit beim Ein- oder Durchschlafen. 1 von 3 Erwachsenen leidet irgendwann im Leben unter S. Die verbreitetste Ursache ist Stress, aber sie kann auch körperliche Ursachen, wie Husten, Juckreiz oder Erkr. wie das Syndrom der unruhigen Beine, haben. Umweltbedingungen, Lebensgewohnheiten oder Missbrauch von Schlafmitteln sind auch häufige Ursachen. S. ist u.U. Merkmal einer psychischen Erkr., wie *Angst* bzw. *Depression*. Entzugserscheinungen nach Absetzen von *Antidepressiva*, *Anxiolytika*, Schlafmitteln und einigen ungesetzlichen Drogen (→ *Substanzmissbrauch*) beinhalten auch S.

Schlafmittel Hypnotika; Gruppe von Medikamenten, die bei *Schlaflosigkeit* eingesetzt werden, wie *Benzodiazepine*,

Antihistaminika, *Antidepressiva* und Chloralhydrat. S. können Schwindel und herabgesetzte Konzentrationsfähigkeit beim Aufwachen verursachen. Langzeiteinnahme kann zu Gewöhnung und Abhängigkeit führen.

Schlafwandeln Schlafende gehen zwar ruhig, aber ziellos, bei *Nachtangst* auch hektisch, umher. Manche Menschen schlafwandeln regelmäßig. Bei Kindern kein Grund zur Besorgnis, geht mit zunehmendem Alter zurück. Bei Erwachsenen kann S. durch Angstzustände oder die Einnahme von Schlafmitteln verursacht werden.

Schlaganfall Med. zerebraler Insult, auch Apoplex; partielle Schädigung des *Gehirns* infolge der Unterbrechung seiner Blutversorgung, meist durch Verstopfen der Hirnarterie durch ein Gerinnsel (→ *Thrombose*). Auch eine lokale Blutung nach Durchbruch eines Gefäßes im oder nahe dem Gehirn kann einen S. auslösen.

Das S.risiko steigt mit zunehmendem Alter und ist bei Männern höher. Risikofaktoren sind vor allem *Bluthochdruck* und *Arteriosklerose*, ebenso *Vorhofflimmern*, ein *Herzklappen*fehler und ein frischer *Herzinfarkt*.

Die Symptome entstehen i.d.R. ganz plötzlich; je nach Ort, Ursache und Ausmaß der Hirnschädigung sind es Kopfschmerzen, Schwindel, Sehstörungen und Schluckbeschwerden. Die von dem betroffenen Hirnareal gesteuerten Empfindungen, Bewegungen oder Funktionen sind beeinträchtigt. *Hemiplegie*, d.h. Halbseitenlähmung, ist die übliche Folge eines schweren S. Betrifft der S. die dominante Hirnhälfte, kann eine Sprachstörung die Folge sein (→ *Aphasie*). Etwa 1/3 aller schweren S. sind tödlich, 1/3 führen zu irreversiblen Schäden und 1/3 haben keine bleibenden negativen Folgen (→ *transitorisch-ischämische Attacke*).

Sofortige Behandlung verbessert die Heilungschancen. Zur Ermittlung der Ursache u. Ausdehnung der Hirnschädigung werden *EKG*, *Radionuklid-Szintigraphie*, *Blutbildbestimmung*, *Angio-* u. *Kernspintomographie* eingesetzt. Zeigt das Szintigramm, dass der S. durch eine Thrombose verursacht wurde, können Thrombolytika gegeben werden. *Blutgerinnungshemmstoffe* sind angezeigt, wenn die *Embolie* eine eindeutig Ursache hat, wie Vorhofflimmern oder eine verengte Halsschlagader. In manchen Fällen werden Thrombozytenaggregationshemmer, z.B. *Acetylsalicylsäure* verabreicht. Ausreichende Flüssigkeit, Vorbeugung eines Dekubitus u. gute Pflege beeinflussen Folgen eines S. am meisten. Empfindungs- und Bewegungsfähigkeit lassen sich durch *Physiotherapie* wiederherstellen, *Logopädie* hilft bei Sprechstörungen.

Schlangenbisse Die meisten S. stammen von ungiftigen Schlangen. Giftschlangen gibt es hauptsächlich in den Tropen, die einzige in Westeuropa lebende Giftschlange ist die Kreuzotter.

Die Auswirkungen eines Gift-S. hängt von Art und Größe der Schlange, der Menge des injizierten Gifts und Alter und Gesundheitszustand des Opfers ab. Der Biss einer Kreuzotter oder anderen Viper führt i.d.R. sofort zu Schmerz und Schwellung, es folgen Schwindel und Übelkeit, Blutdruckabfall und Pulsbeschleunigung sowie innere Blutungen.

Antibiotika u. *Tetanus*-Antitoxin werden bei allen S. gespritzt, um eine Infektion oder Tetanus zu vermeiden. Nach dem Biss einer Giftschlange wird *Schlangengiftserum* gespritzt. Bei sofortiger Behandlung gesunden die meisten Opfer vollständig.

Schlatter-Osgood-Krankheit Schmerzhafte Vergrößerung und Überempfindlichkeit der Schienbeinkante, die meist bei Jungen im Alter zwischen 10 und 14 Jahren auftritt. Sie ist die Folge von starkem wiederholtem Dehnen des *Quadrizeps* bei wiederholter sportlicher Aktivität. Die Symptome vergehen oft ohne Behandlung; in manchen Fällen sind eine *Physiotherapie*, *Arthroskopie*, Schonung u./od. medikamentöse Behandlung erforderlich.

Schleimbeutel Flüssigkeitsgefüllte Tasche, die ein Polster für einen Druckpunkt im Körper darstellt, oft nahe eines Gelenks, wo eine Sehne od. ein Muskel den Knochen od. andere Muskeln kreuzen. Wichtige Schleimbeutel befinden sich an Knie-, Ellenbogen- u. Schultergelenk.

SCHLEUDERTRAUMA

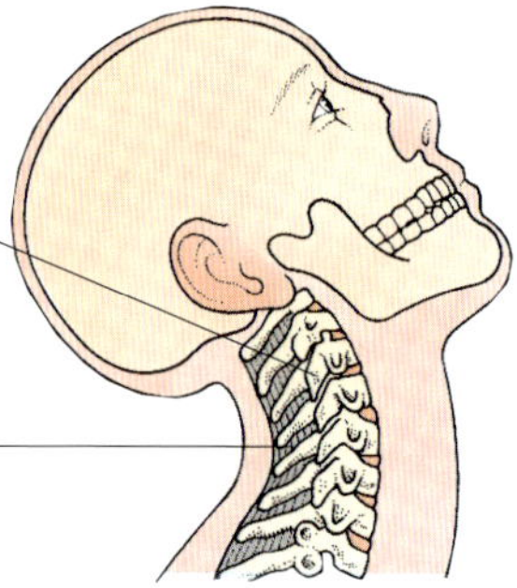

ÜBERSTRECKUNG NACH HINTEN (HYPEREXTENSION)

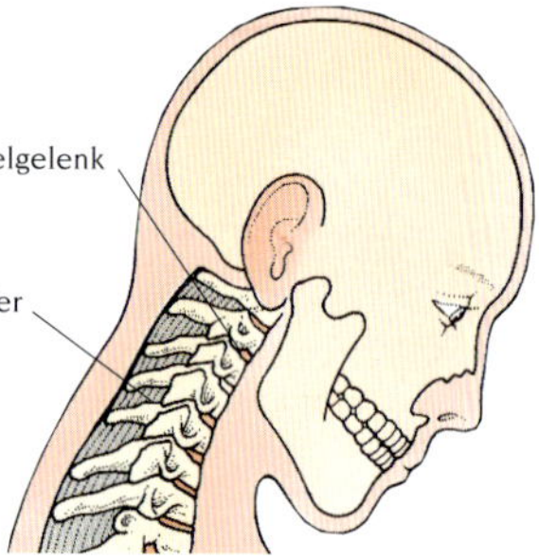

BEUGUNG NACH VORN (FLEXION)

Schleimbeutelentzündung S. verursacht Schmerzen u. Schwellung. Ursache kann Druck, Reibung, leichte Verletzung der das Gelenk umgebenden Schleimhaut od. Infektion sein. Die Entzündung des Knieschleimbeutels z. B. wird durch langes Knien auf harter Fläche verursacht (→ *Fliesenleger-Knie*). Meist reichen zur Behandlung Druckvermeidung u. *nichtsteroidale Antirheumatika* aus. Bei Infektion sind ggf. *Antibiotika* notwendig.

Schleimhaut Anat. Mukosa; weiche, rötliche, hautähnliche Schicht, die viele Höhlen und Kanäle des Körpers auskleidet, wie *Atemwege* und *Verdauungssystem*. Die S. enthält Millionen Zellen, die sogenannten Becherzellen, die eine schleimhaltige Flüssigkeit, den *Mukus*, absondern.

Schleimzyste Med. Mukozele; Schleimansammlung in einem Hohlraum.

Schleudertrauma der Halswirbelsäule (HWS) Auch „Peitschenschlagphänomen"; Verletzung der Weichteile, *Bänder* und Wirbelgelenke des Halses durch heftige Gewalteinwirkung auf die HWS nach hinten (Überstreckung) und dann nach vorn (Beugung) bzw. umgekehrt. Das S. ergibt sich am häufigsten aus plötzlicher Beschleunigung oder Abbremsung, wie bei einem Autoaufprall.

HWS-Schäden umfassen i.d.R. eine geringe Zerrung des Nackenbands oder eine Subluxation (Teilverrenkung) eines HWS-Gelenks. Gelegentl. reißt ein Band oder ein Halswirbel bricht (→ *Rückenmarkverletzung*). Meist verschlimmern sich Nackenschmerz/-steife 24 Stunden nach dem Unfall.

Die Therapie besteht in Ruhigstellung mit einer *Halskrause*, *Schmerzmitteln*, *Muskelrelaxanzien* und *Physiotherapie*. Es kann einige Wochen dauern, bis die schmerzfreie Bewegung zurückgekehrt ist.

Schlinge Dreieckiger Gurt, mit dem z. B. ein Arm ruhiggestellt, abgestützt oder angehoben wird. Der verletzte Arm kann je nach Art der Verletzung horizontal abgestützt oder hochgebunden werden.

SCHLINGE

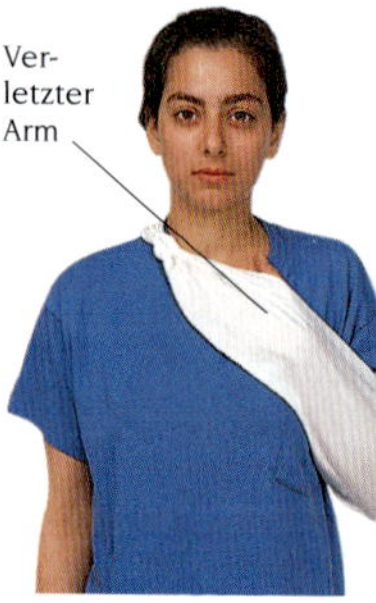

NOTFALL-HOCHLAGERU

Schluckauf Med. Singultus; plötzliches, spontanes Zusammenziehen des Zwerchfells mit anschließendem schnellen Schluss des Kehldeckels. Die meisten S.-Anfälle dauern nur wenige Minuten und sind medizinisch nicht bedeutsam. Selten kann der S. bei Erkr. wie *Lungenentzündung* od. *Bauchspeicheldrüsenentzündung* vorkommen, die zur Reizung des Zwerchfells oder des N. phrenicus führen. *Chlorpromazin*, *Haloperidol* oder *Diazepam* werden bei häufigen längeren S.-Anfällen gegeben.

Schluckbeschwerden Treten häufig auf mit verschiedenen Ursachen, wie Fremdkörper im Rachen, ungenügende Speichelproduktion (→ *Mundtrockenheit*), Speiseröhrenerkrankungen z. B. Ösophagusstriktur, Druck auf die Speiseröhre aufgrund eines *Kropfs*, Nervenleiden, z. B. Muskelschwäche (*Myasthenia gravis*) oder *Schlaganfall*; auch ein psychisches Problem kann vorliegen, z. B. *Globussymptom*.

Die Untersuchung umfasst *Ösophagoskopie* oder *Barium-Röntgenuntersuchung* zur Röntgenaufnahme.

Schlucken Vorgang, mit dem Speisen oder Getränke vom Mund durch die Speiseröhre in den Magen befördert werden; zerkaut und mit Speichel vermischt bilden die Speisen einen Klumpen (Bolus), den die Zunge in den hinteren Teil des Munds schiebt; von dort schieben ihn die willkürlichen motorischen Muskeln im Gaumen in den Rachen. Dann setzt sich das S. als Reflex fort. Bei Eintritt der Speise in den Rachen senkt sich der Kehldeckel und verschließt die Luftröhre, der weiche Gaumen bewegt sich nach hinten, um die Nasenhöhle zu verschließen. Die Rachenmuskeln schieben den Bolus in die Speiseröhre. Durch wellenförmige Kontraktionen (Peristaltik) der Speiseröhre gelangt der Bolus in den Magen.

Schlüsselbein Der beidseitige zum Schultergürtel gehörende S-förmige Knochen mit Gelenkflächen für Brustbein u. Schulterblatt. Das S. dient der Kräfteübertragung von den Armen auf das zentrale Skelett.

Schlüsselbeingelenk, laterales Gelenk zwischen dem äußeren Ende des *Schlüsselbeins* u. der *Schulterhöhe*.

SCHLÜSSELBEIN

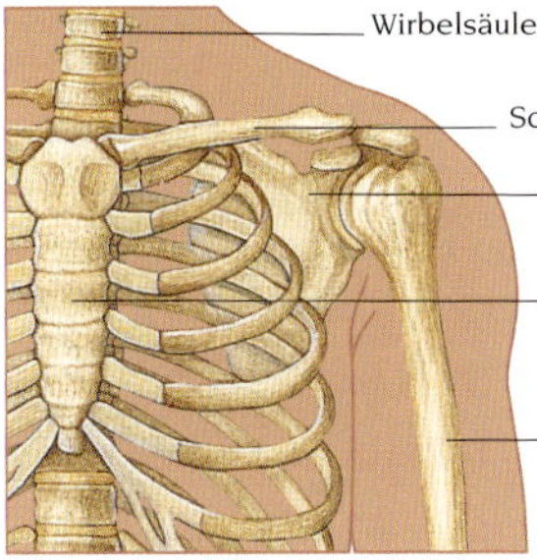

Schlüssellochchirurgie Andere Bezeichnung für *minimalinvasive Chirurgie*.

Schlussbissstellung, fehlerhafte od. Malokklusion; fehlerhafte Beziehung zwischen oberen und unteren *Zähnen* in der Schlussbissstellung, die den Biss oder das Aussehen beeinträchtigt (→ *Okklusion*).

Eine f. S. entsteht meist in der Kindheit durch Vererbung, Daumenlutschen oder einer Diskrepanz zwischen Zähnen und Kiefern, z. B. große Zähne und kleiner Mund (→ *Zahnstand, enger*).

Mit kieferorthopädischen Geräten (*Zahnspangen*) können die Zähne in die richtige Stellung gebracht werden; bei Zahnengstand werden evtl. einige Zähne gezogen. Eingriffe der Mund-Kiefer-Gesichtschirurgie werden bei schwerer Rezession oder Prellung oder Verrenkung des Unterkiefers durchgeführt. Die Therapie sollte möglichst in der Kindheit oder Jugend erfolgen.

Schmarotzer Jeder Erreger, der in oder auf einem anderen Lebewesen bzw. auf

SCHLUCKEN

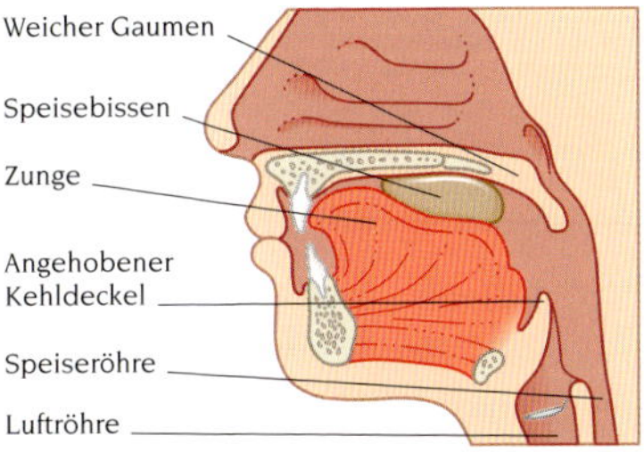

NAHRUNG IM MUND

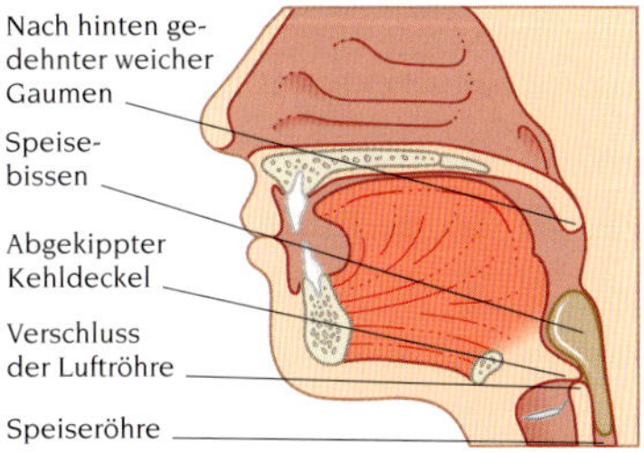

NAHRUNG IM RACHEN

dessen Kosten lebt, während er gleichzeitig seinen Wirt schädigt. Der S. entnimmt seine Nahrung dem Blut, Gewebe oder der Nahrung des Wirts. S. können einen Teil ihres Lebenszyklus beim Wirt verbringen oder ständig dort bleiben. Einige S. verursachen wenige Symptome, andere echte Krankheiten und den Tod.

Tierische S. des Menschen sind *Protozoen*, Würmer, Trematoden, Blutegel, *Läuse*, *Zecken* und *Milben*. *Viren* und Krankheiten hervorrufende *Pilze* und *Bakterien* sind ebenfalls S.

Schmelzhypoplasie Defekt des *Zahnschmelzes*, i.d.R. aufgrund einer *Zahnschmelzstörung*. Die S. kann auch durch Vitaminmangel, Verletzung oder Infektion eines Milchzahns entstehen, die die Schmelzreifung beeinträchtigt.

Schmerz Lokal umschriebene Empfindung, die von leichter Missempfindung bis zu vernichtender Erfahrung reichen kann. Reizung der sensorischen Nervenendigungen der Haut erzeugt Schmerzsignale, die zum Gehirn gesendet werden. Einige Schmerzrezeptoren reagieren nur auf starke Reizung, andere schon auf vorwarnende Stimuli. Schmerzrezeptoren gibt es auch in anderen Geweben, z. B. Blutgefäßen und Sehnen.

Die Behandlung kann mit Medikamenten, Elektrotherapie, Operation od. anderen Formen wie *Akupunktur* erfolgen (→ *Schmerzlinderung*; *Endorphine*).

Schmerz, projizierter Schmerzempfindung in einem anderen Teil des Körpers als dem eigentlich betroffenen; medizinisch als Synalgie bezeichnet. P. S. entsteht, da einige voneinander entfernt liegende Körperteile durch denselben *Nerv* (dieselben Nerven) versorgt werden. Nervenimpulse, die von einem der Bereiche das Gehirn erreichen, werden missdeutet als von dem anderen Ort kommend. Ein bekanntes Beispiel des p. S. ist der in den linken Arm ziehende p. S. bei *Herzinfarkt*.

Schmerz, retrosternaler Schmerz hinter dem Brustbein im Brustkorb (Thorax); wird verursacht durch Reizung der *Speiseröhre*, *Angina pectoris* od. *Herzinfarkt* (→ *Brustraum*, *Schmerzen*).

Schmerzlinderung Fachbegriff Analgesie; Behandlung von Schmerz, normalerweise mit *Schmerzmitteln*. Paracetamol, Acetylsalicylsäure und Kodein sind Vertreter dieser Gruppe. Schmerz, der mit Entzündung einhergeht, wird oft mit *nichtsteroidalen Antirheumatika* bekämpft. Starke Schmerzen erfordern eine Behandlung mit Opioiden (früher: Opiate), wie etwa *Morphin*. Andere Verfahren zur S. sind *Massage*, Kühlung, Wärmepackungen, *TENS*, *Akupunktur* oder *Hypnose*. Operationen zur Unterbrechung der Schmerzleitungen (wie bei → *Chordotomie*) sind i.d.R. Mittel der letzten Wahl.

Schmerzmittel Schmerzstillende bzw. schmerzlindernde Wirkstoffe. 2 Hauptarten: nichtopioide u. *opioide* S. Nichtopioide S. einschließlich *Acetylsalicylsäure*, *Paracetamol* u. *nichtsteroidale Antirheumatika* helfen bei leichten bis mäßigen Schmerzen, z. B. Kopf- od. Zahnschmerzen. Die Kombination eines leichten opioiden S. wie *Kodein* mit einem nichtopioiden S. lindert stärkere Schmerzen. Starke Opioide wie *Morphin* werden nur bei Unwirksamkeit anderer Mittel verwendet, da sie zu *Toleranz* u. Medikamenten*abhängigkeit* führen können.

Bei Paracetamol sind Nebenwirkungen selten. Acetylsalicylsäure u. nichtsteroidale Antirheumatika reizen die Magenschleimhaut u. verursachen Übelkeit, Bauchschmerzen und selten *peptisches Ulkus*. Bei opioiden S. können Übelkeit, Benommenheit, Verstopfung u. Atembeschwerden auftreten.

Schmerztherapie Bereich der Medizin, der sich mit der Erforschung, der Vorbeugung und Behandlung von *Schmerzen* befasst.

Schmierblutung → *Abbruchblutung*

Schnarchen Lautes Atmen durch den offenen Mund im Schlaf, verursacht durch Vibration des weichen Gaumens. Häufig bei Patienten mit Behinderung der Nasenatmung, wie Erkältung, *Heuschnupfen* oder vergrößerte *Nasenpolypen*. S. tritt häufiger bei Rückenlage im Schlaf auf. Nach Beseitigung der Ursache hört das S. auf. S. ist auch ein Merkmal der *Schlafapnoe*.

Schneidezahn einer von 8 Vorderzähnen (je 4 in Ober- und Unterkiefer), die zum Zerschneiden fester Nahrung dienen (→ *Zähne*).

S

Schnüffelsucht Gewohnheit, die von bestimmten leicht flüchtigen Flüssigkeiten ausgehenden berauschenden Dämpfe einzuatmen. Klebstoffschnüffeln ist die häufigste Form der S.

Einatmen berauschender Lösungsmitteldämpfe verursacht einen Rauschzustand ähnlich wie Alkohol. S. kann Kopfschmerzen, Erbrechen, Verwirrtheit und Koma verursachen. Eine direkte toxische Wirkung auf das Herz, Sturz, Ersticken beim Erbrechen oder Sauerstoffmangel können zum Tod führen. Die Langzeiteffekte sind Erosion der Nasen- und Rachenschleimhäute sowie Nieren-, Leber- und Nervenschäden.

Akute Symptome der S. erfordern sofortiges ärztliches Eingreifen. Verhaltenstherapie kann evtl. helfen.

Schnupfen Entzündung der Nasenschleimhaut mit dem Gefühl der Nasenverstopfung, mit Nasenausfluss u. Niesen; medizinisch als Rhinitis bezeichnet. Die häufigsten Ursachen sind *Erkältungen*, die zum virusbedingten S. führen, u. Allergien, die z. B. *Heuschnupfen* verursachen.

Schnupftabak Zubereitung aus pulverisiertem *Tabak* (oft vermischt mit anderen Substanzen), die inhaliert wird. S. macht süchtig, weil er *Nikotin* enthält. S. reizt die Nasenschleimhaut und erhöht das Risiko, an Nasen- oder Kehlkopfkrebs zu erkranken.

Schock Gefährliche Herabsetzung der Gewebsdurchblutung bei schweren Erkr. oder Verletzungen. Auch physiologischer S., der vom seelischen S. aufgrund traumatischer Erlebnisse zu unterscheiden ist.

Meist ist Blutdruckabfall auslösender Faktor und Hauptmerkmal. Ein S. kann immer auftreten, wenn das Blutvolumen herabgesetzt ist, die Blutgefäße stark erweitert sind, die Herztätigkeit schwach ist und der Blutfluss behindert wird oder alle diese Faktoren kombiniert auftreten. Ursachen sind u.a. schwere *Blutungen* oder *Verbrennungen*, anhaltendes *Erbrechen* oder anhaltender *Durchfall*, *Herzinfarkt*, *Lungenembolie*, *Brustfellentzündung* und *Vergiftungen*.

S.symptome sind schnelle, flache Atmung, feuchtkalte Haut, schneller, schwacher Puls, Schwindel, Schwäche und Ohnmacht. Unbehandelt kann S. zu Kollaps, Koma und Tod führen.

Notfallbehandlung mit intravenöser Flüssigkeitsgabe, Bluttransfusion, *Sauerstofftherapie* und ggf. *Morphin*. Weitere Behandlung je nach S.ursache (→ *S., anaphylaktischer; S., septischer; S., elektrischer; Schocksyndrom, toxisches*).

Schock, anaphylaktischer Seltene, lebensbedrohliche allergische Reaktion, die bei Menschen mit extremer Überempfindlichkeit gegenüber einem *Allergen* vorkommt, oft Insektengift, Nahrungsmittelbestandteil od. Wirkstoff (→ *Allergie*). Wenn das Allergen ins Blut gelangt, werden große Mengen *Histamin* od. andere Substanzen freigesetzt u. bewirken eine plötzliche, starke Blutdrucksenkung u. Atemwegverengung. Außerdem kann es zu Bauchschmerzen, Durchfall, Schwellung von Zunge u. Rachen, juckendem Ausschlag und Bewusstlosigkeit kommen.

Notfallmäßige medizinische Behandlung ist erforderlich. Die Injektion von *Adrenalin* kann lebensrettend sein. Auch *Antihistaminika* u. *Kortikosteroide* werden therapeutisch eingesetzt.

Schock, septischer Lebensbedrohlicher Zustand mit Gewebeschädigung und dramatischem Blutdruckabfall infolge einer *Blutvergiftung*.

Schocksyndrom, toxisches Seltene schwere Erkrankung durch das Toxin der Bakterien *STAPHYLOCOCCUS AUREUS* oder *STREPTOCOCCUS PYOGENES*. Kann bei Frauen vorkommen, die Tampons bei ihrer Monatshygiene nicht vorschriftsgemäß anwenden. Andere Fälle wurden mit der Verwendung eines Pessars, Scheidendiaphragmas oder Schwamms (→ *Empfängnisverhütung*), Hautwunden oder mit *STAPHYLOCOCCUS-AUREUS*-Infektionen an anderen Körperstellen in Verbindung gebracht. Plötzlich treten hohes Fieber, Erbrechen, Durchfall, Kopf- und Muskelschmerzen, Schwindel und Bewusstseinstrübung auf und ein sich rasch entwickelnder sonnenbrandähnlicher Ausschlag, der auch an Handflächen und Fußsohlen erscheint. Der Blutdruck sinkt gefährlich tief ab, es kommt zum *Schock*. Weitere Komplikationen sind Nieren- und Leberversagen. Notfallbehandlung.

Schocktherapie → *Elektrokrampftherapie*

S

SCHULTERBLATT

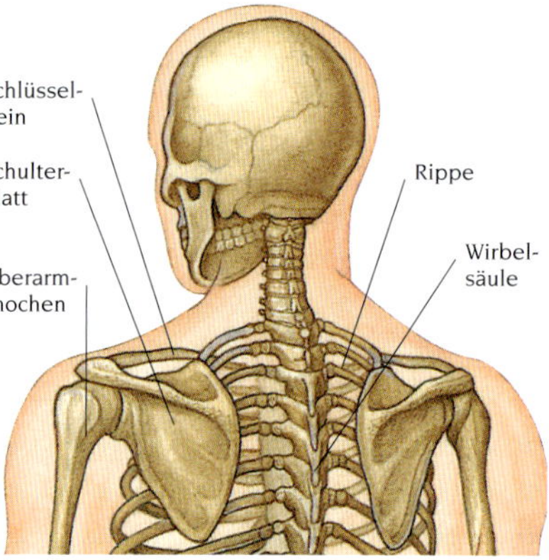

Schönheitschirurgie Befasst sich mit Eingriffen, die eher zur Verbesserung des Erscheinungsbilds als zur Heilung od. Behandlung einer Erkr. durchgeführt werden. Zu den Verfahren der S. zählen die Entfernung von Schönheitsfehlern der Haut od. Hautabschleifen; Nasenkorrektur zur Änderung von Größe od. Gestalt der Nase; *Facelifting*; *Brustimplantat* zur Brustvergrößerung od. -verkleinerung; *Körperkonturchirurgie* zur Entfernung von zu viel Körperfett u. -gewebe; *Haartransplantation; Augenlidstraffung*; Mentoplastik zur Änderung von Größe od. Gestalt des Kinns. Bei allen Verfahren kann es zu Komplikationen kommen u. auch das Risiko auf Nebenwirkungen durch Betäubungsmittel ist gegeben.

S

Schorf Kruste, die sich an einer abheilenden Wunde oder infizierten Stelle auf der Haut oder Schleimhaut zur Abdeckung von Gewebeschäden bildet.

Schreibkrampf Schmerzhafter *Spasmus* in den Handmuskeln infolge sich wiederholender Bewegungen, wodurch Schreiben per Hand oder auf einer Tastatur unmöglich wird.

Schröpfen Alte Behandlungsform, noch heute in einigen Ländern als Bestandteil der Laienmedizin in Gebrauch, mit der Blut nach außen angesaugt wird, indem man ein kleines, erwärmtes Gefäß auf der Haut ansetzt. Die Entzündungsreaktion soll bei *Bronchitis, Asthma* u. Schmerzen in der Skelettmuskulatur helfen.

Schulmedizin Ausübung der herkömmlichen Medizin (→ *Homöopathie*).

Schulter Bereich, in dem der Arm am Rumpf befestigt ist. 3 Knochen sind beteiligt: *Schulterblatt, Schlüsselbein* und *Oberarmknochen*. Das aus Kugel und Pfanne bestehende Gelenk hat eine breite Bewegungsspanne.

Verletzungen bestehen meist aus einer Verrenkung (→ *Schulterluxation*) und Bruch des Schlüsselbeins oder des Oberarmknochens. Die S. kann von jeder Form der Gelenkstörung betroffen werden, in schweren Fällen bis zur *Schultersteife*. Entzündung einer Sehne oder eines Schleimbeutels an einem Schultergelenk kann eine schmerzhafte *Abduktion* des Arms nach sich ziehen (→ *Abduktor*).

Schulter-Hand-Syndrom Steifigkeit und Schmerz in Schulter und Hand einer Körperseite. Die Hand kann heiß werden, schweißnass und geschwollen. Dystrophie der Armmuskulatur (→ *Sudeck-Syndrom*). Ursache unbekannt, kann aber als Komplikation bei *Herzinfarkt, Schlaganfall, Gürtelrose* oder Schulterverletzung auftreten. Heilung dauert i.d.R. 2 Jahre. Diese Zeit kann durch *Physiotherapie* und Kortikoide verkürzt werden. Selten wird eine *Sympathektomie* durchgeführt.

Schulterblatt Anat. Scapula: einer von 2 flügelförmigen Knochen beidseits oben am Rücken. Am S. sind bestimmte Muskeln und Sehnen des Arms, Nackens, Brustkorbs und Rückens befestigt; es ist an Arm- und Schulterbewegungen beteiligt.

Schulterhöhe Knochen am Ende des *Schulterblatts*. Die S. bildet zusammen mit dem Ende des *Schlüsselbeins* das äußere Schlüsselbeingelenk (→ *Schlüsselbeingelenk, laterales*).

Schulterluxation Verrenkung des Oberarmkopfs aus dem Schultergelenk. Hauptsymptom ist Schmerz in Schulter und Oberarm, bes. bei Bewegung. Luxation nach vorn führt zu sichtbarer Deformität, nach hinten gewöhnlich nicht.

Diagnose: *Röntgenaufnahme*. Der Oberarmkopf wird wieder in die Gelenkpfanne eingerichtet. Anschließend wird die Schulter etwa 3 Wochen lang in einer Schlinge ruhiggestellt.

Komplikationen sind Nervenschädigungen und daraus folgendes Taubheitsgefühl und Schwäche in der Schulter, Verletzung einer Arterie im Oberarm, die Schmerzen und Verfärbungen des Arms und der Hand verursacht, sowie Schädigung der Schultermuskulatur.

Schultersteife Bewegungseinschränkung der Schulter durch Schmerzen und Steife. In schweren Fällen ist das Schultergelenk unbeweglich, der Schmerz heftig.

S. entsteht durch Entzündung und Verdickung der Innenhaut der Gelenkkapsel. In einigen Fällen tritt sie nach kleineren Verletzungen oder einem *Schlaganfall* auf. Sie kommt häufiger bei Menschen im mittleren Lebensalter und bei *Diabetes mellitus* vor.

Eine leichte S. kann mit Krankengymnastik, *Schmerzmitteln*, *nichtsteroidalen Antirheumatika* und Kühlung (→ *Eisbeutel*) behandelt werden. In schwereren Fällen können Injektionen mit *Kortikosteroiden* ins Gelenk erforderlich werden. Eine Mobilisation des Gelenks in Vollnarkose kann die Beweglichkeit wiederherstellen, es besteht aber die Gefahr einer anfänglichen Schmerzverstärkung. Die Genesung ist langwierig, doch ist die Schulter innerhalb von zwei Jahren meist wieder schmerzfrei und beweglich.

Schuppenflechte Med. Psoriasis; häufige Hautkrankheit, die durch verdickte Plaques aus roter, entzündeter Haut, oft bedeckt von silbrig glänzenden Schuppen, gekennzeichnet ist. Sie erscheint i.d.R. im Alter von 10 bis 30 Jahren, kommt in bestimmten Familien gehäuft vor und befällt Männer wie Frauen gleichermaßen.

Die genaue Ursache der S. ist unbekannt. Neue Hautzellen werden ca. 10-mal schneller gebildet als normal. Die überzähligen Zellen sammeln sich an, bilden verdickte Flecken, die mit abgestorbener, schuppiger Haut bedeckt sind. Gelegentlich kommt es auch zu einer schmerzhaften Schwellung und Steifigkeit der Gelenke (→ *Arthritis*). Die S. neigt zu wiederkehrenden Episoden, die durch Faktoren wie emotionaler Stress, Hautschädigung und andere körperliche Erkr. ausgelöst werden.

Unterschieden werden einzelne Formen der S.; die häufigste ist die Plaque-Psoriasis, bei der die Plaques am Rumpf, den Extremitäten und an der Kopfhaut auftreten. Die Psoriasis guttata (tropfenförmige S.) befällt am häufigsten Kinder und besteht aus vielen kleinen Plaques, die sich über weite Teile der Haut verteilen. Die pustuläre Form der S. ist durch kleine Pusteln charakterisiert.

In den meisten Fällen bessert sich die S. durch lokale Behandlung, wie etwa durch *kortikosteroid*- oder steinkohlenteerhaltige Präparate. Andere Möglichkeiten sind *Dithranol*salbe, *PUVA* und Stoffe wie *Methotrexat*. Die S. ist eine chronische Erkr.

SCHUPPENFLECHTE

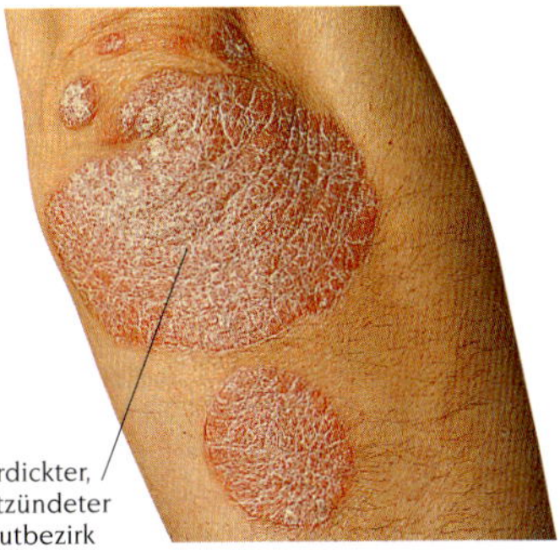

BEZIRKE MIT SCHUPPENFLECHTE

Schutzimpfung Aufbau einer Immunität als vorbeugende Maßnahme gegen ansteckende Krankheiten. Es gibt aktive und passive S. Bei der passiven S. werden Antikörper als unmittelbarer, aber kurzlebiger Schutz gegen spezifische *Bakterien*, *Viren* oder *Toxine* in den Blutkreislauf gespritzt. Die aktive S. bereitet den Körper auf Bildung eigener Antikörper vor und sorgt für eine lang anhaltende Immunität.

Routineimpfungen bei Kindern existieren für Erkr. wie *Diphtherie*, *Keuchhusten* und *Tetanus* (→ *DPT-Impfung*), *HAEMOPHILUS INFLUENZAE* (→ *Hib-Vakzine*), *Masern*, *Mumps*, *Röteln* (→ *MMR-Impfung*), *Hirnhautentzündung* und *Poliomyelitis*. Zusätzliche S. können vor Auslandsreisen notwendig sein (→ *Reiseschutzimpfungen*).

Die meisten S. werden gespritzt und haben gewöhnlich keine Nebenwirkungen. Dennoch verursachen einige Impfstoffe Schmerzen und Schwellungen an der Einstichstelle, führen zu leichtem Fieber oder grippeartigen Symptomen. Einige können eine leichte Form der Krankheit verursachen. Sehr selten treten schwere Reaktionen auf, z. B. eine Allergie gegen eine der Impfstoff-Komponenten. Nicht jede S. liefert vollständigen Schutz. Insbesondere Cholera- und Typhus-S. schützen nur bedingt.

Menschen mit *Immunmangelkrankheiten* oder *Krebserkrankungen*, die *Kortikosteroide* einnehmen, oder die bereits allergische Reaktionen auf S. gezeigt haben, sollten nicht geimpft werden. Einige S. sind ungeeignet für Kleinkinder oder in der Schwangerschaft.

Schwachsichtigkeit Bleibende Störung der Sehschärfe, der gewöhnlich keine Anomalie im Augenaufbau zugrunde liegt. Vielfach ist die Verbindung zwischen Netzhaut u. Gehirn gestört. Begriff wird manchmal auch auf toxische od. ernährungsbedingte Ursachen verminderter Sehschärfe angewandt, z. B. bei der Nikotin-Alkohol-S.

S. entsteht, wenn zwischen den Bildern, die das Gehirn von jedem Auge empfängt, deutliche Unterschiede bestehen, während sich die Sehkraft in der frühen Kindheit noch entwickelt. Häufigste Ursache: *Schielen*. Das Unvermögen, normale Netzhautbilder zu bilden, kann auch auf angeborenem *grauen Star* beruhen od. auf schweren Fixierungsfehlern od. ungleicher Fixierung, wenn z. B. ein Auge normal ist u. das andere eine nicht korrigierte, schwere *Stabsichtigkeit* hat. Toxische u. ernährungsbedingte S. kann aus Schäden der Netzhaut u./od. des Sehnervs resultieren.

Zur Vermeidung einer S. aufgrund von Schielen wird das normale Auge gewöhnlich mit einem Pflaster abgedeckt. Dies zwingt das schielende Auge richtig zu arbeiten. Ggf. ist eine Operation zur Korrektur des schielenden Auges notwendig. Schwere Fixierungsfehler lassen sich durch eine Brille korrigieren, *grauer Star* kann operativ entfernt werden. Ab dem 8. Lebensjahr ist S. gewöhnlich nicht mehr behebbar.

Schwangerenvorsorge Vorsorge für Schwangere u. Ungeborene während der Schwangerschaft. Dazu gehören regelmäßige Besuche bei Arzt od. Hebamme, zur Erkennung von Erkrankungen od. möglichen Störungen. Bauch-, Blut- u. Harnuntersuchungen werden durchgeführt u. Blutdruck u. Fötuswachstum überwacht.

Mittels *Ultraschalluntersuchung* können fötale Fehlbildungen festgestellt werden. Bei der *Chorionzottenbiopsie* od. *Fruchtwasseruntersuchung* wird geprüft, ob für das Kind ein erhöhtes Risiko einer *Chromosomenabweichung* od. einer *genetisch bedingten Erkrankung* besteht. Die Schwangere wird außerdem im Rahmen der von Krankenkassen bezahlten Schwangerschaftsgymnastik zu allgemeinen Schwangerschaftsaspekten wie Ernährung, Gymnastik u. Techniken zur Geburtserleichterung beraten (→ *Geburt, natürliche*).

Schwangerschaft Phase zwischen Befruchtung (Konzeption) und Geburt. Die S. setzt mit der Befruchtung eines Eies (Ovum) und seiner Einnistung in die Gebärmutterschleimhaut ein. Das Ei entwickelt sich zur *Plazenta* und zum *Embryo*, der zum *Fötus* heranwächst. Die meisten Eizellen nisten sich in der Gebärmutter ein. In seltenen Fällen erfolgt dies jedoch an einer anderen Stelle, z. B. im Eileiter, und führt zur *Extrauterinschwangerschaft*.

Die normale S. dauert ca. 40 Wochen (vom 1. Tag der letzten Menstruationsblutung an gerechnet). Diese Zeit wird in 3 Phasen von 3 Monaten (*Trimenon*) unterteilt. In den ersten 2 Wochen wird das Ungeborene als Embryo bezeichnet, danach ist es ein Fötus.

Im 1. Trimenon schwellen die Brüste an und werden empfindlicher. Morgendliche Übelkeit ist häufig. Die wichtigen Kindorgane sind am Ende dieser Zeit entwickelt. Im 2. Trimenon vergrößern sich die Brustwarzen der Schwangeren und werden dunkler; sie nimmt rasch an Gewicht zu. Kindsbewegungen sind erstmalig zwischen der 16. und der 20. Woche spürbar. Im 3. Trimenon erscheinen Dehnungsstreifen und die Braxton-Hick's-Kontraktionen werden von der werdenden Mutter gespürt. Der

SCHWANGERSCHAFT

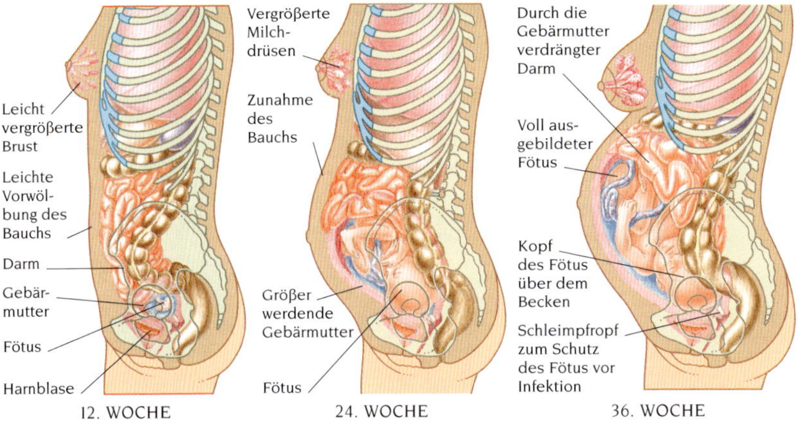

Kopf des Kindes stellt sich um die 36. Woche im Becken ein.

Häufige geringere Gesundheitsstörungen in der S. sind *Verstopfung*, *Hämorrhoiden*, Sodbrennen, besondere Essgelüste, geschwollene Knöchel und *Krampfadern*. Andere Erkrankungen sind z.B. *Soor*, *Harnwegsinfektionen* und Inkontinenz.

S.-Komplikationen und Erkr., die die S. gefährden, sind die vorzeitige Blutung, Schwangerschaftsdiabetes, *Fehlgeburt*, *Polyhydramnion*, *Gestose*, *Frühgeburt* und *Rhesusunverträglichkeit* (→ *Entbindung, vaginale; Herztonüberwachung, Ungeborenes; Mehrlingsschwangerschaften*).

Schwangerschaft, Arzneimittel Bestimmte Medikamente, die in der Schwangerschaft eingenommen werden, gelangen durch die *Plazenta* zum *Fötus* und gefährden die fötale Entwicklung. Es kann zu Missbildungen kommen. Obwohl sich wenige Medikamente als schädigend für die Entwicklung des Kindes erwiesen haben, sollte kein Medikament für vollkommen sicher gehalten werden, insbesondere nicht in der frühen Schwangerschaft. Daher sollten Schwangere Rat bei ihrem Arzt oder Apotheker suchen, bevor sie irgendein Mittel, auch frei verkäufliche Arzneimittel, einnehmen.

Probleme ergeben sich beim Neugeborenen, wenn eine Schwangere Alkohol trinkt, raucht (→ *Rauchen*) oder Drogen nimmt. Die Kinder von Frauen, die in der Schwangerschaft Heroin konsumiert haben, haben ein geringeres Geburtsgewicht und eine höhere Todesrate als normalerweise.

Schwangerschaft bei Diabetes mellitus Schwangerschaft bei vorbestehendem *Diabetes mellitus* oder Entwicklung dieser Erkr. in der Schwangerschaft. Letzteres wird als *Schwangerschaftsdiabetes* bezeichnet. Frauen mit bestehendem Diabetes mellitus können eine normale Schwangerschaft erleben, vorausgesetzt, der Diabetes ist gut eingestellt. Schlechte Blutzuckereinstellung in der Schwangerschaft führt zur Beeinträchtigung des Wachstums des Kindes oder vermehrten Komplikationen während der Schwangerschaft.

Der Schwangerschaftsdiabetes wird i.d.R. in der zweiten Hälfte der Schwangerschaft entdeckt. Die Mutter bildet nicht genug Insulin, um den Blutzuckerspiegel normal zu halten. Der echte Schwangerschaftsdiabetes verschwindet mit der Entbindung, doch ist mit dem erhöhten Risiko von Typ-2-Diabetes mellitus in späteren Jahren zu rechnen.

Schwangerschaftsabbruch auch Abtreibung; jede Handlung, die zum Tod des lebenden Embryos im Mutterleib führt. In Deutschland unter bestimmten Bedingungen bis zur 12. Woche,

SCHWANGERSCHAFTSTEST

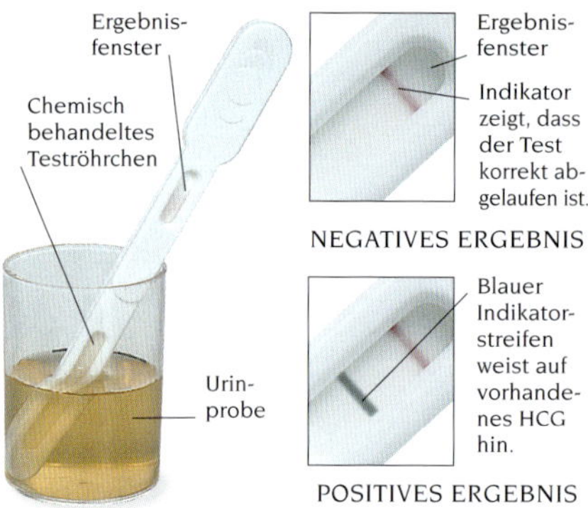

TESTDURCHFÜHRUNG ZU HAUSE

bei Gefahr für Leben, körperl. od. seel. Gesundheit der Schwangeren auch darüber hinaus straffrei, wenn durch einen Arzt durchgeführt. Grundsätzlich durch Operation oder Medikament möglich.

Schwangerschaftsdiabetes *Diabetes mellitus*, der während einer Schwangerschaft das erste Mal in Erscheinung tritt und oft nach der Geburt wieder verschwindet (→ *Schwangerschaft bei Diabetes mellitus*).

Schwangerschaftstests Harn- und Bluttests zur Bestimmung einer Schwangerschaft. Test-Sets sind beim Apotheker erhältlich und ermöglichen den S. zu Hause. Diese S. prüfen das Vorliegen des *humanen Chorion-Gonadotropins* (HCG) in einer Urinprobe. S. sind extrem genau (ca. 97% für ein positives Ergebnis und 80% für ein negatives Ergebnis), auch in der frühen Schwangerschaft. Einzelheiten zum Gebrauch der S. weichen je nach Produkt ab; aber bei allen Sets wird ein Teststab, der mit einer chemischen Substanz versehen ist, in Urin eingetaucht. Die Substanz reagiert mit HCG im Harn. S. im Blut liefern Ergebnisse ab 9. bis 12. Tag ab Befruchtung.

Schwangerschaftswehen Kurze, verhältnismäßig schmerzlose Kontraktionen der Gebärmutter während der Schwangerschaft. Wenn sie sich in der letzten Schwangerschaftszeit bemerkbar machen, können sie mit echten Wehen verwechselt werden.

Schwarzwasserfieber Gelegentlich vorkommende, lebensbedrohliche Komplikation der tropischen *Malaria*, der gefährlichsten Malariaform. Zu den Symptomen gehören Bewusstlosigkeit, Fieber, Erbrechen u. sehr dunkler Harn infolge eines Farbstoffs der zerstörten Blutkörperchen, der in den Harn ausgefiltert wird u. der Erkr. ihren Namen gibt.

Schwefel Lat. Sulfur; Mineralstoff, der in Vitamin B_1 sowie mehreren essenziellen Aminosäuren enthalten ist. Im Körper ermöglicht er die Bildung von *Kollagen* und ist Bestandteil des *Keratins*. Wird in Salbenform zur Behandlung der *Akne* eingesetzt.

Schweinegrippe Eine Variante der Grippe, die durch das *Grippe*-(Influenza-A-)Virus H1N1 ausgelöst wird. 2009 entstand eine pandemische Schweinegrippe, ausgehend von Mexiko, wo das Virus den Sprung von Schweinen zum Menschen gemacht hatte. Der Verlauf der Erkrankungen war relativ mild und die weltweite Verbreitung weniger ernst als befürchtet wurde. In den meisten Fällen verläuft die S. leicht und ist nach wenigen Tagen überstanden, jedoch kann sie bei einer kleinen Minderheit von Menschen (meist mit vorbestehenden Gesundheitsproblemen) schwer und auch tödlich verlaufen.

Schweißabsonderung, fehlende → *Hypohidrose*

Schweißdrüsenabszess Bakterielle, eitrige Entzündung der Schweißdrüsen in den Achselhöhlen und Leisten. Unter der Haut entwickeln sich Abszesse, die gerötet und schmerzhaft sind und Eiter absondern. Die Erkr. neigt zu Rückfällen und kann auch zur Vernarbung des betroffenen Bereichs führen. *Antibiotika* helfen, die Schwere des S. zu vermindern.

Schwerhörigkeit, lärmbedingte Hörverlust durch langfristige Einwirkung übermäßigen Lärms od. durch kurze Einwirkung von sehr starkem Lärm.

Die Einwirkung von plötzlichem, sehr lautem Lärm, oberhalb 130 Dezibel, kann unmittelbare u. bleibende *Gehör*-Schäden verursachen. Die Muskeln im Mittel*ohr* reagieren i.d.R. auf Lärm mit Veränderung der Position der Gehörknöchelchen (Knochenreihe, die Schwingungen in das Innenohr weiterleitet), um die Intensität des Lärms zu dämpfen. Wenn dieser Schutzreflex keine Zeit zur Reaktion hat, wird die volle Kraft der Schwingungen ins Innenohr getragen u. trifft die sensiblen Haarzellen der *Cochlea* (Gehörgangsschnecke). Gelegentlich können laute Geräusche das *Trommelfell* platzen lassen.

Häufiger werden Schädigungen durch langfristige Einwirkung geringeren Lärms verursacht. Geräusche um 85 bis 90 Dezibel können zu einer allmählichen Zerstörung der Haarzellen der Cochlea führen u. zu dauerhaftem Hörverlust. Langfristige Einwirkung von Lärm beeinträchtigt zu Anfang nur die Fähigkeit, bestimmte hohe Töne zu hören. Später erstreckt sich eine S. auf alle hohen Töne, u. die Empfindung für Sprache wird beeinträchtigt. Zuletzt kann man auch tiefere Töne nur noch schwer hören.

Geräusche um 85 bis 90 Dezibel od. mehr können Schmerz u. vorübergehende *Taubheit* verursachen. Andauernder *Tinnitus*, auch nach Abklingen des Lärms, ist Zeichen für eine bereits eingetretene Schädigung.

SCHWERHÖRIGKEIT, LÄRMBEDINGTE

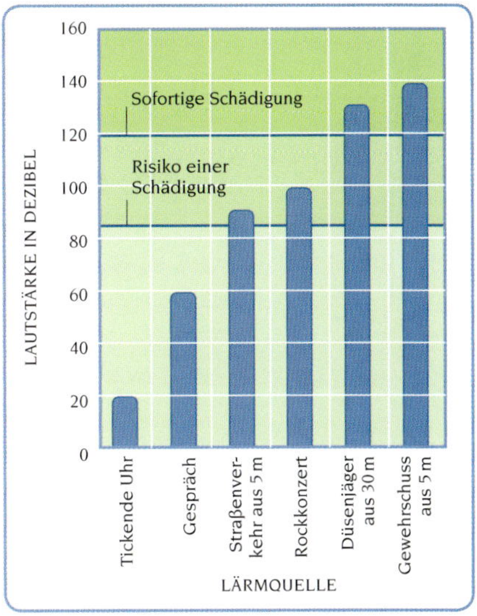

RISIKO EINER LÄRMSCHWERHÖRIGKEIT

Schwiele Bezirk mit Hautverdickung, meist an Händen od. Füßen, die sich infolge regelmäßigen od. langen Drucks od. Reibung gebildet hat. Ein *Hühnerauge* ist eine S. an einer Zehe. Bei Hühneraugenschmerzen kann die S. von Fußpflegefachkräften mit einem Skalpell abgeschält werden.

Schwimmhautbildung Verbindender Hautlappen zwischen benachbarten Fingern oder Zehen; angeborene Fehlbildung, die häufig weitervererbt wird und 2 oder mehr Finger betreffen kann. Leichte S. ist harmlos, operative Korrektur möglich. Bei schwerer Ausprägung (→ *Syndaktylie*) sind benachbarte Finger oder Zehen komplett verschmolzen. Hautflügelbildung am Hals ist ein Anzeichen des *Turner-Syndroms*.

Schwindel Gefühl der Unbeständigkeit und Benommenheit. Es ist ein leichtes, kurzes Symptom, das von selbst entsteht oder als Teil einer schweren längeren Attacke von *Vertigo*, mit Übelkeit, Erbrechen, Schwitzen oder Ohnmacht.

Die meisten Anfälle sind harmlos und werden durch einen Blutdruckabfall im Gehirn bewirkt. Dieser kann auftreten, wenn man rasch aus einer sitzenden oder liegenden Position aufsteht (sog. orthostatische Hypotonie). Ähnliche Symptome ergeben sich bei *transitorisch-ischämischer Attacke*, bei der es zu einer vorübergehenden Blockade der hirnversorgenden Arterien kommt. Andere Gründe sind Ermüdung, Stress, Fieber, *Anämie*, *Herzblock*, *Hypoglykämie* und *subdurales Hämatom*.

S. als Teil der Vertigo beruht i.d.R. auf einer Erkr. des Innenohrs, der Hörnerven oder des Hirnstamms. Die Haupterkr. des Innenohrs, die S. und Vertigo hervorruft, sind Labyrinthitis und *Menière-Krankheit*. Erkr. des Hörnervs, wie Akustikusneurinom, sind seltene Ursachen für S. und Vertigo. Hirnstammerkr. mit S. und Vertigo sind Formen der *Migräne*, *Hirntumoren* und *Basilarisinsuffizienz*. Kurze Episoden mit leichtem S. gehen i.d.R. nach einigen tiefen Atemzügen oder kurzer Ruhephase vorbei. Schwerer, längerer oder wiederkehrender S. sollte ärztlich untersucht werden. Die Therapie richtet sich nach dem Grundleiden.

Screening Sogenannter Siebtest, in der Medizin ist damit die systematische Untersuchung von Menschen auf mög-

S

liche Krankheiten, auch im Rahmen der *Präventivmedizin*, gemeint.

Seborrhoe Gesteigerte Produktion von Sebum (Talg), die zu öliger Gesichtshaut und fettiger Kopfhaut führt. Die Ursache ist unbekannt, *Androgene* spielen aber eine Rolle. Die S. tritt am häufigsten bei jungen Männern auf. Die Betroffenen neigen zu seborrhoischer *Hautentzündung* und *Akne*. Der Zustand bessert sich i.d.R. im Erwachsenenalter ohne Behandlung.

Seborrhoische Dermatitis → *Hautentzündung*

Seborrhoisches Ekzem, kindliches Bei Säuglingen häufige Erkr., die durch Flecken mit dicken, gelben Schuppen auf der Kopfhaut, dem sog. Gneis, gekennzeichnet ist. K. s. E. ist eine Form von *Hautentzündung*, die auch im Gesicht, am Hals, hinter den Ohren u. im Bereich der Windeln auftreten kann.

K. s. E. ist im Gegensatz zu Milchschorf (→ *Neurodermitis*) harmlos, so lange es sich nicht infiziert. Es kann durch tägliche Benutzung eines einfachen Haarshampoos behandelt werden. Alternativ dazu kann die Kopfhaut des Kindes mit warmem Oliven- od. Erdnussöl eingerieben werden; man lässt das Öl über Nacht wirken, damit die Schuppen weich werden u. sich am folgenden Tag abwaschen lassen. Eine milde Salbe mit einem *Antibiotikum* u. einem *Kortikosteroid* kann verschrieben werden, wenn sich die Haut entzündet.

Sedativa → *Beruhigungsmittel*

Sedierung Beruhigung eines Pat. mittels Medikamenten. S. dient dem Abbau übermäßiger *Angst* und der Steuerung eines gefährlichen aggressiven Verhaltens. Wird auch als *Prämedikation* eingesetzt.

Sehen, unscharfes Auch Verschwommensehen; Undeutlich od. verschwommen gesehene Bilder, nicht zu verwechseln mit *Doppeltsehen*. Es kann auf einem od. beiden Augen in Episoden unterschiedlicher Dauer auftreten u. sich langsam, doch auch plötzlich entwickeln. Meist ist die Ursache für lang anhaltendes u. S. ein Brechungsfehler wie bei *Stabsichtigkeit, Weitsichtigkeit* od. *Kurzsichtigkeit*, die sich alle durch Brillen od. Kontaktlinsen korrigieren lassen. Ab dem 40. Lebensjahr tritt häufiger *Alterssichtigkeit* auf.

Auch kann das Sehen infolge von Schädigung, Erkr. od. Fehlbildung von Teilen des Auges od. seinen Verbindungen zum Gehirn beeinträchtigt od. getrübt sein. Die häufigsten Ursachen für u. S. infolge einer Erkr. sind *grauer Star* u. *Retinopathitis*.

Sehne Lat. Tendo; faseriges Band, das Muskeln mit Knochen oder Muskeln mit Muskeln verbindet. S. sind stark und flexibel, aber nicht elastisch. S. in Händen, Handgelenken und Füßen sind von Sehnenscheiden umschlossen.

Sehnenentzündung Med. Tendinitis; meist infolge einer Verletzung oder Überanstrengung. Symptome sind Schmerz, Empfindlichkeit und Bewegungseinschränkung. Therapie mit *Ruhigstellung, nichtsteroidalen Antirheumatika* (NSAR), *Ultraschall* oder Kortikoid-Injektionen in die Umgebung der Sehne.

Sehnenhaut Breitflächige Platte aus zähem, faserigem Gewebe, die als Sehne fungiert, indem sie einen Muskel an einem Knochen od. Gelenk befestigt.

Sehnennaht Operation, durch die durchtrennte oder gerissene Enden einer *Sehne* wieder verbunden bzw. eine Sehne ersetzt wird.

Sehnenruptur Riss einer *Sehne* infolge plötzlicher heftiger Kontraktion des Muskels, an dem sie befestigt ist, z.B. bei starker körperlicher Belastung. S. ist auch nach Verletzung oder Gelenkerkr., wie bei *rheumatoider Arthritis*, möglich.

SEHNE

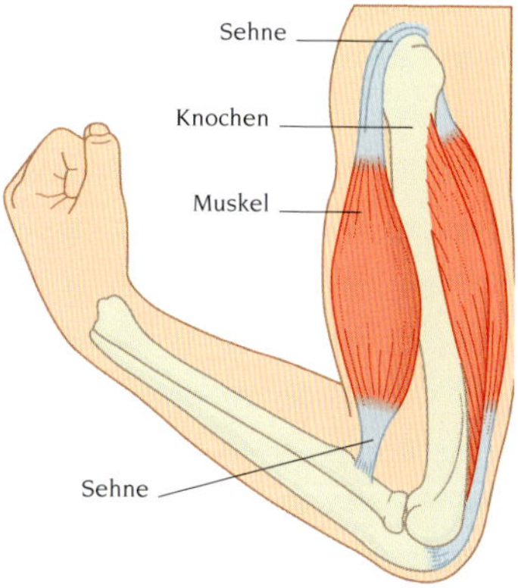

S

Symptome sind schnappende, eingeschränkte Bewegungen, Schmerz und Schwellung. Evtl. muss eine *Sehnennaht* erfolgen. Die S. kann bei Ruhigstellung heilen.

Sehnenscheidenentzündung Geht mit Verdickung der fibrösen Sehnenscheidewand einher, meist bei übermäßiger Reibung durch ständig wiederholte Bewegungen, seltener durch bakterielle Infektion (infektiöse S.). Hände und Handgelenke sind am häufigsten betroffen. Symptome sind u.a. Schmerzen und Schwellung über der Sehne. Therapie mit *nichtsteroidalen Antirheumatika* oder lokalen Kortikoid-Injektionen, bei infektiöser S. *Antibiotika* sowie Schienung.

Sehnenverlagerung Eingriff, bei dem eine *Sehne* so verlagert wird, dass der an ihr ansetzende Muskel eine andere Funktion bekommt. Die Sehne wird von ihrem ursprünglichen Ansatzpunkt gelöst und an anderer Stelle wieder befestigt. (→ *Klumpfuß*, nicht rückgängig zu machende Muskelschädigung oder Lähmung).

Sehnervenentzündung Med. Neuritis nervi optici; verursacht oft den plötzlichen Verlust eines Teils des Gesichtsfelds und des Farbensehens. Akute Schübe sind gelegentl. von Schmerz bei der Augenbewegung begleitet. Die Sehkraft verbessert sich i.d.R. innerhalb von 6 Wochen, aber einige Sehnervenfasern bleiben geschädigt. Wiederholtes Auftreten führt meist zu dauerndem Verlust der Sehschärfe.

Die meisten Fälle stehen in Zusammenhang mit einer Entmarkung von Sehnervenfasern bei *multipler Sklerose*. Die S. kann auch durch Entzündung oder Infektion von Gewebe im Bereich der Sehnerven entstehen. Mit *Kortikosteroiden* kann die Sehkraft wiederhergestellt werden, aber langfristig haben sie nur geringe Wirkung (→ *Optikusatrophie*).

Sehnervpapille Anat. Papilla nervi optici; Bereich auf der *Netzhaut*, wo sich Nervenfasern aus dem Auge zum Sehnerv vereinigen. Die S. heißt auch *blinder Fleck* aufgrund ihres Mangels an lichtempfindlichen Zellen.

Sehschärfe Fähigkeit zu sehen; treffen Lichtstrahlen aufs *Auge*, wird das Scharfstellen zumeist von der Hornhaut geleistet, die automatische Feineinstellung, *Akkomodation*, erfolgt durch Veränderung der *Linsen*krümmung. Gemeinsam erzeugen diese Systeme ein Bild auf der *Netzhaut*. Lichtempfindliche Stäbchen- u. Zapfenzellen der Retina wandeln die Bildelemente in Nervenimpulse um, die durch die Sehnerven zur Sehrinde des Gehirns wandern. Die eher in der Peripherie der Retina konzentrierten Stäbchen reagieren hochempfindlich auf Licht, nicht jedoch auf Farbe. Farbempfindliche Zapfen findet man dichter im Zentrum der Netzhaut (→ *Farbensehen*).

Das Gehirn koordiniert die motorischen Nervenimpulse für die 6 winzigen Muskeln, die jedes Auge korrekt ausrichten. Diese genaue Einstellung erlaubt dem Gehirn, die Bilder beider Augen zu einem Bild zu verschmelzen; da jedes Auge eine leicht abweichende Sicht auf ein Objekt hat, erhält das Gehirn Informationen, die es als Kompaktheit oder Tiefe bewertet. Dieses stereoskopische Sehen ist für die Beurteilung von Entfernungen wichtig.

Sehschärfestörungen Am häufigsten sind Brechungsfehler, wie *Kurzsichtigkeit*, *Übersichtigkeit* und *Stabsichtigkeit*, i.d.R. durch Brille oder Kontaktlinsen zu korrigieren. Andere S. sind Schwachsichtigkeit, Doppeltsehen und Erkr. der Augen oder der Sehnerven, der Nervenbahn von den Sehnerven zum Gehirn sowie des Gehirns.

Durch Hornhauttrübungen (→ *grauer Star*) oder *Glaskörperblutung* verliert das Auge seine Transparenz. Defekte nahe dem Zentrum der Retina führen zum Verlust der entsprechenden Teile des Gesichtsfelds (→ *Makuladegeneration*). „Mückensehen“ (mouches volantes) ist gewöhnlich ohne Bedeutung, kann aber auf einen *Netzhautriss* oder eine -blutung hinweisen oder Vorbote einer *Netzhautablösung* sein. Eine *Sehnervenentzündung* erzeugt einen blinden Fleck im Zentrum des Gesichtsfelds.

Hirnschädigung (z.B. infolge Schlaganfall) führt u.U. zur Einschränkung des Visus, z.B. zu *Hemianopsie*, *Agnosie*, persistierenden Bildern (d.h., eine Szene dauert als Bild an, nachdem die Blickrichtung geändert wurde) und optischen Halluzinationen.

SEHTEST

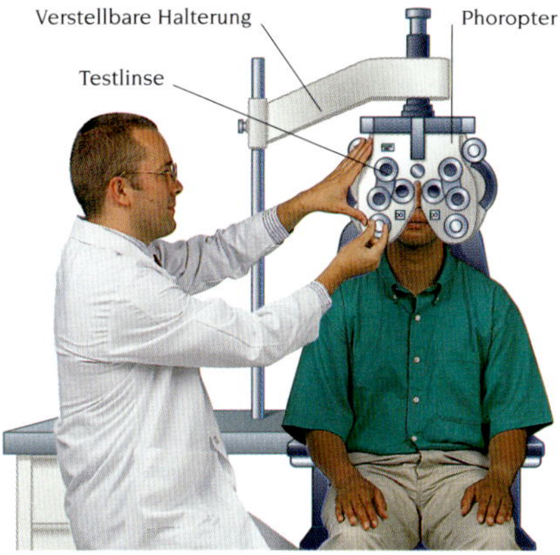

Sehschärfeverlust Med. Visusverlust; Unfähigkeit zu sehen. Der S. entwickelt sich langsam oder plötzlich, kann, je nach Ursache, vorübergehend oder dauerhaft sein. Der S. betrifft u.U. auch beide Augen und kann zur vollständigen Erblindung führen oder nur das periphere bzw. nur das zentrale Sehen beeinträchtigen.

Fortschreitender S. ist mit zunehmendem Alter häufig und wird durch eine Reihe von Erkrankungen ausgelöst (→ *Sehschärfestörungen*).

Plötzlicher S. entsteht durch Erkr. wie *Hyphäma*, schwere *Uveitis*, *Glaskörperblutung* oder *Netzhautblutung*. Eine Sehnervenentzündung kann die Sehschärfe eines Auges herabsetzen. Schädigung der Nervenbahnen zwischen Augen und Gehirn bzw. zum Sehzentrum im Gehirn, verursachen den Verlust des peripheren Sehens und entwickeln sich infolge *Embolie*, *Minderdurchblutung*, Tumor, Entzündung oder Verletzung.

Sehtest Teil der *Augenuntersuchung*, mit der bestimmt wird, ob die Sehfähigkeit vermindert ist. Die meisten S. (z. B. *Snellen-Tafel*) prüfen die *Sehschärfe*.

Bei diesem Test wird ein Phoropter benutzt, mit dem man unterschiedliche Linsen vor jedes Auge bringt. Die Linsen werden so lange gewechselt, bis man die Buchstaben weit unten auf der Snellen-Karte lesen kann. Gesichtsfeld-Tests werden ebenso durchgeführt, um Erkr. des Auges und des Nervensystems zu erkennen. Refraktionstests können *Weitsichtigkeit*, *Kurzsichtigkeit* od. *Stabsichtigkeit* aufdecken; der Effekt von Linsen auf Bewegungen des vom Auge reflektierten Lichts wird beobachtet, um die benötigte Brille bzw. Kontaktlinsen zu errechnen. Wird eine *Alterssichtigkeit* vermutet, werden Lesetests (im Nahsehen) zur Bestimmung der *Akkomodation* durchgeführt.

Seitenlage, stabile Lagern eines ruhig atmenden bewusstlosen Patienten, während medizinische Hilfe erwartet wird. Der Körper wird auf die Seite gelegt, das obere Bein im rechten Winkel über das gestreckte untere Bein gelegt. Der untere Arm wird ebenfalls rechtwinklig gebeugt. Der obere Arm wird mit der Handfläche nach oben an der unteren Wange platziert, um den Kopf in seiner überstreckten Position zu stützen u. so die Atemwege offen zu halten. Besteht Verdacht auf *Wirbelsäulen*-Verletzung, darf der Betroffene nicht in die s. S. gebracht werden.

Sekretin Im *Zwölffingerdarm* bei Eintritt säurehaltiger Nahrung aus dem Magen gebildetes Hormon. S. regt die Freisetzung von Verdauungssaft aus der Bauchspeicheldrüse an, der Bikarbonat zur Neutralisierung der Säure enthält, und von Gallenflüssigkeit aus der Leber.

Sekretion Bildung und Absonderung von Substanzen (wie *Enzymen*) in bzw. aus einer Zelle oder Drüse oder einem Organ, die dem Stoffwechsel an anderer Stelle des Körpers dienen.

Sektion Durchschneiden von Körpergewebe zum Zwecke anatomischer Studien, in der *Pathologie* oder Gerichtsmedizin. Andere Begriffe sind Obduktion, Leichenöffnung oder Autopsie.

sekundär Angewandt auf eine Erkr., die das Ergebnis oder die Folge der Primärerkr. ist. Bezeichnet auch einen bösartigen Tumor (Sekundärkarzinom), der sich durch Streuung eines Primärkarzinoms an einer anderen Stelle des Körpers gebildet hat (→ *Tochtergeschwulst*).

Selbstmord Absichtliche Selbsttötung. S. ist die Reaktion auf ein vom Betroffenen als unlösbar empfundenes Problem, wie soziale Isolation, Tod eines geliebten Menschen, schwere Krankheit oder Geldsorgen. Oft ausgelöst durch psychiatrische Erkrankung, wie schwere *Depression* oder *Schizophrenie*.

Selbstmordversuch Vorsätzlicher Akt der Selbstschädigung, die lebensbedrohlich ist oder erscheint, aber nicht tödlich ausgeht. Häufiger bei Frauen, bes. bei 15- bis 30-Jährigen. Die Zahl der S. ist bei Menschen mit Persönlichkeitsstörungen, in sozialen Randgruppen sowie bei Alkohol- oder Drogenproblemen am höchsten. Auslösende Faktoren sind meist der Tod eines geliebten Menschen, Geldsorgen oder schwerer Verlust, der zur *Depression* führt. Am häufigsten wird eine Medikamentenüberdosis genommen.

Medikamentenvergiftung erfordert sofortige Behandlung. Längerfristig sollte dem Betroffenen Halt gegeben und seine Depression behandelt werden.

Selbstverletzung Absichtliche Verletzung der eigenen Person. S. tritt meist bei Jugendlichen und jungen Erwachsenen auf; häufiger beim weiblichen Geschlecht. Sie äußert sich als Aufschneiden der Handgelenke oder Verbrennen der Unterarme mit Zigaretten. Evtl. Versuch der Stressbewältigung, z. B. bei sexuellem Missbrauch in der Kindheit.

Seltenere Formen der S., wie Verstümmelung der Genitalien, sind meist auf eine *Psychose* zurückzuführen. Selbstbeschädigung der Lippen und Finger beim Lesch-Nyhan-Syndrom, einer seltenen Stoffwechselstörung.

Selegilin Medikament zur Behandlung des *Parkinson-Syndroms*, entweder als Monotherapie (im Frühstadium) oder kombiniert mit *Levodopa*. Nebenwirkungen sind eventuell Übelkeit, Erbrechen, *Durchfall* oder *Verstopfung*, *Mundtrockenheit* und Halsschmerzen.

selektive Serotonin-wiederaufnahme-Hemmer Engl. Abk. SSRI; relativ neue Medikamentenklasse zur Behandlung der *Depression*. S. S.-H. blockieren die Wiederaufnahme des Neurotransmitters *Serotonin* nach seiner Ausschüttung im Gehirn. Die resultierenden erhöhten Serotoninspiegel führen zu besserer Stimmung. Die üblichen Medikamente dieser Klasse sind Fluoxetin und *Sertralin*. SSRI haben weniger Nebenwirkungen als andere *Antidepressiva*, können aber Durchfall, Übelkeit, Unruhe und Angst verursachen.

Selen *Spurenelement*, das die Gewebe elastisch hält. Kommt hauptsächlich in Fleisch, Fisch, Vollkorn- und Milchprodukten vor.

Seminom → *Hodenkarzinom*

Senile Demenz → *Demenz*

Senium Lat. für Greisenalter; Begriff für das hohe Alter, auch häufig für das altersbedingte Nachlassen der geistigen Fähigkeiten gebraucht.

Sennesblätter Sennae folium; *Abführmittel*, hergestellt aus den Blättern und Hülsen der arabischen Buschgewächse *CASSIA ACUTIFOLIA* und *CASSIA ANGUSTIFOLIA*, das die Dickdarmtätigkeit anregt. Kann zur Braun- oder Rotfärbung des Urins führen.

Sensibilisierung Erstexposition gegenüber einem *Allergen* oder einer anderen Substanz, die vom *Immunsystem* als Fremdkörper erkannt wird und zu einer Immunreaktion führt. Weitere Expositionen gegenüber derselben Substanz rufen eine stärkere und schnellere Immunreaktion hervor. So entsteht die Grundlage für Allergien und andere Arten von Überempfindlichkeitsreaktionen.

Sensibilitätsstörung Gefühlsverlust in Teilen des Körpers durch Störung der Weitergabe von Impulsen entlang sensorischer Nerven. Eine S. ist Folge einer Erkr. od. Schädigung am *Nervensystem* od. seiner Blutzufuhr.

S

SEITENLAGE

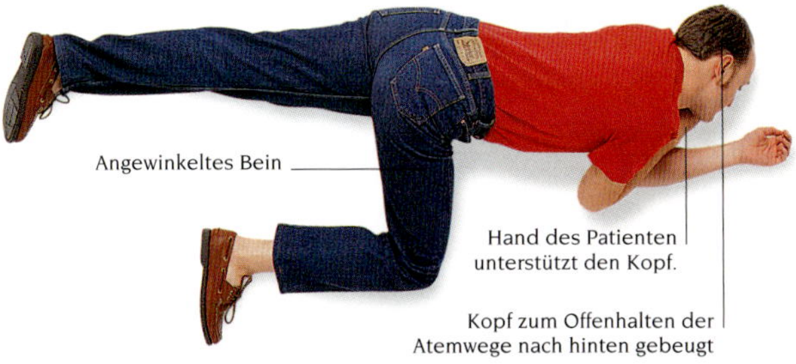
Angewinkeltes Bein
Hand des Patienten unterstützt den Kopf.
Kopf zum Offenhalten der Atemwege nach hinten gebeugt

Multiple Sklerose führt durch Schädigung der Nervenbahnen im *Zentralnervensystem (ZNS)* in einem Körperteil zu S. Bei einer *Nervenerkr.* sind die peripheren Nerven (Nerven außerhalb des ZNS) geschädigt. Bei einem *Schlaganfall*, bei Druck auf beziehungsweise verminderter Blutzufuhr zu Nervenbahnen im Gehirn entsteht oft eine S. einer Körperseite.

Heftige Kälte führt aufgrund direkter Einwirkung auf die Nerven ebenfalls zur S. Sie kann aber auch Folgeerscheinung einer psychischen Störung, wie *Angst* od. einer *Panikattacke* sein.

Die Behandlung einer S. hängt von der eigentlichen Ursache ab.

Sensorischer Kortex Bezirk im Rindenbereich des Endhirns, in dem *Sinneswahrnehmungen* entstehen.

Druck-, Schmerz- und Temperaturempfindungen werden im Scheitellappen wahrgenommen, ebenso der Geschmack. Visuelle Empfindungen werden im Hinterhauptlappen an der Rückseite des Endhirns und Schall wird im Schläfenlappen wahrgenommen.

Sepsis → *Blutvergiftung*

Septikämie → *Blutvergiftung*

Septische Arthritis Durch bakterielle Infektion verursachte *Arthritis*, bei der Bakterien über eine offene Wunde in ein Gelenk eingedrungen sind. Die Symptome treten plötzlich auf und sind u.a. Schwellung, Schmerzempfindlichkeit und Fieber. Bei Eiterbildung kann es zu einer irreversiblen Schädigung des Gelenks kommen. Aus dem Gelenk wird Flüssigkeit abgesaugt und auf Erreger hin untersucht; das Sekret wird abgesaugt, um den Schmerz zu lindern. Therapie erfolgt mit Antibiotika.

Septum Med. Begriff für Scheidewand; dünne Trennwand innerhalb oder zwischen Körperteilen.

Septumdefekt → *Herzscheidewand, Defekt*

Septumresektion, submuköse Operation zur Korrektur einer seitlichen Verbiegung der *Nasenscheidewand*.

Sequestrierung Auch Demarkation; erkranktes oder totes Gewebe, das sich vom umgebenden gesunden Gewebe abgetrennt hat.

Serologie Labormedizin, die sich mit der Untersuchung von Blutserum beschäftigt. Serologische Techniken sind u.a. die Diagnose ansteckender Krankheiten durch Nachweis von *Antikörpern*, die Entwicklung von *Antiserum* für passive *Impfung* und die Bestimmung von *Blutgruppen* bei *Vaterschaftstests* sowie gerichtsmedizinischen Ermittlungen.

Seromukotympanon → *Mittelohrerguss, chronischer*

Serotonin In vielen Geweben, besonders in den Blutplättchen, den Wänden des Verdauungstrakts und im Gehirn vorkommende Substanz. S. wird von den Blutplättchen an der blutenden Stelle freigesetzt, wo es die kleinen Blutgefäße zusammenzieht und dadurch den Blutverlust reduziert. Im Verdauungstrakt hemmt es die Magensaftsekretion und stimuliert die glatte Darmmuskulatur. Bei depressiven Menschen ist der S.spiegel im Gehirn, wo Serotonin als *Neurotransmitter* wirkt, herabgesetzt. Bestimmte *Antidepressiva* erhöhen den S.spiegel. *S.agonisten* blockieren seine Wirkung bei Migräneanfällen.

Serotoninagonisten Auch 5-HT_1-Agonisten; Gruppe von Medikamenten, die in der Behandlung der *Migräne* eingesetzt werden. S. ist u.a. *Sumatriptan*. Bei Pat. mit erhöhtem Risiko für eine *KHK* ist Vorsicht geboten. Weitere Nebenwirkungen sind Gesichtsröte, Kribbeln und Übelkeit.

Serotoninantagonisten Gruppe von Medikamenten zur Behandlung der durch *Strahlentherapie* und *Zytostatika* verursachten Übelkeit. Auch gegen Übelkeit und Erbrechen nach einer Operation. S. sind Granisetron und Ondansetron.

Sertralin *Selektiver Serotoninwiederaufnahme-Hemmer* für die Behandlung der Depression (→ *Antidepressiva*).

Serum Klare Flüssigkeit, die sich bei der Blutgerinnung vom *Blut* trennt; enthält Salze, Glukose und Proteine sowie *Antikörper*. S. aus dem Blut eines Menschen, der von einem Mikroorganismus infiziert wurde, enthält Antikörper, die andere Menschen vor demselben Erreger schützen können, wenn sie das Serum injiziert bekommen. Dieses Präparat heißt *Antiserum* und bildet die Grundlage der passiven *Schutzimpfung*.

Serumkrankheit *Überempfindlichkeitsreaktion*, die etwa 10 Tage nach

S

Injektion eines *Antiserums* tierischen Ursprungs oder Einnahme bestimmter Medikamente, wie *Penizillin*, auftreten kann. Symptome sind u.a. juckender Ausschlag, Gelenkschmerz, Fieber und vergrößerte *Lymphknoten*. In schweren Fällen gerät der Patient in einen schockähnlichen Zustand. Die Symptome verschwinden normalerweise nach einigen Tagen. *Antihistaminika* können die Gesundung beschleunigen. Schwere Fälle erfordern evtl. Gabe eines *Kortikosteroids*.

Sexualstörung → *sexuelle Probleme*

Sexualtherapie Beratende oder therapeutische Maßnahmen bei sexuellen Störungen, die keine körperliche Ursache haben; u.a. Hilfe für die Partner, eine andere Einstellung zum Sex zu entwickeln, ihre sexuellen Bedürfnisse zu erkennen und Techniken, wie *Beckenbodengymnastik* bei bestimmten Problemen, zu erlernen. S. ist erfolgreich bei der Behandlung von *Scheidenkrampf*, bei *Samenerguss*-Störungen, *ausbleibendem Orgasmus* und bei *Impotenz*.

Sexuell übertragbare Krankheiten Infektionen, die hauptsächlich, aber nicht ausschließlich, beim Geschlechtsverkehr übertragen werden. Die häufigsten sind *Chlamydien-Infektionen*, *Herpes genitalis*, *Filzläuse*, Genitalwarzen (→ *Warzen, anogenitale*), *Trichomonaden-Infektion*, *Syphilis*, *Tripper* und *HIV*-Infektion. Die meisten bakteriell bedingten s. ü. K. können mit *Antibiotika* behandelt werden. Die Rückverfolgung und Behandlung aller Geschlechtspartner der/des Betroffenen ist unabdingbar bei der Behandlung von s. ü. K. *Safer Sex* hilft bei der Vorbeugung von s. ü. K.

Sexuelle Probleme Schwierigkeiten im sexuellen Handeln oder Verhalten. S. P. haben oft eine psychische Ursache. *Sexualtherapie* kann den Betroffenen helfen. Einige s. P. sind körperlich bedingt, wie etwa Durchblutungs- oder Hormonstörungen. Eine Anomalie der Genitalien kann Schmerzen beim Geschlechtsverkehr verursachen (→ *Geschlechtsverkehr, schmerzhafter*). Solche Probleme werden, soweit möglich, therapiert oder operiert.

Sézary-Syndrom Erkr. mit krankhafter Lymphozytenvermehrung in der Haut, Leber, Milz und den *Lymphknoten*. Betrifft meist Menschen in mittlerem und höherem Alter. Das erste Symptom ist das Auftreten roter, schuppiger Flecken auf der Haut, die sich zu einem juckenden, schuppigen Ausschlag entwickeln. Es kann auch zur Flüssigkeitsansammlung unter der Haut, Glatzenbildung und anomalem Nagelwachstum kommen. Gelegentlich ist das S.-S. mit *Leukämie* gekoppelt. Wird mit *Zytostatika* und *Strahlentherapie* behandelt.

Shunt Nebenschluss zur Überbrückung; pathologische oder operativ angelegte Verbindung zwischen normalerweise nicht verbundenen Körperteilen.

Shy-Drager-Syndrom Seltene Degenerationserkr. unbekannter Ursache, die das *vegetative Nervensystem* schädigt. Beginnt allmählich im 6. oder 7. Lebensjahrzehnt und ist bei Männern häufiger. Symptome sind Schwindel und Ohnmachtsanfälle aufgrund von orthostatischem Blutdruck (→ *Blutdruck, niedriger)* Harninkontinenz, *Impotenz*, herabgesetzte Fähigkeit zu schwitzen und *Parkinson-Syndrom*. Führt letztlich zu Pflegebedürftigkeit und manchmal vorzeitigem Tod. Kann nicht geheilt oder verzögert werden, viele Symptome werden aber durch Medikamente gebessert.

Sibutramin Zentral wirksamer Appetitzügler zur Behandlung der Fettsucht bei Menschen, bei denen andere Bemühungen zur Gewichtsreduktion wie Ernährungstherapie erfolglos waren. Häufige Nebenwirkungen von S. sind *Verstopfung*, *Mundtrockenheit* und *Bluthochdruck*.

Sichelzellenanämie Erbliche Bluterkr., bei der die roten Blutkörperchen Hämoglobin S, d.h., anomales *Hämoglobin* enthalten. Es kristallisiert in den Kapillargefäßen, sodass die roten Blutkörperchen sichelförmig u. brüchig werden und eine *hämolytische Anämie* entsteht. Die Durchblutung einzelner Organe wird zeitweilig blockiert. Die Erkr. tritt hauptsächlich bei Afrikanern und Afro-Amerikanern auf.

Die Symptome erscheinen i.d.R. im Alter von über 6 Monaten und beginnen oft mit schmerzhaften Schwellungen an Händen und Füßen. Chron. hämolytische Anämie verursacht Müdigkeit, Kopfschmerzen, Atemnot bei körperlicher Anstrengung, Gesichtsblässe und *Gelbsucht*. Sichelzellenkrisen brechen plötzlich aus und werden manchmal durch Infektion, Kälte oder Austrocknung ausgelöst, treten aber auch ohne erkennbare Ursache auf. Schmerzen, bes. Knochenschmerzen, Blut im Urin oder Schäden an Lunge oder Darm treten auf. Auch *Krämpfe*, ein *Schlaganfall* oder Bewusstlosigkeit sind möglich.

Bei betroffenen Kindern kann sich die Milz vergrößern und rote Blutkörperchen mit hoher Geschwindigkeit einfangen, sodass es zu einer lebensbedrohlichen Anämie kommt. Am Ende des Jugendalters stellt die Milz ihre Funktion ein und erhöht dadurch bei den Betroffenen das Infektionsrisiko.

Die Diagnose erfolgt am Blutausstrich und in der *Elektrophorese*. Unterstützend können als Infektionsprophylaxe Folsäure und Penizillin gegeben und das Immunsystem gestärkt werden. Lebensbedrohliche Krisen werden mit *intravenösen Infusionen*, *Antibiotika*, *Sauerstoff* und *Schmerzmitteln* behandelt. Ggf. wird eine Bluttransfusion durchgeführt, besonders bei Patienten mit häufigen schweren Krisen.

Siderose Eisenablagerung; Störungen aufgrund eines zu hohen Eisenspiegels im Blut (→ *Hämosiderose*).

SIDS Abk. für *plötzlicher Kindstod* (sudden infant death syndrome).

Siebentagefieber Virenbedingte Tropenkrankheit, wird auch *Dengue-Fieber* genannt, das durch Moskitos übertragen wird.

Sievert Kurzzeichen Sv; Messeinheit für Menge ionisierender Strahlung (→ *Energiedosis*).

Sigma Colon sigmoideum; S-förmiger Teil des *Dickdarms* im Unterbauch, erstreckt sich vom Beckenrand zum 3. Kreuzwirbel; liegt zwischen absteigendem Dickdarm und Mastdarm.

Sigmatismus → *Lispeln*

Sigmoidoskopie Form der *Endoskopie*, bei der ein Sichtgerät durch den After eingeführt wird, um Mastdarm und *Sigma* zu untersuchen.

Silbersulfadiazin Antiseptische Salbe (→ *Antiseptika*) zum Schutz vor Infektionen nach Hauttransplantation oder Verbrennung, bei offenem Bein (*Beingeschwür*) und *Druckgeschwüren*. Mögliche Nebenwirkungen sind irreversible Graufärbung der Haut, Juckreiz oder Ausschlag.

Sildenafil Handelsname: Viagra; verschreibungspflichtiger Wirkstoff zur Behandlung der *Impotenz*.

Silikon Langkettige kohlenstoffhaltige Verbindung aus Silizium und Sauerstoff; synthetische Silikone werden auch als Implantate in der plastischen Chirurgie verwendet.

Simulation Vortäuschen von Symptomen mit bestimmter Absicht, z. B. um der Arbeit fernzubleiben oder eine Entschädigung zu erhalten. Unterscheidet sich von eingebildeten Störungen und *Hypochondrie*, d. h. Zuständen, bei denen die Symptome nicht vom Pat. gesteuert werden können.

Simvastatin *Lipidsenker*, der auf die Leberenzyme wirkt, die *Cholesterin* bilden. Kann zu Darmstörungen, Kopf- und Muskelschmerz führen.

Sinneswahrnehmung Bewusst gewordene Gefühle oder Eindrücke. Die Sinne leiten Informationen über das Umfeld und den inneren Zustand des Körpers an das *Zentralnervensystem*.

Die Daten werden von Millionen von Sinnesrezeptoren erfasst, die in allen Körpergeweben und in besonderen Sinnesorganen, wie den Augen, verteilt sind. Bestimmte sensorische Daten, z. B. die aus den Sinnesorganen und Hautrezeptoren, werden in den *sensorischen Kortex* (Sinneszentrum) des Gehirns geleitet, wo S. entstehen. Andere sensorische Informationen, wie Körperhaltung, werden an anderer Stelle verarbeitet und erzeugen keine bewusste Wahrnehmung.

Sinneswahrnehmung, anomale Getrübte und unangenehme oder anderweitig veränderte *Sinneswahrnehmung* bei fehlendem Reiz. Taubheitsgefühle und *Kribbeln* sind häufige anomale Empfindungen.

Die Sinne können durch Beschädigung des entsprechenden Sinnesorgans (→ *Sehstörungen*, *Geruchssinn*, *Schwer-*

hörigkeit, Tinnitus) beeinträchtigt sein. Andere Ursachen von a. S. sind z. B. periphere Nervenschäden infolge von *Diabetes mellitus*, *Gürtelrose* oder Druck durch einen Tumor, Unterbrechung von Nervenbahnen im *Gehirn* oder *Rückenmark* infolge einer Wirbelsäulen- oder Kopfverletzung, *Schlaganfall* oder *multipler Sklerose*.

Eingeklemmte oder beschädigte Nerven werden u.U. operativ oder gezielt behandelt. In anderen Fällen kann eine unangenehme a. S. nur beseitigt werden, wenn die entsprechenden Nervenfasern durchtrennt oder die Signalleitungen blockiert werden.

Sinus Höhle in einem Knochen, insbesondere einer der luftgefüllten Räume in den Knochen im Bereich der Nase (→ *Kiefer- und Nasennebenhöhlen*). Der Ausdruck bezeichnet auch erweiterte blutführende Kanäle oder einen krankhaften, infizierten Kanal.

Sinusitis Nebenhöhlenentzündung; durch eine Infektion verursachte Schleimhautentzündung meist der Kieferhöhlen und des Labyrinthus ethmoidalis. Es treten Fieber, eine verstopfte Nase und Verlust des Geruchssinns sowie Eiterbildung im betroffenen Sinus mit Schmerzen und Absonderung von Nasensekret auf.

S. wird meist abschwellend und mit *Schmerzmitteln* behandelt, schwere und/oder chronische *Infektionen* ggf. mit *Antibiotika*, lokalem *Kortison* und/oder einer *Operation* zur Dränage des Sinus. Dampfinhalation kann helfen.

Sinusknoten Natürlicher Herzschrittmacher; eine Gruppe spezialisierter Muskelzellen in der rechten Vorhofwand, die regelmäßig elektrische Impulse aussendet, die zur Kontraktion des Herzens führen.

Sinusknotensyndrom Funktionsstörung des *Sinusknotens* des Herzens, die zu Episoden von *Bradykardie* (herabgesetzte Herzfrequenz), Bradykardie-*Tachykardie*-Wechsel oder ganz kurzen Herzstillständen führt.

Ursache ist meist eine *KHK* oder eine *Kardiomyopathie*. Symptome sind u.a. leichter Schwindel, Ohnmacht und *Herzklopfen*.

Die Diagnose wird durch ein *Langzeit. EKG* bestätigt. Therapie: *Antiarrhythmika* und Implantation eines künstlichen *Herzschrittmachers*.

Sinustachykardie Schnelle, aber regelmäßige Herzfrequenz (>100 Schläge/Min.) aufgrund einer erhöhten elektrischen Aktivität des *Sinusknotens*. S. ist bei plötzlichem Stress oder körperlicher Anstrengung normal. Andauernde S. bei Ruhe kann durch Fieber oder *Schilddrüsenüberfunktion* hervorgerufen werden.

Sitagliptin Ein *Arzneimittel* zur Behandlung des *Diabetes mellitus* Typ 2, einzeln oder in Kombination mit anderen *Antidiabetika* wie z. B. *Metformin*. Sitagliptin erhöht die *Insulin*-Produktion durch die *Bauchspeicheldrüse* nach einem Essen und hilft so, den *Blutzucker*spiegel in dieser Situation nicht zu hoch werden zu lassen.

Nebenwirkungen sind u.a. *Magen-Darm*-Störungen wie *Durchfall*, Schwellungen der Arme und Beine, *Kopfschmerzen* und *Entzündungen* der oberen *Atemwege*.

Situs inversus Zustand, bei dem die inneren Organe spiegelbildlich zu ihrer normalen Lage angeordnet sind. Sofern alle Organe funktionstüchtig sind, ist keine Behandlung erforderlich.

Sitzbein Anat. Os ischii; je 1 S. rechts und links bilden den tiefsten Punkt des Beckens.

Sjögren-Syndrom Zustand, bei dem Augen und Mund extrem trocken sind. Auch Nase, Rachen und Scheide können betroffen sein. Meist verursacht durch bestimmte *Autoimmunkrankheiten*, wie *rheumatoide Arthritis* und systemischer *Lupus erythematodes*. Die meisten Patienten sind Frauen im mittleren Lebensalter.

Skalpell Chirurgisches Messer zum Schneiden von Gewebe.

Skelett Knochengerüst, das dem Körper seine Form verleiht und Ansatzpunkte für die Muskeln und das darunter liegende Weichgewebe bietet. Das menschliche Skelett hat im Durchschnitt 213 *Knochen*, die mit *Bändern* und *Sehnen* an *Gelenken* miteinander verbunden sind.

Das S. spielt als starkes, stabiles und dennoch durch Muskeln bewegliches Gerüst eine entscheidende Rolle

S

SKELETT

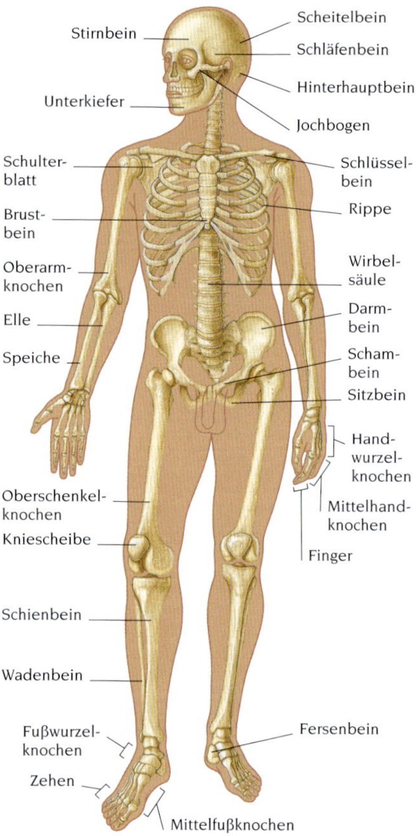

bei allen Bewegungen. Es stützt und schützt innere Organe.

Sklera → *Lederhaut*

Skleritis → *Lederhautentzündung*

Sklerodermie Seltene *Autoimmunkrankheit*, die viele Organe und Gewebe betreffen kann, bes. Haut, Arterien, Niere, Lunge, Herz, Magen-Darm-Trakt und Gelenke. Bei Frauen 3-mal häufiger als bei Männern; tritt meist zwischen dem 30. und 50. Lebensjahr auf.

Zahl und Schwere der Symptome sind unterschiedlich. Häufigstes Symptom ist das *Raynaud-Syndrom*. Oft kommt es zu Hautveränderungen, bes. im Gesicht und an den Fingern, wo die Haut zu glänzen beginnt, sich spannt und verdickt, sodass die Bewegungen erschwert sind; es kommt zu Atemnot, Herzklopfen, *Bluthochdruck*, Gelenkschmerzen oder Muskelschwäche. Die S. schreitet in den ersten Jahren schnell fort, verlangsamt sich dann oder kommt ganz zum Stillstand. Bei einigen wenigen Patienten verläuft die Erkrankung so schnell, dass sie an Herz-, Atem- oder Nierenversagen sterben.

Skleromalazie Erweichung der *Lederhaut*; häufig als Komplikation einer *Lederhautentzündung*, bes. in Verbindung mit einer *rheumatoiden Arthritis*.

Sklerose Verhärtung eines Gewebes, meist eines Blutgefäßes (→ *Arteriosklerose*) oder Nervengewebes.

Sklerose, tuberöse Erbliche Erkr. der Haut und des Nervensystems, häufig mit akneähnlichem Ausschlag im Gesicht, *Epilepsie* und Lernschwächen. Gutartige *Tumoren* in Gehirn, Niere, Netzhaut und Herz treten ebenfalls auf. Keine Heilung, nur Symptomlinderung. In schweren Fällen stirbt der Pat., bevor er das 30. Lebensjahr erreicht hat. Betroffenen Familien wird *genetische Beratung* empfohlen.

Sklerotherapie Verödungsbehandlung; Therapieform für *Krampfadern* bes. der Beine, *Hämorrhoiden* und *Ösophagusvarizen*. Ein Reizmittel wird in die Vene gespritzt, das zur Entzündung der Venenwand und damit zur Narbenbildung und Verödung der Vene führt.

Skoliose Verbiegung der *Wirbelsäule* zu einer Seite. Meist sind Brust- oder Lendenwirbelsäule betroffen. Beginnt i.d.R. in Kindheit oder Jugend und verstärkt sich bis Abschluss des Wachstums fortlaufend. In vielen Fällen verbiegt sich als Reaktion ein anderer Wirbelsäulenabschnitt, sodass schließlich eine S-Form entsteht. Die Ursache der jugendlichen S. ist unbekannt. In seltenen Fällen ist die S. eine angeborene Fehlbildung der Wirbelsäule. Manchmal kann *Physiotherapie* ausreichen. Fortschreitende oder schwere Formen der S. erfordern jedoch Ruhigstellung der Wirbelsäule in einem Korsett und anschließende Operation zur Begradigung (*Wirbelversteifung*).

Skorbut In Industrieländern selten; verursacht durch ungenügende Aufnahme von *Vitamin C*. S. behindert die Bildung von *Kollagen*, ein Bindegewebsprotein, und bewirkt so eine Schwächung der kleinen Blutgefäße und schlechte Wundheilung. Blutungen können überall im Körper auftreten. S. wird mit hochdosiertem Vitamin C behandelt. Die Blutungen hören nach 24 Stunden auf, die Heilung schreitet fort und die Schmerzen in Muskeln und Knochen verschwinden schnell.

Skrotum → *Hodensack*

SLE Abkürzung für systemischer *Lupus erythematodes*.

Slow-virus-Infektion Gruppe von Erkrankungen des *Zentralnervensystems*, die erst nach Monaten oder Jahren nach einer Virusinfektion auftreten. Sie verursachen die allmähliche umfassende Zerstörung des Nervengewebes mit fortschreitendem Verlust der Hirnfunktion und führen zum Tod. Beispiele sind *Creutzfeldt-Jakob-Krankheit* und Kuru.

Smegma Ansammlung talgiger Absonderungen an Eichel und Vorhautdrüsen eines nicht beschnittenen Mannes, meist infolge mangelhafter Hygiene. Eine durch S. verursachte Pilz- oder Bakterieninfektion kann zur *Eichel- u/.od. Vorhautentzündung* führen. S. erhöht die Wahrscheinlichkeit für Peniskrebs und vermutlich auch für *Gebärmutterhalskrebs* bei der Frau. Findet sich auch bei der Frau zwischen Kitzler und kleinen Schamlippen.

Snellen-Tafel Methode zum Messen der *Sehschärfe* bei Sehproben.

Sodbrennen Brennende oder kratzende Empfindung in der *Speiseröhre*, häufig nach Mahlzeiten. Bei unzureichendem Verschluss des Mageneingangs können Magensäure und saurer Mageninhalt in die Speiseröhre zurückfließen und die Schleimhaut verätzen (→ *gastroösophagealer Reflux*).

somatisch Bezogen auf den Körper (soma), im Gegensatz zur Psyche, oder auf Körperzellen im Gegensatz zu Keimzellen (Ei- und Samenzellen). Der Ausdruck bezieht sich auch auf die Körperhülle im Gegensatz zu den Eingeweiden (den inneren Organen).

Somatisierungsstörung auch psychovegetatives Syndrom od. vegetative Dystonie; Zustand, bei dem sich der Betroffene jahrelang über verschiedene körperliche Beschwerden beklagt, für die keine organische Ursache festzustellen ist. Die Störung ist häufiger bei Frauen, beginnt meist vor dem 3. Lebensjahrzehnt und führt zu zahlreichen Untersuchungen bei verschiedenen Ärzten. Das Ergebnis können überflüssige Operationen und Therapien sein. Oft geht dieser Zustand einher mit Angst, Depression oder Missbrauch bestimmter Substanzen (→ *Neurose*; *Hypochondrie*).

Somatostatin-Analoga Synthetische Formen des *Hormons* Somatostatin, das die Funktion der *Hirnanhangsdrüse* bzw. die Ausschüttung des Wachstumshormons steuert. S.-A. werden zur Behandlung der *Akromegalie* und der Symptome anderer Hormon freisetzender Tumoren (bes. beim *Karzinoidsyndrom*) eingesetzt. *Octreotid* ist ein häufig genutztes S.-A.

Somatotyp Körperbau eines Menschen.

Somatropin Biosynthetisch hergestelltes *Wachstumshormon*, das bei Kindern, die wegen eines Wachstumshormonmangels an Minderwuchs leiden, zum Einsatz kommt.

Sommersprosse Kleine braune *Pigmentierung* auf der Sonne ausgesetzter Haut. Ihre Anzahl nimmt bei vermehrter Sonneneinstrahlung zu. Die Neigung ist vererbt, besonders häufig kommen sie bei hellblonden und rothaarigen Menschen vor.

Somnambulismus → *Schlafwandeln*

Sonnenbrand Entzündung der Haut infolge zu starker Sonneneinstrahlung; das *Ultraviolettlicht* im Sonnenlicht kann Zellen in der äußeren Hautschicht zerstören und die kleinen darunter liegenden Blutgefäße schädigen.

Hellhäutige Menschen sind am meisten gefährdet. Die betroffenen Hautareale werden rot und schmerzempfindlich und bilden evtl. Blasen. Später schält sich die Haut, um die abgestorbenen Zellen abzustoßen.

Zinkhaltige Lotion kühlt die verbrannte Haut. *Schmerzmittel* mildern die Beschwerden. Ein hoher *Sonnenschutzfaktor* schützt vor S. Ein schwerer S. in der Kindheit erhöht das Hautkrebsrisiko im späteren Leben.

Sonnenschutzfaktor, SPF Abk. für Sun Protection Factor; bezeichnet den

SPEICHELDRÜSEN

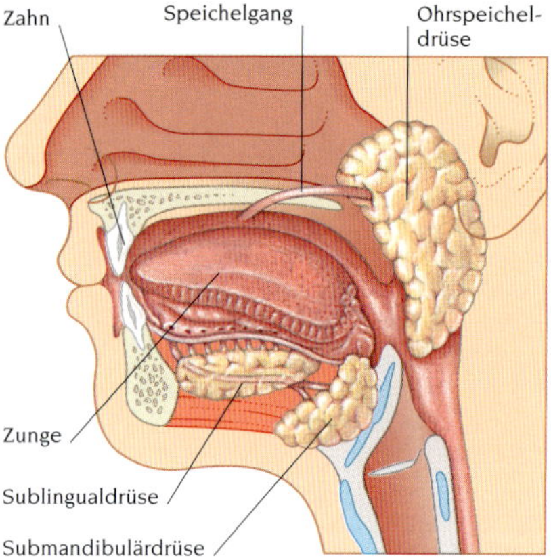

Schutz, den ein *Sonnenschutzmittel* vor Sonnenbrand bietet: Maß für die Menge der UV-B-Strahlung, die vom Sonnenschutz absorbiert wird. Je höher die Zahl, umso höher der Schutz.

Sonnenschutzmittel Präparate, die die Haut vor schädlichen Auswirkungen des Sonnenlichts schützen.

Sonographie → *Ultraschalluntersuchung*

Soor Infektion durch den Pilz *CANDIDA ALBICANS*, auch Candidose genannt. S. befällt die Schleimhäute, meist von Scheide u. Mund. Bei Kleinkindern kann sie in Verbindung mit *Windeldermatitis* auftreten.

Der Pilz lebt normalerweise in Mund u. Scheide, kann sich jedoch stark vermehren, wenn durch *Antibiotika* die unschädlichen Bakterien zerstört werden, die das Pilzwachstum in Schach halten, od. wenn die Abwehrkräfte des Körpers geschwächt sind. Bestimmte Erkr., besonders *Diabetes mellitus*, u. hormonale Veränderungen durch Schwangerschaft od. *orale Kontrazeptiva* können ebenfalls die Vermehrung fördern. S. kann durch Geschlechtsverkehr übertragen werden. Die Infektion ist bei Frauen häufiger als bei Männern. Zu den Symptomen einer Scheideninfektion zählen dicker, weißer Ausfluss, Reizung der Geschlechtsorgane u. Beschwerden beim Wasserlassen. Seltener ist bei Männern der Penis befallen, meist mit der Folge von *Eichel-* u./od. *Vorhautentzündung*. Bei Mund-S. entstehen wunde, cremefarbene, erhabene Flecken im Mund. S. kann sich auf andere feuchte Körperregionen ausbreiten und auch den Magen-Darm-Trakt erfassen, besonders bei Menschen mit geschwächtem Immunsystem. Die Behandlung erfolgt mit *topischen* Präparaten wie Cremes, Zäpfchen od. Pastillen od. mit *oralen Antimykotika*.

Sozialverhalten, Regulation Form der Verhaltensregulation, bei der die Betroffenen ermutigt werden, ihre Kommunikationsfähigkeit zu verbessern. Wichtiger Teil der *Rehabilitation* bei Menschen mit geistiger Behinderung oder chronischen psychischen Störungen, wie *Schizophrenie*. *Rollenspiele*, in denen verschiedene soziale Situationen simuliert werden, werden häufig eingesetzt, um Selbstvertrauen und Verhalten des Betroffenen zu verbessern.

Spaltlampe Dient der mikroskopischen Untersuchung der inneren Strukturen des vorderen Augenbereichs und der Netzhaut im Augenhintergrund (→ *Augenuntersuchung*).

Spasmolytika Gruppe von Wirkstoffen zur Lockerung von Spasmen, d.h. Verkrampfungen, in der glatten Muskulatur der Darm- od. Harnblasenwand. Sie werden gegen *Reizdarm* u. *Reizblase* eingesetzt. Mögliche Nebenwirkungen sind trockener Mund, unscharfes Sehen u. Schwierigkeiten beim Wasserlassen (→ *Anticholinergika*).

Spastizität Starre einer Muskelgruppe mit Steifigkeit und eingeschränkter Bewegung bei *Parkinson-Syndrom*, *multipler Sklerose*, zerebraler Kinderlähmung und Muskelkrampf.

SPECT Abk. für Single-Photon-Emissions-*Computertomographie*.

Speiche Auch Radius; der kürzere der 2

SPEICHE

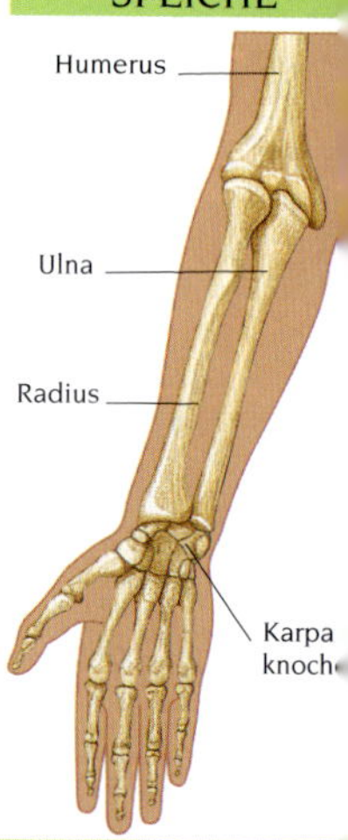

Knochen des Unterarms; der 2. ist die Elle (Ulna). Die S. liegt auf der Daumenseite. Sie ist am Ellenbogen mit dem Oberarmknochen (Humerus) u. im Handgelenk mit den Handwurzelknochen verbunden. Die S. trägt die größte Belastung, wenn Gewicht auf dem Handgelenk ruht (→ *Speichenbruch; Colles-Fraktur*).

Speichel Leicht alkalische Flüssigkeit, die im Mund durch die *Speicheldrüsen* und die Mundschleimhaut abgesondert wird. S. enthält das Enzym Amylase, das am Abbau von Kohlenhydraten (→ *Verdauungssystem*) beteiligt ist. Speichel hält den Mund feucht, macht den Speisebrei zur Erleichterung des Schluckens gleitfähig und fördert die Geschmacksempfindung.

Speicheldrüsen 3 Drüsenpaare, die den *Speichel* über Drüsengänge in den Mund abgeben. Die größte S., die *Ohrspeicheldrüse*, liegt nahe dem Unterkieferwinkel; die Glandola (Gl.) sublingualis am vorderen Mundboden und die Glandola submandibularis im hinteren Teil des Munds.

Die S. werden häufig vom *Mumps*-Virus infiziert. In einem Speichelgang oder einer S. können sich Steine bilden. Schlechte Mundhygiene kann zu bakterieller Infektion der Drüsen bis zur Abszessbildung führen. Speicheldrüsentumoren sind selten, mit Ausnahme eines Parotistumors. Ungenügender Speichelfluss führt zu *Mundtrockenheit* und kann auf *Austrocknung*, *Sjögren-Syndrom* oder Medikamentennebenwirkung beruhen.

Speichelfluss, übermäßiger Auch Hypersalivation; starke Speichelbildung tritt gelegentlich in der Schwangerschaft auf. Andere Ursachen sind eine Reizung der Mundschleimhaut, *Zahnfleischentzündung* oder *Mundgeschwüre*, Erkr. im Verdauungstrakt, wie *peptisches Ulkus* und *Speiseröhrenentzündung*, sowie Störungen des Nervensystems, wie das *Parkinson-Syndrom*. In einigen Fällen können *Anticholinergika* Abhilfe schaffen.

Speichenbruch Häufiger Bruch, der den unteren Teil, das obere Ende od. den Schaft der *Speiche* betreffen kann. Ein Bruch kurz oberhalb des Handgelenks (sogenannte *Colles-Fraktur*) ist am häufigsten bei Patienten über 40. Eine Fraktur am Kopf der Speiche, direkt unterhalb des Ellenbogens, ist einer der häufigsten Brüche bei jungen Erwachsenen. Die Therapie umfasst Operation od. Fixierung des gebrochenen Knochens im Gipsverband. Die Heilung dauert etwa 6 Wochen.

Speiseröhre Med. Ösophagus; Muskelschlauch, der als Teil des *Verdauungssystems* die Speisen in den Magen befördert. Oben an der S. findet sich ein Ringmuskel (Sphinkter), der die S. für die Passage der Speisen öffnet. Ein ähnlicher Schließmuskel arbeitet zwischen S. und Magen. *Peristaltik* schiebt Speisen und Getränke hinunter in Richtung Magen und Darm zur Verdauung (→ *Schlucken*).

Speiseröhrenaufweitung Med. Bougierung; Verfahren zur Aufweitung der Speiseröhre bei krankheitsbedingter Verengung (→ *Ösophagusstenose*) und Schluckbeschwerden. Die *Endoskopie* wird eingesetzt, um die Engstelle zu ermitteln. Der Bereich wird dann mit sog. Hegar-Stiften (Metallstäbe mit verdickter, abgerundeter Spitze), die durch die Speiseröhre vorgeschoben werden, oder durch Verwendung eines *Ballonkatheters* gedehnt.

Speiseröhrenentzündung Med. Ösophagitis; bei einer Speiseröhrenverätzung, die durch Schlucken ätzen-

SPEISERÖHRE

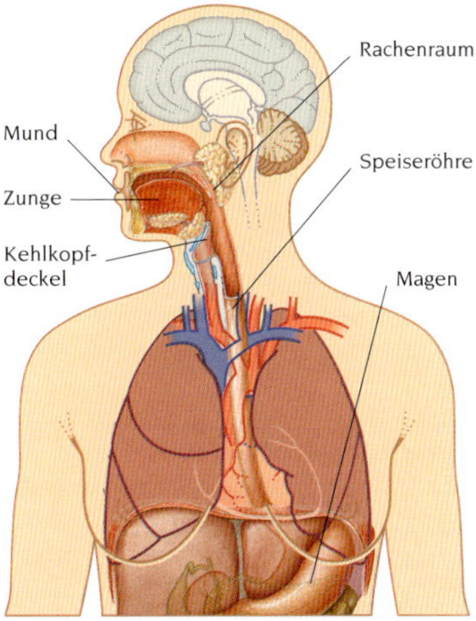

der Chemikalien, wie z.B. Reiniger, verursacht wird, kommt es zu direktem starken Schmerz und Schwellung des Rachens und der Mundhöhle. Gegengifte helfen nur begrenzt und eine *Magenspülung* verstärkt den Schaden. Die Therapie besteht hauptsächlich aus Schmerzlinderung und intensiver Pflege bis zur Heilung der Speiseröhre.

Die Reflux-S. entsteht aufgrund geschwächter Funktion des Muskels am unteren Speiseröhrenende, was dazu führt, dass säurehaltiger Mageninhalt zurück in die Speiseröhre gelangt (→ *gastroösophagealer Reflux*). Das Hauptsymptom, Sodbrennen, kann durch Alkohol, Rauchen, Übergewicht und bestimmte Medikamente verschlimmert werden. Die Funktionsstörung in der unteren Speiseröhre kann mit einem *Zwerchfellbruch* einhergehen. Die Therapie zielt auf Diät und Änderung des Lebensstils ab. *Antazida* helfen, die Säure zu vermindern. Bei einem Zwerchfellbruch ist eine Operation notwendig.

Der Barrett-Ösophagus, eine Komplikation bei der Heilung einer Reflux-S., kann eine Krebserkr. auslösen. Die schwere chronische S. führt u.U. zur Ösophagusverengung.

Speiseröhrenerkrankungen Verschiedenartige Erkr., von denen die meisten Schluckstörungen oder Brustschmerz verursachen.

Infektionen der Speiseröhre sind selten, kommen aber bei immunsupprimierten Pat. (*Immunsuppressiva*) vor. Die häufigsten S. sind *Herpes simplex* und *Soor* (Candidose). Eine *Speiseröhrenentzündung* kommt i.d.R. durch Reflux von Mageninhalt vor und verursacht Sodbrennen. Die Speiseröhrenverätzung ist Folge des Schluckens ätzender Substanzen. Beide können zur Ösophagusverengung führen.

Eine angeborene S. ist die Ösophagusatresie, die bald nach der Geburt eine Operation erfordert. Speiseröhrentumoren sind sehr verbreitet; über 90% sind bösartig (→ *Ösophaguskarzinom*). Eine Verletzung der Speiseröhre wird häufig durch Ein- oder Zerreißen bei starkem Erbrechen und Würgen verursacht (→ *Schluckbeschwerden*).

Speiseröhrenkrampf Med. Ösophagospasmus; unkoordinierte Muskelkontraktion der Speiseröhre, die periodische Schluckbeschwerden und Brust- oder Bauchschmerz verursacht. Der S. kann durch eine *Refluxösophagitis* verursacht sein, tritt aber oft ohne Grund auf. Frauen sind eher betroffen. Röntgenaufnahmen mit *Barium-Röntgenuntersuchung* und *Endoskopie* werden eingesetzt, um ernste Ursachen wie Krebs auszuschließen. Die Therapie zielt auf die Ausschaltung der Grunderkr.

Speiseröhrenkrebs → *Ösophaguskarzinom*

Spekulum Instrument, mit dem eine Körperöffnung offen gehalten wird, um dem Arzt eine entsprechende Untersuchung zu ermöglichen.

Spender Person, die Blut zur Transfusion, Gewebe oder Organe zur *Transplantation*, Eizellen oder Spermien für die künstliche Befruchtung spendet. Die Organe sind meist Nieren, Hornhaut des Auges, Herz, Lunge, Leber und Bauchspeicheldrüse. Bestimmte Organe werden von der lebenden Person gespendet, einige erst dann, wenn der Hirntod eingetreten ist. Alle S. sollten frei von Krebs, schweren Infektionen (z.B. Hepatitis B) und keine *HIV*-Träger sein. Organe zur Transplantation müssen innerhalb von Stunden nach dem Hirntod entnommen werden und bevor oder direkt nachdem der Herzschlag aufgehört hat. In Einzelfällen können Nieren oder Teile der Leber von lebenden Spendern stammen, i.d.R. ein Verwandter, dessen Körpergewebe gut zum Gewebetyp des Pat. passt.

Geeignete verwandte Spender können auch Knochenmark zur Transplantation geben und gelegentl. Haut für die Hauttransplantation (→ *künstliche Befruchtung*; *Blutspende*; *Knochenmarktransplantation*; *Organspende*; *Transplantation*).

Sperma → *Samenflüssigkeit*

Spermaanalyse Analyse der Konzentration, Form und Beweglichkeit (Mobilität) der Spermien. Dient der Feststellung männlicher *Unfruchtbarkeit* und wird einige Wochen nach einer *Vasektomie* durchgeführt, um zu gewährleisten, dass die Samenflüssigkeit keine *Spermien* mehr enthält.

SPERMIUM

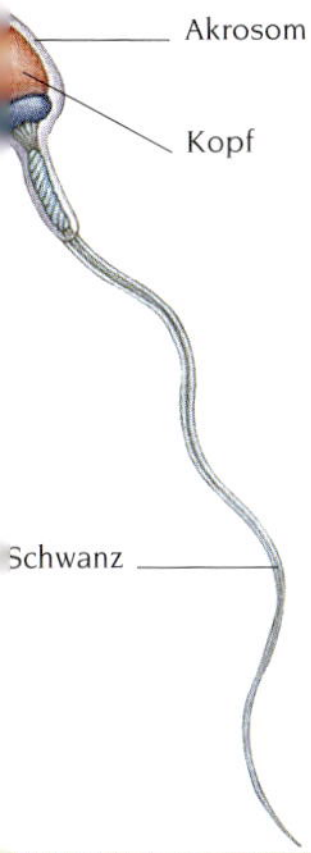

Spermatozele → *Samenbruch*

Spermium Samenzelle; männl. Geschlechtszelle zur *Befruchtung* der weiblichen Eizelle. Im Kopf des S. befindet sich Erbmaterial, und das dem Kopf aufsitzende Akrosom enthält Enzyme, die das S. befähigen, die äußere Hülle der Eizelle zu durchdringen. Die Samenzelle wird von ihrem Schwanz vorwärts getrieben. Samenzellen werden in den Samenkanälchen der *Hoden* gebildet und reifen im *Nebenhoden*. Produktion und Entwicklung des S. werden von den von der Hirnanhangsdrüse ausgeschütteten Hormonen *Testosteron* und *Gonadotropin* gesteuert. Die Bildung von Spermien beginnt in der *Pubertät*.

Spermizide Empfängnisverhütende Präparate, die *Spermien* abtöten. Werden normalerweise in Verbindung mit einem mechanischen Mittel angewendet.

Spezifisches Gewicht Verhältnis der Dichte einer Substanz zu der Dichte von Wasser.

Sphärozytose, hereditäre → *Kugelzellenanämie, erbliche*

Sphinkter od. Schließmuskel: Muskelring um eine natürliche Öffnung oder einen natürlichen Kanal, der wie ein Ventil wirkt und Zufluss und Abfluss reguliert.

Sphinkter, künstlicher Chirurgisch gebildetes Ventil oder andere Vorrichtung zur Behandlung oder Prävention der Harn- od. Stuhlinkontinenz (→ *Inkontinenz, Harn; Inkontinenz, Stuhl*).

Sphinkterotomie Schließmuskeldurchtrennung; chirurgische Maßnahme, bei der ein *Sphinkter* durchtrennt wird.

Spider-Nävus Auch Naevus araneus; roter, erhabener, stecknadelgroßer Fleck, von dem Blutgefäße ausstrahlen. Bei Kindern und Schwangeren sind wenige S.-N. normal, bei einer größeren Anzahl weisen sie u.U. auf eine Lebererkrankung hin (→ *Teleangiektasie*).

Spina bifida Spaltwirbel; angeborener Neuralrohrdefekt, bei dem sich einer oder mehrere Wirbel nicht voll entwickelt haben. Die Folge ist ein teilweise offen liegendes *Rückenmark*.

Spinalanästhesie Ein Betäubungsmittel wird in die *Gehirn- und Rückenmarksflüssigkeit* im Wirbelkanal gespritzt, um *Schmerzempfindungen* auszuschalten. Wird hauptsächlich bei Operationen in der unteren Körperhälfte eingesetzt (→ *Epiduralanästhesie*).

Spinnenfingrigkeit Med. Arachnodaktylie; lange, dünne, spinnenartige Finger und Zehen. S. muss nicht krankheitsbedingt sein, ist aber ein typisches Erscheinungsbild beim sogenannten *Marfan-Syndrom*.

Spinnwebenhaut Mittlere der 3 *Hirn-/Rückenmarkshäute* (→ *Arachnoiditis*).

Spirochäte Spiraliges Bakterium. S. verursachen *Syphilis*, *Leptospirose*, *Rückfallfieber* und *Lyme-Borreliose*.

Spirometrie Lungenfunktionsprüfung, mit der eine Lungenerkrankung diagnostiziert oder beurteilt oder die Behandlung überwacht werden kann. Dient der Messung und Aufzeichnung von Volumenveränderungen sowie der Darstellung des gesamten ausgeatmeten Luftvolumens.

Spironolacton Kalium sparendes *Diuretikum* zur Behandlung der Herzinsuffizienz. S. kann Gefühllosigkeit, Schwäche und Übelkeit, in seltenen Fällen auch Durchfall, Lethargie, *Impotenz*, Ausschlag und unregelmäßige Menstruation

SPIROMETRIE

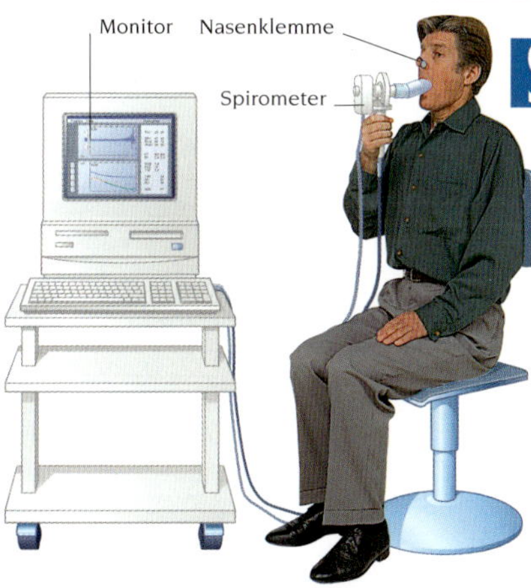

S

verursachen. Hochdosiertes S. kann bei Männern zu Brustvergrößerung führen.

Spitz-Tumor Juveniles Melanom; in der frühen Kindheit auftretender erhabener rötlich brauner Hautfleck im Gesicht oder an den Beinen (→ *Nävus*). Meist harmlos, bei entstellender Größe oder Verdacht auf Hautkrebs ist er chirurgisch zu entfernen.

Splenektomie → *Milzentfernung*

Splitterblutung Blutung unter den Fingernägeln, die als winzige splitterförmige Verfärbung sichtbar ist. Meist Folge einer Verletzung, aber u.U. auch Zeichen einer infektiösen *Endokarditis*.

Spondylitis → *Wirbelentzündung*

Spondylodese → *Wirbelversteifung*

Spondylolisthesis → *Wirbelgleiten*

Spondylolyse Erkr. der *Wirbelsäule*, bei der der Bogen des 5. (selten des 4.) Lendenwirbels aus weichem fibrösem statt normalem Knochen besteht. Deshalb ist der Bogen schwach und unter Belastung leicht zu schädigen, was *Wirbelgleiten* herbeiführen kann. Ansonsten ist die S. meist symptomfrei (→ *Zervikalosteoarthritis; Schleudertrauma der Halswirbelsäule*).

Sporotrichose Chron. Infektion durch den auf Pflanzen wachsenden Pilz *SPOROTHRIX SCHENKII*. Meist über eine Hautwunde übertragen; Gärtner sind bes. gefährdet. An der Wundstelle bildet sich ein Geschwür, später entstehen Knötchen in den Lymphbahnen der Umgebung. Oral verabreichte Kaliumiodid-Lösung als Therapie. Bei Patienten mit schwacher Immunabwehr kann sich die S. auf andere Körperteile ausbreiten und eine Behandlung mit einem *Antimykotikum* erfordern.

S

Sport und Medikamente Vielfältige Arten von Arzneimitteln werden von Sportlern zur Steigerung ihrer körperlichen oder geistig-psychischen Fähigkeiten missbraucht. Beispiele sind: Amphetamine, die Ermüdung verhindert und das Selbstvertrauen stärken können; Hormone, besonders Anabolika zur Beschleunigung der Muskelerholung, Erythropoietin zur Erhöhung des Hämoglobingehalts im Blut und Wachstumshormon zur Anregung des Muskelwachstums; Schmerzmittel zum Durchhalten; Betablocker, um Zittern zu vermeiden. Die Einnahme zieht Risiken für die Gesundheit nach sich und ist in den meisten Sportarten verboten.

Sportmedizin Med. Fachgebiet, das sich mit der Beurteilung und Verbesserung der körperlichen Fitness sowie der Behandlung und Prävention von Erkr., die auf sportliche Betätigung zurückzuführen sind, beschäftigt.

Sportverletzungen Verletzungen, die bei sportlicher Betätigung entstehen. Typisch sind *Brüche*, *Schädelhirntrauma* (auch Gehirnerschütterung), Muskelüberdehnungen oder *Kompartmentsyndrom*, *Verstauchungen*, *Sehnenentzündung* od. Sehnenriss sowie Gelenk*luxation* und *Subluxation*. Einige sog. S., wie der Tennisellenbogen, sind in Wirklichkeit *Überlastungsschäden*.

Sprachstörungen Defekte, die eine wirksame Kommunikation mit Sprache verhindern.

Eine Schädigung der Sprachzentren im Gehirn (meist infolge *Schlaganfall*, *Schädelhirntrauma* oder eines *Hirntumors*) führt zur *Aphasie*. Artikulationsstörungen können von Schäden an den Nerven, die zu den Kehlkopf-, Mund- oder Lippenmuskeln führen, verursacht werden, z.B. infolge Schlaganfall, Kopfverletzung, *multipler Sklerose* oder *Parkinson-Syndrom*. Eine Fehlbildung des Munds, wie eine Lippen-Gaumenspalte, kann auch ursächlich sein.

Stimmbildungsstörungen sind Heiserkeit, eine unangenehme Stimmhöhe oder eine unangemessen laute Stimme. Oft liegt die Ursache in einem Defekt beim Schließen der Stimmbänder (→ *Rachenkrankheiten*). Eine Stimme, die zu hoch, zu tief, zu laut oder zu leise ist, kann hormonelle oder psychische Ursachen haben oder auf Gehörverlust zurückgehen.

Behinderungen des Sprachflusses sind u.a. Stottern, d.h. stockendes Sprechen, und Lautwiederholungen.

Verzögerte Sprachentwicklung des Kindes kann durch Gehörverlust (→ *Taubheit*), verlangsamte Entwicklung des Nervensystems, unzureichende Zungen- und Lippensteuerung, Mangel an Reizen oder emotionale Störungen verursacht sein (→ *Entwicklungsstörung*).

Sprechen Lautsystem als Verständigungsmittel des Menschen. Kinder lernen Sprechen durch Zuhören und Nachahmen.

Sprache entwickelt sich in 2 Regionen der Hirnrinde, eine auf jeder Hirnseite, die mit dem Sprachzentrum (*Broca-Zentrum*) in der dominanten Hirnhälfte verbunden sind. Sie senden Signale durch die Nervenbahnen zu den Muskeln, die den Kehlkopf, die Zunge und andere am S. beteiligte Strukturen steuern. Das Kleinhirn koordiniert die Bewegungen dieser Strukturen. Luft aus der Lunge wird durch die Stimmbänder im Kehlkopf in Schwingungen versetzt. Dadurch entsteht ein Laut, der in den Hohlräumen des Rachens, der Nase und der Kieferhöhlen verstärkt wird. Der Klang der vibrierenden Luft wird durch die Zungen-, Mund- und Lippenbewegungen modifiziert, damit Sprechlaute entstehen.

Sprue, einheimische Darmerkr., die eine Aufnahme von Nährstoffen aus der Nahrung verhindert (→ *Sprue, tropische*; *Zöliakie*).

Sprue, tropische oder Malabsorptionssyndrom; Dünndarmerkr., bei der die Nährstoffe aus der Nahrung nicht aufgenommen werden. Kommt hauptsächlich in Indien, dem Fernen Osten und der Karibik vor. T. S. führt zu Unterernährung und *megaloblastärer Anämie*. Kann von einer Darminfektion verursacht sein. Symptome sind Appetitlosigkeit, Gewichtsverlust, Entzündungen im Mund und voluminöse Stühle. Bestätigung der Diagnose durch eine *Jejunumbiopsie*. T. S. spricht gut auf *Antibiotika*, Vitamine und Mineralstoffe an.

Sprungbein Anat. Talus; quadratischer Fußknochen, der zusammen mit *Schienbein* und *Wadenbein* das obere Sprunggelenk bildet.

Sprunggelenk, oberes Scharniergelenk zwischen Fuß u. Bein. Der Talus (oberster Fußknochen) fügt sich zwischen die beiden knöchernen Vorsprünge der unteren Enden des Schienbeins u. des Wadenbeins, den beiden Unterschenkelknochen. Starke *Kreuzbänder* stützen das o. S. auf beiden Seiten. Es ermöglicht die Auf- u. Abbewegung des Fußes.

Eine S.-*Verstauchung* gehört zu den häufigsten Verletzungen. Ursache: Meistens Verdrehung des Fußes über seine Außenseite mit Überdehnung und Bluterguss in den Ligamenten. Eine heftige Verdrehung des o. S. kann zu Bruch und Verrenkung zugleich, zur sog. *Dupuytren-Kontraktur*, führen.

Sprunggelenkfraktur Häufig als Kombination aus Bruch und Verrenkung (Luxation) des *Sprunggelenks* durch starkes Umknicken oder Verdrehen. Das Wadenbein bricht direkt über dem Sprunggelenk; das Schienbein bricht oder *Bänder* reißen, wodurch es zur Verrenkung kommt.

Spulwurminfektion Befall durch den Spulwurm *ASCARIS LUMBRICOIDES*, der im Dünndarm des menschlichen Wirts lebt. S. ist weltweit verbreitet, besonders in den Tropen. Er wird durch Schlucken der Wurmeier verbreitet, meist über Nahrung, die auf Erdreich gewachsen ist, welches mit menschlichem Kot verseucht ist. Ein leichter Befall ist evtl. symptomlos, doch können leichte Übelkeit, Bauchschmerzen u. unregelmäßiger Stuhlgang auftauchen. Ein Wurm kann über den Mastdarm ausgeschieden od. erbrochen werden. Je nach Wurmmenge sind Wirt u. Würmer Nahrungskonkurrenten, was zu Unterernährung u. *Anämie* führt, die bei Kindern das Wachstum verzögern können. Die Behandlung erfolgt mit *Wurmmitteln*, die gewöhnlich die völlige Genesung bewirken.

Spurenelemente *Mineralstoffe*, die in winzigen Spuren in der Nahrung zur Gesunderhaltung notwendig sind, z. B. *Chrom*, *Kupfer*, *Zink* und *Selen*.

Sputum Auswurf; schleimartiges Sekret, das von den die Atemwege auskleidenden Zellen gebildet wird. S.bildung wird durch *Atemwegsinfekte*, allergische Reaktionen oder Einatmen von Reizstoffen verstärkt.

Stabsichtigkeit Erkrankung, bei dem die vordere Fläche der *Hornhaut*, bei einem ansonsten völlig gesunden Auge, nicht der

SPRUNGGELENK

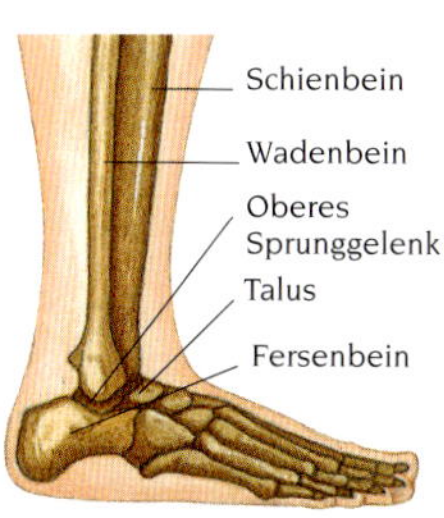

S

STAPEDEKTOMIE

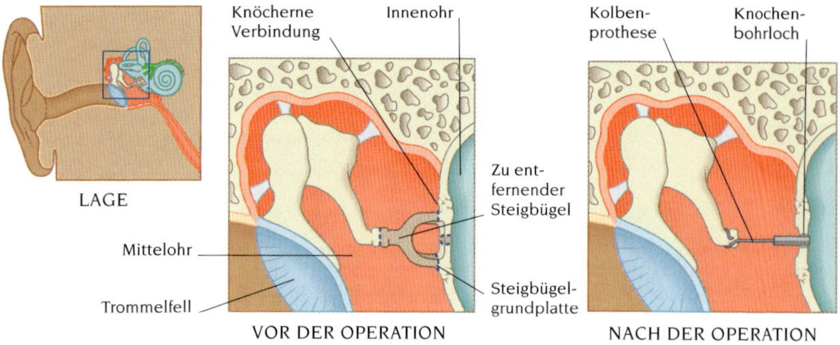

normalen sphärischen Krümmung entspricht. Wegen der ungleichmäßigen Wölbung der *Hornhaut* bricht sie die sie treffenden Lichtstrahlen in unterschiedlichen Graden. Die *Linse* kann dann alle diese Strahlen nicht in einem Punkt auf der lichtempfindlichen *Netzhaut* bündeln. Ein geringfügiger S.-Grad ist normal und bedarf keiner Korrektur. Stärkere S. verursacht jedoch ein Verschwimmen der Linien in einem bestimmten Winkel u. muss korrigiert werden, um rundum scharfes Sehen zu ermöglichen. Dies kann mittels spezieller zylindrischer Brillengläser erfolgen, die in einem bestimmten Winkel gerahmt werden können od. durch Kontaktlinsen, die dem Auge eine gleichmäßige sphärische Wölbung geben, od. durch Laserbehandlung.

Stadium Beschreibt eine Phase im Verlauf einer Erkr., bes. das Fortschreiten einer *Krebserkrankung*.

Stäbchen Eine von 2 besonders spezialisierten Nervenzellen in der *Netzhaut*, die Lichtenergie in Nervenimpulse umwandeln. S. sind sehr empfindlich u. reagieren auf sehr geringen Lichteinfall (→ *Zapfenzelle*).

Stammzelle, adulte Undifferenzierte Zelle, aus der sich spezifische Zellen bilden. A. S. im *Knochenmark* bilden in Reifungsprozessen *Blutkörperchen*. A. S. kommen im Blut vor und gelten als Alternative zur *Knochenmarktransplantation*. Sie werden Bruder od. Schwester als Spender, einem nicht verwandten Spender gleicher Blutgruppe oder einer Nabelschnur-Blutkonserve entnommen. Auch Eigenspende ist möglich; dabei werden die Zellen gewonnen und aufbewahrt, um später nach Schädigung des Knochenmarks infolge einer Behandlung reinfundiert zu werden. Eine Stammzellentransplantation wird bevorzugt bei Leukämie und anderen Krebsarten (→ *Krebserkr.*) eingesetzt, in Zukunft wohl auch zur Behandlung nicht krebsartiger Erkr.

Stapedektomie Ohr-Operation, mit der die *Steigbügel* (Stapes) entfernt und durch ein künstliches Implantat ersetzt werden. Der Eingriff erfolgt bei *Taubheit* aufgrund von *Otosklerose*.

Staphylokokken-Infektionen Infektionen, die durch Bakterien der Gattung *STAPHYLOCOCCUS* hervorgerufen werden. Verschiedene Staphylokokken-Arten verursachen Erkr., wie Hautkrankheiten z. B. *Pusteln*, *Eiterbeulen*, *Abszesse* und einen Ausschlag des Neugeborenen (→ *Lyell-Syndrom*), *Lungenentzündung*, toxisches *Schocksyndrom* bei Frauen, *Harnwegsinfektionen*, *Lebensmittelvergiftung* und, wenn die Bakterien in den Blutkreislauf eindringen, *septischen Schock*, septische *Arthritis*, *Osteomyelitis* od. bakterielle *Endokarditis*.

Staroperation Entfernung der *Linse* des Auges zur Wiederherstellung der Sehkraft nach *grauem Star*. Meist wird die Linse bei der Operation durch ein Kunststoffimplantat (→ *Implantate*) ersetzt. Bei jungen Menschen u. Betroffenen, die bereits an anderen Augenerkr. leiden, kann eine nach der Operation angepasste *Kontaktlinse* od. ein Starglas empfehlenswert sein.

Stase od. Stauung; Verlangsamung oder Stoppen des Blutstroms od. anderer Körperflüssigkeiten.

Statine *Lipidsenker* zur Behandlung hoher *Cholesterin*spiegel oder zur Senkung der Blutfettwerte bei koronarer Herzkrankheit.

Stationäre Behandlung Betreuung und Therapie im Krankenhaus (→ *ambulante Behandlung*).

Statistik, medizinische Erfassung und Analyse numerischer medizinischer Daten. Daten über die *Inzidenz* und *Prävalenz* verschiedener Erkr. sind ein wichtiger Teil der m. S.

Status epilepticus Schwere oder wiederholte epileptische Anfälle ohne Wiedererlangung des Bewusstseins zwischen den Anfällen. Med. Notfall, der unbehandelt zum Tode führen kann. Tritt vermehrt auf, wenn *Antikonvulsiva* unregelmäßig genommen oder plötzlich abgesetzt werden (→ *Epilepsie*).

Staublunge Pneumokoniose; durch Inhalation bestimmter Mineralstäube verursacht. Nur Staubpartikel von unter 0,005 mm Durchmesser erreichen die Alveoli (Luftbläschen) der Lunge. Die Partikel sammeln sich an und können zur Verdickung und Vernarbung des Lungengewebes führen. Die Haupttypen der S. sind die Asbestose (→ *asbestbedingte Erkr.*), die Kohlenstaublunge und die durch Steinstaub verursachte Silikose. Diese Erkr. befallen hauptsächlich Arbeiter im Alter über 50 Jahren. Die *Inzidenz* wird aufgrund besserer Vorbeugemaßnahmen geringer.

Die S. wird häufig im Thorax-Röntgenbild entdeckt, bevor sich Symptome ausbilden. Hauptsymptom ist die Atemnot. In schweren Fällen entsteht ein *Cor pulmonale* oder ein *Emphysem*. Das Risiko für *Tuberkulose* oder *Lungenkrebs* steigt z. B. nach Asbestexposition an. Die Diagnose erfolgt aufgrund der Anamnese mit Staubexposition, Thorax-Röntgenaufnahmen, ärztlicher Untersuchung und *Lungenfunktionstests*. Nur die Komplikationen können behandelt werden. Weiteres Einatmen von Staub muss vermieden werden.

Stauung Begriff, der sich meist auf die Ansammlung von zu viel *Blut, Gewebeflüssigkeit* od. *Lymphe* in einem Körperbereich bezieht. Häufig liegt die Ursache in einer gesteigerten Blutzufuhr zu einem Entzündungsherd. Eine weitere Ursache ist der verminderte Abfluss von Blut aus einem betroffenen Bereich, z. B. bei *Herzinsuffizienz*, bei Venenerkr. wie *Krampfadern* u. bei Lymphstau (→ *Nasenverstopfung*).

Stauungspapille Schwellung der Papille des Sehnerven, die in der *Ophthalmoskopie* sichtbar wird. Die S. weist i.d.R. auf eine gefährliche Druckerhöhung innerhalb des Schädels hin.

Steatorrhoe Starke Fettausscheidung im Stuhl; S. verursacht übelriechenden, voluminösen, lockeren, fettigen, hellen Stuhl, der in der Toilettenschüssel schwimmt. Kann bei Erkr. der *Bauchspeicheldrüse* oder bei *Zöliakie*, nach Entfernung großer Teile des Dünndarms oder als Nebenwirkung einiger *Lipidsenker* auftreten.

Steifigkeit Anat. Rigor; Schwierigkeiten beim Bewegen eines Gelenks oder Strecken eines Muskels.

Steigbügel Anat. Stapes; innerste, der 3 kleinen schallleitenden Knochen (Gehörknöchelchen) im Mittelohr; kleinster Knochen des Menschen. Sein Kopf ist mit dem Amboss verbunden, seine Basis passt in das ovale Fenster in der Wand des Innenohrs.

Bei *Otosklerose* kann der S. den Schall nicht mehr an das Innenohr weiterleiten. Der resultierende Gehörverlust wird durch eine Stapedektomie behandelt.

Stein-Leventhal-Syndrom → *Ovarialsyndrom, polyzystisches*

Steinbildung Ablagerung auf den Zähnen (→ *Zahnstein*) od. kleine, harte, kristalline Masse, die sich in einer Körperhöhle aus bestimmten Substanzen in Flüssigkeiten wie Gallenflüssigkeit, Harn od. Speichel bildet. Steine können in Gallenblase u. Gallengängen (→ *Gallensteine*), Nieren, Harnleitern od. Harnblase (→ *Harnstein*) od. in Speichelgängen auftreten.

Steine Konkremente; kleine Anhäufung harter Substanz im Körper (→ *Harnsteine*; *Gallensteine*).

Steinentfernung operative Entfernung eines Steins aus den Harnwegen. Wird nur bei großen Steinen durchgeführt, kleinere werden i.d.R. zertrümmert und bei der *Blasenspiegelung* entfernt oder

S

STEINZERTRÜMMERUNG

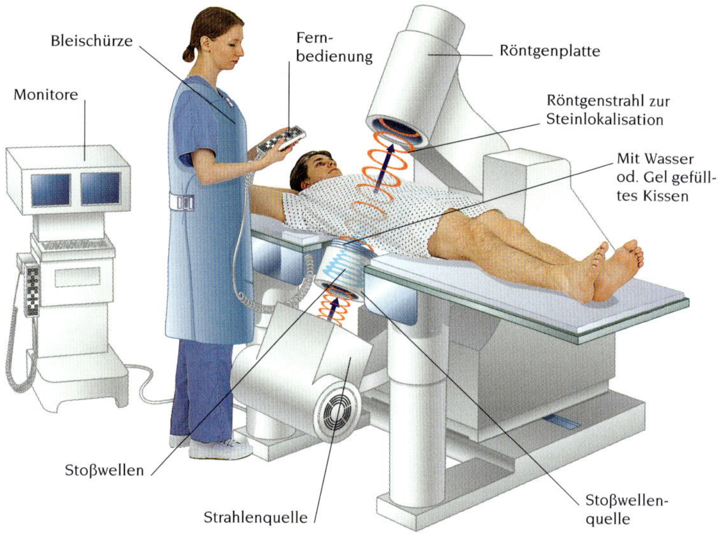

per Ultraschall in der *Steinzertrümmerung* pulverisiert.

Steinkohlenteer Dicke, schwarze, klebrige Substanz, die aus Steinkohle gewonnen wird. S. ist ein häufiger Bestandteil von Salben und medizinischen Haarshampoos, die gegen Haut- u. Kopfhauterkr. wie *Schuppenflechte* u. einige Formen von *Hautentzündung* u. *Ekzem* verschrieben werden.

Steinschnittlage Lage mit gebeugten Hüften und Knien und gespreizten Beinen auf dem Rücken; bei der *Steinentfernung* ebenso wie für *gynäkologische Untersuchungen* und einige Operationen in dem Gebiet.

Steinzertrümmerung med. Lithotripsie; Anwendung von Stoß- oder Ultraschallwellen zur Aufspaltung von Steinen in der Niere, den oberen Harnleitern und der Gallenblase zur anschl. Ausscheidung. 2 Verfahren werden unterschieden: extrakorporale Stoßwellen-Lithotripsie (ESWL) zur Aufspaltung kleiner Steine und die perkutane Lithotripsie für größere Steine. Die ESWL erfordert den *Lithotripter*, der Stoßwellen erzeugt. Bei der perkutanen Lithotripsie wird ein Nephroskop (Sichtinstrument) in die Niere eingeführt und ein Ultraschallkopf durch das Nephroskop geschoben, um den Stein zu zerstören. *Harnleiter*koliken (starker krampfartiger Schmerz in der Flanke bei Verlegung des Harnleiters durch kleine Steinfragmente) kann nach ESWL auftreten. Bei Gallensteinen benötigt man u.U. Medikamente zur endgültigen Auflösung der Steinreste.

Steißbein Kleiner, dreieckiger Knochen, aus 4 miteinander verschmolzenen Knöchelchen bestehend, am Ende der *Wirbelsäule*. Zusammen mit einem größeren Knochen, dem *Kreuzbein*, bildet es den Rückenabschnitt des *Beckens*. Zwischen S. und Kreuzbein besteht nur wenig Bewegungsspielraum. Meist verschmelzen beide Knochen im späteren Lebensalter miteinander.

Steißbeinschmerz Mögliche Ursachen für Schmerzhaftigkeit in der Steißbeinregion sind ein Stoß auf die untere *Wirbelsäule* bei einem Fall, lang dauernde Fehlbelastung aufgrund schlechter Sitzhaltung od. *Steinschnittlage* bei der Geburt. Der Schmerz lässt meist mit der Zeit nach. Die Behandlung kann durch Wärme, Spritzen mit einem örtlichen

STEISSBEIN

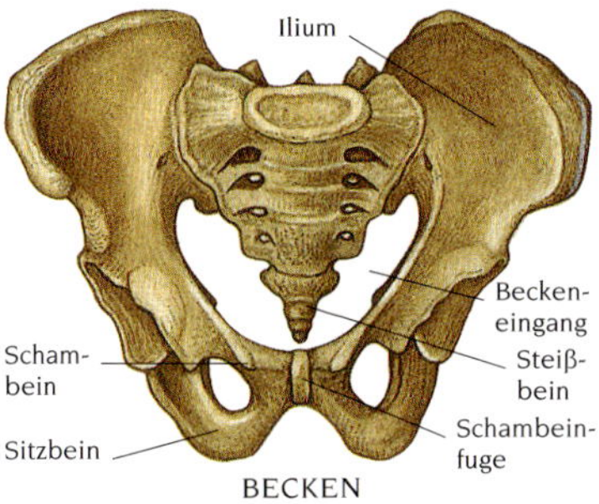

BECKEN

Betäubungsmittel und durch manuelle Medizin erfolgen.

Steißgeburt Geburt mit einer Kindslage, bei der das Gesäß des Fötus vorausgeht. Viele Föten liegen vor der 32. Schwangerschaftswoche in Steißlage, drehen sich jedoch meist bis zur 36. Schwangerschaftswoche. Die 3% von ihnen, die sich nicht drehen, gehören zu den drei Formen von Steißlagen: Bei der vollkommenen Steißlage liegt das Kind mit angewinkelten Beinen. Bei der einfachen Steißlage sind die Beine gestreckt u. die Füße nahe dem Gesicht. Bei der Fußlage liegen beide Füße od. ein Fuß über dem Gebärmutterhals. Manchmal wird der Mutter eines Kindes in Steißlage angeboten, das Kind nach der 36. Schwangerschaftswoche zu drehen. Oft ist bei Zwillingsgeburten ein Kind eine S. Bei manchen S. ist ein *Kaiserschnitt* angebracht.

Stellknorpel Beide pyramidenförmige Knorpel, die zum *Kehlkopf* gehören.

Stenose Verengung eines Gangs, Kanals, Durchgangs oder Hohlorgans.

Stent Gefäßstütze; starres, operativ in den Körper eingeführtes Rohr, das einen Körperkanal öffnen oder offen halten soll, der sich infolge einer Erkrankung verengt oder verschlossen hat. Wird zur Erweiterung verengter Koronararterien bei der *KHK* eingesetzt oder zur Überbrückung von tumorbedingten Verengungen eines Hohlorgans, z. B. Speiseröhre oder Gang der *Bauchspeicheldrüse*.

Sterbebegleitung Körperliche und psychologische Betreuung mit dem Ziel, die letzte Zeit für einen Sterbenden möglichst frei von Schmerz, Unbehagen und emotionalem Stress zu gestalten. Betreuer sind Ärzte, Pfleger, Berater, Sozialarbeiter, Geistliche, Familie und Freunde.

Schmerz wird durch regelmäßige Gabe von *Schmerzmitteln* gelindert. Die *Opioid*-Schmerzmittel wie Morphin werden verabreicht, wenn der Schmerz stark ist. Andere Methoden der Schmerzlinderung sind Nervenblockaden, Chordotomie und *TENS*: Übelkeit und Erbrechen sollten mit Arzneimitteln bekämpft werden, Verstopfung mit Laxanzien. Atemnot und andere häufige Symptome des Sterbenden werden mit *Morphin* behandelt.

Zum Ende hin kann der Sterbende unruhig werden und z. B. Atemnot aufgrund von *Herzinsuffizienz* od. *Lungenentzündung* entwickeln. Diese Symptome werden mit Arzneimitteln und möglichst bequemer Lage des Pat. gelindert.

Emotionale Zuwendung ist ebenso wichtig wie die Linderung körperlicher Symptome. Viele Sterbende sind zornig oder deprimiert, zeigen Schuldgefühle oder Bedauern. Liebende, pflegende Hilfe durch Familie, Freunde o.a. ist wichtig.

Viele Menschen im Endstadium einer Krankheit möchten zu Hause sterben. Die Aufnahme in ein Hospiz kann u.U. angeboten werden. Hospize sind kleine Abteilungen oder Häuser, die sich speziell auf die Betreuung von Sterbenden und ihren Familien eingestellt haben.

Sterbehilfe Vorzeitiges (künstliches) Beenden des Lebens. In Deutschland weitgehend verboten. Besser: Hilfe im Sterben (Begleitung und Betreuung, → *Palliativtherapie*).

Sterblichkeit oder Mortalität; Zahl der Todesfälle pro 100 000 (oder 10 000 oder 1 000) Einwohner pro Jahr. Die S. wird oft für spezifische Bevölkerungsgruppen ermittelt, z. B. *Säuglingssterblichkeit*, d. h. die Todesfälle lebend geborener Säuglinge im 1. Lebensjahr.

Die genormte S. ermöglicht den Vergleich der Todeszahlen, z. B. einer Berufs- oder sozioökonomischen Gruppe mit denen der Gesamtbevölkerung (→ *Lebenserwartung*, *Müttersterblichkeit*).

S

Sterculia tropischer Baum, aus dessen Harz ein volumenbildendes *Abführmittel* zur Behandlung der *Verstopfung* gewonnen wird; bes. eingesetzt bei nur wenig und hartem Stuhl. Nebenwirkungen sind u.a. Flatulenz, Blähung, Magen-Darm-Verengung oder -Verlegung.

Stereotaktische Chirurgie Gehirnoperationen, bei denen kleine Instrumente durch eine chirurgisch hergestellte Öffnung in den Schädel eingebracht werden und durch *Computertomographie* zu einem bestimmten Areal gesteuert werden. s. C. wird zur Behandlung von *Hypophysentumoren*, für Hirnbiopsien oder die Zerstörung kleiner Gehirnareale bei behindernden *neurologischen* Erkrankungen, z. B. *Parkinson-Syndrom*, eingesetzt.

Sterilisation 1. vollständige Zerstörung oder Entfernung lebender Organismen, meist um die Ausbreitung von Infektionen zu verhindern. 2. Jedes Verfahren, das einen Menschen unfruchtbar macht (→ *Sterilisierung der Frau*; *Vasektomie*).

Sterilisation der Frau Meist nicht mehr rückgängig zu machende Methode der *Empfängnisverhütung*, bei der die Eileiter verschlossen werden, damit die Samenzellen die Eizellen nicht erreichen können. Die S. d. F. erfolgt meist durch *Bauchspiegelung* und besteht aus 2 kleinen Bauchschnitten. Die Eileiter werden mit Clips verschlossen oder durchtrennt und vernäht. Die Misserfolgsrate der S. d. F. ist gering. Manchmal kann die Fruchtbarkeit nach einer S. mit mikrochirurgischen Methoden wiederhergestellt werden.

Sterilisation d. Mannes → *Vasektomie*

Sterilität 1. Zustand der Keimfreiheit; 2. dauerhafte *Unfruchtbarkeit*.

Steroide Substanzen, zu denen auch *Kortikosteroide* und *Anabolika* gezählt werden.

Stethoskop Hörrohr; das Instrument zum Abhören von Körpergeräuschen, besonders von Herztönen, Lungen- und Darmgeräuschen.

Stevens-Johnson-Syndrom Seltene lebensbedrohliche Form des *Erythema exsudativum multiforme* mit Blasenbildung und Blutungen der Schleimhäute von Augen, Mund, Nase und Genitalien.

Stickstoff Farb- u. geruchloses Gas, das rund 78% der Erdatmosphäre ausmacht. Obgleich S. vom Körper nicht benutzt werden kann, sind S.-Verbindungen, wie z. B. die *Aminosäuren*, lebenswichtig.

Stickstoffmonoxid Gas, das außerhalb des Körpers als Schadstoff (z. B. in Autoabgasen) auftritt u. im Körper die Form von Molekülen annimmt, die als Boten zwischen den Zellen fungieren. S. erweitert die *Blutgefäße*, beeinflusst den Durchfluss von sauerstoffreichem Blut u. reguliert den *Blutdruck*. Erhöhtes S. ist mit verschiedenen Erkr. verbunden, z. B. *toxischem Schocksyndrom*, *rheumatoider Arthritis* u. *Diabetes mellitus*; zu wenig S. führt zu *Impotenz* u. Halsentzündung. Die Steuerung des S. ist ein wichtiger Aspekt vieler medikamentöser Behandlungen.

Stielwarze Akrochordon; harmloser kleiner, brauner bis fleischfarbener Hautzipfel, der sich spontan oder bei verzögerter Wundheilung bilden kann.

Stilböstrol Medikament, das das natürliche Östrogen *Estradiol* imitiert. Wird gelegentlich zur Behandlung von Prostatakrebs eingesetzt. Hat dieselben Nebenwirkungen wie Östrogen.

Stillen Natürliche Methode der Säuglingsernährung ab der Geburt bis zum

STERILISATION DER FRAU

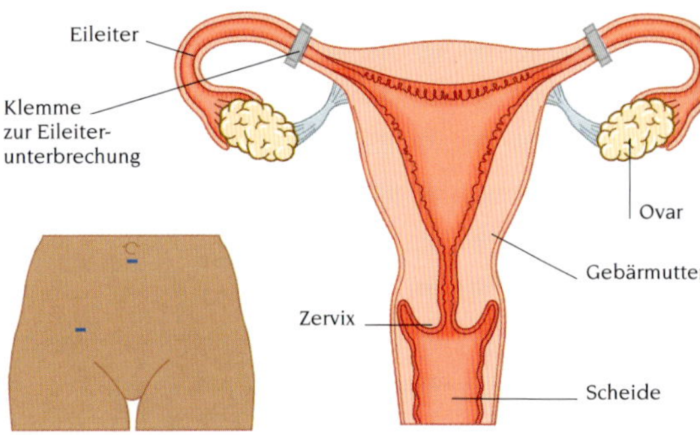

SCHNITTFÜHRUNG

LAPAROSKOPISCHE STERILISATION MIT KLEMMEN

Abstillen. Muttermilch enthält für Säuglinge das ideale Nährstoffgleichgewicht u. liefert wertvolle *Antikörper* gegen Infektionen. In den ersten Tage bilden die Milchdrüsen *Vormilch*. Durch das Saugen wird die Milchproduktion angeregt u. stellt sich meist binnen 3 bis 4 Tagen voll ein.

Probleme beim Stillen können durch übervolle Brüste u. wunde Brustwarzen entstehen od. bei Saugschwäche des Säuglings. Eine spezielle Stillberatung kann bei diesen Problemen helfen. Manchmal kann es infolge des Stillens zu einem Brustgeschwür kommen. Nach Behandlung mit *Antibiotika* kann das Stillen u.U. fortgesetzt werden.

Stimmbänder Zwei Blätter aus Fasergewebe im Kehlkopf, die für die Stimmbildung notwendig sind. Die S. sind vorn am Schildknorpel sowie hinten am Stellknorpel befestigt. Um Töne zu erzeugen, schließen und öffnen sich die S., die normalerweise eine V-förmige Öffnung zeigen, durch die aus der Lunge ausgestoßene Atemluft. Änderungen der S.-Spannung erzeugen Töne unterschiedlicher Höhe, die durch Zunge, Mund und Lippen modifiziert und so zur Sprache werden.

Stimmgabelprüfung *Hörprüfung* zur Diagnose der Leitungsschwerhörigkeit. Beim Weber-Test wird eine vibrierende Stimmgabel an die Stirn gehalten. Besteht eine Leitungsschwerhörigkeit, erscheint der Ton im betroffenen Ohr lauter. Beim Rinne-Test wird eine vibrierende Stimmgabel zuerst ans Ohr und dann an den hinter dem Ohr liegenden Knochen gehalten. Erscheint der Ton am Knochen lauter, besteht Leitungsschwerhörigkeit.

Stimmstörung Med. Dysphonie; Unfähigkeit zum normalen Sprechen. Vorübergehende teilweise S. entsteht meist durch Zerrung der Kehlkopf-Muskeln bei Überlastung der Stimme oder durch Entzündung der *Stimmbänder* bei der *Kehlkopfentzündung*. Dauerhafte oder wiederkehrende S. kann auf *Polypen* oder Verdickung der Stimmbänder bei Schilddrüsenunterfunktion beruhen oder durch Störung der Nervenversorgung der Kehlkopf-Muskeln bei *Kehlkopfkrebs, Schilddrüsen-* oder *Ösophaguskarzinom*. Der totale Stimmverlust ist selten und hat i.d.R. psychische Ursachen (→ *Heiserkeit*; *Kehlkopfkrankheiten*).

Stimulanzien Medikamente, die durch Ausschüttung von *Noradrenalin* die Hirntätigkeit steigern. Eine Art S. (wie *Amphetamine*) wirkt auf das *Zentralnervensystem* und erhöht die Aufmerksamkeit. Eine weitere Art S. (*Analeptika*), wirken auf das Atemzentrum des Gehirns und regen damit die Atmung an.

Stinknase Med. Ozäna; schwere, seltene Form des *Schnupfens*, bei der die Nasenschleimhaut abgebaut wird und ein zähes Nasensekret zu Borken verkrustet. Oft verursacht die S. starken *Mundgeruch*.

Stoffwechsel oder Metabolismus; Sammelbegriff für alle chemischen Prozesse, die im Körper ablaufen. Wird unterteilt in Katabolismus (Abbau komplexer Substanzen zu einfacheren) und Anabolismus (Aufbau komplexer Substanzen aus einfacheren). Beim Katabolismus wird Energie freigesetzt, beim Anabolismus verbraucht.

Die für die Körperfunktionen benötigte Energie in Ruhe heißt Grundumsatz. Er wird in Joule (od. häufig auch noch in Kilo-*Kalorien*) pro Quadratmeter Körperoberfläche und Stunde gemessen. Der Grundumsatz steigt als Reaktion auf Stress, Angst, Überan-

STIMMBÄNDER

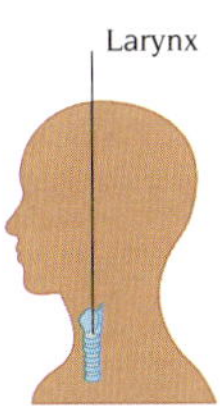

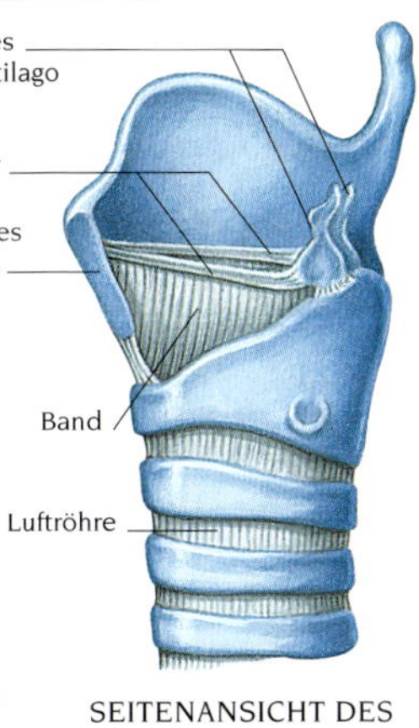

S

strengung und Krankheit und wird hauptsächlich von Hormonen wie *Thyroxin*, *Adrenalin* und *Insulin* reguliert (→ *Stoffwechselanomalien, angeborene*; *Stoffwechselanomalien*).

Stoffwechselanomalien Erkr. infolge gestörter Stoffwechselvorgänge; einige S. gehen auf eine erbliche Funktionsstörung od. einen *Enzym*mangel (→ *S., angeborene*) zurück, andere werden von der Unter- oder Überproduktion eines Hormons, das die Stoffwechselaktivität steuert, verursacht, wie bei *Diabetes mellitus* und *Schilddrüsenunterfunktion*.

Stoffwechselanomalien, angeborene Erbl. Fehler in der Körperchemie; von einzelnen defekten *Genen* verursacht, die zur krankhaften Funktion eines *Enzyms* führen.

Diese a. S. können harmlos sein, andere jedoch so schwerwiegend, dass sie zum Tod oder zu körperlicher oder geistiger Behinderung führen. Beispiele sind *Tay-Sachs-Syndrom*, *Phenylketonurie*, *Hurler-Pfaundler-Krankheit* und Lesch-Nyhan-Syndrom. A. S. betreffen insgesamt etwa 1 von 5000 Kindern.

Die Symptome treten meist bei der Geburt oder kurz danach auf; das Kind hat unerklärliche Erkr., gedeiht nicht, entwickelt sich nur langsam, ist schlaff, erbricht ständig oder leidet an *Krampfanfällen*.

Bei Neugeborenen werden Routineuntersuchungen vorgenommen, um genetische Defekte, wie Phenylketonurie, auszuschließen.

Einige a. S. bedürfen keiner Behandlung. Bei anderen kann es genügen, bestimmte Umweltfaktoren zu vermeiden. In einigen Fällen kann das fehlende Enzym oder das von ihm gebildete Protein mit Methoden der *Gentechnologie* hergestellt werden, oder ein Vitaminzusatz kann das defekte Enzym kompensieren. Wird das Enzym von den Blutkörperchen hergestellt, bringt evtl. eine *Knochenmarktransplantation* Heilung.

Menschen mit einem von a. S. betroffenen Kind oder nahen Verwandten sollten vor der Familienplanung eine *genetische Beratung* aufsuchen.

Stoma Operativ hergestellte Öffnung nach außen; wird z.B. in der Bauchwand angelegt (→ *Kolostomie*, *Ileostomie*), sodass sich der Darminhalt in einen Beutel auf der Hautoberfläche entleeren kann.

Stomatitis Mundschleimhautentzündung; Form der Entzündung oder *Geschwürbildung* im Mund.

Storchenbiss Med. Nävus Unna-Politzer; kleiner, flacher, harmloser, rötlicher, oft wieder verschwindender Hautfleck bei vielen Neugeborenen; eine Art *Hämangiom*, meist im Bereich der Augen und im Nacken. (→ *Portweinflecken*; *Nävus*).

Stottern Redeflussstörung mit wiederholter Verzögerung beim Aussprechen von Worten, verlängerten Lauten und Wiederholung von Wortelementen. S. beginnt meist vor dem 8. Lebensjahr und kann sich im Erwachsenenalter fortsetzen; bei Männern, Zwillingen und Linkshändern häufiger; evtl. verbunden mit *nervösen Tics* oder *Zittern*. Die Schwere hängt u.U. von der sozialen Situation ab. Ursache ist unbekannt, S. tritt familiär gehäuft auf. *Logopädie* ist oft hilfreich.

Strabismus → *Schielen*

Strabismus convergens Form von *Schielen* (Strabismus), bei der ein od. beide Augen nach innen abweichen.

strahlendurchlässig Begriff für Material od. Gewebe, das für Strahlung nahezu transparent ist, besonders Röntgen- und Gammastrahlung (→ *Röntgenstrahlen*).

Strahlenkörper Auch Ziliarkörper; Struktur im *Auge*, die Muskeln enthält, welche die Form der *Linse* ändern, um sie scharf einzustellen (→ *Akkomodation*).

Strahlenkrankheit Auch Strahlensyndrom genannt; die akuten Wirkungen ionisierender Strahlung auf den Körper (od. einen wichtigen Teil davon) bei einer Dosis von mehr als 1 Gray (1 Gy) von *Röntgenstrahlung* od. Gammastrahlung beziehungsweise 1 Sievert (1 Sv) bei anderen Strahlungsarten.

Die Strahlenfolgen hängen davon ab, wie lange man welcher Strahlung ausgesetzt war. Einwirkungen von unter 2 Gy auf den ganzen Körper sind für einen gesunden Erwachsenen weniger gefährlich. Nach Strahlung von bis zu 10 Gy können zuerst zeitweise Übelkeit u. Erbrechen auftreten. Diese Symptome verschwinden schnell, wonach eine 2 bis 3-wöchige Phase relativen Wohlbefindens folgt. Am Ende dieser Phase entstehen Spätfolgen der Strahlenschäden am Knochenmark u. *Immunsystem* mit wiederholten Infektionen u. Punktblutungen unter der Haut. In einigen Fällen ist eine Heilung durch *Knochenmarktransplantation* od. Isolierung in keimfreier Umgebung bis zur Erholung des Knochenmarks erfolgreich.

Nach Einwirkung von 10 bis 30 Gy treten ebenfalls unmittelbar Übelkeit u. Erbrechen auf, die meist nach wenigen Stunden wieder verschwinden. Es kommt jedoch zu einer Schädigung des Magen-Darm-Trakts, die schweren u. häufig blutigen Durchfall verursacht, u. zu stark vermehrten Infektionen durch Schwächung des Immunsystems, die wahrscheinlich nach 4 bis 14 Tagen zum Tode führen.

Akute Strahleneinwirkung von mehr als 30 Gy verursacht sofortige Übelkeit, Erbrechen, Angst u. Desorientierung. Das Opfer stirbt gewöhnlich innerhalb weniger Stunden aufgrund einer Schädigung des Nervensystems und eines Hirnödem.

Strahlenpilzkrankheit Med. Aktinomykose, eine seltene Infektion durch *ACTINOMYCES ISRAELII* od. verwandten Bakterien. Die häufigste Form von S. befällt die Wangenregion. Diese schwillt, schmerzt, u. aus kleinen Hautöffnungen fließt Eiter. Eine andere Form tritt bei Frauen im Beckenbereich auf, verursacht Schmerzen im Unterbauch u. Zwischenblutungen. Diese Form tritt im Zusammenhang mit der Langzeit-*IUP*-Benutzung auf. S. wird mit *Antibiotika* behandelt.

Strahlenrisiken S. entstehen durch äußere Strahlungsquellen od. durch Aufnahme radioaktiven Materials in den Körper (→ *Radioaktivität*). Die Risiken sind abhängig von der Dosierung, der Einwirkungsdauer u. von den der Strahlung ausgesetzten Organen.

Bei einigen Strahlungsarten tritt ein Schaden ein, wenn die Strahlungsdosis eine bestimmte Grenze, i.d.R. 1 Sievert (Sv), übersteigt (→ *Energiedosis*). Mögliche Schäden sind: *Hautentzündung*, *grauer Star*, Organversagen (auch als Langzeitfolge) od. *Strahlenkrankheit*.

In anderen Fällen steigt das Risiko einer Schädigung mit der Zunahme der Strahlung. Krebs (→ *Krebserkr.*), verursacht durch strahlungsbedingte Zellmutation (→ *Erbgutveränderung*), ist das bekannteste Beispiel dieser S. Ein Austritt von Radioaktivität aus Kernreaktoren kann die Zellmutationen erhöhen, was zu einer Zunahme von Krebs wie *Leukämie*, Geburtsfehlern (→ *Geburt, angeborene Fehlbildungen*) u. *genetisch bedingten Erkr.* führen kann. Krebs entwickelt sich i.d.R. erst Jahre nach dem Kontakt.

S. lassen sich durch begrenzte Einwirkung beherrschen: Personen, die beruflich in Kontakt mit Strahlung kommen, werden genau überwacht, damit unbedenkliche Grenzen eingehalten werden. Personen im fortpflanzungsfähigen Alter od. jünger sollten ihre Unterleibsorgane abschirmen, wenn bei ihnen *Röntgenaufnahmen* gemacht od. eine *Strahlentherapie* durchgeführt wird.

Es gibt einen Nachweis für Strahlenrisiken durch fluoreszierende Displays (Strahlendosimeter).

Strahlentherapie Behandlung von Krebs u. gelegentlich *gutartigen Tumoren* durch Röntgen- od. andere Strahlen. Radioaktive Quellen erzeugen ionisierende Strahlung, die die Entwicklung krankhafter Zellen verlangsamt od. diese zerstört. Gesunde Zellen erfahren nur geringe od. keine Langzeitschäden, aber kurzzeitige Schädigung kommt vor.

S. wird als Einzelmaßnahme angewandt mit dem Ziel, die anomalen Zellen verschiedener Krebsarten (z.B. *Plattenepitehlkarzinom* od. *Lymphogranulomatose*) zu zerstören, aber auch zusammen mit anderen Therapieformen. Auf eine operative Entfernung eines Krebsgeschwürs folgt oft eine S., um evtl. verbleibende Tumorzellen zu zerstören. S. kann eingesetzt werden, um Symptome einer Krebserkr. zu lindern, die zu weit fortgeschritten ist, um noch heilbar zu sein.

Wenn die Vorteile der S. die Risiken überwiegen, können auch gutartige Krankheiten behandelt werden; z.B. kann ein Teil einer überaktiven Schilddrüse (→ *Schilddrüsenüberfunktion*) durch Verwendung radioaktiven Jods zerstört werden.

Eine S. erfolgt i.d.R. ambulant. *Röntgenstrahlen* (od. manchmal Elektro-

S

nen), die durch einen sogenannten Linearbeschleuniger erzeugt werden, beschießen aus verschiedenen Richtungen den Tumor. Dies produziert eine genügend große Strahlendosis zur Zerstörung des Tumors. Eine alternative Strahlenquelle sind winzige Körner, die mit einer Hohlnadel (→ *S., interstitielle*) in den Tumor od. eine Körperhöhle (→ *S., intrakavitäre*) injiziert werden (sogenannte Spickmethode). Radioaktives Jod wird zur Behandlung einer Schilddrüsenüberfunktion eingesetzt und in flüssiger Form (durch einen Strohhalm getrunken) verabreicht.

Mögliche Nebenwirkungen: u.a. Müdigkeit, Übelkeit, Erbrechen und Haarausfall in den bestrahlten Bezirken. Selten kommt es zur Rötung od. Blasenbildung auf der Haut.

Strahlentherapie, interstitielle Auch Brachytherapie; Therapie von bösartigen Tumoren durch Einführen radioaktiven Materials in den Tumorbereich oder in das umliegende Gewebe. Mit dieser Methode wird die Strahlung gezielt in den erkrankten Bereich gelenkt.

Das radioaktive Material (i.d.R. künstliche Radioisotopen), die in Drähten, kleinen Röhren oder Körnern enthalten sind, werden unter Allgemeinanästhesie in das Tumorgewebe oder in die Nähe platziert. Es bleibt dort für eine bestimmte Zeitdauer, je nach radioaktiver Substanz und zu behandelndem Tumor (→ *Strahlentherapie*).

Strahlentherapie, intrakavitäre Therapie eines bösartigen Tumors in einer Körperhöhle oder in einem Hohlorgan durch das Platzieren eines radioaktiven Implantats od. eines *Zytostatikums* in der Höhle. Auch Brachytherapie genannt, ist die i. S. hauptsächlich zur Behandlung von Krebs der Gebärmutter und des Gebärmutterhalses geeignet (→ *Gebärmutterkrebs; Gebärmutterhalskrebs*). Wenn Implantate (i.d.R. in Form von Radioisotopen in Drähten oder dünnen Röhren) benutzt werden, bleiben sie für bestimmte Zeit dort.

Die Technik wird zur Behandlung von malignen Ergüssen (Ansammlung von Flüssigkeit, die Krebszellen enthält) eingesetzt. Eine Kanüle, gelegentl. mit einem Katheter verbunden, wird durch die Bauch- oder Brustwand in die Bauch- oder Pleurahöhle (den Raum um die Lunge herum) eingestochen. So viel Flüssigkeit wie möglich wird aus der Höhle abgesaugt, bevor das *Zytostatikum* direkt hinein gespritzt wird (→ interstitielle *Strahlentherapie*).

strahlenundurchlässig Beschreibung für Material od. Gewebe, das nahezu jede Strahlung, besonders Röntgen- u. Gammastrahlung blockiert (→ *Röntgenstrahlen*). Obgleich viele Gewebe s. sind, erfordern manche Röntgentechniken die Injektion von strahlenundurchlässigen Substanzen in den Körper, um die Organe besser erkennen zu können.

Strangulation Meist durch Verdrehung oder Druck herbeigeführte Verengung einer Röhre oder Passage im Körper,

STRAHLENTHERAPIE

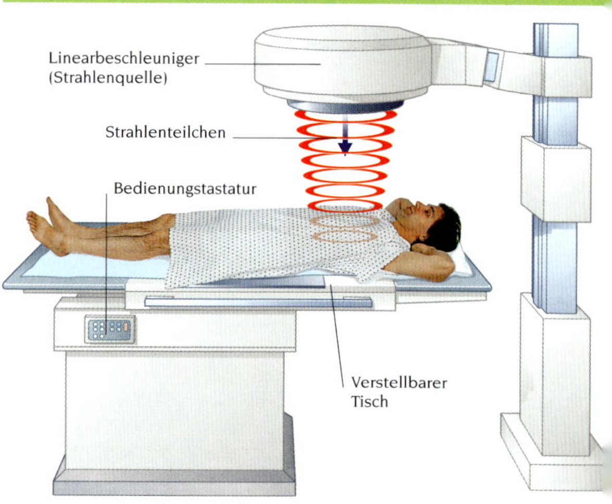

ÄUSSERE LINEARE STRAHLENTHERAPIE

S

STRAHLENTHERAPIE, INTRAKAVITÄRE

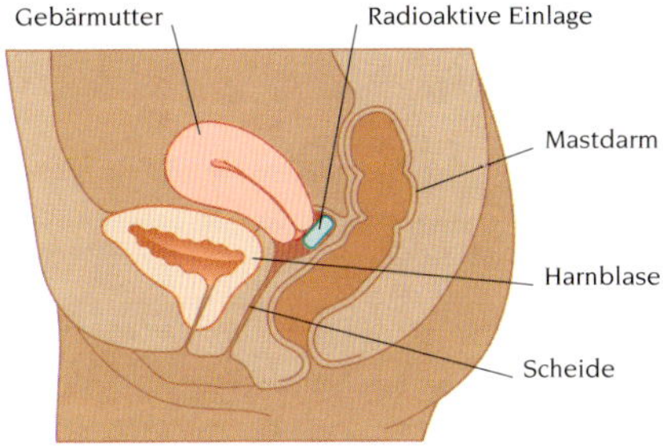

die den Blutfluss blockiert und die Funktion des betroffenen Organs beeinträchtigt.

Bei S. des Halses (Erdrosseln) werden die Drosselvenen (→ *Vena jugularis*) zusammengedrückt, sodass kein Blut aus dem Gehirn abfließen kann, die Luftröhre wird zusammengedrückt und die Atmung setzt aus.

Streptokinase *Thrombus*-auflösende Substanz, die Blutgerinnsel bei bestimmten Erkrankungen auflösen kann. Nebenwirkungen: Übelkeit, Ausschlag, *Herzrhythmusstörungen*.

Streptokokken-Angina *Streptokokken-Infektion* des Rachens; meist bei Kindern. Ansteckung erfolgt durch Tröpfcheninfektion.

Halsschmerz, Fieber und vergrößerte Halslymphknoten und Ausschlag (→ *Scharlach*) können auftreten.

Behandlung i.d.R. mit *Penizillin*. Unbehandelt kann die S.-A. zu *Nierenkörperchenentzündung* und *rheumatischem Fieber* führen.

Streptokokken-Infektionen Infektionen durch Bakterien der Gruppe *STREPTOCOCCUS*; hämolysierende Streptokokken (Gruppe A) verursachen *Mandelentzündung*, *Streptokokken-Angina*, *Scharlach*, *Mittelohrentzündung*, *Lungenentzündung*, *Erysipel* und Wundinfektionen. Eine Streptokokken-Gruppe führt zu *Harnwegsinfektionen*, eine weitere, gelangen sie in den Kreislauf, zur bakteriellen *Endokarditis*.

Streptomycin *Antibiotikum* zur Behandlung z. B. der *Tuberkulose*, aber auch zahlreicher seltener Infektionen, wie *Tularämie* od *Brucellose*; Nebenwirkungen sind: Schwindel, Tinnitus oder Gehörverlust, ein Taubheitsgefühl im Gesicht, Brennen in den Händen und Kopfschmerzen.

Stress S. kann Reaktion auf viele organische und emotionale Reize sein. In S.-Situationen reagiert der Körper mit erhöhter Bildung von *Adrenalin* und *Kortison*, die leistungssteigernd auf Puls, Blutdruck und Stoffwechsel wirken. Dauernder S. führt oft zu psychischen und körperlichen Symptomen, wie *Angst*, *Depression*, *Verdauungsstörungen*, Herzklopfen und Muskelschmerz. Die *Belastungsstörung, posttraumatische* ist die direkte Reaktion auf ein bestimmtes S. auslösendes Ereignis (→ *Entspannungstechniken*).

Stressläsion Akutes Geschwür im Magen-Darm-Trakt, das sich nach Schock, schwerer Verbrennung oder Verletzung oder bei schwerer Krankheit bildet; meist im Magen. Die exakte Ursache ist unbekannt.

Striae Hautstreifen aufgrund dünner werdender, unelastischer *Dermis*, die zunächst als rote, erhabene Linien auftreten, dann purpurfarben werden und schließlich zu hellen Streifen verblassen.

S. entstehen i.d.R. an Hüften und Oberschenkeln während des jugendlichen Wachstumsschubs, besonders bei sportlichen Mädchen; in der Schwangerschaft häufig auf Brust, Oberschenkeln und Bauch. Purpurrote Streifen sind ein typisches Merkmal für das *Cushing-Syndrom*.

S. entstehen vermutlich infolge eines Überangebots an Kortikoiden. Keine Vorbeugung; in einigen Fällen hilft Laserbehandlung.

Stridor Pfeifendes Atemgeräusch infolge Verengung oder Verlegung des *Kehlkopfs* o. *Luftröhre*. Häufig bei kleinen Kindern; tritt meist bei Pseudo*krupp* auf. Andere Ursachen sind *Kehldeckelentzündung*, Fremdkörper in den Atemwegen, *Hypokalzämie* und einige Kehlkopferkr.

Striktur Verengung eines Durchgangs oder Kanals im Körper.

Stroma Bindegewebiges Stützgewebe eines Organs, im Gegensatz zum *Parenchym*, sowie fibröse äußere Hülle, die das Organ zusammenhält.

Stromverletzung Schädigung des Gewebes infolge elektrischen Stroms und der von ihm erzeugten Wärme im Körper. Die inneren Gewebe sind feucht und salzhaltig und deshalb gute elektrische Leiter. Trockene Haut hat einen hohen, feuchte Haut hingegen einen geringen elektrischen Widerstand und lässt den Strom in den Körper eindringen. Schwere Verletzungen oder Todesfälle durch Haushaltsstrom sind deshalb eine größere Gefahr, wenn Wasser beteiligt ist.

Abgesehen von sehr schwachen Stromstößen können alle zur Bewusstlosigkeit führen. Wechselstrom ist gefährlicher als Gleichstrom, da er lang anhaltende Muskelkontraktionen verursacht, die das Opfer daran hindern, die Stromquelle loszulassen. Schon ein auf das Herz einwirkender Strom von 0,1 Ampere kann zu einer tödlichen *Herzrhythmusstörung* führen. Wenn derselbe Strom den *Hirnstamm* trifft, werden Herz und Atmung blockiert. Stärkerer Strom mit höherer Spannung verbrennt das Gewebe, besonders an der Stromeintritts- und -austrittsstelle.

Strongyloidiasis Darmbefall mit *STRONGYLOIDES STERCORALIS*, ein in den Tropen weit verbreiteter Wurm. Ansteckung erfolgt durch Barfußlaufen auf einem mit Kot verschmutzten Boden. Die Larven dringen durch die Fußsohlen und wandern über Lunge und Rachen in den Darm, wo sie reifen. Die meisten Larven werden mit dem Stuhl ausgeschieden, einige dringen aber in die Haut um den *After*, und ein neuer Zyklus beginnt. Die Infektion kann länger als 40 Jahre dauern.

Die Larven verursachen Juckreiz und rote Quaddeln an der Eindringstelle der Haut. In der Lunge können sie *Asthma* oder *Lungenentzündung* verursachen. Schwere Darminfektionen führen zu angeschwollenem Bauch und Durchfall. Die Therapie erfolgt mit *Wurmmittel*, meist Thiabendazol.

Strontium Ein metallisches Element, das in verschiedenen Verbindungen in bestimmten Mineralstoffen, Meereswasser und Meerespflanzen vorkommt.

Die radioaktive Variante, S. 90, wird bei Kernreaktionen gebildet. S. 90 reichert sich im Knochen an; die resultierende *Strahlung* kann *Leukämie* und/oder *Knochentumoren* verursachen. Andere Arten von radioaktivem S. werden in der Diagnose und Therapie von Knochentumoren eingesetzt.

Struma → *Kropf*

Strychnin Giftige chemische Substanz, die in den Samen der Strychnos-Arten (tropische Bäume und Büsche) enthalten ist. Wird i.d.R. Nagetiergiften beigemischt; die meisten Vergiftungen betreffen Kinder, die solche Mittel aufnehmen. Symptome treten bald auf und bestehen in Unruhe, Steifigkeit in Gesicht und Nacken, verstärkte Hör-, Geschmacks- und Geruchsempfindlichkeit sowie erhöhte *Photosensibilität*; nachfolgend Krämpfe und Schwächeanfälle; bei *Atemstillstand* kann der Tod eintreten.

Der Betroffene erhält *Beruhigungsmittel* oder *Barbiturate* intravenös, evtl. ein *Muskelrelaxans*, und wird künstlich beatmet. Bei sofortiger Behandlung erholen sich die meisten Patienten innerhalb von 24 Stunden.

Studie, klinische Untersuchung mit Freiwilligen zum Nachweis der Wirksamkeit und Verträglichkeit eines Arzneimittels. Schließt u.U. auch den systematischen Vergleich anderer Arten der ärztlichen oder chirurg. Behandlung einer bestimmten Erkr. ein. Die Teilnehmer einer k. S. müssen ihre Zustimmung erteilen, die k. S. selbst wird durch eine Ethikkommission genehmigt und überwacht.

Studien, randomisierte kontrollierte Form einer *Kontrollstudie*, in der die Wirksamkeit eines Medikaments od. einer anderen Therapie untersucht wird u. bei der die Teilnehmer (Probanden) zufällig einer der Studiengruppen zugewiesen werden. Randomisiert bedeutet, dass eine Person mit der gleichen Wahrscheinlichkeit zur Gruppe der zu prüfenden Behandlung od. des Arzneimittels wie zur Kontrollgruppe gehören kann.

Stürze bei älteren Menschen Die Fallneigung verstärkt sich mit zunehmendem Alter. Die Reflexe verlangsamen sich, ältere Menschen, die stolpern, sind i.d.R. zu langsam, um einen Sturz abzufangen. Verschiedene für das höhere Alter typische Erkrankungen, wie schlechtes Sehen, Gangstörungen, *Herzrhythmusstörungen*, *Blutdruck, niedriger* und *Parkinson-Syndrom* erhöhen das Risiko ebenso wie die Einnahme von *Schlafmitteln* oder *Beruhigungsmitteln*. Zu den häufigen Folgen eines Sturzes gehören *Knochenbrüche*, besonders bei Frauen. Sie stürzen nicht nur häufiger, die Stabilität ihrer Knochen kann auch durch eine *Osteoporose* verringert sein. Ein Sturz oder die Angst davor kann negative Auswirkungen auf die Psyche älterer Menschen haben, die nur noch ungern das Haus verlassen. Stürzen kann durch allgemeine Maßnahmen vorgebeugt werden, wie stabile Handgriffe, helles Licht, festes Schuhwerk und Beseitigung von Stolperfallen wie unregelmäßige Bodenbeläge und herumliegende Kabel.

Stützapparatur, orthopädische Gerät, das zur Stützung od. Fixierung eines Körperteils getragen wird. Es kann verwendet werden, um die Entwicklung einer Fehlbildung zu korrigieren od. aufzuhalten, die Beweglichkeit zu erleichtern od. Schmerzen zu vermindern (→ *Gehapparat; Korsett*).

Stuhl, Blut im → *Stuhl, veränderter; Enddarm, Blutung*

Stuhl, veränderter Stuhl, der bez. Farbe, Geruch, Konsistenz oder Menge von der Norm abweicht. V. S. kann ein Zeichen von Erkrankungen des *Verdauungssystems* und beteiligten Organen, wie der *Leber*, sein. Hauptursache sind Änderungen der Kost.

Durchfall kann einfach bei Unruhe auftreten oder durch Infektionen (→ *Magen-Darm-Infekt*), entzündliche Darmerkrankungen wie *Colitis ulzerosa* oder *Crohn-Krankheit* oder Reizdarm verursacht werden. Ungeformter Stuhl weist auf eine *Malabsorption* hin. Eine *Verstopfung* ist i.All. harmlos. Unerwartet kann sie ein Zeichen einer Dickdarmerkrankung, wie Krebs, sein.

Heller Stuhlgang kann bei Durchfall, einem Mangel an Galle durch Verschluss der Gallengänge, od. einer Erkrankung vorkommen, die zu einer Malabsorption führt, wie z.B. *Zöliakie*. Dieser Stuhl kann ölig, übelriechend und schlecht wegzuspülen sein. Dunkler Stuhl tritt bei der Einahme von Eisen auf, kann aber auch Zeichen einer Blutung im oberen Gastrointestinaltrakt sein.

Stuhl mit Schleimbeimengungen kommt bei Verstopfung oder beim Reizdarmsyndrom vor. Auch Darminfekte, die Ruhr oder *Darmtumore* können zu exzessiver Schleimbildung führen, oft mit Blutbeimengungen.

Blut im Stuhl hat abhängig von der Lage der Blutungsquelle ein unterschiedliches Aussehen. Bei Blutungen an Magen und Zwölffingerdarm werden schwarze Teerstühle ausgeschieden. Blut aus dem Dickdarm ist rot und erscheint mit dem Stuhl. Blutungen an Enddarm und Darmausgang, z.B. bei Tumoren oder *Hämorrhoiden* sind meist hellrot (→ *Enddarm, Blutung*).

Stupor Fast vollständige *Bewusstlosigkeit*, aus der der Betroffene nur kurz und nur durch starke äußere Reize erwacht (→ *Koma*).

Sturge-Weber-Krabbe-Syndrom Seltene angeborene Haut- und Hirnerkrankung. Merkmal ist ein großes rotes Mal (Nävus flammeus), das eine Gesichtshälfte einschl. Auge bedeckt. Eine Fehlbildung der zerebralen Blutgefäße kann einseitige Körperschwäche, fortschreitende *mentale Retardierung* und *Epilepsie* verursachen. Im betroffenen Auge kann sich *grüner Star* mit nachfolgender Erblindung entwickeln.

Krämpfe werden i.d.R. mit *Antikonvulsiva* behandelt. Schwere Fälle erfordern eine Gehirnoperation.

subakut Erkrankungsverlauf, der weniger heftig ist.

Subarachnoidalblutung Hirnblutung, bei der Blut aus einem Gefäß ins Gehirn und die das Rückenmark umgebende *Gehirn- und Rückenmarksflüssigkeit* gelangt. Meist spontan, aber auch infolge ungewohnter körperlicher Anstrengung. Menschen zwischen 35 und 60 Jahren sind am häufigsten betroffen. Die Ursache ist fast immer ein rupturiertes basales *Aneurysma*.

S. führt auch zu Bewusstlosigkeit, der manchmal ein plötzlicher, heftiger Kopfschmerz vorausgeht. Bleibt der Patient bei Bewusstsein, zeigt er Symptome wie Lichtscheu (Photophobie), Übelkeit, Schläfrigkeit und Nackensteifigkeit.

Auch bei Verlust des Bewusstseins kann sich der Patient erholen, es folgen aber meist weitere und oft tödliche Anfälle.

Lebensrettungsmaßnahmen und Überwachung des Blutdrucks sind nötig, um Wiederholungen zu vermeiden. Rupturierte oder undichte Aneurysmen werden i.d.R. operativ versorgt. Etwa die Hälfte der Pat. überlebt, einige erholen sich vollständig, bei anderen bleiben Behinderungen, z. B. eine Lähmung, zurück.

Subclavian-steal-Syndrom Anzapfsyndrom der A. subclavia; wiederholt auftretende Anfälle von Verschwommensehen oder Doppeltsehen, Koordinationsverlust oder Schwindel infolge eines verminderten Blutflusses zur Hirnbasis, sobald ein Arm (meist der linke) bewegt wird. Ursache ist eine Verengung der armversorgenden Arterien, oft infolge einer *Arteriosklerose*. Therapieform ist die gefäßchirurgische *Rekonstruktion*.

Subduralblutung Hirnblutung, bei der Blut zwischen die äußere und mittlere Schicht der Hirnhäute (→ *Hirn-/Rückenmarkshäute*) gelangt, meist nach einer Verletzung des Kopfs. Das Blut kann auf das *Gehirn*gewebe drücken und somit eine lebensbedrohliche Situation auslösen. Anzeichen, die häufig wechselnden Charakters sind, für eine S. können *Kopfschmerzen*, *Verwirrtheit*, *Bewusstseinsstörung* sowie einseitige Schwäche oder *Lähmung* sein. Das Intervall zwischen der *Verletzung* und dem Auftreten von *Symptomen* schwankt zwischen Stunden und Monaten.

Die *Diagnose* wird mit *CT* und *MRT* gestellt, häufig ist eine *Operation* notwendig. Diese beinhaltet oft das Bohren von Löchern in den *Schädel*, um das *Blut* nach außen zu entleeren und damit den Druck auf das *Gehirn* zu beseitigen. Wenn die Behandlung frühzeitig genug erfolgt, kann sich der Betroffene in vielen Fällen wieder vollständig erholen. Falls die *Blutung* sehr klein ist und kaum *Symptome* auftreten, kann die Behandlung auch nur in regelmäßiger Kontrolle bestehen, in einigen Fällen bildet sich der *Bluterguss* dann von selbst zurück.

Subklaviakatheter Flexibles Kunststoffrohr, sog. „hautgetunnelter" Katheter, der durch die Brustwand in die V. subclavia (Vene unterhalb des Schlüsselbeins) und weiter zum Herzen vorgeschoben wird. Der S. erlaubt es, Medikamente direkt in den Blutstrom zu injizieren und leicht Blutproben zu entnehmen. Auch Jugularis-Katheter in die Drosselvene (*Vena jugularis*) werden häufig gelegt.

subklinisch Symptom- od. befundlose Erkr., weil sie leicht sind oder sich im Frühstadium befinden.

sublingual Unter der Zunge; als Tabletten oder Spray genommene Medikamente werden schnell aufgenommen und gelangen über die Mundschleimhaut in den Blutstrom. Nitrate werden z. B. zur raschen Linderung eines Angina-pectoris-Anfalls verabreicht.

Subluxation Unvollständige *Verrenkung* eines Gelenks, bei der die Knochenflächen teilweise in Kontakt bleiben.

Sucht Abhängigkeit von und Verlangen nach einer bestimmten Substanz, z. B. *Alkohol* oder Heroin.

Eine Reduzierung oder ein Abbruch der Einnahme kann typische physische oder psychische Symptome (→ *Entzugssymptome*) wie *Zittern* oder *Angst* hervorrufen (→ *Alkoholabhängigkeit*; *Drogenabhängigkeit*).

Sucralfat *Ulkusmittel* zur Behandlung eines *peptischen Ulkus*; mögliche Nebenwirkungen sind *Verstopfung* und Bauchschmerz.

Sudeck-Syndrom Heute zunehmend als komplexes regionales Schmerzsyndrom mit Schmerz, Schwellung, Empfindlichkeit u./od. Verlust der Funktion einer Hand oder eines Fußes nach *Knochenbruch* oder anderer Verletzung gesehen. Therapie: Lagerung, Übung, Wärme und *Schmerzlinderung*.

Süßstoffe, künstliche Synthetische Zuckerersatzstoffe, die bei einer Schlankheitskur u. in der Lebensmittelindustrie verwendet werden. Saccharin u. Aspartam werden oft für Kalorienkontrolldiäten empfohlen; ihr Wert ist jedoch fragwürdig, da der Appetit den Mangel an Zuckerkalorien ausgleicht u. andere Nahrungsmittel gegessen werden, um die Kalorienaufnahme aufrechtzuerhalten. Sorbit ist ein für Diabetiker geeigneter k. S., kann in großen Mengen jedoch Durchfall u. Völlegefühl verursachen.

Suizid → *Selbstmord*

Suizidversuch → *Selbstmord*

Sulfasalazin Substanz zur Behandlung der Entzündung bei *Colitis ulzerosa* oder *Crohn-Krankheit*. Kann Übelkeit, Kopfschmerzen, Fieber und Appetitlosigkeit verursachen.

Sulfonamide Gruppe von *Antibiotika*, die zum größten Teil von wirksameren und weniger toxischen Alternativen abgelöst worden sind.

Sulpirid *Neuroleptikum; Therapie* bei *Schizophrenie* und *Tourette-Syndrom*.

Sumatriptan *Serotoninagonist* zur Behandlung akuter *Migräne*. Wirkt gut bei *Cluster-Kopfschmerz*. S. kann Schmerzen im Brustkorb, Beklemmungen, Hitze- und Schwächegefühl sowie Schwindel hervorrufen.

Sumpffieber Sammelbegriff u.a. für *Leptospirose* sowie *Malaria*.

Superinfektion Neue *Infektion* mit demselben Erreger der noch bestehenden Erstinfektion.

Supination → *Auswärtsdrehung*

Suppositorium → *Zäpfchen*

Suppuration Eiterung; Bildung und Austritt von *Eiter*.

Surfactant 1. Substanzen, wie Seife oder Emulgatoren, die die Oberflächenspannung mindern (Detergenzien).

2. Surfactant-Faktor, in der Lunge von den Alveoli (Lungenbläschen) freigesetzt, damit diese beim Ausatmen nicht zusammenfallen; Surfactant fehlt bei unreifen Frühgeborenen, sodass es zur Atemnot kommt und *künstliche Beatmung* und Zufuhr eines künstlichen S. erforderlich ist.

Surferknötchen Auswüchse an den Fußknochen und am Knochenvorsprung unterhalb des Knies.

Sympathektomie Grenzstrangresektion; Operation, bei der zur Unterbrechung der Nervenbahn die Ganglien (Nervenenden) sympathischer Nerven zerstört werden; damit sollen die Durchblutung einer Extremität (bei *Verschlusskrankheit, peripherer arterieller*) verbessert oder chronische Schmerzen (z.B. *Kausalgie*) gelindert werden.

Sympathikus Einer der 2 Teile des *vegetativen Nervensystems*. In Verbindung mit dem *Parasympathikus* steuert er einen großen Teil der unwillkürlichen (vegetativen) Funktionen der Drüsen und Organe.

Symphyse Gelenkartige feste Verbindung zweier Knochen durch Faserknorpel. S. finden sich zwischen den *Wirbeln*, am *Schambein* im vorderen Teil des *Beckens* und zwischen dem oberen und mittleren Teil des *Brustbeins*.

Symptom Subjektives Zeichen einer Erkr., das vom Betroffenen wahrgenommen wird. Davon zu unterscheiden sind die objektiven Befunde, die der Arzt bemerkt.

Synästhesie Mitempfinden in einem Sinnesorgan bei Reizung eines anderen, z.B. Farbempfindung bei bestimmten Hörempfindungen.

Synapse Verbindung zwischen 2 *Neuronen*. Erreicht ein elektrisches Signal durch ein Neuron die Synapsen, wird ein Neurobotenstoff ausgeschüttet. Dieser überwindet den Synapsenspalt, erreicht die Oberflächenmembran des nächsten Neurons und verändert dessen elektrisches Potenzial. Die Signalleitung an den Synapsen erfolgt nur in einer Richtung.

Die meisten zentral wirkenden Medikamente setzen Neurotransmitter frei od. verändern ihre Wirkung.

Syndaktylie Angeborener Defekt, bei dem 2 oder mehr Finger oder Zehen miteinander verwachsen sind. S. tritt vorwiegend bei Männern auf. In leichten Fällen sind die Finger oder Zehen nur durch Hautlappen verbunden, in schweren sind die Knochen miteinander verwachsen. Die operative Trennung der betroffenen Finger/Zehen erfolgt in der frühen Kindheit.

Syndrom Gruppe von Symptomen beziehungsweise von Befunden, die in Kombination eine bestimmte Erkrankung ausmachen.

Synovektomie Radikale Entfernung der *Synovialmembran* eines Gelenks zur Behandlung wiederkehrender oder anhaltender *Synovitis*, meist infolge schwerer *rheumatoider Arthritis*.

Synovialmembran Gelenkhaut, die ein *Gelenk* auskleidet; diese bildet auch eine Scheide für Hand- und Fußsehnen und sondert Gelenkschmiere ab, die als Gleitmittel für die Gelenke und für die Sehnen dient.

S

Die S. kann sich entzünden, es kommt zur *Synovitis* im Gelenk und zu einer *Sehnenscheidenentzündung*.

Synovitis Entzündung der *Synovialmembran* eines Gelenks; akut bei Arthritisanfall, Verletzung oder Infektion, od. chronisch, bei *rheumatoider Arthritis*. Das erkrankte Gelenk schwillt an, schmerzt, ist heiß und gerötet. Für die Diagnose ist i.d.R. eine Gelenkpunktion oder eine *Biopsie* erforderlich.

Die Symptome bessern sich durch Ruhigstellung des Gelenks mit Schiene oder Gipsverband, durch *Schmerzmittel*, *nichtsteroidale Antirheumatika* od. *Kortikosteroid*-Injektion. Bei chronischer S. erfolgt eine *Synovektomie*.

Syphilis auch Lues; durch das Bakterium *TREPONEMA PALLIDUM* verursachte Infektion, die durch Geschlechtsverkehr oder Intimkontakt anderer Art verbreitet wird; seltener erfolgt die Übertragung von der Mutter auf das ungeborene Kind.

Nach der sexuellen Infektion verbreitet sich das Bakterium schnell über die Blutbahn und das Lymphsystem. Erstes Symptom ist ein Geschwür (Schanker) im Genitalbereich, an After, *Mastdarm*, Lippen, Rachen oder den Fingern, das nach 4 bis 6 Wochen abheilt. Dann entwickelt sich ein vorübergehender oder wiederkehrender Ausschlag, der Monate lang anhalten kann. Weitere Symptome sind *Lymphknoten*vergrößerung, Kopf- und Knochenschmerzen, Appetitlosigkeit, Fieber und Müdigkeit. Es bilden sich nässende, graue oder rosafarbene hochinfektiöse Papeln auf der Haut; auch Hirnhautentzündung kann auftreten.

Nach dieser symptomatischen Phase verläuft die Erkrankung für einige Jahre oder unbestimmte Zeit latent. Einige unbehandelte Fälle erreichen schließlich das Endstadium mit weitgehender Gewebezerstörung. Kann im Herz-Kreislauf-Bereich z.B. die Aorta befallen, dann zu einem *Aneurysma* und *Herzklappen*fehler führen; außerdem zur *Neurosyphilis*.

Diagnose: Untersuchung des Geschwürsekrets und Blutbild. Alle Formen der S. werden mit *Antibiotika* behandelt. Eintretende Organschäden sind irreversibel. „Safer Sex" ist zur Prävention anzuraten.

S.-Kranke können die Krankheit im Frühstadium, jedoch nicht im latenten oder Spätstadium weitergeben.

Syphilis, indirekt übertragene Durch das Bakterium *TREPONEMA PALLIDUM* verursachte Infektion, die nicht durch Geschlechtsverkehr, sondern z.B. durch Hautwunden oder Speichel übertragen wird. Tritt hauptsächlich im Nahen Osten und in Afrika auf. Die Therapie erfolgt mit *Antibiotika*.

Syphilom oder Gumma; weiche Geschwulst, die in späten Stadien einer unbehandelten *Syphilis* auftreten kann; in entwickelten Ländern sehr selten.

Syringomyelie Seltene, fortschreitende, meist angeborene Erkr., bei der sich im *Hirnstamm* oder *Rückenmark* auf Höhe des Nackens eine Höhle bildet, die sich allmählich vergrößert und mit *Gehirn- und Rückenmarksflüssigkeit* füllt. Die Symptome treten meist im frühen Erwachsenenalter auf und bestehen in Verlust der Temperatur- und Schmerzempfindung, Muskelschwund in Nacken, Schultern, Armen und Händen sowie einer Störung des Tastsinns. Später folgen Bewegungsschwierigkeiten in den Beinen und Verlust der Fähigkeit, Blase und Darm zu steuern.

SYNOVIALMEMBRAN

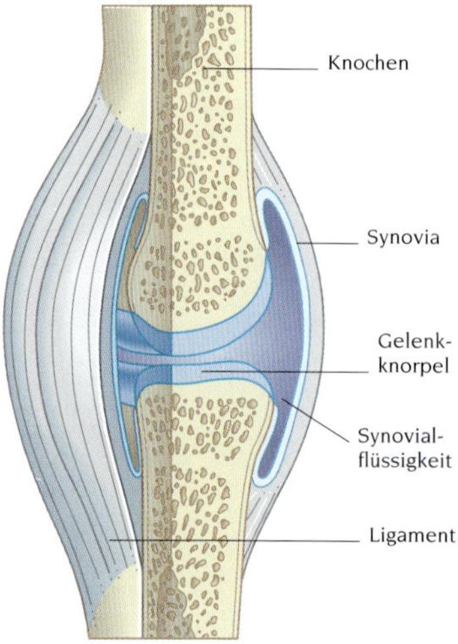

TYPISCHER GELENKAUFBAU

S

Es erfolgt keine medikamentöse Therapie. Der Druck im zentralen Hohlraum kann operativ gemindert werden, um eine Erweiterung zu verhindern; alternativ kann eine *Rückenmarkdekompression* vorgenommen werden.

System, extrapyramidales Netzwerk von Nervenbahnen, die Nervenzellkerne an der Oberfläche des Großhirns, Basalganglien und Teile des Hirnstamms verbinden. Das e. S. beeinflusst und modifiziert elektrische Impulse des Gehirns zur Steuerung der Skelettmuskulatur.

Schaden oder Verschleiß von Teilen des e. S. gefährdet die Durchführung bewusster Bewegungen und führt zu unfreiwilligem Zittern oder Rucken. Solche Störungen werden bei der *Huntington-Chorea*, dem *Parkinson-Syndrom*, einigen Arten von *Zerebralparese* beobachtet und können als Nebenwirkung von Phenothiazinen auftreten.

System, lymphatisches System aus Lymphgefäßen, die Lymphe aus allen Körpergeweben zurück ins Blut bringen. Das l. S. ist Teil des *Immunsystems* und hat eine Hauptfunktion im Schutz des Körpers vor Infektion und Krebs. Das l. S. spielt auch eine Rolle bei der Resorption von Fett aus dem Darm.

Alle Körpergewebe „baden" in Lymphe, einer aus Blutplasma entstandenen wässrigen Flüssigkeit. Ein großer Teil wird durch die Wände der Kapillaren ins Blut zurückgegeben, aber der Rest fließt durch das l. S. zum Herzen.

Lymphe bewegt sich entlang der Lymphbahnen durch körperliche Tätigkeit, wenn die Muskelkontraktionen die Gefäße zusammenpressen; Klappen in den Gefäßen sorgen dafür, dass die Lymphe in die korrekte Richtung fließt. An den Lymphgefäßen sitzen *Lymphknoten*, durch die Lymphe gefiltert wird. Die Knoten fangen bei der Filterung Infektionserreger und andere Fremdkörper ab. Sie enthalten viele Lymphozyten, d. h. weiße Blutkörperchen, die eindringende Bakterien und Viren neutralisieren und zerstören können. Das l. S. umfasst auch *Milz* und *Thymus*, die Lymphozyten bilden.

SYSTEM, LYMPHATISCHES

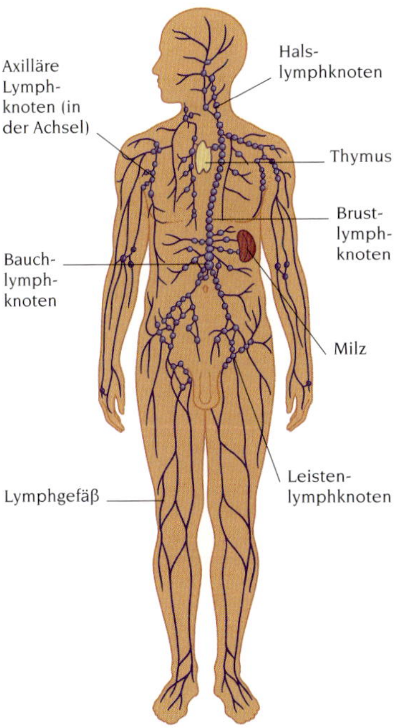

systemisch 1. Begriffe für ein Symptom, das den gesamten Körper, nicht nur einen Teil, betrifft. Fieber ist z. B. ein systemisches Symptom, eine Schwellung hingegen ein lokal begrenztes Symptom. 2. Begriff aus der Psychotherapie, für eine Weiterentwicklung der Familientherapie.

Systemischer Lupus erythematodes → *Lupus erythematodes*

Systole Kontraktionsphase des Herzmuskels, die sich mit der Ruheperiode, der *Diastole*, abwechselt.

Szintigraphie → *Radionuklid-Szintigraphie*

szirrhös Begriff mit der Bedeutung „hart", „fibrös"; wird in der Regel für bösartige Tumoren mit dichtem, fibrösem Gewebe verwendet.

S

T

T-Zelle Abk. für T-*Lymphozyt*.

Tabak Getrocknete Blätter der Pflanze *NICOTIANA TABACUM*. Wird von Milliarden Menschen geraucht, gekaut oder geschnupft. Enthält unterschiedliche Konzentrationen von *Nikotin* und mehrere krebsfördernde Substanzen. Es besteht ein direkter Zusammenhang zwischen der Menge und Dauer des T.konsums und dem Krebsrisiko. Raucher haben ein erhöhtes Risiko für verschiedene Krebsarten, wie *Lungen-*, *Blasen-*, *Nieren-* und *Bauchspeicheldrüsenkrebs*. Alle Raucher haben auch ein erhöhtes Risiko, an *Mundkrebs*, *Kehlkopfkrebs* und *Ösophaguskarzinom* zu erkranken.

Tabes dorsalis Rückenmarkschwund.

Tachykardie Herzfrequenz von über 100 Schlägen/Min. bei Erwachsenen. Die übliche Herzfrequenz beträgt 60 bis 80 Schläge/Min. T. tritt bei Gesunden unter körperlicher Belastung auf. T. in Ruhe beruht auf *Fieber*, *Angst*, *Schilddrüsenüberfunktion*, *KHK*, hohem Koffeinkonsum oder Einnahme von *Anticholinergika* od. antidiuretisch wirkenden Mitteln (→ *ADH*). Formen der T., die von verschiedenen Bereichen des Herzens ausgehen, sind *Vorhofflimmern*, *Sinustachykardie*, supraventrikuläre und ventrikuläre T. (→ *Kammertachykardie*).

Tachypnoe Gesteigerte Anzahl von Atemzügen (erhöhte Atemfrequenz) durch Belastung, Angst, Lungen- oder *Herz-Kreislauf-Erkrankung*.

Tacrolimus Ein Immunsuppressivum (→ *Immunsuppressiva*), das nach vielen Arten der *Organ-Transplantation* hilft, eine *Abstoßungsreaktion* zu verhindern. Die Einnahme kann eine höhere Anfälligkeit für *Infektionen* und/oder *Nierenschäden* verursachen. *Nebenwirkungen* sind u.a. Bewusstseinsstörungen, *Übelkeit*, Schlafstörungen, Zittern und *Parästhesien*. Örtlich angewandt, können *Hautausschlag*, Hautirritationen und eine höhere Anfälligkeit für *Hautentzündungen* auftreten. Bei allen Anwendungen des Arzneimittels sollte die Haut vor intensiver Sonnen- (oder anderer UV-)Strahlung geschützt werden, da die Kombination das Risiko für die Entstehung von *Hautkrebs* erhöht.

Tadalafil Ein Arzneimittel, das für die Behandlung von *Erektionsstörungen* eingesetzt wird. Es wirkt ähnlich wie *Sildenafil*, die Wirkung hält jedoch länger an. Mögliche *Nebenwirkungen* sind u.a. *Kopfschmerzen*, *Verdauungsstörungen*, roter Kopf, Verstopfung der Nase und *Priapismus*. Patienten, die *Nitrate* einnehmen, sollten T. nicht anwenden, da in der Kombination das Risiko gefährlicher *Nebenwirkungen* besteht.

Tätowierung od. Tattoo; Anbringen bleibender Verfärbungen unter der Hautoberfläche, meist als Bild. Kleine T. lassen sich durch Herausschneiden mit anschließendem Vernähen der Wundränder, große T. durch *Dermabrasion* oder *Laserbehandlung* entfernen.

Talg Lat. Sebum; das von den *Talgdrüsen* der Haut produzierte ölige Sekret. T. wirkt als Gleitmittel für die Haut, hält sie geschmeidig und schützt sie davor, mit Wasser übersättigt bzw. trocken und rissig zu werden. T. schützt sie auch vor Bakterien- und Pilzbefall. T.-Überproduktion verursacht fettige Haut und kann zur seborrhoischen *Hautentzündung* oder Akne führen.

TALGDRÜSEN

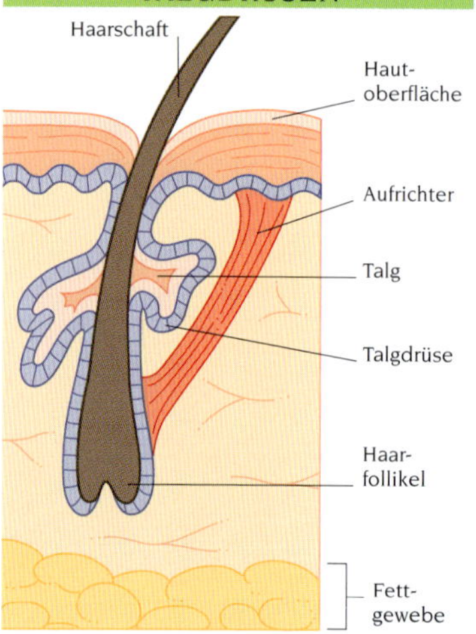

Talgdrüsen Drüsen in der Haut, die Talg ausscheiden. T. öffnen sich entweder zum Haarfollikel hin oder direkt zur Hautoberfläche. Die meisten T. befinden sich auf der Kopfhaut, im Gesicht und am *After*; sie fehlen an Handflächen und Fußsohlen. Die Talgproduktion wird zum Teil durch *Androgene* gesteuert. Erkr. der T. können *Seborrhoe* oder *Akne* verursachen.

Tamoxifen *Zytostatikum* bei bestimmten Formen von *Brustkrebs* und (seltener) *Unfruchtbarkeit* eingesetzt. Kann Übelkeit, Erbrechen, Hitzewellen, geschwollene Knöchel und unregelmäßige Vaginalblutungen verursachen.

Tamponade 1. Kompression des Herzens durch Flüssigkeit im Herzbeutel, die zu Atemnot und Kollaps führen kann. Ursachen sind u.a. *Herzbeutelentzündung*, Komplikationen nach Herzoperation oder Thoraxverletzung. Die Diagnose erfolgt mit der *Echokardiographie*; die Flüssigkeit wird mit einer Kanüle entfernt. 2. Eine dichte Verbandfüllung von Körperhohlräumen oder Wundhöhlen.

Tamsulosin *Alphablocker* zur Behandlung von Harnwegssymptomen bei *Prostatavergrößerung*. Nebenwirkungen sind *Blutdruck, niedriger*, ferner Schläfrigkeit, *Mundtrockenheit* sowie Magen-Darm-Störungen.

Tannin Gerbsäure; chem. Substanz, die in vielen Pflanzen, bes. Teepflanzen, vorkommt; kann zu *Verstopfung* und bei Aufnahme großer Mengen zu Leberschäden führen.

Tape-Verband Stützverband aus klebenden Binden oder Pflastern, um Druck auf ein Gewebe auszuüben und es in seiner Position zu halten.

Tastblindheit Unvermögen, einen Gegenstand allein durch Tasten zu erkennen, obwohl das Tastvermögen der Finger od. die Kraft, etwas festzuhalten, nicht gestört sind. T. betrifft entweder die linke od. rechte Hand; mit der jeweils anderen Hand lässt sich ein Gegenstand normal ertasten. Der Ausfall auf beiden Seiten wird taktile *Agnosie* genannt. Beide Formen haben ihre Ursache in einer Schädigung von Teilen des *Großhirns*, die beim tastenden Erkennen beteiligt u. durch *Schlaganfall* oder *Schädelhirntrauma* beeinträchtigt sind.

Tastsinn Sinn, mit dem bestimmte Merkmale eines Objekts, wie Größe, Form, Temperatur und Oberflächenstruktur, durch direkten Kontakt erfasst werden können.

Verschiedene Druckrezeptoren, wie die Merkel-Tastscheiben und Meissner-Tastkörperchen für leichte Berührung u. Pacini-Körperchen für das Aufnehmen von tiefem Druck und Vibration, liegen in der Haut. Über sensorische Nerven werden die Signale dieser Rezeptoren zum Rückenmark geleitet, von dort zum *Thalamus* im Gehirn und weiter zum sensorischen Kortex (das sensible Rindenfeld des Gehirns), wo die Tastempfindungen wahrgenommen und interpretiert werden.

Einzelne Körperteile unterscheiden sich in ihrer Empfindlichkeit gegenüber schmerzhaften Reizen und der Fähigkeit, Berührung wahrzunehmen. Die Hornhaut des Auges ist z.B. 100-mal empfindlicher gegenüber Schmerz als die Fußsohlen (→ *Sinneswahrnehmung*).

Taubheit Vollständige oder teilweise Einschränkung des Gehörs an einem oder beiden Ohren. Es gibt 2 Formen der T.: Schallleitungsschwerhörigkeit (SLS), die sich aus fehlerhafter Leitung des Tons vom äußeren zum Innenohr ergibt, und die Schallempfindungsschwerhörigkeit (SES), bei der es bei der Überleitung von Tönen ins Gehirn zu Fehlern kommt. *Hörprüfungen* bestimmen, ob eine SLS oder SES vorliegt.

TASTSINN

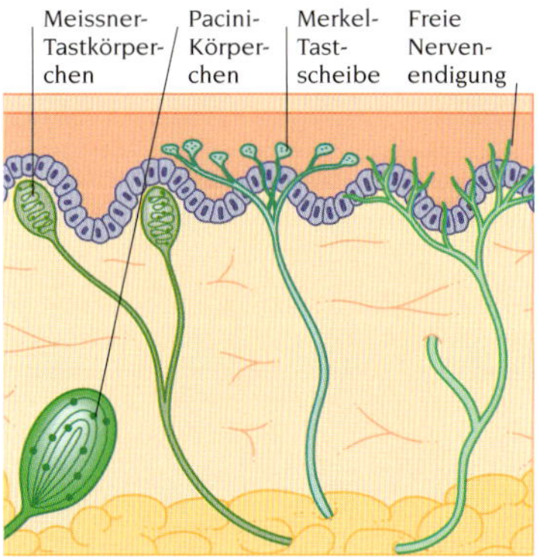

BERÜHRUNGSREZEPTOREN DER HAUT

Die häufigste Ursache der SLS bei Erwachsenen ist *Ohrenschmalz*. *Otosklerose*, eine seltenere Ursache, wird i.d.R. durch eine OP, die *Stapedektomie*, behandelt, bei der der Stapes (Gehörknöchelchen im Mittelohr) durch ein Kunststoffimplantat ersetzt wird. Bei einem Kind ergibt sich die SLS i.d.R. durch eine *Mittelohrentzündung* oder einen *chronischen Mittelohrerguss*. Diese Erkr. kann durch Operation behandelt werden (→ *Trommelfellschnitt*). In seltenen Fällen beruht die T. auf einer Perforation des Trommelfells (→ *Trommelfellperforation*).

Die SES kann angeboren sein. Diese Form der T. ergibt sich durch eine Geburtsverletzung oder Schaden durch eine Rötelninfektion der Mutter in der Frühschwangerschaft. Ein Innenohrschaden tritt auch bald nach der Geburt als Folge einer schweren *Gelbsucht* auf. T. bei Geburt ist unheilbar. Viele Kinder, die taub geboren werden, lernen durch Zeichensprache zu kommunizieren.

Cochlea-Implantate helfen solchen Kindern, die zu schwer taub sind, um Sprache lernen zu können.

Später entwickelt sich die SES aus einem Schaden der Cochlea bzw. des Labyrinths. Sie folgt auf eine längere Lärmeinwirkung, eine *Menière-Krankheit*, bestimmte Medikamente oder Virusinfektionen. Die Cochlea und das Labyrinth verschleißen mit dem Alter und führen zur *Altersschwerhörigkeit*. Die SES aufgrund eines Schadens der Hörnerven ergibt sich durch *Akustikusneurinom*. T. kann mit *Tinnitus* und *Vertigo* einhergehen. Gelegentlich führt sie zur *Depression*.

Pat. mit SES benötigen i.d.R. *Hörgeräte*, um die Lautstärke des Tons, der das Innenohr erreicht, zu erhöhen. Lippenlesen ist für Taube unabdingbar. Andere Hilfen wie ein Verstärker für die Hörmuschel des Telefons stehen zur Verfügung (→ *Ohr*; *Gehör*).

Tauchmedizin Med. Fachgebiet, das sich mit den physiologischen Risiken beim Tauchen mit einem unabhängigen Unterwasser-Atemgerät beschäftigt. Die meisten Risiken gehen auf den Druckanstieg bei zunehmender Tauchtiefe zurück. Die behandelten Erkr. sind Lungenrisse und *Dekompressionsunfall*.

Taxane *Zytostatika* zur Therapie bestimmter Krebsarten, wie *Gebärmutterkrebs* und *Brustkrebs*. T. verhindern das Wachstum der Tumorzellen. Bekannte T. sind u.a. *Paclitaxel* und Docetaxel.

Tay-Sachs-Syndrom Angeborene Stoffwechselstörung (→ *Stoffwechselanomalien, angeborene*), die zu frühem Tod führt. Ursache ist der Mangel an dem Enzym Hexosaminidase A, der zur Bildung einer schädlichen Substanz im Gehirn führt. Die Symptome treten i.d.R. ab dem 6. Lebensmonat auf und bestehen in Erblindung, Lähmung und Krämpfen, die zum Tod führen. Die Diagnose erfolgt durch Enzymanalyse der weißen Blutkörperchen. Die Erkrankung kann heute dank *genetischer Beratung* gefährdeter Gruppen weitgehend vermieden werden.

Tbc → *Tuberkulose*

Technetium Als T.-99m radioaktives Element zur *Radionuklid-Szintigraphie*.

Teilleistungsschwäche Lernschwäche eines durchschnittlich oder überdurchschnittlich intelligenten Kindes auf einem oder mehreren Gebieten. Bekannt sind *Lese-Rechtschreib-Störung* (Legasthenie) und *Rechenleistungsschwäche*.

Teleangiektasien Erweiterung kleiner oberflächlicher Hautgefäße, die eine Rötung verursachen und aussehen wie rupturierte Venen. Tritt hauptsächlich an Nase und Wangen auf, oft ohne ersichtliche Ursache, kann aber auch auf Alkoholmissbrauch, *Kupferfinne*, starke Sonneneinstrahlung oder eine *Kollagenkrankheit*, die *Dermatomyositis*, zurückzuführen sein.

T. sind kein Grund zur Sorge; u.U. können die Venen durch elektrische Verödung entfernt werden (→ *Spider-Nävus*).

Temazepam *Benzodiazepin*-Abkömmling, eingesetzt zur Behandlung der Schlaflosigkeit; wird auch missbraucht (Medikamentenabhängigkeit).

Temperatur Wärmegrad eines Körpers oder einer Substanz; für seine optimale Funktion braucht der menschliche Körper eine T. von etwa 37 °C. Die Körper-T. wird vom *Hypothalamus* geregelt, der die Blut-T. überwacht und bei T.änderungen Kompensationsmechanismen in Gang setzt. Fällt die T., wird durch Muskelaktivität beim *Zittern* Wärme erzeugt, die Blutgefäße in der Haut ziehen sich zusammen und verringern den Wärmeverlust. Steigt die T., führt Schwitzen zur Kühlung, die Erweiterung der Hautgefäße vergrößert die Wärmeabgabe.

Temperaturmethode → *Empfängnisverhütung, natürliche Methoden*

Temporallappenepilepsie → *Schläfenlappenepilepsie*

Tendinitis → *Sehnenentzündung*

Tendo → *Sehne*

Tenesmus Subjektiver Eindruck unvollständiger Darmentleerung mit vergeblichem schmerzhaftem Stuhldrang; u.U. Symptom einer Entzündung oder eines Tumors (→ *Dickdarmkrebs*).

Tennisellenbogen Schmerzen an der Außenseite des Ellenbogens und Rückseite des Unterarms. Verursacht durch Entzündung der Sehne, an der die Muskeln ansetzen, die Finger und Handgelenk in Bezug auf den *Oberarmknochen* gerade richten. Therapie: Ruhigstellung des Arms, Eisbeutel, *Schmerzmittel* oder *nichtsteroidale Antirheumatika*, *Ultraschall*, Kortikoid-Injektionen, gelegentlich auch Operation.

Tenofovir Ein gegen *Viren* wirksames Arzneimittel, das in Kombination mit anderen *Medikamenten* zur Behandlung einer *HIV-Infektion* eingesetzt wird. Einzeln wird es auch bei einer chronischen *Hepatitis-B-Infektion* angewandt. T. reduziert die Anzahl der im Körper vorhandenen *Viren* und beseitigt sie nicht ganz, insofern kann das Virus auch an andere weitergegeben werden. Mögliche *Nebenwirkungen* sind u.a. *Verdauungsstörungen*, *Schwindel*, *Kopfschmerzen*, *Hautausschlag*, Muskelschmerzen und Müdigkeit. In Kombination mit anderen Medikamenten bei einer HIV-Infektion können auch Veränderungen des *Blutzuckers* und der Blutfettwerte auftreten. Selten kommt es zu Knochenerkrankungen, *Bauchspeicheldrüsen-Entzündung* und unter Umständen lebensgefährlichen *Leberproblemen*.

Tenolysis Operation zur Lösung von Verwachsungen einer *Sehne*, die ihre Beweglichkeit einschränken. Die Verwachsungen sind meist Folge einer *Sehnenscheidenentzündung*.

Tenosynovitis → *Sehnenentzündung*

TENS Abk. für transkutane elektrische Nervenstimulation; auch Schmerzlinderungstechnik. Winzige elektrische Impulse, die die Schmerzsignale zum Gehirn blockieren, werden von einem Impulsgenerator auf Elektroden übertragen, die an der schmerzenden Stelle auf der Haut befestigt sind. T. kann chronische Schmerzen lindern, die auf *Schmerzmittel* nicht ansprechen und auch bei Entbindung eingesetzt werden.

TENS

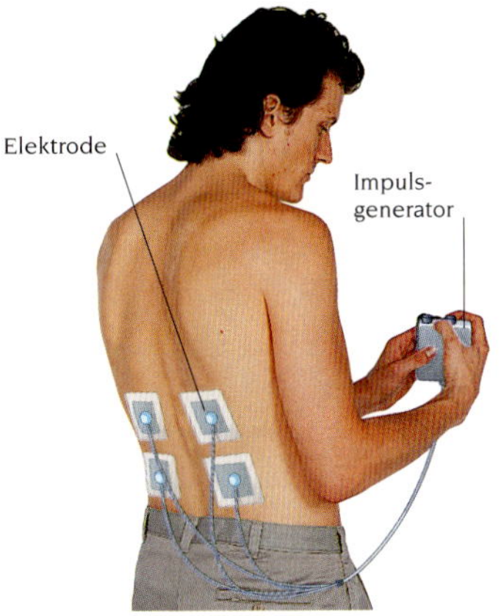

teratogen Bezeichnet physikalische, chemische oder biologische Wirkstoffe, z. B. Strahlung, das Medikament Contergan und das Virus *RUBELLA*, die bei einem sich entwickelnden Embryo oder Fötus zu Fehlbildungen führen.

Teratom *Tumor*, der Zellen aufweist, die sich von denen der betroffenen Körperstelle grundlegend unterscheiden.

Testosteron Wichtigstes männliches Geschlechtshormon; stimuliert Knochen- und Muskelwachstum und die Geschlechtsentwicklung. Wird von den *Hoden* gebildet und in sehr kleinen Mengen von den *Eierstöcken*. Synthetisches oder tierisches T. dient der Stimulation bei verzögerter *Pubertät* oder Behandlung einiger Formen männlicher *Unfruchtbarkeit*.

Tests, medizinische Zur Aufklärung von Symptomen und Diagnosestellung, um den Verlauf einer Krankheit zu überwachen oder das Ansprechen auf eine

Therapie zu prüfen. Ein Testprogramm bei Gesunden zum frühen Nachweis von Erkrankungen bezeichnet man als Früherkennungsmaßnahmen.

Die Genauigkeit eines m. T. hängt von seiner Sensitivität (Fähigkeit, erkrankte Probanden korrekt zu erkennen), Spezifität (Fähigkeit, gesunde Probanden korrekt zu erkennen) und seinem Prognosewert ab. Der Prognosewert wird mit einer mathematischen Formel festgestellt, die die Zahl der richtigen T.ergebnisse und die Gesamtzahl der durchgeführten m. T. berücksichtigt. Die besten m. T. haben sowohl eine hohe Spezifität als auch eine hohe Sensitivität und somit einen hohen Prognosewert.

Tetanie Muskelkrämpfe und -zuckungen, meist in Händen und Füßen, aber auch in Gesicht, *Kehlkopf* und Wirbelsäule. Wenn die zugrunde liegende Ursache nicht behandelt wird, können die Muskeln geschädigt werden. Die häufigste Ursache von T. ist *Hypokalzämie*, aber auch Hypokaliämie, *Hyperventilation* während einer Panikattacke oder, seltener, *Hypoparathyreoidismus*.

Tetanus Schwere, manchmal tödliche Erkr. des *Zentralnervensystems* durch Infektion mit Sporen des Bakteriums *CLOSTRIDIUM TETANI*. Die Sporen leben im Erdreich und Dung, aber auch im menschlichen Darm. Befallen Sporen unzureichend mit Sauerstoff versorgte Gewebe, vermehren sie sich und bilden ein *Toxin*, das auf die Nerven wirkt, die die Muskelaktivität steuern. Das häufigste Symptom ist der Kaumuskelkrampf. Andere Symptome sind steife Bauch- und Rückenmuskulatur und grimassenartige Kontraktionen der Gesichtsmuskeln. Auch schneller Puls, leichtes Fieber und starkes Schwitzen sind möglich. Anschließend treten schmerzhafte Muskelkrämpfe auf, die zum Ersticken (→ *Ersticken, drohendes*) führen können, wenn sie Kehlkopf oder Brustkorb betreffen. Nach 10 bis 14 Tagen gehen die Krämpfe normalerweise zurück.

Therapie durch mehrere Injektionen von T.-Antitoxin. Die meisten Pat. erholen sich vollständig, wenn sie sofort behandelt werden.

In Deutschland wird die T.-*Impfung* im Alter von 3, 4, 5 und 12 Monaten empfohlen mit einer Auffrischung mit 9-17 Jahren, danach alle 10 Jahre.

Tetrachlorkohlenstoff (CCl_4) Farblose, giftige, flüchtige Chemikalie mit charakteristischem Geruch; in einigen Trockenreinigern im Haushalt u. in Lösungsmitteln enthalten. T. kann Schwindel, Verwirrung sowie Leber- u. Nierenschäden verursachen, wenn es eingeatmet oder geschluckt wird.

Tetracosactid Medikament zur Funktionsdiagnostik der Nebenniere. Das synthetische T. ist chemisch gleich dem natürlichen Hormon *ACTH*. ACTH stimuliert die Nebennierenrinde zur Sekretion von Hormonen wie *Kortison*. Zur Diagnose einer Nebennierenfunktionsstörung wird eine T.-Injektion gegeben und der Blutkortisonspiegel gemessen. Steigt dieser nicht an, besteht eine Erkr.

Tetracycline Antibiotika zur Behandlung der *Bronchitis*, *Akne*, *Syphilis*, *Tripper*, Harnröhrenentzündung, nichtgonorrhoischen und bestimmter Formen von Lungenentzündung. Mit Milch eingenommen wird T. nicht ausreichend vom Darm aufgenommen. Als Nebenwirkungen können Übelkeit, Erbrechen, Durchfall, Ausschlag und Juckreiz auftreten. T. kann während der Zahnentwicklung zur Zahnverfärbung führen und wird deshalb in der Regel Kindern unter 12 Jahren oder Schwangeren nicht verschrieben.

Thalamus Größte (walnussgroße) graue Nervenkernmasse im Zwischenhirn. Sitzt dem *Hirnstamm* auf und ist mit allen übrigen Hirnteilen verbunden.

Der T. leitet Informationen an das Großhirn weiter. Einige Grundwahrnehmungen, wie Schmerz, können durch den T. ins Bewusstsein gelangen. Andere Sinnesinformationen werden verarbeitet und an Teile der Großhirnrinde weitergeleitet, in der Empfindungen wahrgenommen werden.

Der T. scheint wie ein Filter zu wirken und wichtige Informationen zu selektieren. Einige Zentren im T. beeinflussen evtl. auch das Langzeitgedächtnis.

Thalassämie Erbliche Bluterkr. mit Defekt in der Hämoglobin-Bildung. Viele rote Blutkörperchen werden brüchig und lösen sich auf; die Folge ist eine *hämolytische Anämie*. Kommt haupt-

T

sächlich im Mittelmeerraum, im Nahen Osten, in Südostasien und in Familien aus diesen Gegenden vor. Die Diagnose der Beta-T. major erfolgt aufgrund einer mikroskopischen Blutuntersuchung und anderer *Bluttests*. Dic Therapie besteht in *Bluttransfusionen* und manchmal Milzentfernung. Erfolgreiche Bluttransfusionen verursachen jedoch eine Eisenansammlung im Körper. *Chelate* werden als Dauerinfusion verabreicht, damit der Körper das überschüssige Eisen ausscheiden kann. Heilung durch *Knochenmarktransplantation*.

Genetische Beratung ist Eltern oder nahen Verwandten eines Kindes mit T. zu empfehlen, ebenso Personen mit einer T.-Veranlagung.

Thallium Seltenes metallisches Element, das als Verbindung in Zink- und Bleierzen vorkommt. T.-Vergiftung verursacht Haarausfall, Schäden an Nerven und Gliedmaßen und Magen-Darm-Störungen. Thallium-201 (künstliches radioaktives Isotop) wird v.a. in der Szintigraphie des Herzmuskels eingesetzt.

Theophyllin *Bronchospasmolytikum*; wird zur Behandlung schwerer Fälle von *Asthma* und *Herzinsuffizienz* eingesetzt, wenn andere Therapien versagen. Wird normalerweise oral, in Notfällen aber auch intravenös verabreicht. Mögliche Nebenwirkungen sind Schwindel, Übelkeit, Erbrechen, Durchfall und Krämpfe

Therapie Behandlung; jede Maßnahme zur Verhütung oder Heilung einer Krankheit oder Störung, eines krankhaften körperlichen oder geistigen Zustands oder zur Milderung von Symptomen.

Thermographie Technik, die Wärmebilder der Hautoberfläche aufzeichnet. Gibt Hinweise auf bestehende Erkr. oder Anomalien, die die Hauttemperatur verändern, wie Kreislaufstörungen, Entzündungen oder Tumoren. Es gibt 2 T.-Arten: Bei der einen Art erfasst eine Kamera oder ein Scanner die von der Haut abgegebene natürliche Infrarotstrahlung. Bei der anderen werden temperaturempfindliche Flüssigkristalle auf die Haut gelegt, die ihre Farbe verändern, wenn sich die Temperatur der Haut verändert.

Thermometer Instrument zum Temperaturmessen; besteht traditionell aus einem Glasröhrchen, das an einem Ende verschlossen ist und am anderen Ende eine mit Quecksilber gefüllte Aufweitung zeigt.

Moderne T. bestehen aus einer elektronischen Sonde, die mit einer Digitalanzeige verbunden ist; Ohr-T. messen die Temperatur des Trommelfells. Beide T. liefern die Werte fast sofort. Werteangabe in Grad Celsius.

Thiamin → *Vitamin-B-Komplex*

Thiazide → *Diuretika*

Thiopental *Barbiturat* für *Allgemeinanästhesie*, wird intravenös gespritzt.

Thoracic-outlet-Syndrom Zustand, bei dem Druck auf den *Armplexus* Schmerzen in Armen und Schultern, Kribbeln in den Fingern und Schwäche beim Greifen und anderen Handbewegungen verursacht. Schwere Symptome gehen meist von eine *Halsrippe* aus. T.-o.-S. kann auch auf hängende Schultern, einen vergrößerten Skalenusmuskel im Nacken oder einen Tumor zurückgehen. Beim Heben und Tragen schwerer Lasten oder Gewichtszunahme verschlechtert sich der Zustand.

Die Behandlung besteht aus Übungen zur Verbesserung der Körperhaltung, evtl. in Verbindung mit *nichtsteroidalen Antirheumatika* und *Muskelrelaxanzien*, in schweren Fällen operative Entfernung der 1. Rippe.

Thorakotomie Chirurg. Eröffnung der Brusthöhle, um Zugang zu den Organen der Brusthöhle herzustellen.

Man kennt die laterale und mediane T.: Bei der lateralen T. wird der Brust-

THERMOMETER

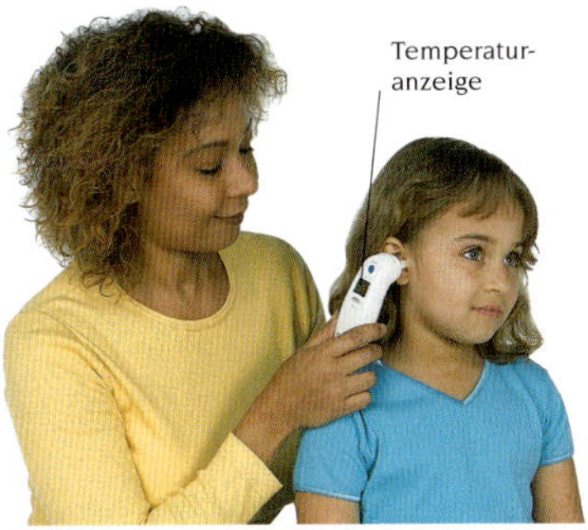

GEBRAUCH EINES OHRTHERMOMETERS

T

korb zwischen 2 Rippen geöffnet als Zugang zur *Lunge*, den großen Gefäßen und der Speiseröhre. Bei der medianen Thorakotomie erfolgt ein Schnitt durchs *Brustbein* als Zugang zum *Herzen* und den *Koronararterien*.

Thorax Med. für Brustkorb; dieser erstreckt sich von der Halsbasis bis zum Zwerchfell.

Thorax, instabiler Art der Verletzung des Brustkorbs, meist durch Verkehrsunfälle oder Gewalttaten. Bei einem i. T. sind mehrere benachbarte Rippen jeweils mehrfach gebrochen, sodass sich ein Teil der Brustwand bei der Atmung in die falsche Richtung bewegt. Die Verletzung kann zu *respiratorischer Insuffizienz* und *Schock* führen.

Notfallmäßig wird der Patient auf die betroffene Seite gedreht oder der flatternde Bereich durch feste Bandagen geschient. In schweren Fällen muss eine *künstliche Beatmung* durchgeführt werden, bis die Brustwand wieder stabil ist.

Thoraxchirurgie Chirurg. Fachgebiet mit Spezialisierung auf Thoraxorgane. Wird manchmal mit Herz-OPs kombiniert u. dann Herz- und T. genannt.

Thrombektomie Entfernung eines *Thrombus*, der Blutgefäß verschließt. Noteingriff bei einer großen Arterie, od. als vorbeugende Maßnahme, wenn das Risiko eines Blutgerinnsels durch einen verschleppten Thrombus besteht. Vor dem Eingriff wird die Verschlussstelle durch *Angiographie* ausgemacht; Pat. erhält *Blutgerinnungshemmstoffe*.

Thromboembolie Blockierung eines Blutgefäßes durch ein Gerinnselteil, das sich von einem *Thrombus* an anderer Stelle im Blutkreislauf gelöst hat (→ *Thrombose*; *Embolie*).

Thrombopenie auch Thrombozytopenie; Abfall der Zahl der *Blutplättchen* (Thrombozyten) und daraus folgende Blutungsneigung. Kann zu Hautblutungen führen. Ursache ist meist eine verminderte Plättchenproduktion oder rasche Plättchenzerstörung. T. kann Zeichen von *Leukämie*, *Lymphom*, systemischem *Lupus erythematodes*, *megaloblastärer Anämie* oder *Hypersplenismus* sein, auch Folge eines Strahlenschadens oder, häufiger, unerwünschte Arzneimittelreaktion, z. B. auf ein Thiazid-Diuretikum. Die Ursache der *ideopathischen thrombozytopenischen Purpura* (ITP) ist unbekannt, evtl. aber eine *Autoimmunkrankheit*.

T. wird durch Auszählen der Blutplättchen bestätigt. Ein evtl. Grundleiden muss behandelt werden. Kinder mit ITP bedürfen evtl. keiner Behandlung, Erwachsene erhalten meist Kortikoide. Bei anhaltender T. kann eine *Milzentfernung* erwogen werden. Ist die Ursache bekannt, führt die Therapie i.All. zu einer Erhöhung der Plättchenzahl.

Thrombophilie Neigung zur raschen Gerinnung des Bluts als Folge einer erbl. Proteinanomalie, z. B. des Faktors V. Bleibt evtl. unerkannt, bis eine Verletzung oder Flugreise zu Symptomen führt (→ *Venenthrombose, tiefe*).

Thrombophlebitis Venenentzündung; Entzündung eines Venenabschnitts, meist direkt unter der Haut, mit Gerinnselbildung im betroffenen Teil. Tritt infolge einer leichten Venenverletzung, als Komplikation bei *Krampfadern* oder Thrombangiitis obliterans auf. Die erkrankte Vene ist geschwollen, rot, hart und schmerzt. Fieber und Unwohlsein folgen. Evtl. bildet sich ein Thrombus. Die Therapie besteht u.a. in Stützbandage, Gabe von *nichtsteroidalen Antirheumatika* und *Antibiotika*. Heilt meist nach 10 bis14 Tagen.

Thrombose Bildung eines Thrombus (Blutpfropfs) in einem intakten Blutgefäß. Bildet sich ein T. in einer das Herz versorgenden Arterie (Koronar-T.), kommt es zum *Herzinfarkt*. Bildet sich ein T. in einer Hirnarterie (Zerebral-T.), kommt es zum *Schlaganfall*. Manchmal bilden sich Thromben in Venen direkt unter der Haut oder in tiefer gelegenen Venen (→ *Venenthrombose, tiefe*).

In Arterien wird die Thrombusbildung durch *Arteriosklerose*, Rauchen, *Bluthochdruck* od. Schäden an den Arterienwänden infolge einer Arteriitis od. Phlebitis verursacht. In der *Schwangerschaft*, bei Gebrauch *oraler Kontrazeptiva* (Pille) sowie bei Bewegungsmangel kommt es zu einer verstärkten T.neigung.

Die arterielle T. bleibt u.U. symptomfrei, bis der Blutfluss behindert wird. Dann ist, bei starken Schmerzen, die Gewebe- oder Organfunktion beeinträchtigt. Die venöse T. kann ebenfalls zu Schmerzen und Schwellung führen. Die Diagnose erfolgt durch *Ultraschalluntersuchung*. Manchmal wird auch eine *Angiographie* bzw. *Venographie* gemacht. Die Therapie besteht in *Blutgerinnungshemmstoffen*, *nichtsteroidalen Antirheumatika* und *Antibiotika*. In lebensbedrohlichen Fällen kann eine *Thrombektomie* od. Thrombolyse erforderlich sein.

Thrombozyt → *Blutplättchen*

Thrombozytenaggregation Zusammenballung von *Blutplättchen*. Aggregation ist die erste Phase der *Blutgerinnung* u. trägt zum Verschluss verletzter Blutgefäße bei. Nicht regelgerechte T. kann schädliche Wirkungen haben; tritt sie z.B. in einer Schlagader auf, kann dies zu *Thrombose* führen.

Thrombozytenaggregationshemmer Gruppe von Wirkstoffen, die die Neigung der *Blutplättchen* verringern, zu einem Blutgerinnsel zu verklumpen, wenn die Blutzirkulation in den Arterien unterbrochen ist. Diese Wirkweise setzt die Gefahr einer *Thromboembolie* herab, die u.U. tödliche Erkrankungen wie *Herzinfarkt* od. *Schlaganfall* herbeiführen kann. *Acetylsalicylsäure* u. *Dipyridamol* sind häufig angewendete T. Andere wie Ticlopidin werden speziell zur Verhinderung von Blutgerinnselbildung in den Herzkranzgefäßen (→ *KHK*) von *Angina pectoris*-Kranken benutzt.

Thrombus Blutgerinnsel, das sich in einem intakten Blutgefäß gebildet hat. Ein T. ist lebensbedrohlich, wenn er die Blutzufuhr zu einem Organ, wie Herz oder Gehirn, blockiert. Führt u.U. in einem Organ oder einer Extremität zur *Gangrän* oder zum Blutgerinnsel (→ *Blutgerinnung*; *Thrombose*).

Thymom Seltener *Tumor* des Thymus, der von allen Zelltypen der Drüse ausgehen und gutartig oder bösartig sein kann.

Thymus Drüse, Teil des *Immunsystems*; liegt hinter dem Brustbein und besteht aus 2 Lappen, die vor der *Luftröhre* zusammenfließen. Jeder Lappen besteht aus Lymphgewebe, das *Lymphozyten*, *Epithel* und Fettgewebe enthält. Der T. verwandelt Lymphozyten in *T-Zellen*, ist bis zur *Pubertät* am Immunsystem beteiligt und vergrößert sich in dieser Zeit. Nach der Pubertät schrumpft der T., doch bleibt ein Rest bis ins mittlere Lebensalter erhalten.

Thyreoiditis → *Schilddrüsenentzündung*

Thyreostatika Gruppe von Wirkstoffen gegen *Schilddrüsenüberfunktion*. Sie können als einzige Behandlungsform verwendet oder vor einer Schilddrüsenoperation verabreicht werden. *Carbimazol* und *Propylthiouracil* wirken der Hormonbildung der Schilddrüse entgegen.

Thyroxin Wichtigstes *Schilddrüsenhormon* (T4).

TIA Abk. für *transitorisch-ischämische Attacke*.

Tibia → *Schienbein*

Tibolon Medikament zur Behandlung von Wechseljahresbeschwerden und zum Schutz vor *Osteoporose*. Ist eine Dauertherapie und hat die kombinierte Wirkung von *Östrogenen* und *Gestagenen*. Mögliche Nebenwirkungen sind unregelmäßige Vaginalblutungen, Gewichtsveränderungen, Knöchelödeme, Schwindel, Hautreaktionen, Kopfschmerzen, *Migräne*, Haarwuchs im Gesicht, Depression und *Myalgien*.

Tierbisse Verletzung durch die Mundwerkzeuge eines Tiers, angefangen von den punktförmigen Wunden durch blutsaugende Insekten bis zu den schweren Verletzungen durch Haie od. Krokodile. Die Zähne, besonders die von Fleischfressern, können erhebliche u. umfangreiche mechanische Verletzungen verursachen. Schwere Verletzungen u. Risswunden an großen Blutgefäßen können zu hohem Blutverlust u. Volumenmangel*schock* führen. Schwere Infektionen können von den Bakterien im Tiermaul ausgehen, wobei die Gefahr für *Tetanus* ganz besonders groß ist. In Ländern, in denen *Tollwut* vorkommt, kann jedes Säugetier den Tollwuterreger besitzen u. ihn über einen T. übertragen.

Deshalb sollte man bei allen nicht mehr geringfügigen Bisswunden ärztlichen Rat einholen. Zur Behandlung gehören evtl. vorbeugende *Antibiotika* und eine Spritze gegen Tetanus, sowie die Säuberung und Untersuchung der Wunde. Meist wird sie offen gelassen (d.h. nicht genäht oder geklammert) und verbunden. Besteht die Möglichkeit, dass das Tier mit dem Tollwutvirus infiziert ist, so wird ein Impfstoff gegen Tollwut zusammen mit *Immunglobulinen* verabreicht (→ *Insektenstiche und -bisse; Schlangenbisse*).

Tierschuppen Winzige Schuppen, die von der Haut, den Haaren oder Federn abfallen. Einige Menschen sind auf T. allergisch und entwickeln beim Einatmen der T. einen *Heuschupfen* oder *Asthma*.

Tierversuche Verwendung von Tieren bei der Forschung, um Kenntnisse über die Tierbiologie u., daraus abgeleitet, über menschliche Physiologie u. Verhalten zu gewinnen. T. haben zur Entwicklung von Wirkstoffen, z. B. zur Impfung, u. von Operationstechniken wie der Transplantationschirurgie beigetragen. Jedoch werden heute aus ethischen Gründen, wo immer möglich, Alternativen verwendet, z. B. Zellkulturen.

Tietze-Syndrom Auch Chondropathia tuberosa; Schmerz in der Brustwand, verschlimmert sich meist bei Arm- und Rumpfbewegungen oder bei Druck auf den Thorax. Ursache ist eine Entzündung eines oder mehrerer Rippenknorpel am Brustbein, die Symptome können Monate lang andauern. Therapie erfolgt mit *Schmerzmitteln*, *nichtsteroidalen Antirheumatika* oder direkten Kortikoidinjektionen in den Knorpel.

Timolol *Betablocker* zur Behandlung des *Bluthochdrucks* und der *Angina pectoris*. Kann auch nach *Herzinfarkt* gegeben werden. Wird in Form von Augentropfen bei *grünem Star* verabreicht. Mögliche Nebenwirkungen: kalte Hände und Füße. Die T.-Augentropfen können zu Augenreizung, Verschwommensehen und Kopfschmerzen führen.

Tinea *Pilzinfektion* der Haut, der Nägel oder des Haars, meist durch *Dermatophyten*. T. kann von einer Person oder einem Tier übertragen werden, aber auch über das Erdreich, Duschwannen und Haushaltsgegenstände, wie Sessel oder Teppiche.

Die häufigste T.-Infektion ist T. pedis (Fußpilz). T. corporis verursacht runde, juckende Flecken am Körper. Bei T. imaginalis bildet sich eine gerötete, juckende Stelle, die an den Genitalien beginnt und sich über die Innenseite der Oberschenkel ausbreitet. T. capitis verursacht kahle, runde Stellen auf der Kopfhaut; tritt meist bei Kindern auf. T. der Nägel (T. unguium) ist oft mit Abschilfern der Haut an Handflächen und Fußsohlen verbunden. Die Nägel verdicken sich und werden weiß oder gelb.

Die Diagnose erfolgt i.d.R. nach dem Erscheinungsbilds des Pat. und nach Anlegen einer Pilzkultur im Labor. Die Therapie besteht in lokal oder oral verabreichten *Antimykotika*.

Tinidazol *Antibiotikum* u.a. zur Bekämpfung von *HELICOBACTER PYLORI* eingesetzt. Nebenwirkungen sind Übelkeit, Erbrechen, Magen-Darm-Störungen, Kopfschmerzen und Schwindel.

Tinnitus Ohrgeräusch; Klingendes, summendes, zischendes, pfeifendes oder sonstiges Geräusch in einem oder beiden Ohren ohne äußeren Grund. T. ist fast immer mit Hörstörungen, bes. bei bestehender *Altersschwerhörigkeit* und Lärmschwerhörigkeit verbunden. Kann auch als Symptom einer Ohrenerkr., wie *Innenohrentzündung*, *Meniére-Krankheit*, *Mittelohrentzündung, Otosklerose*, oder bei *Ototoxizität* und Verlegung des Ohrkanals mit Ohrenschmalz auftreten. Die Einnahme etwa von *Acetylsalicylsäure* oder *Chinin* od. ein *Schädelhirntrauma* können ebenfalls T. verursachen.

Die Ursache muss möglichst behandelt werden. Viele Pat. helfen sich mit Radio, Fernsehen, Musik bzw. Kopfhörer, um das Geräusch zu überlagern. Ein T.maskiergerät ähnlich einer Hörhilfe gibt ein Rauschen ab (Zufallsmischung von Tönen aus einem weiten Frequenzbereich) und kann helfen.

Tobramycin *Antibiotikum* zur Behandlung schwerer Infektionen, wie *Bauchfellentzündung* und *Hirnhautentzündung*. In Form von Augentropfen wird T. gelegentlich zur Behandlung der *Bindehautentzündung* und *Augenlidentzündung* eingesetzt. In hohen Dosen gespritzt, können T.-Injektionen Nierenschäden, Hörverlust, Übelkeit, Erbrechen und Kopfschmerzen verursachen. In jeder Form kann T. zu Ausschlag und Juckreiz führen.

Tochtergeschwulst Med. Metastase; Sekundärtumor (Tumor, der von einem Primärtumor ausgeht und sich an einer anderen Stelle des Körpers festsetzt). Der Begriff bezieht sich auch auf den

Vorgang der Ausbreitung. Metastasen können sich über das *lymphatische System*, den Blutstrom oder eine Körperhöhle ausbreiten.

Tocopherol Bestandteil in *Vitamin E*, das aus 4 verschiedenen T. (Alpha-, Beta-, Gamma- und Delta-T.) und mehreren T.abkömmlingen besteht.

Tod Unwiderrufliches Ende aller Vitalfunktionen. Klassische Anzeichen des klinischen T. sind der Stillstand von Herz- und Lungenfunktion. Der Hirntod ist das irreversible Aufhören aller Funktionen im Gehirn, auch im Hirnstamm. Die Todesfeststellung unter normalen Umständen, wenn ein Mensch nicht beatmet wird, beruht auf der fehlenden Atmung, fehlendem Herzschlag und den fixierten, weit offenen reaktionslosen Pupillen. Kriterien für den sicheren biologischen Tod sind Leichenflecken, Leichenstarre und – später – Fäulnis. Für die Ausstellung des Totenscheins werden klinische und biologische Kriterien herangezogen.

Wird ein Mensch beatmet, ist das Kriterium des Hirntods der klare Nachweis eines irreversiblen Hirnschadens, anhaltendes Koma, keine Versuche der Atmung, wenn der Patient vom Beatmungsgerät genommen wird und fehlende Hirnstammfunktion (→ *Tod, plötzlicher; Sterblichkeit*).

Tod, plötzlicher Unerwarteter Tod einer zuvor gesund erscheinenden Person. Häufigste Ursache bei Erwachsenen ist der *Herzstillstand*. Die *Kardiomyopathie* kann zum p. T. in jedem Alter führen, ihr Vorhandensein ist oft unbemerkt geblieben. P. T. tritt auch infolge eines *Schlaganfalls* oder in Fällen nicht erkannter *Herzmuskelentzündung* oder *Lungenentzündung* auf. Weniger häufig kommt es zum p.T. durch *anaphylaktischen Schock*, schweren *Asthma*anfall und *Selbstmord*.

Bei Säuglingen wird der p.T. ohne Vorzeichen als *plötzlicher Kindstod* oder Krippentod bezeichnet. Fälle eines p. T. in jedem Alter müssen einem Gerichtsmediziner vorgestellt werden, der entscheidet, ob eine Sektion durchgeführt wird.

Todesrate → *Sterblichkeit*

Tokographie Darstellung des Wehenablaufs bei der *Entbindung*, normalerweise kombiniert mit der Überwachung der fötalen Herztätigkeit (→ *Herztonüberwachung, Ungeborenes*).

Tolbutamid Orales *Antidiabetikum* zur Behandlung des Typ-2-Diabetes.

Toleranz Notwendigkeit, die Dosis eines Medikaments ständig zu steigern, um dieselbe Wirkung zu erzielen. T. entsteht nach Einnahme eines Medikaments über längere Zeit, in der sich der Abbau in der Leber beschleunigt hat oder die Gewebe weniger empfindlich geworden sind.

Tollwut Med. Rabies oder Lyssa; akute, hauptsächlich Hunde befallende *Virusinfektion* des Nervensystems, die durch Biss od. Lecken von Hautwunden auf den Menschen übertragen werden kann. Das Virus wandert ins Gehirn u. ist, sobald Symptome auftreten, i.d.R. tödlich.

Die durchschnittliche *Inkubationszeit* beträgt 1 bis 3 Monate, abhängig von der Bissstelle. Symptome sind leichtes Fieber u. Kopfschmerzen, danach Ruhelosigkeit, *Hyperaktivität* und gelegentl. Verhaltensauffälligkeiten, Wahnvorstellungen und Lähmung. Das Opfer leidet unter Krämpfen, ferner *Herzrhythmusstörungen*, Lähmung der Atemmuskeln und ist oft sehr durstig, Trinken jedoch führt zu schmerzhaften Krämpfen in der Kehle. Der Tod erfolgt 10 bis 14 Tage nach Auftreten der Symptome.

Nach einem Biss ist innerhalb von 2 Tagen eine *Impfung* mit menschlichem T.-*Immunglobulin* und mit T.-Impfstoff notwendig; um einen Ausbruch der Erkr. zu verhindern. Wenn Symptome auftreten, werden sie mit Beruhigungsmitteln und *Schmerzmitteln* behandelt. Schwerpunkt ist die Vorbeugung durch *Quarantäne*-Bestimmungen u. Impfung von Mensch und Tier (→ *Tierbisse*).

Tolnaftat *Antimykotikum*, das auf die Haut aufgetragen wird, um wiederkehrende *Pilzinfektionen*, wie *Fußpilz*, zu behandeln oder ihnen vorzubeugen. In seltenen Fällen kann T. Hautreizungen oder Ausschlag hervorrufen.

Tomographie Bildgebendes Verfahren, das ein Querschnittsbild (Schichtaufnahme) eines Organs oder Körperteils liefert. T. besteht heute meist aus *Computertomographie* (CT) und *Kernspintomographie*, die genaue und detaillierte Bilder liefern.

Tonikum Stärkungsmittel; zählt zu einer Gruppe sehr unterschiedlicher Heilmittel zur Behandlung von Beschwerden, wie Unwohlsein, Lethargie und Appetitlosigkeit. Untersuchungen deuten an, dass ein T. eine *Plazebo*-Wirkung hat.

tonisch Bezeichnet den *Muskeltonus*, z. B. den tonischen Nackenreflex, einer der frühkindlichen Reflexe.

Tonometrie Messen des Augeninnendrucks durch den Arzt bei einer *Augenuntersuchung*. Die T. dient der Diagnose des *grünen Stars*.

Tonsillektomie Chirurgische Entfernung der *Mandeln*; wird heute nur bei Kindern mit wiederholter schwerer Mandelentzündung vorgenommen.

Tonsillen → *Mandeln*

Tonsillitis → *Mandelentzündung*

topisch auch lokal, örtlich; die äußerliche Anwendung eines Medikaments, das nicht geschluckt oder gespritzt wird.

Torticollis → *Schiefhals*

Totalendoprothese Abk. TEP, Hüftgelenkersatz; operativer Eingriff zum Ersatz eines erkrankten Hüftgelenks durch eine Prothese. Die T. wird meist bei älteren Menschen durchgeführt, deren Gelenke infolge einer *Arthrose* steif sind und schmerzen. Sie wird auch erforderlich, wenn sich eine *rheumatoide Arthritis* auf das Hüftgelenk ausgedehnt hat oder wenn der Oberschenkelkopf kompliziert gebrochen ist (→ *Oberschenkelbruch*).

Totenstarre Muskelversteifung, die 3 bis 4 Stunden nach dem Tod einsetzt u. etwa nach 12 Stunden komplett ist. Die T. verschwindet in den nächsten 48 bis 60 Stunden wieder. Körperliche Anstrengung vor dem Tod lässt die T. früher einsetzen. Je eher sie beginnt, desto schneller geht sie zurück. Diese Fakten werden als Grundlage bei der Errechnung des Todeszeitpunkts verwendet.

Totgeburt Entbindung eines toten Fötus ab der 28. Schwangerschaftswoche; Ursache meist unbekannt. Einige T. haben schwere Missbildungen, wie *Anenzephalie*, *Spina bifida* (Spaltwirbel) oder *Hydrozephalus* (Wasserkopf). Als mögliche Ursachen kommen auch Erkr. der Mutter, wie vorgeburtliche Blutung, *Bluthochdruck* oder *Rhesusunverträglichkeit* infrage.

Tourette-Syndrom Genauer: Gilles-de-la-Tourette-Syndrom; seltene angeborene neurologische Erkrankung, die in der Kindheit mit wiederholtem Grimassieren und *nervösen Tics* beginnt. Später kommt es zu unkontrolliertem Grunzen, Bellen oder anderen Geräuschen, manchmal auch Fäkalsprache. Männer sind häufiger betroffen. Das T.-S. bleibt i.d.R. lebenslang; *Neuroleptika* können in einigen Fällen helfen.

Tourniquet Abschnürbinde, die zum Abdrücken der Blutgefäße um eine Extremität gelegt wird, z. B. zur besseren Venendarstellung vor i.v. Injektion oder Blutentnahme. Mit der Esmarch-Bandage, einer aufblasbaren Manschette, wird bei einigen Eingriffen an Arm oder Bein die Durchblutung gesteuert. Wird der T. als Erste-Hilfe-Maßnahme eingesetzt, um eine starke Blutung zu stillen, kann eine *Gangrän* entstehen.

Toxämie Bakteriengifte im Blut (→ *Gestose*; *Schocksyndrom, toxisches*).

Toxämie in der Schwangerschaft → *Gestose*

Toxikologie Lehre von den Giften (→ *Vergiftung*).

Toxin 1. Substanz, die in relativ kleinen Mengen Struktur oder Funktion von Zellen zerstört (→ *Medikamentenvergiftung; Vergiftung*).

2. Giftiges Protein von pathogenen Bakterien, verschiedenen Tieren und einigen Pflanzen. Bakterien-T. bilden 3 Kategorien: *Endotoxine*, die von toten Bakterien abgegeben werden, *Exotoxine*, die von lebenden Bakterien freigesetzt werden und *Enterotoxine*, die zu Darmentzündungen führen (→ *Vergiftung*; *Toxämie*).

Toxizität Giftige Eigenschaft, auch bezogen auf die Schwere der durch ein Gift oder einer Arzneimittelüberdosis verursachten Wirkungen oder Erkr.

Toxokariasis Befall (meist von Kindern) mit Larven von *TOXOCARA CANIS* (Hundespulwurm), eines kleinen, fadenförmigen Wurms im Darm von Hunden. Kinder, die mit einem infizierten Hund oder hundekotverschmutztem Erdreich spielen und dann die Finger in den Mund stecken, können Wurmeier verschlucken. Die Eier werden im Darm ausgebrütet, die freigesetzten Larven wandern in Leber, Lunge, Gehirn und Augen. Es folgt i.d.R. vorübergehendes leichtes Fieber und Krankheitsgefühl, bei schwerer Infektion aber auch *Lungenentzündung* und *Krampfanfälle*. Befallen die Larven die Augen und sterben dort ab, kann es zur Erblindung kommen.

Diagnose: *Blut*untersuchung, *bildgebende Verfahren* und/oder *Leberbiopsie*. Schwere Fälle erfordern die stationäre Behandlung.

Toxoid Inaktiviertes bakterielles *Toxin*. Bestimmte Toxoide dienen der Schutzimpfung gegen spezifische Erkr., wie *Tetanus*.

Toxoplasmose Durch *TOXOPLASMA GONDII* verursachte Infektion; oft durch Verzehr von rohem/nicht garem Fleisch von infizierten Tieren oder nach Kontakt mit dem Kot infizierter Katzen. Meist symptomfrei, gelegentlich aber fiebrige Erkr. ähnlich der infektiösen Mononukleose. *Netzhautentzündung* und *Choroiditis* kommen ebenfalls vor. Bei Menschen mit Immunschwäche kann die T. zu Lungen- und Herzschäden und schwerer *Hirnhautentzündung* führen. Bei Schwangeren wird die T. in etwa 1/3 der Fälle auf den Fötus übertragen; es kommt zur *Fehlgeburt* oder *Totgeburt*, oder das Neugeborene hat eine vergrößerte Leber und Milz, ist blind, hat einen *Hydrozephalus* und Lernschwächen oder stirbt im Säuglingsalter. Im späten Schwangerschaftsstadium hat die Infektion meist keine schädlichen Auswirkungen.

Die Diagnose erfolgt durch Bluttests; Behandlung (mit Pyrimethamin und Sulphonamiden) ist nur bei Schwangeren, schwer erkrankten Kindern, Immundefekten, Netzhautentzündung oder Choroiditis angezeigt.

TPA Medizinische Abkürzung für *Gewebeplasminogen-Aktivator*.

Trabekulektomie Fistulierende *Staroperation*; chirurg. Verfahren, um die Flüssigkeit aus der Augenvorderkammer unter der *Bindehaut* ablaufen zu lassen.

Tracer Radioaktive/radioaktiv markierte Substanz, deren Verteilung, Abbau und Ausscheidung aus dem Körper aufgezeichnet werden kann.

Trachea → *Luftröhre*

Tracheitis Entzündung der Luftröhre, meist durch Virusinfektion; verschlimmert sich besonders beim Einatmen von Tabakrauch. Tritt i.d.R. als Tracheobronchitis auf. Symptome sind u.a. schmerzhafter trockener Husten und Heiserkeit. Klingt meist ohne Behandlung ab.

Tracheostomie Operation zur Eröffnung der *Luftröhre* zum Einführen eines Beatmungstubus; wird als Notoperation (dann *Tracheotomie*) bei Atmungsproblemen unter Beteiligung des Kehlkopfs durchgeführt. Eine geplante T. wird bei Patienten gemacht, die nicht mehr auf natürliche Weise atmen können und langfristig *künstliche Beatmung* brauchen oder die Speichel und andere Sekrete nicht aus der Luftröhre ausscheiden können. Nach einer *Laryngektomie* ist eine Dauer-T. erforderlich.

Tracheotomie Notfallschnitt in die *Luftröhre* (→ *Tracheostomie*).

Trachom Conjunctivitis granulosa trachomatosa; hartnäckige Infektionserkr. der *Hornhaut* und *Bindehaut* durch *CHLAMYDIA TRACHOMATIS* bei direktem Kontakt, evtl. durch Fliegen übertragen (→ *Chlamydien-Infektion*). In Westeuropa kaum anzutreffen, aber weltweit häufigste Ursache der Erblindung.

Tränen Wässriges, salziges Sekret der T.drüsen, die Teil des *Tränenapparats* des Auges sind. T. halten Hornhaut und Bindehaut feucht, damit die Hornhaut transparent bleibt und Geschwüre vermieden werden, ermöglichen den Lidschlag und spülen Fremdkörper aus dem Auge. Die T.sekretion steigt bei Reizung oder Emotionen.

Tränen-Nasengang Gang, durch den Tränenflüssigkeit in die Nase läuft. Der T.-N.ist Teil des *Tränenapparats*.

Tränenapparat Anat. Apparatus lacrimalis; Tränen produzierendes und

T

TRÄNENAPPARAT

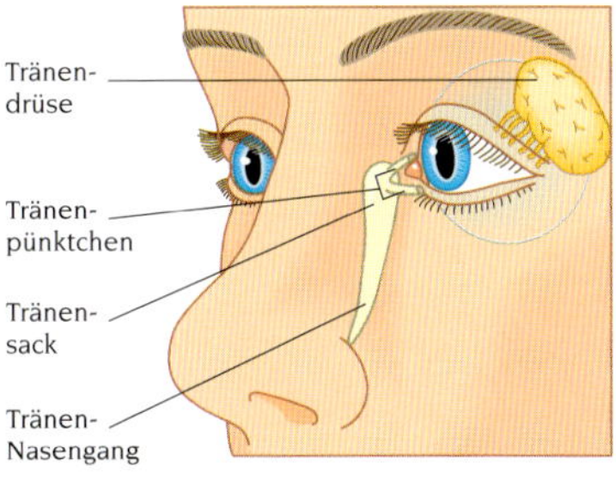

sezernierendes (freisetzendes) System. Der T. des Auges umfasst die Haupt- und Nebentränendrüse und den Tränen-Nasen-Gang. Die Hauptdrüse liegt direkt hinter dem oberen, äußeren Rand der Augenhöhle und gibt die Flüssigkeit auf die Bindehaut ab, etwa beim Weinen und bei Augenreizung. Die Nebentränendrüse liegt innerhalb der Bindehaut und erhält den normalen Tränenfilm aufrecht, der ebenfalls direkt auf die Bindehaut sezerniert wird. Tränen laufen durch den Tränenpunkt (Punctum lacrimale), die winzige Öffnung beidseits im inneren Augenwinkel am Zusammenschluss zwischen Ober- und Unterlid. Der Tränenpunkt ist durch winzige Kanäle mit dem Tränensack verbunden, der innerhalb des Tränenbeins seitlich an der Nase liegt. Vom Tränensack weg führt der Tränen-Nasen-Gang, der sich in die Nasenhöhle öffnet.

Tränenersatzmittel Präparate zur Ergänzung der Tränenproduktion bei Erkr., die zu trockenen Augen führen, wie *Keratoconjunctivitis sicca*, und zur Beseitigung von Reizungen.

Tränensackentzündung Med. Dakryozystitis; i.d.R. durch Blockade des Tränengangs. Die T. liegt bei Säuglingen vor, wenn der Tränengang nicht normal entwickelt ist, oder bei Erwachsenen nach einer Entzündung oder Verletzung in der Nase. Die Ursache ist oft unbekannt.

Symptome sind Schmerz, Rötung und Schwellung zwischen innerem Augenwinkel und Nase. Es kommt zur Infektion, die den Ausfluss verursacht. Die Verlegung des Gangs wird durch Spülen mit Kochsalzlösung aufgehoben. *Antibiotika* enthaltende Augentropfen oder Salbe werden verabreicht. Bei Säuglingen kann das Massieren des Tränensacks die Blockade beheben. Gelegentlich wird der Tränensack durch eine Operation (Dakryozystorhinostomie) entfernt.

Tränenträufeln Med. Epiphora; Zunahme des Tränenfilms, die i.d.R. zum Überlaufen der Augen führt. T. kann durch übermäßige Tränenproduktion verursacht werden, die durch Emotionen, Bindehaut- oder Hornhautirritation oder eine Behinderung im ableitenden Tränenweg des Auges (→ *Tränenapparat*) ausgelöst wird.

Träumen Geistige Aktivität, die im *Schlaf* stattfindet. Man nimmt an, dass T. nur in den REM-Phasen (engl. Abk. für Phasen rascher Augenbewegungen) stattfinden, die etwa 20 Minuten dauern und 4 bis 5-mal pro Nacht auftreten. Im Vergleich zu anderen Phasen ist die REM-Phase aktiv. Hirndurchblutung und -temperatur steigen an, und es kommt zu plötzlichen Änderungen der Herzfrequenz und des Blutdrucks.

T. spiegeln i.d.R. gut die Sorgen des Tages wider. T. kann als Prozess verstanden werden, durch den die geistigen Eindrücke, Gefühle und Gedanken aussortiert werden. Menschen, die in REM-Phasen geweckt werden, berichten über besonders lebhafte Träume.

Training Durchführung körperlicher Übungen, die die Gesundheit verbessern oder zur Korrektur von Verletzung oder Deformität (→ *Physiotherapie und Rehabilitation*) dienen. Verschiedene Arten von T. haben unterschiedliche Effekte auf den Körper. Beim aeroben T. wie Jogging oder Schwimmen arbeiten Herz und Lungen schneller und effizienter, um die Muskeln mit dem erhöhten Sauerstoffbedarf zu versorgen; regelmäßiges aerobes T. verbessert die Kondition des Herz-Kreislauf- und Atmungssystems. T. wie Kraftübungen erhöhen die Kraft und Ausdauer der Muskeln. Übungen wie Yoga und sog. „Pilates" verbessern die Beweglichkeit.

Regelmäßiges aerobes T. führt i.d.R. zur Senkung des Blutdrucks. Es führt auch zu erhöhten Mengen an High-density-Lipoprotein (HDL) im Blut, was sich offenbar als Schutz gegen *Arteriosklerose* und *Herzinfarkt* auswirkt. T. kann die Symptome der *peripheren arteriellen Verschlusskrankheit* und einiger psychischer Erkr., bes. Depression, lindern. Regelmäßiges Laufen steigert die Knochendichte und stärkt diese damit. Die Knochenerkr. *Osteoporose* ist weniger häufig bei Menschen, die in ihrem gesamten Erwachsenenleben trainiert haben.

Anstrengendes T. kann Verletzungen hervorrufen und das Risiko eines Herzanfalls bei untrainierten Menschen erhöhen. Profisportler, wie Fußballer, neigen im späteren Leben aufgrund wiederholter Gelenkschäden zu *Arthrose*.

Tramadol Mittelstark wirksames schmerzstillendes *Opioid*, das nach Operationen oder bei schweren Erkr. gegeben wird. Die Gefahr der Abhängigkeit bei Langzeiteinnahme ist weniger groß als bei anderen Opioiden. Nebenwirkungen u.a. Übelkeit, Erbrechen, Schläfrigkeit, Verwirrtheit und Bewusstseinstrübung.

Trance Schlafähnlicher Zustand bei herabgesetztem Bewusstsein, verminderten oder fehlenden willkürlichen Handlungen und eingeschränkten Körperfunktionen. T. kann durch *Hypnose* herbeigeführt, Teil einer Gruppenerfahrung oder ein Zeichen von *Katalepsie* (Starrkrampf), *Automatismus* und Petit-mal-Epilepsie sein.

Tranexamsäure Antifibrinolytikum, das die *Blutgerinnung* fördert. Wird bei starker Regelblutung (→ *Regelblutung, starker*) eingesetzt. Nebenwirkungen u.a. Durchfall, Übelkeit, Erbrechen.

Tranquilizer Medikamente mit beruhigender Wirkung; werden in 2 Gruppen unterteilt: starke T. (→ *Neuroleptika*) und schwache T. (*Anxiolytika*).

Transfusion, autologe → *Eigenblutspende*

Transitorisch-ischämische Attacke Abk. TIA; kurze Unterbrechung der Blutzufuhr zu einem Teil des Gehirns mit vorübergehender Beeinträchtigung der Seh-, Sprech-, Empfindungs- und Bewegungsfähigkeit. Dauert meist ein paar Minuten, höchstens ein paar Stunden. Eine t.-i. A. wird manchmal als „leichter Schlaganfall" bezeichnet und kann als Vorbote eines *Schlaganfalls* gelten.

T-i. A. wird i.d.R. durch ein Gerinnsel verursacht, das eine hirnversorgende Arterie zeitweise blockiert, od. durch Verengung einer Arterie bei *Arteriosklerose*.

Diagnose: z.B. *Bluttests*, *CT*, MRT, (→ *Kernspinntomographie*), *Ultraschall*, *EKG*, *Echokardiographie* und/oder *Angiographie*. Das Herz wird als evtl. Abgangsort eines Gerinnsels untersucht. Die Behandlung konzentriert sich auf die Schlaganfallverhütung, der bei bis zu einem Drittel der Pat. innerhalb von 5 Jahren auftritt. Therapie: Blutgerinnungshemmstoffe oder Acetylsalicylsäure.

Transkutane elektrische Nervenstimulation → *TENS*

Translokation Fachbegriff für Neuanordnung der *Chromosomen* in den Zellen (→ *Erbgutveränderung*). Chromosomenbruchstücke werden vertauscht oder die Hauptteile zweier Chromosomen miteinander verbunden. Eine T. wird vererbt oder durch Neumutation erworben.

Hat meist keine wahrnehmbare Auswirkung und verursacht keine Anomalien. Aber gelegentl. enthält die Ei- oder Samenzelle der Person zu viel oder zu wenig Erbmaterial; dies kann bei den Kindern zu einer *Chromosomenaberration*, wie beim *Down-Syndrom*, führen.

Transplantat-gegen-Wirt-Reaktion Komplikation bei der *Knochenmarktransplantation*, bei der Zellen des *Immunsystems* des transplantierten Marks das Gewebe des Empfängers angreifen. Sie kann kurz nach dem Eingriff oder Monate später auftreten. Zuerst zeigt sich meist ein Hautausschlag, dann können Durchfall, Bauchschmerzen, *Gelbsucht*, *Entzündungen* von Augen und Mund und Kurzatmigkeit auftreten.

Eine T.-g.-W.-R. kann durch die Gabe von *Immunsuppressiva* vermieden werden. Tritt sie denoch auf, werden *Kortikosteroide* gegeben und andere Immunsupressiva, wie etwa *Ciclosporin*; die Therapie ist jedoch schwierig.

Transplantation Vorgang der Verpflanzung gesunden Gewebes von einem Teil des Körpers an einen anderen (autogene T.), von einem Menschen an den anderen (allogene T.) oder von einem Tier an einen Menschen (xenogene T.).

Die T. wird zur Reparatur oder zum Ersatz erkrankter, verletzter oder fehlerhafter Gewebe oder Organe durchgeführt. Die häufigsten Operationen dieser Art sind die *Knochen-T.*, die *Knochenmark-T.*, die *Nieren-T.*, die *Herz-T.*, die *Leber-T.*, die *Herz-Lungen-T.*, Operationen an einer Herzklappe und *Mikrochirurgie* an Blutgefäßen und Nerven.

Bei einer autogenen T. wächst das transplantierte Gewebe meist gut in die neue Umgebung ein. Die allgemeine Gefahr der Abstoßung wird unter *Transplantationschirurgie* besprochen.

Transplantationschirurgie Ersatz kranker Organe oder Gewebe durch gesunde vitale, die einem soeben Verstorbenen entnommen werden. Nieren werden auch von einem lebenden Verwandten des Pat. transplantiert (→ *Organspende*). Die Ergebnisse der T. sind durch Tests auf *Histokompatibilitäts-Antigene* u. *Gewebetypisierung* verbessert worden.

Abstoßung ist das größte Problem bei der T. Mit einer Kombination aus Kortikoiden und *Ciclosporin* lässt sich diese Reaktion jedoch unterdrücken.

Jeder Transplantatempfänger muss lebenslang *Immunsuppressiva* einnehmen (→ *Herztransplantation*; *Herz-Lungen-Transplantation*; *Lebertransplantation*; *Nierentransplantation*).

Transposition der großen Arterien Schwerwiegender *angeborener Herzfehler*, bei der Aorta und Lungenarterie verlagert sind. Die T. d. g. A. kann nur mit einer Operation am offenen Herzen korrigiert werden.

Transsexualität Seltene Störung, bei der sich die Betroffenen wünschen, dem anderen Geschlecht anzugehören. Eine Geschlechtsumwandlung wird durch Hormone oder operativ erreicht. Psychiatrische Betreuung und körperliche Untersuchung müssen einer solchen Behandlung vorausgehen.

Tranylcypromin *Antidepressivum* aus der Gruppe der *Monoaminoxidase-Hemmer* für Pat. mit schweren *Depressionen*.

Trastuzumab Ein monoklonaler Antikörper (→ *Antikörper, monoklonale*), der zur Behandlung mancher Formen von *Brustkrebs* und Magenkrebs (→ *Magenkarzinom*) eingesetzt wird. T. kann allein oder mit *Chemotherapie* eingesetzt werden. Mögliche *Nebenwirkungen* sind u.a. *Kopfschmerzen*, *Durchfall*, *Magen-Darm*-Störungen, Atemprobleme, *Hautausschlag* und/oder (meist zeitweilige) Schädigung des Herzens.

T

Trauer Emotionale Reaktion auf den Tod lieber Angehöriger od. Nahestehender. Der Ausdruck von T. ist individuell unterschiedlich, doch gibt es anerkannte T.-Stadien, für die jeweils ein bestimmtes Verhalten typisch ist. In der ersten Phase von drei Tagen bis drei Monaten herrschen Benommenheit und mangelnde Bereitschaft vor, den Tod wahrhaben zu wollen. Wahnvorstellungen, bei denen der od. die Verstorbene gesehen wird, kommen häufig vor. Sobald sich die Benommenheit legt, kann es zur Überwältigung durch Gefühle wie *Angst*, Wut und Verzweiflung kommen, die sich zu einer depressiven Störung fortentwickeln können (→ *Depression*).

Schlafstörungen, Krankheitsgefühl u. Erregung sind häufig, u. die Tränen kommen leicht. Nach u. nach, doch meist binnen 2 Jahren, stellt sich der Mensch auf den Verlust ein.

Oft können Familie u. Freunde helfen. Hilfe von außen durch Sozialarbeiter, Geistliche od. Selbsthilfegruppen kann nötig sein. Manche Menschen benötigen fachliche Beratung (→ *Beratungsstellen*) od. eine *Psychotherapie*, wenn Depression, Apathie u. Lethargie jede Erholung verhindern (→ *Totgeburt*).

Trauma Körperliche Verletzung oder schwerer emotionaler Schock (→ *Belastungsstörung, posttraumatische*).

Traumatologie Unfallheilkunde; Lehre zur Notfallbehandlung bei akutem Trauma (beispielsweise schweren und/oder zahlreichen Verletzungen).

Trazodon *Antidepressivum* mit stark beruhigender Wirkung, das bei *Depression* in Verbindung mit *Angst* oder *Schlaflosigkeit* verabreicht wird. Nebenwirkungen u.a. Schläfrigkeit, Verstopfung, *Mundtrockenheit*, Schwindel und (selten) *Priapismus*.

Tremor → *Zittern*

Tretinoin Chemisch mit *Vitamin A* verwandter Wirkstoff zur *topischen* Anwendung; wird bei *Akne* und Hauterkr. wie *Fischschuppenkrankheit* eingesetzt. T. führt anfangs zur Verschlimmerung der Akne, aber nach 3 bis 4 Monaten i.d.R. zur Besserung. Nebenwirkungen sind u.a. Reizung, Abschilferung und Verfärbung der Haut. Während der T.-Behandlung kann Sonneneinstrahlung zu Hautreizung und *Sonnenbrand* führen.

Triamcinolon Kortikoid zur Behandlung von Mund- und Zahnfleisch-, Haut- und Gelenkentzündungen; auch bei *Asthma* und Bluterkrankungen, wie *Thrombopenie* und *Leukämie*.

Triamteren *Diuretikum* zur Behandlung von Bluthochdruck und *Flüssigkeitsstau*. Nebenwirkungen sind unter anderem Übelkeit, Erbrechen, Schwächezustände und Ausschlag.

Trichiasis Einwärtskehrung der Wimpern mit Reiben auf der *Hornhaut*, wobei diese geschädigt werden kann. Ursachen etwa Muskelerschlaffung im Alter.

Trichinenbefall Befall durch die Larven des Wurms TRICHINELLA SPIRALIS, meist infolge des Verzehrs nicht garen Schweinefleischs. In Deutschland selten. Schweinefleisch, das gut gegart od. 24 Stunden lang bei -18 °C eingefroren wurde, ist unbedenklich. Eine leichte Infektion ist meist symptomlos, schwere können bis 2 Tage nach dem Verzehr des infizierten Fleischs zu Durchfall und Erbrechen führen, anschl. Fieber, Anschwellen der Augenlider und starke Muskelschmerzen, die mehrere Wochen andauern können. Behandlung mit *Wurmmitteln*.

Trichomonaden-Infektion V.a. durch Geschlechtsverkehr übertragene Infektion mit TRICHOMONAS VAGINALIS; häufige Ursache einer *Scheidenentzündung*.

Bei Frauen verharrt der Erreger oft Jahre lang unbemerkt in der Scheide, Symptome sind schmerzhafte Entzündung der Scheide und *Vulva* und grünlicher, übelriechender Ausfluss. Männer haben i.d.R. keine Symptome.

Die Diagnose erfolgt durch Untersuchung des Scheidensekrets. Behandlung mit *Metronidazol*. Der Sexualpartner einer Pat. muss mit behandelt werden, um eine neue Infektion zu vermeiden.

Trichotillomanie Manie des ständigen Haarausreißens; kann mit schwerer *mentaler Retardierung* oder einer Psychose einhergehen. Der Pat. zieht, dreht und reißt Haarbüschel von der Kopfhaut oder der Schamgegend, sodass kahle Stellen entstehen. Einige Kinder essen das herausgerissene Haar, das dann im Magen einen *Haarball* bildet. Behandlung mit *Psychotherapie* oder *Neuroleptika*.

Trichuriasis Befall mit dem tropischen Parasiten TRICHURIS TRICHURIA (Peitschenwurm), meist bei Kindern. Die T. wird durch die Aufnahme von Wurmeiern ausgelöst, die im Darm reifen. Eine schwere T. kann zu blutigem Durchfall, Bauschmerzen und Gewichtsverlust führen. Behandlung mit *Wurmmitteln*.

Trigeminusneuralgie Erkr. des *Nervus trigeminus* mit einseitigen, anfallartigen, starken stechenden Schmerzen in Wangen, Lippen, Zahnfleisch oder Kinn. Tritt meist ab dem 50. Lebensjahr auf. Die Schmerzen können in Schüben und wochenlang auftreten. Die Ursache ist unklar; der Schmerz wird oft durch Berührung des Gesichts, Essen, Trinken oder Sprechen ausgelöst. *Schmerzmittel* werden i.d.R. gegeben, oft aber ist *Carbamazepin* wirksamer. Bleibt der Erfolg aus, ist eine Operation angezeigt.

Trikuspidalinsuffizienz Mangelnder Schluss der *Trikuspidalklappe*, sodass bei Kontraktion der rechten Herzkammer Blut in den rechten Vorhof zurückfließt. Beeinträchtigt die Pumpwirkung des Herzens. Ursache meist *pulmonale Hypertension*, seltener *rheumatisches Fieber*; bei Drogenabhängigen, die sich spritzen, auch eine bakterielle Infektion des Herzens.

Die Symptome einer T. sind Rechtsherzinsuffizienz, bes. *Flüssigkeitsstau* an Knöcheln und Bauch. Die Leber ist geschwollen und schmerzempfindlich, die Halsvenen sind erweitert.

Diagnose erfolgt aufgrund der Symptome, der *Herzgeräusche* und Untersuchungen, wie *EKG*, einer Thorax-Röntgenaufnahme, *Echokardiographie* und *Herzkatheterisierung*. Behandlung mit *Diuretika* und ACE-Hemmern mildert oft die Symptome.

Trikuspidalklappe 3-segelige Herzklappe zwischen rechtem Vorhof und rechter Herzkammer; gewährleistet, dass das Blut von Herzvorhof zu Herzkammer nur in einer Richtung fließt.

TRIKUSPIDALKLAPPE

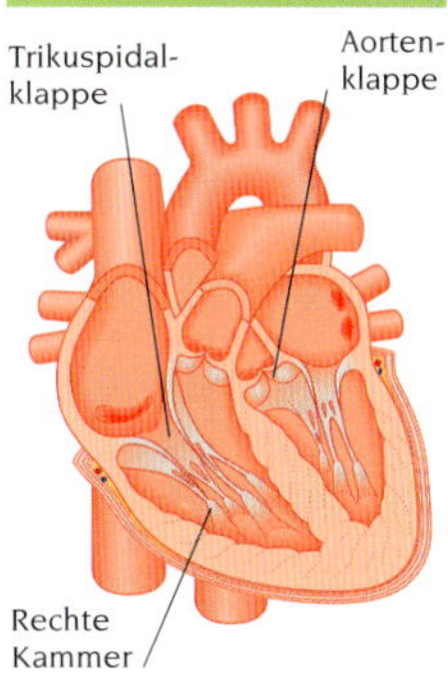

AUFBAU DES HERZENS

Trikuspidalstenose Verengung der *Trikuspidalklappe*, meist als Folge eines Schubs *rheumatischen Fiebers*. T. ist selten und tritt meist in Verbindung mit einem anderen Herzklappenfehler auf, z. B. *Trikuspidalinsuffizienz* bei Drogenabhängigen, die an einer bakteriellen Infektion des Herzens leiden.

Die T. führt zu einer Vergrößerung des rechten Herzvorhofs. Symptome und Diagnose sind ähnlich wie bei Trikuspidalinsuffizienz. Behandlung mit *Diuretika* und evtl. mit *Digitalisglykosiden*. Eine *Herzklappenoperation* ist u.U. erforderlich.

Trimenon Periode von 3 Monaten; die *Schwangerschaft* wird üblicherweise in 3 T. unterteilt.

Trimethoprim *Bakteriostatisch* wirkendes Chemotherapeutikum, meist in Verbindung mit Sulfamethoxazol bei *Harnwegsinfektionen*.

Tripper Auch Gonorrhoe; häufigste *sexuell übertragbare Krankheit*, Erreger ist *NEISSERIAE GONORRHOEAE*. Die Ansteckung erfolgt bei sexuellen Aktivitäten, auch oralem und analem Geschlechtsverkehr. Infizierte Schwangere können ihre Kinder auch unter der Geburt anstecken.

Die Inkubationszeit beträgt 2 bis 10 Tage. Männer leiden unter Ausfluss aus der *Harnröhre* und Schmerzen beim Wasserlassen. Frauen haben oft keinerlei Beschwerden, wenn, kommt es zu vaginalem Ausfluss oder Brennen beim Wasserlassen. Infektion durch analen Geschlechtsverkehr führt zu einer *Mastdarmentzündung*, durch oralen Geschlechtsverkehr zu einer *Kehlkopfentzündung*. Bei Kindern, die während der Geburt infiziert werden, kann es zu einer *Ophthalmia neonatorum* (Augenentzündung bei Neugeborenen) kommen.

Ein unbehandelter T. kann sich auf den ganzen Körper ausbreiten. Bei Männern entwickelt sich eine *Prostatitis* oder eine *Hoden-/Nebenhodenentzündung*, die die Fruchtbarkeit beeinträchtigt. Bei Frauen kann es zu einer *Unterleibsentzündung* kommen; wenn die *Eileiter* mitbetroffen sind, steigt das Risiko einer *Extrauterinschwangerschaft* und der *Unfruchtbarkeit*. Gonokokken in der Blutbahn verursachen eine *Blutvergiftung* oder eine *septische Arthritis*.

Zur Bestätigung der Diagnose werden der Ausfluss oder Abstriche von Harnröhre, *Gebärmutterhals* oder *Mastdarm* untersucht. Zur Behandlung werden *Antibiotika* gegeben.

Trisomie Zusätzliches *Chromosom*, sodass statt einem üblichen Paar 3 Chromosomen vorhanden sind. Ein Fehler bei der *Reifeteilung* der Keimzellen führt dazu, dass eine Ei- oder Samenzelle ein überzähliges Chromosom erhält. Wenn diese Ei- oder Samenzelle an der Befruchtung beteiligt ist, hat der entstehende Embryo in jeder seiner Zellen ein zusätzliches Chromosom.

Die häufigste T. ist Trisomie 21 (→ *Down-Syndrom*). T. 18 (Edwards-Syndrom) und T. 13 (Patau-Syndrom) sind seltener. T. 8 und T. 22 sind sehr selten. Auch partielle T., bei der nur ein Teil eines Chromosoms 3-fach vorhanden ist, kommt vor. Bei kompletter T. kommt es zu Anomalien in Knochen und Herz und zu *Lernschwierigkeiten*. Die betroffenen Kinder sterben meist im Kleinkindalter, außer beim Down-Syndrom. Die Auswirkungen einer partiellen T. hängen von der Menge des zusätzlichen Chromosomenmaterials ab. Die Diagnose erfolgt aufgrund der Chromosomenanalyse der Fötalzellen nach *Fruchtwasseruntersuchung* oder nach der Geburt. Keine spezifische Therapie. *Genetische Beratung* kann erfolgen.

Trockeneis Gefrorenes Kohlendioxid. Dieses wird bei Abkühlung vom Gas zum festen Stoff, ohne die flüssige Phase zu durchlaufen. T. wird bei der *Kältechirurgie* auf der Haut angewendet, eine Technik, die z. B. bei der Warzenbehandlung zur Anwendung kommt.

Trommelfell Anat. Membrana tympanica; runde Membran zwischen äußerem *Ohr* und Mittelohr. Das T. vibriert bei auftreffenden Schallwellen und leitet den Schall über die *Gehörknöchelchen* ins Innenohr.

Trommelfellentzündung Med. Myringitis; tritt bei *Mittelohrentzündung* auf.

Trommelfellperforation Riss oder Erosion des *Trommelfells*; kann einen kurzen intensiven Schmerz mit leichter Blutung, Ohrenfluss und einen gewissen Hörverlust verursachen.

Meist entsteht eine T. bei Eiteransammlung im Mittelohr infolge einer akuten *Mittelohrentzündung*, einer *Perlgeschwulst* oder einer Verletzung, wenn z. B. ein Gegenstand in das Ohr eingeführt wird; auch ein lautes Geräusch, ein *Barotrauma* oder ein *Schädelbruch* können zur T. führen.

Die Diagnose wird durch eine Untersuchung (→ *Ohr, Untersuchung*) bestätigt, auch Hörtests können gemacht werden. Der Schmerz wird mit *Schmerzmitteln* und eine mögliche Infektion mit *Antibiotika* bekämpft. Die meisten Perforationen heilen schnell. Wenn nach 6 Monaten keine Heilung erfolgt ist, kann eine Trommelfell-OP durchgeführt werden.

Trommelfellschnitt Operativ hergestellte Öffnung im Trommelfell zur Paukenhöhlendränage. Wird meist bei hartnäckigem *chronischem Mittelohrerguss* bei Kindern durchgeführt. Gleichzeitig kann ein Paukenröhrchen gelegt werden.

Trommelschlägelfinger Rundliche Auftreibung von Finger- und Zehenspitzen, meist mit zunehmender Wölbung der Nägel. Der T. geht einher mit chronischen Lungenerkr. wie *Lungenkrebs*, (→ *Bronchien, erweiterte*) und fibröser *Lungenbläschenentzündung*, mit bestimmten Herzfehlern u. zuweilen mit *Crohn-Krankheit* und *Colitis ulzerosa*.

Tropenkrankheiten Hauptsächlich in den Tropen vorkommende Erkr. aufgrund der dortigen Lebens- und Ernährungssituation; u.a. Unterernährung, *Masern*, *Diphtherie*, *Tuberkulose*, *Typhus*, *Bakterienruhr*, *Cholera*, *Amöbenruhr* und *Bandwurmbefall*. Durch Insekten übertragen werden *Malaria*, *Gelbfieber*, *Schlafkrankheit* und *Leishmaniasen*. Das starke Sonnenlicht der Tropen bringt ein erhöhtes Hautkrebsrisiko und u.U. *Pinguicula* mit sich.

Trophoblasttumor Wucherung, die von den die *Plazenta* bildenden Geweben ausgeht; der häufigste Typ des T. ist eine *Blasenmole* (→ *Chorionkarzinom*).

Trunksucht, periodische Med. Dipsomanie; auch Quartalssaufen. Form der *Alkoholabhängigkeit*, bei der Phasen exzessiven Trinkens mit Phasen relativer Abstinenz abwechseln.

Trypanosomiasis Tropische Erkr. durch den Parasiten *TRYPANOSOMA* (→ *Schlafkrankheit*; *Chagas-Krankheit*).

Tubenchirurgie Mikrochirurgische Technik zur Behebung der *Unfruchtbarkeit* bei Frauen.

Tubenligatur → *Sterilisation der Frau*

Tuberkel Graue, knotige Masse im Gewebe *Tuberkulose*-Erkr. Bezeichnet als „Tuberkulum" auch eine kleine runde Ausstülpung auf einer Knochenoberfläche.

Tuberkulintest Früher eingesetzter Hauttest zur Prüfung, ob ein Patient Kontakt mit dem Tuberkulose-Erreger hatte. Nicht zum Nachweis einer Infektion geeignet.

Tuberkulose Infektionserkr., auch als Tb bezeichnet; wird beim Menschen durch *MYCOBACTERIUM TUBERCULOSIS* verursacht. T. wird von einer infizierten Person beim Husten und Niesen durch Tröpfcheninfektion übertragen. Eingeatmete Tröpfchen gelangen in die Lunge und die Bakterien beginnen ihre Vermehrung. Meist beendet das Immunsystem die T. in diesem Stadium, aber in ca. 5% der Fälle geht sie weiter in die *Lymphknoten* oder über das Blut in andere Organe, und es kommt zur Miliartuberkulose, einer potenziell tödlichen Form der T.

In weiteren 5% werden die vom Immunsystem inaktivierten Bakterien Monate oder sogar Jahre später reaktiviert und schädigen die Lungen, in denen sie Hohlräume bilden.

Die Primärinfektion ist meist symptomlos. Die fortschreitende Infektion der Lungen verursacht Husten, manchmal mit Blut vermischt, Schmerzen im Brustkorb, Atemnot, Fieber, Schwitzen, Appetitlosigkeit und Gewichtsverlust. Es kommt u.U. zu *Pleuraerguss* oder *Pneumothorax*. Der Lungenschaden kann zum Tode führen.

Die Diagnose erfolgt nach den Symptomen und Befunden, einer Thorax-Röntgenaufnahme und der Sputumuntersuchung mit dem Mikroskop. Neue Entwicklungen werden in den nächsten Jahren eine schnelle Identifizierung mit molekularbiologischen Techniken ermöglichen.

Behandelt wird meist mit 3 oder 4 Medikamenten, die 2 Monate lang täglich eingenommen werden; anschließend werden 4 bis 6 Monate lang *Isoniazid* und *Rifampicin* gegeben. Die Erreger sind jedoch gegenüber den eingesetzten Mitteln zunehmend resistent.

Alle Kontakte eines Infizierten müssen zurückverfolgt und überprüft werden. Falls eine Ansteckung stattfand, müssen diese Personen ebenfalls behandelt werden, um die Ausbreitung der Krankheit zu verhindern.

Tuberkulose, Impfung Erreichen der Immunität gegen Tuberkulose durch Impfung, auch *BCG-Impfung* genannt. Der Impfstoff BCG wird aus einer künstlich geschwächten Variante von bovinen (Rinder-)Tuberkelbazillen gewonnen, den für die Erkr. verantwortlichen Mikroorganismen. BCG ist die Abkürzung von „Bacille Calmette-Guérin" nach 2 Franzosen, die den Impfstoff 1906 entwickelten.

Die Impfung gegen Tuberkulose wird seit 1998 von der Ständigen Impfkommission (STIKO) am Robert-Koch-Institut nicht mehr empfohlen. Die Wirksamkeit der Impfung ist unsicher und Nebenwirkungen sind nicht selten. Der *Tuberkulintest* ist in Deutschland nicht mehr allgemein verfügbar. Auch als Reiseimpfung wird eine Tuberkuloseimpfung grundsätzlich nicht empfohlen.

Tularämie Auch Hasenpest; bakterielle Infektion wild lebender Tiere, die u.U. auf den Menschen übertragen wird. Ansteckung kann durch Kontakt mit einem infizierten Tier oder Kadaver, einem Floh, einer Fliege, Laus oder Zecke erfolgen. Diagnose: *Bluttests*. Therapie mit *Antibiotika*. Unbehandelte T. endet in 5% der Fälle tödlich.

Tumor Jede Schwellung, im Allgemeinen auch jede pathologische Gewebsmasse, die sich an bestimmter Stelle durch beschleunigte Zellteilung bildet. T. können bösartig oder gutartig sein.

Tumorantigen Durch spezifische Tumorzellen freigesetzte Substanz, die im Blut nachgewiesen und zur Überwachung des Ansprechens des Patienten auf die Therapie genutzt werden kann; beispielsweise *Alphafetoprotein*.

Tunnelblick Verlust des peripheren *Gesichtsfelds*, sodass nur geradeaus liegende Gegenstände klar gesehen werden. T. wird meist durch chronischen *grünen Star* oder *Retinopathia pigmentosa* verursacht.

Tupfer Bausch aus saugfähigem Material, mit dem während einer Operation antiseptische Substanzen aufgetragen oder Körperflüssigkeiten aufgesogen werden. Außerdem wird mit kleinem T. einem infizierten Patienten ein Abstrich zur Bakterienbestimmung entnommen.

T

Turner-Syndrom Nur bei Frauen vorkommende *Chromosomenaberration*; kann in 3 verschiedenen Formen auftreten: Es ist entweder nur 1 X-Chromosom statt 2 vorhanden oder ein gesundes und ein defektes X-Chromosom oder eine Zellmischung (→ *Mosaik*), bei der einigen Zellen ein X-Chromosom fehlt, einige ein zusätzliches X-Chromosom haben und einige normal sind. T.-Syndrom bedeutet Kleinwuchs, seitliche Flügelfalten am Hals, ausbleibende oder verzögerte Entwicklung der Geschlechtsmerkmale, *ausbleibende Menstruation*, *Koarktationssyndrom* sowie Anomalien der Augen und Knochen.

Eine Therapie mit *Wachstumshormon* vom Säuglingsalter an verhilft zu fast normaler Körpergröße. Die Aortenkoarktation ist chirurgisch zu beheben. *Östrogen*therapie führt zur Menstruation, doch bleiben die Pat. unfruchtbar.

Tympanometrie Form der *Hörprüfung*, um die Ursache einer Leitungsschwerhörigkeit zu finden. Bei T. wird eine Sonde, die einen Tongenerator, ein Mikrofon und eine Luftpumpe enthält, in den äußeren Gehörgang eingeführt. Der im Ohr erzeugte Luftdruck wird variiert und Töne werden abgegeben. Das Tonmuster, dass vom *Trommelfell* reflektiert und vom Mikrofon aufgezeichnet wird, gibt einen Eindruck von der Trommelfellbeweglichkeit wieder. Die T. bietet sich v.a. bei Kindern an, da sie nicht von der Reaktion des untersuchten Kindes abhängig ist.

Tympanoplastik Chirurg. Eingriff am Ohr zur Behandlung einer Leitungsschwerhörigkeit, indem ein Loch im Trommelfell geschlossen wird oder indem erkrankte *Gehörknöchelchen* wieder eingerichtet oder rekonstruiert werden.

Typhus abdominalis Typhus; Infektionserkr. durch Aufnahme von Speisen oder Wasser, das mit dem Bakterium *SALMONELLA TYPHI* kontaminiert ist. T. wird durch verunreinigtes Wasser, durch Fliegen, die Erreger von Kot auf Nahrung übertragen, oder durch infizierte Personen, die mit Nahrung umgehen, übertragen.

Das erste Symptom, starker Kopfschmerz, tritt 7 bis 14 Tage nach Infektion auf und geht oft Fieber, Appetitverlust, Krankheitsgefühl, Bauchschmerz, Verstopfung und oft Delirium voraus. Durchfall entwickelt sich rasch. In der 2. Woche zeigen sich rosa Flecken auf Brust und Bauch, Leber und Milz sind vergrößert. Die Diagnose wird durch Bluttest und Anlegen einer Kultur mit Bakterien aus Blut, Stuhl oder Urin bestätigt. Therapie: *Antibiotika*. Selten wird der Erreger nach der Erholung weiter ausgeschieden. Unbehandelt kann Typhus zum Tod führen.

Typisierung Verfahren zur Klassifizierung von Blut oder Geweben (→ *Blutgruppen*; *Gewebetypisierung*).

U

Übelkeit Drang zu erbrechen. Ü. kann aber auch ohne *Erbrechen* auftreten.

Überbiss Überlappen der oberen Schneidezähne über die unteren. Ein geringer Ü. ist normal, da der Oberkiefer größer als der Unterkiefer ist. Bei einer *fehlerhaften Schlussbissstellung* ist der Ü. größer als normal bzw. die unteren *Zähne* überragen die oberen.

Überempfindlichkeit oder Hypersensibilität; Überreaktion des *Immunsystems* auf ein *Antigen*. Es gibt 4 Typen der Ü.-Reaktion:

Typ I kommt bei der *Allergie* vor. Nach dem ersten Kontakt mit dem *Antigen* werden *Antikörper* gebildet; diese heften sich an *Mastzellen* in verschiedenen Geweben. Beim erneuten Kontakt verbinden sich Antigen und Antikörper und bringen die Mastzellen dazu, Substanzen freizusetzen, die die Symptome von *Asthma*, *Heuschnupfen*, *Nesselsucht*, *anaphylaktischem Schock* oder andere allergische Erkr. verursachen.

Bei der Typ-II-Reaktion werden Antikörper gebildet, die sich an Antigene auf den Zelloberflächen setzen und zu einer Zerstörung der Zellen führen. Die Typ-II-Reaktionen verursachen *Autoimmunkrankheiten*.

Bei Typ-III-Reaktionen bilden Antikörper zusammen mit Antigenen Partikel, die Immunkomplexe genannt werden. Diese bleiben in verschiedenen Geweben und aktivieren weitere Immunreaktionen, die zur Gewebsschädigung führen. Diese Reaktion ist für die *Serumkrankheit* und die allergische *Lungenbläschenentzündung*, eine Lungenkrankheit, verantwortlich.

Bei Typ-IV-Reaktionen binden sich sensibilisierte T-Lymphozyten (eine Gruppe von weißen *Blutkörperchen*) an Antigene und setzen sog. Lymphokine frei, die eine entzündliche Reaktion unterhalten. Typ-IV-Reaktionen sind für *Kontaktekzem* und den Masernausschlag verantwortlich. Sie spielen auch eine Rolle bei „allergischen" Reaktionen auf Arzneimittel.

Die Therapie der Ü. hängt von Typ, Ursache und Schweregrad ab. Der Kontakt mit dem fraglichen Antigen wird möglichst unterbunden.

Überlastungsschaden Jede Schädigung, die durch sich wiederholende Bewegungen von Körperteilen verursacht wird. Symptome sind Schmerz und Steifigkeit der betroffenen Gelenke und Muskeln, z.B. die Epikondylitis: eine schmerzhafte Entzündung einer der knöchernen Auswüchse am Oberarmknochen nahe dem Ellenbogen, die durch Zug der dort ansetzenden Unterarmmuskeln bei anstrengender Tätigkeit (→ *Golferellenbogen; Tennisellenbogen*) hervorgerufen wird. Ü. der Finger, Daumen und des Handgelenks können Fließbandarbeiter, Tastaturbenutzer und Musiker entwickeln, wobei Violinisten an einem Ü. des Halses leiden können. Schonung bessert die Symptome. Eine Änderung in der Bewegungstechnik verhindert u.U. den Rückfall.

Übersichtigkeit Med. Hypermetropie; ein Brechungsfehler, der zunächst Schwierigkeit beim Nahsehen, später

ÜBERSICHTIGKEIT

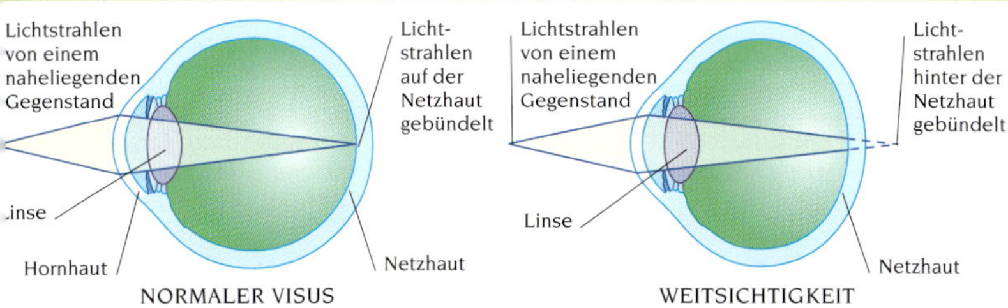

auch bei der Weitsicht verursacht. Die Ü. kommt familiär gehäuft vor.

Ü. tritt auf, wenn ein Augapfel in der Strecke von vorn nach hinten zu kurz ist, was dazu führt, dass Bilder nicht klar auf der *Netzhaut* eingestellt werden können. Der Fehler ist angeboren, doch erscheinen Symptome i.d.R. erst im späteren Alter, wenn die Akkomodationsfähigkeit, mit der die Ü. korrigiert wird, mit dem Alter nachlässt.

Ü. kann mit Brillen od. Kontaktlinsen mit konvexen Linsen od. Lasertherapie korrigiert werden.

Überträger Ein Mensch, der eine ansteckende oder erbliche Krankheit übertragen kann, ohne tatsächlich an ihr erkrankt zu sein.

Überträgerstoffe Chemische Substanz, die von einem Nervenende freigesetzt wird und Impulse von einem *Neuron* (Nervenzelle) zum anderen od. zu einer Muskelzelle sendet; auch als Neurotransmitter bezeichnet. Wenn ein Nervenimpuls ein Nervenende erreicht, werden Ü. von sogenannten synaptischen Bläschen freigegeben u. überspringen eine winzige Lücke (*Synapse*), um die andere Zelle zu erreichen. Dort öffnet sich dann ein Kanal, ein Durchlass für geladene Teilchen, die einen Impuls in der Zelle aktivieren. Ü. können umgekehrt auch Nervenimpulse blockieren.

Unterschiedliche Substanzen erfüllen diese Funktion in den unterschiedlichen Teilen des *Nervensystems*. Viele sind sowohl Ü. als auch *Hormone*, die in den Blutkreislauf eintreten, um auch auf entfernte Zielzellen einzuwirken.

Einer der wichtigsten Ü. ist *Acetylcholin*; er stimuliert die Skelettmuskulatur zu Kontraktionen, wenn er durch ein mit den Muskeln verbundenes Neuron freigesetzt wird. Acetylcholin wird auch durch Neurone freigesetzt, die die Schweißdrüsen und den Herzschlag kontrollieren, und es sendet Nachrichten zwischen Neuronen im Gehirn und im Rückenmark.

Eine andere Substanz, das *Noradrenalin*, unterstützt die Nervenkontrolle des Herzschlags, des Blutkreislaufs u. die körperliche Reaktion auf Belastung. *Dopamin* spielt eine wichtige Rolle im Gehirn bei der Kontrolle von Bewegungen. *Serotonin* ist einer der Haupt-Ü. in den Hirnzentren, die mit dem menschlichen Bewusstsein zusammenhängen.

Eine andere Gruppe von Ü. wird Neuropeptide genannt. Dazu zählen *Endorphine*, die vom Gehirn zur Kontrolle der Schmerzempfindung gebraucht werden.

Übertragbare Krankheit Auf *Mikroorganismus* od. *Schmarotzer* zurückführbare Erkr., die von Mensch zu Mensch weitergegeben wird.

Übertragung Schwangerschaftsdauer von über 42 Wochen. Die normale Dauer beträgt 40 Wochen (→ *Schwangerschaft*). Die Ü. kommt familiär gehäuft vor oder ist Zeichen dafür, dass der kindliche Kopf nicht richtig im Becken steht. Das Risiko des Kindstods im Mutterleib ist ab der 42. Woche erhöht. Übertragene Kinder haben eine eher trockene Haut und reagieren anfälliger gegenüber Infektionen.

Überzuckerung Erhöhter Glukose-(Zucker-)wert im Blut, der bei Pat. mit unbehandeltem oder schlecht eingestelltem *Diabetes mellitus* vorkommt. Die Ü. erfolgt bei Diabetikern auch infolge von Infektion, Stress oder Operation. Die Zeichen der Erkr. sind *Polyurie*, Durst, Glykosurie und Ketose. Bei schwerer Ü. kommt es zu Verwirrtheit und Koma, was notfallmäßig mit Insulin und i.v. Infusion von Flüssigkeit behandelt werden muss.

Ulcus corneae Hornhautgeschwür; aufgeschürfte od. offene u. wunde Stelle in der *Hornhaut*, die meist von einer Hornhauterosion ausgegangen ist. Auch eine Verätzung od. eine Infektion mit *Bakterien, Pilzen* od. *Viren* (besonders mit *Herpes*-Viren) können vorausgegangen sein. Augenerkr. wie Horn- u. *Bindehautentzündung* und Lid-Deformierungen wie bei *Entropium* u. *Ektropium* können das Ulkus-Risiko erhöhen.

U. c. werden mit einer ins Auge eingeträufelten Fluoreszein-Lösung nachgewiesen. Infektionen und anfällig machende Augenerkr. werden gemäß ihrer Ursache behandelt. Ein oberflächliches, nicht infektiöses U. c. heilt i.d.R. schnell; falls nicht, kann es mit einer

„Bandagen"-Kontaktlinse od. Tarsorrhaphie behandelt werden.

Ulcus duodeni → *Zwölffingerdarmgeschwür*

Ulcus genitalis Geschwür im Genitalbereich. Häufigste Ursache sind sexuell übertragbare Infektionen, besonders *Syphilis* und *Herpes genitalis*. Der *weiche Schanker* und das *Granuloma inguinale* sind bakterielle Tropenkrankheiten, die U. g. verursachen. Bei der Viruserkrankung *Lymphogranuloma venereum* entstehen Bläschen an den Genitalien. Zu der seltenen *Behçet-Krankheit* gehören schmerzhafte, wiederkehrende Geschwüre an Mund und Genitalien. Krebs an Penis oder den Schamlippen kann zunächst wie ein schmerzloses Ulkus mit Randwall erscheinen.

Ulcus ventriculi → *Magengeschwür*

Ulkus → *Geschwür*

Ulkus, peptisches → *peptisches Ulkus*

Ulkusmittel Substanzgruppe, die zur Behandlung bzw. Vorbeugung von Magengeschwüren eingesetzt werden. Die Bekämpfung einer *HELICOBACTER-PYRLORI*-Infektion mit *Antibiotika* sowie einem Mittel zur Hemmung der Säuresekretion ist heute die bevorzugte Behandlung bei diesen Geschwüren.

U. wirken in mehrerer Hinsicht. *H_2-Rezeptorenblocker* verringern die Magensäurebildung und fördern so die Ulkusheilung. Regelmäßige Einnahme von *Antazida* bewirkt die Abheilung von *Zwölffingerdarmgeschwüren*, da diese Mittel die überschüssige Säure neutralisieren. *Omeprazol* und Misoprostol wirken durch Verminderung der Säuresekretion. Andere U. wie Sucralfat bilden offenbar einen Schutzschild über der Schleimhaut.

Die Wahl des U. hängt von der Dauer der Symptome und dem Bild des Ulkus in der *Endoskopie* ab. In vielen Fällen mit nur kurzer Vorgeschichte wird eine Therapie mit säurebindenden Mitteln oder Antazida rasche Linderung bringen. Wiederkehrende Geschwüre müssen i.d.R. mit Antibiotika behandelt werden.

Ultraschall Schall einer Frequenz oberhalb der Hörgrenze des menschlichen Ohrs, d. h. über 20 000 Hertz; U. zur Diagnose oder Therapie liegt im Bereich von 1 bis 15 Mio. Hertz (→ *Ultraschalluntersuchung*; *Ultraschalltherapie*.

Ultraschalltherapie Einsatz von Ultraschall zur Behandlung von Gewebsverletzungen (z. B. der *Bänder*, Muskeln und Sehnen); die U. lindert die Entzündung und beschleunigt die Heilung. Es wird angenommen, dass sie die Durchblutung im Unterhautgewebe erhöht.

Ultraschalluntersuchung Diagnosetechnik, bei der Hochfrequenzschallwellen durch den Körper geleitet werden und die Analyse des zurückgeworfenen Echos ein Bild der inneren Organe od. des Fötus in der Gebärmutter ermöglicht. Die Ultraschalluntersuchung ist schmerzlos und unbedenklich.

Ultraschallwellen werden von einem Schallkopf ausgesendet, die leicht durch Weichteile und Flüssigkeit dringen, wodurch die U. zu einer nützlichen Technik bei flüssigkeitsgefüllten oder weichen Organen wird.

Der häufigste Einsatz der U. besteht in der Betrachtung von Gebärmutter und Fötus. Alter, Größe und Wachstum des

ULTRASCHALLUNTERSUCHUNG

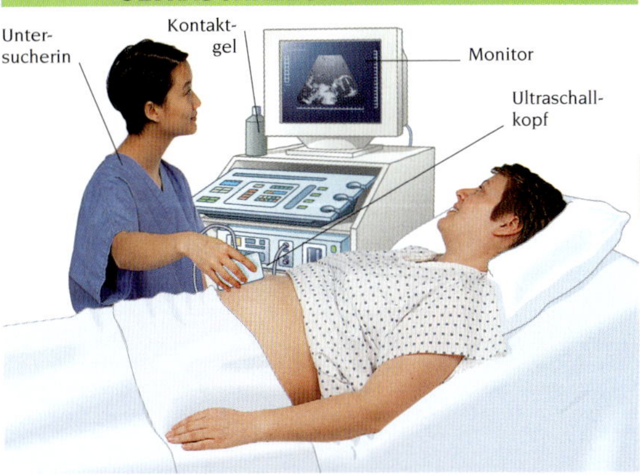

ULTRALLSCHALLUNTERSUCHUNG IN DER SCHWANGERSCHAFT

U

Fötus werden bestimmt, *Mehrlingsschwangerschaften* entdeckt und bestimmte Störungen, z. B. Spaltbildungen, diagnostiziert. U. trägt zur Diagnose von Krankheiten wie Zirrhose, Gallensteine, *Harnstauungsniere* oder *Bauchspeicheldrüsenentzündung* bei wie auch bei Erkr. der Schilddrüse, Brust, Harnblase, Hoden, Eierstöcke, Milz und Augen. Die Technik wird bei einer Feinnadelbiopsie eingesetzt, um die Nadel exakt führen zu können.

Der *Doppler-Effekt* der Doppler-U., eine modifizierte Form der U., wird genutzt, um sich bewegende Objekte zu beobachten; dies ist z. B. bei den Herzschlägen des Embryos oder dem Blutstrom in den Arterien od. Venen der Fall.

Ultraviolettlicht Unsichtbares Licht; Teil des elektromagnetischen Spektrums, das direkt jenseits des violetten Bereichs des sichtbaren Lichts liegt. Lange U.-Wellen werden UV-A genannt, mittlere UV-B und kurze UV-C.

U. kommt im Sonnenlicht vor, doch viel davon wird durch die Ozonschicht absorbiert. Das die Erdoberfläche erreichende U. (hauptsächlich UV-A) ist verantwortlich für den Bräunungseffekt des Sonnenlichts und die Bildung von *Vitamin D* in der Haut. Schädliche Einflüsse → *Hitzeschäden*.

U. wird gelegentl. in der Lichttherapie genutzt. Eine Quecksilberhochdrucklampe (Wood-Licht) erzeugt auch U., das zur Diagnose von Hauterkr., wie beispielsweise *Tinea*, genutzt werden kann, da der infizierte Bezirk unter U. fluoreszierend aufleuchtet.

Ulzeration → *Geschwürbildung*

Umgebungsuntersuchung Von den jeweiligen Gesundheitsämtern durchgeführte Suche nach der Ansteckungsquelle für bestimmte, namentlich von Ärzten zu meldende Infektionskrankheiten, z. B. *Masern, Salmonellosen, Tuberkulose, Tollwut*. Die Suche konzentriert sich auf Kontaktpersonen, die selbst, evtl. ohne es zu wissen, an dieser Krankheit leiden u./od. sie verbreiten können. Bei Erkr., für die diese U. nicht von Amts wegen durchgeführt werden, z. B. *HIV, Aids, Syphilis* u. andere *sexuell übertragbaren Krankheiten*, wird u. U. dem Erkrankten von Gesundheitsamt, Ärzten, Selbsthilfegruppen u. Ä. empfohlen, der Frage nach der Infektionsquelle nachzugehen u. selbst eine sog. Partnerbenachrichtigung an die Kontaktperson zu schreiben, um sie zu Untersuchung u. Behandlung zu ermutigen. Eine Benachrichtigungspflicht besteht nicht.

Unbeweglichkeit Verminderte körperliche Beweglichkeit, z. B. durch Erkr., Verletzung oder nach einer Operation. U. ist besonders gefährlich für ältere Menschen, weil sich die Muskeln schneller zurückbilden u. ihre Funktion einbüßen.

Völlige U. kann zu Komplikationen wie Wundliegen, *Lungenentzündung* oder *Verkürzungen, dauerhafte* führen. Bei teilweiser U. entwickelt sich ein *Flüssigkeitsstau*, der Schwellungen in den Beinen verursachen kann. Selten kommt es zu einer Beinvenenthrombose. Regelmäßige *Physiotherapie* und angemessene Krankenpflege sind wichtig für jeden völlig unbeweglichen Pat.

Unfalltod Tod als direkte Folge eines Unfalls. Ein hoher Prozentsatz der Todesfälle bei jungen Erwachsenen, insbesondere Männern, ist unfallbedingt. Viele von ihnen sterben bei Verkehrsunfällen, durch Ertrinken od. Drogenüberdosis. Bei älteren Menschen sind häusliche Unfälle wie z. B. Stürze in der Wohnung od. Verbrennen bzw. Ersticken bei Brand häufige Todesursachen. Die Zahl tödlicher Arbeitsunfälle hat mit der Einführung wirksamer Schutzmaßnahmen abgenommen.

Unfruchtbarkeit Unfähigkeit, Nachkommen zu zeugen; Gründe liegen sowohl im männlichen als auch weiblichen Fortpflanzungssystem; bei manchen Paaren sind aber auch beide Partner betroffen.

Hauptursache der U. beim Mann ist ein Mangel an gesunden Spermien aufgrund einer *Azoospermie* (keine Spermaproduktion) oder *Oligospermie* (nur geringe Spermaproduktion). In einigen Fällen sind die Spermien auch missgebildet oder nur kurzlebig. Die eigentliche Ursache dieser Probleme kann eine Blockierung oder Schädigung der Samenleiter sein, hervorgerufen durch eine *sexuell übertragbare Krankheit*. Eine Hodenmissbildung aufgrund einer endokrinen Störung (→ *Hypogonadismus*) oder Schaden an den Hoden

U

durch *Hoden-/Nebenhodenentzündung* sind Ursache für anomale Spermien. Rauchen, Toxine oder verschiedene Medikamente können die Samenanzahl herabsetzen. Möglich ist eine *Ejakulationsstörung*. Selten ist die männliche U. Folge einer *Chromosomenabweichung*, wie das *Klinefelter-Syndrom*, oder einer *genetisch bedingte Erkr.* wie die *zystische Fibrose*.

Die häufigste Ursache weiblicher U. ist das Ausbleiben der Ovulation. Andere Gründe sind blockierte, beschädigte oder fehlende Eileiter, Erkr. der Gebärmutter, wie Leiomyome, *Endometriose*; Probleme bei der Befruchtung oder Einnistung in der Gebärmutter (→ *Einnistung*). U. tritt außerdem auf, wenn der Zervixschleim Abwehrstoffe enthält, die die Spermien zerstören oder unbeweglich machen. Selten ist eine Chromosomenaberration, wie das *Turner-Syndrom*, die Ursache der U. bei der Frau.

Zur Diagnose der U. dienen bei der Frau Blut- und Harntests zur Feststellung, ob eine Ovulation stattfindet, und eine *Laparoskopie* bei Verdacht auf eine körperliche Anomalie. Die Anfangsuntersuchung beim Mann ist eine Analyse der Samenflüssigkeit.

Die Therapiemöglichkeiten der männlichen U. sind begrenzt. Die einzige Chance bei *Azoospermie* ist die Adoption von Kindern oder *künstliche Befruchtung* mit Spendersamen. Bei niedriger Spermienzahl kann eine künstliche Befruchtung mit eigenem Samen versucht werden. In einigen Fällen männlicher U. aufgrund eines hormonellen Ungleichgewichts kann eine Hormontherapie mit *Clomifen* oder *Gonadotropin* u.U. helfen.

Die ausbleibende Ovulation bei der Frau erfordert die Stimulation des *Eierstocks* mit Medikamenten, wie *Clomifen* oder einem *Gonadotropin*. Manchmal lässt sich ein Schaden an den Eileitern mikrochirurgisch beheben. Ist dies erfolglos, ist eine In-vitro-Fertilisation (IVF) die einzige Möglichkeit. Gebärmutteranomalien oder -erkr., wie Leiomyome, müssen evtl. behandelt werden. Bei funktionsfähigen Eileitern hat u.U. ein Gametentransfer (*GIFT*) oder Zygotentransfer in den Eileiter (ZIFT) Erfolg.

Unfruchtbarkeit, Medikamente Gruppe von Hormonen oder hormonartigen Medikamenten zur Behandlung einiger Formen der *Unfruchtbarkeit*.

Bei Frauen können die M. gegeben werden, wenn Störungen der Hormonproduktion in Hirnanhangsdrüse oder Eierstöcken einen *Eisprung* verhindern oder den Zervixschleim verdicken und so den Eintritt der Spermien verhindern. Bei Männern sind M. weniger effektiv, können aber eingesetzt werden, wenn durch abnorme Hormonproduktion in Hirnanhangsdrüse oder Hoden die Spermaproduktion beeinträchtigt ist (→ *Clomifen*; *Gonadotropine*; *Testosteron*).

Ungeborenes, Untersuchung der Nackenfalte *Ultraschalluntersuchung* in der frühen Schwangerschaft zur Erkennung eines *Fötus* mit hohem Risiko für *Chromosomenabweichungen*, z. B. *Down-Syndrom*. Es wird die Nackenfalte gemessen, wobei eine sehr dicke Falte Indiz für eine mögliche Chromosomenabweichung ist.

Unspezifische nichtgonorrhoische Urethritis *Harnröhrenentzündung* aufgrund einer anderen Ursache als *Tripper*; früher bekannt als unspezifische Harnröhrenentzündung. Weltweit ist u. n. U. eine häufige *sexuell übertragbare Krankheit*.

Fast 50% der Fälle werden durch die Chlamydien-Art *CHLAMYDIA TRACHOMATIS* (→ *Chlamydien-Infektion*) übertragen; andere durch das Herpes-simplex-Virus (→ *Herpes-simplex*-Infektionen), durch *TRICHOMONAS VAGINALIS* (→ *Trichomonaden-Infektion*) oder auch andere Erreger. In einigen Fällen bleibt die Ursache unbekannt.

Bei Männern verursacht die u. n. U. einen klaren od. eitrigen Harnröhrenausfluss, oft verbunden mit Schmerzen beim Harnlassen. Eine vergleichbare Erkr. bei Frauen (unspezifische Genitalerkr.) kann, außer bei Komplikationen, unbemerkt bleiben.

Die Therapie ist schwierig, wenn die Ursache nicht bestimmt werden kann. Eingesetzt werden *Antibiotika*, wie *Doxycyclin* u. *Erythromycin*. Kontrolluntersuchungen nach der Therapie sind sinnvoll.

Bei Männern kann es als Komplikation zu einer u. n. U. zu *Hoden-/Neben-*

hodenentzündung, Prostatitis u. *Harnröhrenverengung* oder u.U. zur *Reiter-Krankheit* kommen.

Bei Frauen kommt es zu *Unterleibsentzündungen* u. *Zysten* an den *Bartholin-Drüsen*.

Unterleibsentzündung Infektion im Bereich der weiblichen Geschlechtsorgane. Schwere und wiederkehrende U. werden als *Adnexitis* bezeichnet.

Unterleibsschmerz → *Bauchschmerzen*

Untersuchung, gynäkologische Untersuchung der äußeren und inneren Geschlechtsorgane der Frau. Nach der äußeren Untersuchung wird ein *Spekulum* in die Scheide eingeführt, um den Gebärmutterhals zu betrachten. Ein *Pap.-Abstrich* wird entnommen. Der Arzt führt 2 Finger in die Scheide ein und tastet mit der anderen Hand den Unterbauch ab, um Position und Größe der *Gebärmutter* und der *Eierstöcke* und evtl. Berührungsschmerz oder Schwellung festzustellen.

Untersuchung, körperliche Teil der ärztlichen Konsultation, bei der der Arzt sieht, fühlt und zuhört, um die Erkr. zu erkennen oder Informationen für seine Diagnose zu sammeln.

Die meisten Untersuchungen umfassen *Palpation*, bei der die wichtigen Körperbereiche auf Zeichen wie Schwellung, Druckempfindlichkeit oder Vergrößerung der Organe hin untersucht werden. Manchmal wird die Brust oder andere Bereiche perkutiert (→ *Perkussion*), wobei man mit den Fingern klopft und dann den erzeugten Ton beurteilt. Die *Auskultation* erfolgt, um den Blutstrom in den Arterien zu hören und die Geräusche, die Herz und Lunge erzeugen. Der Arzt fühlt den Puls und misst den Blutdruck, untersucht Augen und Ohren und prüft Stärke und Koordination der Muskeln.

Unterzuckerung Anomal niedriger Glukose-(Zucker-)Spiegel im Blut. Fast alle Fälle von U. kommen bei Pat. mit *Diabetes mellitus* vor, bei denen die *Bauchspeicheldrüse* zu wenig Insulin produziert, woraus sich erhöhte Glukosespiegel ergeben. Zur Blutzuckersenkung werden *Antidiabetika* oder Insulin gegeben, die bei zu hoher Dosierung den Zucker zu weit absenken. Die U. tritt auch bei einem Diabetiker auf, der eine Mahlzeit ausgelassen oder sich überanstrengt hat. Selten ergibt sich die U. durch Genuss von zu viel Alkohol oder durch einen Insulin produzierenden Pankreastumor.

Die Hauptsymptome sind Schwitzen, Hunger, Schwindel, Zittern, Kopfschmerz, *Herzklopfen*, Verwirrtheit und gelegentl. Doppeltsehen. Das Verhalten ist häufig unangepasst und aggressiv. In schweren Fällen kommt es zum *Koma*. Die U. verursacht auch Krampfanfälle und Zittern bei Neugeborenen.

Bei den ersten Anzeichen einer Unterzuckerung sollte Zucker eingenommen werden. Eine Injektion von Glukoselösung oder *Glukagon* ist die geeignete Notfallmaßnahme.

Urämie Überhöhte *Harnstoffkonzentration* oder vermehrte andere chemische Abfallprodukte im Blut, die durch *Niereninsuffizienz* entsteht.

Ureterolithotomie Chirurg. Entfernung eines *Harnsteins* aus dem Harnleiter. Da heute *Blasenspiegelung* und *Steinzertrümmerung* durchgeführt werden können, ist die U. nur selten zur Steinentfernung notwendig.

Urin Oder Harn; blassgelbe, von der Niere gebildete und über Harnleiter, Blase und Harnröhre ausgeschiedene Flüssigkeit; wird dadurch gebildet, dass das Blut von den Nieren zur Entfernung von Abfallprodukten und vermehrtem Wasser oder chemischen Substanzen gefiltert wird. Hauptbestandteil ist der *Harnstoff*.

Ein gesunder Erwachsener bildet 0,5 bis 2 Liter U. pro Tag. Das Minimum, das zur Entfernung aller Abfallprodukte erforderlich ist, beträgt ca. 0,5 Liter. Große Flüssigkeitszufuhr erhöht die produzierte Menge U.; großer Flüssigkeitsverlust durch Schwitzen, Erbrechen oder Durchfall verringert die U.-Menge und erhöht die U.-Konzentration.

Urin, krankhaft veränderter U., der in abweichender Menge gebildet wird oder ein anomales Aussehen oder pathologische Zusammensetzung hat; Ursache einer abweichenden Menge sind überhöhte Bildung (→ *Polyurie*, *Oligurie*, und Anurie. (→ *Harnabsonderung, ausbleibende*). Anomales Ausse-

URODYNAMISCHE MESSUNGEN

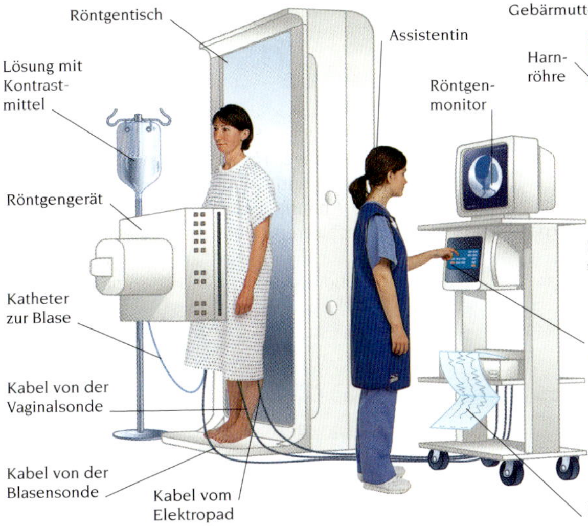

RÖNTGENDURCHLEUCHTUNG

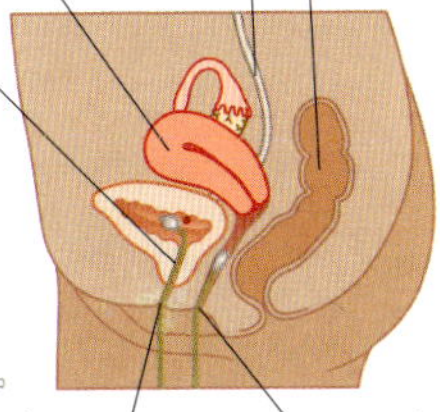

POSITIONEN DER SONDEN

hen von Urin erzeugen u.a. Trübung (Ursache Harnwegsinfektion, Harnstein oder das Vorliegen von Salzen), *Blut im Urin*; Verfärbung durch bestimmte Speisen oder Medikamente und Schaumbildung (evtl. verursacht durch überhöhtes *Protein*). Zur pathologischen Zusammensetzung von U. kommt es bei *Diabetes mellitus*, *Niereninsuffizienz* und gelegentl. *Nierenkörperchenentzündung* und *nephrotischem Syndrom*, wie auch bei anderen Nierenerkr. wie Debré-Toni-Fanconi-Syndrom und Azidose (→ *Azidose, renal-tubuläre*).

Urodynamische Messungen Reihe von Untersuchungen zur Bestimmung der Blasenkontrolle, wie *Inkontinenz*. U. M. umfassen die Einführung von Sonden in die Harnröhre, Harnblase, in *Mastdarm* oder Scheide, wodurch Druckveränderungen bei Füllung und Entleerung der Blase aufgezeichnet werden.

Bei der Röntgendurchleuchtung steht der Patient vor einem aufrecht gekippten Tisch, während seine Blase durch einen Katheter mit Kontrastmittel gefüllt und dann wieder geleert wird. Form und Funktion der Blase sowie die Funktion der Harnröhre können dann auf dem Röntgenmonitor beobachtet werden. Gleichzeitig wird die Daueraufzeichnung der Druckänderung innerhalb der Blase auf einem Papierstreifen festgehalten. Ist die Blase gefüllt, wird der Patient aufgefordert zu husten. Dies erhöht den Druck auf die Blase, und falls es zum Urinabgang auf ein elektronisches Saugkissen kommt, ist die Diagnose der Stressinkontinenz bestätigt (→ *Inkontinenz, Harn*).

Urographie Verfahren, bei dem mithilfe einer radioaktiven Substanz die Nierenfunktion bestimmt wird. Eine U. ist schnell u. schmerzlos u. wird bei Verengung der Harnpassage durchgeführt.

Die radioaktive Substanz wird ins Blut injiziert u. gelangt durch die Nieren in den Harn. Bei der U. wird ständig die Strahlung gemessen. I.d.R. steigt die Strahlung erst an u. fällt wieder ab, sobald die Substanz die Blase erreicht. Ist die Passage blockiert, sammelt sich die Substanz in den Nieren, die Messwerte steigen kontinuierlich an (→ *Nierendarstellung*).

Urologie Fachgebiet der Medizin, die sich mit Aufbau, Funktion und Störungen der Nieren und Harnwege bei Männern und Frauen sowie mit den männlichen Fortpflanzungsorganen befasst. Untersuchungsmethoden in der Urologie sind *Urographie*, *Blasenspiegelung*, *Ultraschalluntersuchung* sowie *Zystomanometrie* und *Harnuntersuchung*.

Ursodeoxycholsäure Ein Medikament, das zur Auflösung von reinen Cholesterin-Gallensteinen benutzt wird, wenn die Gallenblasenfunktion erhalten ist. Nebenwirkungen sind selten und können Durchfall, Verdauungsstörungen und Hautausschlag beinhalten. Seit der Einführung der minimalinvasiven Chirurgie nur noch selten eingesetzt.

Urtika → *Quaddel*

Urtikaria → *Nesselsucht*

Uterus → *Gebärmutter*

Uvea → *Augenhaut, mittlere*

Uveitis Entzündung der *Augenhaut, mittleren*; kann ernste Auswirkungen auf die Sehkraft haben. Die U. betrifft einen Teil der Augenhaut, z. B. die Regenbogenhaut (→ *Regenbogenhautentzündung*), den Ziliarkörper (Zyklitis) oder die Choroidea (*Choroiditis*). Die häufigste Ursache ist eine *Autoimmunkrankheit*, andere sind *Infektionen* wie *Herpes simplex*, *Gürtelrose*, mit dem *Zytomegalie-Virus*, *Tuberkulose*. Die Behandlung besteht in Kortikoiden und Augentropfen mit atropinartigem Wirkstoff. Die Entzündung wird mit der *Spaltlampe* kontrolliert. Andere Arzneimittel werden verordnet, wenn die Ursache in einer Infektion liegt.

Uvula oder Zäpfchen; kleine, fleischige Vorwölbung, die in der Mitte des unteren Rands des weichen Gaumens herabhängt.

V

Vagina → *Scheide*
Vaginalschaum → *Spermizide*
Vaginismus → *Scheidenkrampf*
Vaginitis → *Scheidenentzündung*
Vagotomie Operativer Eingriff mit Durchtrennung des *Nervus vagus*, der für die Bildung der verdauungsfördernden Säure durch die Magenschleimhaut verantwortlich ist. Die V. wurde früher zur Behandlung von Geschwüren (→ *peptisches Ulkus*) eingesetzt, ist aber jetzt weitestgehend durch Arzneimitteltherapie ersetzt worden.
Valgusstellung Med. Begriff für krumm, nach innen gewölbt (X-Stellung).
Valvuloplastie Speziell Ballon-Valvuloplastie; diese Technik macht es möglich, eine verengte Herzklappe ohne Eröffnung des Thorax zu behandeln. Durch die Haut wird ein Ballon-Katheter in ein Blutgefäß und von dort zum Herzen vorgeschoben. Das Aufblasen des Ballons über den Katheter sprengt dann die Segel der verengten Herzklappen.
Valvuloplastik Rekonstruktion oder Korrektur einer defekten Herzklappe (→ *Herzklappenoperation*). Die V. wird als Operation am offenen Herzen ausgeführt.
Valvulotomie Auch Kommissurotomie; Operation zur Korrektur einer zu engen (stenosierten) Herzklappe. Es werden die Klappensegel an den Verbindungsstellen (Kommissuren) eingeschnitten oder durch Druck gesprengt und so die Engstelle erweitert. Die V. erfolgt entweder durch Öffnung des Herzens (→ *Herzklappenoperation*) oder durch eine Ballon-*Valvuloplastie*.
Vareniclin Ein *Medikament*, das zur Unterstützung der *Raucherentwöhnung* eingesetzt wird. Es wirkt ähnlich wie *Nikotin* im Körper und reduziert das Verlangen danach. Mögliche *Nebenwirkungen* sind u.a. *Kopfschmerzen*, *Übelkeit*, *Erbrechen*, Müdigkeit, Schlaflosigkeit und seltsame Träume. Selten kann V. auch Aggressivität, *Halluzinationen*, *Depressionen*, *Herzrhythmusstörungen* und *Selbstmord*gefahr hervorrufen.
Varicella-Zoster-Virus Erreger der *Windpocken* (Varizellen) und *Gürtelrose* (Zoster).
Varikozele → *Krampfaderbruch*
Varizellen Med. Name für *Windpocken*.
Varizen → *Krampfadern*
Varusstellung Med. Begriff für nach außen gewölbt (O-Stellung).
Vas deferens → *Samenleiter*
Vasektomie Sterilisation des Mannes; chirurg. Eingriff unter örtlicher Betäubung (→ *Lokalanästhesie*). Samenleiter werden getrennt. Nach der V. kann der Mann weiterhin einen Orgasmus erreichen und normal ejakulieren, aber die *Samenflüssigkeit* enthält keine Samenzellen mehr. V. ist eine sichere und wirksame Methode der *Empfängnisverhütung*. Selten wachsen die Samenleiter wieder zusammen und Spermien finden sich im Ejakulat. In solchen Fällen ist eine weitere Vasektomie ohne Risiko

VASEKTOMIE

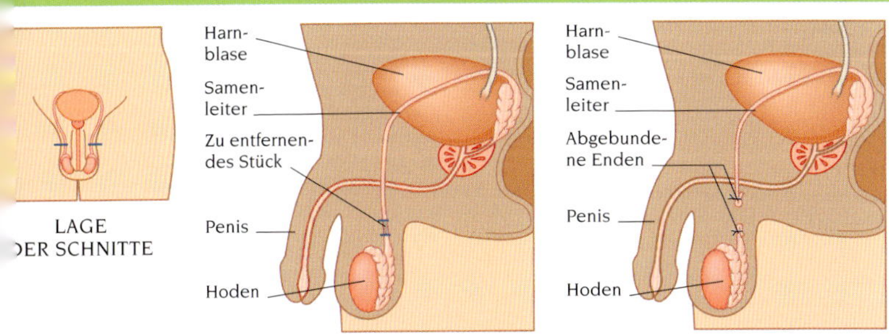

VOR DER OPERATION NACH DER OPERATION

möglich. Der Eingriff ist i.d.R. nicht umkehrbar.

Vaseline Fettig-schmierige Substanz aus Mineralöl. Das Gel wird normalerweise als Salbengrundlage, als Schutz und als Emolliens (weich machendes Mittel) verwendet.

Vaskulitis → *Gefäßentzündung*

Vasodilatation Blutgefäßerweiterung, als Folge eines vermehrten Blutstroms zu einem Körperteil. V. unter der Haut tritt als Reaktion auf Hitze ein und soll die Abkühlung des Körpers verstärken.

Vasodilatatoren Klasse von Substanzen, die die Blutgefäße erweitern; zu V. zählen *ACE-Hemmer*, *Alphablocker*, *Kalzium-Kanal-Blocker*, *Nitrate* u. Sympatholytika. Mit V. werden Krankheiten behandelt, bei denen es zu krankhafter Verengung der Gefäße gekommen ist, was die Durchblutung im Gewebe vermindert u. die Sauerstoffversorgung beeinträchtigt. Solche Erkr. sind u.a. *Angina pectoris* u. *Verschlusskrankheit, periphere arterielle*. V. werden auch zur Therapie von *Bluthochdruck* u. *Herzinsuffizienz* eingesetzt. Alle V. verursachen Gesichtsrötung, Kopfschmerzen, Schwindel, Ohnmacht und Knöchelödeme (→ *Flüssigkeitsstau*).

Vasokonstriktion Blutgefäßverengung, als Folge ein verminderter Blutstrom zu einem Körperteil; V. unter der Haut tritt als Reaktion auf Kälte ein und soll den Wärmeverlust des Körpers gering halten.

Vasopressin Andere Bezeichnung für *ADH*.

Vaterschaftstest Bluttest zur Feststellung, ob ein Mann der Vater eines Kindes ist. Blutproben werden dem Kind, dem fraglichen Vater und u.U. der Mutter entnommen. Die Proben werden auf *Blutgruppen*, *Histokompatibilitäts-Antigene* und Ähnlichkeiten der *DNA* hin getestet. Der sog. *genetische Fingerabdruck* liefert die aussagekräftigsten Ergebnisse.

V

Vegane Ernährung Ernährungsweise, bei der Fleisch, Fisch u. Tierprodukte, einschl. Milch u. Eier, abgelehnt werden. V. E. führt mit hoher Wahrscheinlichkeit zum *Vitamin-B_{12}*-Mangel. Die Ergänzung essenzieller Nährstoffe ist in der Schwangerschaft von wesentlicher Bedeutung.

Vegetarische Ernährung Nahrungsgewohnheit, bei der Fleisch und Fisch abgelehnt werden. Die menschliche Nahrung muss nicht unbedingt Fleisch oder Tierprodukte zur Gesunderhaltung enthalten, solange durch pflanzliche Nahrung gelieferte Nährstoffe eine ausgewogene Kost ermöglichen (→ *Ernährung*).

Personen, die alle Tierprodukte ausschließen (Veganer), müssen ihre Ernährung sorgfältig zusammenstellen oder Ergänzungsmittel nehmen, um Vitamin-B_{12}- oder Kalziummangel zu vermeiden.

V. E. ist relativ reich an *Ballaststoffen*, die gegen *Divertikulose* und *Dickdarmkrebs* (*Mastdarmkrebs*) schützen können. Sie hat einen niedrigen Gehalt an *Fett*, bes. an gesättigten Fettsäuren. V. E. enthält häufiger weniger *Natrium* und mehr *Kalium*.

Vegetatives Nervensystem Teil des *Nervensystems*, der die nicht vom Willen abhängigen Aktivitäten einiger Körpergewebe steuert. Er wird in den Sympathikus u. Parasympathikus unterteilt.

Der Sympathikus umfasst 2 Nervenstränge, die vom Rückenmark ausgehend die Körpergewebe erreichen. In diese Gewebe entlassen die Nervenendigungen die *Überträgerstoffe Adrenalin* u. *Noradrenalin*. Das System regt außerdem die Adrenalinausschüttung durch die Nebennieren an. Die Aktivitäten des Sympathikus erhöhen allgemein die Körperaktivitäten, beschleunigen z.B. die Herz- u. Atemfrequenz, erweitern die Blutgefäße u. regen die Schweißbildung an.

Der Parasympathikus besteht aus einem Nervenstrang, der vom Gehirn, und einem, der vom unteren Rückenmark ausgeht. Die Nerven verzweigen sich in denselben Geweben, die auch vom Sympathikus versorgt werden. Der Parasympathikus entlässt den Überträgerstoff *Acetylcholin*, das eine Adrenalin u. Noradrenalin entgegengesetzte Wirkung hat. Der Parasympathikus hat hauptsächlich mit Alltagsfunktionen wie Verdauung u. Ausscheidung zu tun.

Die beiden Systeme wirken zusammen u. gleichen einander i.d.R. aus. Bei Sport od. Stress dominiert der Sympathikus, doch beim Schlafen überwiegt die Steuerung durch den Parasympathikus.

Veitstanz Auch Chorea; Störung, für die unregelmäßige, schnelle, ruckhafte Bewegungen typisch sind, die meist Gesicht, Gliedmaßen u. Rumpf betreffen.

VENA CAVA

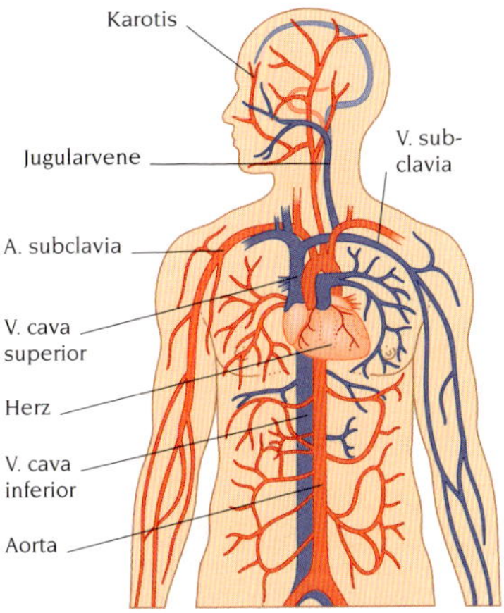

V. ist ein Merkmal von *Huntington-Chorea* u. *Chorea minor Sydenham* u. kann in der Schwangerschaft auftreten. V. kann auch eine Nebenwirkung bestimmter Wirkstoffe sein, wie *oraler Kontrazeptiva*, bestimmter *Psychopharmaka* u. von Mitteln zur Behandlung des *Parkinson-Syndroms*. Die Symptome verschwinden meist, wenn der Wirkstoff abgesetzt wird. Die Grunderkr. von V. werden mit Wirkstoffen behandelt, welche die Nervenbahnen für die Motorik hemmen.

Vena cava Hohlvene; eine von 2 großen Venen, in denen sich alles zirkulierende (sauerstoffarme) Blut aus dem Körper sammelt. Die beiden Venen, V. cava inferior und V. cava superior, bringen das Blut zum rechten Vorhof des Herzens, von wo es in die Lunge gepumpt wird.

Die V. cava superior beginnt oben im Brustkorb, nahe dem Brustbein, und zieht in den Herzbeutel, wo sie dann in den rechten Vorhof mündet. Sie sammelt Blut aus dem oberen Rumpfbereich, Kopf, Hals und Armen. Die V. cava inferior beginnt im unteren Bauchraum und liegt vor der Wirbelsäule und hinter der Leber, verläuft dann durch das Zwerchfell hindurch, bevor sie in den rechten Vorhof mündet. Sie sammelt Blut aus den Beinen, den Unterleibsorganen, Leber und den Nieren.

Vena jugularis oder Drosselvene; große Vene auf jeder Halsseite, die sauerstoffarmes Blut vom Kopf zum Herzen zurückführt. Die V. jugularis interna, die größte der 3 Jugularis-Äste (interna, externa und anterior), entspringt an der Schädelbasis, läuft parallel zur Karotis (A. carotis) den Hals entlang und zieht hinter dem Schlüsselbein vorbei, wo sie sich mit der V. subclavia (die große Vene, die das Blut aus dem Arm aufnimmt) verbindet.

Vena saphena Wadenvene; große Vene, die direkt unter der Haut des Beins verläuft. Wird u.U. entfernt und als Bypass-Vene bei Verschluss der Herzkranzgefäße verwendet (→ *Bypass, koronarer*).

Vene Gefäß, das Blut aus Organen und Gewebe in Richtung Herz zurücktransportiert. Die V.wand besteht wie die von Arterien aus einer glatten Innenschicht, einer muskulösen Mittelschicht und einer fibrösen Außenschicht. Doch ist der Blutdruck in V. niedriger als in Arterien und die V.wände sind dünner, weniger elastisch, weniger muskulös und schwächer als die von Arterien. Die Auskleidung vieler V. enthält Falten, die als Klappen dienen und sicherstellen, dass das Blut nur in Richtung Herz fließt. Durch den durch Muskelkontraktion in der Umgebung der Venen erzielten Druck wird das Blut auf seinem Weg zurück unterstützt. (→ *Herz-Kreislauf-System*)

Venenentzündung Häufig bildet sich bei der V. ein Blutpfropf (Thrombus), in diesem Fall wird sie als *Thrombophlebitis* bezeichnet.

VENE

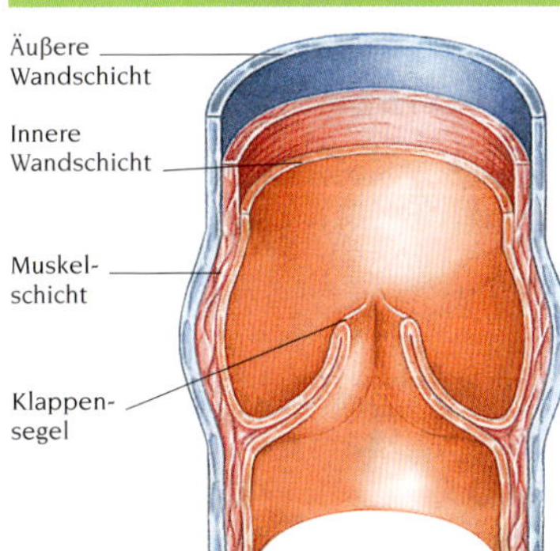

AUFBAU EINER VENE

VENENPUNKTION

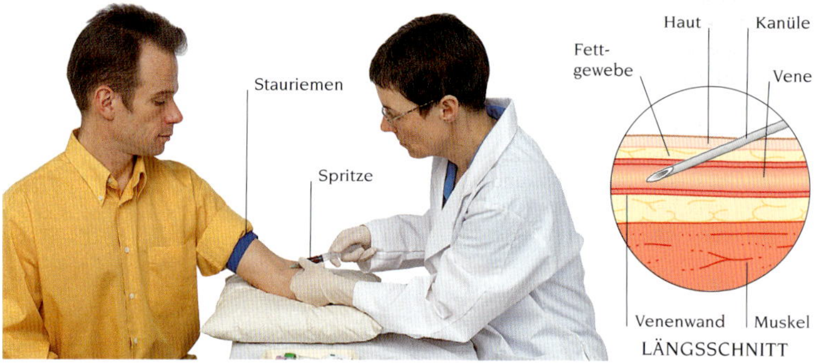

Venenerkrankungen Die Venen betreffende Krankheiten, u.a. *Krampfadern*, tiefe Venenthrombose (→ *Venenthrombose, tiefe*) und *Thrombophlebitis*.

Venenpunktion Bei V. wird eine Punktionskanüle (Hohlnadel) in eine Vene, i.d.R. im Unterarm, gestochen, um Flüssigkeit zu injizieren oder Blut abzunehmen. Eine Staubinde wird zur Darstellung der Venen benutzt, dann eine sterile (keimfreie) Kanüle eingeführt. Zur Blutabnahme oder Arzneimittel-Injektion dient eine Spritze, die oben auf der Kanüle sitzt. Zur *intravenösen Infusion* führt man eine Injektionskanüle ein, bei der die Kunststoffkanüle über der Hohlnadel für längere Zeit in der Vene verbleiben kann. Nach Injektion der Flüssigkeit bzw. Blutentnahme wird die Kanüle wieder entfernt. Der Bereich wird abgedeckt und zum Stillen einer evtl. Blutung Druck ausgeübt. Die V. ist i.d.R. nicht schmerzhaft, höchstens unangenehm.

Venenthrombose, tiefe Bildung eines Thrombus in einer tiefen Beinvene. Ursache ist meist eine Kombination aus langsamer Durchblutung eines Körperteils (z.B. bei langem Sitzen oder lang anhaltendem Druck auf das Weichgewebe, z.B. bei Langstreckenflügen) und einer erhöhten Gerinnungstendenz des Bluts bei Austrocknung, nach Operationen oder Verletzungen, in der Schwangerschaft oder bei *oralen Kontrazeptiva*. Auch eine *Polyzythämie* kann eine t. V. verursachen. Sie tritt oft bei *Herzinsuffizienz* und nach einem *Schlaganfall* oder nach langer Ruhigstellung auf. Ein *Thrombus* in der Beinvene kann Schmerzen, Schwellung, Verfärbung und *Geschwürbildung* auf der Haut verursachen, aber auch symptomfrei sein. Die t. V. ist an sich nicht unbedingt gefährlich, es kann sich aber ein Teil des Thrombus lösen, vom Blut in die Lunge verschleppt werden und eine *Lungenembolie* verursachen.

Die Diagnose erfolgt mit *Ultraschalluntersuchung*. Die Behandlung hängt von Ort und Größe des Thrombus ab. Kleine Blutgerinnsel können evtl. unbehandelt bleiben, wenn sie auf eine Wade beschränkt sind und sich der Patient gut bewegt. Ansonsten werden *Blutgerinnungshemmstoffe* und *Fibrinolytika* gegeben. Besteht ein hohes Embolierisiko, kann eine *Thrombektomie* erwogen werden.

Venlafaxin Serotonin- und Noradrenalinwiederaufnahme-Hemmer zur Behandlung der *Depression*. V. verbindet die Wirkungen der selektiven Serotonin-Wiederaufnahmehemmer mit denen der *trizyklischen Antidepressiva*, wodurch weniger Nebenwirkungen als bei anderen Arten von *Antidepressiva* hervorgerufen werden. Nebenwirkungen sind Übelkeit, *Mundtrockenheit* und Verstopfung.

Venographie Diagnostische Methode zur Röntgendarstellung von Venen, nachdem eine strahlendichte Substanz (Kontrastmittel) in die Vene injiziert wurde. Die V. wird benutzt, um Venenanomalien oder -erkr. zu entdecken, z. B.

V

Verengung oder Verschluss durch *Thrombose*.

ventral Begriff für bauchwärts, zum Bauch gehörend, im Gegensatz zu *dorsal*.

Ventrikel Kammer; sowohl das Herz als auch das Gehirn besitzen Kammern. Das Gehirn hat 4 Ventrikel, einen in jeder Hirnhälfte, einen dritten zentral gelegen oberhalb des Hirnstamms und einen vierten zwischen Hirnstamm und Kleinhirn. Diese Höhlen sind mit *Gehirn- und Rückenmarksflüssigkeit* gefüllt.

Die Herzventrikel sind die 2 tiefer gelegenen Herzkammern, die das Blut aus den beiden *Herzvorhöfen* empfangen und es zur Lunge und zu den übrigen Körperteilen pumpen.

Ventrikelseptumdefekt → *Kammerscheidewanddefekt*

Verapamil Kalziumantagonist, der zur Behandlung von *Bluthochdruck, Angina pectoris* und bestimmten *Herzrhythmusstörungen* eingesetzt wird. Nebenwirkungen sind u.a. Kopfschmerzen, Gesichtsrötung, Schwindel und Knöchelödeme.

Verblitzung Med. Keratokonjunctivitis photoelectrica; akute Bindehautentzündung und Hornhauterkr., die durch das intensive UV-Licht eines Elektroschweißgeräts hervorgerufen wird. Die V. ist Folge eines unzureichenden Augenschutzes beim Schweißen.

Verbrauchskoagulopathie Med. auch disseminierte intravasale Gerinnung; Art der Blutgerinnungsstörung, bei der übersteigerte Gerinnung zum Mangel an Gerinnungsfaktoren im Blut führt. In der Folge kommt es zu schweren, spontanen Blutungen.

Verbrennungen Gewebeschädigung infolge des Kontakts mit Hitze, Strom, Chemikalien u. Strahlung. Sie werden nach der Schwere der Hautschädigung eingeteilt: Eine V. 1. Grads verursacht Hautrötung u. betrifft nur die *Epidermis*. Bei einer V. 2. Grads geht die Schädigung tiefer: Sie erstreckt sich in die *Dermis* u. verursacht Blasenbildung. Eine V. 3. Grads zerstört die gesamte Haut u. kann sich bis in die Muskelschicht unter der Haut erstrecken. Bei diesem Grad sind fachärztliche Behandlung u. Hauttransplantation notwendig. Elektrounfälle können ausgedehnte Gewebeschäden bei minimalen äußeren Hautschäden verursachen. V. 2. od. 3. Grads, die über 10 % der Körperoberfläche betreffen, führen aufgrund des massiven Flüssigkeitsverlusts zu *Schock*.

V. werden mit einer nicht klebenden Wundauflage abgedeckt, um die Region feucht zu halten. Nötigenfalls werden *Schmerzmittel* verabreicht u. *Antibiotika* verschrieben, wenn es Hinweise auf eine Infektion gibt. Bei ausgedehnten V. 2. Grads u. langsamem Heilungsprozess od. Infektionsgefahr wird ein Antibiotikum wie Silbersulfadiazin angewandt. Hauttransplantationen werden schon früh durchgeführt, um eine Vernarbung zu minimieren. V. 3. Grads erfordern stets Hauttransplantationen. Ausgedehnte Verbrennungen machen u.U. wiederholte plastische operative Eingriffe notwendig.

VERBRENNUNGEN

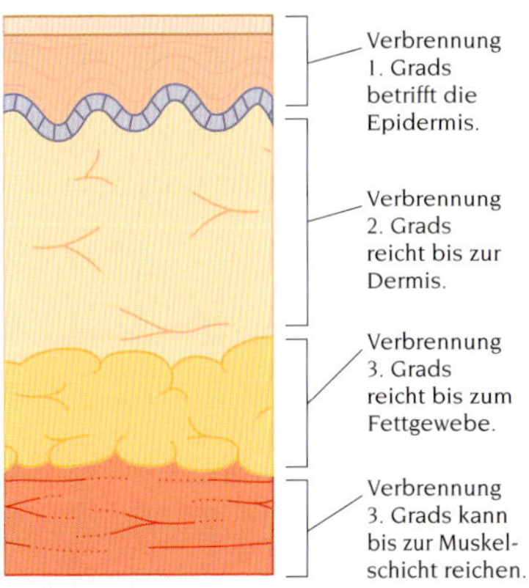

EINTEILUNG DER VERBRENNUNGSGRADE

Verdauung Vorgang, durch den Nahrung zu kleineren Bestandteilen abgebaut wird, die dann transportiert und ausgenutzt werden können (→ *Verdauungssystem*).

Verdauungsstörung Auch Dyspepsie; allgemeiner Begriff für eine Vielzahl von Symptomen infolge der Nahrungsaufnahme, z. B. *Sodbrennen, Bauchschmerz, Übelkeit* und *Blähungen*. Unbehagen im Oberbauch kommt oft von zu vielem oder zu schnellem Essen oder von stark gewürzten oder fetthaltigen Speisen. Dauernder oder wiederholter

V

VERDAUUNGSSYSTEM

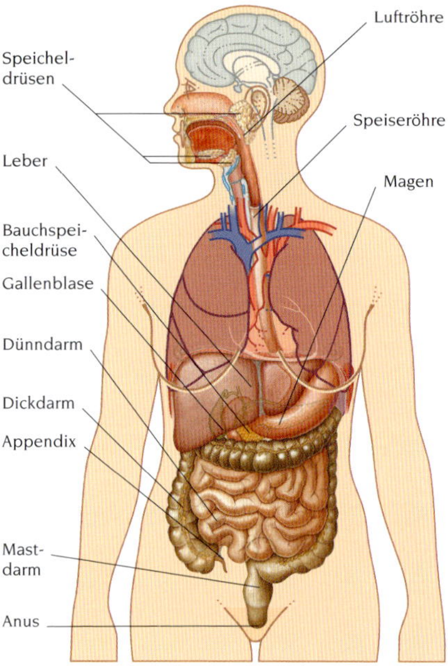

V. liegt häufig ein *peptisches Ulkus*, *Gallensteine*, eine *Speiseröhrenentzündung* oder, selten, *Magenkarzinome*, zugrunde. *Antazida* schaffen Erleichterung, aber sie können die eigentliche Ursache, die ärztliche Maßnahmen erfordert, auch verschleiern. Sie sollten daher nicht länger als 2 Wochen ohne medizinischen Rat genommen werden.

Verdauungssystem Organe, die für die Verdauung verantwortlich sind. Das V. besteht aus dem Magen-Darm-Trakt (Gastrointestinaltrakt) und verschiedenen angeschlossenen Organen. Das V. setzt sich aus Mund, Rachen, *Speiseröhre*, Magen, Darm und Anus zusammen. Die Därme sind Dünndarm (mit *Zwölffingerdarm*, *Jejunum* und *Ileum*) und *Dickdarm* (mit *Blinddarm*, *Mastdarm*). Die angeschlossenen Organe, wie Speicheldrüsen, Leber und Bauchspeicheldrüse, setzen Verdauungssekrete frei, die die Nahrung abbauen, während sie sich durch das V. bewegt.

Lebensmittel und Verdauungsprodukte werden vom Rachen bis zum Mastdarm durch die Peristaltik bewegt (Wellen von Muskelkontraktionen in der Darmwand).

Nahrung wird zu einfacheren Substanzen abgebaut, bevor sie in den Blutkreislauf resorbiert wird. Physikalischer Abbau geschieht durch die Zähne, die schneiden und kauen, und den Magen, der die Nahrung durchknetet. Der chemische Abbau der Nahrung wird durch Enzyme, Säuren und Salze erledigt.

Kohlenhydrate werden in einfache Zucker verwandelt. Proteine werden zu Polypeptiden, Peptiden und Aminosäuren abgebaut, Fette zu Glyzerol, zu Glyzeriden und zu Fettsäuren.

Im Mund wird die Nahrung mit Speichel durchmischt, der Enzyme enthält, die mit dem Abbau der Kohlenhydrate beginnen. Die Zunge formt die Nahrung zu Ballen, um sie leicht schlucken zu können. Die Nahrung passiert dann den Rachen. Von hier wird sie in die Speiseröhre gestoßen und nach unten in den Magen gedrückt, wo sie mit Salzsäure und Pepsin vermischt wird. Diese Substanzen aus der Magenschleimhaut helfen, die Proteine abzubauen. Wenn die Nahrung in halbflüssiger Konsistenz vorliegt, passiert sie den Zwölffingerdarm, wo Gallensalze und -säuren (von der Leber produziert) Fett abbauen. Verdauungssäfte von der *Bauchspeicheldrüse* gelangen in den Zwölffingerdarm; diese enthalten Enzyme, die die Nahrung weiter verarbeiten. Der Abbau endet im Dünndarm durch Enzyme, die von Drüsen der Darmwand gebildet werden. Nährstoffe werden im Dünndarm aufgenommen. Der Rest wandert in den Dickdarm, wo Wasser entzogen wird. Unverdauliches Material wird über Mastdarm und *After* als Stuhl ausgeschieden.

Verdauungstrakt → *Verdauungssystem*

Vererbung Übertragung von Merkmalen und Erkr. von Eltern auf ihre Kinder durch die *Gene*. Gene sind die Einheiten der *DNA* (Desoxyribonukleinsäure), die in jeder menschlichen Zelle enthalten sind. Die DNA kontrolliert Wachstum und Funktion des Körpers. Die Hälfte der Gene kommen von der Mutter, die andere Hälfte vom Vater.

Gene befinden sich in Chromosomen im Zellkern. Die meisten Merkmale treten paarweise auf, 1 vom Vater, 1 von der

Mutter. Jeder Mensch hat 22 Chromosomenpaare (sog. *Autosome*), von denen jedes 1 Genpaar trägt, und zusätzlich 2 Geschlechtschromosomen (Gonosome). Frauen haben 2 X-Chromosomen; Männer haben ein X- und ein Y-Chromosom.

Die meisten körperlichen Merkmale, viele Erkr., einige geistige Fähigkeiten und Persönlichkeitszüge sind ererbt. Bei der V. von Merkmalen und Erkr. kann unterschieden werden in jene, die durch ein einzelnes Genpaar auf den Autosomen (unifaktorielle V., wie Augenfarbe); jene, die durch Gene auf den Gonosomen (geschlechtsgebundene V., wie *Bluterkrankheit*), und jene, die durch die Kombination vieler Gene (multifaktorielle V., wie Körpergröße) vererbt werden.

Eines von 2 Genen in einem Genpaar, das ein Merkmal bestimmt, kann mehrere Formen annehmen, die man als *Allele* bezeichnet. Bestimmte *genetisch bedingte Erkr.* werden auch unifaktoriell vererbt (z. B. *zystische Fibrose* und Chondroplasie).

Die geschlechtsgebundene V. hängt von den 2 Geschlechtschromosomen X und Y, ab. Das offensichtlichste Beispiel ist das Geschlecht. Das männliche Geschlecht wird durch Gene auf dem Y-Chromosom bestimmt, das bei allen Männern vorhanden ist. Irgendein Fehler in den männlichen Genen auf dem X-Chromosom kann dann eher zum Ausbruch kommen, da dieser nicht mehr durch ein normales Gen auf einem 2. X-Chromosom (so wie bei Frauen) maskiert werden kann. Fehler in den Genen auf dem X-Chromosom sind u.a. die, die für die Störung beim Farbensehen, die Bluterkrankheit und andere geschlechtsgebundene erbl. Krankheiten verantwortlich sind, die fast ausschließlich Männer betreffen.

Die multifaktorielle V. zusammen mit Umwelteffekten können eine Rolle bei bestimmten Erkr. wie *Diabetes mellitus* und dem *Neuralrohrdefekt* spielen.

Vererbung, geschlechtsgebundene Weitergabe einer von den *Geschlechtschromosomen* oder den auf ihnen befindlichen *Genen* bestimmter Eigenschaft oder Störung an die nächste Generation.

Störungen aufgrund einer abweichenden Zahl von Geschlechtschromosomen sind unter anderem das *Turner-* und *Klinefelter*-Syndrom. Die meisten anderen geschlechtsgebundenen Eigenschaften oder Störungen werden durch *rezessive Gene* auf dem X-Chromosom verursacht (→ *Genetisch bedingte Erkrankungen*).

Vergiftung Gifte können geschluckt, inhaliert, durch die Haut resorbiert oder unter die Haut injiziert werden (wie z. B. bei einem Insektenstich). Gifte können auch im Körper entstehen, wenn z. B. Bakterien *Endotoxine* produzieren oder wenn bei Stoffwechselerkrankungen giftige Substanzen entstehen oder sich solche weiter ansammeln. Eine V. kann akut (innerhalb kurzer Zeit wird eine große Menge des Gifts aufgenommen) oder chronisch (allmähliche Anhäufung eines Gifts, das nicht schnell genug eliminiert wird) sein.

Unbeabsichtigte V. kommen hauptsächlich bei Kleinkindern vor. Erwachsene können sich durch fehlerhafte Dosierung eines rezeptpflichtigen Mittels (→ *Medikamentenvergiftung*) vergiften, indem sie sehr hohe Dosen von Vitaminen oder Mineralstoffen einnehmen, durch Exposition gegenüber giftigen Industriestoffen oder durch Drogenkonsum. Zur V. kann es auch freiwillig bei einem Selbstmordversuch kommen.

Verhaltensauffälligkeiten bei Kindern Sie reichen von leichten, kurzen Perioden inakzeptablen Verhaltens, die bei den meisten Kindern vorkommen, bis zu ernsten Problemen wie schlechtem Betragen, Verweigerung des Schulbesuchs bis hin zu *AD(H)S*. Gelegentliche V. können bei jedem Kind auftreten; erst bei Häufungen, die Schul- u./od. Familienleben zerstören, bedürfen sie der fachlichen Betreuung. Manchmal tauchen sie unabhängig von familiärer od. häuslicher Situation auf, doch zuweilen sind belastende äußere Ereignisse wie Umzug od. Scheidung Auslöser für Perioden von V.

Bei Säuglingen u. Kleinkindern sind V. in Form von Ernährungsproblemen (→ *Säuglingsernährung*) u. Durchschlafstörungen häufig. Bei Kleinkindern begegnet man Atemanhalten (→ *apnoische Pause*), Trotzalter, Trennungsangst u.

Kopfstoßen am besten mit konsequentem und individuell angemessenem Verhalten. Probleme mit der Sauberkeitserziehung werden meist vermieden, wenn sie so lange aufgeschoben wird, bis das Kind dazu körperlich und emotional bereit ist.

Zwischen dem 4. u. 8. Lebensjahr sind V. wie Nägelkauen u. Daumenlutschen, Anklammern, Alpträume u. *Bettnässen* so häufig, dass sie fast normal sind. Man begegnet ihnen am besten mit einer positiven Einstellung, die sich auf die Belohnung gewünschten Verhaltens konzentriert. Meist wächst das Kind aus dem Problem heraus, manchmal ist jedoch ärztliche oder psychologische Hilfe notwendig.

Verhaltensauffälligkeiten, soziale Verhalten eines Jugendlichen, das bei einem Erwachsenen als Verbrechen eingestuft würde. Der Begriff wird oft ausgedehnt auf nicht kriminelles Verhalten wie Drogenkonsum, Schuleschwänzen oder Weglaufen von zu Hause. Jugendliche V. ergeben sich wahrscheinlich aus einer Mischung aus sozialen, psychischen und biologischen Faktoren. Jugendhilfeeinrichtungen oder Familientherapie sind zu empfehlen. Dauernd auffällige Jugendliche werden auf Sonderschulen geschickt oder kommen unter Amtsvormundschaft.

Verhaltenstherapie Reihe von Techniken, die auf einer psychologischen Theorie basieren, um abnormales Verhalten od. *Angst* zu behandeln. Die Behandlung fußt auf 2 Grundideen: dass die Aussetzung gegenüber einer befürchteten Erfahrung in sicherer Umgebung sie weniger bedrohlich macht u. dass wünschenswertes Verhalten durch ein Belohnungssystem gefördert werden kann.

Zu den speziellen Therapietechniken zählen die Aussetzungstherapie (auch Desensibilisierung genannt), Reaktionsvermeidung, Flooding u. Nachahmung von Modellen. Die Aussetzungstherapie wird meist zur Behandlung phobischer Störungen wie *Platzangst*, Angst vor Tieren u. Flugangst eingesetzt. Die Betroffenen werden dabei schrittweise an die Angstursache herangeführt und gelehrt, Angstsymptome durch Entspannungstechniken zu bewältigen. Beim Flooding werden die Betroffenen dem angstauslösenden Reiz sofort und dosiert ausgesetzt, jedoch mit therapeutischer Hilfe. Bei der Reaktionsvermeidung hindert man die Betroffenen daran, zwanghaftes Verhalten auszuführen; diese Technik wird mit anderen kombiniert angewandt.

Verhütung → *Empfängnisverhütung*

Verkürzung, dauerhafte Med. Kontraktur; Deformität infolge Gewebeschrumpfung in Haut, Muskulatur od. Sehnen, die die Gelenkbeweglichkeit einschränken kann. Haut-V. entstehen z. B. häufig aufgrund der Narbenbildung nach ausgedehnten Verbrennungen. Andere Formen sind auf Entzündung und Schrumpfung des *Bindegewebes* zurückzuführen wie bei *Dupuytren-Kontraktur* und *Volkmann-Kontraktur*.

Verletzung Schädigung eines Teils des Körpers. Eine V. hat viele Ursachen, so u.a. physikalische (Kraft, Hitze, Kälte, Elektrizität, Vibration und Strahlung) oder chemische Einflüsse (Vergiftung, Bisse oder Sauerstoffentzug).

Vernebler Gerät zur Zerstäubung eines Wirkstoffs bzw. von Wasser zu einem feinen Nebel, um ein Medikament zu inhalieren oder die Atmungsluft zu befeuchten.

Medikamente lassen sich mit einem V. als feiner Nebel zur Inhalation durch eine Gesichtsmaske od. ein Mundstück verabreichen. Mit V. werden *Bronchospasmolytika* gegeben, besonders zur Notfallbehandlung bei *Asthma*.

Verrenkung eines Gelenks. Med. Luxation; komplette Verschiebung von 2 Knochen eines Gelenks, sodass sie nicht mehr in Kontakt stehen, i.d.R. als Folge einer Verletzung (eine Verschiebung, bei der die Knochen noch in teilweisem Kontakt sind, heißt Subluxation). Sie wird i.d.R. begleitet von Zerrung der Gelenkbänder und Schädigung der Gelenkkapsel. Eine Verletzung, die schwer genug ist, um eine V. zu verursachen, führt auch oft zum Knochenbruch. Die V. schränkt die Bewegung des Gelenks ein, da diese zu schmerzhaft ist. Das Gelenk sieht verformt aus und schwillt an. In manchen Fällen kommt es zu Komplikationen, wie z. B. einer Lähmung.

Ein verrenktes Gelenk sollte nur durch medizinisches Personal behandelt werden. Erste-Hilfe-Maßnahme ist das Anlegen einer Schiene oder, im Falle einer verrenkten Schulter, einer Armschlinge. Manchmal ist eine Operation notwendig, um die Knochen einzurichten.

Verruca → *Warze*

Verruca plantaris Warze der Fußsohle, auch Dornwarze; derbes, schwieliges Gebiet an der Fußsohle mit grober Oberfläche; Erreger ist das *Papilloma-Virus*. V. p. treten einzeln oder in Gruppen auf. Die V. p. ist abgeflacht und dringt tief in die Haut ein; damit wird das Gehen unangenehm oder schmerzhaft. Die Infektion erwirbt man i.d.R. durch kontaminierte Böden in Schwimmbädern und öffentlichen Duschen.

Viele Warzen verschwinden ohne Therapie, manche jedoch bleiben jahrelang bestehen oder kommen wieder. Sie werden durch *Kältechirurgie*, durch Pflaster oder Gel mit dem Wirkstoff *Salicylsäure* entfernt.

Verschleißerkrankungen Med. degenerative Erkr.; großes Spektrum an Erkr., mit fortschreitender Schwächung von Struktur und Funktion von Körperteilen. Erkr. durch Entzündung, Infektion, anomale Immunreaktion, chemische oder physikalische Schäden oder Krebs fallen nicht hierunter.

Die Zahl der spezialisierten Zellen und Strukturen in einem befallenen Organ geht i.d.R. zurück; sie werden durch Binde- oder Narbengewebe ersetzt.

V. des Nervensystems sind *Alzheimer-Krankheit*, *Erkr. des motorischen Neurons*, *Huntington-Chorea* und *Parkinson-Syndrom*, V. des Auges: Optikusatrophie und senile *Makuladegeneration*; V. der Gelenke ist die *Arthrose*.

Eine Verhärtung der Arterien ist offensichtlich im Alter normal, bei manchen Menschen sind V. im Muskelmantel der Arterien ungewöhnlich stark und Kalkablagerungen sind im Röntgenbild zu sehen (z. B. Mönckeberg-Sklerose, eine Art der *Arteriosklerose*). Einige V., wie die *Muskeldystrophie*, haben genetische Ursache.

Verschlusskrankheit, periphere arterielle Abk. pAVK, Claudiatio intermittens oder Schaufensterkrankheit. Verengung der Arterien der Beine, gelegentl. auch der Arme, wodurch der Blutfluss eingeschränkt und Schmerz hervorgerufen wird. In schweren Fällen entwickelt sich ein *Haut-Ulkus* od. *Gangrän*. Die meisten Pat. bekommen eine pAVK durch *Arteriosklerose*. Größter Risikofaktor ist das *Rauchen*. (Erkrankungen der peripheren Gefäße, die andere Ursachen als eine Arteriosklerose haben, sind beispielsweise *Raynaud-Syndrom*, tiefe *Beinvenenthrombose* und *Krampfadern*.)

Das erste Symptom verengter Arterien aufgrund einer Arteriosklerose ist der Schmerz in den Beinmuskeln beim Gehen, der beim Stehenbleiben verschwindet. Die Symptome werden so stark, dass der Schmerz auch in Ruhe vorhanden ist; das betroffene Glied fühlt sich kalt und taub an. Im Endstadium entwickelt sich die Gangrän. Auch eine plötzliche Blockade der Arterie ist möglich, was zu plötzlichem starken Schmerz führt.

Die Diagnose beruht auf den Ergebnissen der Doppler-Ultraschall- und der angiographischen Untersuchung (→ *Ultraschalluntersuchung*; *Angiographie*). Körperliches *Training* und Rauchstopp sind wichtiger Teil der *Therapie*. *Medikamente* und rekonstruktive *Gefäßchirurgie*, Bypass-Chirurgie oder *Ballon-Angioplastie* können erforderlich werden. Bei Gangrän muss eine Amputation erfolgen.

Verschwiegenheitspflicht Auch Schweigepflicht; ethisches Prinzip, das die Ärzteschaft verpflichtet, über von der Patientenschaft anvertraute Informationen Schweigen zu bewahren.

Vor der Weitergabe vertraulicher Mitteilungen, z. B. an Versicherung, Arbeitgeber od. Rechtsanwalt, ist die Zustimmung der Patienten u. Patientinnen einzuholen (→ *Einwilligung*). Allerdings besteht eine Offenbarungspflicht, wenn dies gesetzlich vorgeschrieben ist, z. B. wenn Verletzungen od. Erkr. vorliegen, die auf eine besonders schwere Straftat hindeuten. Ferner besteht für bestimmte Infektionskrankheiten eine Meldepflicht. Die Behandlung von Kleinkindern wird meist mit den Eltern erörtert, doch die Bitte älterer Kinder um Verschwiegenheit wird i.d.R. respektiert, wenn der Eindruck vorliegt, dass bei ihnen ausreichendes Verständnis für die betreffenden Fragen vorhanden ist.

Versiegeler, dentale Kunststoffbeschichtung der Kauflächen der Seitenzähne zur Kariesprophylaxe.

Verstauchung Durch plötzlichen Zug verursachte Zerrung oder Überdehnung der *Bänder*, die die Knochenanteile eines Gelenks zusammenhalten. Der Knöchel ist das am häufigsten verstauchte Gelenk. Einblutung in den betroffenen Bereich, auch Schmerz, Schwellung, Muskelspasmus und *Hämatom*.

Zur Behandlung werden *Schmerzmittel* verabreicht, ein Eisbeutel aufgelegt und das Gelenk umwickelt und hochgelagert. Schwere Fälle erfordern evtl. einen operativen Eingriff.

Verstopfung Med. Obstipation; unregelmäßige od. mit Schwierigkeiten verbundene Ausscheidung von trockenem, hartem Stuhl. Meist harmlos. Häufigste Ursachen: Zu wenig Flüssigkeit, ballaststoffarme Kost (→ *Ballaststoffe*), da Ballaststoffe die Ausscheidung durch den Dickdarm unterstützen Weitere Ursachen: Unregelmäßiger Stuhlgang, infolge mangelhafter Sauberkeitserziehung in der Kindheit od. wiederholten Ignorierens des Stuhldrangs. Bei älteren Menschen kann eine Unbeweglichkeit od. Schwäche der Muskeln von Bauch und Beckenboden vorliegen. Selbsthilfemaßnahmen wie Einführung einer regelmäßigen Stuhlgangsroutine, Erhöhung des Ballaststoffanteils in der Nahrung u. mehr Flüssigkeitszufuhr helfen meist. Häufige *Abführmittel* und andere *Medikamente* können die Funktion des Dickdarms beeinträchtigen.

Manchmal ist V. ein Symptom einer zugrunde liegenden Erkr., v.a. wenn sie als anhaltende Veränderung der ständigen Stuhlgewohnheiten ab dem 40. Lebensjahr auftritt od. von Blut im Stuhl, Schmerzen beim Stuhlgang od. Gewichtsabnahme begleitet ist. Zu diesen Erkr. zählen *Hämorrhoiden, Analfissur, Reizdarm* und Dickdarmverengung z.B. bei *Divertikulose u. Divertikulitis* od. Krebs (→ *Dickdarmkrebs*).

Vertigo oder Drehschwindel; Gefühl, dass man sich selbst bzw. sich die Umgebung dreht. V. kann durch eine Störung im Innenohr, aber auch als Symptom einer Gehirnerkrankung wie *Tumor* oder *Schlaganfall* entstehen. Plötzlich eintretende V. wird mit Ruhe und *Antihistaminika* behandelt, die in manchen Fällen auch zur Vorbeugung wiederkehrender Anfälle gegeben werden (→ *Schwindel*).

Verwirrtheit Akuter oder chronisch getrübter desorientierter Bewusstseinszustand, bei dem die Fähigkeiten, sich zu erinnern u. klar u. vernünftig zu denken sowie sich zu orientieren, gestört sind. Akute V. kann als Symptom eines Deliriums auftreten, bei dem die Gehirnaktivität durch Fieber, Medikamente, Drogen, Gifte od. Verletzung beeinträchtigt ist. Auch Wahnvorstellungen u. Gewalttätigkeit sind möglich. Chronische V. hängt oft mit *Alkoholabhängigkeit*, Langzeiteinnahme von *Anxiolytika* u. bestimmten psychischen Störungen, die organisch bedingt sind, zusammen. Viele der Erkr., die eine chronische V. verursachen, z.B. *Demenz*, schreiten fort. Zu den Merkmalen zählen Geistesabwesenheit, schlechtes Kurzzeitgedächtnis u. die Neigung, sich zu wiederholen. Wenn die Grunderkr. von V. behandlungsfähig ist, kann eine deutliche Besserung eintreten. Bei akuter V. sind *Beruhigungsmittel* oft hilfreich.

Vestibulum Vorhof, Eingang; das Vestibulum labyrinthi im Innenohr ist eine knöcherne Aushöhlung, die die Verbindung der 3 Bogengänge darstellt.

Vincristin Vinka-Alkaloid zur Behandlung bestimmter *Karzinome*. Eine spezielle Nebenwirkung ist eine periphere oder vegetative *Polyneuropathie*; aber anders als andere Vinka-Alkaloide reduziert es die Blutbildung im Knochenmark nur sehr schwach. Andere Nebenwirkungen sind Bauchschmerz, Verstopfung und vorübergehender Haarausfall.

Vinka-Alkaloide Gruppe von aus dem Madagaskar-Immergrün (*VINCA ROSEA*) gewonnenen Substanzen, die zur Behandlung von *Leukämien*, *Lymphomen* und einigen Tumoren, wie *Brustkrebs* und *Lungenkrebs*, verwendet werden. Alle V.-A. wirken neurotoxisch (als Nervengift), was sich als *Polyneuropathie* äußert. Andere Nebenwirkungen sind

V

Bauchschmerz, *Verstopfung* und vorübergehender *Haarausfall*. Häufig eingesetzte V.-A. sind Vinblastin, Vindesin und Vincristin.

Virämie Vorliegen von Viruspartikeln im Blut; tritt in bestimmten Phasen bei einer Vielfalt von Virusinfektionen auf. Einige Viren, z.B. die für *Hepatitis*, *Gelbfieber* und *Poliomyelitis* verantwortlich sind, werden im Blutkreislauf transportiert. Andere, z.B. *Röteln*virus und *HIV*, vermehren sich in bestimmten weißen Blutkörperchen und verbreiten sich mit ihnen. Falls die V. als Merkmal einer Virusinfektion auftritt, besteht das Risiko, dass die Infektion durch Blut oder Blutprodukte oder durch Insekten, die das Blut einer infizierten Person gesaugt haben, auf andere übertragen wird.

Viren Kleinste bekannte Erregerart; es ist fraglich, ob es sich bei V. wirklich um lebende Organismen oder nur Molekül-Ansammlungen handelt, die fähig sind, sich selbst unter speziellen Bedingungen zu kopieren. Als einzige Aktivität dringen V. in Zellen anderer Organismen ein, die sie zur Anfertigung ihrer „Kopien" ausnutzen. Außerhalb lebender Zellen sind V. inaktiv.

Ein einzelnes Virusteilchen (Virion) besteht aus einem inneren *Nukleinsäurekern*, entweder DNA oder RNA, umgeben von 1 oder 2 schützenden Proteinmänteln (Kapsid). Um den äußeren Mantel

VIREN

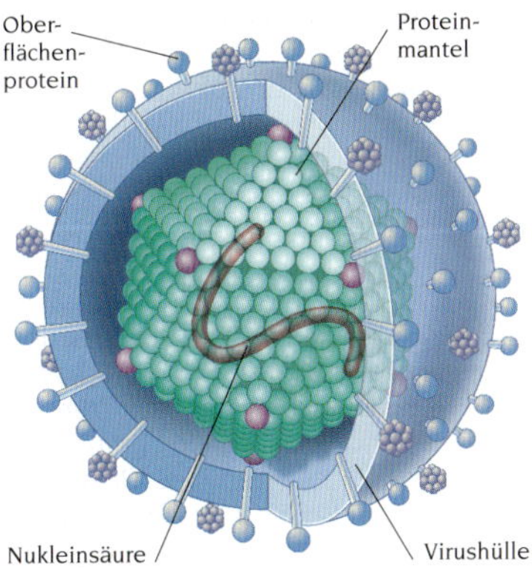

AUFBAU EINES VIRUS

kann eine weitere Schicht, die Virenhülle liegen, die hauptsächlich aus Protein besteht. Die Nukleinsäure stellt eine Kette von *Genen* dar, die kodierte Instruktionen für die Virenkopie enthalten.

Häufige Viruskrankheiten sind Erkältung, Grippe und Windpocken (durch *Varicella-Zoster-Virus*). *Aids* wird durch das „human immunodeficiency virus" (*HIV*) hervorgerufen.

Virilisierung Männliche Merkmale bei einer Frau; verursacht durch erhöhte Androgenspiegel. *Androgene*, männliche Geschlechtshormone, werden in kleinen Mengen auch von den Nebennieren und Eierstöcken der Frau gebildet. Erhöhte Mengen führen aber zur Vermännlichung bei Frauen, z.B. *Hirsutismus*, Glatzenbildung vom männlichen Typ, Unterbrechung der Menstruation, Klitorisvergrößerung, Verlust normaler Fettpolster an den Hüften, Entwicklung von Arm- und Schultermuskeln, tiefere Stimme. Die Virilisierung entwickelt sich bei Nebennierentumoren, polyzystischen Ovarien und anderen Eierstockzysten sowie dem adrenogenitalen *Syndrom*.

Virion Einzelnes, vollständiges *Virus*.

Virologie Lehre von den Viren und der *Epidemiologie* und Therapie der durch Viren hervorgerufenen Erkr.; im engeren Sinn auch Isolierung und Identifizierung von Viren zur Diagnose einzelner Virusinfektionen. Je nach Virustyp zählen hierzu das Anzüchten von Viren in Kulturen mit menschlichen oder tierischen Zellen, Anfärben oder mikroskopische Untersuchung des virushaltigen Materials und *Immunassay*-Methoden.

Virostatika Gruppe von Wirkstoffen zur Behandlung von Infektionen durch *Viren*. Wirkstoffe, die Viren abtöten, sind noch nicht entwickelt worden. Zur Zeit bietet eine *Impfung* den besten Schutz gegen schwere Virusinfektionen.

Allerdings können V. die Schwere einiger Virusinfektionen mindern, insbesondere *Herpes, Grippe*, virale *Virushepatitis* und Infektion mit *Zytomegalie-Virus*, besonders bei Menschen mit einer verminderten Immunität. Fortschritte sind auch bei der Behandlung der *HIV*-Infektion gemacht worden (→ *Antiretrovirale Wirkstoffe*).

V

Virulenz Die Fähigkeit eines *Mikroorganismus*, Krankheiten hervorzurufen. Die V. kann gemessen werden, indem festgestellt wird, welcher Teil der Grundgesamtheit Erkrankungszeichen entwickelt, wie schnell sich die *Infektion* im Körper ausbreitet oder auch, wie hoch die Todesfallrate durch die Infektion ist.

Virusbedingtes hämorrhagisches Fieber Vorwiegend in Afrika vorkommende Erkr., die zu schweren Blutungen führen. Typen sind u.a. *Ebola-Viruskrankheit*, *Lassa-Fieber*, hämorrhagisches Fieber durch Hantavirus und Marburg-Fieber. V. h. F. ist meist tödlich, aber Lassa-Fieber spricht u.U. auf ein *Virostatikum* an, wenn es in der 1. Woche verabreicht wird.

Virushepatitis Jede Form der Hepatitis, die durch eine Virusinfektion verursacht wird. Es wurden 5 Viren identifiziert, die die Leber als primäres Zielorgan haben. Sie verursachen die *Hepatitis A, B, C, D* und *E*.

Viskosität Maß für die innere Reibung bzw. Zähigkeit einer Flüssigkeit; die V. des Bluts beeinträchtigt seine Fähigkeit, durch enge Gefäße zu fließen. Erhöhte Blut-V. erhöht das *Thrombose*risiko.

Vitalzeichen Anzeichen dafür, dass eine Person noch lebt; V. sind unter u.a. Brustkorbbewegung durch Atmung, fühlbarer Puls und die Pupillenreaktion auf Licht.

Vitamin V. zählen zu einer Gruppe komplexer organischer Substanzen, die in kleinen Mengen essenziell für die normale Körperfunktion sind. Es gibt 13 Vitamine: A, C, D, E, K, B_{12} und 7 unter dem *Vitamin-B-Komplex* gefasste V. Außer dem B-Vitamin Niacin und Vitamin D, welche der Körper selbst bilden kann, müssen V. mit der Nahrung aufgenommen werden. Eine Mischkost enthält am ehesten adäquate Mengen aller V., aber Vitaminzusätze können bei bestimmen Personen hilfreich sein, z.B. kleinen Kindern, schwangeren oder stillenden Frauen oder Menschen, die Medikamente einnehmen, die die V.-Effekte abschwächen können.

V. lassen sich in fettlösliche und wasserlösliche V. einteilen. Die fettlöslichen V. (A, D, E und K) werden mit Fetten aus dem Darm im Blut resorbiert und dann im Fettgewebe (meist in der Leber) gespeichert. Die Körperreserven einiger dieser V. reichen etliche Jahre. Mangel entsteht meist durch eine Erkr., bei der die Resorption von Fetten aus dem Darm eingeschränkt ist (→ *Malabsorption*), oder durch längere nährstoffarme Diät.

V. C, B_{12} und die des V.-B-Komplexes sind wasserlöslich. V. C und V.-B-Komplex kann der Körper nur für einen begrenzten Zeitraum speichern, sie werden mit dem Urin ausgeschieden, wenn mehr als notwendig von ihnen aufgenommen wurde. Eine regelmäßige Einnahme ist daher wichtig, um Mangel vorzubeugen. V. B_{12} wird jedoch in der Leber gespeichert und diese Speicher reichen jahrelang.

Vitamin A Fettlösliches Vitamin mit wesentlicher Bedeutung für das normale Wachstum, für die Bildung von Knochen und Zähnen und Zellstrukturen, für die Nachtsicht und zum Schutz der Schleimhäute und Atemorgane, des Verdauungstrakts und der Harnwege gegen Infektionen. V. A wird vom Körper in Form von Retinol aufgenommen. Quellen sind Leber, Lebertran, Eigelb u. Milchprodukte. Karotin, das der Körper in Retinol umwandelt, findet man in verschiedenen Gemüsen und Obst.

V.-A-Mangel ist in Industrieländern selten. Meist entsteht er durch *Malabsorption*. V.-A-Mangel kann auch Folge einer Dauerbehandlung mit *Lipidsenkern* sein. Aufgrund von Mangelernährung kommt es in einigen Entwicklungsländern zum Mangel an V. A. Erstes Symptom eines Mangels ist Nachtblindheit, gefolgt von Trockenheit und Entzündungen der Augen (→ *Xerophthalmie*), *Keratomalazie* und u.U. Erblindung. Ein Mangel führt auch zur geschwächten *Resistenz* gegenüber Infektionen, Hauttrockenheit und, bei Kindern, verzögertem Wachstum.

Lange überhöhte Einnahme von Vitamin A kann Kopfschmerzen, Übelkeit, Appetitverlust, Abschilfern der Haut, Haarausfall und unregelmäßige Menstruation verursachen. In schweren Fällen kommt es zu Vergrößerungen von Leber und Milz. Hohe V.-A-Dosen während der Schwangerschaft können zu Geburtsfehlern führen. Große V.-A-Mengen bei Jugendlichen bewirken eine Schädeldeformität, die nach Korrektur der Ernährung wieder zurückgeht.

Der Wirkstoff Tretinoin (ein V.-A-Derivat) wird zur Behandlung einer schweren Akne eingesetzt.

Vitamin B → *Vitamin B_{12}; Vitamin-B-Komplex*

Vitamin B_{12} Wasserlösliches Vitamin, das eine wesentliche Rolle bei der Aktivität einer Reihe von Enzymen im Körper spielt. Wichtig für die Produktion von Genmaterial in den Zellen (und daher für Wachstum und Entwicklung), für die Bildung von roten Blutkörperchen im Knochenmark, für die Verwertung von Folsäure und Kohlenhydraten in der Nahrung und für die Funktion des Nervensystems. Quellen sind Leber, Niere, Geflügel, Rindfleisch, Schweinefleisch, Fisch, Eier und Milchprodukte.

V.-B_{12}-Mangel beruht fast immer auf einer Hemmung der Resorption im Darm, i.d.R. infolge einer megaloblastären *Anämie*. Seltener entwickelt sich ein Mangel nach *Magenentfernung*, durch *Malabsorption* od. *vegane Ernährung*. Die Auswirkungen eines V.-B_{12}-Mangels sind megaloblastäre Anämie, Mund- und Zungengeschwüre und Symptome durch Schädigung des Rückenmarks, wie z. B. Benommenheit und Kribbeln in den Gliedmaßen. Es kann auch zu Depression und Gedächtnisverlust kommen. Ein hohe Aufnahme von V. B_{12} hat keine bekannten schädlichen Wirkungen.

Vitamin C Wasserlösliches Vitamin, das eine wesentliche Rolle bei der Aktivität verschiedener Enzyme spielt. Wichtig für das Wachstum und die Gesunderhaltung von Knochen, Zähnen, Zahnfleisch, *Bändern* und Blutgefäßen, zur Bildung bestimmter Neurotransmitter und Nebennierenhormone; bei der Reaktion des Immunsystems auf Infektion, zur Wundheilung und zur Eisenaufnahme

Hauptnahrungsquellen sind Früchte und Gemüse. Große Mengen V. C gehen verloren bei der Verarbeitung, dem Kochen oder Warmhalten von Speisen.

Ein leichter V.-C-Mangel kann sich durch schwere Verletzung oder Verbrennung, größere Operationen, die Anwendung *oraler Kontrazeptiva*, Fieber oder ständige Inhalation von Kohlenmonoxid (Tabakrauch) entwickeln. Er führt zu Schwäche, generalisierten Schmerzen, Zahnfleischschwellung und Nasenbluten. Ein schwerer Mangel wird i.d.R. verursacht durch sehr große Nahrungseinschränkung und führt zu *Skorbut* und *Anämie*. Übersteigt die tägliche Menge V. C 1 g, verursacht dies Übelkeit, Magenkrämpfe, Durchfall oder Nierensteine.

Vitamin D Gesamtbezeichnung einer Gruppe von Substanzen, die das Gleichgewicht zwischen Phosphor und Kalzium im Körper regulieren, die Kalziumresorption im Darm fördern und die Entwicklung starker Knochen und Zähne fördern.

Reichlich enthalten ist V. D in fetten Fischsorten, Leber und Eigelb; es wird auch Margarine zugefügt. Im Körper wird V. D durch die Einstrahlung von Ultraviolettlicht auf eine besondere chemische Verbindung in der Haut aufgebaut. Ein Mangel kommt bei Menschen mit schlechter Ernährung, bei Frühgeborenen und bei Menschen, die wenig Sonnenlicht abbekommen, vor. Kann sich auch aus *Malabsorption* entwickeln. Andere Gründe sind Leber- oder Nierenerkr. und einige erbliche Defekte. Längere Einnahme von Medikamenten wie Phenytoin führt ebenfalls zu einem V.-D-Mangel. Der Mangel bei kleinen Kindern verursacht *Rachitis*; länger dauernder Mangel bei Erwachsenen führt zur *Knochenerweichung*.

Erhöhte Einnahme von Vitamin D kann eine *Hyperkalzämie* und krankhafte Einlagerung von Kalzium in Weichteilen, Nieren und Blutgefäßwänden bewirken. Bei Kindern führt sie zur Wachstumsverzögerung.

Vitamin E Gesamtbezeichnung einer Gruppe von Substanzen, die für die normale Zellstruktur, für die Erhaltung bestimmter Enzymfunktionen und die Bildung roter Blutkörperchen wesentlich sind. V. E schützt auch die Lunge und andere Gewebe vor einer Schädigung durch Schadstoffe und kann vermutlich das Altern der Zellen aufhalten. Nahrungsquellen sind Pflanzenöle,

Nüsse, Fleisch, grünes Gemüse, Getreideprodukte und Eigelb.

Ein ernährungsbedingter Mangel ist selten, er ist am häufigsten bei Menschen mit *Malabsorption*, bestimmten Lebererkr. und bei Frühgeborenen. Er führt zur Zerstörung roter Blutkörperchen und damit schließlich zur *Anämie*. Bei Säuglingen bewirkt ein V.-E-Mangel Reizbarkeit und *Flüssigkeitsstau*.

Längere erhöhte Aufnahme von V. E kann Bauchschmerz, Übelkeit und Durchfall verursachen. Es vermindert u.U. auch die Resorption der Vitamine A, D und K im Darm.

Vitamin K Fettlösliches Vitamin, das für die Bildung von Substanzen in der Leber wesentlich ist, die die Blutgerinnung fördern. Reichlich enthalten ist es in grünem Gemüse, Pflanzenölen, Eigelb, Käse, Schweinefleisch und in Leber. Vitamin K wird auch durch Darmbakterien produziert.

Ernährungsbedingter Mangel ist selten. Ein V.-K-Mangel entwickelt sich bei Pat. mit *Malabsorption*, bestimmten Lebererkr. oder chronischem Durchfall. Er kann sich auch durch längere Behandlung mit *Antibiotika* entwickeln. Neugeborenen fehlen die Darmbakterien, die Vitamin K bilden; daher erhalten sie routinemäßig Ergänzungsgaben, um einem Mangel vorzubeugen. V.-K-Mangel führt u.U. zu Nasenbluten und Blutung des Zahnfleischs, des Darms und der Harnwege. In seltenen schweren Fällen kommt es auch zur Hirnblutung. Überhöhte Einnahme von V. K hat keine bekannten Nebenwirkungen.

Vitamin-B-Komplex Gruppe wasserlöslicher Vitamine, die Thiamin (Vitamin B), Riboflavin (Vitamin B_2), Niacin, Pantothensäure, Pyridoxin (Vitamin B_6), Biotin (Vitamin H) und Folsäure umfasst. Vitamin B_{12} wird an anderer Stelle besprochen (→ *Vitamin* B_{12}).

Thiamin spielt eine Rolle für die Aktivität verschiedener Enzyme, die für die Verwertung der Kohlenhydrate und so die Funktion von Nerven, Muskeln und Herz mitverantwortlich sind. Nahrungsquellen sind Vollkorngetreide, Vollkornbrot, brauner Reis, Teigwaren, Leber, Niere, Schweinefleisch, Fisch, Bohnen, Nüsse und Eier. Ältere Menschen mit schlechter Ernährung und Menschen mit *Schilddrüsenüberfunktion*, *Malabsorption* oder schwerer *Alkoholabhängigkeit* sind anfällig gegenüber V.-B-Mangel. Zu einem Mangel kommt es auch infolge schwerer Krankheit, nach Operation oder Verletzung. Ein leichter Mangel verursacht Müdigkeit, Reizbarkeit und Appetitlosigkeit. Starker Mangel ruft Bauchschmerz, Verstopfung, Depression, Gedächtnisstörung und Beriberi hervor; bei Alkoholikern kann er eine *Wernicke-Enzephalopathie* hervorrufen. Eine erhöhte Aufnahme hat keine bekannten Nebenwirkungen.

Riboflavin ist für die Aktivität verschiedener Enzyme notwendig, die an der Spaltung und Verwertung von Kohlenhydraten, Fetten und Proteinen, der Energiegewinnung in den Zellen, der Verwertung anderer B-Vitamine und der Hormonproduktion in der Nebenniere beteiligt sind. Leber, Vollkornprodukte, Milch, Eier und Bierhefe sind gute Riboflavinquellen. Anfällig für Riboflavin-Mangel sind Menschen, die Phenothiazine, trizyklische Antidepressiva oder östrogenhaltige *orale Kontrazeptiva* einnehmen od. Pat. mit Malabsorption und schwerer Alkoholkrankheit. Riboflavin-Mangel kann infolge schwerer Krankheit, nach Operation oder Verletzung auftreten. Ein längerer Mangel verursacht Wundstellen der Zungen und der Mundwinkel und Augenerkr. Eine erhöhte Riboflavin-Aufnahme hat keine bekannten unerwünschten Wirkungen.

Niacin ist für die Aktivität verschiedener Enzyme von wesentlicher Bedeutung, die am Kohlenhydrat- und Fettstoffwechsel, der Funktion des Nerven- und Verdauungssystems, der Bildung von Geschlechtshormonen und der Erhaltung einer gesunden Haut beteiligt sind. Die Hauptquellen für Niacin sind Leber, mageres Fleisch, Fisch, Nüsse und getrocknete Bohnen. Niacin kann im Körper aus der Aminosäure Tryptophan gebildet werden. Die meisten Fälle eines Mangels beruhen auf Malabsorption oder schwerer Alkoholabhängigkeit. Längerer Niacinmangel verursacht die *Pellagra*. Erhöhte Aufnahme von Niacin hat keine bekannten schädlichen Wirkungen.

Pantothensäure ist wesentlich für die Aktivität verschiedener Enzyme, die am Kohlenhydrat- und Fettstoffwechsel, der Bildung von Kortikosteroiden und Geschlechtshormonen, der Verwertung anderer Vitamine, der Funktion des Nervensystems und der Nebennieren und Wachstum und Entwicklung beteiligt sind. Es kommt in fast allen Gemüsen, Getreidesorten und tierischer Nahrung vor. Ein Mangel an Pantothensäure ergibt sich i.d.R. als Folge von Malabsorption oder Alkoholkrankheit, kann aber auch nach schwerer Krankheit, Operation oder Verletzung auftreten. Die Auswirkungen sind Erschöpfung, Kopfschmerz, Übelkeit, Bauchschmerz, Benommenheit und Kribbeln, Muskelkrämpfe und Anfälligkeit gegenüber Atemwegsinfektionen. In schweren Fällen entwickelt sich ein *Magengeschwür*. Die erhöhte Einnahme von Pantothensäure hat keine bekannten Nebenwirkungen.

Pyridoxin unterstützt die Aktivität verschiedener Enzyme und Hormone, die an der Verwertung von Kohlenhydraten, Fetten und Proteinen, der Bildung roter Blutkörperchen und Antikörper, der Funktion des Verdauungs- und Nervensystems und der Erhaltung einer gesunden Haut beteiligt sind. Nahrungsquellen sind Leber, Geflügel, Schweinefleisch, Fisch, Vollkornprodukte, Weizenkeime, Bananen, Kartoffeln und getrocknete Bohnen. Pyridoxin wird auch durch Darmbakterien produziert. Menschen mit Anfälligkeit gegenüber Pyridoxinmangel sind ältere Menschen mit schlechter Ernährung, Pat. mit Malabsorption oder schwerer Alkoholkrankheit oder solche, die bestimmte Medikamente (z. B. Penicillamin und Isoniazid) einnehmen. Ein Mangel verursacht Schwäche, Reizbarkeit, Depression, Hauterkr., Entzündungen von Mund und Zunge, *Anämie*, und bei Säuglingen Krampfanfälle. In sehr großen Mengen kann Pyridoxin eine Neuritis (Nervenentzündung) verursachen.

Biotin ist für die Aktivität verschiedener Enzyme von wesentlicher Bedeutung, die an der Spaltung von Fettsäuren und Kohlenhydraten und an der Ausscheidung von Abfallprodukten des Proteinabbaus beteiligt sind. Es ist in vielen Nahrungsmitteln enthalten, bes. in Leber, Erdnüssen, getrockneten Bohnen, Eigelb, Pilzen, Bananen, Grapefruit und Wassermelone. Biotin wird auch durch Darmbakterien produziert. Ein Mangel beruht auf längerer Behandlung mit *Antibiotika* bzw. *Sulfonamiden*. Symptome sind Schwäche, Müdigkeit, Appetitlosigkeit, Haarausfall, Depression, Entzündung der Zunge und Ekzem. Erhöhte Aufnahme von Biotin hat keine bekannten Nebenwirkungen.

Folsäure ist lebenswichtig für verschiedene Enzyme, die an der Bildung von Nukleinsäuren und daher an Wachstum und Fortpflanzung, der Bildung roter Blutkörperchen und der Funktion des Nervensystems beteiligt sind. Nahrungsquellen sind grüne Gemüse, Pilze, Leber, Nüsse, getrocknete Bohnen, Erbsen, Eigelb und Vollkornbrot. Ein leichter Folsäuremangel kommt häufig vor, wird aber gewöhnlich durch erhöhte Gabe mit der Nahrung korrigiert. Ein schwerer Mangel kann in Schwangerschaft oder Stillzeit auftreten, bei Frühgeborenen oder Kindern mit niedrigem Geburtsgewicht, bei Pat. unter Dialyse, Pat. mit bestimmten Bluterkr., *Schuppenflechte*, Malabsorption oder Alkoholabhängigkeit und bei Einnahme bestimmter Medikamente. Die Hauptauswirkungen des Folsäuremangels sind Anämie, Wunden im Mundbereich und bei Kindern schlechtes Wachstum. Eine Folsäuregabe unmittelbar vor der Befruchtung und in den ersten 12 Wochen der Schwangerschaft hat sich als wirksam zur Verminderung des Risikos von Spaltbildungen beim Kind erwiesen.

Vitamin-B_1-Mangelkrankheit Auch Beriberi; Ernährungsstörung infolge Mangels an Vitamin B_1 (→ *Vitamin-B-Komplex*) in der Nahrung. Ohne Thiamin können Gehirn, Nerven u. Muskeln einschl. des Herzmuskels nicht angemessen arbeiten. In den Industrieländern kommt die Erkr. nur noch bei Menschen vor, die (bewusst) hungern od. deren Nährstoffzufuhr z. B. durch Alkoholismus sehr eingeschränkt ist. Zwei Krankheitsformen: Bei der trockenen V.-B_1-M. sind hauptsächlich Nerven

V

und Skelettmuskulatur betroffen. Dies äußert sich in Benommenheit, brennendem Gefühl in den Beinen u. Muskelschwund. In schweren Fällen sind die Betroffenen praktisch gelähmt, ausgezehrt u. bettlägerig. Bei der feuchten V.-B_1-K. ist das Hauptproblem *Herzinsuffizienz*, die zu Gewebswasser in den Beinen und manchmal an Rumpf u. Gesicht führt. Weitere Symptome sind Appetitmangel, schnelle Herzfrequenz und Atemnot.

Die Behandlung erfolgt durch Thiamingabe zum Einnehmen oder als Spritze.

Vitaminpräparate Gruppe von Nährstoffzubereitungen mit 1 oder mehreren *Vitaminen*. Die meisten Gesunden mit ausgewogener Ernährung brauchen sie nicht. Ergänzend werden sie gegeben, um einen festgestellten Vitaminmangel zu behandeln. Sie sollen außerdem einen Vitaminmangel bei besonders gefährdeten Menschen verhindern, wie z.B. solche mit erhöhtem Bedarf (schwangere oder stillende Frauen), die eine eingeschränkte Kost bevorzugen (vegane Ernährung), die eine schwere Alkoholkrankheit oder eine *Malabsorption*, Leberkrankheiten, Nierenkrankheiten oder eine andere schwere Krankheit oder Verletzung haben. Außerdem werden Vitamine bei der Behandlung spezieller Krankheiten eingesetzt, Vitamin D bei *Knochenerweichung* und Vitamin-A-Derivate bei schwerer *Akne*.

Vitiligo Auch Weißfleckenkrankheit; häufige Störung der Hautpigmentierung, bei der Hautbezirke, meist im Gesicht, an den Händen, in Achseln und Leisten, ihre Färbung verlieren. V. wird als *Autoimmunkrankheit* angesehen. Es tritt in jedem Alter, i.d.R. aber im frühen Erwachsenalter auf.

Spontane Neupigmentierung beobachtet man in einigen Fällen. Ein *Lichttherapie*-Zyklus mit *PUVA* kann die Neupigmentierung der Haut auslösen, und kortikoidhaltige Cremes können hilfreich sein.

Vivisektion Operativer Eingriff am lebenden Tier, insbes. zu Forschungszwecken (→ *Tierversuche*).

Vogelgrippe → *Grippe, Vogel-*

Vogelzüchterlunge → *Farmerlunge*

Volkmann-Kontraktur Erkr., bei der Handgelenk und Finger dauerhaft in gebeugter Stellung fixiert sind. Sie tritt aufgrund ungenügender Blutversorgung der Unterarmmuskeln, die Handgelenk und Finger bewegen, infolge einer Verletzung auf. Zu Beginn sind die Finger kalt, taub und färben sich weiß oder blau. Die Fingerbewegungen sind schwach und schmerzen; ein Puls ist am Handgelenk nicht tastbar. Setzt die Behandlung nicht innerhalb weniger Stunden ein, entsteht eine Deformität von Handgelenk und Fingern.

Die Therapie erfolgt durch Rückführung evtl. verschobener Knochen in ihre Position, anschließend, falls notwendig, operative Wiederherstellung der Unterarmdurchblutung. Bei einer dauerhaften Deformität kann mit *Physiotherapie* die Funktion zurückerlangt werden.

Vollnarkose→ *Anästhesie, Allgemein-*

Vorhaut Med. Präputium; die Hautfalte, die die Eichel des *Penis* im Ruhezustand bedeckt und sich bei einer Erektion zurückzieht. Bei der Geburt ist die V. mit der Eichel verwachsen und kann nicht zurückgestreift werden. In den ersten 3 bis 4 Lebensjahren löst sie sich. Die V. kann aus religiösen oder medizinischen Gründen entfernt werden (→ *Beschneidung*).

Bei einer *Phimose* bleibt die V. auch nach dem 5. Lebensjahr fest, was zu Problemen beim Wasserlassen und Schwellung der Vorhaut führt. Es kann auch zu wiederholten *Eichel- u./od. Vorhautentzündungen* kommen. Bei der *Paraphimose* verbleibt die V. in zurückgestreifter Position, was zu einer schmerzhaften Schwellung der Eichel führt, die sofort behandelt werden muss.

Vorhofflimmern Form von abnormem Herzschlag (→ *Herzrhythmusstörungen*), bei der die *Herzvorhöfe* unregelmäßig und sehr schnell schlagen. Die Herzkammern schlagen ebenfalls unregelmäßig. Infolgedessen ist die Pumpleistung des Herzens verringert. V. kann bei fast jeder lang dauernden Herzerkrankung auftreten, am häufigsten jedoch bei Herzklappenfehler od. Erkr. der Herzkranzgefäße (→ *KHK*).

Beim plötzlichen Beginn des V. können *Herzklopfen, Angina pectoris* u.

Atemnot auftreten. Die unzureichende Pumpleistung des Herzens verringert den Blutausstoß in den Kreislauf. Es besteht die Gefahr, dass sich im Vorhof Blutgerinnsel bilden, vom Blut mitgeschwemmt werden und eine Arterie verschließen (→ *Embolie*).

Die Diagnose des V. wird mit *EKG* u. *Echokardiographie* bestätigt. *Antiarrhythmika* können verabreicht werden, um die Herzfrequenz in den Griff zu bekommen. Ein gerade einsetzendes V. kann durch *Kardioversion* behoben werden. Meist werden *Blutgerinnungshemmstoffe* verabreicht, um das Embolierisiko zu verringern.

Vorhofscheidewanddefekt *Herzfehler, angeborener*, bei dem ein Loch in der Scheidewand (→ *Herzscheidewand, Defekt*) zwischen den 2 *Herzvorhöfen* besteht.

Vormilch Dicke, gelbliche Flüssigkeit, die von der Brust in den ersten Tagen nach einer Geburt gebildet wird. Danach wird die V. durch Muttermilch ersetzt. V. enthält weniger Fett u. Zucker, jedoch mehr Mineralien und Proteine als Muttermilch. Sie besitzt außerdem eine hohe Konzentration an *Lymphozyten* u. *Immunglobulinen*, die zum Schutz des Kindes vor Infektionen beitragen.

Vorsorge → *Präventivmedizin*

Vulva Die äußeren Teile der weiblichen Geschlechtsorgane, die den *Kitzler* und 2 Paare von Hautfalten, die Labien (→ *Schamlippen*), umfassen.

Häufigstes Symptom der V. ist ein Juckreiz. Hauterkr. wie *Hautentzündung* können auch die V. befallen. Besondere Vulvaerkrankungen sind Genitalwarzen, *Vulvitis, Vulvovaginitis* und Krebs (→ *Vulvakarzinom*).

Vulvakarzinom Seltene Erkr., an der meist Frauen nach der Menopause erkranken. Dem V. geht oft Brennen der Vulva voraus, oft ist das erste Symptom aber auch ein Knoten oder ein schmerzhaftes Geschwür an der Vulva.

Die Diagnose des V. erfolgt durch *Biopsie*. Die Therapie besteht in der operativen Entfernung der Veränderung, ggf. dem Einsatz von *Strahlen-* und/oder *Chemotherapie*. Die Prognose hängt davon ab, wie früh das V. diagnostiziert und behandelt wurde.

Vulvitis Vulvaentzündung; V. hervorrufende Infektionen sind *Soor*, *Herpes genitalis* und Genitalwarzen. Befall mit *Filzläusen* oder *Krätze* sind andere mögliche Ursachen. Die V. kann infolge von Hautveränderung der Vulva vorkommen. Diese sind bevorzugt bei Frauen nach der Menopause zu beobachten, allerdings gibt es keinen offensichtlichen Auslöser dafür. Sie können in Form roter oder weißer Flecken bzw. verdickter oder verdünnter Bezirke erscheinen, die sich entzünden. Zur V. kommt es auch durch allergische Reaktion auf Hygieneartikel, starken Scheidenausfluss oder *Inkontinenz*.

Die Therapie richtet sich nach der Ursache. Es empfiehlt sich eine Kombination von Medikamenten, die an der Vulva angewendet werden, sowie sorgfältige Hygiene. Eine *Biopsie* wird bei Hautveränderungen entnommen, um das geringe Risiko eines *Vulvakarzinoms* auszuschließen (→ *Scheidenentzündung*; *Vulvovaginitis*).

Vulvovaginitis Entzündung der *Vulva* und der *Scheide*; wird oft hervorgerufen durch Infektionen wie *Soor* und *Trichomonaden-Infektion*. (→ *Scheidenentzündung*; *Vulvitis*).

W

Wachkoma Med. Coma vigile, auch apallisches Syndrom; Begriff, der ein unbestimmtes tiefes *Koma* (verursacht durch Schädigung von Hirnarealen, die höhere geistige Funktionen regulieren) beschreibt. Obwohl die Augen geöffnet sein und Zufallsbewegungen des Kopfs und der Gliedmaßen auftreten können, sind keine weiteren Anzeichen von Bewusstsein vorhanden und es erfolgt keine Reaktion auf Reize. Nur die Vitalfunktionen wie Atmung und Herzschlag sind erhalten. Es gibt keine Therapie, um die Situation zu beheben, doch bei guter Pflege kann ein Monate oder Jahre dauerndes Überleben möglich sein.

Wachstum im Kindesalter Steigerung von Größe und Gewicht im Rahmen der kindlichen Entwicklung. Das W. ist vor der Geburt am schnellsten. Obwohl das Wachstum auch weiterhin, besonders im ersten Lebensjahr, schnell verläuft, so nimmt die Rate doch stetig ab. Die *Pubertät* ist eine weitere bedeutende Wachstumsphase, die sich bis zum Erreichen der endgültigen Größe fortsetzt, bei Mädchen mit 16 bis 17 Jahren, bei Jungen mit 19 bis 21 Jahren.

Während der Kindheit ändert sich die Körperform, da verschiedene Bereiche unterschiedlich schnell wachsen. Bei der Geburt etwa hat der Kopf bereits 3/4 seiner endgültigen Größe, diese wird im ersten Lebensjahr fast erreicht. Danach wird er verhältnismäßig kleiner, weil der Körper schneller wächst.

Das W. wird durch Vererbung und durch Umweltfaktoren, wie Ernährung und Gesundheit, beeinflusst. *Hormone* spielen ebenfalls eine wichtige Rolle, besonders das *Wachstumshormon*, *Schilddrüsenhormone* und in der Pubertät die Sexualhormone.

Chronische Krankheiten, wie die *zystische Fibrose*, können das Wachstum verlangsamen. In einigen Fällen ist verlangsamtes Wachstum das einzige Symptom einer Erkrankung oder Fehlernährung (→ *Entwicklungsstörung*). *Minderwuchs* ist jedoch nicht notwendigerweise ein Zeichen schlechter Gesundheit. Krankhaft schnelles Wachstum ist selten. Es kann ein Familienmerkmal sein, gelegentlich aber auch Zeichen einer Erkrankung, wie etwa *Riesenwuchs* durch einen Hypophysentumor (→ *Lebensalter*, *Kindesentwicklung*).

Wachstumsfaktor Verschiedene chemische Substanzen, die an der Stimulation von Zellwachstum und der Instandhaltung beteiligt sind. Einige W., wie der Gefäßendothel-W., der das Wachstum neuer Blutgefäße stimuliert, spielen eine Rolle bei Wachstum und Ausbreitung von Krebs.

Wachstumshormon Produkt der *Hirnanhangsdrüse*, das Wachstum und Entwicklung des Körpers stimuliert. W. fördert die Eiweißbildung in der Muskulatur und die Energiefreisetzung durch Fettabbau. Übermäßig viel W. führt vor der Pubertät zu *Riesenwuchs*, danach zu *Akromegalie*.

Synthetisches W. kann zur Behandlung von Minderwuchs gespritzt werden, wenn die Ursache eine Erkrankung der Hirnanhangsdrüse oder eine genetische Störung ist.

Wachstumsretardierung, intrauterine Schlechtes Wachstum des Fötus, i.d.R. durch Versagen der Plazenta bei der Versorgung mit ausreichenden Nährstoffen (auch oft *Gestose*) oder gelegentlich durch Defekt des Fötus. Eine schwere mütterliche Krankheit wie chronische *Niereninsuffizienz* kann das Wachstum des Fötus verzögern. Fötale Probleme wie intrauterine Infektion oder *genetisch bedingte Erkr.* stören ebenfalls das Wachstum. Rauchen und *Alkoholabhängigkeit* in der Schwangerschaft führt zu einem verminderten Fötuswachstum und geringem Geburtsgewicht.

Die i. W. wird bei der *Schwangerenvorsorge* vermutet; es wird eine *Ultraschalluntersuchung* durchgeführt, um das Problem zu untersuchen. Die Grundursache wird, falls möglich, behandelt. Wenn das Kind langsam wächst, ist evtl. eine *Weheneinleitung* oder ein *Kaiserschnitt* nötig. Die meisten Kinder, deren Wachstum in der Gebärmutter retardiert war, wachsen rasch nach der Geburt. Aber wenn eine intrauterine Infektion oder genetische Erkr. die Ursache waren, wird das schlechte Wachstum anhalten.

Wachstumsschmerzen Vage Gliederschmerzen bei Kindern von 6–12 Jahren, die meist nachts auftreten und die Waden betreffen. Die Ursache von W. ist unbekannt, sie scheint aber nicht im Wachstumsprozess selbst begründet zu sein. W. haben keine medizinische Bedeutung und erfordern keine Behandlung. Gliederschmerzen, die morgens auftreten, zu einem Humpeln führen oder den Gebrauch der Extremität einschränken, haben nichts mit W. zu tun und sollten ärztlich untersucht werden.

Wadenbein Anat. Fibula; der äußere und dünnere der beiden Unterschenkelknochen. Das W. ist wesentlich schmaler als der andere Unterschenkelknochen, das Schienbein, mit dem es parallel läuft und an beiden Enden durch *Bänder* verbunden ist. Das obere Ende reicht nicht bis an das Knie heran, doch das untere Ende ragt über das des Schienbeins heraus und bildet einen Teil des *oberen Sprunggelenks*. Das W. ist einer der am häufigsten gebrochenen Knochen.

Wadenmuskeln Von der Kniekehle bis zur Ferse reichende Muskeln. Der Musculus gastrocnemius beginnt in der Kniekehle u. bildet den größten Teil der W. Unter ihm liegt der Soleus, der an der Rückseite des *Schienbeins* ansetzt. Diese 2 Muskeln vereinigen sich zur *Achillessehne*, die sie mit der Ferse verbindet. Wenn sich die W. zusammenziehen, wird die Ferse gehoben; dies ist wichtig für Gehen, Laufen u. Springen. Schmerzen in den W. treten infolge eines *Krampfs,* von *Ischiassyndrom* od. (seltener) *Thrombose* der tiefen Venen auf. Krampfartige Muskelschmerzen können die W. auch beim Gehen befallen u. durch Ruhe gelindert werden.

Wärmemengenmessung Kalorimetrie; Messung der Wärmemenge, d.h. *Kalorien*-Werts von Nahrungsmitteln od. des Energieverbrauchs eines Menschen. Bei der direkten W. wird eine kleine Menge eines Nahrungsmittels in einem versiegelten, in Wasser getauchten Behälter verbrannt. Der daraus resultierende Anstieg der Wassertemperatur wird zur Errechnung des Kalorienwerts benutzt.

Die Energieproduktion beim Menschen wird durch *Sauerstoff*-Aufnahme gemessen. Mit jedem Liter vom Körper aufgenommenen Sauerstoffs werden 4,8 Kilokalorien Energie gebildet. Die Energieproduktion wird durch Vergleich des Sauerstoffprozentsatzes in eingeatmeter u. ausgeatmeter Luft errechnet.

Wärmetherapie Anwendung von Wärme zur Behandlung einer Erkr., Hilfe bei Erholung nach Verletzung oder zur Schmerzlinderung. Die W. ist nützlich bei bestimmten Verletzungen, wie z.B. Bänderzerrung, da es die Durchblutung stimuliert und die Heilung fördert.

Feuchte Wärme wird gegeben, indem der betroffene Bereich in ein warmes Bad gelegt oder eine heiße Kompresse od. ein *Breiumschlag* aufgelegt wird. Trockene Wärme wird als Heizdecke, Wärmflasche oder Infrarotwärmelampe angewendet. Präzisere Methoden zur Wärmeanwendung in tieferen Geweben sind *Ultraschalltherapie* u. *Hochfrequenztherapie*.

Wahn Fixierte irrationale Idee, die nicht von anderen geteilt wird und nicht auf vernünftige Argumente anspricht. Der Gedanke bei einem paranoiden Wahn betrifft Verfolgung oder Eifersucht. Eine Person kann beispielsweise fälschlich glauben, dass sie vergiftet wird. Dauernder W. ist Zeichen einer schweren Geisteskrankheit, am deutlichsten bei der *Schizophrenie* und der *manisch-depressiven Erkr.* (→ *Halluzination*).

Wangenbrand Absterben von Gewebe im Lippen- u. Wangenbereich aufgrund einer *Infektion* durch *Bakterien*; auch Wasserkrebs genannt. W. tritt fast nur bei jungen, extrem unterernährten Kindern in Entwicklungsländern auf. Er kann sich auch im Endstadium von *Leukämie* entwickeln.

Unbehandelt kommt es zur starken Bildung von *Geschwüren*, zuletzt zur Zerstörung der Knochen rund um den Mund u. den Verlust von Zähnen. Heilung erfolgt im weiteren Verlauf, jedoch können ausgeprägte Narben zurückbleiben.

Antibiotika u. verbesserte Ernährung unterstützen die Heilung.

Wangenröte Starke Rötung über den Wangenknochen mit bläulicher Verfärbung durch herabgesetzte Sauerstoffkonzentration im Blut. W. gilt als Zeichen der *Mitralstenose*, die oft Folge

WARZE

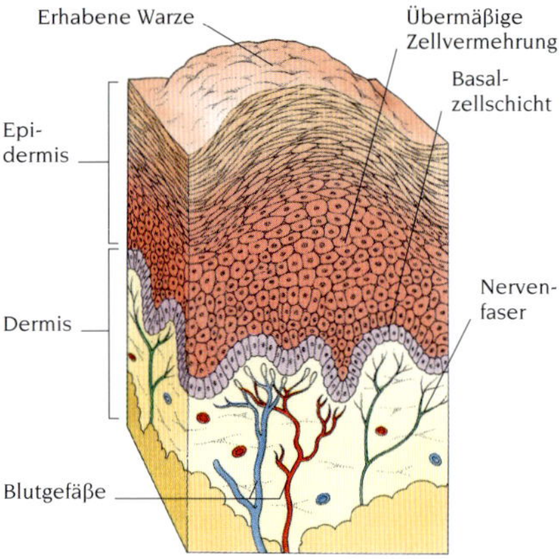

von *rheumatischem Fieber* ist. Aber nicht jede Mitralstenose äußert sich durch W., und in vielen Fällen mit W. liegt keine Herzkrankheit vor.

Warze Med. Verruca; häufige ansteckende, harmlose Schwellung auf Haut oder Schleimhaut, die nur die oberste Hautschicht betrifft. Die Wucherung von Zellen dieser Schicht verursacht die Entstehung eines sichtbaren Höckers. W. werden durch das humane Papilloma-Virus hervorgerufen, von dem rund 30 verschiedene Typen bekannt sind. Diese rufen verschiedene W.-Formen an verschiedenen Körperstellen hervor, z. B. an den Händen oder im Genitalbereich.

Flachwarzen (Verruca planae) sind hautfarbene, manchmal juckende Höcker mit flacher Oberfläche, die hauptsächlich an den Handgelenken, dem Handrücken oder im Gesicht erscheinen. 50% der W. verschwinden ohne Behandlung nach 6 bis 12 Monaten. Jedoch sollten genitale W. umgehend behandelt werden. Die Verruca vulgaris, planae und plantares (Fußsohlen-W.) werden zerstört, wenn man Warzenentfernungs-Flüssigkeit oder ein spezielles Pflaster aufbringt. Mehrere Behandlungen sind nötig, da W. gelegentlich wiederkommen. W. werden häufig mit *Kältechirurgie* behandelt.

Warzen, anogenitale Med. Condylome oder Feigwarzen; fleischige, schmerzlose, i.d.R. weiche Erhebungen im Bereich des Scheideneingangs, des Afters oder am Penis. A. W. werden durch sexuellen Kontakt übertragen und durch das Papillomavirus hervorgerufen. Zwischen der Infektion und dem Erscheinen der a. W. können ein paar Wochen bis 18 Monate liegen.

A. W. stehen mit der Entwicklung des *Gebärmutterhalskrebses* in Zusammenhang. Sie werden entfernt durch *Kältechirurgie* oder Anwendung des Wirkstoffs *Podophyllin*, haben aber die Tendenz zum *Rückfall*.

Warzenfortsatz Anat. Mastoid; unterer Teil des Schläfenbeins im Schädel. Er ist hinter dem Ohr zu tasten und ist ein wabenartiger Knochen mit lufthaltigen Zellen, die mit der ins Mittelohr führenden Warzenfortsatzhöhle verbunden sind. Mittelohrinfektionen (→ *Mittelohrentzündung*) können sich bis zum Warzenfortsatz ausbreiten und verursachen eine akute *Warzenfortsatzentzündung*.

Warzenfortsatzentzündung Med. Mastoiditis; Entzündung des *Warzenfortsatzes* im Schädel. Die W. entsteht durch eine vom Mittelohr ausgehende *Mittelohrentzündung*, sich über die Warzenfortsatzhöhle ausbreitende Infektion der lufthaltigen Zellen im Warzenfortsatz.

W. verursacht Ohrenschmerzen sowie Schwellungen und Schmerzen hinter dem Ohr, meist auch Fieber und weißlichen Ohrenausfluss, zunehmenden Hörverlust und Verlagerung des äußeren Ohrs. Bei der Ausbreitung der Infektion kann es zu *Hirnhautentzündung*, *Hirnabszess*, Hirnvenenthrombose oder *Gesichtslähmung* kommen.

Die Therapie erfolgt mit *Antibiotika*; geht die Infektion nicht zurück, kann eine OP (Mastoidektomie) zur Entfernung der infizierten lufthaltigen Zellen erforderlich sein.

Wasser Für das Leben essenzielle, einfache Verbindung mit der Molekülstruktur H_2O (2 Teile Wasserstoff, gebunden an 1 Teil Sauerstoff). W. ist die am meisten im Körper vorhandene Substanz, die ca. 99% aller Moleküle, aber nur einen geringen Anteil am Körpergewicht ausmacht. Etwa 2/3 des W. ist in den Körperzellen enthalten, das letzte Drittel liegt extrazellulär vor (z. B. in Blut-

W

plasma, Lymphe, *Gehirn- und Rückenmarksflüssigkeit* und Gewebsflüssigkeit).

W. bildet das Medium, in welchem alle Stoffwechselreaktionen stattfinden, und transportiert Stoffe innerhalb des Körpers. Das Blutplasma liefert W. an alle Körpergewebe bzw. überschüssiges W. aus dem Gewebe zur Entfernung über Leber, Nieren, Lunge und Haut. Die Bewegung des W. in der Gewebsflüssigkeit ins Zellinnere oder aus der Zelle heraus geschieht durch *Osmose*.

W. wird durch Essen u. Trinken in den Körper aufgenommen u. durch *Urin* u. Stuhl, als abgeatmeter Wasserdampf u. durch Schwitzen (→ *Austrocknung*) ausgeschieden. Die Menge an W., das durch den Urin abgegeben wird, wird durch die Nieren geregelt (→ *ADH*). Weiteres W. wird gebraucht, um erhöhte Substanzmengen z.B. an Zucker od. Salz im Blut auszuscheiden; große W.aufnahme ist überlebenswichtig in heißem Klima, wo viel Flüssigkeit durch Schwitzen verloren geht.

Bei einigen Erkr. wie *Nieren-* oder *Herzinsuffizienz*, wird zu wenig W. mit dem Urin ausgeschieden; es kommt zu *Flüssigkeitsstau*.

Wasserbruch Med. Hydrozele; weiche, schmerzlose Schwellung im Hodensack (Skrotum), die entsteht, wenn sich der Spalt rund um die Hoden mit Flüssigkeit füllt. Ein W. entsteht bei Entzündung, Infektion oder Verletzung des Hodens, gelegentl. auch bei einem *Tumor*. Häufig sieht man keine eindeutige Ursache. Der W. tritt häufig bei Männern im mittleren Alter auf; Therapie ist selten notwendig. Wenn die Schwellung unangenehm oder schmerzhaft ist, wird allerdings die Flüssigkeit mit einer Kanüle abgesaugt. Bei wiederkehrender Schwellung wird operiert.

WASSERBRUCH

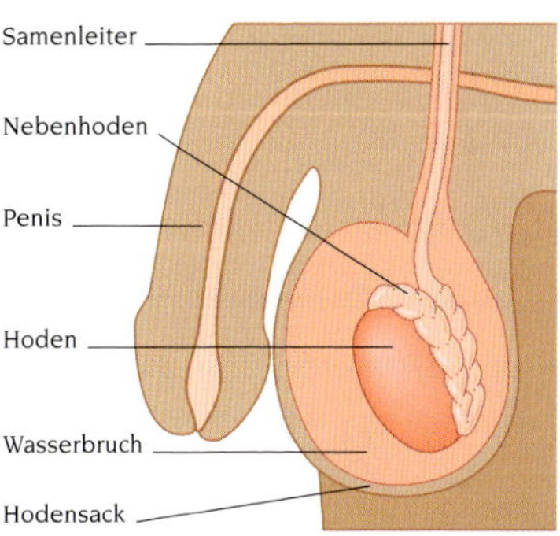

Wasserintoxikation oder Wasservergiftung; Zustand, der durch gesteigerte Flüssigkeitsretention im Gehirn hervorgerufen wird. Die Hauptsymptome sind Kopfschmerz, Benommenheit, Übelkeit, Verwirrtheit und, in schweren Fällen, Krampfanfälle und Bewusstlosigkeit.

Verschiedene Erkr. können den Wasserhaushalt des Körpers stören u. zur Ansammlung von Gewebsflüssigkeit führen, z.B. Niereninsuffizienz, Leberzirrhose, schwere Herzinsuffizienz und Nebennieren-Erkr. u. bestimmte Lungen- od. *Eierstockkrebs*erkr., die eine *ADH*-ähnliche Substanz produzieren. W. wird auch beobachtet in Verbindung mit der Einnahme von Ecstasy, bei der große Mengen Wasser getrunken werden. Ein W.-Risiko besteht auch nach OPs aufgrund vermehrter ADH-Produktion.

Wasserkopf Umgangssprachlich für *Hydrozephalus*.

Wasserstoffperoxid Auch Wasserstoffsuperoxid; antiseptische Lösung, die zur Behandlung von Haut- od. Mundinfektionen u. zum Haarebleichen benutzt wird.

Wassersucht Med. Hydrops; krankhafte Ansammlung von Flüssigkeit in Körpergeweben oder vorgebildeten Höhlen.

Wassersucht des Fötus Med. Hydrops fetalis; schwere Schwellung bzw. *Flüssigkeitsstau*, die sich beim Fötus vor der Geburt entwickeln. Die W. d. F. ist oft Folge einer *Rhesusunverträglichkeit* (→ *Morbus haemolyticus neonatorum*).

Waterhouse-Friderichsen-Syndrom Schwere Erkrankung mit Blutvergiftung durch Bakterien der Meningokokkus-Gruppe; Hauptbefunde sind Hautblutungen, *niedriger Blutdruck* und *Schock*. Ohne sofortige medikamentöse Behandlung folgen *Koma* und Tod innerhalb weniger Stunden. Das Syndrom steht oft im Zusammenhang mit einer *Hirnhautentzündung*.

Weberhusten Lungenerkr., verursacht durch einen unbekannten Auslöser im Staub, der bei der Verarbeitung von Flachs, Baumwolle, Hanf od. Sisal ent-

W

steht. W. bewirkt ein Engegefühl im Brustkorb u. Kurzatmigkeit, die bei anhaltender Aussetzung chronisch werden können. *Bronchospasmolytika* u. andere, zur Behandlung von Asthma verwendete Wirkstoffe können die Symptome lindern, doch richtige Lüftung u. Personenschutzausrüstung wie Staubmasken verringern das Risiko.

Wechseljahre Zeit um die letzte Menstruation (→ *Menopause*), meist im Alter zwischen 45 und 55 Jahren; Zeit körperlicher und psychischer Veränderungen, die infolge einer herabgesetzten *Östrogen*bildung auftreten.

Die Symptome der W. sind *Hitzewallungen* und Nachtschweiß, trockene Scheide infolge der Ausdünnung der Scheidenschleimhaut, sowie eine verminderte Produktion von Scheidensekret. Die Scheide schrumpft, verliert ihre Elastizität und wird anfälliger gegen Infektionen. Die Scheidentrockenheit erschwert den Geschlechtsverkehr und verursacht Schmerzen (→ *Dyspareunie*). Blase und Harnleiter verändern sich auf ähnliche Weise, was zu häufigem Harndrang führen kann.

Psychische Symptome, wie Konzentrationsmangel, Weinerlichkeit, Verlust der *Libido* und *Depressionen,* werden auch oft auf die W. zurückgeführt.

Veränderungen im *Stoffwechsel* treten auf, deren Symptome meist erst später deutlich werden. Die Knochen werden dünner, es kann *Osteoporose* entstehen. Blutfettwerte erhöhen sich u. steigern das *Arteriosklerose-* und *Schlaganfall*-Risiko sowie das Auftreten der koronaren *Herzkrankheit* u. *Schlaganfällen*.

Eine *Hormonersatztherapie* kann die Symptome mildern; sie senkt das Risiko von Knochenbrüchen infolge Osteoporose, wird aber mit einem geringfügig erhöhten *Brustkrebs*risiko in Verbindung gebracht. Den meisten Frauen wird eine solche Therapie für einen Zeitraum von 10 Jahren empfohlen.

Weckreaktion Erwachen eines Menschen aus Bewusstlosigkeit od. halber Bewusstlosigkeit. Der Begriff bezieht sich auch auf den Zustand des „Hellwachseins", z. B. bei sexueller Erregung od. Furcht. W. wird von der *Formatio reticularis* im *Hirnstamm* gesteuert.

Wegener-Granulomatose Auch Wegener-Klinger-Granulomatose; seltene Erkr., bei der sich *Granulome* (knotenförmige Ansammlung veränderter Zellen) zusammen mit chronisch entzündeten Gewebsbezirken aufgrund einer Gefäßentzündung in den Nasenhöhlen, Lungen und Nieren entwickeln. Vermutlich ist die W.-G. eine Autoimmunkrankheit (bei der das körpereigene Abwehrsystem das eigene Gewebe angreift).

I.d.R. kommt es zu blutigem Nasenausfluss, Husten (Sputum manchmal mit Blutbeimengung), Atemstörungen, Brustschmerz und Blut im Urin. Auch Appetitmangel, Gewichtsabnahme, Schwäche, Erschöpfung und Gelenkschmerzen kommen vor.

Die Therapie umfasst *Immunsuppressiva*, wie *Cyclophosphamid* oder *Azathioprin*, kombiniert mit *Kortikosteroiden* zur Symptomlinderung und zum Versuch einer *Remission*. Bei sofortiger Therapie erholen sich die meisten Pat. innerhalb eines Jahres vollständig, wenn auch die Hälfte später Rückfälle erleidet. Unbehandelt entstehen Komplikationen, wie ein Durchlässigwerden der *Nasenscheidewand*, die zur Deformation der Nase führt; Augenentzündungen, Hautausschlag, Knötchen oder Geschwüre der Haut und Herzmuskelschäden, die lebensbedrohlich sein können.

Wehen Schmerzhaftes rhythmisches Zusammenziehen der Muskulatur in der *Gebärmutter*wand während der *Geburt*. Regelmäßige W. zeigen den Beginn der Geburt an. Sie steigern sich in Häufigkeit und Kraft in der 1. Phase (→ *Schwangerschaftswehen*).

Wehen hemmende Mittel Wirkstoffe zur Vermeidung einer verfrühten Geburt; wenn das Risiko einer Geburt in der 24. bis 33. Woche besteht, können Beta$_2$-Adrenorezeptor-Agonisten, wie Salbutamol, den Gebärmuttermuskel entspannen und die Wehentätigkeit um Tage oder Wochen verschieben. Unterbrechung der Wehentätigkeit von bis zu 48 Stunden erlaubt es, der Mutter ein Kortikoid zu geben, damit die Lunge des Fötus noch reifen kann.

Weheneinleitung Anwendung medikamentöser Mittel zur Einleitung der Geburt, wenn es die Gesundheit von

WEHENEINLEITUNG

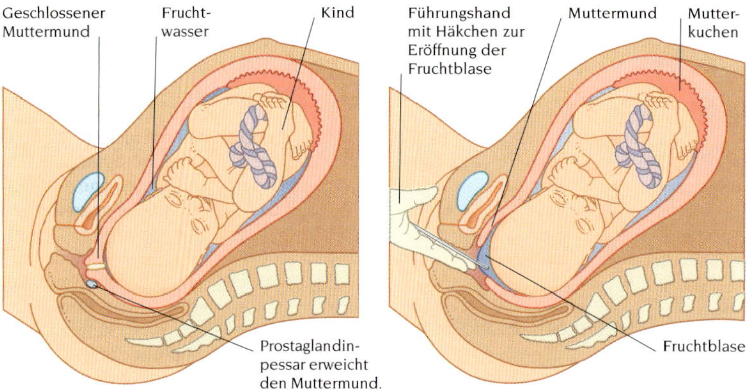

PROSTAGLANDINPESSAR SPRENGUNG DER FRUCHTBLASE

Mutter oder Kind erfordern. Der häufigste Grund für eine W. ist ein erhöhtes Risiko für Komplikationen wegen Überschreitung des errechneten Geburtstermins. Andere Gründe sind eine *Gestose*, *Rhesusunverträglichkeit* oder *intrauterine Wachstumsretardierung*. Die eingesetzte W.-Methode hängt vom Fortschritt der Geburt ab. Wenn sich der Muttermund bereits geöffnet hat, kann ein *Prostaglandin*zäpfchen den Vorgang beschleunigen; die Membran, die den Fötus umgibt, kann eröffnet werden oder die Wehen werden durch i.v. Gabe des Hormons *Oxytocin* stimuliert.

Weichgewebsverletzung Beschädigung der Gewebe (→ *Bänder*, *Sehnen*, *Muskeln*), die die Knochen und Gelenke umgeben.

Weinen, Säugling Gesunde Reaktion von Säuglingen auf Bedürfnisse od. Beschwerden wie Hunger od. Durst. Die meisten Säuglinge hören mit dem Weinen auf, wenn ihre Bedürfnisse gestillt werden. In wenigen Fällen kann anhaltendes Weinen eine körperliche Ursache haben, z.B. Unverträglichkeit von Kuhmilch od. eine Erkr. wie Ohr- od. Halsinfektion od. Fieber bei Virusinfektion.

Weisheitszähne Auch 3. Molaren; die 4 hintersten Zähne, die im Alter von 17 bis 21 Jahren durchbrechen. Bei manchen Menschen entwickeln sich 1 oder mehrere W. nicht. Oft brechen die W. das Zahnfleisch aufgrund zu engem Zahnstand (→ *Zahnimpaktion*) nicht vollständig durch.

Weiße Substanz Lat. Substantia alba; Faser-(Axon-)gewebe im Nervensystem, das den Hauptteil des Großhirns (2 Hirnhemisphären) ausmacht und sich ins Rückenmark fortsetzt. Seine Hauptaufgabe ist die Weiterleitung von Nervenimpulsen. (→ *Graue Substanz*).

Weißfleckenkrankheit → *Vitiligo*

Weitsichtigkeit → *Alterssichtigkeit, Übersichtigkeit*

Weltgesundheitsorganisation Abk. WHO, World Health Organization; internationale Organisation, die 1948 als Agentur der Vereinten Nationen ge-

WEISSE SUBSTANZ

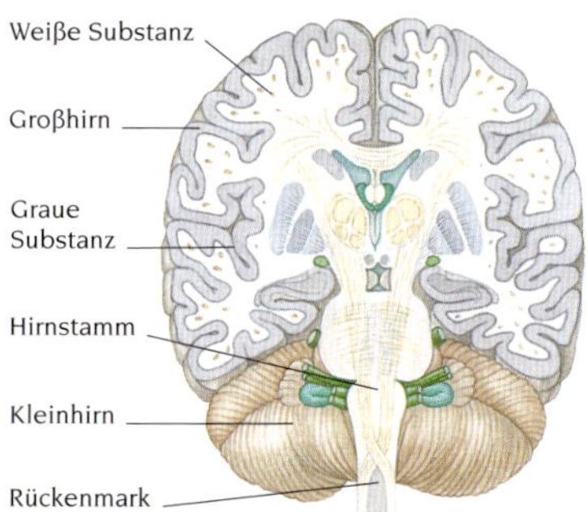

SCHNITT DURCH DAS GEHIRN

gründet wurde mit Aufgaben in internationalen Gesundheitsfragen und im öffentlichen Gesundheitswesen. Die WHO-Zentrale ist in Genf.

Die WHO hat wirksame Kampagnen gegen einige Infektionskrankheiten, am wichtigsten die gegen *Pocken*, *Tuberkulose* und *Malaria*, durchgeführt. Andere Funktionen sind Unterstützung medizinischer Forschungsprogramme, Organisation eines Netzwerks kooperierender nationaler Laboratorien und die Übermittlung von fachlichem Rat und speziellen Zielen bei Gesundheitsfragen an ihre 160 Mitgliedsstaaten.

Wernicke-Enzephalopathie Auch Wernicke-Korsakow-Syndrom; seltene Hirnerkr., die fast immer mit Mangelernährung bei *Alkoholabhängigkeit*, aber gelegentl. auch im Rahmen von anderen Erkr. wie Krebs auftritt. Die W.-E. wird durch Thiamin-Mangel (→ *Vitamin-B-Komplex*) verursacht, der sich auf Gehirn und Nervensystem auswirkt.

Die W.-E. umfasst 2 Stadien: Die eigentl. Hirnveränderung und die Alkohol-Psychose (Korsakow). Die Enzephalopathie entwickelt sich i.d.R. plötzlich und äußert sich in Nystagmus (anomale, ruckartige Augenbewegungen), Ataxie (Schwierigkeit der Bewegungskoordination), Verlangsamung und *Verwirrtheit*. Die Pat. haben meist Zeichen einer *Polyneuropathie*, wie Gefühlsstörungen, Kribbeln oder abgeschwächte Reflexe. Der Bewusstseinsgrad fällt fortschreitend ab und führt unbehandelt zu *Koma* und Tod. Die W.-E. ist ein medizinischer Notfall. Die Therapie mit hochdosiertem Thiamin i.v. löst die meisten Symptome auf, u.U. in wenigen Stunden.

Die Psychose folgt auf die Enzephalophatie, wenn die Therapie nicht rasch genug einsetzt. Die Symptome sind schwere Amnesie, Apathie und Desorientiertheit. Die Psychose ist i.d.R. nicht rückbildungsfähig.

W

Wernicke-Zentrum Auch sensorische Sprachregion; Teil der Großhirnrinde, in der die Deutung der gesprochenen und geschriebenen Sprache abläuft.

West-Nil-Virus Virus, der von infizierten Tieren (Vögeln) durch Mückenstich auf Menschen übertragen wird. Meist gibt es keine Symptome od. nur grippeähnliche Erkr. Selten entsteht eine schwere u. potenziell tödliche Krankheit, bei der das W.-N.-V. das Gehirn befällt. W.-N.-V. tritt in Afrika, Osteuropa, Westasien, Nahem Osten u. an der Ostküste der USA auf.

West-Syndrom oder Blitz-Nick-Salaam-Krämpfe oder Kinsbourne-Syndrom; seltene Art wiederholter Krampfanfälle bei Kleinkindern. Das W.-S. ist eine Form der *Epilepsie* und tritt zumeist im 4. bis 9. Lebensmonat auf. Es kann zu zahllosen Krämpfen pro Tag kommen, jeder von ein paar Sekunden Dauer. Das W.-S. ist i.d.R. ein Zeichen für einen Hirnschaden; betroffene Kinder leiden meist unter schweren *Entwicklungsstörungen*.

Whipple-Krankheit Auch intestinale Lipodystrophie; seltene Erkr., die viele Organe betreffen kann (Multisystem-Erkr.). Die Symptome sind u.a. *Steatorrhoe* infolge *Malabsorption*, Bauchschmerz, Gelenkschmerzen, fortschreitender Gewichtsverlust, geschwollene *Lymphknoten*, *Anämie* und Fieber. Herz, Lungen und Gehirn sind u.U. auch betroffen. Die W.-K. kommt meist bei Männern mittleren Alters vor.

Vermutlich bakteriell verursacht; befallene Gewebe enthalten Makrophagen (Fresszellen), die stäbchenförmige Bakterien umschlossen haben. Die Behandlung besteht in *Antibiotika* für mindestens 1 Jahr. Nahrungsergänzungsmittel dienen der Korrektur der Nährstoffdefizite infolge Malabsorption.

Whipple-Operation oder Duodenopankreatektomie; operativer Eingriff mit Entfernung des Pankreaskopfs und der Duodenalschlinge.

WHO Abkürzung für *Weltgesundheitsorganisation*.

Willebrand-Jürgens-Syndrom Angeborene, lebenslange Blutungsneigung, vergleichbar mit der *Bluterkrankheit*. Pat. mit dieser Erkr. haben zu wenig des sog. „Willebrand-Faktors" im Blut, der dazu beiträgt, dass *Blutplättchen* verletzte Gefäßwände abdichten können, und der Teil des *Faktors VIII* (lebenswichtige Substanz zur Blutgerinnung) ist. Symptome des Mangels an diesem Faktor sind verstärkte Blutung des Zahnfleischs sowie aus Schnittwunden und beim Nasenbluten. Frauen haben u.a. starke Menstruationsblutungen. In schweren Fällen bluten Gelenke und Muskeln. Das W.-J.-S. wird durch *Blutgerinnungstests* und Bestimmung des Willebrand-Faktors diagnostiziert. Blutungsschübe können mit Desmopressin (dem *ADH* ähnliche Substanz) vermieden oder beherrscht werden. Faktor VIII oder konzentrierter Willebrand-Faktor werden zur Behandlung von Blutungen verabreicht.

Wilson-Krankheit Med. hepatolentikuläre Degeneration; seltene erbl. Erkr., die durch Ansammlung von Kupfer in der Leber zu *Hepatitis* und *Leberzirrhose* führt. Kupfer gelangt langsam in andere Körperbereiche und bewirkt Hirnschäden, leichte intellektuelle Schwäche, entkräftende Steifigkeit, *Zittern* und Demenz. Symptome tauchen i.d.R. in der Jugend, aber auch früher oder später auf. Lebenslange *Penicillamin*-Gabe ist notwendig und bringt, falls früh genug begonnen, gelegentl. eine Besserung. Wird die Erkr. vor Eintritt der Symptome entdeckt, kann das Mittel ihrer Entwicklung vorbeugen.

Wimpernerkrankungen Wimpern stehen in 2 Reihen am vordersten Rand der Lider und sind i.d.R. nach außen gebogen. Ein Wachstum in eine andere Richtung entsteht aufgrund einer Beschädigung des Lids oder, häufiger, aufgrund einer Infektion. Schwere *Augenlidentzündung* kann die Wimpernwurzeln zerstören. Ein *Trachom* mit nachfolgender Narbenbildung am Lid kann zur *Trichiasis* der Wimpern führen. Im Alter werden die Wimpern dünner und weniger.

Windeldermatitis Hautentzündung bei Kleinkindern durch Reizstoffe in *Urin* u. Stuhl. W. kann schwere Formen annehmen. Zur Entzündungshemmung kann *Kortikosteroid*-Salbe angewendet werden.

Windpocken Eine häufige, meist harmlos verlaufende Infektionskrankheit, auch Varizellen genannt, die bei Kindern auftritt u. durch Ausschlag u. leichtes Fieber gekennzeichnet ist. Bei Erwachsenen kommen W. selten vor, verlaufen dann jedoch meist schwerer. Eine Erkr. bringt lebenslangen Schutz vor Neuerkr., doch lebt das Virus in den Nerven weiter u. kann später *Gürtelrose* verursachen. Erreger ist das *Varizella-Zoster-Virus*, das durch Tröpfchen über die Luft übertragen wird. In 2 bis 3 Wochen nach der Infektion entwickelt sich ein ausgedehnter Ausschlag mit Gruppen von kleinen, roten, juckenden Flecken (Roseolen), die sich innerhalb von Stunden zu flüssigkeitsgefüllten Bläschen entwickeln. Nach einigen Tagen trocknen die Bläschen aus u. bilden Krusten. Das Kratzen der Bläschen kann zu einer Sekundärinfektion u. zu Vernarbung führen. *Paracetamol* hilft bei der Fiebersenkung u. eine Hautlotion lindert den Juckreiz. In schweren Fällen kann *Aciclovir*, ein *Virostatikum*, verschrieben werden.

WIRBEL

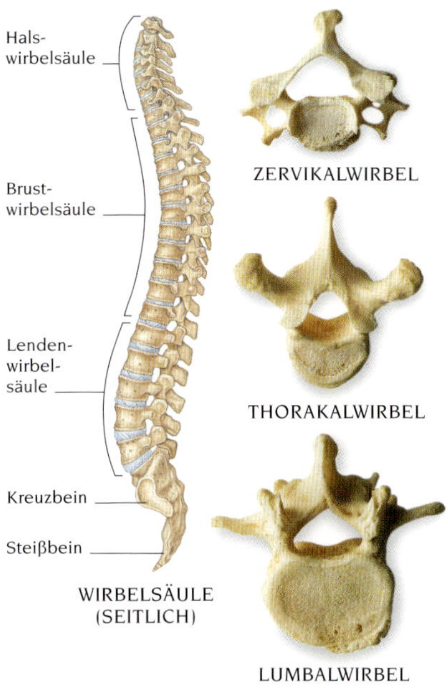

Wirbel Einer von 33 etwa zylindrischen Knochen, die die Wirbelsäule bilden; 7 W. bilden die Halswirbelsäule, 12 W. die Brustwirbelsäule, 5 W. die Lendenwirbelsäule, 5 verschmolzene W. das *Kreuzbein* und 4 verschmolzene W. das *Steißbein*. Die oberen 24 W. sind durch Knorpelscheiben getrennt (→ *Bandscheibe*). Jeder W. besitzt in der Mitte ein Loch, durch die das Rückenmark verläuft, sowie Fortsätze, an denen Muskeln ansetzen.

Wirbelbogenresektion Operative Entfernung eines Teils (sog. Hemilaminektomie) oder des gesamten knöchernen Wirbelbogens, um das Rückenmark darzustellen. Die W. wird als erste Phase der *Rückenmarkdekompression* durchgeführt.

Wirbelentzündung Betrifft die Zwischenwirbelgelenke; durch *Arthrose*, *rheumatoide Arthritis* oder *Bechterew-Strümpell-Marie-Krankheit* verursacht.

Wirbelgleiten Gleiten eines Wirbels nach vorn (seltener nach hinten) über den darunter liegenden hinweg.

WIRBELSÄULE

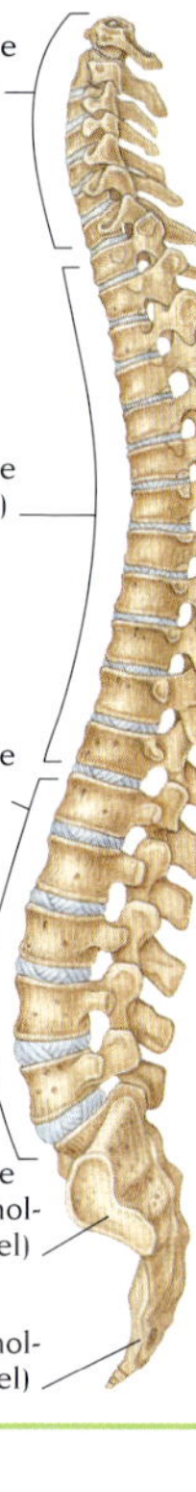

Wirbelsäule Knochen- und Knorpelsäule, die von der Schädelbasis zum Becken verläuft, das *Rückenmark* umschließt und Rumpf und Kopf trägt.

Die W. besteht aus 33 etwa zylindrischen *Wirbeln*. Die aneinandergrenzenden Wirbelpaare sind durch *Gelenke* verbunden, die die W. stabilisieren. Zwischen jedem Wirbelpaar liegt ein scheibenförmiges Knorpelpolster, die *Bandscheibe*. Bei jeder Bewegung wird die W. von diesen Scheiben abgefedert. Die Wirbel werden von 2 Bändern, die entlang der Wirbelsäule verlaufen, und von kleineren *Bändern* zwischen jedem Wirbelpaar zusammengehalten. An die Wirbelsäule angelagert sind Muskelgruppen, die die Bewegungen der Wirbelsäule steuern und sie aufrecht halten.

Wirbelsäulenerkrankungen Viele W. verursachen *Rückenschmerzen*. *Spina bifida* (Spaltwirbel) ist eine angeborene Erkr., bei der das Rückenmark teilweise frei liegt. Manchmal ist die Wirbelsäule anomal gekrümmt (→ *Lordose*; *Kyphose*; *Skoliose*). Bei der *Bechterew-Strümpell-Marie-Krankheit* sowie *rheumatoider Arthritis* sind Wirbelgelenke betroffen. Die Wirbelsäulengelenke der meisten Menschen über 60 sind durch *Arthrose* beeinträchtigt. Weitere Erkr. der Wirbelsäule sind *Wirbelsäulen*verletzungen, *Bandscheibenvorfall* und *Wirbelgleiten*.

Wirbelversteifung Spondylodese; operativer Eingriff, bei dem 2 oder mehr hintereinanderliegende *Wirbel* verbunden und dadurch versteift werden. Erfolgt, wenn anomale Bewegung zwischen benachbarten Wirbeln schwere Rückenschmerzen verursacht oder eine Rückenmarkverletzung droht.

Wirkstoff Substanz, die biologische, chemische od. physikalische Veränderung bewirken kann (→ *Reagens*).

Wirksubstanz Auch Arzneimittel; Wirkstoff, der die Funktion von Körperorganen oder den Prozess einer Erkr. verändert. W. sind verschreibungspflichtige, frei verkäufliche Medikamente. W. haben i.d.R. einen chemischen, einen offiziell genehmigten generischen Namen (→ *Generikum*) und häufig einen Handelsnamen. Arzneimittel für den medizinischen Gebrauch sind entweder zur Verschreibung durch den Arzt zugelassen oder können frei beim Apotheker gekauft werden.

Die meisten W. sind synthetisch produziert, um eine reine Zubereitung mit vorhersagbarer Potenz (Stärke) zu sichern. Einige W. werden durch Gentechnologie hergestellt. Eine W. ist nach ihrer chemischen Eigenart oder der Erkr. klassifiziert, die sie beeinflusst, oder nach ihrem speziellen Effekt auf den Körper. Alle neuen W. werden bez. Wirksamkeit und Sicherheit geprüft. In Deutschland werden W. durch das Bundesinstitut für Arzneimittel und Medizinprodukte (BfArM) in Berlin zugelassen, europaweit ist die EMEA (The European Agency for the Evalaution of Medicinal Products), London, zuständig. Die Zulassung wird entzogen, wenn toxische Wirkungen berichtet werden oder wenn das Mittel schwere Erkr. verursacht.

W. werden angewendet, um körperliche oder geistige Symptome zu lindern, um eine fehlende natürliche W. zu ersetzen oder um die exzessive Bildung eines Hormons oder einer anderen körpereigenen W. zu stoppen. Einige W.

W

sollen Fremdorganismen wie Bakterien zerstören, andere, wie Impfstoffe, werden verabreicht, um das Immunsystem zur Bildung von Antikörpern anzuregen.

W. gibt man durch den Mund (oral), durch eine Injektion (i.m.) oder direkt auf den betroffenen Bereich durch transdermale, nasale und andere direkte Wege (z.B. in die Lunge durch ein *Dosieraerosol*). Injektions-W. haben einen schnelleren Effekt als solche, die geschluckt werden, da sie in den Blutkreislauf gelangen, ohne zuerst das *Verdauungssystem* zu passieren. Nicht aufgenommene oral verabreichte W. werden mit dem Stuhl ausgeschieden. W. im Blutkreislauf werden über den Urin ausgeschieden. Einige W. haben Wechselwirkungen mit Lebensmitteln oder Alkohol oder anderen W. Die meisten W. üben unerwünschte Wirkungen aus. Diese Effekte lassen nach, wenn sich der Körper an die W. gewöhnt hat. Nebenwirkungen sind häufiger, wenn eine Änderung der Aufnahme, des Abbaus oder der Ausscheidung der W. erfolgt ist (z.B. durch eine Lebererkr.). Unerwartete Reaktionen treten gelegentl. auch durch eine *genetisch bedingte Erkr.*, eine allergische Reaktion oder die Bildung von Antikörpern gegen geschädigtes Gewebe auf.

Viele W. passieren die *Plazenta*, einige können Wachstum und Entwicklung des *Fötus* beeinträchtigen. Die meisten W. gehen in die Muttermilch über, einige davon wirken sich ungünstig auf das Kind aus.

Wismut → *Bismut*

Wochenfluss Med. Lochien; nach der Entbindung Ausfluss von Blut und Teilen der *Gebärmutterschleimhaut* aus dem Bereich, an dem die *Plazenta* saß. Der W. ist für 3 bis 4 Tage hellrot, wird dann blasser. Die W.-Menge geht zurück, während die Plazentastelle heilt, und hört nach 6 Wochen ganz auf.

Wolf Med. Intertrigo; Entzündung der Haut durch Hautfalten, bei denen 2 Flächen aufeinanderreiben. W. kommt meist bei stark Übergewichtigen vor. Die betroffene Haut ist rot, feucht und übel riechend; oft liegt eine Pilzinfektion, wie *Soor*, vor. Es kommt auch zur Schuppung und Blasenbildung. Die Erkr. wird durch Schwitzen schlimmer. Die Behandlung umfasst Gewichtsabnahme und Sauber- und Trockenhalten der betroffenen Stelle. Eine Creme mit *Kortikosteroiden* wird angewendet, ein *Antimykotikum*, falls eine Candidose vorliegt.

Wolhynisches Fieber Auch Fünftagefieber; Infektionserkr., die heute in den meisten Teilen der Welt selten oder unbekannt ist und durch das durch Kleiderläuse verbreitete Bakterium *BARTONELLA QUINTANA* (Gruppe der *Rickettsia*) verursacht wird. Symptome sind u.a. Kopf- und Muskelschmerzen und Fieberschübe. Therapie: *Antibiotika*.

Wulstnarbe Erhabene harte, unregelmäßig geformte, juckende Hautnarbe durch gestörten Heilungsvorgang, bei dem, i.d.R. nach Hautverletzung, zu viel *Kollagen* gebildet wurde. W. entwickeln sich überall am Körper, bes. häufig aber über Brustbein und Schultern. Vertreter der schwarzen Rasse haben mehr W. als Weiße. Nach einigen Monaten flachen die meisten W. ab und der Juckreiz hört auf. *Kortikosteroid-Injektionen* in die W. können den Juckreiz rascher verringern und zum Schrumpfen der Narbe beitragen.

Wunde Jede Schädigung der Haut oder darunter liegender Schichten durch Unfall, Gewalteinwirkung oder Operation. W. mit Durchtrennung der Haut oder Schleimhaut nennt man offene, jene, bei denen diese Strukturen intakt bleiben, heißen geschlossene W.

W. lassen sich in die folgenden Typen unterteilen: Schnittwunde, Schürfwunde, Risswunde, penetrierende Wunde und *Prellung*.

Wundexzision Med. Débridement, auch Wundtoilette; chirurgische Entfernung von Fremdmaterial oder abgestorbenem, geschädigtem oder infiziertem Gewebe aus einer Wunde oder Verbrennung, um das gesunde Gewebe zum Vorschein zu bringen. Eine solche Therapie fördert die Heilung bei stark geschädigter Haut od. Muskulatur u.a.

Wundinfektion Jede Wunde ist anfällig gegen eindringende Bakterien, wobei die folgende Infektion die Heilung verzögern, zur Behinderung und sogar zum Tod führen kann. Die W. wird durch Rötung, Schwellung, Überwärmung, Schmerz und gelegentl. Vorliegen von Eiter oder Abszessbildung angezeigt.

Die W. breitet sich lokal auf benachbarte Organe oder Gewebe oder auch bis in entfernte Körperteile über das Blut aus.

Die Art der W. hängt davon ab, wie die Wunde entstanden ist; z. B. können Wunden, die mit Erde in Kontakt gekommen sind, zu *Tetanus* führen. Staphylokokken einschl. *MRSA* sind häufige W.-Erreger (→ *Staphylokokken-Infektion*).

Wird eine Infektion entdeckt, nimmt man eine Blut- oder Eiterprobe und der Pat. erhält ein *Antibiotikum*. Jeder Abszess sollte operativ eröffnet und ausgeräumt werden.

Wundspülung Reinigen einer tiefen Wunde durch wiederholtes Ausspülen mit einer wirkstoffhaltigen Lösung oder sterilen Kochsalzlösung.

Wundstarrkrampf → *Tetanus*

Wurmerkrankung Med. Helminthiase; mehrere Wurmarten oder ihre Larven existieren als Humanparasiten. Sie können im Darm, im Blut, Lymphsystem, Gallengängen oder in Organen wie der Leber leben. Vielfach verursachen sie wenige oder keine Symptome, aber einige führen zu chronischer Erkr. Man kennt 2 Hauptgruppen, die Rundwürmer (Nemathelminthes) und die Plattwürmer (Plathelminthes), die weiter in Cestoden (Bandwürmer) und Trematoden (Saugwürmer) unterteilt werden.

W. in den Industrieländern sind u.a. *Madenwurmkrankheit*, *Spulwurminfektion*, *Peitschenwurm-Befall*, *Toxokariasis*, Leberegelbefall und verschiedene Bandwurmerkr. W. in tropischen Regionen sind *Hakenwurmkrankheit*, *Filariose*, Guineawurmerkr. und *Schistosomiasis*.

W. treten auf nach Verzehr rohen, infizierten Fleischs, bei Kontakt mit Erde oder Wasser, das Wurmlarven enthält, oder durch zufällige Aufnahme von Wurmeiern aus der Erde, die mit infiziertem Stuhl verunreinigt ist. Die meisten W. sind leicht mit *Wurmmitteln* auszuheilen.

Wurmmittel Anthelmintika; Gruppe von Wirkstoffen gegen *Wurmerkrankungen*. Mögliche Nebenwirkungen sind Übelkeit, Bauchschmerzen, Ausschlag, Kopfschmerzen u. Schwindel.

Wurzelkanalbehandlung Zahnärztliche Behandlung zur Rettung eines Zahns, dessen Mark (→ *Zahnpulpa*) tot od. unheilbar krank ist, i.d.R. als Folge einer schweren *Zahnkaries*.

Die Pulpa wird durch ein in den Zahn gebohrtes Loch entfernt. In das Loch wird *Antibiotika*-Paste u. eine provisorische Füllung gegeben. Nach einigen Tagen wird die Füllung entfernt u. der Kanal auf Entzündungen untersucht. Ist er entzündungsfrei, werden die Wurzeln mit Zement abgedichtet u. der Kanal bekommt eine endgültige Füllung. Fehlerhafte Füllungen können zu *Parodontitis* führen.

Behandelte Zähne werden u.U. grau, aber mit einer Verblendung (→ *Zahnverblendung*), Anpassen einer Krone (→ *Zahnkrone*) od. Bleichen (→ *Zähne, Bleichen*) kann das Erscheinungsbild wiederhergestellt werden.

WURZELKANALBEHANDLUNG

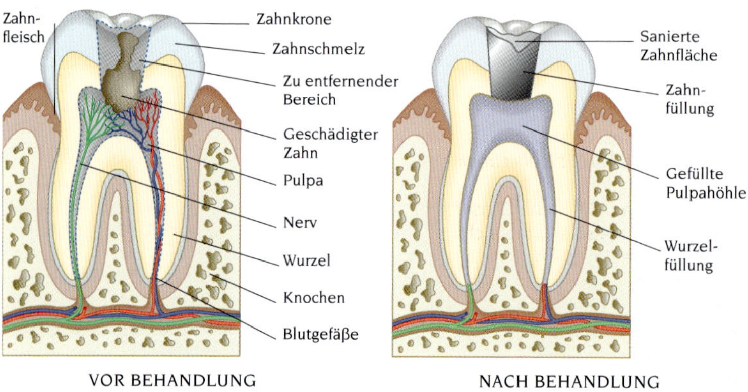

XY

X-Beine Med. Genu valgum; Verkrümmung der Beine nach innen, sodass sich die Knie berühren und die Füße in größerer Distanz stehen. Das X.-B. ist bei Kleinkindern häufig und kann bei der normalen Entwicklung vorkommen. Bei Erwachsenen oder Kindern ist es u.U. Zeichen der Rachitis, bei der die Knochen erweichen, der *Arthrose* oder *rheumatoiden Arthritis* des Kniegelenks oder einer Unterschenkelfraktur, die nicht korrekt verheilt ist. Bei Kindern verschwindet das X.-B. wieder im Alter von 10 Jahren. Ein dauerndes X.-B. oder X.-B. durch Krankheit erfordern eine *Osteotomie*, bei der die *Schienbeine* durchtrennt und umgestellt werden. Bei Erwachsenen ist ein *Kniegelenkersatz* notwendig.

X-Chromosom *Geschlechtschromosom*, das als Paar in jeder gesunden weiblichen Körperzelle vorhanden ist. Männliche Körperzellen haben ein X- und ein Y-Chromosom; jedes Spermium trägt entweder ein X- oder ein Y-Chromosom. Anomale Gene, die sich auf X-Chromosomen befinden, verursachen *X-chromosomal vererbte Krankheiten*.

X-chromosomal vererbte Krankheiten An die Geschlechtschromosomen gekoppelte Erbkrankheiten, bei denen das krankhafte Gen oder die krankhaften Gene (als ursächliche Faktoren) auf dem X-Chromosom lokalisiert sind. Fast alle Betroffenen sind Männer. *Bluterkrankheit*, *Martin-Bell-Syndrom* und *Farbenfehlsichtigkeit* sind Beispiele.

Xanthelasma Gelbliche Ansammlungen fettigen Materials, die sich auf der Haut um die Augen herum finden. X. sind bei älteren Menschen häufig und meist lediglich von kosmetischer Bedeutung. Bei jüngeren Pat. gehen sie evtl. mit einer *Hyperlipidämie* einher, bei der überschüssiges Fett im Blut vorhanden ist. Falls nötig, werden X. durch einen einfachen Eingriff unter Lokalanästhesie entfernt. Eine begleitende Hyperlipidämie muss ebenfalls behandelt werden (→ *Xanthomatosen*).

Xanthomatosen Zahlreiche Ansammlungen von gelblichem, fettigem Material an verschiedenen Körperstellen, besonders in der Haut, in inneren Organen, der *Hornhaut*, im Gehirn und an Sehnen. Die Xanthome zeigen sich u.U. nur an den Augenlidern (→ *Xanthelasma*). Ein Kernmerkmal der X. ist die Ablagerung vom Fettmaterial an den Wänden der Blutgefäße, die zur generalisierten *Arteriosklerose* führt. X. gehen einher mit *Hyperlipidämien*.

Xenon Edelgas, in wenigen Zentren für eine besonders nebenwirkungsarme *Narkose* eingesetzt. Bisher nicht weit verbreitet, da spezielle Gerätschaften erforderlich sind und eine Xenon-*Narkose* ein Vielfaches einer herkömmlichen *Narkose* kostet.

Xeroderma pigmentosum Lichtschrumpfhaut; seltene, erbl. Hauterkr. Die Haut ist bei der Geburt gesund, aber eine Photosensibilität (extreme Sonnenlichtempfindlichkeit) bewirkt, dass sie – im Alter von ca. 5 Jahren – trocken und faltig wird, Sommersprossen zeigt und vorzeitig altert; u.U. entwickeln sich gutartige Hauttumoren oder Hautkrebs. X. p. geht oft mit ähnlichen Augenerkr. einher, wie z.B. *Lichtscheu* und *Bindehautentzündung*.

Xerophthalmie Augenerkr. mit extremer Trockenheit von Bindehaut und Hornhaut aufgrund eines *Vitamin-A-*Mangels. Ohne Behandlung kann X. zur *Keratomalazie* führen, einer Veränderung, bei der die Hornhaut schwer geschädigt wird, und zu Erblindung.

Xerostomie → *Mundtrockenheit*

Xipamid Ein Thiazid-Diuretikum zur Behandlung von *Flüssigkeitsstau* und *Bluthochdruck*. Nebenwirkungen sind unter anderem Schwindel und leichte Magen-Darm-Beschwerden.

Xylitol Natürlich vorkommendes Kohlenhydrat, das nur teilweise vom Körper resorbiert wird und manchmal als Süßstoff bei *Diabetes mellitus* verwendet wird. Kaugummis mit X. haben nachweislich bei einigen Kindern die wiederholt auftretenden Ohrinfektionen verringert. Ein X.-Überschuss kann zu Bauchbeschwerden und Blähungen führen.

Xylometazolin Dekongestivum (abschwellendes Mittel), das in Form von Spray oder Tropfen zur Behandlung einer verstopften Nase bei Erkältung, *Sinusitis* oder *Heuschnupfen* angewendet wird. X. dient auch als Bestandteil von Augentropfen bei allergisch bedingter *Bindehautentzündung*.

Übermäßige X.-Anwendung kann Kopfschmerzen, *Herzklopfen* oder Schläfrigkeit hervorrufen. Langzeitanwendung kann nach Absetzen von X. eine Verschlimmerung der Nasenschleimhautschwellung bewirken.

Y-Chromosom *Geschlechtschromosom*, das in jeder gesunden männlichen Körperzelle vorhanden ist. Es bildet mit einem *X-Chromosom* ein Paar und fehlt in weiblichen Körperzellen. Jedes *Spermium* enthält entweder ein X- oder ein Y-Chromosom.

Anders als die X-Chromosomen trägt das Y.-Chr. wenig Erbmaterial. Seine Hauptfunktion ist, die Entwicklung der Hoden im *Embryo* zu stimulieren. Wichtige Erkr. durch Y.-Chr.-Anomalien sind nicht bekannt, aber behaarte Ohren sind ein Merkmal, das vermutlich durch ein Gen des Y.-Chr. bestimmt wird.

Yersinia Bakteriengattung, zu der der Erreger der Beulenpest (*YERSINA PESTIS*) zählt; andere Vertreter von Y. sind verantwortlich für eine Reihe von Infektionserkr., wie *Magen-Darm-Infekt*, bes. bei kleinen Kindern, sowie *Arthritis* und *Blutvergiftung* bei Erwachsenen.

Yoga System der hinduistischen Philosophie und körperlicher Disziplin, das in der ganzen Welt zunehmend populär wird. Die Hauptform des Y., die im Westen praktiziert wird, ist Hatha-Yoga, in dem der Y.-Anhänger eine Reihe von Stellungen, die Asanas, annimmt und eine spezielle Atemtechnik anwendet. Die Y.-Übungen erhalten die Flexibilität des Körpers, lehren sowohl körperliche als auch mentale Kontrolle und sind eine sinnvolle *Entspannungstechnik*.

Wenn es von Menschen mit schlechtem Gesundheitszustand bzw. inkorrekt praktiziert wird, kann Y. Gesundheitsschäden verursachen, wie Rückenerkr., *Bluthochdruck* und *grünem Star*.

Yttrium Sehr seltenes Metall, welches in seiner radioaktiven Form (Isotop) gelegentl. in der Krebstherapie und der Behandlung von Gelenkentzündungen (→ *Arthritis*) eingesetzt wird.

Z

Z-Plastik In der *plastischen Chirurgie* eingesetzte Technik, um den Verlauf einer bestehenden Narbe so zu verändern, dass sie in natürlichen Hautfalten versteckt werden kann, oder um die durch Narbenkontraktur verursachte Hautspannung zu mildern. Die Z.-P. empfiehlt sich bes. bei der Nachbehandlung hässlicher Narben im Gesicht und zur Milderung der Narbenspannung, die die normale Bewegung einschränken oder entstellend wirken können, wie an den Fingern oder in der Achselhöhle.

Zähne Lat. Dentes; harte, knochenähnliche Ausstülpungen der Kiefer, umgeben vom Zahnfleisch; die Z. dienen dem Kauen und Sprechen und formen das Gesicht. In jedem Zahn befindet sich die Pulpa, die Blutgefäße und Nerven enthält und von hartem Dentin umgeben ist. Der Teil des Zahns über dem Zahnfleisch, die Zahnkrone, ist von Zahnschmelz, der härtesten Substanz im menschlichen Körper, bedeckt. Die Zahnwurzeln, die im Kieferknochen stecken, sind von knochenähnlichem Zahnzement umgeben. Erwachsene haben 32 bleibende Zähne, die durchtreten, wenn die *Milchzähne* herausgefallen sind. Sie bestehen aus meißelförmigen Schneidezähnen, scharfen, spitzen Eckzähnen, Backenzähnen (Prämolaren) und Mahlzähnen (Molaren).

Zähne, Bleichen Kosmetisches Verfahren zum Aufhellen bestimmter Formen von *Zahnverfärbungen* einschl. toter Zähne. Die Oberfläche des betroffenen Zahns wird mit Oxidationsmitteln bestrichen und dann mit ultraviolettem Licht bestrahlt.

Zähne, Kalzifikation Einlagerung von *Kalzium*-Salzen in sich bildenden Zähnen. Die Milchzähne beginnen beim Fötus zwischen dem 3. und dem 6. Schwangerschaftsmonat zu kalzifizieren; die K. der bleibenden Zähne (abgesehen von den Weisheitszähnen) dauert ab der Geburt bis zum 4. Lebensjahr. Eine abnormale K. tritt bei *Zahnschmelzstörung* auf. Zahnschmelzunterentwicklung kann auch Folge der Aufnahme hoher Fluoridkonzentrationen sein (→ *Fluorose*).

ZÄHNE

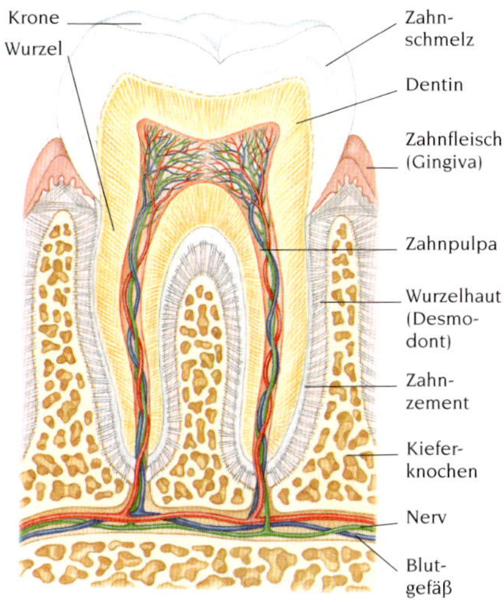

AUFBAU EINES ZAHNS

Zähne, Überkreuzfehlstellung Auch Kreuzbiss; Form der *fehlerhaften Schlussbissstellung,* bei der einige od. alle unteren vorderen Zähne beim Schlussbiss vor den oberen stehen.

Zähne, überzählige Med. Hyperdontie; Bildung von mehr als der normalen Anzahl von *Zähnen*. Die überzähligen Zähne werden meist gezogen.

Zähne, Verblockung Mechanische Verbindung mehrerer Zähne, um sie während der Abheilung einer Verletzung oder Behandlung einer *Parodontopathie* zu stabilisieren.

Zähne, vorstehende Vorspringende obere Schneidezähne, die aus dem Mund herausragen. Sie können kieferorthopädisch mit herausnehmbaren Zahnklammern oder fixierten *Zahnspangen* wieder in die richtige Position gebracht werden.

Zähneknirschen Rhythmisches Mahlen od. Zusammenpressen der Zähne, meist im Schlaf. Hauptursache sind emotionale Belastung u. Störungen im Zusammenbiss der Zähne.

Zäpfchen Kegel- oder zapfenförmiges Präparat in fester Form zum Einführen in den After, wo es sich auflöst. Z. werden zur Behandlung rektaler Erkrankungen, wie *Hämorrhoiden* oder *Mastdarmentzündung*, eingesetzt oder um den Stuhl weich zu machen und den Stuhlgang zu erleichtern. Z. werden auch verabreicht, um ein Medikament über die rektalen Gefäße in den Blutkreislauf zu bringen, falls es bei oraler Gabe Erbrechen oder Magenreizung verursacht und deshalb nicht aufgenommen werden kann.

Zahn, bleibender Zahn, der gewöhnlich ab dem 6. Lebensjahr den Milchzahn ersetzt. Es gibt 32 bleibende Zähne, je 16 oben und unten: 4 Schneidezähne, 2 Eckzähne, 4 Backen- und 6 Mahlzähne (→ *Zahndurchbruch*).

Zahn, lockerer Im Zahnfach verlagerter Zahn infolge Unfall. Die oberen Frontzähne sind am häufigsten betroffen. Ein l. Z. kann meist in seine richtige Stellung zurückversetzt werden und wird dann geschient. Sind die Blutgefäße zerstört, ist eine *Wurzelkanalbehandlung* erforderlich.

Zahn-Reimplantation Wiedereinsetzen eines Zahns nach einem Unfall, sodass er sich wieder einwachsen kann. Meist sind die Vorderzähne betroffen. Der bald nach dem Unfall wieder eingesetzte Zahn muss geschient werden, während er einheilt. Dies kann mehrere Wochen dauern (→ *Parodontose*).

Zahnabdruck Abdruck von Zähnen, Zahnfleisch und Gaumen. Ein schnell härtendes Material, wie Alginat, wird in einer Gußform über die Zähne gestülpt. Die Form wird entfernt und Gips in den Abdruck gegossen, um ein Modell anzufertigen. Dieses Modell dient dann als Basis, auf der eine Zahnprothese oder Brücke erstellt wird. Ein Z. wird auch in der *Kieferorthopädie* zur Diagnose der Zahnfehlstellung und zur Anpassung von Zahnspangen benutzt.

Zahnärztliche Notfälle Verletzungen oder Erkr. der Zähne und des Zahnfleischs, die wegen des starken Schmerzes sofortige Therapie verlangen bzw., da eine Verzögeurng zu einer schlechten Heilung oder Komplikationen führen könnte. Ein ausgeschlagener Zahn kann erfolgreich reimplantiert werden, wenn er ohne Verzögerung behandelt wird. Ein teilweise ausgeschlagener Zahn sollte zurück in das Zahnfach gerückt werden. Andere z. N. sind Zahnbrüche (→ *Zahnfraktur*), starker Zahnschmerz, der durch einen Abszess verursacht ist (→ *Zahngeschwür*) und die Plaut-Vincent-Angina (→ *Zahnfleischentzündung*).

Zahnärztliche Untersuchung Untersuchung des Munds, des Zahnfleischs und der Zähne durch einen Zahnarzt als Routine-Check oder Teil der Untersuchung bei einem Pat. mit Beschwerden.

Routineuntersuchung dient dazu, *Zahnkaries* und Zahnfleischerkr. im frühen Stadium zu entdecken und zu behandeln.

In der z. Routine-U. benutzt der Zahnarzt ein Metallinstrument, um die Zahnhöhlen, abgebrochene Zähne und Füllungen zu sondieren. Zahnröntgenaufnahmen werden gelegentl. gemacht, um Probleme zu klären, die nicht sichtbar sind. Zahnärzte prüfen auch, wie gut die oberen und unteren Zähne aufeinander passen. Regelmäßige z. U. bei Kindern erlaubt die Überwachung des Durchbruchs der bleibenden Zähne. Bei Bedarf erfolgt die Überweisung in eine kieferorthopädische Behandlung.

Zahnanästhesie → *Anästhesie, Zahn-*

Zahnbelag Auch Plaque; Rauer, klebriger Belag an den Zähnen, der aus Speichel, Bakterien und Nahrungsresten besteht. Er ist die Hauptursache für Zahnschäden (→ *Zahnkaries*) und *Zahnfleischentzündung* und bildet die Grundlage der harten Ablagerungen (→ *Zahnstein*). Einige Erreger in den Z., besonders *STREPTOCOCCUS MUTANS*, spalten Zucker in den kohlenhydratreichen Speiseresten; diese haften an der Schleimhaut und bilden eine Säure, die den Zahnschmelz angreifen kann.

Zahnbrücke Falsche Zähne, die beidseits einer Lücke von einem od. mehreren Zähnen an echten Zähnen befestigt werden (→ *Gebiss*).

Zahndurchbruch Vorgang, bei dem sich die sich entwickelnden Zähne

Z

ZAHNDURCHBRUCH

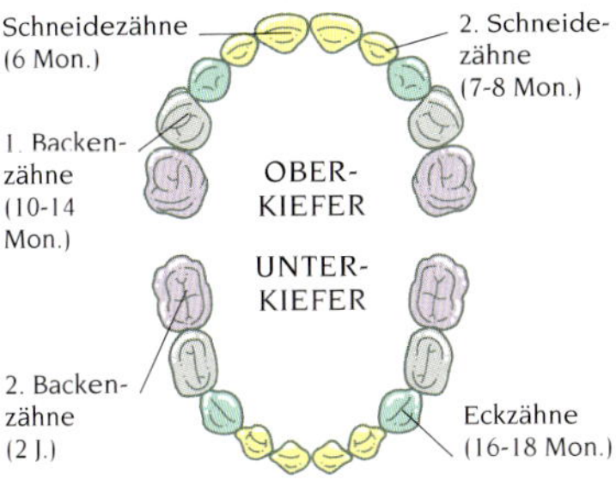

MILCHZÄHNE (ALTER BEI DURCHBRUCH)

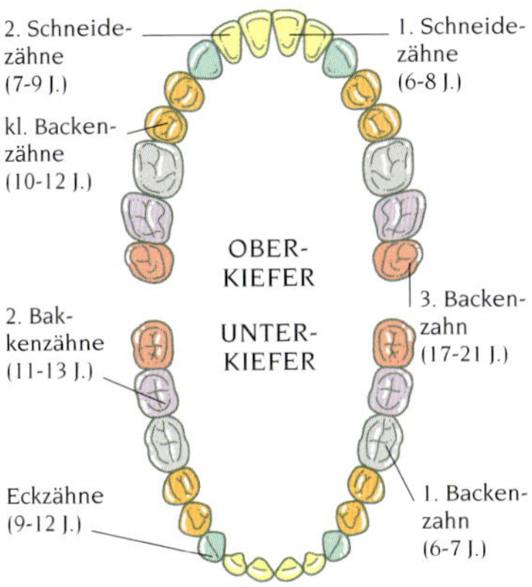

DAUERZÄHNE (ALTER BEI DURCHBRUCH)

durch den Kiefer schieben und durch das Zahnfleisch in den Mund vorragen.

Die Milchzähne erscheinen i.d.R. mit ca. 6 Monaten. Alle 20 Milchzähne sind etwa mit 3 Jahren durchgebrochen.

Die bleibenden Zähne beginnen etwa im Alter von 6 Jahren durchzubrechen. Die ersten Mahlzähne (Molaren) zeigen sich hinten im Mund und zusätzlich zu den Milchzähnen. Der Durchbruch der bleibenden Zähne geschieht zeitlich zuerst vorn im Mund. Die Weisheitszähne (die hintersten bzw. 3. Molaren) brechen i.d.R. zwischen 16. und 21. Lebensjahr durch, bei einigen Menschen aber nie.

Zahnentkalkung Auflösung der Mineralstoffe im Zahn. Die Z. ist die erste Phase der Zahnfäule. Sie wird durch Bakterien im *Zahnbelag* verursacht, die raffinierte Kohlenhydrate (hauptsächlich Zucker) in der Nahrung verarbeiten und Säure bilden, die zur Schädigung der Zahnfläche führt. Wenn die Z. in den Zahnschmelz eindringt, setzt sie sich in das Dentin fort und lässt Bakterien in die Pulpa vordringen (→ *Zahnkaries*).

Zahnerosion Verlust von Zahnschmelz auf den Zahnflächen durch Angriff von *Zahnbelag*-Säuren oder anderen chemische Substanzen. Die Z. der äußeren Flächen der Frontzähne ist am häufigsten durch zu viel Fruchtsäfte oder kohlensäurehaltige Getränke verursacht, die Z. der inneren Flächen der Backenzähne durch *Regurgitation* von Magensäure, die bei *gastroösophagealer Reflux* oder *Bulimie* vorkommt (→ *Zahnkaries*).

Zahnersatz oder Gebiss; ersetzt fehlende natürliche Zähne. Besteht aus einer Metall- oder Akrylplatte, auf die Porzellan- oder Akrylzähne aufgebaut sind. Die künstlichen Zähne sind passend zu den Originalzähnen erstellt. Die Z.-Platten, die man von Abdrücken des Unter- und Oberkiefers gefertigt hat, passen genau in den Mund.

Zahnextraktion Entfernen von Zähnen durch den Zahnarzt. Die Z. wird durchgeführt, wenn schwere *Zahnkaries* vorliegt oder wenn der Zahn zu sehr gebrochen ist, um ihn zu restaurieren oder wenn ein Abszess (→ *Zahngeschwür*) sich gebildet hat. Die Zähne werden auch entfernt, wenn ein Engstand oder eine Malokklusion vorliegt, wenn sie locker sind durch Zahnfleischerkrankung oder wenn sie verhindern, dass ein anderer Zahn durchbricht (→ *Zahndurchbruch*).

Für die meisten Z. wird die Lokalanästhesie angewendet (→ *Anästhesie, Zahn-*). Die Zähne werden mit einer Zahnzange, die die Wurzel erfasst, gezogen. Bei schwierigen Z. muss evtl. etwas Zahnfleisch und Knochen aus dem Bereich des Zahns mit entfernt werden.

Zahnfach Hohlraum im Kiefer, der dem Zahn Halt bietet.

Zahnfachentzündung Infektion am Ort einer kürzlich erfolgten *Zahnextraktion*, die Schmerz, schlechten Atem und unangenehmen Geschmack verursacht.

Die Z. tritt auf, wenn sich nach schwieriger Zahnentfernung (z. B. bei einem Weisheitszahn, → *Zahnimpaktion*) im Zahnfach kein Blutpfropf gebildet hat. Gelegentl. wird der Pfropf selbst infiziert oder die Infektion lag bereits vor bei der Zahnextraktion. Das entzündete Zahnfach erscheint trocken, der Knochen ist sichtbar. Das Zahnfach wird zur Entfernung von abgestorbenem Gewebe gespült und dann mit einer entzündungshemmenden Paste bedeckt. Die Infektion geht im Verlauf weniger Tage i.d.R. schon zurück.

Zahnfärbetabletten Färbemittel, das die Plaque-Ablagerungen auf den Zähnen sichtbar macht, sodass sie besser entfernt werden können.

Zahnfäule → *Zahnkaries*

Zahnfleisch Weichteilgewebe um die *Zähne*, das die darunter liegenden Strukturen schützt und die Zähne im *Kiefer* fixiert.

Gesundes Z. ist rosa oder braun und fest. Sorgfältige *Mundhygiene* verhindert Erkrankungen. Baut sich *Zahnbelag* an den Zahnhälsen auf, kann es zu einer *Zahnfleischentzündung* kommen. Bleibt diese unbehandelt, kann sich eine chronische *Parodontitis* entwickeln. Blutendes Z. ist fast immer ein Zeichen für eine Z.-Entzündung, selten liegen eine *Leukämie* oder *Skorbut* vor. Eine Zahnfleisch*hypertrophie* ist am häufigsten eine Nebenwirkung einer Behandlung mit *Phenytoin*.

Zahnfleischentzündung Med. Gingivitis; meist auf *Zahnbelag* an den Zahnhälsen zurückzuführende Erkr. Die Bakterien im Zahnbelag produzieren *Toxine*, die das Zahnfleisch reizen und zu Entzündung, Schwellung, Empfindlichkeit und violetter Verfärbung führen. Eine Z. kann auch nach Verletzungen durch Zahnbürste oder Zahnseide entstehen. Schwangere und Patienten mit *Diabetes mellitus* sind besonders gefährdet.

Zu Vorbeugung und Behandlung der Z. ist eine gute *Mundhygiene* entscheidend. Unbehandelt leidet das Zahnfleisch, es kann sich eine chronische *Parodontitis* entwickeln.

Zahnfleischrückgang Rückbildung des Zahnfleischs von Zähnen u. Freisetzen von Teilen der Wurzel. Die Zähne sind dann empfindlich gegen Heißes u. Kaltes u. die Befestigung des Zahns in der Zahnhöhle wird geschwächt, der Zahn lockert sich. Schwere Fälle von Z. sind i.d.R. Zeichen für Zahnfleischerkr. (→ *Parodontitis; Zahnfleischentzündung*).

Zahnfleischwucherung Verursacht z. B. durch *Zahnfleischentzündung*, dauerndes Atmen durch den Mund, Einnahme des Antiepileptikums Phenytoin oder schlecht sitzende Zahnprothese. Eine operative Behandlung ist erforderlich.

Zahnfraktur Bruch eines Zahns (→ *Zähne*) meist durch Sturz auf eine harte Fläche oder einen Schlag ins Gesicht durch einen harten Gegenstand. Z. können die Krone, die Wurzel oder beides betreffen. Risse im Zahnschmelz können meist durch *Zahnverblendung* repariert werden, in einigen Fällen muss neu überkront werden (→ *Zahnkrone*). Ist die Zahnpulpa beschädigt, wird sie entfernt (*Pulpotomie*). Wurzelbrüche werden durch Schienung, *Wurzelkanalbehandlung* oder Ziehen des Zahns (→ *Zahnextraktion*) behandelt.

Zahnfüllung Ersatz eines abgebrochenen oder kariösen Bereichs in einem Zahn durch ein inaktives Material. Mit Z. wird auch das Material bezeichnet. Amalgam, eine widerstandsfähige Mischung aus Silber, Quecksilber und anderen Metallen wird i.Allg. für die Backenzähne verwendet. Ist ein vorderer Zahn abgebrochen, kann eine Verblendtechnik angewandt werden (→ *Zahnverblendung*), bei der Kunststoff oder Porzellan in Zahnfarbe auf dem Zahn befestigt werden.

ZAHNFÜLLUNG

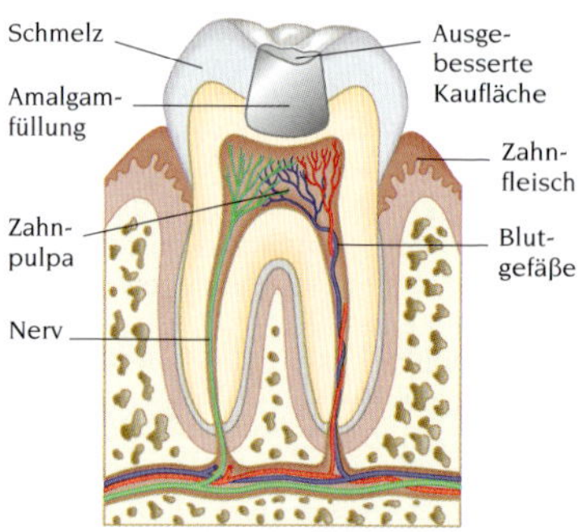

ZAHNGESCHWÜR

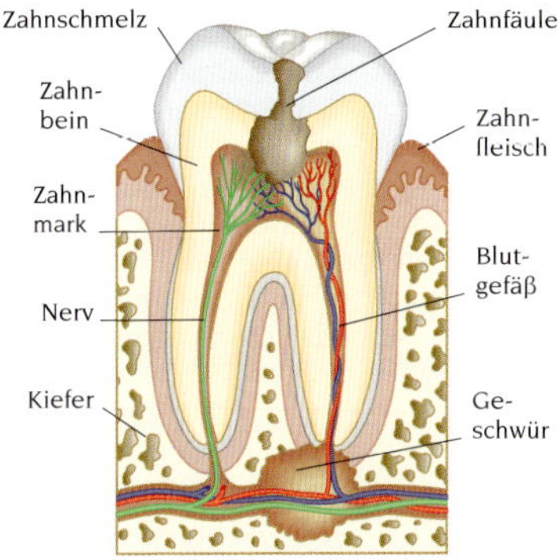

Zahngeschwür *Eitergeschwür* an einer Zahnwurzel. Bildet sich, wenn Bakterien ins Zahnmark infolge von *Zahnkaries* eindringen, die Zahnschmelz u. Zahnbein zerstört und somit Bakterien den Weg ins Zahnmark ebnet. Auch durch Zahnverletzungen können Bakterien ins Zahnmark gelangen. Die Infektion des Zahnmarks breitet sich dann in die Umgebung aus u. bildet dort ein Z. Auch aus *Zahnfleischrückgang* kann ein Z. entstehen, wenn sich Bakterien in den Taschen sammeln, die sich zwischen Zähnen und Zahnfleisch bilden.

Der betroffene Zahn schmerzt u. klopft, und Beißen od. Kauen sind i.d.R. sehr schmerzhaft. Das Zahnfleisch um den Zahn tut weh u. kann rot und geschwollen sein. Unbehandelt zerfrisst ein Z. schließlich den Kiefer bis zum Zahnfleisch, wo er ein Zahnfleischgeschwür bildet. Mit Ausdehnung des Z. kann es zur Schwellung der Halsdrüsen u. der Wange und zu Fieber kommen.

Zur Behandlung gehört u.U. die Entleerung des Z., nachfolgend eine *Wurzelkanalbehandlung* des betroffenen Zahns. Auch eine *Zahnextraktion* kann notwendig werden. Hat sich die Infektion über den Zahn hinaus ausgedehnt, werden *Antibiotika* verschrieben.

Ein Z. in einer Zahntasche kann durch Ausschabung des infizierten Materials behandelt werden.

Zahnhalteapparat Zum Z. gehören Zahnfleisch, Wurzelhaut, Wurzelzement und Zahnfachknochen.

Zahnheilkunde Lehre oder ärztlicher Beruf, der sich mit den Zähnen und ihren Stützstrukturen befasst. Die meisten Zahnärzte arbeiten in einer Zahnarztpraxis, andere in Spezialgebieten der Zahnheilkunde.

Zahnärzte in der Praxis übernehmen alle Aspekte der Zahngesundheit. Sie können Pat. zu einem Facharzt innerhalb der Z. überweisen, wie Kieferorthopäden, Prothetikfachleute, Endodontiker und Parodontologen. Zahnhygieniker übernehmen die Zahnsteinentfernung und beraten zu Mundhygienemethoden.

Zahnimpaktion Unfähigkeit eines Zahns, vollständig durchzubrechen (aus dem Zahnfleisch herauszuwachsen). Z. tritt bei Platzmangel auf oder wenn ein Zahn in die falsche Richtung wächst.

Impaktion der Weisheitszähne ist häufig und braucht bei Beschwerdefreiheit oft nicht behandelt zu werden. Bei Beschwerden ist ein zahnärztlicher Eingriff notwendig.

Zahnimplantat Pfeiler aus Titan oder synthetischem Material, der operativ im Kiefer zwecks Befestigung einer Zahnprothese (künstlicher Zahn) eingebettet wird. Ein Z. wird unter örtlicher Betäubung eingepasst. Es wird ein Loch in den Kiefer gebohrt und der Pfeiler eingesetzt. Mehrere Monate später wird ein über das Zahnfleisch hinausragendes Verankerungselement auf den Pfeiler geschraubt und darauf (wieder einige Wochen später) die Prothese gesetzt.

Zahnkaries Fortschreitende Zerstörung von Zahnschmelz u. Zahnbein, auch als

ZAHNIMPLANTAT

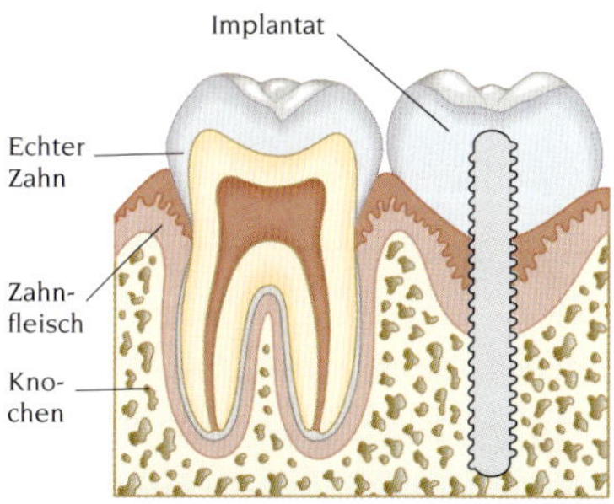

Karies od. Zahnfäule bezeichnet. Die Zerstörung beginnt meist auf den Kauflächen der Backenzähne und am Zahnfleischrand. Hauptursache ist Zahnbelag, eine schmierige Masse, die aus Nahrungsmittelresten, Nebenprodukten des Speichels u. Bakterien besteht u. sich auf den Zähnen absetzt. Bei der Zersetzung von Nahrung durch Bakterien entsteht Säure, die Löcher in den Zahnschmelz frisst. Unbehandelte Z. breitet sich auf das Zahnbein (Dentin) aus, u. in dem Maße, wie sich die Löcher vergrößern, können Bakterien eindringen u. das Mark (Pulpa) im Zahnzentrum zerstören. Fortgeschrittene Z. verursacht Kopfschmerz u. Mundgeruch.

Die Behandlung besteht aus Ausbohrung der Z. u. Füllung des Hohlraums (→ *Zahnfüllung*). Bei fortgeschrittener Z. kann die Entfernung des infizierten Zahnmarks erforderlich sein (→ *Zahnextraktion*).

Fluoridierung des Trinkwassers u. fluorhaltige Zahnpasta (→ *Fluor*) können zur Vorbeugung von Z. beitragen. Die Reduzierung des Zuckerkonsums sowie gute *Mundhygiene* und regelmäßiger Zahnarztbesuch können das Z.-Risiko verringern.

Zahnkorrekturen, kosmetische Verfahren zur Verbesserung des Erscheinungsbilds der *Zähne* od. zur Verhinderung weiterer Schädigung von Zähnen od. *Zahnfleisch*. Zu den k. Z.-Verfahren gehören: Anpassung von *Zahnspangen* zur Korrektur schiefer Zähne oder einer *fehlerhaften Schlussbissstellung*, Anpassung einer *Zahnkrone, Zahnverblendung* zur Behandlung abgebrochener od. fleckiger Zähne sowie Bleichen von verfärbten Zähnen (→ *Zähne, Bleichen*).

Zahnkrone Künstlicher Ersatz für die Krone eines *Zahns*, der verfault, verfärbt od. gebrochen ist. Eine Porzellankrone wird meist für die Vorderzähne benutzt, doch die hinteren Zähne benötigen eine stärkere Z.; sie besteht aus Gold od. Porzellan, das mit Metall verbunden wird.

Der natürliche Zahn kann bis auf einen Stumpf abgeschliffen u. die Z. darauf mit Zement befestigt werden.

ZAHNKRONE

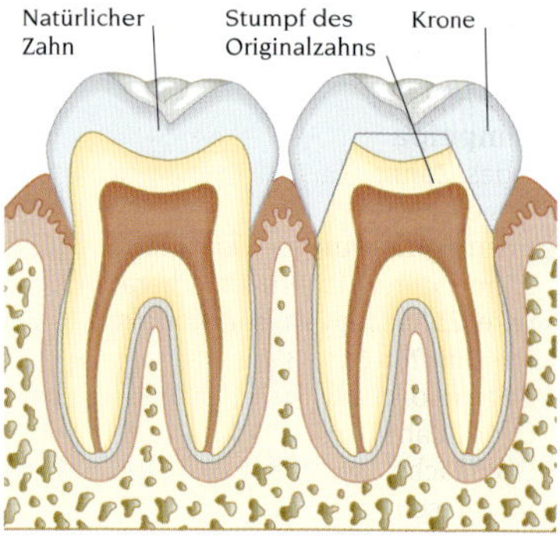

Bei stark zerstörten od. geschwächten Zähnen ist es u.U. erforderlich, ihre gesamte Krone zunächst abzutragen u. dann die Z. auf einen in den Wurzelkanal zementierten Stift zu setzen.

Zahnkürettage Ausschabung der Wand einer Höhlung od. einer anderen Fläche mit einer Zahn-*Kürette*. Z. ist bei *Parodontitis* eine der Methoden zur Entfernung der Innenschicht von Zahntaschen u. erkrankten Gewebes aus Zahnwurzeln.

Zahnloch Loch in einem Zahn, meist infolge *Zahnkaries*.

Zahnlosigkeit, angeborene Ausbleiben der Entwicklung einiger od. aller Zähne. Ursache kann das angeborene Fehlen der Zahnkeime sein od. Schädigung der sich entwickelnden Zahnkeime durch eine Infektion od. eine andere Krankheit. Fehlen nur einige Zähne, kann eine *Zahnbrücke* die Lücke schließen; beim Fehlen aller Zähne ist ein *Zahnersatz* erforderlich.

Zahnmedizin, präventive Teilgebiet der Zahnmedizin, die sich mit der Prävention (Vorbeugung) von *Zahnkaries* und Zahnfleischerkrankungen beschäftigt. Die p. Z. beinhaltet die Empfehlung guter Mundhygiene, Therapie mit *Fluor* und Zahnsteinentfernung.

Zahnmineralisierung Einlagerung von Kalziumkristallen und anderen Mineralsalzen während der Zahnbildung (→ *Zähne, Kalzifikation*).

Zahnprothetik Gebiet der Zahnmedizin, das sich mit dem Ersatz fehlender

Z

Zähne und ihrer Stützstrukturen befasst. Dazu zählen Prothesen, Überkronungen (halbpermanente Kronen über existierenden Zähnen), Kronen und Brücken.

Zahnpulpa Weichgewebe in der Mitte jedes Zahns, das Blutgefäße und Nerven enthält.

Zahnregulierung Verschiebung der Zähne durch fixierte od. herausnehmbare *Zahnspangen* zur Korrektur einer *fehlerhaften Schlussbissstellung*.

Zahnresorption Verlust von Substanz beim Zahn; dieser kann extern (die Oberfläche der Wurzel betreffend) od. intern sein, d.h. die Wand der *Zahnpulpa* (Zahnmark) betreffend. Externe Z. ist Teil des Prozesses, durch den die Milchzähne verloren werden. Einige Phasen externer Z. treten außerdem als Teil des Alterungsvorgangs auf od. aufgrund von Verletzung, Entzündung des umliegenden Gewebes od. von Druck, z.B. durch einen verkeilten Zahn. Interne Z. ist selten u. tritt nur bei 1% der Erwachsenen auf.

Zahnrestauration Wiederherstellung eines Teils eines beschädigten Zahns. Die Z. bezieht sich auch auf das Material od. den Ersatz, der zur Wiederherstellung benutzt wird. Kleine Reparaturen werden i.d.R. mittels *Zahnfüllung* gemacht; für größere Reparaturen bedarf es meist eines Inlays od. einer *Zahnkrone*. Angeschlagene Schneidezähne können mit einer *Zahnverblendung* repariert werden.

Zahnröntgen Bild eines Zahns und des Kiefers, das Informationen zur Diagnose und Therapie von Erkr. liefert, die die Mund- und allgemeine Gesundheit gefährden können. Es gibt 3 Arten des Z.: periapikales Röntgen, Bissflügel-Röntgen und Panoramaaufnahme.

Beim periapikalen Z. werden Röntgenfilme hinter die Zähne gehalten. Sie geben detaillierte Bilder der gesamten Zähne und des umgebenden Gewebes. Sie zeigen nicht durchgebrochene oder eingeklemmte Zähne, Wurzelfrakturen, Abszesse, Zysten und Tumoren und können helfen, einige Skeletterkr. zu diagnostizieren. Ein Bissflügel-Röntgenbild zeigt die Kronen der Zähne und kann Gebiete von Fäule und Knochenveränderungen aufgrund einer *Parodontopathie* zeigen. Die Panoramaaufnahme zeigt alle Zähne und umgebenden Strukturen auf einem großen Bild. Dabei sind durchbrochene oder eingeklemmte Zähne, Zysten, Kieferbrüche oder Tumoren zu finden. Die eingesetzte Strahlenmenge ist extrem klein, trotzdem sollte Z. in der Schwangerschaft unterbleiben.

Zahnschmelz Harte äußere Schicht der Zähne, die die inneren Strukturen bedeckt und schützt.

Zahnschmelzstörung Erbliche Zahnerkrankung, bei der der Zahnschmelz entweder ungewöhnlich dünn ist od. zu wenig Kalzium enthält u. daher u.U. Grübchen od. *Zahnverfärbungen* aufweist u. für *Zahnkaries* u. Verschleiß anfälliger ist.

Zahnschmerz Schmerzen in einem oder mehreren *Zähnen* und oft auch im *Zahnfleisch*. Ursachen sind *Zahnkaries*, *Zahnfraktur*, eine tiefe Füllung ohne Unterfüllung (→ *Zahnfüllung*), *Parodontitis*, *Zahngeschwür*, Schlag gegen einen Zahn oder ausstrahlender Schmerz einer *Sinusitis*. Schmerzmittel können vorübergehend helfen. Therapie je nach Ursache.

Zahnspangen Feste oder herausnehmbare Vorrichtungen, die zur Korrektur einer Malokklusion getragen werden oder um eng stehende oder vorstehende *Zähne* zu korrigieren. I.d.R. in der Kindheit und Jugend verschieben sie die Zähne mit sanftem Druck. Bei festsitzender Z. werden Halterungen an den Zähnen angebracht, durch die ein Drahtbogen führt; dieser wird zur Druckausübung gestrafft. Sie verbleibt i.d.R. über 1 Jahr; nach dieser Zeit ist evtl. noch eine Platte notwendig, um die Zähne in der Position zu halten, bis Zahn- und Kieferwachstum abgeschlossen sind.

Entfernbare Z., die aus einer Kunststoffplatte mit Ansatzstücken bestehen und an den hinteren Zähnen verankert werden, sind angebracht, wenn nur einer oder wenige Zähne korrekturbedürftig sind. Sie übertragen Druck durch Federn, Drahtbogen, Drahtschrauben oder Gummibänder, die an der Platte befestigt sind.

Zahnstand, enger Anhäufung von Zähnen, sodass sie nicht in der Lage sind, ihre normale Position im Kiefer einzunehmen. Ein e. Z. ist häufig vererbt und entsteht, weil die Zähne zu groß für den Kiefer sind oder der Kiefer zu klein, um die Zähne unterzubringen. Ein vorzeitiger Verlust des Mahlzahns des Milchgebisses kann die darunter liegenden bleibenden Zähne aus ihrer Position herausbringen und die Zähne noch enger stellen.

Ein e. Z. führt zur *Schlussbissstellung, fehlerhafter* oder verhindert, dass bestimmte Zähne durchbrechen (→ *Zahnimpaktion*). Sie lassen sich schwer reinigen, wodurch sich das Risiko von *Zahnkaries* und *Parodontose* erhöht.

Zähne müssen u.U. gezogen werden, um Raum für andere zu schaffen. I.d.R. wird eine *Zahnspange* angepasst, um die verbleibenden Zähne korrekt zu stellen.

Zahnstein Harte, krustige Ablagerung auf den Kronen und Wurzeln der Zähne. Er bildet sich, wenn sich Mineralsalze aus dem Speichel auf bestehendem Zahnbelag absetzen. Der supragingivale Z. ist gelblich od. weiß und bildet sich am Zahnfleischsaum, im unteren Bereich der Zahnkronen nahe der Mündungen der Speichelgänge. Subgingivaler Z. bildet sich unterhalb des Zahnfleischrands und ist braun od. schwarz. Gifte im Z. führen zu *Zahnfleischentzündung*, die bis zur Zerstörung des Stützgewebes fortschreiten kann (→ *Parodontitis*). Z. wird durch regelmäßige zahnärztliche Zahnsteinentfernung beseitigt. Gewissenhafte *Mundhygiene* kann das Wiederauftreten verringern.

Zahnverblendung Zahntechnische Verfahren, bei denen Kunstharz- u. Acryl- od. Porzellanschichten zur Reparatur, Restaurierung od. Verschönerung des Äußeren beschädigter od. schadhafter *Zähne* aufgetragen werden. Manchmal wird die Z. statt einer Überkronung (→ *Zahnkrone*) durchgeführt u. kann auch vorbeugend zum Zahnschutz erfolgen.

Zahnverfärbung Anomal gefärbte Zähne. Äußere Flecken auf den Zahnflächen sind häufig, aber i.d.R. leicht durch Putzen zu entfernen. Sie können mit regelmäßiger Zahnreinigung vermieden werden. Rauchen verursacht eine braun-schwärzliche Ablagerung. Pigmentbildende Bakterien hinterlassen eine sichtbare Linie auf den Zähnen, bes. bei Kindern. Einige Farbstoffe in Lebensmitteln können gelb verfärben; dunkelbraune Flecken beruhen auf Bezirken mit verdünntem Zahnschmelz, der durch Lebensmittel verfärbt ist. Einige Bakterien färben orange-rot. Farben ergeben sich auch nach Anwendung von Medikamenten, die Metallsalze enthalten.

Von innen herrührende Z. in der Zahnsubstanz sind dauerhaft. Ursachen sind Absterben oder Entfernung der Pulpa bei einer *Wurzelkanalbehandlung* und der Einsatz von *Tetracyclinen* bei Kindern. Fleckenbildung auf dem Zahnschmelz kommt vor, wenn übergroße Mengen Fluorid in der Entwicklung des Schmelzes genommen wurden (→ *Fluorose*). Die Hepatitis in der Kindheit kann Verfärbungen der Milchzähne bewirken. Die Zähne von Kindern mit angeborener Fehlbildung der Gallenwege sind ähnlich betroffen.

Viele Färbungen können mit kosmetischer Zahnbehandlung verdeckt oder verringert werden.

Zahnwurzelspitzenentfernung Eingriff, der im Rahmen einer *Wurzelkanalbehandlung* erfolgen kann.

Zahnzwischenräume, Reinigung Entfernung von *Zahnbelag* und Essensresten zwischen den Zähnen mit weichen Nylon- oder Seidenfäden oder -bändern, gewachst oder ungewachst. Die R.

ZAHNZWISCHENRÄUME, REINIGUNG

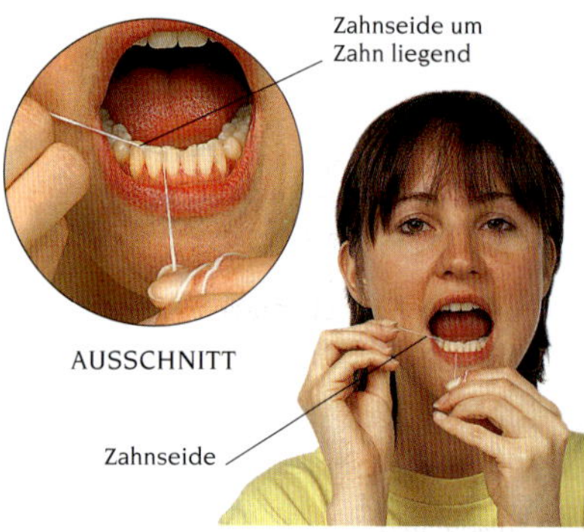

der Z. sollte in Ergänzung zum Zähneputzen durchgeführt werden.

Zange Gerät zur Handhabung von Gewebe und Instrumenten bei einer Operation. So dienen verschiedene Formen verschiedenen Zwecken (→ *Geburtszange*).

Zangengeburt Einsatz einer *Geburtszange* zur Entwicklung des kindlichen Kopfs bei einer schwierigen *Geburt*. Eine Z. wird durchgeführt, wenn die Mutter das Kind aus eigener Kraft nicht entbinden kann oder das Kind sich in einer Notsituation (→ *Fötus, Notsituation*) befindet. Zangen werden auch zur Kontrolle des Kopfs bei *Steißgeburt* eingesetzt, um einen zu schnellen Geburtsverlauf zu verhindern.

Ein *Dammschnitt* ist bei einer Z. meist erforderlich. Erholungsphase und Versorgung von Mutter und Kind verlaufen wie bei Geburten ohne Zange.

ZANGENGEBURT

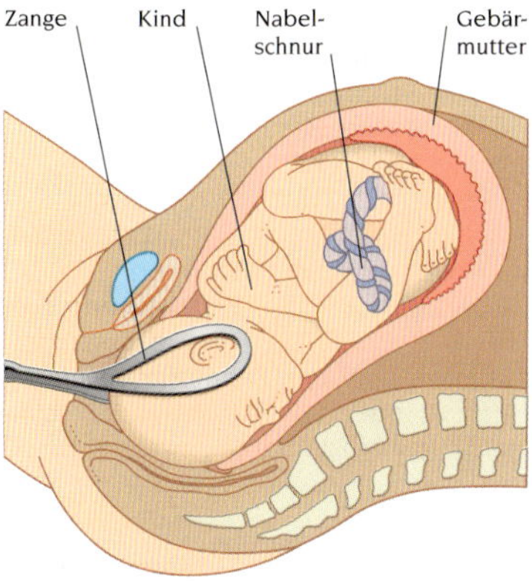

Zapfenzelle Art von lichtsensibler Zelle in der *Netzhaut* des Auges. Z. spielen eine Hauptrolle beim *Farbensehen*.

Zecken Kleine 8-beinige Spinnentiere, die Blut saugen und mit ihren Bissen Krankheiten übertragen können. Vor dem Blutsaugen etwa 3 mm lang, länger, wenn sie sich mit Blut gefüllt haben. Z. kommen in hohem Gras, Büschen, Wäldern oder Höhlen vor.

In Deutschland werden die *Lyme-Borreliose* und die Virusenzephalitis, FSME, (Frühsommerenzephalitis), in anderen Teilen der Welt auch *Rückfallfieber*, Rocky-Mountain-Spotted-Fieber, *Balkangrippe*, *Tularämie* übertragen.

Zehe Teil des Fußes; jede Zehe hat – ausgenommen die Großz. – 3 Einzelglieder, die mit Scharniergelenken verbunden sind. An jeder Z.seite verläuft eine Arterie, eine Vene und ein Nerv; insgesamt weist der Z. eine Hautumhüllung und einen Nagel an der Spitze auf. Hauptaufgabe der Z. ist die Aufrechterhaltung des Gleichgewichts beim Gehen. Angeborene Fehlbildungen sind u.a. Fehlen einer Zehe. (→ *Polydaktylie*, *Syndaktylie* und *Schwimmhautbildung*).

Zehennagel, eingewachsener Schmerzhafter Zustand meist der Großzeh, bei dem der Rand des *Nagels* einseitig oder beidseitig auf die umgebende Haut drückt, die sich entzündet und infiziert. Ursache ist meist falsches Nagelschneiden oder zu enge Schuhe. Vorübergehende Erleichterung bringen Fußbäder 1 bis 2-mal täglich in starker warmer Salzlösung und anschließendes Abdecken des Nagels mit einem trockenen Mullverband. Es können *Antibiotika* gegeben werden. In einigen Fällen wird der Nagelrand entfernt und das Nagelbett verödet, um das Wiederauftreten zu verhindern.

Zellatmung Der Vorgang, durch den *Sauerstoff* die Körperzellen erreicht u. von ihnen verarbeitet wird, während *Kohlendioxid* ausgeschieden wird. Z. ist in 2 Abschnitte geteilt:

1. äußere Atmung: Sauerstoffhaltige Luft wird in die Lunge eingeatmet und gelangt in die Lungenbläschen. Der Sauerstoff dringt ins Blut, das ihn zu den Körperzellen trägt.

2. Zellatmung: Dort wird er für die Umwandlung von Glukose zur Energiegewinnung benutzt. Kohlendioxid, ein Abfallprodukt dieses Prozesses, wird von den Zellen ins Blut abgegeben. Anschließend wird dieses zur Lunge befördert u. ausgeatmet (→ *Atemwege*).

Zelle Basisbaueinheit aller lebenden Organismen. Der menschliche Organismus enthält viele Milliarden Zellen, die strukturell u. funtionell integriert sind, damit sie ihre komplexen, zum

Z

ZELLE

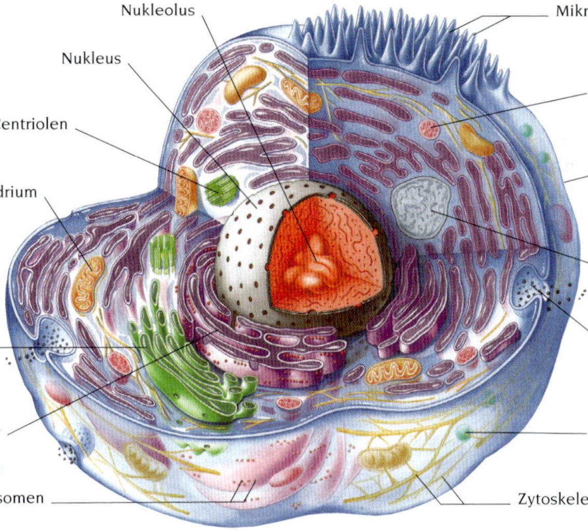

Leben notwendigen Aufgaben erfüllen. Trotz ihrer Unterschiedlichkeit in Größe u. Funktion haben die meisten menschlichen Zellen die gleiche Basisstruktur.

Jede Zelle ist ein für das bloße Auge nicht sichtbarer „Beutel" mit flüssigem Zytoplasma, umhüllt von einer Zellmembran, die den Durchtritt von wichtigen Substanzen wie Sauerstoff u. Nährstoffen in die Zelle u. von Abfallprodukten wie Kohlendioxid und von gebildeten Substanzen wie Hormonen aus der Zelle reguliert. Manche Zellen wie die in der Darmschleimhaut besitzen Mikrovilli (Kleinzotten), mit denen die Oberfläche der Zelle zur schnelleren Absorption vergrößert wird.

Alle Zellen mit Ausnahme der roten *Blutkörperchen* und *Blutplättchen* besitzen einen *Nukleus*, ein Kontrollzentrum, das alle bedeutenden Zellaktivitäten durch die Regulierung von Menge u. Arten von in den Zellen gebildeten Proteinen steuert. Im Nukleus befinden sich die *Chromosomen*, die aus der Kernsäure (→ *Nukleinsäuren*) *DNA* bestehen. Diese enthält die Anweisungen zur *Proteinbiosynthese*, die in das Zytoplasma von einer untergeordneten Art der *RNA* getragen werden, einer weiteren Kernsäure, und in den sog. Ribosomen entschlüsselt werden. Der Nukleus enthält außerdem ein kugelförmiges Gebilde, den Nukleolus, der bei der Bildung der Ribosomen eine Rolle spielt.

Ferner enthält die Zelle eine Reihe von Organellen, jede mit einer spezifischen Aufgabe. Energie wird durch die Aufspaltung von Zuckern u. Fettsäuren in den Mitochondrien gewonnen. Substanzen, die die Zelle schädigen würden, wenn sie in Kontakt mit dem Zytoplasma kämen, sind in Partikeln enthalten, die Lysosome u. Peroxisome genannt werden. Ein System von Membranen im Zytoplasma, endoplasmatisches Retikulum genannt, transportiert Stoffe durch die Zelle. Abgeflachte Säckchen mit Namen Golgi-Apparat empfangen u. verarbeiten Proteine, die das endoplasmatische Retikulum befördert hat. Nach außen abzugebende Produkte wie Enzyme u. Hormone werden von Vesikeln (kleine Bläschen) auf der Zelloberfläche gebildet. Andere Stoffe, Wasser und Abbauprodukte werden von Vakuolen (größere Bläschen) im Zytoplasma transportiert u. aufbewahrt. Das Zytoplasma selbst verfügt über ein Netz von Röhrchen (Mikrotubuli) u. fadenförmigen Gebilden (Mikrofilamenten), Zytoskelett genannt, das der Zelle ihre endgültige Gestalt gibt.

Zellteilung Vorgänge, bei denen sich Zellen vervielfältigen. Die *Mitose* ist die häufigste Form von Z., bei der Tochterzellen entstehen, die mit den Mutterzellen identisch sind. Durch *Reifeteilung* (Meiose) hingegen entstehen *Eizellen* u. *Spermien* (Samenzellen), die sich darin von ihren Mutterzellen unterscheiden, dass sie nur die Hälfte der normalen Anzahl von *Chromosomen* besitzen.

Zelltod, programmierter Natürlicher Prozess des von der Zelle ausgelösten Zelltods. Er ereignet sich während der Embryonalentwicklung, wenn die Körperteile ausgebildet werden, u. setzt sich lebenslang fort als Tod u. Regeneration von Körperzellen. Die Entwicklung von Krebs wird mit einer Störung dieses Prozesses in Verbindung gebracht.

Zentralnervensystem Anatomische Bezeichnung für *Gehirn* u. *Rückenmark*, abgekürzt ZNS. Es besteht aus *Neuronen* (Nervenzellen) u. arbeitet mit dem peripheren Nervensystem (→ *Peripheres Nervensystem*) zusammen, das Signale zwischen dem ZNS u. dem übrigen Körper leitet. Aufgabe des ZNS ist der Empfang von Sinneswahrnehmungen von Organen wie den Augen u. Ohren, ihre Deutung u. dann die Auslösung einer angemessenen motorischen Antwort (→ *Nervensystem*).

Zentrifuge Schleuder zur Trennung der unterschiedlichen Bestandteile einer Körperflüssigkeit zwecks Analyse. Beim Schleudern einer Flüssigkeit, z. B. Blut, mit hoher Geschwindigkeit um eine zentrale Achse werden durch die Zentrifugalkraft Gruppen von Teilchen unterschiedlicher Dichte abgetrennt, z. B. rote u. weiße *Blutkörperchen* u. *Plasma*.

Zerebraler Insult → *Schlaganfall*

Zerebralparese, infantile Störung von Haltung u. Motorik infolge der Schädigung des sich entwickelnden kindlichen Gehirns vor, unter od. direkt nach der Geburt od. in frühester Kindheit. I. Z. schreitet nicht voran u. reicht in der Schwere von leichter Unbeholfenheit in Handmotorik u. Gang bis zu kompletter Unbeweglichkeit.

Ein Kind mit Z. kann unter *spastischer Lähmung, Athetose* od. mangelnder Bewegungskoordination (→ *Bewegungskoordination, mangelnde*) leiden. Es können auch andere Störungen des Nervensystems wie Gehördefekte od. epileptische Krampfanfälle vorliegen. Rund 50% der betroffenen Kinder besitzen eine Intelligenzminderung, die übrigen eine normale od. hohe Intelligenz od. nur äußerst diskrete Intelligenzstörung.

Meist entsteht die Schädigung vor od. unter der Geburt durch eine unzureichende Sauerstoffversorgung des Gehirns. Weniger häufig liegt die Ursache bei einer Infektion, die von der Mutter auf das Kind in der Gebärmutter übergegriffen hat. In seltenen Fällen liegt der i. Z. ein *Kernikterus* des Neugeborenen zugrunde. Mögliche Ursachen nach der Geburt: *Gehirnentzündung, Hirnhautentzündung, Schädelhirntrauma* od. Blutung ins Gehirn (→ *Hämorrhagie, zerebrale*).

I. Z. wird u.U. erst im späten 1. Lebensjahr des Säuglings erkannt. Änfängliche Hinweise sind, dass seine Muskeln vielleicht keine ausreichende Spannung besitzen und schlaff sind, das Füttern schwierig ist, u. er erst spät lernt, frei zu sitzen.

Auch wenn es bei i. Z. keine Heilung gibt, kann doch viel getan werden, den betroffenen Kindern durch spezielle *Physiotherapie*, *Logopädie* u. Techniken u. Geräte für die nonverbale Kommunikation zu helfen.

Zerebrovaskuläre Verschlusskrankheit Jede Erkr., die eine *Arterie* betrifft, die entweder im Gehirn liegt oder es mit Blut versorgt: z. B. *Arteriosklerose* (Arterienverengung) od. Defekte od. Schwäche der Arterienwände mit der Folge eines *Aneurysmas* (Arterienausbuchtung). Die Erkr. kann schließlich zu einer Verlegung oder Ruptur eines Gefäßes führen und somit einen *apoplektischen Insult* verursachen. Eine generelle und starke Verengung von Blutgefäßen im ganzen Gehirn kann *Demenz* zur Folge haben.

Zerumen → *Ohrenschmalz*

zervikal Den Hals betreffend, auch z. B. in Bezug auf die Zervix, den Hals der Gebärmutter (→ *Gebärmutterhals*).

Zervikalosteoarthritis *Verschleißerkr.*, auch Zervikalspondylose oder Halswirbelsäulensyndrom genannt, die die Gelenke zwischen den *Wirbeln* des Halses betrifft. Die Z. tritt v.a. ab Lebensmitte auf, doch manchmal beginnt die Degeneration aufgrund einer Verletzung auch früher.

Symptome der Z. können Schmerzen u. Steifheit im Hals, Schmerzen in Armen u. Schultern, Taubheit u. Kribbeln in den Händen u. Greifschwäche sein. Ferner können Schwindel, unsicherer Gang u. Doppeltsehen beim Drehen des Kopfs auftreten. In seltenen Fällen kann der Druck auf das Rückenmark Schwäche od. Lähmung in den Beinen u. Verlust der Blasenkontrolle verursachen.

Behandlungsmethoden: Wärmebehandlung u. *Schmerzmittel*, *Physiotherapie* kann Halshaltung u. -beweglichkeit verbessern. Der Druck auf das Rückenmark muss manchmal operativ gelindert werden (→ *Rückenmarkdekompression*).

Zervikalspondylose Anderer Name für *Zervikalosteoarthritis*.

Zervix Der Hals; zumeist ist Zervix uteri gemeint, der *Gebärmutterhals*.

Zervixabstrich Untersuchung des *Gebärmutterhalses* auf *Zervixdysplasie*, um Krebsgefahr möglichst bereits im Ansatz (→ *Gebärmutterhalskrebs*) entdecken zu können. Beim Z. werden auch Virusinfektionen des Gebärmutterhalses wie Herpes simplex (→ *Herpes-simplex*-Infektionen) u. *Papillome* (→ *Warzen, anogenitale*) entdeckt. Der Z. sollte 6 Monate nach dem ersten Geschlechtsverkehr, zur Nachkontrolle 6 bis 12 Monate später u. dann alle 3 Jahre durchgeführt werden.

Von der Oberfläche des Gebärmutterhalses wird mit einem Spatel eine Zellprobe entnommen u. mikroskopisch untersucht. Wenn die Zellen gesund sind, braucht nichts unternommen zu werden, doch wenn die Zellen eine Wachstumsstörung (→ *Dysplasie*) aufweisen, können weitere Untersuchungen erforderlich sein.

Zervixdysplasie Veränderungen der Oberflächenzellen des *Gebärmutterhalses*, die sich zu Krebs entwickeln können. Man unterteilt die Z. nach 3 Graden: leicht, mäßig u. schwer, je nach den Zellveränderungen, die man bei Untersuchung eines *Zervixabstrichs* festgestellt hat. Veränderungen können auch anhand der Grade der zervikalen intraepithelialen Neoplasie (→ *Neoplasie, zervikale intraepitheliale*) klassifiziert werden. Bei der leichten Z. können die veränderten Zellen ohne Behandlung wieder gesunden; die schwere Z. kann sich ohne Behandlung zu *Gebärmutterhalskrebs* entwickeln.

Die Ursache für Z. ist nicht bekannt, doch gehören Rauchen u. schon früh begonnener od. ungeschützter Sex mit vielen Partnern zu den Risikofaktoren. Die Behandlung hängt vom Schweregrad ab. Bei leichter bis mäßiger Z.: *Laserbehandlung*, Kältebehandlung od. *Kolposkopie*, wobei die Zellen zerstört oder chirurgisch entfernt werden. Bei einer schweren Z. wird ein Teil des Gebärmutterhalses herausgeschnitten (→ *Konusbiopsie*).

Zervixschleimmethode Form der Empfängnisverhütung. Zeiten der Enthaltsamkeit vom Geschlechtsverkehr werden anhand der Veränderungen des Schleims festgestellt, der vom *Gebärmutterhals* abgesondert wird (→ *Empfängnisverhütung, natürliche*).

Zidovudin Früher bekannt als Azidothymidin (AZT); Virostatikum, das in Kombination mit anderen gegen Retroviren wirksamen Substanzen zur Verlangsamung von *Aids* eingesetzt wird. Das Grundprinzip der antiviralen Mittel ist es, die Vermehrungsrate der Viren so lang wie möglich niedrig zu halten; sie bewirken keine Heilung. Z. war der erste zur Bekämpfung der *HIV*-Infektion eingeführte Wirkstoff.

Nebenwirkungen von Z. sind *Anämie*, die so schwer sein kann, dass eine *Bluttransfusion* notwendig wird, Übelkeit, Appetitverlust und Kopfschmerz. Z. hemmt die Aufnahme von *Trimethoprim* und Sulfamethoxazol, *Antibiotika* die zur *Lungenentzündungs*-Behandlung bei *Aids* eingesetzt werden, und vermindern so die Wirksamkeit dieser Arzneimittel.

Zink Für das normale Wachstum, für die Entwicklung der Fortpflanzungsorgane, die normale Prostatafunktion, für die Wundheilung und Protein- und Nukleinsäuresynthese notwendiges Spurenelement. Z. reguliert die Funktion von über 100 Enzymen und ist an der Aktivität des Hormons *Insulin* beteiligt.

Zink ist reichlich vorhanden in magerem Fleisch, Vollkornbrot und -getreide, getrockneten Bohnen und Meeresfrüchten.

Z.mangel ist selten und kommt i.d.R. bei allgemeiner Unterernährung vor. Ein Mangel wird auch durch jede Erkr. hervorgerufen, die eine *Malabsorption* verursacht, bei *Akrodermatitis enteropathica* oder bei erhöhtem Z.bedarf infolge Zellschädigung (z.B. nach Verbrennung oder bei *Sichelzellenanämie*). Symptome des Z.-Mangels sind u.a. Geschmacksstörungen und Appetitverlust; auch Haarausfall und Entzündungen der Haut, des Munds, der Zunge und der Augenlider kommen vor. Bei Kindern hemmt Z.-Mangel das Wachstum und die Geschlechtsentwicklung.

Eine längere erhöhte Aufnahme von Zink beeinträchtigt die Darmabsorption von Eisen und Kupfer und bewirkt damit einen Mangel an diesen Spurenelementen.

Z.-Verbindungen wie Zinkoxid sind in vielen Präparaten zur Therapie von Haut-/Kopfhauterkr. enthalten.

Zinkoxid Bestandteil vieler Hautpräparate, das eine leicht beruhigende und lindernde Wirkung hat. Z. wird benutzt zur Behandlung schmerzhafter, juckender oder feuchter Hautzustände und zur Schmerzlinderung bei Hämorrhoiden und Insektenstichen. Es schützt auch vor ultravioletten Sonnenstrahlen (→ *Sonnenschutzmittel*).

Zirbeldrüse Kleines, kegelförmiges Organ innerhalb des Gehirns, dessen Funktion die Bildung von *Melatonin* als Reaktion auf Lichtveränderungen ist.

Zirkadianer Rhythmus Biologisches Muster verschiedener Körperfunktionen innerhalb eines Zyklus von ca. 24 Stunden Länge, auch Tagesrhythmus genannt (→ *Biorhythmus*).

Zirrhose, biliäre Seltene Form von *Leberzirrhose* infolge von Störungen der Gallengänge entweder aufgrund einer *Autoimmunkrankheit* (primäre

ZIRBELDRÜSE

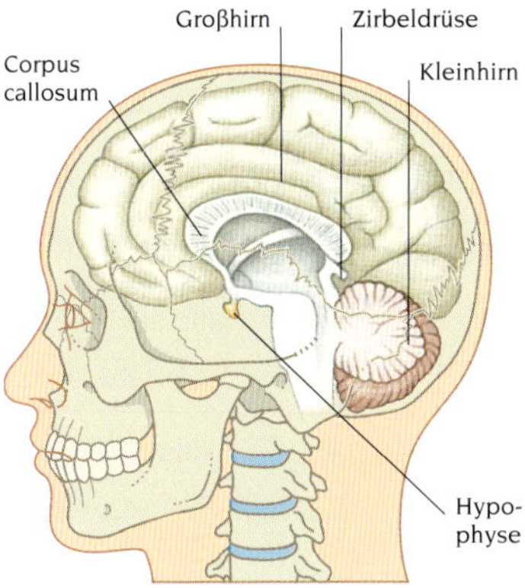

biliäre Zirrhose) od. einer lang dauernden Blockierung. Die primäre b. Z. kommt meist bei Frauen mittleren Alters vor u. scheint mit einer Störung des *Immunsystems* zusammenzuhängen. Die sekundäre b. Z. ist Folge von lang dauerndem Gallengangverschluss od. *Gallengangatresie*. Bei beiden Formen wird die Leberfunktion durch *Gallenstauung* beeinträchtigt. Bei der primären b. Z. entzünden sich die Gallenkanälchen in der Leber u. gehen zugrunde. Symptome: Juckreiz, *Gelbsucht*, Lebervergrößerung u. manchmal Bauchschmerzen, fettiger Durchfall u. *Xanthomatose*. Es kann sich Knochenschwund entwickeln. Nach einigen Jahren können Symptome von Leberzirrhose u. *Leberversagen* auftreten. Mit Medikamenten lassen sich Komplikationen minimieren u. Symptome wie Juckreiz mildern. Auf lange Sicht liegt die einzige Heilungsmöglichkeit in einer *Lebertransplantation*. Symptome u. Anzeichen von sekundärer b. Z. sind Bauchschmerzen und Empfindlichkeit, Lebervergrößerung, Fieberschübe u. Schüttelfrost sowie zuweilen Störungen des Blutbilds. Die Behandlung ist die gleiche wie bei Gallenwegverschluss.

Zittern Unwillkürliche, rhythmische, vibrierende Bewegungen der *Muskeln* eines Körperteils, meist Hände, Füße, Kiefer, Zunge oder Kopf, infolge schnell aufeinanderfolgender Kontraktion und Entspannung der Muskeln. Die meisten

Menschen erfahren gelegentl. Z. durch erhöhte Ausschüttung des Hormons *Adrenalin*. Geringfügig andauerndes Z. ist bei älteren Menschen nicht ungewöhnlich.

Erbliches Z. ist leicht bis mittelschwer; es kann durch kleine Alkoholmengen oder durch die Einnahme von *Betablockern* vorübergehend gebessert werden.

Grobschlägiges Zittern (4 bis 5 Ausschläge/Sek.) in Ruhestellung, der bei Bewegung abnimmt, ist oft ein Zeichen des *Parkinson-Syndroms*. Intentions-Z. (Z., das sich bei Bewegung des betroffenen Körperteils verschlimmert) kann Anzeichen einer *Ataxie, zerebellare* sein. Auch *multiple Sklerose, Wilson-Krankheit, Quecksilbervergiftung*, eine *Schilddrüsenüberfunktion* oder hepatische *Enzephalopathie*, Medikamente wie *Amphetamine* u. *Koffein* sowie das Absetzen von Medikamenten, einschl. Alkoholentzug, können zum Z. führen.

ZNS Abk. für *Zentralnervensystem*.

ZNS-Stimulanzien Wirkstoffe, die die geistige Wachheit erhöhen (→ *Stimulanzien*).

Zöliakie Seltene Erkr., bei der die Dünndarmschleimhaut infolge Überempfindlichkeit gegenüber Gluten geschädigt ist, einem *Protein*, das sich in Weizen, Roggen u. anderen Getreidearten findet. Diese Schädigung verursacht Malabsorption, Gewichtsabnahme u. Vitamin- u. Mineralienmangel, die zu Anämie u. Hautproblemen führen können. Der Stuhl ist voluminös u. übelriechend. Die Krankheit tritt familiär gehäuft auf u. ist im Schweregrad sehr unterschiedlich ausgeprägt. Bei Säuglingen treten Symptome meist innerhalb von 6 Monaten nach Einführung glutenhaltiger Nahrung auf. Das Kind wird u.U. lustlos u. reizbar, es kommt zu Erbrechen u. akutem Durchfall, worauf Austrocknung u. ernste Erkr. drohen. Bei Erwachsenen entwickeln sich allmählich über Monate hin Symptome wie Müdigkeit, Kurzatmigkeit, Durchfall, Erbrechen, Bauchschmerzen u. Beinschwellung. Ein chronischer Ausschlag kann auftreten, die sog. *Dermatitis herpetiformis* Duhring. Manche Menschen erleiden Schädigungen der Darmschleimhaut, ohne Symptome zu entwickeln.

Die Diagnose erfolgt mittels Blut-, Harn- u. Stuhluntersuchungen sowie *Jejunumbiopsie*. Die Z. wird durch lebenslange glutenfreie Kost behandelt, wodurch sich die Symptome meist binnen Wochen nach ihrer Einführung bessern.

Zolendronat Bei Zolendronat handelt es sich um ein *Bisphosphonat*, das in der Behandlung verschiedener *Knochenerkrankungen* eingesetzt wird, dazu zählen die *Paget-Krankheit* oder die *Osteoporose*. Z. wird auch zur Vorbeugung von Knochendefekten bei Patienten benutzt, die an einer fortgeschrittenen *Krebs*erkrankung mit Absiedlungen im Knochen leiden. Mögliche *Nebenwirkungen* von Z. sind u.a. grippeähnliche *Symptome*, *Magen-Darm*-Störungen sowie *Herzklopfen* und *Kopfschmerzen*.

Zollinger-Ellison-Syndrom Durch schwere und wiederkehrende Magengeschwüre, Zwölffingerdarmgeschwüre, Jejunumgeschwüre (2. Dünndarmabschnitt) gekennzeichnete seltene Störung; hervorgerufen durch 1 oder mehrere Gastrin bildende Tumoren der Bauchspeicheldrüse. Gastrin stimuliert die Produktion großer Mengen Säure im Magen, die zur Geschwürbildung führt. Die hohen Säurespiegel im Magen-Darm-Trakt rufen oft Durchfälle hervor.

Zolpidem Wirkstoff für die Kurzzeit-Anwendung bei *Schlaflosigkeit*; Z. hat eine kurze Wirkdauer und erzeugt kaum Nachwirkungen. Nebenwirkungen sind u.a. Durchfall, Übelkeit und Schwindel.

Zona pellucida → *Glashaut*

Zoonose Jede Infektionserkr. oder parasitäre Erkr. bei Tieren, die auf den Menschen übertragen werden kann; anders als viele andere Erreger sind die Organismen bei Z. flexibel und passen sich so vielen verschiedenen Spezies an.

Z. werden i.d.R. von Tieren, die nah bei Menschen leben, wie Haustiere, Schlachttiere oder Schädlinge, z.B. Ratten, übertragen. Z. sind z.B. *Toxokariasis*, Katzenkratzkrankheit, einige Pilzinfektionen, *Papageienkrankheit, Brucellose, Trichinenbefall* und *Leptospirose*. *Tollwut* kann praktisch jedes Säugetier treffen, aber Hundebisse sind auch weltweit eine häufige Ursache für Infektionserkr. des Menschen.

Andere Z. werden von Tieren übertragen, die weniger enge Verbindung zum Menschen haben – meist durch Insekten als *Krankheitsüberträger, aktiver*. *Gelbfieber* wird z. B. durch Mückenstich übertragen (→ *Hunde, übertragbare Krankheiten; Insekten, übertragbare Krankheiten; Katzen, übertragbare Krankheiten; Ratten, übertragbare Krankheiten*).

Zopiclon Wirkstoff für die Kurzzeit-Anwendung bei *Schlaflosigkeit*; Z. hat eine kurze Wirkdauer und kaum Nachwirkungen („Kater"). Nebenwirkungen sind u.a. Übelkeit, *Mundtrockenheit* und ein metallischer Geschmack im Mund.

Zoster → *Gürtelrose*

Zotte Anat. Villus; winzige fingerartige Vorwölbung aus einer Membranoberfläche. Millionen von Zotten sind in der Schleimhaut des Dünndarms vorhanden. Jede Darmzotte enthält ein kleines Lymphgefäß und ein Netz von Kapillaren. Ihre Oberfläche ist von Hunderten feinster Härchen (den Mikrovilli) bedeckt. Die Z. – Villi – und Mikrovilli – bilden gemeinsam eine große Oberfläche zur Resorption der Nahrungsmoleküle aus dem Darm ins Blut und Lymphsystem.

Zottenhaut Eine der beiden Eihäute, die den *Embryo* umgeben. Die Z. liegt an der Außenseite der *Fruchtblase*, hat winzige, fingerähnliche Zotten (Chorionzotten) u. entwickelt sich zur *Plazenta*.

Zuckerkrankheit → *Diabetes mellitus*

Zunge Flexibler, schleimhautbedeckter Muskel am Mundboden; der Muskel ist am Unterkiefer und am *Zungenbein* über dem Kehlkopf befestigt. Kleine Knötchen, die Papillen, ragen aus der Z.oberfläche und verleihen ihr eine raue Struktur. Zwischen den Papillen an der Seite und Wurzel der Zunge befinden sich die *Geschmacksknospen*.

Geschmackssignale werden von den Nervenfasern von 4 *Hirnnerven* aufgenommen und die Impulse ins Gehirn geleitet. Die Z. spielt eine wesentliche Rolle beim Kauen, *Schlucken* und *Sprechen*.

Zungenbändchen, verkürztes Med. Ankyloglossie; kleinerer Defekt im Mund, bei dem das Zungenbändchen zu kurz ist und zu nahe an der Zungenspitze liegt. Normalerweise keine Symptome außer eingeschränkter Beweglichkeit der Zunge. Selten verursacht ein v. Z. eine Sprachbehinderung; in einer kleinen Operation wird das Zungenbändchen durchtrennt.

Zungenbein Anat. Os hyoideum; kleiner, U-förmiger Knochen in der Mitte des oberen Halsabschnitts. Er steht mit keinem anderen Knochen in Verbindung, wird aber durch *Bänder* an der Schädelbasis „aufgehängt". Er bietet

ZUNGE

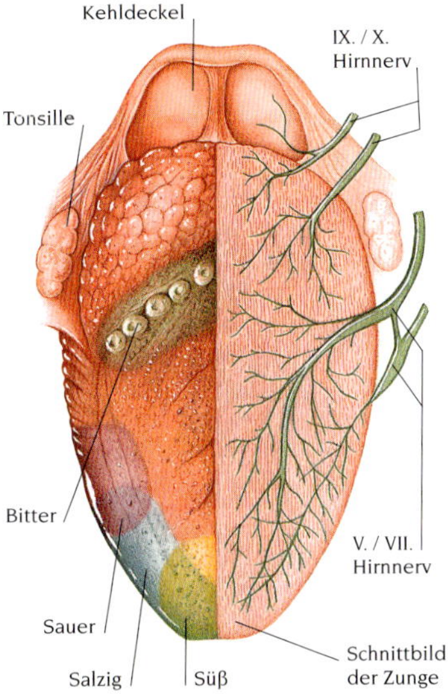

ZOTTEN (VILLI)

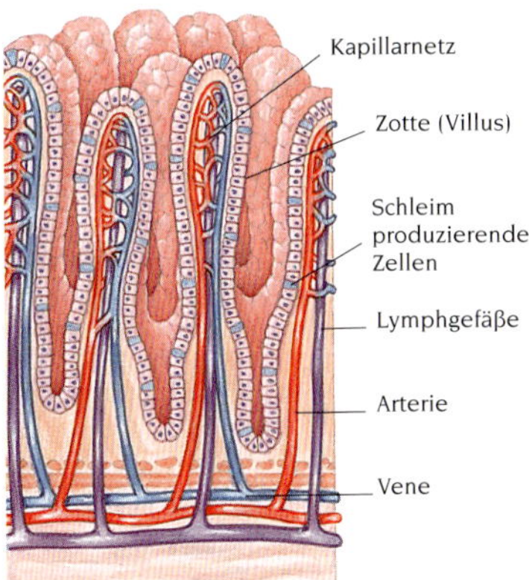

DÜNNDARMZOTTEN

Z

Ansatzpunkte für Muskeln der Zunge und des oberen vorderen Halsabschnitts.

Zungenentzündung Med. Glossitis; schmerzhafte Schwellung der *Zunge*, sie ist rot und glatt. Benachbarte Bereiche im Mund können mitbetroffen sein.

Sie tritt bei verschiedenen *Anämien* und beim *Vitamin-B-Mangel* auf. Andere Ursachen sind Entzündungen im Mundraum (bes. durch *Herpes simplex*), Reizungen durch Zahnersatz und der exzessive Konsum von Alkohol, Tabak und Gewürzen. Behandelt wird die Grunderkrankung. Mundspülungen mit Salzwasser und eine gute *Mundhygiene* sind hilfreich.

Zungenkarzinom Schwerster Fall von *Mundkrebs*, der sich schnell ausbreitet. Trifft hauptsächlich Menschen über 40 J Jahren u. hängt mit Rauchen, starkem Alkoholkonsum u. schlechter Mundhygiene zusammen. Meist ist der Zungenrand betroffen. Das erste Anzeichen ist ein kleines Geschwür mit erhöhtem Rand, ein kleiner Spalt oder eine erhabene harte Stelle.

Die Diagnose erfolgt anhand einer *Biopsie*. Kleine Tumoren, bes. an der Zungenspitze, werden chirurgisch entfernt. Manche Z. erfordern eine *Strahlen-* und/oder *Chemotherapie*.

Zwangsstörung Psychiatrische Erkr., bei der eine Person durch persistierende Gedanken (Zwangsgedanken) verfolgt wird, die zu wiederholten, ritualisierten Akten (Zwangsverhalten) führen. Die Zwangsgedanken gründen sich i.d.R. auf Ängste bez. der eigenen Sicherheit oder einer Infektion. Bei zwanghaftem „Wiederkäuen" (Rumination) kommt es zu konstantem Grübeln über ein Wort, einen Satz oder nicht lösbare Probleme. Zwangshandlungen kommen so häufig vor, dass Arbeit und soziales Leben gestört werden. Die Erkr. geht oft mit Depression und Angststörung einher. In schweren Fällen ist der Pat. an die Wohnung gebunden.

Die Z. beginnt i.d.R. in der Jugend. Als begünstigend gelten erbliche Faktoren, eine zwanghafte Persönlichkeit oder die Neigung zu neurotischen Symptomen. Einige Formen des Hirnschadens, bes. *Gehirnentzündung*, können Zwangssymptome hervorrufen.

Viele Pat. sprechen gut auf *Verhaltenstherapie* an, die mit *Antidepressiva* kombiniert wird, doch kehren die Symptome unter Stress wieder.

Zweistärkenglas Brillenglas aus 2 Linsen unterschiedlicher Brennweite zur Korrektur sowohl von Kurz- als auch von Weitsichtigkeit.

Zwerchfell Anat. Diaphragma; kuppelförmige Muskelschicht, die Brustkorb und Bauchraum trennt. Sie ist an *Wirbelsäule*, *Rippen* und Brustbein befestigt und spielt eine wichtige Rolle bei der Atmung. Es gibt Öffnungen im Z. für die *Speiseröhre* und wichtige Nerven und Blutgefäße. Zum Einatmen ziehen sich die Z.-Muskeln zusammen und ziehen damit das Z. nach unten; Luft strömt in die Lunge (→ *Atmung*).

Zwerchfellbruch Med. Hiatushernie, bei dem sich ein Magenanteil durch die für die Speiseröhre bestimmte Öffnung im Zwerchfell (Hiatus) in den Brustkorb vorschiebt. Die Ursache ist unbekannt, aber der Z. kommt häufig bei Übergewichtigen und bei hartnäckigem Husten, z.B. bei Rauchern, vor. In einigen Fällen ist er angeboren. Viele Pat. haben keine Symptome. In einigen Fällen liegt ein *gastroösophagealer Reflux* vor, der zu *Speiseröhrenentzündung* od. Sodbrennen führen kann.

Antazida oder H_2-Rezeptorenblocker werden zur Verminderung der Magensäurebildung gegeben, in schweren Fällen ist eine Operation erforderlich.

Zwergwuchs → *Minderwuchs*

Zwillinge 2 Kinder aus einer *Schwangerschaft*; eineiige Z. entstehen, wenn sich eine einzige befruchtete Eizelle in einem frühen Entwicklungsstadium teilt. Die unvollständige Teilung der Eizelle führt zu *Zwillingen, siamesischen*. Eineiige Z. teilen sich dieselbe Plazenta. Zweieiige Zwillinge entstehen, wenn zwei Eizellen zugleich befruchtet werden. Die Z. haben beide eine Plazenta und können unterschiedlichen Geschlechts sein. Z. kommen etwa bei 1 von 80 Schwangerschaften vor (→ *Mehrlingsschwangerschaft*).

Zwillinge, siamesische Eineiige Zwillinge, die aufgrund einer unvollständigen Trennung bei der Entwicklung der einen befruchteten Eizelle nicht vollständig getrennt wurden.

ZWILLINGE

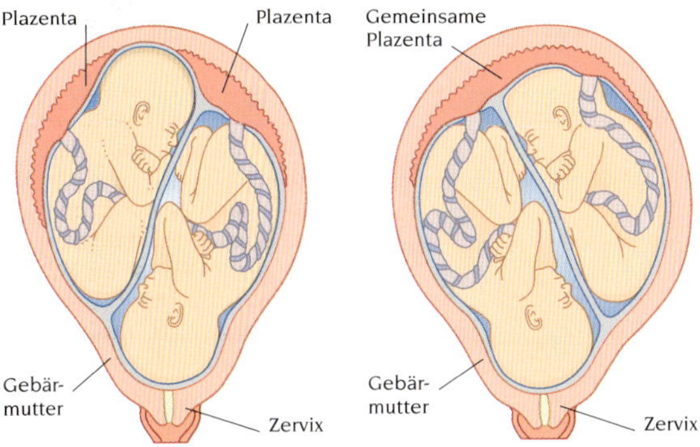

ZWEIEIIGE ZWILLINGE EINEIIGE ZWILLINGE

Zwischenblutung bei Einnahme der Pille Blutung od. Schmierblutung aus der Scheide zwischen den Regelblutungen bei Frauen, die *orale Kontrazeptiva* nehmen. Meist tritt sie in den ersten Monaten der Pilleneinnahme auf u. hat ihre Ursache in der unvollständigen Unterdrückung der Bildung der *Gebärmutterschleimhaut* (→ *Blutung, vaginale*).

Zwitter Anomalie, bei der Merkmale beider Geschlechter vorliegen oder äußere Geschlechtsorgane des anderen als des in den Chromosomen bestimmten Geschlechts vorhanden sind (→ *Geschlechtsbestimmung*).

Zwölffingerdarm Anat. Duodenum; erster Abschnitt des Dünndarms vom Pylorus (Ringmuskel am unteren Magenende) bis zum Treitz-Band, welches die Grenze zwischen Z. und Jejunum (dem 2. Dünndarmabschnitt) markiert. Er ist ca. 25 cm lang und wie ein C geformt. Der Z. bildet eine Schlinge um den Pankreaskopf. Gänge aus der Bauchspeicheldrüse (Pankreas), der Leber und der Gallenblase münden in eine kleine Öffnung der Z.-Wand. Verdauungsenzyme in den Pankreassekreten und Substanzen in der Gallenflüssigkeit gelangen hier in den Z.

Zwölffingerdarmgeschwür Med. Ulcus duodeni; Wundbereich in der Wand des *Zwölffingerdarms* (Duodenum) durch Erosion der inneren Schicht. Z. und *Magengeschwüre* werden auch *peptische Ulzera* genannt.

Zyanid Eines der Salze des Zyanwasserstoffs (Blausäure). Die meisten sind hochgiftig; Einatmen od. Aufnahme durch den Mund kann rasch zu Atemlosigkeit, *Lähmung* u. Tod führen.

Zygote Befruchtete Eizelle nach Verschmelzung mit der Samenzelle. Die Z. hat einen Durchmesser von ca. 0,1 mm und enthält das gesamte Erbmaterial des neu entstehenden Menschen. Sie ist von einer eiweißreichen Schicht, der *Glashaut*, umgeben.

Die Zygote teilt sich während ihrer Wanderung durch einen der 2 Eileiter der Frau. Nach etwa 1 Woche nistet sich der Zellhaufen (jetzt *Blastozyste* genannt) in die *Gebärmutterschleimhaut* ein und das nächste Stadium der Embryoentwicklung beginnt (→ *Embryo, Befruchtung*).

Zykloplegie *Lähmung* des Ziliarmuskels des Auges, womit die *Akkomodation* behindert wird. Z. lässt sich durch die Verwendung von zykloplegischen Wirkstoffen zur Erleichterung von Augenuntersuchungen erzielen.

Zyst-/Zysto- Die *Harnblase* betreffend, z. B. in *Zystektomie* u. *Zystomanometrie*.

Zyste Abnormaler und gewöhnlich harmloser abgeschlossener Gewebs-

ZYGOTE

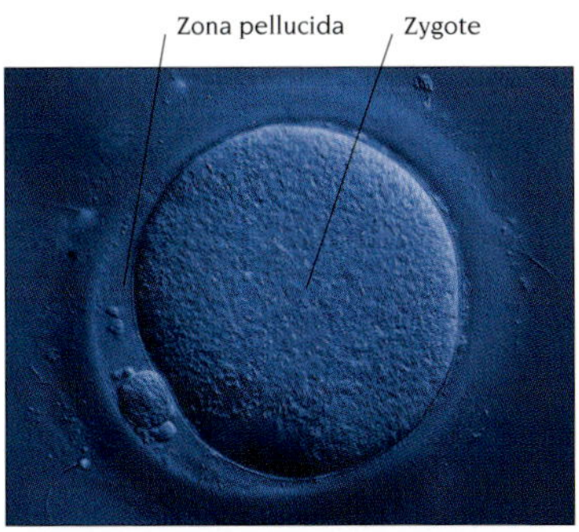

hohlraum mit flüssigem od. halbfestem Inhalt, der als Knoten oder Schwellung in Erscheinung treten kann. Z. kommt in Organen od. Geweben vor. Zu ihren Formen zählen *Grützbeutel, Dermoidzysten, Ovarialzysten, Brustzysten, Kniekehlenzysten* u. Z., die sich bei Erkr. wie *Hydatidenzyste* od. *Amöbenruhr* um *Schmarotzer* bilden. Wenn Z. die Gewebefunktion stören, müssen sie evtl. operativ entfernt werden.

Zystektomie Operative Entfernung der *Harnblase* bei Harnblasenkrebs (→ *Harnblasentumoren*) oder einer *Zyste*. Danach wird eine andere Ableitung für den *Urin* gelegt, die meist in einem *Stoma* im Unterbauch endet (→ *Harnableitung, künstliche*). Bei Männern erfolgt außerdem die Entfernung von *Prostata* u. Samenbläschen, was i.d.R. zu *Impotenz* führt. Bei Frauen werden *Gebärmutter, Eierstöcke* u. *Eileiter* entfernt. Nach der Z. wird ein Beutel zur Aufnahme des Harns extern getragen.

Zystenniere Erbl. Erkr., bei der beide Nieren von zahlreichen Zysten befallen werden, die sich allmählich vergrößern, bis das meiste gesunde Nierengewebe zerstört ist. Z. unterscheiden sich von mehreren einfachen Nierenzysten, die häufig im Alter auftreten. Es gibt 2 Formen der Z.: Die häufigste erscheint meist im mittleren Alter und erzeugt Auftreibung des Bauchs, Schmerzen und Blut im Urin. Wenn die Erkr. fortschreitet, folgen *Bluthochdruck* und *Niereninsuffizienz*. Die seltenere Form verursacht Vergrößerung der Nieren und *Niereninsuffizienz* bei Säuglingen und Kleinkindern. Für beide Formen gibt es keine wirksame Therapie zur Erhaltung der Nierenfunktion, doch können die Symptome der Niereninsuffzienz durch Dialyse und Nierentransplantation bekämpft werden.

Zystische Fibrose Auch Mukoviszidose; *genetisch bedingte Erkr.*, bei der eine Neigung zu chronischen Lungeninfektionen u. Unfähigkeit zur Aufnahme von Fetten u. anderen Nährstoffen aus der Nahrung vorliegt. Hauptmerkmal der z. F. ist die Produktion von zähem Schleim in Nase, Rachen, Atemwegen u. Verdauungstrakt, der nicht locker abfließen kann.

Verlauf u. Schwere der Erkr. variieren. Typisch ist bei Kindern ungeformter, heller, fettiger, übelriechender Stuhl u. eine Gedeihstörung. Oft ist das Wachstum gehemmt, u. das Kind leidet immer wieder unter Atemwegsinfektionen. Ohne sofortige Behandlung können sich *Lungenentzündung, Bronchitis* u. *erweiterte Bronchien* entwickeln, die Lungenschäden zur Folge haben können. Die meisten männlichen Betroffenen sind unfruchtbar, seltener Frauen. Z. F. verursacht übermäßigen Salzverlust beim Schwitzen, u. bei Hitze können *Hitzschlag* u. Kollaps vorkommen.

Sofortige Behandlung mit intensiver *Physiotherapie* u. *Antibiotika* tragen dazu bei, Lungenschäden durch Infektionen des Brustraums so gering wie möglich zu halten. *Pankreatin* u. eine eiweiß- u. vitaminreiche Kost führen zu Gewichtszunahme u. normalerem Stuhl. Jedoch erleiden die meisten von z. F. Betroffenen bleibende Lungenschäden u. haben eine verringerte Lebenserwartung. Lungen- od. Herz-Lungen-Transplantationen (→ *Transplantation*) haben gute Ergebnisse gezeigt, u. eine spezifische Gentherapie scheint demnächst möglich zu sein. Mit einer *Fruchtwasseruntersuchung* kann festgestellt werden, ob der Fötus betroffen ist, od. als Alternative können Neugeborene auf diese Erkr. hin untersucht werden. Frühe Diagnose u. Behandlung verbessern die langfristige Prognose.

Zystizerkose In Industrieländern seltene Infektion, deren Merkmal *Zysten* in Muskulatur u. Gehirn sind, die von den Larven des Schweinebandwurms gebildet werden (→ *Bandwurmbefall*).

Zystomanometrie Verfahren zur Beurteilung der Funktionstüchtigkeit der *Harnblase* u. zur Feststellung von Anomalien bei den *Nerven*, die Blase od. Blasenmuskulatur versorgen. Die Z. wird zur Abklärung von Blasenschwäche (→ *Inkontinenz, Harn*). od. schlechter Blasenentleerung infolge geschädigter Blasenmuskulatur od. gestörter nervaler Steuerung dieser Muskeln vorgenommen.

Zystoskopie → *Blasenspiegelung*

Zystostomie Operatives Anlegen einer Öffnung in der *Harnblase*, meist zur

Ableitung von *Urin*, wenn die Einführung eines *Katheters* nicht ratsam od. mögich ist.

Zystozele, vaginale Einstülpung der *Harnblase* in die *Scheide* an der Stelle, an der die Harnblase gegen geschwächtes Gewebe der Scheidenwand drückt. Die v. Z. kann mit einer *Gebärmuttersenkung* zusammenhängen. Wird die *Harnröhre* durch eine v. Z. aus ihrer Position gebracht, kann dies Belastungsinkontinenz oder unvollständige Blasenentleerung verursachen, was zur Infektion des verbliebenen Harns führen kann (→ *Harnblasenentzündung*). Regelmäßige *Beckenbodengymnastik* vermindert manchmal die Symptome. Zur Hebung u. Straffung der Gewebe der vorderen Scheide kann eine Operation vorgenommen werden.

-zyt Nachsilbe mit der Bedeutung *Zelle*, z. B. in Oozyt (Eizelle) oder Leukozyt.

Zyto- Vorsilbe mit der Bedeutung *Zelle*, z. B. in *Zytologie*: Lehre von den Zellen.

Zytokine Proteine, die als Reaktion auf das Eindringen von Krankheitserregern, beispielsweise von *Viren*, von verschiedenen Körperzellen gebildet und ausgeschüttet werden. Z., zu denen Interferone gehören, binden sich an andere Zellen und lösen die Immunantwort aus (→ *Immunsystem*).

Zytologie Lehre von den einzelnen Zellen. Ihre Hauptverwendung in der Medizin besteht in der Auffindung abnormaler Zellen, meist Krebszellen wie beim *Zervixabstrich*, od. zur Absicherung einer Krebsdiagnose. Zunehmend findet die Z. Bedeutung bei der vorgeburtlichen Untersuchung auf bestimmte Anomalien beim Fötus, wobei *Fruchtwasseruntersuchung* od. *Chorionzottenbiopsie* zur Entnahme von Zellproben vorgenommen werden.

Die Untersuchung von Zellen in einer Flüssigkeitsprobe hilft ebenfalls, die Ursache von Erkr. festzustellen, z. B. bei *Pleuraerguss* u. *Bauchwassersucht*. Auch die Feinnadel-*Biopsie* von inneren Organen gehört zum Feld der Z.

Zytomegalie-Virus Eines der häufigsten *Herpes*-Viren. Es regt infizierte Zellen zu ihrer Vergrößerung an. Eine Infektion mit Z.-V. kann eine dem *Pfeifferschen Drüsenfieber* ähnelnde Erkr. hervorrufen, meist jedoch ohne Symptome. Bei Menschen mit Abwehrschwäche ist der Verlauf schwerer. Eine Schwangere kann das Ungeborene mit dem Virus anstecken; dies kann beim Kind zu Fehlbildungen und Gehirnschäden führen.

Zytopathologie Lehre von den krankhaften Zellveränderungen, Teil der *Zytologie*; beschäftigt sich bes. mit den Auswirkungen einer Erkr. auf die *Zellen*.

Zytostatika Gruppe von Wirkstoffen, die krankhafte *Zellen* abtöten od. schädigen; werden unter den *Antineoplastika* eingeordnet. Z. können auch gesunde Zellen abtöten od. schädigen, besonders solche, die sich schnell vermehren.

Zytotoxische Medikamente Bezeichnung für eine Gruppe von Medikamenten, die abnormale Zellen beschädigen oder zerstören, eine Art von Krebsmitteln. Zytotoxische Medikamente können auch gesunde Zellen beschädigen oder zerstören, besonders diejenigen, die eine hohe Erneuerungsrate besitzen.

Dank

BILDNACHWEIS
Dr. D.A. Burns: 117ol, 493ur; Professor Terry Hamblin, The Royal Bournemouth Hospital Medical Illustration Department: 445ur; Dr N. R. Patel: 131ur; Science Photo Library: Biophoto Associates 203ur; CNRI 105ur, 209ul; Dr P. Marazzi 231or, 206ur; Eye of Science 255ur; John Radcliffe Hospital 265ul; National Institute of Health 447ul; Professor P. Motta/Department of Anatomy/University "La Sapienza", Rom 421mr; National Meningitis Trust: 210ur: St John's Institute of Dermatology: 139or, 357ur; The Wellcome Institute Library, London: 320ml, 209or, 287mr

Cover vorn: Fotolia/Alexander Raths

ILLUSTRATIONEN
Evi Antoniou, Joanna Cameron, Mick Gillah, Tony Graham, Mark Iley,
Deborah Maizels, Patrick Mulrey, Peter Ruane, Richard Tibbitts, Halli Verrinder,
Philip Wilson, Deborah Woodward

FOTOS
Andy Crawford, Steve Gorton, Gary Ombler, Tim Ridley,
Spike Walker (microphotography)

Es wurden alle Versuche unternommen, die Inhaber von Urheberrechten ausfindig zu machen. Der Herausgeber entschuldigt sich im Voraus für eventuelle unabsichtliche Auslassungen. In späteren Ausgaben dieses Buches wird der Herausgeber den entsprechenden Verweis gerne aufnehmen.

VORHERIGE AUSGABEN
Fachliche Redaktion für die British Medical Association Dr. Michael Peters
Medizinische Beratung Dr. Sue Davidson, Dr. Penny Preston, Dr. Frances Williams, Dr. Ian Beider, Dr. Susanna Kahtan
Programmorganisation Adèle Hayward
Redaktion Tom Broder
Bildredaktion Nicola Rodway, Nick Harris
DTP-Design Traci Salter
Herstellung Stuart Masheter
Art Director Peter Luff
Programmleitung Jackie Douglas
Cheflektorat Corinne Roberts

DK Indien
Leitung Aparna Sharma
Projektbetreuung Dipali Singh
Redaktion Shinjini Chatterjee, Ankush Saikia, Rohan Sinha
Bildredaktion Kavita Dutta
DTP-Design Harish Aggarwal, Govind Mittal, Pushpak Tyagi

Wichtige Hinweise zur Benutzung des Buches:

Die *Kursivierung* von Begriffen weist darauf hin, dass der entsprechende Begriff als eigenständiger Eintrag vorhanden ist.

Ein Pfeil (→) bezeichnet einen Querverweis auf einen anderen Eintrag.

Die Einträge werden im dazugehörigen Artikel mit dem entsprechenden Anfangsbuchstaben abgekürzt, z. B. steht im Artikel **Akupunktur** A. für Akupunktur.

Einträge, die aus zwei oder mehr Wörtern bestehen (z. B. *Keratotomie, radiäre*), werden in den Artikeln zuweilen umgestellt (z. B. *radiäre Keratotomie*), um den Lesefluss nicht zu behindern.

Abkürzungen:

Abk.	Abkürzung
anat.	anatomisch
biol.	biologisch
bzw.	beziehungsweise
chir.	chirurgisch
Erkr.	Erkrankung
evtl.	eventuell
h	Stunde
i.Allg.	im Allgemeinen
i.d.R.	in der Regel
i.m.	intramuskulär
i.v.	intravenös
M.	Musculus
med.	medizinisch
min.	Minute
N.	Nervus
od.	oder
Pat.	Patient/in
u.	und
u.a.	unter anderem
u.U.	unter Umständen
z.B.	zum Beispiel
z.T.	zum Teil